Tratado de Fisiologia Médica

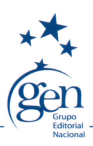

O GEN | Grupo Editorial Nacional – maior plataforma editorial brasileira no segmento científico, técnico e profissional – publica conteúdos nas áreas de ciências da saúde, exatas, humanas, jurídicas e sociais aplicadas, além de prover serviços direcionados à educação continuada e à preparação para concursos.

As editoras que integram o GEN, das mais respeitadas no mercado editorial, construíram catálogos inigualáveis, com obras decisivas para a formação acadêmica e o aperfeiçoamento de várias gerações de profissionais e estudantes, tendo se tornado sinônimo de qualidade e seriedade.

A missão do GEN e dos núcleos de conteúdo que o compõem é prover a melhor informação científica e distribuí-la de maneira flexível e conveniente, a preços justos, gerando benefícios e servindo a autores, docentes, livreiros, funcionários, colaboradores e acionistas.

Nosso comportamento ético incondicional e nossa responsabilidade social e ambiental são reforçados pela natureza educacional de nossa atividade e dão sustentabilidade ao crescimento contínuo e à rentabilidade do grupo.

Tratado de Fisiologia Médica

Monica Akemi Sato

Farmacêutica e Professora. Graduada em Farmácia-Bioquímica pela Faculdade de Ciências Farmacêuticas da Universidade Estadual Paulista Júlio de Mesquita Filho (Unesp), *campus* Araraquara. Mestre em Farmacologia pela Universidade Federal de São Paulo (Unifesp). Doutora em Ciências pela Unifesp, com Doutorado-Sanduíche no Neuroscience Institute da Northwestern University Medical School, EUA. Livre-Docente pela Faculdade de Medicina do ABC (FMABC). Professora Titular da disciplina de Fisiologia da FMABC/Centro Universitário Saúde ABC (CUSABC).

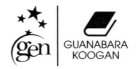

- A autora deste livro e a editora empenharam seus melhores esforços para assegurar que as informações e os procedimentos apresentados no texto estejam em acordo com os padrões aceitos à época da publicação, *e todos os dados foram atualizados pela autora até a data do fechamento do livro*. Entretanto, tendo em conta a evolução das ciências, as atualizações legislativas, as mudanças regulamentares governamentais e o constante fluxo de novas informações sobre os temas que constam do livro, recomendamos enfaticamente que os leitores consultem sempre outras fontes fidedignas, de modo a se certificarem de que as informações contidas no texto estão corretas e de que não houve alterações nas recomendações ou na legislação regulamentadora.
- Data do fechamento do livro: 17/12/2020
- A autora e a editora se empenharam para citar adequadamente e dar o devido crédito a todos os detentores de direitos autorais de qualquer material utilizado neste livro, dispondo-se a possíveis acertos posteriores caso, inadvertida e involuntariamente, a identificação de algum deles tenha sido omitida.
- **Atendimento ao cliente: (11) 5080-0751 | faleconosco@grupogen.com.br**
- Direitos exclusivos para a língua portuguesa
Copyright © 2021 by
EDITORA GUANABARA KOOGAN LTDA.
Uma editora integrante do GEN | Grupo Editorial Nacional
Travessa do Ouvidor, 11
Rio de Janeiro – RJ – CEP 20040-040
www.grupogen.com.br
- Reservados todos os direitos. É proibida a duplicação ou reprodução deste volume, no todo ou em parte, em quaisquer formas ou por quaisquer meios (eletrônico, mecânico, gravação, fotocópia, distribuição pela Internet ou outros), sem permissão, por escrito, da EDITORA GUANABARA KOOGAN LTDA.
- Capa: Bruno Sales
- Editoração eletrônica: Anthares
- Ficha catalográfica

CIP-BRASIL. CATALOGAÇÃO NA PUBLICAÇÃO
SINDICATO NACIONAL DOS EDITORES DE LIVROS, RJ

T698

Tratado de fisiologia médica / organização Monica Akemi Sato ; colaboração Adriana Ferreira Grosso ... [et al.]. - 1. ed. - Rio de Janeiro : Guanabara Koogan, 2021.
624 p. : il. ; 28 cm.

Inclui bibliografia e índice
ISBN 978-85-277-3652-7

1. Fisiologia humana. I. Sato, Monica Akemi. II. Grosso, Adriana Ferreira.

20-67851   CDD: 612
                          CDU: 612

Leandra Felix da Cruz Candido - Bibliotecária - CRB-7/6135

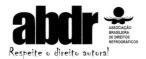

Colaboradores

Adriana Ferreira Grosso
Docente e Pesquisadora. Especialista em Pesquisa Clínica e *Medical Affairs* pela Faculdade de Ciências Médicas da Santa Casa de São Paulo (FCMSCSP). Mestre em Ciências pela Faculdade de Filosofia, Ciências e Letras de Ribeirão Preto da Universidade de São Paulo (FFCLRP/USP). Doutora pelo Instituto do Coração da Faculdade de Medicina da Universidade de São Paulo (Incor/FMUSP).

Adriano Meneghini
Cardiologista. Especialista em Cardiologia pela Sociedade Brasileira de Cardiologia/Associação Médica Brasileira (SBC/AMB). Mestre em Ciências pela Faculdade de Medicina do ABC (FMABC). Doutor em Medicina, área de concentração Cardiologia, pela FMABC. Professor Auxiliar da disciplina de Cardiologia do Departamento Clínico Cirúrgico II da Faculdade de Medicina do Centro Universitário Saúde ABC (CUSABC).

Aldo A. M. Lima
Professor. Especialista em Doenças Infecciosas pela Secretaria da Saúde do Estado do Ceará. Mestre em Farmacologia pela Universidade Federal do Ceará (UFC). Doutor em Microbiologia, Imunologia e Parasitologia pela UFC. Professor Titular de Farmacologia do Departamento de Fisiologia e Farmacologia da UFC.

Alessandra Padilha
Professora. Graduada em Nutrição pela Universidade Federal de Ouro Preto (UFOP). Mestre e Doutora em Ciências Fisiológicas pela Universidade Federal do Espírito Santo (UFES). Professora Adjunta III da UFES.

Alexandre Cesar Fioretti
Médico. Especialista em Cirurgia Geral pelo Hospital das Clínicas da Faculdade de Medicina da Universidade de São Paulo (HC/FMUSP) em Cirurgia Vascular e em Fisiologia Humana pela Faculdade de Medicina do ABC (FMABC). Mestre em Ciências da Saúde pela FMABC. Médico Assistente da disciplina de Cirurgia Vascular do Departamento de Cirurgia da FMABC.

Alexandre Havt
Professor. Mestre e Doutor em Farmacologia pelo Programa de Pós-Graduação em Farmacologia da Universidade Federal do Ceará (UFC). Professor Associado II de Bioquímica Médica vinculado ao Departamento de Fisiologia e Farmacologia da Faculdade de Medicina da Universidade Federal do Ceará (FMUFC).

Alzira Carvalho
Médica Neurologista. Especialista em Moléstias Neuromusculares pela Universidade de Oxford, Inglaterra, e em Miologia pelas Universidades Aix-Marseille e Paris VI, França. Doutora em Neurologia pela Universidade de São Paulo (USP). Pós-Doutorado em Neurologia pela Faculdade de Medicina do ABC (FMABC)/Paris VI, França. Professora Auxiliar da disciplina de Doenças Neuromusculares do Departamento de Neurociência da FMABC.

Ana Carolina Takakura
Professora. Mestre e Doutora em Farmacologia pela Universidade Federal de São Paulo (Unifesp), com Doutorado-Sanduíche em Farmacologia pela University of Virginia, EUA. Professora Associada do Departamento de Farmacologia do Instituto de Ciências Biomédicas da Universidade de São Paulo (ICB/USP).

Ana Cristina Rebelo
Professora. Mestre em Fisioterapia pela Universidade Metodista de Piracicaba (Unimep). Doutora em Fisioterapia pela Universidade Federal de São Carlos (UFSCar). Professora Adjunta IV da disciplina de Anatomia Humana do Departamento de Morfologia da Universidade Federal de Goiás (UFG).

Anaysa Paola Bolin
Farmacêutica. Mestre em Ciências, área de concentração Ciências da Saúde, pela Universidade Cruzeiro do Sul (Unicsul). Doutora em Ciências, área de concentração Farmacologia, pelo Instituto de Ciências Biomédicas da Universidade de São Paulo (ICB/USP).

Anna Laura Viacava Américo
Bióloga. Doutora em Ciências pela Faculdade de Medicina da Universidade de São Paulo (FMUSP).

Antonio Carlos Palandri Chagas
Médico e Professor. Especialista e Doutor em Cardiologia pela Faculdade de Medicina da Universidade de São Paulo (FMUSP). Livre-Docente pela FMUSP. Professor Titular da disciplina de Cardiologia da Faculdade de Medicina do ABC (FMABC).

Armenio Aguiar dos Santos
Professor. Mestre em Fisiologia pelo Instituto de Ciências Biológicas da Universidade Federal de Minas Gerais (ICB/UFMG). Doutor em Fisiologia pela Faculdade de Medicina de Ribeirão Preto da Universidade de São Paulo (FMRP/USP). Professor Titular de Fisiologia Humana pela Faculdade de Medicina da Universidade Federal do Ceará (FMUFC).

Bruna Hirata
Professora. Mestre e Doutora em Ciências pela Universidade Federal de São Paulo (Unifesp), com Doutorado-Sanduíche pela University of Worcester, Inglaterra. Professora Docente

Nível Superior I da disciplina de Processos Biológicos da Escola de Ciências da Saúde da Universidade Anhembi Morumbi Laurete International Universities.

Bruno de Brito Antonio
Biomédico. Doutor em Ciências pelo Departamento de Psicobiologia da Universidade Federal de São Paulo (Unifesp). Professor Aulista da disciplina de Fisiologia do Departamento de Morfologia e Fisiologia da Faculdade de Medicina do ABC, Centro Universitário Saúde ABC (FMABC/CUSABC).

Camila Almenara
Pesquisadora Pós-Doc. Mestre e Doutora em Ciências Fisiológicas pela Universidade Federal do Espírito Santo (UFES). Pós-Doutoranda pelo Programa de Pós-Graduação em Ciências Fisiológicas da UFES.

Camilla Moreira Ribeiro
Bióloga e Professora. Mestre em Ciências, área de concentração Farmacologia, pelo Instituto de Biociências de Botucatu da Universidade Estadual Paulista Júlio de Mesquita Filho (Unesp). Doutora em Ciências, área de concentração Farmacologia, pela Escola Paulista de Medicina da Universidade Federal de São Paulo (EPM/Unifesp). Pós-Doutorado no Setor de Endocrinologia Experimental da EPM/Unifesp. Professora no Centro Universitário do Planalto de Araxá (UniAraxá). Pesquisadora Colaboradora do Departamento de Farmacologia da EPM/Unifesp.

Carolina Gaspar Carvalho Heil Silva
Médica. Residência Médica em Pediatria pela Escola de Saúde Pública do Ceará (ESPCE). Especialista em Oftalmologia pelo Complexo Hospitalar Padre Bento de Guarulhos (CHPBG) e pelo Conselho Brasileiro de Oftalmologia/Associação Médica Brasileira (CBO/AMB). *Fellow* em Estrabismo pelo CHPBG e em Estrabismo e Oftalmopediatria pela Faculdade de Medicina do ABC (FMABC).

Caroline Serrano do Nascimento
Bióloga e Professora. Mestre e Doutora em Ciências pelo Instituto de Ciências Biomédicas da Universidade de São Paulo (ICB/USP). Pós-Doutorado pelo Departamento de Fisiologia e Biofísica do ICB/USP. Professora Adjunta da Universidade Federal de São Paulo (Unifesp), *campus* Diadema. Docente do Programa de Pós-Graduação *Stricto Sensu* em Ciências da Saúde da Faculdade Israelita em Ciências da Saúde Albert Einstein e do Programa de Pós-Graduação *Stricto Sensu* em Medicina, área de concentração Endocrinologia e Metabologia, da Unifesp, *campus* São Paulo.

Cássia Regina da Silva Neves Custódio
Biomédica e Professora. Mestre em Biologia Molecular pela Universidade Federal de São Paulo (Unifesp). Doutora em Ciências Básicas, área de concentração Nefrologia, pela Unifesp. Professora Adjunta da disciplina de Fisiologia da Universidade Municipal de São Caetano do Sul (USCS), da Universidade Cidade de São Paulo (Unicid) e da Universidade de Mogi das Cruzes (UMC).

Cicera Pimenta Marcelino
Bióloga. Mestre em Ciências pela Universidade Federal de São Paulo (Unifesp).

Claudia Oller do Nascimento
Professora. Mestre em Fisiologia pelo Instituto de Ciências Biomédicas da Universidade de São Paulo (ICB/USP). Doutora em Bioquímica e Metabolismo pelo Metabolic Research Laboratory da University of Oxford, Inglaterra. Professora Titular do Departamento de Fisiologia da Escola Paulista de Medicina da Universidade Federal de São Paulo (EPM/Unifesp).

Cristiana Akemi Ogihara
Dentista e Professora. Mestre em Farmacologia e Doutora em Ciências pela Universidade Federal de São Paulo (Unifesp). Docente da disciplina de Fisiologia do curso de Terapia Ocupacional, Farmácia e Medicina da Faculdade de Medicina do ABC (FMABC). Professora Tutora da Segunda Etapa de Medicina e de Laboratório de Práticas Funcionais da Primeira e da Quinta Etapa de Medicina da Universidade Municipal de São Caetano do Sul (USCS).

Cynthia R. Muller
Bióloga. Doutora em Ciências pelo Programa de Fisiopatologia Experimental da Faculdade de Medicina da Universidade de São Paulo (FMUSP).

Daniel B. Zoccal
Farmacêutico. Mestre e Doutor em Fisiologia pela Faculdade de Medicina de Ribeirão Preto da Universidade de São Paulo (FMRP/USP). Professor Associado da disciplina de Fisiologia do Departamento de Fisiologia e Patologia da Faculdade de Odontologia de Araraquara da Universidade Estadual Paulista Júlio de Mesquita Filho (FOAR/Unesp).

Daniel Carneiro Carrettiero
Professor. Doutor em Fisiologia pelo Departamento de Fisiologia do Instituto de Biociências da Universidade de São Paulo (IB/USP). Professor Associado das disciplinas de Neurofisiologia Humana e Morfofisiologia Humana do Centro de Ciências Naturais e Humanas (CCNH) da Universidade Federal do ABC (UFABC).

Daniel Paulino Venancio
Educador Físico. Mestre em Psicobiologia e Doutor em Ciências da Saúde pela Universidade Federal de São Paulo (Unifesp). Professor Auxiliar da disciplina de Fisiologia do Departamento de Morfologia e Fisiologia da Faculdade de Medicina do ABC (FMABC).

Daniel Santana da Silva
Fisioterapeuta. Especialista em Intervenção Fisioterapêutica nas Doenças Neuromusculares pela Universidade Federal de São Paulo (Unifesp), em Fisioterapia Cardiorrespiratória pelo Instituto Dante Pazzanese de Cardiologia e em Fisiologia Humana pela Faculdade de Medicina do ABC (FMABC). Mestre em Ciências da Saúde pela FMABC.

Daniela Farah
Farmacêutica. Mestre e Doutoranda em Ciências pela Universidade Federal de São Paulo (Unifesp).

Danilo Sales Bocalini
Professor. Especialista em Fisiologia do Treinamento Resistido pela Faculdade de Medicina da Universidade de São Paulo (FMUSP). Mestre em Clínica Médica e Doutor em Cardiologia pela Unifesp. Professor Adjunto da Universidade Federal do Espírito Santo (UFES).

Eduardo Carvalho de Arruda Veiga

Biólogo. Especialista em Fisiologia Humana pela Faculdade de Medicina do ABC (FMABC). Mestre e Doutor em Ciências pela Universidade Federal de São Paulo (Unifesp). Pós-Doutorado em Ciências pela Faculdade de Medicina da Universidade de São Paulo (FMUSP).

Eduardo Colombari

Professor. Especialista em Odontologia pela Faculdade de Odontologia de Araraquara da Universidade Estadual Paulista Júlio de Mesquita Filho (FOAR/Unesp). Doutor em Ciências, área de concentração Fisiologia, pela Faculdade de Medicina de Ribeirão Preto da Universidade de São Paulo (FMRP/USP). Livre-Docente pela Escola Paulista de Medicina da Universidade Federal de São Paulo (EPM/Unifesp). Professor Titular do Departamento de Fisiologia e Patologia da FOAR/Unesp.

Eduardo Mazuco Cafarchio

Farmacêutico e Professor. Especialista em Pesquisa Clínica e *Medical Affairs* pela Faculdade de Ciências Médicas da Santa Casa de São Paulo (FCMSCSP). Mestre e Doutor em Ciências da Saúde, área de concentração Fisiologia, pela Faculdade de Medicina do ABC (FMABC). Professor Aulista e Pesquisador da disciplina de Fisiologia da FMABC.

Elaine Fernanda da Silva

Bióloga. Mestre em Biologia e Doutora em Ciências Fisiológicas pela Universidade Federal de Goiás (UFG). Pós-Doutorado em Fisiologia pelo Departamento de Fisiologia e Patologia da Faculdade de Odontologia de Araraquara da Universidade Estadual Paulista Júlio de Mesquita Filho (FOAR/Unesp).

Eliane Beraldi Ribeiro

Professora. Mestre e Doutora em Fisiologia pela Universidade Federal de São Paulo (Unifesp). Professora Titular Livre-Docente da disciplina de Fisiologia da Nutrição do Departamento de Fisiologia da Escola Paulista de Medicina da Unifesp (EPM/Unifesp).

Erika Emy Nishi

Biomédica. Mestre e Doutora em Ciências pela Escola Paulista de Medicina da Universidade Federal de São Paulo (EPM/Unifesp). Pós-Doutorado no Departamento de Fisiologia da EPM/Unifesp. Professora Afiliada da disciplina de Fisiologia Cardiovascular Respiratória do Departamento de Fisiologia da EPM/Unifesp.

Fernanda Guimarães Weiler

Médica. Especialista em Endocrinologia e Doutora em Medicina Translacional pela Escola Paulista de Medicina da Universidade Federal de São Paulo (EPM/Unifesp).

Francemilson Goulart da Silva

Professor. Mestre e Doutor em Fisiologia Humana pelo Instituto de Ciências Biomédicas da Universidade de São Paulo (ICB/USP). Pós-Doutorado em Fisiologia Humana pela USP. Professor Doutor da disciplina de Fisiologia do Departamento de Fisiologia e Biofísica do ICB/USP.

Francisco Adelvane de Paulo Rodrigues

Professor. Mestre e Doutor em Farmacologia pela Universidade Federal do Ceará (UFC). Professor de Bases Anatomofisiológicas e Biomecânica do Movimento Humano no Departamento de Educação Física e Esporte (DEFE) do Instituto Federal de Educação, Ciência e Tecnologia do Ceará (IFCE).

Gilson Brás Broseghini Filho

Farmacêutico e Assessor Científico. Mestre e Doutor em Ciências Fisiológicas pela Universidade Federal do Espírito Santo (UFES). Assessor Científico da UL Química e Científica e Professor de Nível Superior da Faculdade Multivix.

Gisele Giannocco

Bióloga e Professora. Mestre e Doutora em Ciências, área de concentração Fisiologia Humana, pela Universidade de São Paulo (USP). Professora Adjunta das disciplinas de Patologia e Fisiopatologia do Departamento de Ciências Biológicas da Universidade Federal de São Paulo (Unifesp), *campus* Diadema.

Glauber S. F. da Silva

Professor. Mestre e Doutor em Ciências, área de concentração Fisiologia, pela Faculdade de Medicina de Ribeirão Preto da Universidade de São Paulo (FMRP/USP). Pós-Doutorado pela Faculdade de Odontologia de Ribeirão Preto da USP (FORP/USP) e pela University of Alberta, Canadá. Professor Adjunto da disciplina de Fisiologia do Departamento de Fisiologia e Biofísica do Instituto de Ciências Biológicas da Universidade Federal de Minas Gerais (ICB/UFMG).

Graziella Rigueira Molska

Farmacêutica e Pesquisadora. Mestre e Doutora em Ciências, área de concentração Psicobiologia, pela Universidade Federal de São Paulo (Unifesp). Pós-Doutorado na University of Toronto, Canadá, e no Departamento de Cirurgia Oral e Maxilofacial da School of Dental Medicine na Stony Brook University, EUA.

Guiomar Nascimento Gomes

Biomédica e Professora. Mestre e Doutora em Fisiologia Renal pela Escola Paulista de Medicina da Universidade Federal de São Paulo (EPM/Unifesp). Professora Associada III da disciplina de Fisiologia Renal e Termometabologia do Departamento de Fisiologia da EPM/Unifesp.

Gustavo Arantes Rosa Maciel

Médico. Residência em Ginecologia e Obstetrícia pela Santa Casa de Belo Horizonte. Mestre em Ginecologia pela Escola Paulista de Medicina da Universidade Federal de São Paulo (EPM/Unifesp). Doutor em Ciências pela Unifesp em parceria com a University of California, EUA. Professor Associado Livre-Docente da disciplina de Ginecologia do Departamento de Obstetrícia e Ginecologia da Faculdade de Medicina da Universidade de São Paulo (USP).

Gustavo Rodrigues Pedrino

Professor. Especialista em Administração Hospitalar e de Sistemas de Saúde pela Escola de Administração de Empresas de São Paulo da Fundação Getúlio Vargas (EAESP/FGV). Mestre e Doutor em Ciências, área de concentração Fisiologia, pela Universidade Federal de São Paulo (Unifesp). Professor Associado II da disciplina de Fisiologia Humana do Departamento de Ciências Fisiológicas do Instituto de Ciências Biológicas da Universidade Federal de Goiás (ICB/UFG).

Gustavo Henrique Araujo Salomão

Médico. Especialista, Mestre e Doutor em Oftalmologia pela Faculdade de Medicina do ABC (FMABC). Médico Colaborador da disciplina de Oftalmologia da FMABC.

Guus H. Schoorlemmer

Docente. Metre em Biologia pela Rijks Universiteit Groningen, Holanda. Doutor em Fisiologia pela University of Saskatchewan, Canadá. Pós-Doutorado pela University of Iowa, EUA. Professor Adjunto do Departamento de Fisiologia da Universidade Federal de São Paulo (Unifesp).

Helena Fetter Filippini

Cirurgiã-Dentista. Especialista em Endodontia e em Disfunção Temporomandibular e Dor Orofacial pela Associação Brasileira de Odontologia, Seção Rio Grande do Sul (ABO-RS). Mestre em Endodontia pela Universidade Luterana do Brasil (ULBRA). Doutora em Endodontia pela Pontifícia Universidade Católica do Rio Grande do Sul (PUCRS) em parceria com a University of Toronto, Canadá. Professora Substituta da Faculdade de Odontologia da Universidade Federal do Rio Grande do Sul (UFRGS).

Heloisa Nascimento

Médica. Especialista e Doutora em Oftalmologia pela Universidade Federal de São Paulo (Unifesp).

James Oluwagbamigbe Fajemiroye

Professor e Pesquisador. Mestre em Biologia, área de concentração Biologia Celular e Molecular, e Doutor em Ciências Biológicas, área de concentração Farmacologia e Fisiologia, pela Universidade de Goiás (UFG). Professor e Pesquisador Visitante Estrangeiro Adjunto da disciplina de Farmacologia Experimental do Departamento de Fisiologia da UFG.

José Milton de Castro Lima

Professor. Especialista em Medicina Interna pelo Hospital dos Servidores do Estado do Rio de Janeiro. Mestre em Gastroenterologia pela Universidade Federal do Rio de Janeiro (UFRJ). Doutor em Gastroenterologia pela Escola Paulista de Medicina da Universidade Federal de São Paulo (EPM/Unifesp). Professor Titular da disciplina de Clínica e Cirurgia do Aparelho Digestório do Departamento de Medicina Clínica da Universidade Federal do Ceará (UFC).

José Ricardo A. Miranda

Professor. Mestre em Física Aplicada à Medicina e à Biologia pela Faculdade de Filosofia, Ciências e Letras de Ribeirão Preto da Universidade de São Paulo (FFCLRP/USP). Doutor em Física Aplicada pelo Instituto de Física de São Carlos da USP (IFSC/USP). Professor Titular da disciplina de Biofísica de Instrumentação Médica do Departamento de Física e Biofísica do Instituto de Biociências de Botucatu da Universidade Estadual Paulista Júlio de Mesquita Filho (IBB/Unesp).

José Santos Cruz de Andrade

Médico Otorrinolaringologista. Especialista em Otorrinolaringologia pela Associação Brasileira de Otorrinolaringologia (ABORL) e pela Universidade Federal de São Paulo (Unifesp). Doutor em Otorrinolaringologia pela Unifesp.

Juliana Carlota Kramer-Soares

Professora. Mestre e Doutora em Psicobiologia pela Universidade Federal de São Paulo (Unifesp). Professora Titular do Departamento de Psicologia da Universidade Ibirapuera.

Juliana Irani Fratucci De Gobbi

Professora. Especialista em Farmácia-Bioquímica pela Faculdade de Ciências Farmacêuticas da Universidade Estadual Paulista Júlio de Mesquita Filho (Unesp), *campus* Araraquara. Mestre e Doutora em Fisiologia Humana pelo Programa Interinstitucional de Pós-Graduação em Ciências Fisiológicas da Universidade Federal de São Carlos da Unesp (UFSCar/Unesp). Professora Assistente Doutora das disciplinas de Fisiologia Cardiorrespiratória e Neurofisiologia do Instituto de Biociências da Unesp (IB/Unesp), *campus* Botucatu.

Kaira Emanuella Sales da Silva Leite

Enfermeira e Professora. Especialista em Urgência e Emergência pela Universidade do Vale do Acaraú. Mestre e Doutora em Ciências Fisiológicas pela Universidade Estadual do Ceará (UECE). Professora Assistente Substituta na UECE. Professora Auxiliar no Centro Universitário Estácio do Ceará.

Kátia C. Carvalho

Bióloga e Pesquisadora Científica VI. Doutora em Micro, Imuno e Parasitologia pela Universidade Federal de São Paulo (Unifesp). Livre-Docente pela Universidade de São Paulo (USP). Pesquisadora Científica VI no Laboratório de Ginecologia Estrutural e Molecular – LIM 58 da disciplina de Ginecologia da Faculdade de Medicina da USP (FMUSP).

Kátia de Angelis

Professora. Mestre e Doutora em Fisiologia pela Universidade Federal do Rio Grande do Sul (UFRGS). Pós-Doutorado em Fisiologia Cardiovascular e do Exercício pelo Instituto do Coração do Hospital das Clínicas da Faculdade de Medicina da Universidade de São Paulo (Incor-FMUSP) em parceria com Wright State University, EUA. Professora Adjunta do Departamento de Fisiologia da Universidade Federal de São Paulo (Unifesp).

Kelly Palombit

Professora. Mestre e Doutora em Ciências Morfofuncionais pela Universidade de São Paulo (USP). Professora Adjunta da disciplina de Anatomia Humana do Departamento de Morfologia do Centro de Ciências da Saúde da Universidade Federal do Piauí (UFPI).

Leonardo dos Santos

Médico e Professor. Doutor em Ciências, área de concentração Cardiologia, pela Escola Paulista de Medicina da Universidade Federal de São Paulo (EPM/Unifesp). Professor Associado da disciplina de Fisiologia Médica do Departamento de Ciências Fisiológicas da Universidade Federal do Espírito Santo (UFES).

Lila Missae Oyama

Professora. Mestre e Doutora em Ciências, área de concentração Fisiofarmacologia, pela Universidade Federal de São Paulo (Unifesp). Professora Associada da disciplina de Fisiologia da Nutrição do Departamento de Fisiologia da Unifesp. Orientadora no Programa de Pós-Graduação em Nutrição da Unifesp.

Lívia Marcela dos Santos

Médica. Especialista em Endocrinologia pelo Instituto de Assistência Médica ao Servidor Público Estadual de São Paulo (IAMSP). Mestre e Doutora em Endocrinologia pela Universidade Federal de São Paulo (Unifesp).

Lucas Garcia Alves Ferreira

Biomédico. Mestrando em Ciências, área de concentração Farmacologia, pela Escola Paulista de Medicina da Universidade Federal de São Paulo (EPM/Unifesp).

Luciana A. Cora

Biomédica. Mestre e Doutora em Ciências Biológicas, área de concentração Farmacologia, pelo Instituto de Biociências de Botucatu da Universidade Estadual Paulista Júlio de Mesquita Filho (IB/Unesp). Professora Adjunta de Farmacologia do Núcleo de Ciências Biológicas da Universidade Estadual de Ciências da Saúde de Alagoas (Uncisal).

Luciane H. Gargaglioni Batalhão

Professora. Mestre e Doutora em Fisiologia pela Faculdade de Medicina de Ribeirão Preto da Universidade de São Paulo (FMRP/USP), com Doutorado Sanduíche na University of British Columbia, Canadá. Professora Adjunta em Fisiologia Comparada no Departamento de Morfologia e Fisiologia Animal da Faculdade de Ciências Agrárias e Veterinárias da Universidade Estadual Paulista Júlio de Mesquita Filho (FCAV/Unesp).

Luciano L. Gregorio

Médico Otorrinolaringologista. Especialista em Otorrinolaringologia pela Escola Paulista de Medicina da Universidade Federal de São Paulo (EPM/Unifesp). Doutor em Medicina, área de concentração Otorrinolaringologia, pela Unifesp. Professor Afiliado da disciplina de Rinolaringologia do Departamento de Otorrinolaringologia e Cirurgia de Cabeça e Pescoço da EPM/Unifesp.

Madileine F. Américo

Biomédica. Mestre e Doutora em Ciências, área de concentração Fisiologia, pela Faculdade de Medicina de Ribeirão Preto da Universidade de São Paulo (FMRP/USP). Professora Associada no Instituto de Ciências Biológicas e da Saúde da Universidade Federal de Mato Grosso (ICBS/UFMT), *campus* Barra do Garças.

Magnus R. Dias da Silva

Médico e Professor. Especialista em Endocrinologia e Metabologia pela Escola Paulista de Medicina da Universidade Federal de São Paulo (EPM/Unifesp). Mestre e Doutor em Endocrinologia Clínica pela EPM/Unifesp. Professor Associado Livre-Docente da disciplina de Endocrinologia do Departamento de Medicina da EPM/Unifesp.

Marcos Aurélio de Sousa Lima

Professor. Especialista em Saúde da Família pelas Faculdades Integradas de Patos (FIP). Mestre e Doutorando em Ciências Fisiológicas pela Universidade Estadual do Ceará (UECE). Pesquisador em Ciências Fisiológicas do Programa de Pós-Graduação em Ciências Fisiológicas da UECE.

Marcos Luiz Ferreira-Neto

Profissional de Educação Física. Mestre em Farmacologia e Doutor em Ciências pela Universidade Federal de São Paulo (Unifesp). Professor Associado do Departamento de Fisiologia do Instituto de Ciências Biomédicas da Universidade Federal de Uberlândia (ICBIM/UFU). Coordenador do Laboratório de Eletrofisiologia e Fisiologia Cardiovascular do ICBIM/UFU. Orientador de Mestrado e Doutorado no Programa de Pós-Graduação em Ciências da Saúde da Faculdade de Medicina da UFU (FAMED/UFU).

Maria Camila Almeida

Professora. Mestre e Doutora em Fisiologia pela Universidade de São Paulo (USP). Professora Associada da disciplina de Neurociência e Morfofisiologia Humana do Centro de Ciências Naturais e Humanas da Universidade Federal do ABC (UFABC).

Maria Christina W. Avellar

Professora. Mestre em Ciências, área de concentração Farmacologia, pela Escola Paulista de Medicina da Universidade Federal de São Paulo (EPM/Unifesp). Doutora em Farmacologia pela Universidade de São Paulo (USP). Professora Associada da disciplina de Farmacologia Celular do Departamento de Farmacologia da EPM/Unifesp.

Maria Claudia Costa Irigoyen

Médica e Professora. Mestre em Fisiologia pela Universidade Federal do Rio Grande do Sul (UFRGS). Doutora em Fisiologia Cardiovascular pela Universidade de São Paulo (USP). Professora Livre-Docente do Departamento de Cardiopneumologia da USP. Médica da Unidade de Hipertensão.

Maria do Carmo Pinho Franco

Bacharel em Ciências Biológicas, Modalidade Médica, e Professora. Mestre e Doutora em Farmacologia pelo Instituto de Ciências Biomédicas da Universidade de São Paulo (ICB/USP). Professora Adjunta da disciplina de Fisiologia Renal e Termometabologia do Departamento de Fisiologia da Escola Paulista de Medicina da Universidade Federal de São Paulo (EPM/Unifesp).

Marina Conceição dos Santos Moreira

Bióloga e Professora. Pós-Graduada em Educação Profissional, Técnica e Tecnológica pelo Instituto Federal de Goiás (IFG). Mestre e Doutora em Ciências Biológicas pela Universidade Federal de Goiás (UFG). Professora de Ciências Naturais da Secretaria Municipal de Educação e Esporte da Prefeitura de Goiânia.

Marlusa Karlen Amarante

Fisioterapeuta. Especialista em Fisiologia do Exercício pelo Instituto Brasileiro de Pós-Graduação e Extensão (IBPEX). Mestre em Patologia Experimental pela Universidade Estadual de Londrina (UEL). Doutora em Fisiologia pela Faculdade de Medicina de Ribeirão Preto da Universidade de São Paulo (FMRP/USP). Pós-Doutoranda do Departamento de Fisiologia e Patologia da Faculdade de Odontologia de Araraquara da Universidade Estadual Paulista Júlio de Mesquita Filho (FOAR/Unesp).

Mauro Salles

Médico Infectologista e Professor de Medicina. Especialista em Clínica Médica pela Irmandade da Santa Casa de Misericórdia de São Paulo e em Infectologia pelo Instituto de Infectologia Emílio Ribas. Mestre em *Science on Applied Molecular Biology of Infectious Diseases* pela London School of Higyene and Tropical Medicine da University of London. Doutor em Ciências da Saúde pela Faculdade de Ciências Médicas da Santa Casa de São Paulo (FCMSCSP). Professor Adjunto da disciplina de Infectologia do Departamento de Clínica Médica da Escola Paulista de Medicina da Universidade Federal de São Paulo (EPM/Unifesp). Professor Assistente da disciplina de Infectologia do Departamento de Clínica Médica da FCMSCSP.

Meliza Goi Roscani

Médica Cardiologista e Professora. Doutora em Fisiopatologia, área de concentração Clínica Médica-Cardiologia, pela Faculdade de Medicina de Botucatu da Universidade Estadual Paulista Júlio de Mesquita Filho (FMB/Unesp). Professora Adjunta do Departamento de Medicina da Universidade Federal de São Carlos (UFSCar).

Mirela Barros Dias
Professora. Especialista em Fisioterapia Respiratória pela Escola Paulista de Medicina da Universidade Federal de São Paulo (EPM/Unifesp). Mestre em Fisiologia pela Faculdade de Medicina de Ribeirão Preto da Universidade de São Paulo (FMRP/USP). Professora Assistente Doutora da disciplina de Fisiologia do Departamento de Fisiologia do Instituto de Biociências de Botucatu da Universidade Estadual Paulista Júlio de Mesquita Filho (IBB/Unesp).

Miriam Oliveira Ribeiro
Bióloga e Professora. Mestre e Doutora em Ciências, área de concentração Fisiologia Humana, pelo Instituto de Ciências Biomédicas da Universidade de São Paulo (ICB/USP). Professora Adjunta da disciplina de Fisiologia Humana do Curso de Ciências Biológicas do Centro de Ciências Biológicas e da Saúde da Universidade Presbiteriana Mackenzie.

Moisés Tolentino Bento da Silva
Professor-Pesquisador. Especialista em Treinamento Físico-Desportivo pelo Departamento de Educação Física da Universidade Federal do Piauí (UFPI). Mestre e Doutor em Farmacologia pela Faculdade de Medicina da Universidade Federal do Ceará (FMUFC). Pós-Doutorado pelo Instituto de Biomedicina do Semiárido Brasileiro da UFC. Professor Adjunto II da disciplina de Cineantropometria e Prescrição de Exercício do Departamento de Educação Física dos Programas de Pós-Graduação *Stricto Sensu* Fisiologia para Nutrição, Interação Neuroendócrina do Metabolismo e Tópicos Avançados em Neurofisiofarmacologia do Trato Gastrintestinal da UFPI.

Monica Marques Telles
Bióloga e Professora. Mestre e Doutora em Ciências pelo Programa de Pós-Graduação em Nutrição da Universidade Federal de São Paulo (Unifesp). Professora Associada I das disciplinas de Patologia Geral e Fisiopatologia do Departamento de Ciências Biológicas da Unifesp, *campus* Diadema.

Neif Murad
Médico e Professor. Especialista, Mestre e Doutor em Cardiologia pela Universidade Federal de São Paulo (Unifesp). Professor Assistente da disciplina de Cardiologia do Departamento de Clínica Médica da Faculdade de Medicina ABC (FMABC).

Nicolás Douglas
Professor e Cirurgião-Dentista. Especialista em Fisiologia Médica pela Faculdade de Medicina do ABC (FMABC). Mestre em Ciências da Saúde pela Faculdade de Ciências Médicas da Santa Casa de São Paulo (FCMSCSP). Professor Assistente da disciplina de Fisiologia da FMABC.

Patricia Castelucci
Professora. Mestre e Doutora em Ciências Morfofuncionais pelo Departamento de Anatomia do Instituto de Ciências Biomédicas da Universidade de São Paulo (ICB/USP). Professora Associada da disciplina de Anatomia do Sistema Digestório do Departamento de Anatomia do ICB/USP.

Patricia da Silva Pantoja
Professora. Especialista em Enfermagem do Trabalho pela Universidade Estadual do Ceará (UECE). Mestre e Doutora em Fisiologia pela UECE. Professor Titular 1 das disciplinas de Fisiologia, Bioquímica, Farmacologia, Microbiologia e Histologia do Centro Universitário Unifanor Wyden.

Patrícia Fiorino
Bióloga, Professora e Pesquisadora. Mestre em Fisiologia, área de concentração Ciências Biológicas, pela Universidade Federal do Rio Grande do Sul (UFRGS). Doutora em Nefrologia, área de concentração Medicina, pela Universidade Federal de São Paulo (Unifesp). Professora Adjunta I do curso de Ciências Biológicas do Centro de Ciências Biológicas e da Saúde da Universidade Presbiteriana Mackenzie.

Paulo Cesar Moreira
Professor. Mestre em Clínica Médica pela Universidade Federal de Goiás (UFG). Doutor em Ciência Animal pela Universidade Federal de Minas Gerais (UFMG). Professor Associado 3 de Neuroanatomia e Neurociência da Faculdade de Medicina da UFG (FMUFG).

Pedro Marcos Gomes Soares
Nutricionista e Professor. Especialista e Mestre em Ciências Fisiológicas pela Universidade Estadual do Ceará (UECE). Doutor em Farmacologia pela Universidade Federal do Ceará (UFC). Professor Associado II da disciplina de Histologia e Embriologia Humana do Departamento de Morfologia da UFC.

Raimundo Campos Palheta Junior
Médico-Veterinário e Professor. Especialista em Clínica e Cirurgia de Pequenos Animais pela Universidade Estadual do Ceará (UECE). Mestre e Doutor em Farmacologia pela Universidade Federal do Ceará (UFC). Professor Associado I das disciplinas de Farmacologia Veterinária e Toxicologia Veterinária do Colegiado de Medicina Veterinária da Universidade Federal do Vale do São Francisco (Univasf).

Renata Mancini Banin
Nutricionista e Professora. Mestre e Doutora em Ciências pelo Programa de Pós-Graduação em Biologia Química da Universidade Federal de São Paulo (Unifesp). Professora Doutora de Morfofisiopatologia do Curso de Nutrição da Diretoria de Saúde I da Universidade Nove de Julho (Uninove).

Renata Oliveira Pereira
Bióloga. Mestre em Ciências, área de concentração Medicina Translacional, pela Universidade Federal de São Paulo (Unifesp).

Roberto Lopes de Almeida
Profissional de Educação Física e Professor. Mestre e Doutor em Fisiologia pela Universidade Federal de São Carlos e Universidade Estadual Paulista Júlio de Mesquita Filho (UFSCar/Unesp). Professor Auxiliar da disciplina de Fisiologia da Faculdade de Medicina do ABC (FMABC).

Robson Cristiano Lillo Vizin
Farmacêutico e Neurocientista. Mestre e Doutor em Neurociência e Cognição pela Universidade Federal do ABC (UFABC). Pós-Doutorado *Fellow* pelo Thermoregulation and

Systemic Inflammation Laboratory, Trauma Research, do St. Joseph's Hospital and Medical Center, EUA.

Roseli Corazzini
Bióloga. Especialista em Patologia Experimental e Mestre em Patologia Experimental e Comparada pelo Departamento de Patologia da Faculdade de Medicina Veterinária e Zootecnia da Universidade de São Paulo (USP). Doutora em Saúde Coletiva pela Faculdade de Medicina do ABC (FMABC). Jovem Pesquisadora do Laboratório de Doenças Neuromusculares da FMABC.

Rosemari Otton
Bióloga e Professora. Mestre e Doutora em Fisiologia Humana pela Universidade de São Paulo (USP). Professora Titular de Fisiologia do Centro de Ciências Biológicas e da Saúde da Universidade Cruzeiro do Sul (Unicsul).

Samara Rodrigues Bonfim Damasceno
Biomédica. Especialista em Biotecnologia do Instituto Domingos Batista (IDB). Mestre e Doutora em Farmacologia pela Universidade Federal do Ceará (UFC). Pesquisadora com nível de Pós-Doutorado vinculada à UFC.

Thiago S. Moreira
Dentista e Professor. Mestre e Doutor em Ciências pela Universidade Federal de São Paulo (Unifesp), com Doutorado-Sanduíche na University of Virginia, EUA. Professor Associado do Departamento de Fisiologia e Biofísica do Instituto de Ciências Biomédicas da Universidade de São Paulo (ICB/USP).

Túlio de Almeida Hermes
Professor. Mestre e Doutor em Biologia Celular e Estrutural pela Universidade Estadual de Campinas (Unicamp). Professor Adjunto Doutor do Departamento de Anatomia do Instituto de Ciências Biomédicas da Universidade Federal de Alfenas (ICB/Unifal).

Valdeci Carlos Dionisio
Fisioterapeuta e Professor. Especialista em Bases Neuromecânicas do Movimento Humano pelas Faculdades Claretianas de Batatais. Mestre em Bioengenharia pela Universidade de São Paulo (USP). Doutor em Biologia Funcional e Molecular pela Universidade Estadual de Campinas (Unicamp). Pós-Doutorado em Reabilitação pela University of Alabama, EUA. Professor Associado de Cinesiologia e Biomecânica da Faculdade de Educação Física e Fisioterapia da Universidade Federal de Uberlândia (FAEFI/UFU).

Vera Farah
Biomédica e Professora. Mestre e Doutora em Ciências, área de concentração Fisiologia Humana, pelo Instituto de Ciências Biomédicas da Universidade de São Paulo (USP). Professora Adjunta I da disciplina de Anatomia Humana e Fisiologia Humana do Centro de Ciências Biológicas e da Saúde da Universidade Presbiteriana Mackenzie.

Vinícius de M. Campos
Médico. Especialista em Medicina de Família e Comunidade pela Escola Paulista de Medicina da Universidade Federal de São Paulo (EPM/Unifesp).

Dedicatória

Dedico esta obra à minha família, pelo amor e apoio incondicionais, mesmo quando não pude lhe oferecer o tempo e a atenção merecidos.

Monica Akemi Sato

Agradecimentos

Agradeço imensamente a todos os colaboradores que possibilitaram a elaboração do *Tratado de Fisiologia Médica*, cada um contribuindo com sua *expertise*. Não citarei nominalmente todos, pois são muitos, mas os devidos créditos constarão nas aberturas de capítulos.

Sou muito grata também a Dirce Laplaca Viana, editora de conteúdo da área da Saúde da Editora Guanabara Koogan/GEN, pelo convite e por me desafiar a conceber este livro. Não tenho palavras suficientes para agradecer igualmente à equipe do GEN, entre os quais: Marcelo Barbosa Nardeli, Tamiris Edineijan Prystaj e Giuliana Trovato Castorino, sem os quais os desafios a serem enfrentados no desenvolvimento e na editoração desta obra não teriam sido possíveis.

Agradeço também à Faculdade de Medicina do ABC, que sempre me apoiou como docente e pesquisadora, além de me possibilitar compreender, ao longo desses muitos anos de docência, as necessidades didáticas dos estudantes de graduação.

Monica Akemi Sato

Apresentação

O *Tratado de Fisiologia Médica* foi elaborado para prover conhecimento fundamentado em evidências, de forma simples e didática, a estudantes, não apenas do curso de Medicina, mas também das demais áreas das Ciências Biomédicas: Farmácia, Enfermagem, Fisioterapia, Terapia Ocupacional, Nutrição, entre outras.

Buscou-se, nesta obra, utilizar uma linguagem direta, sem deixar, com isso, de esclarecer, em cada capítulo, os conceitos mais atualizados, elaborados por colaboradores de diferentes regiões do Brasil, com experiência significativa em ensino e/ou pesquisa dentro de suas respectivas áreas de atuação.

Este Tratado foi organizado por sistemas, sendo as duas primeiras partes do livro dedicadas à Introdução e aos Fundamentos da Fisiologia, para que o leitor seja capaz de compreender a evolução da Fisiologia, assim como conhecer as bases moleculares e celulares mais gerais.

Embora a Fisiologia seja uma área básica da Ciência, sua importância, relevância e aplicabilidade na Medicina e na Biomedicina são destacadas nos diferentes capítulos. O grande diferencial do *Tratado de Fisiologia Médica* é o foco na apresentação objetiva do seu texto, mostrando ao leitor a necessidade de compreender os mecanismos fisiológicos, do nível molecular ao envolvimento dos sistemas, a fim de que ele seja capaz de entender a evolução das doenças e os fatos observados clinicamente.

Recursos pedagógicos, como esquemas, ilustrações e quadros com resumos, facilitam ainda mais a compreensão e a aquisição do conhecimento em Fisiologia.

Desejo a todos uma excelente leitura!

Monica Akemi Sato

Sumário

Parte 1 Introdução à Fisiologia, 1

1 História da Fisiologia, 3
Monica Akemi Sato

2 Sinalização Celular, 12
Túlio de Almeida Hermes

Parte 2 Fundamentos da Fisiologia, 21

3 Fisiologia de Membranas, 23
Roberto Lopes de Almeida

4 Sinapse, 34
Bruno de Brito Antonio

5 Fisiologia do Músculo Esquelético, 41
Alzira Carvalho • Roseli Corazzini •
Gustavo Rodrigues Pedrino • Valdeci Carlos Dionisio •
Marcos Luiz Ferreira-Neto

6 Fisiologia do Músculo Liso, 66
Alessandra Padilha • Camila Almenara •
Gilson Brás Broseghini Filho

Parte 3 Neurofisiologia, 77

7 Características Gerais do Sistema Nervoso, 79
Cristiana Akemi Ogihara •
Cássia Regina da Silva Neves Custódio

8 Sistema Somatossensorial, 88
Bruno de Brito Antonio

9 Fisiologia da Dor, 95
Graziella Rigueira Molska • Helena Fetter Filippini

10 Sentidos Especiais | Visão, 107
Gustavo Henrique Araujo Salomão

11 Sentidos Especiais | Gustação, 113
Nicolás Douglas

12 Sentidos Especiais | Olfação, 123
Nicolás Douglas

13 Sentidos Especiais | Audição, 132
José Santos Cruz de Andrade • Luciano L. Gregorio

14 Sistema Motor, 137
Daniel Santana da Silva • Monica Akemi Sato

15 Sistema Nervoso Autônomo ou Neurovegetativo, 160
Monica Akemi Sato

16 Funções Hipotalâmicas, 177
Gustavo Rodrigues Pedrino • Ana Cristina Rebelo •
Paulo Cesar Moreira • Marcos Luiz Ferreira-Neto •
Marina Conceição dos Santos Moreira

17 Termorregulação, 186
Maria Camila Almeida • Robson Cristiano Lillo Vizin •
Daniel Carneiro Carrettiero

18 Aprendizagem e Memória, 199
Bruno de Brito Antonio • Juliana Carlota Kramer-Soares

Parte 4 Fisiologia Cardiovascular, 207

19 Características Gerais do Sistema Cardiovascular, 209
Cristiana Akemi Ogihara

20 Ciclo Cardíaco, 219
Meliza Goi Roscani • Juliana Irani Fratucci De Gobbi

21 Débito Cardíaco, 228
Eduardo Colombari

22 Atividade Elétrica Cardíaca, 238
Kátia de Angelis • Daniela Farah • Renata Oliveira Pereira •
Maria Claudia Costa Irigoyen • Vera Farah

23 Contratilidade Miocárdica, 246
Danilo Sales Bocalini • Eduardo Carvalho de Arruda Veiga •
Leonardo dos Santos

24 Eletrocardiograma, 259
Adriano Meneghini • Neif Murad •
Antonio Carlos Palandri Chagas

25 Aspectos Hemodinâmicos da Circulação Sanguínea, 269
Gustavo Rodrigues Pedrino • Marcos Luiz Ferreira-Neto •
James Oluwagbamigbe Fajemiroye • Elaine Fernanda da Silva

26 Pressão Arterial, 280
Monica Akemi Sato • Eduardo Colombari

27 Regulação Humoral da Pressão Arterial, 296
Vera Farah • Patrícia Fiorino • Anna Laura Viacava Américo •
Cynthia R. Muller

28 Endotélio Vascular, 302
Alexandre Cesar Fioretti

Parte 5 Fisiologia Respiratória, 307

29 Características Gerais do Sistema Respiratório, 309
Mirela Barros Dias

30 Mecânica Respiratória, 314
Daniel B. Zoccal • Marlusa Karlen Amarante

31 Troca Gasosa e Transporte de Gases, 325
Glauber S. F. da Silva • Luciane H. Gargaglioni Batalhão

32 Regulação da Respiração, 339
Ana Carolina Takakura • Thiago S. Moreira

Parte 6 Fisiologia Renal, 351

33 Sistema Renal, 353
Eduardo Mazuco Cafarchio • Monica Akemi Sato

34 Filtração Glomerular, 361
Maria do Carmo Pinho Franco • Guus H. Schoorlemmer • Guiomar Nascimento Gomes

35 Reabsorção e Secreção Tubular, 366
Guiomar Nascimento Gomes • Erika Emy Nishi • Guus H. Schoorlemmer • Maria do Carmo Pinho Franco

36 Controle Hidreletrolítico, 377
Roberto Lopes de Almeida

37 Regulação do Equilíbrio Ácido-Básico pelos Rins, 385
Guus H. Schoorlemmer • Maria do Carmo Pinho Franco • Guiomar Nascimento Gomes

38 Micção, 390
Eduardo Mazuco Cafarchio • Monica Akemi Sato

Parte 7 Fisiologia do Sistema Digestório, 397

39 Sistema Digestório, 399
Moisés Tolentino Bento da Silva • Patricia Castelucci • Kelly Palombit

40 Controle da Ingestão Alimentar, 407
Renata Mancini Banin • Eliane Beraldi Ribeiro • Monica Marques Telles

41 Fisiologia da Mastigação e da Deglutição, 416
Nicolás Douglas

42 Motilidade Gastrintestinal, 428
Madileine F. Américo • Luciana A. Cora • José Ricardo A. Miranda

43 Secreção Gástrica, 437
Armenio Aguiar dos Santos • Raimundo Campos Palheta Junior

44 Fisiologia da Digestão e Absorção Intestinal, 445
Francisco Adelvane de Paulo Rodrigues • Alexandre Havt • Aldo A. M. Lima • Armenio Aguiar dos Santos

45 Fisiologia Hepática, 470
Armenio Aguiar Santos • José Milton de Castro Lima

46 Fisiologia Pancreática, 481
Pedro Marcos Gomes Soares • Marcos Aurélio de Sousa Lima • Samara Rodrigues Bonfim Damasceno • Patricia da Silva Pantoja • Kaira Emanuella Sales da Silva Leite

Parte 8 Fisiologia Endócrina, 487

47 Sistema de Controle Hormonal | Eixo Hipotálamo-Hipofisário-Glandular, 489
Rosemari Otton • Anaysa Paola Bolin

48 Glândula Tireoide, 505
Gisele Giannocco • Caroline Serrano do Nascimento • Cicera Pimenta Marcelino • Miriam Oliveira Ribeiro

49 Hormônio do Crescimento, 533
Francemilson Goulart da Silva

50 Metabolismo do Cálcio e Hormônios Calciotróficos, 539
Fernanda Guimarães Weiler • Lívia Marcela dos Santos

51 Fisiologia das Glândulas Suprarrenais, 548
Adriana Ferreira Grosso • Cássia Regina da Silva Neves Custódio

52 Funções Endócrinas do Pâncreas, 559
Daniel Paulino Venancio

53 Hormônios Femininos, 565
Kátia C. Carvalho • Gustavo Arantes Rosa Maciel

54 Hormônios Androgênicos, 570
Lucas Garcia Alves Ferreira • Camilla Moreira Ribeiro • Magnus R. Dias da Silva • Maria Christina W. Avellar

55 Gravidez, Parto e Lactação, 587
Lila Missae Oyama • Eliane Beraldi Ribeiro • Claudia Oller do Nascimento

Índice Alfabético, 597

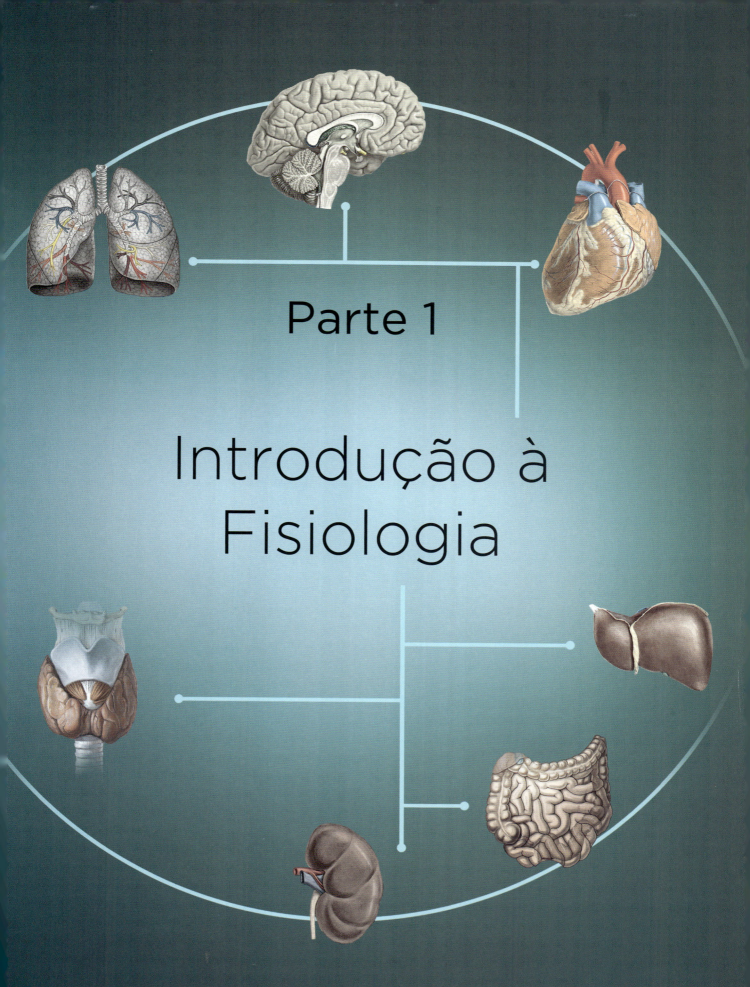

Parte 1

Introdução à Fisiologia

1

História da Fisiologia

Monica Akemi Sato

Introdução, 3

Origens da Fisiologia, 3

Medicina na Antiga Grécia, 4

Evolução do pensamento fisiológico |
  Da Antiga Grécia ao século 17, 4

Fisiologia experimental no século 17, 7

Desenvolvimento da microscopia e ciência no
  século 17, 8

Fisiologia no Século das Luzes (século 18), 8

Doutrina dos tecidos e a teoria celular, 8

Século 19 | Sob a luz da evolução, 8

Claude Bernard, homeostase e mecanismos
  regulatórios, 9

Século 20 | Grandes grupos de pesquisa
  e descobertas, 10

Bibliografia, 11

INTRODUÇÃO

Este capítulo tem o intuito de relatar de modo sucinto as origens da Fisiologia e sua evolução como área da ciência ocidental. Foram selecionados fatos, indivíduos e teorias que representam uma pequena fração dos acontecimentos relacionados com o crescimento dessa disciplina. A abordagem não será meramente cronológica, mas também abrangerá ideias, descobertas e teorias dos cientistas de cada época. As relações com as descobertas que ocorreram em outras áreas da ciência e do conhecimento também estão contempladas neste capítulo.

ORIGENS DA FISIOLOGIA

A palavra "fisiologia" origina-se do grego: *phýsis* ("natureza") e *logos* ("estudo"). Foi na Antiga Grécia, na época em que viviam os filósofos pré-socráticos, que se deu a origem da Fisiologia. O primeiro filósofo da história ocidental foi Tales de Mileto, que teria dito que "a água é o princípio de tudo". Outros filósofos, como Anaxímenes e Heráclito, afirmavam que "tudo vinha do fogo". Naquela época (entre os séculos VII e IV a.C.), a natureza era o centro das investigações e se buscava uma explicação racional para os fenômenos naturais, o que levava à necessidade de descobrir a origem, ou seja, o princípio absoluto do qual tudo deriva. Hoje se sabe que a água, o ar e o fogo não são a origem de tudo o que existe. Todavia, a ideia de que se pode explicar a complexidade dos fenômenos naturais com base em princípios universais e simples é um intuito buscado pela ciência até os dias atuais.

A palavra *phýsis* designa a totalidade da natureza e deu origem ao termo "física" também. Apesar disso, a distinção entre Física e Fisiologia só ocorreu séculos mais tarde. Assim, os filósofos pré-socráticos podem ser considerados os primeiros *physiologói* ("estudantes da natureza").

Alguns filósofos conceberam a *phýsis* como unitária e acreditavam em um princípio único para a natureza. Outros, como Empédocles, eram mais pluralistas e consideravam que tudo o que existe era formado por uma mistura de quatro elementos – o ar, a água, o fogo e a terra – que se uniam ou se separavam por duas forças opostas: o amor (*philia*) e o ódio (*neîkos*) – atração e repulsão. Por outro lado, filósofos como Leucipo e Demócrito acreditavam que tudo era constituído de um espaço vazio, no qual se movimentavam partículas sólidas indivisíveis, os átomos (do grego, *tomo* = divisão; assim, *atomo* seria aquilo que não se divide). A teoria atômica tentava, desse modo, explicar os fenômenos naturais do ponto de vista da matéria e do movimento, e o movimento dos átomos no vácuo resultaria de um mecanismo de causa e efeito das colisões entre eles. Tais pensamentos da teoria atomista provocaram grande reação nos filósofos que surgiram posteriormente.

MEDICINA NA ANTIGA GRÉCIA

A medicina grega teve suas origens na mesma época dos filósofos pré-socráticos. No entanto, a medicina com característica racional e científica está associada à imagem de Hipócrates (460-370 a.C.), que nasceu na ilha de Cós, onde estabeleceu uma escola. O conjunto de sua obra forma o *Corpus hipocraticus*, embora se acredite que grande parte dela tenha sido escrita por seus colegas e seguidores. O pensamento fisiológico da escola hipocrática está descrito na obra *Sobre a natureza dos homens* e fundamentava-se na doutrina dos quatro humores (Figura 1.1). Segundo essa teoria, o corpo humano seria formado por uma mistura de quatro fluidos ou humores: o sangue, a fleuma, a bile amarela e a bile negra, cada um associado a um dos elementos essenciais (fogo, água, ar e terra, respectivamente) e com um par dentro de quatro características (quente, frio, seco e úmido). Desse modo, o sangue seria quente e úmido; a fleuma, fria e úmida; a bile amarela, quente e seca; e a bile negra, fria e seca. Acreditava-se que um organismo saudável apresentava os quatro humores misturados de maneira equilibrada. A doença seria o desequilíbrio entre esses elementos, seja pelo excesso, seja pela falta de um desses fluidos. Hipócrates e a doutrina dos quatro humores exerceram grande influência na medicina ocidental, passando pelo período do Renascimento até meados do século 18.

EVOLUÇÃO DO PENSAMENTO FISIOLÓGICO | DA ANTIGA GRÉCIA AO SÉCULO 17

Filósofos e cientistas sempre se interessaram em determinar uma relação entre estrutura e função. Contudo, as bases para seu estabelecimento dependiam de conhecimentos anatômicos e fisiológicos, que evoluíram de modos distintos. Estudos anatômicos foram realizados a olho nu e com a ajuda de ferramentas simples, enquanto a compreensão dos fenômenos fisiológicos dependeu de inferências, muitas vezes, fundamentadas na química e na física. Muitos conceitos fisiológicos fundamentais foram formulados por autores de textos hipocráticos, filósofos da antiga Grécia e cientistas renascentistas. Apesar de grandes diferenças no conhecimento da anatomia humana, Aristóteles, Galeno (129 a 200 a.C.) e Vesalius recorreram a muitos dos mesmos conceitos na tentativa de explicar as funções vitais do corpo.

A doutrina humoral, que serviu de base para a explicação da saúde humana e da doença por centenas de anos, foi estabelecida no texto hipocrático *Sobre a natureza dos homens* e, posteriormente, mais detalhada por Aristóteles e Galeno. Essa doutrina baseava-se em três centros, sedes das três partes da alma humana: o fígado, o coração e o cérebro. A esses três centros, estariam associados três tipos de *pneuma* (espíritos): *pneûma physicón* ("espírito natural"), *pneûma zoticón* ("espírito vital") e *pneûma psychicón* ("espírito animal"). Galeno, assim como Platão, acreditava que o corpo era apenas um instrumento da alma e que o *pneuma* era a essência da vida, incorporado ao homem no ato da respiração. Nessa época, acreditava-se que, por meio da *trachea arteria*, o ar inspirado alcançava os pulmões, e dali pelas veias pulmonares, chegava ao ventrículo esquerdo do coração, onde seria misturado ao sangue. O sangue, por sua vez, seria produzido no fígado. Os alimentos absorvidos no intestino seriam transportados para lá pela veia porta. No fígado também, o sangue venoso recém-produzido seria misturado ao espírito natural e daí distribuído para o organismo.

O lado direito do coração era visto como um importante ramo do sistema venoso. No ventrículo direito, uma pequena parte do sangue atravessaria o septo interventricular através de canalículos e penetraria no ventrículo esquerdo. A esse sangue, seria incorporado o espírito vital, vindo do absorvido nos pulmões. Ao chegar ao cérebro, o sangue receberia o terceiro tipo de *pneuma*, o espírito animal, distribuído para o resto do organismo pelos nervos, que seriam ocos (Figura 1.2). Essa doutrina dominou a fisiologia cardiovascular até a época do Renascimento, quando Vesalius contestou a existência de passagens no septo interventricular e William Harvey propôs a teoria da circulação do sangue.

Considerado o maior biólogo da Antiguidade, Aristóteles (384 a 321 a.C.), filho de um médico da corte macedônica, escreveu uma obra que continha a descrição de centenas de espécies de animais, em algumas das quais certamente realizou dissecções. Aristóteles também foi o pioneiro na realização de

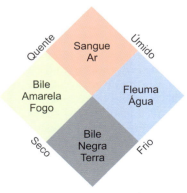

Figura 1.1 Esquema da doutrina dos quatro humores, aspecto central da fisiologia hipocrática.

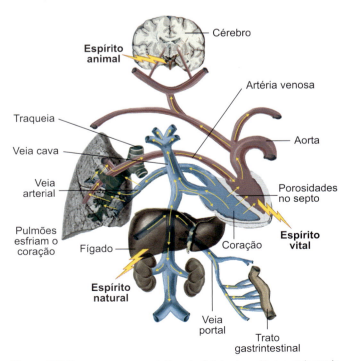

Figura 1.2 Esquema representativo da fisiologia galênica. Adaptada de Wolf-Heidegger, 2006.

uma extensa e detalhada classificação dos seres vivos, formando uma escala natural. Aristóteles acreditava que a teleologia (do grego, *télos* = "fim", "finalidade", "pleno desenvolvimento") também estava no centro da fisiologia, representando uma guia praticamente infalível para o entendimento da natureza. De acordo com os princípios teleológicos, cada parte do corpo é formada para um propósito. Ao estudar uma parte de um animal, ou seja, um órgão, por exemplo, Aristóteles acreditava que se deveria buscar uma explicação da finalidade da existência e qual seria sua função.

Platão, Aristóteles e Galeno pensavam que uma forma de inteligência divina havia criado o universo e os seres vivos. Considerando-se que a natureza age com perfeita sabedoria e não faz nada em vão, Galeno acreditava que cada parte do corpo foi criada para sua própria função. Não satisfeito com a pesquisa puramente anatômica, Galeno buscou maneiras de partir do estudo da estrutura para a função, ou seja, da análise anatômica para a fisiologia experimental. Suas investigações sobre as funções dos rins derrubaram a teoria de que a urina era formada na bexiga em vez dos rins.

Galeno também realizou estudos sobre digestão, inicialmente porcos submetidos a diferentes tipos de dietas e, depois, examinando o conteúdo de seus estômagos após determinados intervalos. Além disso, os estudos de Galeno envolveram notáveis descrições sobre o cérebro, a medula espinal e os nervos. Do mesmo modo, Galeno demonstrou os resultados de lesões em diferentes níveis da medula espinal. Ao provar que os nervos se originam no cérebro e na medula espinal, e não no coração, demonstrou que a pesquisa anatômica poderia desafiar a autoridade de Aristóteles.

A teleologia galênica proporcionou ganhos extraordinários nos conhecimentos de anatomia e fisiologia. Contudo, tornou-se ao mesmo tempo uma barreira ao avanço dessas áreas, visto que se centravam na determinação de causas finais: cada estrutura do organismo tornava possível desvendar a mente do Criador. Muito embora Galeno não fosse judeu nem cristão, assim como Platão, ele acreditava que o mundo era obra divina. Por esse motivo, sua obra teve ampla aceitação e prestígio durante a Idade Média, enquanto a cultura ocidental era dominada pelo pensamento cristão. Durante centenas de anos, Galeno esteve em segundo lugar somente atrás de Hipócrates como autoridade médica. Seus achados anatômicos permaneceram inalterados e seus conceitos fisiológicos praticamente se mantiveram inquestionáveis até o século 17.

Com a queda do Império Romano, por volta do século 5 d.C., a Europa adentrou na chamada Idade das Trevas, período marcado por um sentimento místico e religioso exacerbado e durante o qual a cultura ocidental esteve confinada aos mosteiros medievais. O estudo do corpo humano deu lugar ao estudo da alma, visando a obter sua salvação. A teologia passa, então, a ocupar o lugar da ciência, que migra para o mundo árabe.

Enquanto a Europa era devastada por guerras, miséria e fome, florescia uma civilização exuberante em um território dominado pelos árabes, que ia da fronteira da Índia e da China ao Cáucaso, ocupando o norte da África e o sul da Espanha, entre os séculos 7 e 13 d.C. Graças ao mecenato proporcionado pelas dinastias dos Abássidas em Bagdá e dos Omíadas em Córdoba, a ciência e a filosofia deram continuidade aos trabalhos dos mestres gregos. A filosofia e a medicina islâmica tiveram seu norte nos estudos de Hipócrates, Aristóteles e Galeno. A maior autoridade médica árabe foi Ibn Sina, conhecido no Ocidente como Avicena (980-1037), cuja obra, o *Canon*, buscou articular os sistemas de Hipócrates e Galeno com a

filosofia biológica de Aristóteles. Seu trabalho foi traduzido para o latim por Gerardo de Cremona.

Um fenômeno fundamental para o futuro das ciências no continente europeu foi o nascimento das universidades, as quais representaram o fruto do crescimento da vida urbana e tiveram sua origem nas escolas que existiam junto às catedrais. Naquela época, o direito de lecionar era restrito ao clero e, posteriormente, foi entregue aos mestres leigos. No entanto, a vigilância sobre o ensino dentro das universidades era mantido sob o controle intenso do Papa. O ensino básico era constituído pelas sete artes liberais, ou seja, o *trivium* (gramática, retórica e dialética) e o *quadrivium* (aritmética, geometria, astronomia e música). Além disso, lecionavam-se medicina, direito e teologia. Entre as principais universidades fundadas entre os séculos 12 e 13, estão as de Oxford e Cambridge, na Inglaterra; as de Paris e Montpellier, na França; e as de Bolonha e Pádua, na Itália. As duas últimas tiveram importância fundamental no desenvolvimento da anatomia e da fisiologia durante o Renascimento.

Na Universidade de Bolonha, Mondino de Luzzi (1270-1326) consolidou a anatomia como disciplina independente no quadro universitário. Apesar disso, Mondino não tinha o espírito crítico e contestador de outros colegas do Renascimento, que serão descritos a seguir. De acordo com uma crença comum à época, ele descrevia o cérebro com três ventrículos: o anterior, para onde confluíam todos os sentidos; o médio, onde se localizava a imaginação; e o posterior, que seria a sede da memória.

O Renascimento representou uma época de profundo sinergismo com a união da arte e da ciência. Estudos sobre a óptica foram incorporados à pintura, inicialmente por Giotto (1266-1337), que utilizava a perspectiva em seus quadros. Esse movimento culminou no Naturalismo, no qual se procurava recriar o mundo em uma tela da maneira mais fiel possível. Não tardou para que os artistas percebessem o quanto o estudo do corpo humano seria útil para favorecer a arte. Grandes pintores renascentistas, como Michelangelo, Rafael, Dürer e Leonardo Da Vinci, estudaram anatomia e acompanharam dissecções humanas com médicos-cirurgiões da época. Michelangelo e Da Vinci, particularmente, realizaram eles próprios dissecções em seus estúdios, com interesse especial pelo estético. Por isso, seus estudos concentraram-se na anatomia superficial, em músculos e ossos (Figura 1.3).

Leonardo Da Vinci (1452-1519), um dos grandes gênios da humanidade, dedicou-se também a diversos ramos da ciência, é considerado um dos maiores anatomistas da história da humanidade. Seus desenhos anatômicos e especulações fisiológicas têm riqueza de detalhes e precisão que transcendem sua época.

A Revolução Científica geralmente é pensada em termos da grande transformação das ciências físicas por Nicolaus Copernicus, Galileo Galilei e Isaac Newton. No entanto, o desenvolvimento da anatomia e da fisiologia durante o mesmo período também teve implicações revolucionárias.

Desde o século 14, uma aula de Anatomia na Universidade de Pádua consistia na leitura do manual de Mondino (*Anathomia*), em geral seguida de um texto de Galeno. Enquanto o professor realizava a leitura do texto em latim, um assistente inculto e iletrado realizava a dissecção do cadáver e apontava as estruturas anatômicas aos alunos. Não é difícil compreender as confusões desse tipo de aula, em que o professor não se aproximava do cadáver e o assistente não entendia latim. Nessa época, a maioria das dissecações realizadas nas universidades se dava apenas para complementar os estudos de textos galênicos.

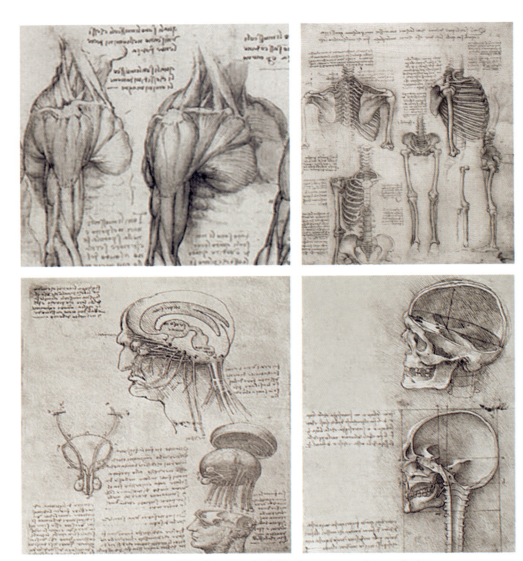

Figura 1.3 Desenhos de Leonardo da Vinci: representações anatômicas.

A primeira grande figura na Universidade de Pádua, no entanto, foi a do holandês Andreas Vesalius (1514-1564), que tinha experiência em dissecção quando se tornou professor de Anatomia e Cirurgia na instituição. Suas aulas na universidade eram bastante concorridas, pois o mestre, de maneira inusitada, descia de sua cátedra para demonstrar as estruturas descritas nos textos diretamente no cadáver. Apesar de Vesalius ter sido um grande seguidor da anatomia e da fisiologia galênica, não tardou para que se percebessem discordâncias entre os textos e o cadáver, diante de sua metodologia de observação direta. Ele realizava grandes esquemas anatômicos em suas aulas, o que muito agradava aos alunos. Por conseguinte, cópias de seus desenhos passaram a circular entre os estudantes.

Em 1538, Vesalius publicou as *Tabulae anatomicae sex* (*Seis pranchas de anatomia*), que tiveram sucesso imediato. As três primeiras pranchas continham diagramas de anatomia e fisiologia de Galeno, e as três últimas eram esqueletos desenhados por um pintor da época. O sucesso dessa obra serviu de estímulo para que, 5 anos depois, fosse publicado o *De humani corporis fabrica* (*A estrutura do corpo humano*), que marcou o início da anatomia e da fisiologia modernas.

No século 13, Ibn an-Nafis (1233-1288) havia descrito a existência da circulação pulmonar, descartando a existência dos poros galênicos no septo. No entanto, seu trabalho não foi "descoberto" até o século 20. Miguel Servetus foi o primeiro europeu a desafiar diretamente as hipóteses galênicas sobre o movimento do sangue, embora estivesse principalmente interessado em questões teológicas. Para entender a relação entre Deus e a humanidade, e para conhecer o Espírito Santo, Servetus argumentou que era preciso entender a essência do homem. Isso exigiu o conhecimento exato da anatomia humana e da fisiologia, especialmente do sangue e do espírito. A observação direta sugeriu que o septo interventricular não tem poros, conforme inicialmente descrito por Galeno. A estrutura do coração e dos vasos sanguíneos associados também levantou questões sobre a fisiologia galênica. Servetus sugeriu que o sangue era lançado pelo lado direito do coração para os pulmões para a aeração, bem como para a expulsão de vapores de fuligem, antes de retornar ao lado esquerdo do coração pela veia pulmonar. De acordo com Galeno, a aeração era função do ventrículo esquerdo, mas seria durante a passagem pelos pulmões que a cor do sangue mudaria. Argumentos bíblicos e observações fisiológicas levaram Servetus a acreditar que a alma era encontrada no curso do sangue, em vez de ser confinada ao coração, ou ao fígado ou ao cérebro. Satisfeito por ter conciliado a fisiologia e a teologia quanto à unidade do espírito, Servetus aceitou outros aspectos do sistema galênico.

A circulação pulmonar também foi descrita em *De re anatomica* (1559), uma obra póstuma de Realdo Colombo, que afirmou ser o primeiro a descobrir a função dos pulmões na preparação e na geração da essência vital. Como Aristóteles, Andrea Cesalpino acreditava que o coração era o órgão mais importante do corpo. Usando o sistema galênico de trabalho, Cesalpino observou que os pulmões e o coração deveriam se expandir e contrair ao mesmo tempo. Parecia evidente também que a respiração poderia ser controlada voluntariamente, mas não os batimentos cardíacos. Os médicos naquela época sabiam que os pulsos e a respiração poderiam ser rápidos ou lentos, fortes ou fracos, e que tais mudanças na respiração não corresponderiam obrigatoriamente a mudanças nos pulsos.

Observações realizadas no decorrer de sangrias durante o século 16 levaram vários anatomistas a investigar as válvulas das veias. Quando se colocava um garrote em torno do braço em preparação para uma sangria, pequenos nós ou inchaços podiam ser vistos ao longo das veias, que corresponderiam às válvulas destas. Os estudos de Girolamo Fabrici sobre as válvulas venosas estimularam seu aluno William Harvey a pensar sobre a possibilidade de o sangue circular no organismo. Fabrici sugeriu que a função das válvulas venosas era a de regular o volume de sangue distribuído para as partes do corpo para que cada uma delas pudesse receber a adequada nutrição. Harvey percebeu que as válvulas venosas realmente controlavam a direção do fluxo de sangue nas veias, de modo a fazer o sangue venoso retornar ao coração (Figura 1.4).

FISIOLOGIA EXPERIMENTAL NO SÉCULO 17

O marco mais significativo no desenvolvimento da fisiologia experimental moderna foi a publicação da obra *Anatomical dissertation upon the movement of the heart and blood in animals* (Dissertação anatômica sobre o movimento do coração e do sangue nos animais), em 1628. Apesar das reformas nos conceitos de anatomia propostas por Vesalius, o ensino médico até essa época era dominado pela fisiologia galênica. Assim, Harvey começou a pensar sobre a função do coração e o movimento do sangue. Com base em estudos de dissecção, vivissecção, anatomia comparativa e experiência clínica, além das obras de Aristóteles e Galeno, Harvey mostrou que os batimentos do coração causavam um movimento circular contínuo do sangue: do coração para as artérias e das veias de volta ao coração. Harvey provou que o coração é um músculo e que a contração seria seu mais importante movimento.

Desse modo, novas abordagens para terapia e fisiologia humana foram criadas pelas descobertas de Harvey. Em 1660, seus seguidores realizaram experimentos sobre transfusão de sangue, desconhecendo os perigos inerentes. Experimentos de transfusão de sangue foram realizados por Christopher Wren, Richard Lower e Robert Boyle, na Inglaterra, e por Jean Denis, em Paris.

Em contraste ao foco experimental de Harvey, René Descartes (1596-1650) estava interessado em construir um quadro filosófico para a fisiologia mecanicista, às vezes referida como iatromecanismo. Descartes construiu seu sistema de filosofia depois de duvidar sistematicamente de tudo, exceto da existência da mente e da matéria. Segundo a premissa fundamental dos *Princípios de filosofia de Descartes* (1644), todos os fenômenos naturais poderiam ser explicados unicamente pela matéria e pelo movimento. Seus discípulos o viram como o primeiro filósofo a ousar a explicar todas as funções dos seres humanos, mesmo a mente, de maneira puramente mecânica. De acordo com Descartes, os seres humanos diferiam dos animais porque tinham uma alma racional que serviria de agente do pensamento, da vontade, da memória, da imaginação e da razão. Apesar disso, com exceção das ideias, todas as funções fisiológicas do ser humano seriam tão mecânicas quanto as de um relógio.

O italiano Giovanni Alfonso Borelli (1608-1679) também levou às últimas consequências a aplicação da filosofia mecânica à vida. Borelli sugeriu que a respiração, a circulação e todos os movimentos do corpo eram resultados de ações determinadas por leis mecânicas. Ele realizou um estudo sistemático em músculos, ossos e articulações envolvidos no movimento. Em seu trabalho *De motum animale* (Sobre o movimento dos animais), de 1681, estão descritos cálculos matemáticos sobre a força muscular, além da explicação do movimento em termos de alavancas. Entre as observações importantes de Borelli, destaca-se a participação do diafragma e dos músculos intercostais na mecânica da respiração.

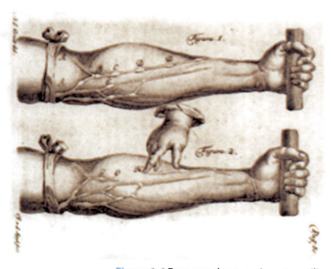
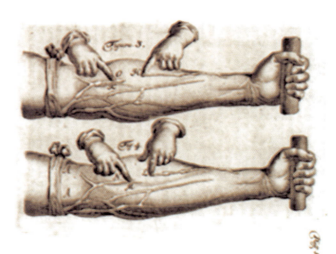

Figura 1.4 Esquema dos experimentos utilizando torniquete realizados por William Harvey.

DESENVOLVIMENTO DA MICROSCOPIA E CIÊNCIA NO SÉCULO 17

Na teoria da circulação de Harvey, ele também havia teorizado a existência de passagens microscópicas entre as artérias e as veias, mas somente em 1661 um discípulo de Borelli, o italiano Marcello Malpighi (1628-1694), conseguiu comprovar sua observação.

Por meio de um microscópio, Malpighi observou a existência de capilares nos pulmões de uma rã. Malpighi e uma geração de microscopistas, como Robert Hooke (1635-1703), Antoni van Leeuwenhoek (1632-1723) e Jan Swammerdam (1637-1680), revolucionaram vários ramos da biologia.

O uso do microscópio teve início em 1625 e está ligado à Academia de Lincei, na qual o termo *microscopia* apareceu pela primeira vez. Trata-se de um dos avanços tecnológicos de maior impacto na fisiologia e na anatomia, pois possibilitou que um mundo novo fosse revelado aos pesquisadores, expandindo enormemente o conhecimento nessas áreas.

FISIOLOGIA NO SÉCULO DAS LUZES (SÉCULO 18)

A Revolução Científica começou nos séculos 16 e 17 e seguiu pelo século 18. Os trabalhos de Galileu na Física e de Copérnico na Cosmologia culminaram nos trabalhos de Isaac Newton (1642-1727), descritos em *Philosophiae naturalis principia mathematica* (*Princípios matemáticos de filosofia natural*), de 1687. A teoria newtoniana exerceu influência hegemônica na Física até o início do século 20, quando foi questionada por Einstein.

O século 18 representou a saída da escuridão para a luz. O Iluminismo, como ficou conhecido o movimento científico-filosófico associado a esse século, tinha o intuito de esclarecer, iluminar e clarear o pensamento humano por meio da razão. Acreditava-se que apenas a razão poderia libertar o homem da ignorância. Assim, as leis da razão passaram a ser as leis da natureza. Os métodos racionais utilizados na lógica foram transferidos às ciências naturais, e o uso da razão foi definitivamente incorporado pela ciência experimental.

A filosofia mecânica e o materialismo invadiram o século 18, incentivando a compreensão da máquina humana, inspirados nos trabalhos fisiológicos de Descartes e Borelli. Os seres vivos, que passavam a ser vistos como parte integrante do universo físico, estavam sujeitos às mesmas leis que regiam o mundo newtoniano. Os estudos sobre a química da respiração de Lavoisier e a descoberta da eletricidade por Galvani representam tentativas de relacionar o mundo vivo com o domínio físico-químico.

Antoine Lavoisier (1743-1794) percebeu que os seres vivos absorvem oxigênio e liberam gás carbônico, da mesma maneira que uma substância faz quando em combustão. Ele percebeu que ambos os processos produziam calor. Utilizando um calorímetro de gelo, Lavoisier realizou diversas medidas sobre a produção de calor animal. A partir desses e de outros experimentos, Lavoisier concluiu que a respiração consistia em um lento processo de combustão, que ocorria nos pulmões. Tal proposta representou o primeiro esquema da fisiologia respiratória, que inseriu os seres vivos no universo físico-químico e continuou pelo século 19 adentro, com a descoberta dos princípios de conservação de energia.

Luigi Galvani (1737-1798), professor de anatomia da Universidade de Bolonha, publicou o primeiro trabalho sobre a existência de eletricidade nos seres vivos em 1791. Sua obra *De viribus electricitatis in motu musculari commentarius* (*Comentário sobre o poder da eletricidade no movimento muscular*) foi resultado de mais de 10 anos de experimentos. Em suas preparações, Galvani realizou a estimulação elétrica nervosa de rãs e observou a contração muscular que ocorria em suas patas. Galvani concluiu que o corpo dos animais era capaz de armazenar um tipo de fluido elétrico, responsável pela contração muscular. Apesar do sucesso de seus estudos, críticas intensas também despontaram, sendo a principal delas feita por Alessandro Volta (1745-1827), professor de Física da Universidade de Pavia. Volta, ao repetir os experimentos de Galvani, concluiu que, apesar de reagirem à eletricidade externa, as rãs não eram capazes de produzir eletricidade intrinsecamente e que os resultados obtidos por Galvani se deviam à eletricidade gerada pelos metais utilizados para conectar os nervos e os músculos da rã.

A disputa entre esses dois cientistas tornou-se um dos grandes embates da história da ciência e levou a experimentos valiosos realizados por ambas as partes. Os experimentos de Volta, por exemplo, levaram à invenção da pilha voltaica, ou seja, da bateria elétrica. Com o sucesso de Volta e, depois, com a morte de Galvani em 1798, foi atribuído a Volta a correta interpretação sobre os estudos experimentais iniciados por Galvani. Entretanto, uma análise mais detalhada revela a grande importância dos trabalhos de Galvani na fundação e no posterior desenvolvimento da eletrofisiologia.

DOUTRINA DOS TECIDOS E A TEORIA CELULAR

No século 18, muitos anatomistas haviam abandonado a patologia humoral e estavam tentando descobrir as correlações entre as lesões localizadas e o processo de doença. Nessa época, Marie-François-Xavier Bichat (1771-1802) elaborou a doutrina dos tecidos, ao estudar os órgãos do corpo, dissecando-os e analisando-os em seus elementos estruturais e vitais fundamentais.

As ações dos tecidos foram explicadas em termos de irritabilidade (capacidade de reagir aos estímulos), sensibilidade (capacidade de perceber estímulos) e simpatia (o efeito mútuo que partes do corpo exercem umas sobre as outras na saúde e na doença). Embora os tecidos de Bichat fossem evidentemente complexos, e mesmo após a teoria celular ter sido aceita, alguns dos seguidores de Bichat continuaram a pensar no tecido como unidade de estrutura e função natural do corpo.

A teoria das células, estabelecida por Matthias Jacob Schleiden e Theodor Schwann, passou a integrar a fisiologia moderna. De acordo com essa teoria, a célula seria a unidade fundamental da vida e o corpo seria composto por células e produtos de células. Segundo Schwann, a célula representava a unidade básica das plantas e dos animais. Ele cunhou a palavra "metabólico" para descrever as mudanças químicas que ocorreriam dentro da célula e referia-se ao metabolismo como uma propriedade universal das células e, portanto, da vida. Ao final do século 19, a teoria celular estava tão bem estabelecida que parecia possível toda a fisiologia ser considerada essencialmente idêntica à fisiologia celular, ou seja, considerava-se que as células poderiam ser investigadas como unidades de função. Assim como os estudos de órgãos de sistemas conduziram eventualmente a estudos de fisiologia celular, estudos dos mecanismos celulares envolvendo biossíntese, controle e herança resultaram em investigações dirigidas a um nível mais fundamental: as moléculas que constituem as células.

SÉCULO 19 | SOB A LUZ DA EVOLUÇÃO

Durante o século 19, a Fisiologia tornou-se uma disciplina madura, passando a utilizar a química e o instrumental técnico que a distinguiu de suas origens em anatomia. Os fundadores da fisiologia geral são Claude Bernard, na França; Johannes Müller, Justus von Liebig e Carl Ludwig, na Alemanha; e *Sir* Michael Foster, na Inglaterra.

A abordagem filosófica e o meio intelectual que alimentaram o século 19 dos pioneiros em fisiologia diferiram significativamente em cada país. Müller estava principalmente interessado nos aspectos comparativos da função e da anatomia animal, enquanto Liebig e Ludwig se voltavam mais à aplicação inovadora de métodos químicos e físicos na fisiologia. Os trabalhos deles forneceram muitas técnicas úteis, como uma medição mais precisa da ação muscular e da pressão sanguínea, bem como métodos para analisar a natureza dos fluidos corporais.

Ludwig foi o fundador da escola físico-química de fisiologia. Além de inventar vários instrumentos, entre eles o quimógrafo, ele desenvolveu métodos de manutenção de órgãos de animais vivos em condições *in vitro* por meio da perfusão destes com uma solução que imitava a composição do plasma sanguíneo. Em colaboração com Henry Bowditch, formulou a "Lei do Tudo ou Nada" na ação do músculo cardíaco. Ela afirma que, em resposta a qualquer estímulo, o músculo cardíaco contrai até ao máximo ou não contrai. Ludwig também estudou a produção de urina pelos rins, a relação entre o nitrogênio na urina e o metabolismo proteico no animal inteiro, bem como o efeito dos nervos secretores nas glândulas digestivas humanas. Muitos estudantes de Ludwig, como Bowditch e William Welch, tornaram-se proeminentes cientistas.

Foster introduziu reformas educacionais e estabeleceu um laboratório modelo de pesquisa fisiológica. Embora suas próprias pesquisas não tenham produzido descobertas notáveis, seu laboratório formou cientistas renomados, e suas publicações sobre fisiologia e história da fisiologia mostraram-se conceituadas. Em resposta ao crescente antivivisseccionismo, Foster ajudou a estabelecer a Physiological Society, a primeira organização de fisiologistas profissionais, e o *The Journal of Physiology*.

Henry Newell Martin, influenciado por Foster e Silas Weir Mitchell, que trabalhou com Claude Bernard e Henry Bowditch, discípulo de Carl Ludwig, estabeleceram a American Physiological Society em 1887.

Durante o século 19, existiram diferentes visões sobre o que era a vida e como a ciência poderia acessar tal fenômeno. Uma delas era a perspectiva *vitalista*, segundo a qual a matéria orgânica teria uma "força vital", responsável pela existência de vida na matéria, ideia em que acreditavam Xavier Bichat na França e Johannes Müller na Alemanha.

Com a evolução científica ao longo do século 19, a interferência de uma força externa não física passa a ser vista com descrédito pelas gerações seguintes. O avanço da física e da química nesse período também impulsionou a perspectiva *reducionista*, que buscou reduzir os fenômenos fisiológicos em termos de matéria e movimento. A descoberta dos princípios de conservação de energia e da existência de fenômenos elétricos nos seres vivos entusiasmou os reducionistas, como Carl Ludwig na Alemanha. Contudo, uma visão mais cautelosa e cética, conhecida como *positivista,* concentrava-se nos fenômenos fisiológicos e nas suas relações entre si. Essa concepção está intimamente ligada ao nascimento da fisiologia experimental na França com os trabalhos de François Magendie (1783-1855) e Claude Bernard (1813-1878). Magendie, em sua obra *Précis élémentaire de physiologie* (*Compêndio elementar de fisiologia*), mostra-se um grande defensor da fisiologia experimental. Segundo Magendie, ao contrário de outras ciências como a física e a química, a fisiologia deveria ser reduzida inteiramente ao experimento. Magendie era um crítico do vitalismo e afirmava que certas propriedades e fenômenos fisiológicos não eram explicáveis pelas leis da física e da química e que, por isso, os cientistas recorriam à explicação com base nas propriedades vitais, fato que julgava ser fruto da ignorância dos cientistas. Contudo, Magendie foi quem anunciou quase profeticamente que a fisiologia estava no mesmo ponto em que estavam as ciências físicas antes de Newton. Também anunciou que a fisiologia estava somente à espera de um gênio que viesse a descobrir as leis da força vital tal como Newton desvendou as leis da atração.

CLAUDE BERNARD, HOMEOSTASE E MECANISMOS REGULATÓRIOS

No início do século 19, havia a expectativa por algum sucesso nas ciências biológicas, analogamente ao observado com a teoria newtoniana nas ciências exatas. Entretanto, alguns duvidavam de que isso pudesse ocorrer, como descreve Kant em sua obra *Crítica do juízo*, em 1790. Segundo Kant, muito provavelmente, mesmo que os homens viessem a conhecer as condições físicas e materiais da existência, algo ainda escaparia. Coube a Claude Bernard o desafio de vencer o abismo entre o reino físico e o biológico, tendo sido o responsável pelo estabelecimento das bases da fisiologia moderna.

Bernard constatou que existem fenômenos que ocorrem nos organismos vivos, mas não nos seres inanimados. Assim, as leis que regem esses fenômenos não seriam físicas nem químicas, mas *leis fisiológicas*. Por isso, acreditava que a fisiologia deveria ser uma ciência autônoma. Ele buscou separar a nova fisiologia das outras ciências da vida, rompendo a história da antiga fisiologia e sua relação com a anatomia, e afirmava que, "em vez de proceder do órgão para a função", o fisiologista deveria "começar a partir do fenômeno fisiológico e procurar sua explicação no organismo", utilizando para isso o método experimental. Defendia, assim, a ideia de que, por meio de experimentos cuidadosamente controlados, o fisiologista deveria buscar as "condições do fenômeno", ou seja, as condições experimentais em que o fenômeno fisiológico é observado. Bernard distinguia a observação e a experimentação. Segundo ele, o *observador* seria aquele que "aceita os fenômenos apenas da maneira como a natureza os coloca diante dele", enquanto o "experimentador os faz aparecer sob condições nas quais ele é o mestre". Por causa disso, Bernard não considerava que o hospital seria o campo de trabalho do fisiologista, embora pudesse servir de ponto de partida, e sim o laboratório. Claude Bernard realizou descobertas fundamentais para a fisiologia em seu laboratório, como a função glicolítica do fígado e a participação do pâncreas na digestão.

Bernard trabalhava com coelhos em seu laboratório e, certo dia, examinou o fígado desses animais. Seu intuito era descobrir qual ou quais órgãos eram responsáveis pela digestão do açúcar ingerido na alimentação. Até aquela época, acreditava-se, de acordo com a teoria de Jean-Baptiste Dumas (1800-1884), que os vegetais produziam nutrientes, e os animais apenas seriam os consumidores. Por isso, a glicose encontrada no sangue dos animais resultaria apenas dos alimentos ingeridos por eles. No entanto, Bernard deixou os animais em jejum – ou seja, mesmo nos animais sem alimento, notou a existência de glicose no sangue. Pôs-se, assim, a investigar diferentes órgãos, entre eles o fígado, dosando os níveis de glicose em diferentes condições. Por algum motivo, Bernard, por estar apressado, dosou o nível de glicose no fígado imediatamente após ter sacrificado o animal e guardou o órgão para terminar as análises no dia seguinte. Para sua surpresa, o nível de glicose no fígado estava bem superior ao encontrado logo após o sacrifício, a despeito de o animal estar morto há várias horas. Por causa disso, Bernard passou a realizar o experimento do "fígado lavado", em que, após sacrificar o animal, limpava cuidadosamente o fígado para remover toda a glicose presente e o armazenava em condições adequadas. Algumas horas depois, percebia que voltava a observar uma grande quantidade de glicose, que só poderia ter sido produzida após a lavagem. Notou, no entanto, que este fato não ocorria em outros órgãos. Bernard havia descoberto assim a função glicogênica do fígado. Tal fato mostrou que não apenas as plantas, mas também os animais, tinham a capacidade de produzir glicose. Além disso, demonstrou que a digestão não era um processo tão simples e direto, e sim que envolvia um processo indireto e complexo, no qual o organismo consegue armazenar, modificar e fabricar seus próprios nutrientes.

Claude Bernard deduziu, ainda, que o fígado, além de secretar bile, era capaz de secretar glicose diretamente no sangue. Esse conceito de *secreção interna* o levou a estabelecer depois uma importante teoria que viria a unificar a fisiologia moderna – a teoria do *meio interno*:

> *Creio ter sido o primeiro a insistir nessa ideia de que, para o animal, há realmente dois meios: um meio externo no qual está colocado o organismo e um meio interno* (milieu intérieur), *em que vivem os elementos dos tecidos. A existência do ser se dá não no meio externo, o ar atmosférico para o ser aéreo, a água doce ou salgada para os animais aquáticos, mas no meio líquido formado pelo líquido orgânico circulante que envolve e banha todos os elementos anatômicos dos tecidos. [...]*
>
> *A fixidez do meio interno é a condição de vida livre, independente: o mecanismo que a possibilita é aquele que assegura no meio interno a manutenção de todas as condições necessárias para vida dos elementos.*

Bernard considerava, portanto, que o organismo era análogo a uma sociedade, na qual vários elementos vivendo no meio interno trabalhavam em conjunto para a manutenção do todo. A explicação dos fenômenos que dirigem o meio interno passou a ser, então, o objetivo do fisiologista. Em 1929, Walter Bradford Cannon (1871-1945) retomou essa teoria ao propor o conceito de *homeostasia*, que consiste na manutenção da constância do meio interno. Cannon foi também responsável, posteriormente, por estabelecer os princípios das respostas de luta e fuga (*flight or fight*) e do funcionamento do sistema simpatoadrenal.

SÉCULO 20 | GRANDES GRUPOS DE PESQUISA E DESCOBERTAS

Quando se chega ao século 20, nota-se uma mudança no perfil dos laboratórios de pesquisa. Diferentemente de Claude Bernard, na França, que sempre trabalhou sozinho ou com um assistente ou colaborador em um laboratório pequeno, Ivan Pavlov (1849-1936), na Rússia, discípulo de Carl Ludwig (1816-1895) do Instituto de Leipzig na Alemanha e que nutriu grande respeito por Bernard, passou a ter um local de pesquisa com características diferentes das observadas nos tempos de Bernard. Assim como no laboratório de Ludwig,

que tinha um grande número de salas e muitos ajudantes/colaboradores, Pavlov seguiu essa tendência com várias pessoas: trabalhando e dividindo o trabalho. Apesar da indicação de Pavlov por quatro vezes ao Prêmio Nobel, sempre se suscitou o mesmo questionamento: suas descobertas teriam sido fruto de seu trabalho ou seriam somente uma compilação dos dados obtidos no grande laboratório que liderava?

Os fisiologistas do século 20 passaram, assim, por uma mudança na organização social da ciência, com novas atribuições administrativas e de gerenciamento de recursos. A obtenção de recursos passou a depender também da publicação dos trabalhos executados no laboratório.

O século 20 também apresentou um crescimento incontestavelmente superior em relação à soma de todos os séculos anteriores, e vários cientistas também foram laureados com o Prêmio Nobel de Fisiologia e Medicina. Seria difícil descrever todos os achados do século 20, mas serão citados a seguir alguns daqueles que representaram eventos marcantes nas diferentes áreas da fisiologia.

Quando se introduziu um novo método de corar tecidos com prata, Camilo Golgi (1843-1926) e Santiago Ramón y Cajal (1852-1934) propuseram que o sistema nervoso era constituído por células que não eram ligadas entre si e que, por isso, não formariam uma rede contínua. Essa ideia tornou possível a elaboração da doutrina do neurônio, que representou a fundamentação da neurofisiologia moderna. Em 1906, o inglês Charles Sherrington (1857-1952) estabeleceu o conceito de sinapse, o que, posteriormente, possibilitou que o australiano John Eccles (1903-1997) descrevesse o mecanismo da sinapse química. Esses achados levaram Golgi, Cajal e Sherrington a serem laureados com o Prêmio Nobel de Fisiologia ou Medicina de 1932. Eccles também foi premiado com Alan Hodgkin e Andrew Huxley, em 1963, por terem desvendado os processos responsáveis pela bioeletrogênese na membrana de células excitáveis.

A fisiologia renal também viu no século 20 a elaboração da teoria moderna sobre a formação da urina por ultrafiltração glomerular e sua composição sendo modificada por reabsorção seletiva nos túbulos renais. Isso somente foi possível graças à criação da técnica de micropunção tubular por Alfred Richards (1876-1966) e à possibilidade de medida da taxa de filtração glomerular com a determinação do *clearance* realizada por J.A. Shannon e Holmer Smith, em 1935.

A fisiologia endócrina também se desenvolveu somente de fato no século 20, com a introdução do conceito de *hormônio* como um fator químico capaz de controlar a ação de um órgão a distância. Além disso, a interação do sistema nervoso e do sistema endócrino somente foi estabelecida a partir dos trabalhos de Herbert Evans (1882-1971) sobre a glândula hipófise. Com o desenvolvimento da técnica de radioimunoensaio, na década de 1970, que possibilitava a dosagem de quantidades ínfimas de hormônio no organismo, observou-se um grande salto dentro do conhecimento na fisiologia endócrina.

Na fisiologia cardiovascular, o conhecimento do século 19 avançou século 20 adentro. Já era conhecida a participação do sistema nervoso na regulação do tônus vasomotor descrita por Claude Bernard no século 19 e no século 20, detalhes sobre o funcionamento do circuito bulbar envolvimento no controle da pressão arterial foram elucidados. Com o desenvolvimento do galvanômetro de corda por Willem Einthoven (1860-1927), foi possível registrar os sinais elétricos gerados no coração na superfície corpórea, o que constituiu o início da eletrocardiografia. Foi ainda no século 20 que Otto Frank, estudando rãs, e Ernest Starling, com seus estudos em cães, puderam demonstrar em preparações isoladas de coração que a força de contração sistólica era diretamente proporcional ao grau de estiramento do músculo cardíaco ao final da diástole. Esse mecanismo ficou conhecido como lei de Frank-Starling. Além disso, Starling foi o responsável por demonstrar que forças (hidrostática e coloidosmótica) afetam a passagem de líquido através da parede dos capilares, fato pelo qual essas pressões passaram a ser conhecidas como forças de Starling. As teorias miogênicas de controle de fluxo sanguíneo também foram descritas no século 20 por William Bayliss. Além disso, foi nesse século que Salvador Moncada e, depois, Robert Furchgott demonstraram a capacidade de o endotélio modular o músculo liso vascular.

O desenvolvimento da bioquímica, que havia iniciado no século 19 e continuou no século 20, possibilitou à fisiologia desenvolver uma abordagem mais celular e molecular. Isso levou a uma revolução em praticamente todos os campos da fisiologia. Nesse contexto, a maior descoberta que possibilitou esse grande crescimento do conhecimento foi a elucidação da estrutura do DNA por James Watson (1928) e Francis Crick (1916-2004). Tais estudos possibilitaram compreender posteriormente os mecanismos genômicos responsáveis pelos processos fisiológicos.

Assim, muitos foram os achados do século 20 que continuam no atual século 21. Chega a ser injusto não ser possível descrever todos eles e, com certeza, todas as descobertas foram significantes para a evolução do conhecimento da fisiologia. Dentro do árduo caminho para compreender as partes até os mecanismos genômicos e/ou proteômicos que regem os fenômenos estudados, os fisiologistas somente não devem perder de vista a verdadeira essência da fisiologia, ou seja, decifrar como os organismos vivos vivem.

BIBLIOGRAFIA

Barnes J. Filósofos pré-socráticos. Martins Fontes: São Paulo; 1997.

Bernard C. Introdução à medicina experimental. Lisboa: Guimarães e Cia; 1962.

Coleman W. The biology of the nineteenth century: problems of form, function, and transformation. Cambridge: Cambridge University Press; 1971.

Cunningham A. The pen and sword: recovering the disciplinary identity of physiology and anatomy before 1800. I: old physiology – the pen. Stud Hist Philos Biol Biomed Sci. 2002;33(4):631-65.

Cunningham A. The pen and sword: recovering the disciplinary identity of physiology and anatomy before 1800. II: old anatomy– the sword. Stud Hist Philos Biol Biomed Sci. 2003;34(1):51-76.

Haddad Junior H. Uma breve história da fisiologia. In: Aires MM. Fisiologia. 3. ed. Rio de Janeiro: Guanabara Koogan; 2008. pp. 1-29.

Hall TH. History of general physiology: 600 b.C. to a. D. 1900 (2 volumes). Chicago: The University of Chicago Press; 1969.

Lemos PCP. William Harvey. Estudo anatômico do movimento do coração e do sangue nos animais. São Paulo: FAP-Unifesp; 2015.

Magner LN. History of physiology. Encyclopedia of Life Sciences. New Jersey: John Wiley & Sons, 2001.

Nicholl, C. Leonardo da Vinci: flights of the mind. A biography. New York: Viking Penguin; 2004.

Pasipoularides A. Historical perspective: Harvey's epoch-making discovery of the Circulation, its historical antecedents, and some initial consequences on medical practice. J Appl Physiol. 2013; 114(11):1493-503.

Rothschuh KE. History of physiology. Krieger RE. New York: Huntington Publishing Company, 1973.

Singer C. Uma breve história da anatomia e fisiologia desde os gregos até Harvey. Campinas: Editora da Unicamp; 1996.

Zimmer HG. Carl Ludwig, the Leipzig Physiological Institute, and introduction to the focused issue: growth factors and cardiac hypertrophy. J Mol Cell Cardiol. 1997;29(11):518-20.

Wolf-Heiddeger. Atlas de anatomia. 6.ed. Rio de Janeiro: Guanabara Koogan; 2006.

2
Sinalização Celular

Túlio de Almeida Hermes

Introdução, 12
Tipos de sinalização celular, 12
Mecanismos básicos de sinalização, 15
Receptores das células-alvo, 16
Bibliografia, 20

INTRODUÇÃO

O cooperativismo celular é muito mais valioso em seus aspectos de correspondência e transformação das funções orgânicas gerais do corpo humano do que a própria versatilidade organizacional da célula individualizada. Como unidade promotora da vida, a célula cria, estabelece e executa funções que, dentro de um contexto, representam reações ao meio populacional em que vive e sobrevive para tal. O processo chamado sinalização celular é o caminho, muitas vezes extremamente extenso e complexo, que os sistemas orgânicos utilizam para que suas unidades celulares possam se comunicar e saber o real estado do corpo e, então, reagir ou não a isso. Apesar da singularidade empregada, a sinalização celular pode ser realizada célula a célula ou tomar como caminho diversas vias que se baseiam na passagem de sinais através da membrana plasmática para o citosol e/ou núcleo da célula. O princípio básico dessa passagem se dá a partir do reconhecimento de estímulos na superfície externa da membrana celular por meio de um receptor específico, na transmissão desses sinais para um efetor molecular na superfície interna da membrana ou do citosol, que ativa a cascata de eventos para o aparecimento da resposta por mudança da atividade celular. Esses eventos categorizam-se por ações como expressão gênica e síntese de proteínas, divisão celular, configuração metabólica da atividade enzimática, mudança de gradiente de concentração iônica, alteração da conformação citoarquitetural da célula e até mesmo sua morte programada (Figura 2.1).

TIPOS DE SINALIZAÇÃO CELULAR

Os sinais podem ser emitidos de uma célula promotora a uma célula-alvo de diferentes maneiras: por alteração de potencial elétrico gerado pela transferência citoplasmática direta, por comunicação local de substâncias químicas difundidas no meio extracelular, por mecanismos de comunicação em curta distância ou por substâncias lançadas na corrente sanguínea capazes de atingir longas distâncias. O potencial elétrico de membrana da célula é estabelecido pelo gradiente de concentração. Através da membrana semipermeável, um gradiente eletroquímico é gerado pela presença de íons com cargas opostas dentro e fora da célula. A transferência direta de sinais elétricos entre células próximas ocorre pelas chamadas junções comunicantes ou *gap junctions*, que representam zonas de baixa resistência elétrica à passagem de íons de uma célula para outra (Figura 2.2).

Essas junções se caracterizam por apresentar grande proximidade das membranas de células adjacentes. As proteínas responsáveis

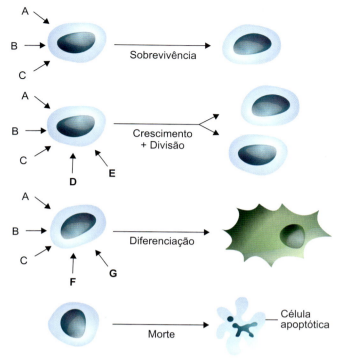

Figura 2.1 Diferentes tipos de resposta mediadas por processos de sinalização celular.

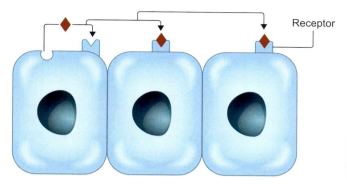

Figura 2.3 Sinalização autócrina: mensageiro químico atua na mesma célula que o produz. Sinalização parácrina: mensageiro químico atua nas células próximas (vizinhas à célula que produz o mensageiro químico).

O ácido araquidônico é um importante sinalizador celular lipídico derivado dos fosfolipídios das membranas plasmáticas, sendo um precursor de diversas substâncias integrantes de cascatas de reação, como inflamação, contração e relaxamento de músculo liso. A produção do ácido araquidônico, a partir da quebra dos fosfolipídios da membrana pela enzima fosfolipase A_2, permite que ele seja aproveitado por duas vias, a via da ciclo-oxigenase (COX) e a via da lipo-oxigenase (LOX). As isoformas da enzima ciclo-oxigenase (COX-1 e COX-2) utilizam o ácido araquidônico para a produção de prostaglandinas e tromboxanos. As prostaglandinas ativas são as proteínas sinalizadoras de processos diversos, variando enormemente de acordo com o tecido-alvo. Entre suas ações, podem atuar no recrutamento celular na resposta inflamatória, vasodilatação sistêmica e febre. Já os tromboxanos estão presentes no processo de coagulação sanguínea, atuando como agregador plaquetário. A enzima LOX utiliza o ácido araquidônico em uma via que, como um dos produtos, leva à formação de leucotrienos, com uma ação pró-inflamatória. Os leucotrienos estão associados a quimioatração e estimulação de leucócitos (neutrófilos e eosinófilos), contração do músculo liso brônquico e estimulação da secreção de pepsina (Figura 2.4).

por permitir a troca desses sinais são as conexinas, proteínas dispostas em torno do poro hidrofílico da membrana plasmática, que, nesse arranjo estrutural, recebem o nome de *conexon*. Esses *conexons* se alinham com os das células vizinhas, formando verdadeiros canais de passagem que, quando abertos, permitem a passagem de íons. Em algumas células, as conexinas são o único meio pelo qual os sinais elétricos passam diretamente de uma célula para outra. No músculo estriado cardíaco, por exemplo, as junções comunicantes possibilitam que cadeias inteiras de células musculares se comportem como uma única célula multinucleada (*sincício*), permitindo uma difusão quase totalmente livre de íons, que, do ponto de vista funcional, estabelece uma contração uniforme do miocárdio. Em neurônios, os sinais elétricos são transmitidos por junções comunicantes referidas como sinapses elétricas.

O meio extracelular é considerado uma via importante da transmissão de sinais, servindo tanto como via de comunicação química entre células vizinhas, denominada sinalização parácrina, quanto para sinalização da própria célula por meio de mensageiros químicos, chamada de sinalização autócrina (Figura 2.3).

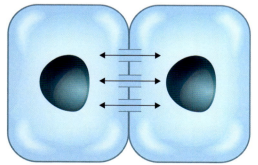

Figura 2.2 Junção comunicante do citoplasma entre células diferentes.

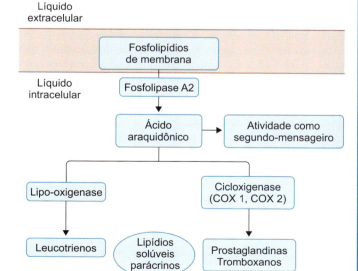

Figura 2.4 Ácido araquidônico como segundo-mensageiro podendo ser convertido em uma variedade de mensageiros parácrinos (leucotrienos, prostaglandinas, tromboxanos) de acordo com o tipo celular onde se encontra.

Apesar da grande instabilidade química, os radicais livres são considerados importantes mediadores parácrinos. Desempenham ações sinalizadoras de regulação da expressão gênica e da reação inflamatória. O óxido nítrico (NO) é um radical livre gasoso formado pela enzima NO sintase (NOS) a partir da oxidação da L-arginina em NO e L-citrulina. O NO é produzido tanto em células endoteliais quanto por macrófagos, neurônios e células musculares esqueléticas. Sua influência nos tecidos biológicos pode variar de acordo com o estado do organismo. Em várias doenças caracterizadas pela alta produção de espécies reativas de oxigênio (ERO), em que se tenha instalado um quadro de estresse oxidativo, o NO pode interagir com outros radicais livres, como o ânion superóxido (O_2^-) gerando peroxidonitrito ($ONOO^-$) e causando danos ao DNA, ao RNA, às proteínas, aos lipídios e às membranas nuclear e mitocondrial. Porém, em condições de normalidade, sua atuação é de extrema importância em processos fisiológicos, como vasodilatação, controle imunitário e sinalização neural.

O NO apresenta alta difusão pelas membranas celulares, porém de ação localizada, uma vez que sua meia-vida é curta pela facilidade em que é oxidado. Sua ação como segundo-mensageiro é exemplificada pelo modo como o endotélio vascular controla o relaxamento do músculo liso vascular. Furchgott e Zawadski (1980) mostraram que, quando a acetilcolina exógena é aplicada *in vitro*, em uma preparação de artéria aorta isolada com endotélio intacto, esta se ligará na superfície da célula endotelial, induzindo a produção de NO, que rapidamente se difunde pela membrana plasmática em direção ao músculo liso vascular, onde o NO ativa a produção de GMPc, que reduz a concentração de Ca^{2+} intracelular, promovendo o relaxamento muscular e, consequentemente, a vasodilatação (Figura 2.5).

A neurotransmissão é estabelecida pela passagem do sinal elétrico por meio de uma sinapse, de um neurônio para uma célula próxima, seja ela outro neurônio, uma célula muscular (lisa, esquelética ou cardíaca) ou uma glândula. As trocas iônicas caracterizam as sinapses elétricas, sendo exclusivamente interneuronais. Apesar de a transmissão do sinal ser algo localizado, estabelecendo quase um contato entre a partes, o caminho percorrido por esse sinal pode, muitas vezes, atingir grandes distâncias, a partir de onde foi gerado. Nos seres humanos, a sinapses elétricas são menos frequentes que as sinapses químicas, porém a sua função estaria relacionada com a sincronização da atividade elétrica entre neurônios. As sinapses que utilizam mediadores químicos como meio de transmissão do sinal elétrico são denominadas sinapses químicas. A passagem desse sinal também ocorre em curta distância entre as partes, sendo o principal mensageiro uma estrutura chamada neurotransmissor/neuromodulador.

Os neurotransmissores/neuromoduladores são produzidos na célula promotora do sinal e acumulados em vesículas, que se acumulam no chamado botão terminal do neurônio pré-sináptico. Quando um potencial de ação é conduzido no neurônio pré-sináptico, as vesículas se fundem com a membrana plasmática, liberando por exocitose os neurotransmissores/neuromoduladores na fenda sináptica. Os neurotransmissores/neuromoduladores na fenda sináptica se difundem até atingir seus receptores na membrana plasmática do elemento pós-sináptico, que pode ser um neurônio, uma célula muscular ou uma glândula. Os receptores podem estar associados a canais iônicos, que, quando estimulados pelos seus neurotransmissores/neuromoduladores correspondentes, se abrem, permitindo a passagem de determinado íon, alterando o gradiente de concentração iônica e induzindo um novo potencial de ação naquela célula-alvo (Figura 2.6). Entretanto, existem também neurotransmissores/neuromoduladores que podem se ligar a receptores acoplados à proteína G e via segundos-mensageiros intracelulares, além de levar a mudanças na atividade da célula pós-sináptica.

A comunicação entre células também pode existir de modo que uma célula responda a sinais enviados de longas distâncias. Esses sinais viajam pelo corpo percorrendo o principal conduto de distribuição de substâncias do organismo, a corrente sanguínea. Por meio dos vasos sanguíneos, substâncias químicas produzidas pelas células promotoras atingem uma distribuição sistêmica no corpo, podendo atuar em tecidos e órgãos distintos ao mesmo tempo. Esse tipo de sinalização ocorre por grupo celulares que constituem as glândulas endócrinas. A sinalização endócrina, portanto, caracteriza-se pela produção de substâncias químicas sinalizadoras, os chamados hormônios, que podem desempenhar um tipo de ação parácrina localizada, como um hormônio chamado gastrina, produzido pelas células G do estômago, que ganham os capilares sanguíneos para que, então, as próprias células fúndicas do estômago sejam estimuladas a produzir ácido clorídrico. Porém, a grande façanha da sinalização endócrina é a capacidade de distribuição sistêmica de informações. O que determina o tipo de resposta do tecido ou órgão-alvo da sinalização é a presença ou não de receptores específicos que servem de ligação ao tipo do hormônio secretado. Esses receptores localizados também nas próprias células secretoras servem como mecanismo de controle da produção hormonal de acordo com as taxas plasmáticas adequadas. Em outras palavras, as células endócrinas também são células-alvo delas mesmas (retroalimentação) ou respondem à sinalização de outras células endócrinas.

A vasopressina (hormônio antidiurético, ADH) é um hormônio produzido por corpos celulares dos neurônios magnocelulares dos núcleos paraventricular e supraóptico do hipotálamo e esses neurônios via fluxo axoplasmático embalados em grânulos acoplados à proteína neurofisina fazem com que a vasopressina se acumule na região terminal dos axônios que adentram no lobo posterior da hipófise (neuro-hipófise). Esses neurônios secretam e transportam a vasopressina e fazem com que esta seja liberada em vasos sanguíneos situados em

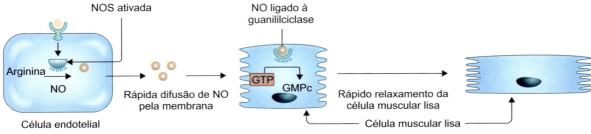

Figura 2.5 Síntese de óxido nítrico (NO) em célula do endotélio vascular a partir de L-arginina pela ação da NO sintase (NOS).

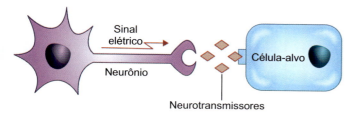

Figura 2.6 Sinal elétrico é conduzido pelo neurônio. Na terminação nervosa, transforma-se em sinal químico, que difunde para o espaço extracelular estreito (fenda sináptica), até a célula-alvo.

septos conjuntivos da neuro-hipófise, alcançando a corrente sanguínea (Figura 2.7).

Estímulos como alterações da osmolaridade ou condições de hipovolemia podem ativar a secreção de vasopressina. Em um exemplo de diminuição abrupta da pressão sanguínea, como em uma hemorragia, os neurônios do órgão vasculoso da lâmina terminal (OVLT) e o órgão subfomical (SFO) detectam as alterações de osmolaridade e a elevação dos níveis de angiotensina II plasmáticos. Com isso, as projeções dessas áreas para os núcleos supraóptico e paraventricular do hipotálamo enviam sinais para o aumento da secreção de vasopressina, que, via neuro-hipófise, levam ao aumento da concentração plasmática desse hormônio. Os barorreceptores localizados nas artérias aorta e carótidas também participam desse processo de regulação da produção de vasopressina. Os barorreceptores são sensíveis aos estiramentos da parede vascular e detectam as alterações de pressão arterial. Ao serem estimulados durante a sístole ventricular, os barorreceptores detectam o estiramento da parede das artérias aorta e carótidas e, com isso, via aferências, enviam sinais ao bulbo para modular os eferentes autonômicos (simpático e parassimpático). Além disso, ao mesmo tempo, via projeções de neurônios do bulbo para as áreas hipotalâmicas responsáveis pela síntese de vasopressina, acabam por inibir tonicamente a liberação de vasopressina. Na redução de volemia ou da pressão arterial, os barorreceptores são menos estimulados e, com isso, as vias aferentes para o bulbo são menos estimuladas e deixam de inibir a secreção de vasopressina, consequentemente levando ao aumento da concentração plasmática de vasopressina. Nos rins, esse processo de sinalização se completa com o efeito de retenção de água no sangue via aumento da reabsorção de água por ação da vasopressina em receptores V2 nos ductos coletores dos néfrons em nível renal, em que a água é reabsorvida do lúmen tubular para o sangue nos capilares peritubulares, tornando a urina hipertônica. Além disso, ocorre efeito vasoconstrictor via ação em receptores V1.

MECANISMOS BÁSICOS DE SINALIZAÇÃO

O sinal enviado de uma célula promotora deve ser conduzido a uma célula-alvo. Esse é o princípio básico da sinalização celular. Contudo, por mais simples que esse processo pareça, os mecanismos de geração, transmissão e transformação são um tanto quanto complexos. Entre os tipos apresentados de comunicação celular, vários elementos são compartilhados por diversas vias de sinalização.

Um termo comumente empregado aos diferentes tipos de fenômenos de comunicação é a "transdução de sinal", um processo que se caracteriza pela forma como a célula converte e amplifica um sinal extracelular em um sinal intracelular utilizando o receptor de membrana, o que desencadeia uma cascata de reações composta por várias proteínas em série (Figura 2.8). Cada uma dessas proteínas é importante dentro de um contexto para que uma ação final ocorra. Conforme uma ou mais proteínas são ativadas, o sinal é amplificado, seguindo uma ordem crescente de reações em que a molécula ativada converte uma molécula inativa em ativa, ao passo que o resultado final compreende uma somatória de eventos em cadeia. Em uma sinalização malsucedida, as consequências podem ser desastrosas. O câncer, por exemplo: quando um lote cromossômico de uma célula normal fica alterado, uma cascata em série de reações ocorre com o objetivo de destruí-la (por vias da apoptose). Todavia, as células cancerígenas falham em resposta ao estímulo apoptótico em casos de alteração

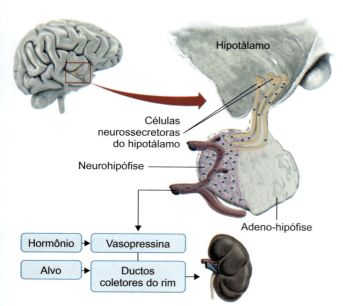

Figura 2.7 A vasopressina é formada principalmente no núcleo supraóptico e, em menor escala, no núcleo paraventricular do hipotálamo. É transportada pelo trato hipotálamo-hipofisário e armazenada em grânulos na neuro-hipófise, para ser lançada via sistema porta hipofisário na circulação e exercer ações sistemicamente, como nos ductos coletores dos néfrons existentes nos rins, onde aumentará a reabsorção de água ao atuar em receptores V2. Adaptada de Wolf-Heidegger, 2006.

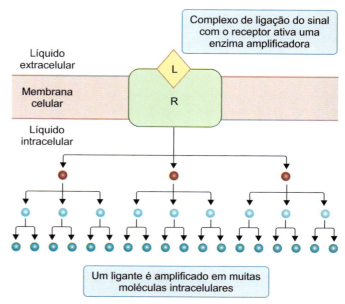

Figura 2.8 O ligante extracelular liga-se ao receptor de membrana, iniciando uma cascata de sinais que amplifica a mensagem.

cromossômica. Essas falhas de sinalização são propriedades importantes em termos de desenvolvimento e proliferação de diversos tipos de câncer.

Portanto, uma via de sinalização básica necessariamente ocorre quando:

- Moléculas sinalizadoras se ligam a receptores da membrana
- Ocorre ativação da proteína efetora
- O processo ativa um segundo-mensageiro ou ativa as chamadas proteínas quinases
- Há regulação, ou seja, resposta celular (Figura 2.9).

RECEPTORES DAS CÉLULAS-ALVO

O modo como a célula reconhece os sinais enviados a ela determina o tipo da resposta celular. Os receptores proteicos permitem a interação dos mensageiros específicos com a célula-alvo, seja a partir do seu reconhecimento na superfície externa das células por receptores de membrana, seja por receptores intracelulares, onde se ligam moléculas com propriedades de atravessar a bicamada lipídica da membrana plasmática.

Os receptores de membrana podem sofrer ligação por mediadores químicos ou proteínas lipofóbicas que, por não conseguirem atravessar a membrana celular, se ligam em proteínas ancoradas às próprias membranas com três diferentes domínios: um domínio extracelular de ligação ao ligante, um domínio hidrofóbico que se estende através da membrana e um domínio intracelular, o qual geralmente transmite um sinal. Os receptores intracelulares apresentam uma resposta mais lenta em comparação aos receptores de membrana e costumam estar localizados no citoplasma ou no núcleo. Os ligantes de receptores intracelulares são em geral moléculas lipofílicas, que atravessam a membrana plasmática para alcançar seus receptores, como o cortisol, que se liga aos receptores citoplasmáticos, ou, ainda, os hormônios esteroides sexuais, como o estrógeno e a testosterona, que se ligam aos receptores nucleares.

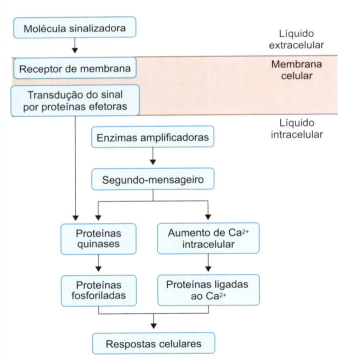

Figura 2.9 Transdução biológica de sinais. Moléculas sinalizadoras se ligam a receptores da membrana; o processo ativa o segundo-mensageiro ou ativa proteínas quinases, promovendo, assim, uma resposta celular.

Receptores de membrana acoplados a canais iônicos

Os canais iônicos são vias de passagem na membrana celular utilizadas por íons como portões de acesso de entrada e saída do conteúdo celular. São formados por proteínas integrais da membrana, que se conformam como poros hidrofílicos, possibilitando a passagem passiva dos íons. As famílias categorizadas de canais iônicos são estabelecidas conforme o estímulo de indução para a célula, permitindo a entrada seletiva de determinados íons. Uma vez abertos, os canais viabilizam a difusão dos íons pela membrana plasmática sem que haja gasto energético, de acordo com o gradiente de concentração iônica da célula. Existem diferentes tipos de canais iônicos:

- Canais iônicos passivos: permanecem sempre abertos e permitem a passagem de íons a favor do gradiente de concentração
- Canais iônicos ativos: abrem-se somente diante de um estímulo, o qual pode ser mecânico, químico ou elétrico (variação de voltagem da membrana). Por isso, os canais são chamados, respectivamente de mecano-dependentes, quimicamente ou ligante-dependentes e voltagem-dependentes.

Embora os íons que adentrem pelos diferentes tipos de canais iônicos participem dos processos de sinalização celular, nos chamados receptores acoplados a canais iônicos, é preciso que um mediador químico endógeno ou uma molécula exógena, como a de um fármaco, se ligue ao receptor e induza a abertura de um canal iônico quimicamente ou ligante-dependente.

Os canais ligante-dependentes são acoplados a receptores, que reconhecem os sinais químicos emitidos pelas células. Podem ser abertos ou fechados pela ligação de um ligante na sua superfície externa, por exemplo, os neurotransmissores como a acetilcolina (receptor nicotínico; Figura 2.10).

Receptores de membrana acoplados à proteína G

As células podem utilizar um maquinário comum para executar seus processos de sinalização. A transdução dentro de algumas vias metabólicas é mediada pelas chamadas proteínas ligadoras de GTP ou proteínas G, que agem como reguladoras de muitos processos intracelulares e estão ligadas ao nucleotídeo guanosina (por isso, proteínas G), sendo capazes de alternar de um estado de ligação com uma guanosina difosfato (GDP, inativa) a outro com uma guanosina trifosfato (GTP, ativa), desencadeando uma cascata de eventos dentro da célula. São encontradas em duas formas: a proteína G heterotrimétrica e as proteína G de baixo peso molecular (proteínas fixadoras de GTP monoméricas).

A proteína G heterotrimétrica apresenta três subunidades – alfa, beta e gama – que determinam quase sempre a reação e a tipificação de uma proteína G (G_s, G_i, G_q e G_o), de acordo com a Tabela 2.1.

A proteína G heterotrimétrica se coloca como elemento intermediário de ação dentro de uma via de sinalização. Localizada entre o receptor e os eventos de reação subsequente, é, portanto, o produto da transdução do sinal, a partir da ligação do ligante com o receptor. A proteína G ativada pode estimular ou inibir a cascata de sinalização, dependendo da classe de proteína G envolvida. Sua ativação depende da alteração do estado conformacional da subunidade alfa, que, na sua forma inativa, está ligado ao GDP. Por se associar a receptores transmembrânicos, todo o complexo é denominado receptores acoplados à proteína G (GPCR). Quando um elemento se liga ao receptor na sua face extracelular, a proteína G se liga na sua face intracelular. Nesse momento, o estado conformacional do heterotrimétrico alfa-beta-gama se modifica, induzindo a troca do GDP por GTP na subunidade alfa. A subunidade alfa, agora em

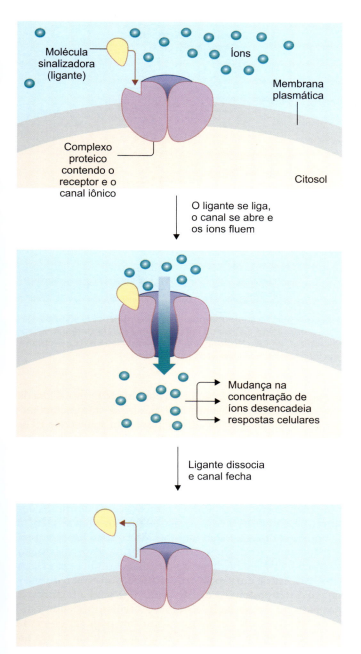

Figura 2.10 A molécula (sinal químico), ao se ligar ao receptor acoplado a um canal iônico, pode levar à abertura do canal, promovendo a passagem seletiva de íons através da membrana.

estado de maior energia, pode se desassociar das subunidades beta-gama e se deslocar pela parte interna da membrana, passando a assumir a função de molécula sinalizadora das próximas proteínas da cadeia de transdução (Figura 2.11). Enquanto o receptor permanecer ativo, um número em série de proteínas G pode ser ativado, amplificando o sinal. A inativação do sinal ocorre por hidrólise do GTP fixado em GDP pela enzima GTPase.

A subunidade alfa ativada é a responsável por colocar em funcionamento o sistema de segundo-mensageiro por meio da sinalização de um alvo proteico na membrana. Assim, por exemplo, se a proteína G_s for sinalizada, ela estimulará a enzima adenilato ciclase da membrana, que levará ao aumento da produção do AMP cíclico no meio intracelular. O cAMP foi o primeiro segundo-mensageiro descoberto, estando envolvido em grande medida nas vias de transdução relacionadas com a proteína G. Diferentemente de um mensageiro primário, que está condicionado a um receptor específico, os mensageiros secundários podem estimular diversos processos intracelulares. Os efeitos do cAMP ocorrem por estimulação da enzima proteinoquinase A (PKA), que, por fosforilação, modificam outras proteínas dentro de uma cadeia de transdução até que ocorra a resposta celular. Essa resposta está de acordo com o subtipo de proteína G ativada, podendo desempenhar uma ação excitatória ou inibitória, a depender do tipo de ligação. Por exemplo, quando a epinefrina ou a norepinefrina se liga ao seu receptor beta-1-adrenérgico, em uma célula cardíaca (marca-passo ou miocárdica), uma proteína G_s é ativada, estimulando a produção de cAMP, levando ao aumento da frequência cardíaca e da força de contração. Porém, quando a norepinefrina se liga no receptor beta-2-adrenérgico, uma proteína G_s de uma célula muscular vascular presente no músculo esquelético é ativada e ocorre o aumento do cAMP, que estimula a proteinoquinase A, a qual fosforila a miosina fosfatase, levando ao relaxamento do músculo liso vascular, causando vasodilatação (Figura 2.12).

No entanto, vale salientar que proteínas do tipo G_o, diferentemente dos outros subtipos de proteína G que realizam a sinalização de diferentes cascatas intracelulares, acabam por modificar a atividade de canais iônicos da membrana plasmática, podendo provocar a abertura ou o fechamento dos canais iônicos de acordo com o tipo de ligante ao receptor. Com isso, se houver abertura dos canais iônicos, pode ocorrer influxo ou efluxo de íons seletivamente, o que pode levar à despolarização ou hiperpolarização da membrana, de acordo com o tipo de íon que permear a membrana através dos canais iônicos. Se houver fechamento do canal iônico, não acontecerá o fluxo de íons através da membrana, o que também pode modificar o potencial de membrana e a atividade da célula.

Tabela 2.1 Tipos de proteína G, alvos proteicos de ação das proteínas G e seus respectivos segundos-mensageiros.

Exemplos de ligantes	Tipo de proteína G	Alvo proteico na membrana	Segundo(s)-mensageiro(s)
Epinefrina, norepinefrina, histamina, glucagon, hormônios (ACTH, LH, FSH, TSH)	G_s	Estimula a adenilato ciclase	Aumenta a produção de AMPc
Prostaglandinas, opiáceos, acetilcolina (ao se ligar a receptores muscarínicos do subtipo 2 – M2)	G_i	Inibe a adenilato ciclase	Diminui a produção de AMPc
Acetilcolina (ao se ligar a receptores muscarínicos dos subtipos 1 e 3 – M1 e M3), angiotensina II	G_q	Estimula a fosfolipase C	Aumenta a produção de trifosfato de inositol (IP3) e de diacilglicerol (DAG)
Odorantes	G_o	Estimula ou inibe canais iônicos	Induz a entrada de íons ou impede a saída de íons através da membrana

ACTH: hormônio adrenocorticotrófico; LH: hormônio luteinizante; FSH: hormônio folículo-estimulante; TSH: hormônio estimulante da tireoide; AMPc: adenosina monofosfato cíclico.

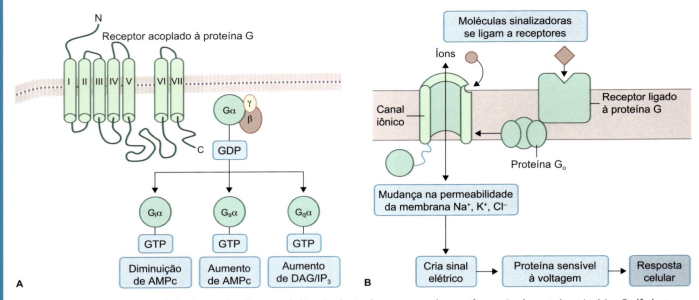

Figura 2.11 A. Receptores acoplados à proteína G, que, pela ligação do sinal externo, muda a conformação da proteína trimérica G-alfa-beta-gama. As subunidades α são diferentes e específicas para ativar diversos segundos-mensageiros e ativar ou inibir determinadas enzimas. **B.** Receptor acoplado à proteína G_o pode sinalizar a abertura ou fechamento de canais iônicos, influenciando, assim, o potencial elétrico da membrana, tornando a célula despolarizada ou hiperpolarizada conforme o tipo de íon que permeia ou não através da membrana.

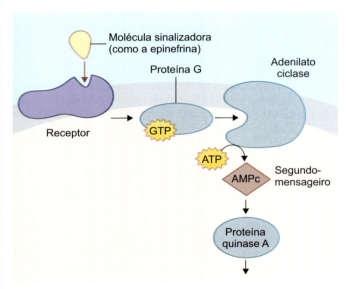

Figura 2.12 Receptores de membrana acoplados à proteína G_s recebem o ligante e ativam a fixação do GTP na subunidade α da proteína G, estimulando a produção de cAMP, o qual atua como segundo-mensageiro, podendo, assim, estimular a proteína quinase A, a qual, por sua vez, pode fosforilar outras proteínas intracelulares.

Receptores acoplados à tirosina quinase

Diferentemente de outros tipos de receptores apresentados, os receptores acoplados à tirosina quinase fazem uso de enzimas como substrato da reação sinalizadora. As proteínas tirosina quinase (PTK) são um grupo de enzimas catalíticas que, por meio da fosforilação dos resíduos tirosina das proteínas, participam dos processos de sinalização envolvidos no controle do desenvolvimento celular. Além de fatores de crescimento – como o fator de crescimento ativado por fibroblasto (FGF), o fator de crescimento da célula nervosa (NGF) e o fator de crescimento derivado de plaquetas (PDGF) –, o receptor de insulina se liga a seus receptores que apresentam o domínio N-terminal fora da célula para se ligar ao ligante, uma alfa-hélice transmembrânica e um domínio C-terminal no citosol com a atividade PTK. Quando ativado pelo ligante, seu domínio citosólico ativa a fosforilação tanto do próprio receptor (autofosforilação) quanto da proteína-alvo. Uma vez fosforilada em seu domínio tirosina, essa proteína está ativada, iniciando a transdução do sinal dentro da célula (Figura 2.13).

A sinalização é mediada por proteínas com domínios denominados domínios SH2, constituídos por uma sequência de aproximadamente cem aminoácidos que se ligam a uma sequência peptídica contendo fosfotirosina. Essa associação do receptor PTK ativado ao domínio SH2 resulta em efeitos subsequentes de um processo de sinalização, como o direcionamento das proteínas com domínio SH2 para a membrana plasmática e a associação a outras proteínas, podendo estimular sua atividade enzimática, conforme pode ser observado no exemplo da Figura 2.14, quando a insulina se liga ao

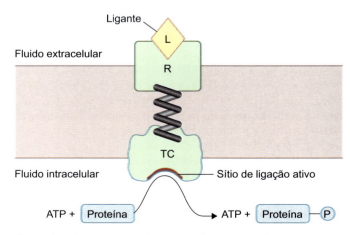

Figura 2.13 O receptor PTK é uma proteína transmembrana com atividade tirosina quinase (TC, domínio intracelular) que, quando ativada (fosforilação), origina uma resposta celular.

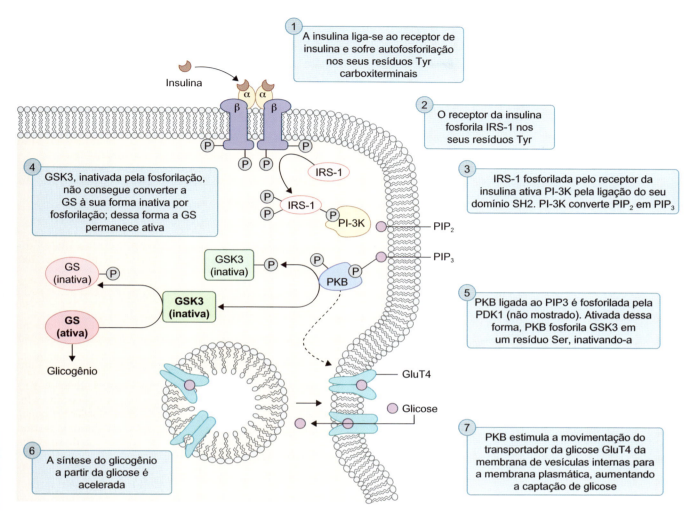

Figura 2.14 Receptor de insulina acoplado à tirosina quinase. IRS-1: substrato do receptor de insulina; PI-3 K: proteína PI-3 quinase; PIP2: 4,5 bifosfato de fosfatidilinositol; PIP3: 3,4,5-trifosfato de fosfatidilinositol; PKB: proteinoquinase B; GS: glicogênio sintase; GSK3: glicogênio sintase quinase 3; GluT4: carreador de glicose do tipo GluT4.

receptor acoplado à tirosina quinase para promover, ao final da sinalização, a maior expressão de transportadores do tipo GluT4 na membrana para aumentar a captação de glicose pela célula.

Receptores intracelulares

Uma resposta celular pode ocorrer sem que haja nenhuma interação com receptores de membrana. Geralmente, moléculas lipofílicas como hormônios esteroides atravessam a membrana celular para se ligarem a receptores intracelulares, localizados tanto no citosol quanto no núcleo. Os receptores para cortisol ou aldosterona estão localizados no citosol, porém, após sua ativação pela ligação aos hormônios, migram para núcleo (Figura 2.15). Outros receptores já estão localizados no próprio núcleo, como os receptores para estrógeno e testosterona (Figura 2.16). A interação do hormônio com seus receptores, sejam citoplasmáticos ou nucleares, atua como fator de transcrição que se liga a uma sequência específica do DNA. Após essa ligação, o gene ativado estimula o processo de transcrição pela produção de

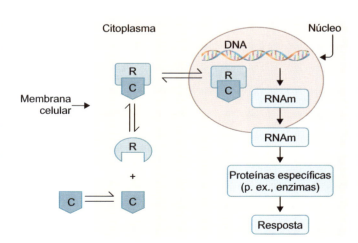

Figura 2.15 Representação de um receptor citoplasmático (R) para o cortisol (C). O complexo C-R migra para o núcleo, onde interferirá na síntese proteica da célula.

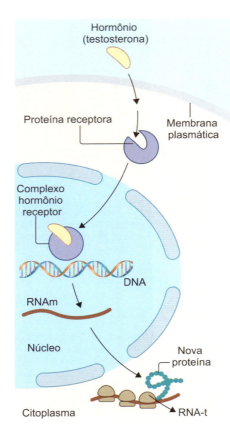

Figura 2.16 Ligação de um hormônio com seu receptor intracelular. Migração para o núcleo e ativação da transcrição de mRNA para produção de nova proteína.

um novo mRNA para sintetizar novas proteínas. Cada hormônio produz uma resposta específica ao tipo de ligação intracelular, assim como a expressão de proteínas reguladoras de genes, específico para cada tipo celular. Receptores esteroides são observados também na membrana plasmática, relacionados com efeitos rápidos e sem interação genômica.

BIBLIOGRAFIA

Aires MM. Fisiologia. 4. ed. Rio de Janeiro: Guanabara Koogan; 2012.
Cavalheira JBC, Zecchin HG, Saad MJA. Vias de sinalização da insulina. Arq Brasil Endocrinol Metab. 2002;46:419-25.
Conti B. Prostaglandin E2 that triggers fever is synthesized through an endocannabinoid-dependent pathway. Temperature (Austin). 2016;3(1):25-7.
Furchgott RF, Zawadzki JV. The obligatory role of endothelial cells in the relaxation of arterial smooth muscle by acetylcholine. Nature. 1980;288:373-6.
Oka T. Prostaglandin E2 as a mediator of fever: the role of prostaglandin E (EP) receptors. Frontiers in Bioscience. 2004; 9:3046-57.
Purves D, Augustine GJ, Fitzpatrick D, Katz LC, LaMantia AS, McNamara JO et al., editors. Neuroscience. 2. ed. Sunderland (MA): Sinauer Associates; 2001.
Rosenbaum DM, Rasmussen SG, Kobilka BK. The structure and function of G-protein-coupled receptors. Nature. 2009; 459(7245):356-63.
Uings IJ, Farrow SN. Cell receptors and cell signaling. Mol Pathol. 2000;53(6):295-9.
Weiss WI, Kobilka BK. The molecular basis of G-protein coupled receptor activation. Ann Rev Biochem. 2018;87:897-919.
Wolf-Heiddeger. Atlas de anatomia. 6.ed. Rio de Janeiro: Guanabara Koogan; 2006.

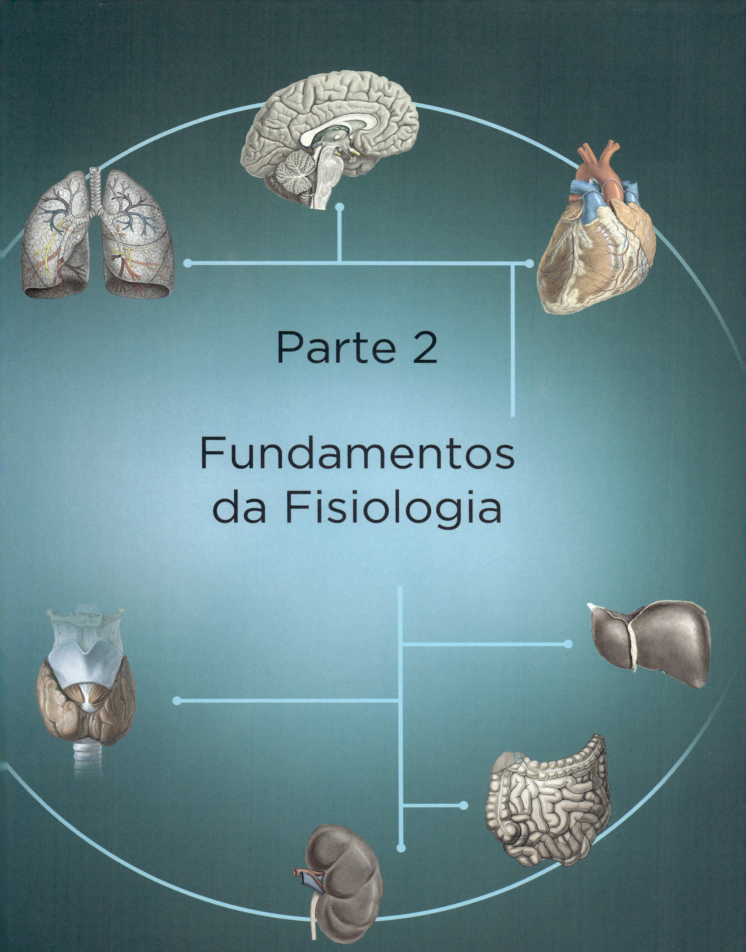
Parte 2

Fundamentos da Fisiologia

3
Fisiologia de Membranas

Roberto Lopes de Almeida

Estrutura e função da membrana plasmática, 23

Mecanismos de transporte
através da membrana, 25

Transportadores e movimento
de solutos pela membrana, 27

Atividade elétrica pela membrana, 28

Condução de potenciais de ação, 31

Bibliografia, 33

ESTRUTURA E FUNÇÃO DA MEMBRANA PLASMÁTICA

O citoplasma de uma célula é uma solução extremamente complexa, cuja composição difere radicalmente da do meio extracelular, e essa assimetria é mantida ativamente. A membrana plasmática atua como uma barreira de permeabilidade que mantém um meio químico apropriado para os processos metabólicos intracelulares, regula o volume citoplasmático e veicula informação sob a forma de sinais químicos e elétricos. As membranas, que delimitam as várias organelas, dividem as células em vários compartimentos, dentro dos quais acontecem processos bioquímicos específicos (Figura 3.1).

Organização estrutural da membrana plasmática

A membrana celular é formada por uma fina (7,5 a 10 nm) bicamada lipídica, na qual estão inseridos proteínas e carboidratos. Os fosfolípídios são moléculas anfipáticas que se dispõem em bicamada. A porção hidrofóbica, representada pela cauda dos fosfolípídios, é apolar e por isso considerada lipofílica e fica voltada para o interior da membrana. A cabeça dos fosfolípídios de membrana é hidrofílica e polar, direcionando-se para o citoplasma ou para o meio extracelular. Os fosfolípídios podem fluir ou mover-se na monocamada por difusão lateral, rotação e flexão. No entanto, sua distribuição não é aleatória; a membrana divide-se em domínios associados a funções específicas (p. ex., a sinalização e a transdução de sinal). A distribuição é também assimétrica entre as camadas interna e externa, e os movimentos de troca entre camadas (*flip-flop*) são extremamente raros, o que reflete as diferentes funções das duas superfícies de membrana. Moléculas de colesterol interpõem-se na bicamada, com o núcleo esteroide disposto paralelamente às cadeias de ácidos graxos, funcionando como um regulador que reduz a fluidez da membrana na temperatura fisiológica e aumentando-a na hipotermia.

Existem duas principais classes de proteínas de membrana:

- Proteínas integrais embebidas na bicamada lipídica
- Proteínas periféricas associadas à superfície da membrana.

As proteínas periféricas associam-se à membrana por intermédio de interações por carga com as proteínas integrais da membrana, as quais podem ser classificadas quanto a suas funções em:

- Receptoras: envolvidas na conversão de sinais extracelulares em respostas intracelulares
- Proteínas de reconhecimento: marcam ou sinalizam células, possibilitando que o sistema imune distinga as células normais de células estranhas ou cancerígenas

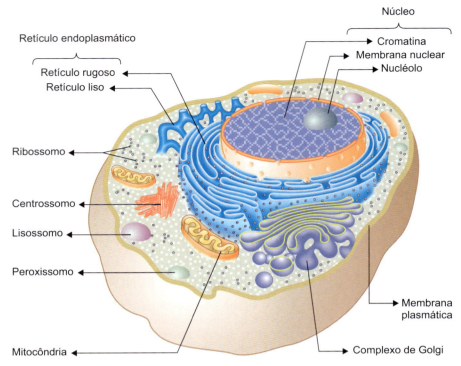

Figura 3.1 Membranas celulares que delimitam as organelas.

- Transportadoras: conferem permeabilidade a solutos polares e íons
- Proteínas de junção: possibilitam a adesão entre células ou destas à matriz extracelular
- Enzimas: catalisam reações específicas de substratos nos fluidos intra e extracelular.

Finalmente, a arquitetura celular é mantida à custa da interligação das proteínas de membrana e proteínas do citoesqueleto (Figura 3.2).

Os carboidratos ligam-se, predominantemente na superfície externa, às proteínas (glicoproteínas) e aos lipídios membranares (glicolipídios). O revestimento resultante constitui o glicocálix. Participam, ainda, na adesão entre células e nas reações imunológicas. Entre os carboidratos glicoconjugados destaca-se o ácido siálico, que confere uma carga negativa e repele substâncias carregadas negativamente.

A bicamada lipídica serve como uma barreira de permeabilidade. A maioria das moléculas presentes no sistema orgânico vivo é bastante hidrossolúvel e fracamente solúvel nos solventes apolares. Tais moléculas também são fracamente solúveis no meio apolar que existe no interior da bicamada lipídica das membranas biológicas. Dessa maneira, as membranas biológicas formam uma perfeita barreira para a difusão da maioria das moléculas hidrossolúveis. Certas substâncias são mantidas com grandes diferenças de concentração entre o meio intra e extracelular. A passagem de moléculas importantes através das membranas celulares em quantidades controladas é de suma importância para a manutenção da constância celular.

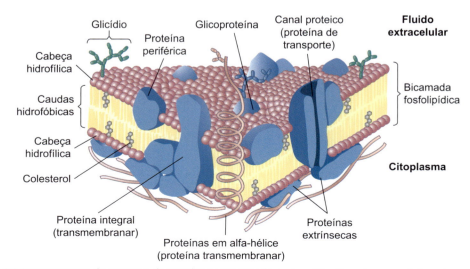

Figura 3.2 Representação da estrutura da membrana mostrando como estão dispostas as proteínas de membrana.

MECANISMOS DE TRANSPORTE ATRAVÉS DA MEMBRANA

Difusão, osmose e transportes mediados por proteínas

As moléculas lipofílicas, de menores pesos moleculares e apolares, podem atravessar a membrana através da bicamada fosfolipídica. Enquanto isso, moléculas hidrofílicas, de maior peso e polares, só atravessam a membrana por intermédio da ação de proteínas transportadoras.

Difusão

Átomos, íons e moléculas movimentam-se aleatoriamente em virtude da sua energia cinética. A difusão é a movimentação diferencial que resulta de gradientes de concentração e ocorre dos locais de maior concentração para os de menor concentração. O movimento individual aleatório das partículas nas zonas de maior concentração resulta em um movimento global orientado para as zonas de menor concentração até ser atingido o estado de equilíbrio, no qual a distribuição é uniforme e a energia livre, mínima.

A difusão ocorre por causa do movimento térmico aleatório, também denominado *movimento browniano*, de átomos e moléculas. Imagine um recipiente dividido em dois compartimentos (A e B) por uma divisória removível (Figura 3.3). Uma quantidade de moléculas de um composto é colocada no lado A em uma quantidade muito maior que no lado B e, então, remove-se a divisória. Todas as moléculas apresentam o movimento térmico aleatório. A probabilidade de uma molécula presente no lado A se mover para o lado B é igual à probabilidade de uma molécula do lado B se movimentar para o lado A em determinado tempo. No entanto, em razão do fato de a concentração de moléculas do lado A ser bem maior que a concentração de moléculas do lado B, a movimentação efetiva se dá no sentido do lado A para o lado B. Assim, o número de moléculas do lado A diminui ao mesmo tempo que o número de moléculas do lado B aumenta. Esse processo de difusão ocorre até que se estabeleça uma igualdade na concentração das moléculas em ambos os lados e esse processo de movimentação de moléculas cesse. A difusão de moléculas de A para B iguala-se à difusão das moléculas de B para A, e nenhum movimento resultante ocorre mais, estabelecendo uma situação de equilíbrio dinâmico.

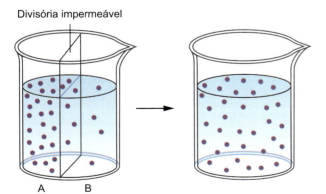

Figura 3.3 Ilustração de como ocorre a difusão de componentes contidos no compartimento A para o compartimento B após a remoção da divisória impermeável.

A *lei de Fick* para a difusão postula que:

$$J = -DA \times \frac{\Delta c}{\Delta x}$$

Em que:

- J: difusão resultante (moles ou g/s)
- D: coeficiente de difusão do soluto na membrana (cm^2/s)
- A: área da membrana (cm^2)
- Δc: diferença de concentração pela membrana (mol/cm^3)
- Δx: espessura da membrana.

A equação da lei de Fick indica que a velocidade de difusão através de uma membrana é proporcional à área da membrana e à diferença na concentração (Δc) da substância difusora nos dois lados da membrana e inversamente proporcional à espessura da membrana (Δx). O coeficiente de difusão (D) é uma constante de proporcionalidade que depende da natureza da substância difusora e das propriedades da membrana.

Quanto maior a área de secção e menor a distância a percorrer, maior a velocidade ou a taxa de difusão. Os princípios atômicos da difusão foram estudados por Albert Einstein. A lei de Stokes-Einstein para a difusão indica que o tempo necessário para a difusão aumenta proporcionalmente ao quadrado da distância a percorrer. Por exemplo, se a glicose demora 3,5 s a alcançar 90% do equilíbrio de difusão em um local que dista 1 µm da fonte de glicose (como ocorre fisiologicamente, entre o sangue e as células justocapilares), seriam necessários 11 anos para conseguir tal equilíbrio se a distância fosse de 10 cm. A difusão é, assim, um meio de transporte rápido e eficaz para curtas distâncias, mas muito ineficaz para distâncias superiores a alguns micrômetros. Em virtude da lentidão da difusão para distâncias macroscópicas, os organismos multicelulares desenvolveram mecanismos que asseguram um movimento rápido de partículas para longas distâncias (p. ex., sistema circulatório).

Os mesmos princípios aplicam-se ao movimento de substâncias através das membranas plasmáticas, porém com uma diferença: a substituição, na lei de Fick, do coeficiente de difusão pelo *coeficiente de permeabilidade da membrana* (P, $m.s^{-1}$), em que é incluída a espessura da membrana como constante para cada membrana biológica a considerar. Como a permeabilidade é uma propriedade intrínseca da membrana, diferentes tipos de células têm diferentes constantes de permeabilidade para a mesma substância. Deve-se notar que, para a maioria dos solutos, os coeficientes de permeabilidade são cerca de 1 milhão de vezes inferiores aos coeficientes de difusão.

O principal fator limitante da difusão através de uma membrana celular é a lipossolubilidade da substância a transportar. Moléculas *apolares*, como oxigênio, dióxido de carbono, ácidos graxos e hormônios esteroides, difundem-se rapidamente pela porção lipídica da membrana. O mesmo acontece com moléculas *polares de pequenas dimensões e sem carga*, como ureia e glicerol. Moléculas *polares ionizadas* difundem-se muito lentamente ou não atravessam a membrana de todo pela sua parte lipídica. Íons como o Na^+, o K^+, o Cl^- e o Ca^{2+} difundem-se através da membrana plasmática bem mais rapidamente do que seria previsível pela sua reduzida lipossolubilidade, o que se explica pela existência de canais iônicos. Esses canais apresentam seletividade iônica, quer pelo diâmetro, quer pela carga. Moléculas *polares de grandes dimensões*, como os carboidratos e os aminoácidos, não podem atravessar a membrana celular por difusão simples, fazendo-o por intermédio de proteínas transportadoras.

Apesar de as moléculas de água serem polares, seu pequeno tamanho (0,3 nm de diâmetro) possibilita-lhes uma rápida difusão através das membranas celulares. A maioria das membranas plasmáticas tem, no entanto, uma permeabilidade à água 10 vezes maior que uma membrana lipídica artificial, o que se explica pela existência de *aquaporinas*, proteínas de membrana que formam canais por meio dos quais se dá a difusão da água, considerados canais de água. Quanto menor e menos lipossolúvel for a molécula, mais rapidamente se difunde.

Osmose

Processo pelo qual a água se move espontaneamente através de uma membrana, no sentido da região de maior concentração de água para a de menor concentração. As diferenças na concentração de água devem-se aos solutos nela dissolvidos. A *pressão osmótica* de uma solução define-se como a pressão necessária para impedir a osmose de água para a solução quando estas estão separadas por uma membrana impermeável a solutos. A pressão osmótica exercida pelas partículas em solução é determinada pelo número de partículas por unidade de massa ou volume de solvente, pois cada partícula em solução exerce, em média, a mesma pressão sobre a membrana, independentemente de sua massa. As propriedades físicas de soluções, aquosas ou não, que dependem única e exclusivamente do número de partículas de soluto e que, pelo contrário, não dependem do solvente, como é o caso da pressão osmótica, são denominadas coligativas. Como a pressão osmótica exercida por um soluto é proporcional à concentração do soluto em número de moléculas ou íons, a unidade que exprime a concentração em termos de número partículas designa-se osmoles (Osm). Por exemplo, 1 M de solução de glicose tem 1 Osm por litro; 1 M de solução de NaCl contém 2 Osm de solutos por litro de solução. A pressão osmótica (π) pode ser calculada pela *lei de Van't Hoff*:

$$\pi = RT\ (\phi ic)$$

Em que:

- π: pressão osmótica
- R: constante de gás ideal
- T: temperatura absoluta
- ϕ: coeficiente osmótico
- i: número de íons formados pela dissociação de uma molécula de soluto
- c: concentração molar do soluto (moles de soluto por litro de solução).

O coeficiente osmótico depende da concentração do soluto e das suas propriedades químicas.

A *osmolalidade* é expressa em moles por quilograma (Osm/kg) de água. Pela dificuldade da medição em kg de água em solução, por motivos de ordem prática, utiliza-se geralmente o termo *osmolaridade*, que exprime a osmolaridade em moles por litro de solução (Osm/ℓ). Uma solução é *isosmótica* quando tem uma concentração de solutos por unidade de volume igual a uma solução-padrão (ou de referência), independentemente da natureza do soluto. Para o fluido extracelular, esse valor é de cerca de 290 mOsm/ℓ. Diz-se *hiperosmótica* ou *hiposmótica* quando tem uma concentração de solutos, respectivamente, maior (> 290 mOsm/ℓ) ou menor (< 290 mOsm/ℓ) em relação à solução de referência, independentemente da natureza dos solutos.

As membranas plasmáticas da maioria das células do corpo são relativamente impermeáveis a muitos solutos do líquido extracelular, mas são muito permeáveis à água. Portanto, quando a pressão osmótica do fluido extracelular aumenta, a água deixa as células por osmose, e a célula murcha até que as pressões osmóticas, intra e extracelular, se igualem. Por outro lado, se a pressão osmótica do fluido extracelular é reduzida, a água entra nas células. As células continuarão a inchar até que se igualem à pressão osmótica dos meios intra e extracelular.

Os eritrócitos são frequentemente utilizados para ilustrar as propriedades osmóticas das células. Dentro de certa faixa de concentrações extracelulares, os eritrócitos comportam-se como osmômetros, porque seu volume está inversamente relacionado com a concentração do soluto do meio extracelular.

A *tonicidade* de uma solução refere-se à tendência do volume da hemácia para diminuir ou aumentar quando são colocados em solução e se alcança um novo equilíbrio osmótico. Uma solução é *isotônica* quando tem uma concentração extracelular de solutos impermeantes (*i. e.*, incapazes de atravessar a membrana plasmática) igual à intracelular (cerca de 290 mOsm/ℓ), não havendo variação do volume celular, e *hipertônica* ou *hipotônica* quando é, respectivamente, superior ou inferior a 300 mOsm/ℓ e causa, portanto, retração ou expansão celular por osmose (Figura 3.4). Os solutos permeantes não interferem na tonicidade.

Por exemplo, uma hemácia em uma solução isotônica à qual se adiciona certa quantidade de soluto. Se a célula for permeável ao soluto, parte deste passa para o citoplasma. Após o equilíbrio difusional e osmótico, as osmolaridades intra e extracelular ficam iguais. Nesse caso, a adição de soluto torna a solução extracelular isotônica e hiperosmótica relativamente à inicial. Se a célula for impermeável ao soluto adicionado, o aumento da concentração de soluto extracelular cria um gradiente de pressão osmótica que causa saída de água. Desse modo, as soluções intra e extracelular tornam-se isosmóticas, pela redução do volume celular. A solução extracelular final fica, portanto, hipertônica e hiperosmótica em relação à inicial. Assim, as soluções hiperosmóticas podem ou não ser hipertônicas, de acordo com as características do soluto. Serão hipertônicas se os solutos forem impermeantes e isotônicas se permeantes. Os solutos permeantes causam apenas alterações muito transitórias do volume celular, uma vez que os solutos arrastam consigo a água.

A maneira como os solutos permeantes e impermeantes influenciam o volume celular pode ser resumida em três regras práticas:

- O volume da célula é apenas determinado pela concentração de solutos impermeantes
- Os solutos permeantes causam apenas alterações transitórias no volume celular
- As alterações transitórias são tanto mais rápidas quanto maior a velocidade de difusão do soluto permeante.

Para o fluido extracelular ser isotônico, deverá conter uma concentração de solutos impermeantes que iguale as partículas impermeantes intracelulares. Os principais impermeantes intracelulares são alguns solutos orgânicos (como as proteínas) e o íon K^+, o qual, apesar de poder difundir para o meio extracelular, é bombeado ativamente para o citoplasma pela bomba Na^+/K^+. No fluido extracelular, os íons Na^+ e Cl^- são os principais íons impermeantes. O Na^+ é bombeado ativamente para o meio extracelular pela bomba Na^+/K^+ e comporta-se como um soluto confinado ao fluido extracelular. O Cl^-, por meio do transporte ativo secundário e do potencial de repouso da membrana, é exteriorizado rapidamente conforme entra na célula.

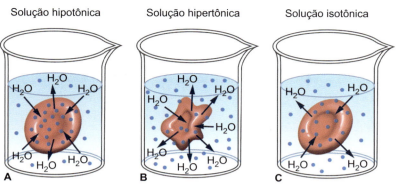

Figura 3.4 Esquema mostrando como uma hemácia se comporta quando colocada em soluções com diferentes tonicidades. **A.** Solução hipotônica: a água entrará rapidamente na célula, que inchará e lisará. **B.** Solução hipertônica: a célula perde água para o ambiente e murcha. **C.** Solução isotônica: a água flui através da membrana na mesma proporção em várias direções.

TRANSPORTADORES E MOVIMENTO DE SOLUTOS PELA MEMBRANA

Algumas substâncias ou íons entram ou saem da célula via proteínas integrais da membrana plasmática, denominadas transportadores (também conhecidas como carreadores), ou, ainda, por canais iônicos. Esse processo é chamado de transporte mediado por proteína ou simplesmente de transporte mediado. Os sistemas de transporte mediado envolvem o transporte facilitado e o transporte ativo, que apresentam várias propriedades em comum. A principal diferença entre os dois processos está no fato de que o transporte ativo necessita de energia para poder transportar uma molécula ou um íon contra seu gradiente de concentração, enquanto no transporte facilitado a molécula ou o íon é transportado a favor do seu gradiente de concentração.

Transporte mediado por proteínas integrais

O transporte de solutos polares e íons através de uma membrana celular é realizado por intermédio de proteínas integrais de membrana. Esse transporte é chamado de transporte mediado e apresenta as seguintes características:

- Um soluto é transportado muito mais rapidamente por transporte mediado do que as outras moléculas que têm o mesmo peso molecular e mesma solubilidade lipídica, mas atravessam a membrana por difusão simples
- O transporte mostra cinética de saturação: quando a concentração do soluto transportado é maior, a taxa de transporte inicialmente aumenta, mas há uma concentração acima da qual a taxa de transporte não se eleva mais. Nesse ponto, o sistema de transporte está saturado com o soluto transportado
- A proteína transportadora apresenta especificidade química: somente as moléculas com a estrutura química requerida são transportadas. A especificidade da maioria dos transportadores não é absoluta e, em geral, apresenta-se mais ampla que a especificidade da maioria das enzimas
- As moléculas estruturalmente relacionadas podem competir pelo transporte. Em geral, a existência de um substrato para o transportador diminuirá a taxa de transporte para um segundo substrato em virtude da competição pela proteína de transporte
- O transporte pode ser inibido por solutos que não sejam estruturalmente relacionados com os substratos do transportador. Um inibidor pode se ligar a uma proteína transportadora de modo a diminuir sua afinidade com o substrato normalmente transportado.

É possível verificar que o transporte mediado se aproxima de um valor máximo de taxa de difusão ($V_{máx}$). O transporte mediado classifica-se, sob o ponto de vista termodinâmico, em ativo e passivo. As principais diferenças são a bidirecionalidade do transporte passivo e o gasto energético do transporte ativo.

Transporte passivo

Pode ser do tipo difusão simples ou facilitada – ambos não envolvem gasto de energia metabólica (ATP). Na difusão simples, o soluto lipossolúvel permeia a membrana plasmática a favor do gradiente de concentração; já na difusão facilitada, a passagem de solutos é mediada por proteínas e ocorre dos locais de maior concentração para os de menor concentração.

A difusão facilitada pode ser mediada por canal iônico ou por carreador. É um mecanismo particularmente eficaz na captação celular de solutos que são metabolizados (p. ex., glicose), uma vez que sua conversão química intracelular sustenta o gradiente de concentração.

O transporte passivo é determinado pelo gradiente de concentração, pelo número de proteínas transportadoras, pela velocidade de interação soluto-proteína transportadora e pela velocidade de alteração conformacional da proteína transportadora.

Transporte ativo

Por definição, é o processo que desloca solutos contra o seu gradiente eletroquímico, por isso envolve gasto de energia. Esta pode ser fornecida diretamente pelo ATP (transporte ativo primário) ou por um gradiente transmembrana previamente estabelecido de um segundo soluto (transporte ativo secundário).

Um processo de transporte ativo ligado diretamente ao metabolismo celular (p. ex., pelo uso de ATP como fonte de energia) é denominado *transporte ativo primário*. No citoplasma da maioria das células animais, a concentração do Na^+ é muito pequena e a concentração do K^+ é alta, em comparação às concentrações extracelulares. Tais gradientes de concentração são gerados pela ação da bomba de sódio-potássio (Na^+-K^+ ATPase), uma proteína integral das membranas plasmáticas de todas as células. A Na^+-K^+ ATPase emprega energia do ATP para transportar íons Na^+ para o meio extracelular e íons K^+, para o meio intracelular. Para cada molécula de ATP hidrolisada, a Na^+-K^+ ATPase transporta 3 íons Na^+ para fora da célula e 2 íons K^+ para dentro da célula.

Em razão da utilização da energia gerada pela quebra do ATP para desencadear o processo de transporte desses íons contra os seus respectivos gradientes de concentração, essa proteína de membrana é classificada como *transportador ativo primário*. Um transportador ativado por algum outro intermediário metabólico de alta energia ou ligado diretamente a uma reação metabólica primária deve ser classificado como um *transportador ativo primário*.

No *transporte ativo secundário*, é utilizada a energia potencial química armazenada em um gradiente de concentração de outro soluto, geralmente um íon. Assim, o fluxo de íons a favor do gradiente fornece a energia necessária para o transporte ativo contra o gradiente do soluto (Figura 3.5.).

As proteínas de transporte secundário têm um local de ligação para o soluto transportado ativamente, mas também um local de ligação alostérica para o íon. O íon costuma ser o Na^+, e, neste caso, a energia para o transporte ativo secundário provém do ATP, utilizado pela Na^+-K^+ ATPase para criar o gradiente, embora, em alguns casos, possa ser o HCO_3^-, o Cl^- ou o K^+.

Se o movimento do soluto e do íon ocorrem na mesma direção, esse transportador realiza um transporte classificado como *cotransporte* (ou *simporte*). Se ocorrer em direções opostas, trata-se de um *contratransporte* (ou *antiporte*). Por exemplo: cotransportador de Na^+-glicose (SGLT1, forma de absorção intestinal da glicose); cotransportador Na^+-K^+-$2Cl^-$ (NKCC2, importante na reabsorção de solutos nos túbulos renais); e contratransportador ou trocador de Na^+-Ca^{2+} (NCX, entrada de Na^+ e saída de Ca^{2+} nos miócitos cardíacos).

Endocitose e exocitose

As células também podem transportar macromoléculas através da sua membrana plasmática, utilizando os processos de endo e exocitose.

A *endocitose* é o processo ativo que possibilita a entrada de material para a célula sem atravessar sua membrana plasmática. Ocorre quando regiões da membrana plasmática se invaginam e formam vesículas intracelulares que enclausuram um pequeno volume de matriz extracelular. As vesículas podem se fundir e também ser digeridas nos lisossomos. A endocitose mediada por receptores é um tipo particular de endocitose que pode envolver regiões membranares com a proteína clatrina, o que possibilita a formação de vesículas revestidas. Para além da clatrina, a caveolina é abundante em pequenas invaginações da membrana abundantes em colesterol e esfingolipídios designadas *cavéolas*. Além de estarem envolvidas na endocitose mediada por receptores, pensa-se que as cavéolas desempenham uma função importante na sinalização intracelular, porque concentram na mesma área da membrana um grande número de receptores.

A *fagocitose* ocorre apenas em células especializadas, como os macrófagos e os granulócitos, envolvendo a digestão de partículas de grandes dimensões (p. ex., vírus, bactérias, detritos celulares). A *pinocitose* é característica de todas as células e possibilita a captação de fluidos e respectivos constituintes. A *exocitose* ocorre quando vesículas intracelulares se fundem com a membrana plasmática, sendo uma maneira de lhe adicionar componentes, como a reposição de fosfolipídios captados por endocitose. É uma via pela qual moléculas impermeantes (como proteínas sintetizadas pelas células) são liberadas para o fluido extracelular. A liberação de neurotransmissores dos terminais axonais ocorre por exocitose.

Transporte epitelial

A membrana das células epiteliais é desigual. Diz-se que se encontra polarizada relativamente às suas características de transporte e permeabilidade. As células epiteliais do intestino delgado e do túbulo contorcido proximal do rim são bons exemplos. As junções apertadas (*tight junctions*) que unem as células lateralmente evitam que as proteínas transportadoras da membrana apical (voltada para o lúmen) e basolateral (voltada para o interstício) se misturem. O movimento sequencial de cátions, como o Na^+, através destas membranas, ou seja, por *via transcelular*, leva a um excesso relativo de cargas positivas no polo basolateral do epitélio e a um excesso relativo de cargas negativas no polo luminal.

Esse gradiente elétrico transepitelial pode favorecer a difusão de ânions do lúmen para o polo basolateral da célula ou de cátions no sentido inverso diretamente pelas *tight junctions* entre duas células adjacentes, ou seja, via paracelular. Os espaços entre as células epiteliais podem ser mais ou menos apertadas, dependendo dos epitélios, propriedade capaz de condicionar a facilidade com que certos solutos atravessam o epitélio por via paracelular.

ATIVIDADE ELÉTRICA PELA MEMBRANA

Equilíbrio iônico

Os íons e muitas das moléculas dissolvidas no citoplasma são dotados de cargas elétricas que interagem entre si, sendo que as cargas de sinais opostos tendem a se emparelhar. No meio intracelular, o íon K^+ corresponde à principal fração do *pool* de cargas positivas, enquanto as cargas negativas são atribuídas sobretudo a proteínas e fosfatos. Já no meio extracelular, as cargas positivas e negativas provêm principalmente do cátion Na^+ e dos ânions Cl^- e HCO_3^-, respectivamente. A difusão iônica, segundo os seus gradientes químicos transmembranares, origina potenciais elétricos designados *potenciais de difusão*.

Para uma melhor compreensão desse conceito, considere-se o seguinte modelo: uma célula cuja membrana é apenas permeável ao potássio, cuja concentração intracelular é de 150 mEq/L, banhada por uma solução isotônica que contém uma concentração de K^+ de 5 mEq/L. Nessas condições, o gradiente de concentração de K^+ promoverá uma movimentação iônica no sentido do meio mais concentrado para o menos concentrado, ou seja, saída de K^+ do meio intracelular para o extracelular. No entanto, cada íon K^+ que sai da célula deixa uma carga negativa desemparelhada, conduzindo à acumulação de cargas negativas na superfície interna da

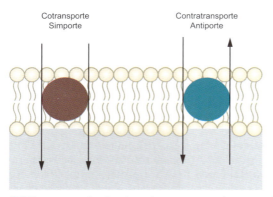

Figura 3.5 Representação dos tipos de transporte ativo secundário.

membrana (atraídas pelas cargas positivas dispostas do lado oposto da membrana). Isso cria um potencial de membrana negativo em seu interior. Com a saída de cátions, o gradiente elétrico crescente produz um fluxo iônico no sentido oposto ao fluxo criado pelo gradiente de concentração. O potencial de difusão correspondente ao ponto em que os dois fluxos do íon são iguais em grandeza designa-se por *potencial de equilíbrio* para esse íon, neste caso, do K+. O valor do potencial de equilíbrio para qualquer tipo de íon depende do gradiente de concentração desse íon: quanto maior o gradiente de concentração, maior o potencial de equilíbrio, uma vez que maior será o movimento iônico devido ao potencial elétrico necessário para contrabalançar o movimento iônico pela diferença das concentrações.

A relação entre o gradiente de concentração e o potencial de equilíbrio para um íon X (*Ex*), por exemplo, o K+, é dado pela equação de Nernst:

$$E = \frac{RT}{zF} \times \ln \frac{[K^+]i}{[K^+]e}$$

Em que:

- *R*: constante dos gases perfeitos
- *T*: temperatura absoluta
- *F*: constante de Faraday
- $[K^+]$: concentração molar do íon no exterior (*e*) e no interior (*i*) da célula
- *z*: valência (carga) do íon.

A equação de Nernst pode ser utilizada para prever o fluxo iônico:

- Se a diferença de potencial de membrana for igual à calculada pela equação de Nernst, o íon está em equilíbrio eletroquímico e não há fluxo
- Se o potencial de membrana tem o mesmo sinal do calculado pela equação de Nernst, mas é numericamente superior, a força elétrica é superior à força química, e o fluxo do íon é determinado pela força elétrica, contrariando o gradiente
- Se o potencial de membrana tem o mesmo sinal do calculado pela equação de Nernst, mas é numericamente inferior, a força química é superior à elétrica, e o fluxo do íon é determinado pelo gradiente de concentração
- Se o potencial de membrana tem sinal oposto ao que seria previsível pela equação de Nernst, as forças elétrica e química atuam no mesmo sentido, ambas determinando o fluxo iônico.

Potencial de membrana de repouso

Todas as células em condições de repouso têm uma diferença de carga elétrica entre as duas faces da membrana celular, sendo, em geral, o interior negativo (entre –40 e –80 mV, dependendo do tipo de célula). Esse potencial é denominado potencial de membrana de repouso. Por convenção, a polaridade do potencial de membrana é determinada em relação às das cargas presentes no interior da célula. Embora tal perspectiva de desemparelhamento de carga no nível da membrana seja meramente didática, deve-se manter em mente que o número de cargas separadas pela membrana celular representa uma parte ínfima do total das cargas dos compartimentos extra e intracelular, e que em regiões macroscópicas de qualquer solução se aplica o princípio da eletroneutralidade.

Íons transportados ativamente não estão em equilíbrio eletroquímico através da membrana plasmática. O fluxo de íons através da membrana plasmática, a favor dos seus gradientes de potencial eletroquímico, é diretamente responsável por gerar a maior fração do potencial de repouso da membrana. O K+ tem uma força de concentração que tende a fazê-lo fluir para fora da célula. Ambas as forças – elétrica e química (dependente do gradiente de concentração) – sobre o Na+ tendem a causar o seu fluxo para o interior da célula. Quanto maior a diferença entre o potencial de membrana medido e o potencial de equilíbrio para um íon, maior é a força resultante que tende a promover seu fluxo.

Um ponto importante a ser discutido consiste no fator que define o transporte de determinado íon na membrana plasmática. Tal fator é chamado de condutância, que se caracteriza pela relação direta com a quantidade de transporte desse determinado íon. A condutância ao K+ no repouso é maior, e, assim, esse íon tem a maior influência no potencial de repouso da membrana. Por essa razão, mudanças que ocorram na [K+] no fluido extracelular de um paciente afetarão os potenciais de repouso da membrana de todas as células. Um aumento da [K+] no meio extracelular despolarizará parcialmente as células por causa da diminuição da saída de K+ da célula, causando, consequentemente, um aumento da magnitude do potencial de repouso da membrana. Enquanto isso, uma diminuição da [K+] no meio extracelular hiperpolarizará as células em função da maior saída de K+ da célula, ocasionando diminuição do potencial de membrana de repouso.

O potencial de membrana de repouso em uma célula é determinado por três importantes fatores:

- Diferenças nas concentrações iônicas dos fluidos intra e extracelular e na permeabilidade da membrana para os diferentes íons, sendo que o íon K+ aquele que apresenta maior permeabilidade pela membrana durante o repouso, ou seja, quando a célula não está recebendo estímulo. O fato de o íon K+ apresentar maior permeabilidade em relação aos demais íons deve-se ao fato de este íon dispor de maior número de canais iônicos que estão sempre abertos na membrana em comparação aos demais íons. Assim, o potencial de equilíbrio do íon K+ é um grande determinante do portencial de membrana
- Ação da bomba Na+/K+ ATPase que, por transportar três íons Na+ para fora enquanto transporta 2 íons K+ para dentro da célula, cria um verdadeiro déficit de cargas positivas no meio intracelular
- A presença de proteínas carregadas negativamente (também chamados de proteinatos) em maior concentração no meio intracelular.

Atividade elétrica da célula excitável

Geração e condução de potenciais de ação

Os potenciais de membrana de repouso são característicos de qualquer célula viva, mas a capacidade de gerar potenciais de ação reside apenas em células especializadas, ditas excitáveis, como o neurônio.

Um potencial de ação é uma alteração rápida no potencial de membrana que se propaga ao longo de todo o comprimento da membrana plasmática da célula. Os potenciais de ação são o princípio básico da comunicação entre neurônios, pois sem o aparecimento do potencial de ação não haverá sinapse. Também são responsáveis pela deflagração da contração da célula muscular esquelética, e o processo de propagação do potencial de ação possibilita que a contração aconteça ao longo do comprimento da célula. No músculo cardíaco, o potencial de ação é propagado de uma célula muscular cardíaca para a outra por meio de junções comunicantes, proporcionando ao tecido cardíaco uma contração coordenada e um bombeamento de sangue efetivo.

Variação de permeabilidade iônica da membrana da célula excitável

Considerando o potencial de repouso o ponto de referência, as alterações do potencial de membrana são chamadas de *despolarização*, quando o potencial de membrana se torna menos negativo, e *hiperpolarização*, quando o potencial de membrana se torna mais negativo. O potencial de membrana sofre flutuações sempre que se alteram a permeabilidade iônica e a respectiva condutância iônica da membrana.

Alteração na permeabilidade da membrana para Na+ e para K+

Em 1950, Alan Hodgkin e Andrew Huxley mostraram que o potencial de ação em um axônio gigante de lula é causado por elevações sucessivas na condutância da membrana plasmática aos íons Na+ e K+. Os experimentos no axônio gigante de lula levaram a dupla de pesquisadores a descobrir que a condutância da membrana ao Na+ aumenta rapidamente durante a parte inicial do potencial de ação e alcança o pico de condutância ao mesmo tempo que acontece o pico do potencial de ação e depois começa a diminuir de modo veloz. A condutância ao K+ aumenta mais lentamente, alcança seu valor máximo por volta da metade da fase de repolarização e mostra uma resposta de retorno ao valor de repouso mais lentamente (Figura 3.6).

Os pesquisadores propuseram ainda que o fluxo dos íons Na+ e K+ passa por canais distintos na membrana plasmática, cada um deles com características próprias. Essa proposição foi confirmada mais tarde com pesquisas que determinaram algumas das propriedades das proteínas que formam esses canais pela determinação das sequências de aminoácidos das proteínas dos vários canais de Na+ e K+. O canal para Na+ tem *comportas de inativação* e *comportas de ativação*, responsáveis pelas alterações de condutância durante um potencial de ação. Para atravessar a parte mais estreita do canal conhecido como *filtro de seletividade*, um íon deve eliminar a maior parte da água de hidratação. Para fazer com que Na+ e K+ percam suas moléculas de água associadas, os resíduos negativos de aminoácidos que formam o poro do canal precisam ter uma forma geométrica particular, a qual é diferente para o Na+ e para o K+, o que confere a especificidade do canal para um determinado íon. Assim, partindo do conceito de que uma alteração na permeabilidade e na condutância da membrana a determinados íons mediante um estímulo pode desencadear um potencial de ação, define-se uma série de acontecimentos para descrever esse potencial de ação.

Durante o repouso, tanto os canais de Na+ quanto os canais de K+ voltagem-dependentes estão fechados, e a condutância na membrana plasmática será baixa e maior para o íon K+, em virtude de uma maior quantidade de canais de K+. Um estímulo despolarizante qualquer, como um estímulo elétrico, uma despolarização de receptor sensorial ou uma transmissão sináptica excitatória, aumentará o valor do potencial de membrana, em razão da entrada de íons carregados com carga positiva. Se esse aumento for suficiente, um número significativo de canais de Na+ se abrirá, promovendo o influxo de Na+. Este íon, ao carregar cargas positivas para o interior da membrana plasmática celular, provocará uma despolarização, que se torna cada vez maior com a abertura de ainda mais canais de Na+ voltagem-dependentes e se estabelecerá um *ciclo autorregenerativo*, provocando a abertura de todos os canais de Na+ disponíveis. Isso leva a uma *despolarização máxima*, gerando-se, assim, o *potencial de ação*. No entanto, se o estímulo inicial (*despolarização*) for insuficiente para abrir um número mínimo de canais de Na+ necessário para dar início ao processo autorregenerativo, o potencial de ação não ocorrerá. Portanto, há uma despolarização a partir da qual o potencial de ação é gerado, por ser capaz de abrir um número mínimo de canais de Na+ necessários para iniciar o processo autorregenerativo. Estímulos que promovam uma despolarização menor que essa não gerarão potencial de ação. Essa é uma das características fundamentais do potencial de ação: o fato de acontecer ou não acontecer – característica chamada de "lei do tudo-ou-nada". Essa despolarização mínima permite atingir o *limiar de excitabilidade*. Estímulos abaixo do limiar de excitabilidade são incapazes de gerar potencial de ação e, portanto, são chamados de *estímulos subliminares* (Figura 3.7).

A *repolarização* ocorre na sequência da despolarização e em virtude de dois fenômenos: a inativação dos canais de Na+, reduzirá a quase zero a condutância a esse íon; e a abertura de canais de K+, o que possibilitará a saída desse íon da célula. Vale lembrar que, nesse momento, o interior da célula está positivo, facilitando ainda mais a saída do K+, por conta de seu gradiente

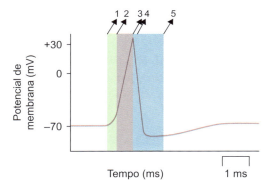

1. Canais de sódio abrem-se
2. Mais canais de sódio abrem-se
3. Canais de sódio fecham-se
4. Canais de potássio abrem-se
5. Canais de potássio fecham-se

A

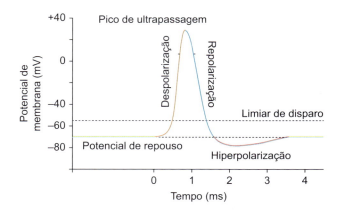

B

Figura 3.6 Gráficos que ilustram o potencial de ação. **A.** Fases em que canais iônicos específicos estão abertos ou fechados. **B.** Variação do potencial de membrana durante o potencial de ação no neurônio.

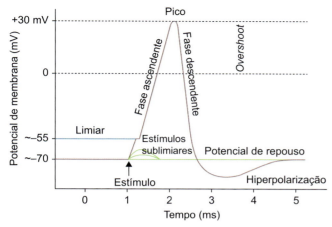

Figura 3.7 Representação do gráfico da variação do potencial de membrana mostrando que os estímulos sublimiares (em linhas verdes) não são capazes de gerar potencial de ação.

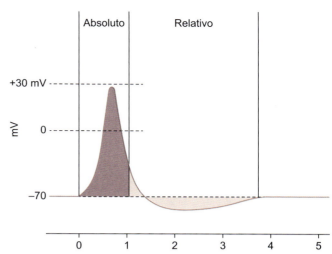

Figura 3.8 Gráfico que ilustra o período refratário relativo e o período refratário absoluto durante o potencial de ação.

de concentração. A saída do K^+ carregará cargas positivas para fora da célula, repolarizando-a. No entanto, ao final da repolarização, a situação do potencial de membrana não é a mesma vista no repouso. A célula tem canais de K^+ voltagem-dependentes que ainda estão abertos, possibilitando a saída de íons K^+. Além disso, há muitos canais de Na^+ inativos. Isso possibilita que o valor do potencial de membrana se torne mais negativo que o valor de repouso, o que leva a dizer que a célula está *hiperpolarizada*. No entanto, vale ressaltar que nem todos os tipos de células sofre obrigatoriamente uma hiperpolarização após o término da repolarização.

Durante a hiperpolarização da membrana plasmática, não é possível gerar novo potencial de ação, porque uma nova despolarização não abrirá canais de Na^+, por estes estarem inativos. Além disso, será mais difícil despolarizar a célula, já que os canais de K^+ voltagem-dependentes ainda estão abertos. Esse período é chamado de *período refratário absoluto*, em que não será possível gerar outro potencial de ação. Essa situação se altera conforme a inativação dos canais de Na^+ vai acabando, devido ao retorno aos valores do potencial de repouso, e os canais de K^+ voltagem-dependentes vão se fechando. Nesse período, existe a possibilidade de gerar novo potencial de ação desde que a intensidade do estímulo aplicado seja maior – é o chamado *período refratário relativo* (Figura 3.8).

Apesar de os íons entrarem e saírem da célula durante o potencial de ação, a preservação dos gradientes ao longo de milhares de potenciais de ação dependerá da atividade da bomba Na^+/K^+ ATPase, que nunca para de funcionar mesmo durante a ocorrência do potencial de ação.

A alteração das concentrações extracelulares de K^+ pode afetar a excitabilidade da membrana pela modificação do potencial de repouso. Quando ocorre diminuição da concentração de K^+ (hipocalemia também chamada de *hipopotassemia*), o potencial de equilíbrio para o K^+ e o potencial de repouso tornam-se mais negativos. A hiperpolarização torna as células refratárias a estímulos, sendo necessário um estímulo mais intenso para que alcançar o limiar de excitabilidade e deflagrar um potencial de ação. O contrário ocorre durante o aumento da concentração extracelular de K^+ (hipercalemia também chamada de *hiperpotassemia*), em que o potencial de repouso ficará mais próximo do limiar de excitabilidade e as células tornam-se hiperexcitáveis.

O Ca^{2+} tem função estabilizadora na membrana, porque interatua com cargas negativas das extremidades polares dos fosfolipídios e extensões extracelulares de proteínas membranares. Além disso, o Ca^{2+} liga-se à superfície externa dos canais de Na^+, aumentando o limiar de voltagem necessário para a ativação do canal. Desse modo, as condições que elevam o Ca^{2+} plasmático (*hipercalcemia*) afastam o potencial de repouso do limiar de excitabilidade, dificultando o desencadeamento do potencial de ação e tornando as células refratárias. Enquanto isso, a *hipocalcemia* aproxima o potencial de repouso do limiar e torna as células hiperexcitáveis.

CONDUÇÃO DE POTENCIAIS DE AÇÃO

Velocidade de condução | Resistência e capacitância da célula

A velocidade da condução de um potencial de ação ou de uma resposta local em uma célula nervosa ou muscular é determinada pelas propriedades elétricas do citoplasma e da membrana plasmática da célula. Fibras com maior diâmetro apresentam maior velocidade de condução do potencial de ação em virtude da diminuição na resistência a essa condução. Conforme o raio e, consequentemente, a área transversal de uma fibra aumentam, a resistência à condução no citoplasma ao longo do comprimento da célula reduz.

Outro fator que deve ser lembrado quando se discute sobre velocidade de condução de potencial de ação é a presença ou não de mielina em torno do axônio. Em vertebrados, certas fibras nervosas são revestidas com *mielina* e, portanto, chamadas de fibras mielinizadas. A mielina é formada de múltiplos enrolamentos das membranas plasmáticas das *células de Schwann (em neurônios do sistema nervoso periférico) ou dos oligodendrócitos (em neurônios do sistema nervoso central)*, que se enrolam ao redor do axônio (Figura 3.9). As células de Schwann e os oligodendrócitos são tipos de células da glia. A bainha de mielina consiste em mais de 100 camadas de membranas plasmáticas. Interrupções na bainha de mielina ocorrem a cada 1 a 2 mm e são conhecidas como *nodos de Ranvier*, que têm cerca de 1 μm de extensão. Pela alteração das propriedades elétricas da fibra nervosa, a mielina aumenta a velocidade de condução da fibra.

Um axônio gigante de lula não mielinizado, com diâmetro de 500 μm, apresenta uma velocidade de condução de 25 m/s. Se a velocidade de condução fosse diretamente proporcional ao raio da fibra, uma fibra nervosa humana de 10 μm de diâmetro conduziria o potencial de ação a uma velocidade de

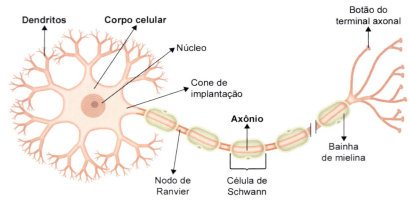

Figura 3.9 Representação de um neurônio. No detalhe, observa-se a bainha de mielina que reveste o axônio neuronal.

0,5 m/s. Com essa velocidade de condução, o reflexo de retirada do pé de uma brasa levaria cerca de 4 s para acontecer. Apesar das fibras nervosas dos seres humanos terem um diâmetro bem menor que os axônios gigantes de lula, seus reflexos são bem mais rápidos. A bainha de mielina que envolve certas fibras nervosas de vertebrados é responsável por uma velocidade de condução elevada comparada às fibras desprovidas de bainha de mielina e de diâmetro semelhante. A alta velocidade de condução possibilita reflexos rápidos o suficiente para que o indivíduo evite estímulos perigosos. A bainha de mielina aumenta a velocidade de condução do potencial de ação ao elevar a constante de comprimento do axônio, diminuir a capacitância do axônio e restringir a geração dos potenciais de ação aos nodos de Ranvier.

A mielinização altera as propriedades elétricas do axônio. As várias camadas de membrana ao redor do axônio aumentam a resistência efetiva da membrana. Consequentemente, a constante de comprimento é bem maior. Uma quantidade menor de sinal é perdida com o isolamento elétrico feito pela bainha de mielina. Desse modo, a amplitude do sinal conduzido decai menos com a distância ao longo do axônio. A membrana do axônio envolvida por bainha de mielina tem uma capacitância elétrica muito menor que a membrana axonal desprovida de mielina. Consequentemente, as correntes locais podem despolarizar mais rapidamente a membrana durante a condução do sinal. Por isso, a velocidade de condução em uma fibra mielinizada é muito maior.

A resistência ao fluxo de íons através das várias camadas de membrana da célula de Schwann ou pelos oligodendrócitos que formam a bainha de mielina é tão alta que as correntes iônicas se restringem às curtas extensões de membrana plasmática onde estão os nodos de Ranvier. Os canais para Na^+ e para K^+ que participam do potencial de ação estão altamente concentrados nos nodos de Ranvier. Portanto, o potencial de ação é regenerado somente nos nodos de Ranvier, em vez de sê-lo em cada ponto ao longo da fibra, como é o caso da fibra amielinizada. O potencial de ação é rapidamente conduzido de um nodo a outro (em um tempo de cerca de 20 μs) e há uma pausa para sua regeneração em cada nodo. Esse processo era chamado de *condução saltatória*, pelo fato de parecer que o potencial de ação saltava de um nodo de Ranvier ao seguinte. Entretanto, atualmente sabe-se que o potencial de ação não salta efetivamente, e, sim, que ocorre a abertura de canais iônicos situados apenas na membrana plasmática na região que não é recoberta pela bainha de mielina. Com a entrada de íons Na^+ pelos canais da membrana, há um fluxo iônico pela parte interna da membrana, que causará a mudança de voltagem no próximo nodo de Ranvier. Isso proporciona a abertura de outros canais de Na^+ voltagem-dependentes nos nodos de Ranvier subsequentes (Figura 3.10).

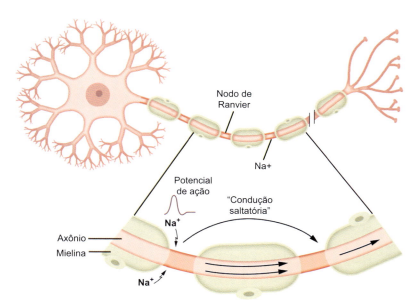

Figura 3.10 Propagação do potencial de ação no axônio classificada como "condução saltatória".

Sob o ponto de vista metabólico, os axônios mieliniza-dos são mais efetivos que aqueles amielinizados. A bomba de sódio-potássio transporta o sódio que entra e reacumula o potássio que deixa a célula durante os potenciais de ação. Nos axônios mielinizados, as correntes iônicas restringem-se à pequena fração da superfície da membrana nos nodos de Ranvier. Por conta disso, uma quantidade muito menor de íons Na^+ e K^+ atravessa uma unidade de área da membrana da fibra. Assim, uma quantidade bem menor de bombeamento iônico é necessária para manter os gradientes de Na^+ e K^+.

BIBLIOGRAFIA

Aires MM. Fisiologia. 4. ed. Rio de Janeiro: Guanabara Koogan; 2012.

Bretscher MS. Membrane structure: some general principles. Science. 1973;181:622-9.

Cohen LB, De Weer P. Structural and metabolic processes directly related to action potential propagation. Compr Physiol. 2011; Supplement 1: Handbook of Physiology, The Nervous System, Cellular Biology of Neurons:137-59. First published in print 1977.

Finkelstein A. Water movement through membrane channels. Curr Tp Membr Transp. 1984;21:295.

Hille B. Ionic basis of resting and action potentials. In: Comprehensive Physiology. Handbook of Physiology, The Nervous System, Cellular Biology of Neurons. Published Online: 1 Jan 2011.

Kandell ER, Schwartz TZ, Jessel TM. Principles of Neural Science. 4. ed. New York: McGraw-Hill; 2000.

Koeppen BM, Levy BM, Berne MN. Berne & Levy. Fisiologia. 6. ed. São Paulo: Elsevier; 2009.

Lodish HF. Anion-exhange and glucose transport proteins: structure, function, and distribution. Harvey Lect. 1988;82:19.

Mercer RW. Structure of the Na, K-ATPase. Int Rev Cytol. 1993; 137C:139.

Schultz SG. Basic principles of membrane transport. Cambridge: Cambridge University Press; 1980.

Wright EM, Hager KM, Turk E. Sodium co-transport proteins. Curr Opin Cell Biol. 1992;4:696.

4

Sinapse

Bruno de Brito Antonio

Introdução, 34
Transmissão sináptica química
  passo a passo, 35
Neurotransmissores, 36
Bibliografia, 40

INTRODUÇÃO

As funções cerebrais dependem da capacidade dos neurônios de se comunicarem entre si. A comunicação interneuronal ocorre nas sinapses, quando a informação de um neurônio é rapidamente transmitida para um segundo neurônio ou outro tipo celular, como músculo ou glândula. Essa comunicação neuronal, seja entre dois neurônios, seja um neurônio e outro tipo celular, recebe o nome de sinapse. A passagem de uma informação ou um potencial elétrico de uma célula para outra é chamada de transmissão sináptica. Essa comunicação neuronal de condução do potencial elétrico se dá por meio de dois tipos distintos de sinapses, cada uma com características próprias e vantagens em relação ao outro tipo de sinapse – são as sinapses elétricas e químicas. Apesar de distintas, evidências apontam que esses dois tipos de sinapse interagem finamente, tanto no encéfalo adulto quanto durante o desenvolvimento.

Em uma sinapse, o neurônio que envia a informação é chamado de pré-sináptico, e a célula que a recebe denomina-se pós-sináptica. Entre as células pré e pós-sinápticas, há um espaço microscópico chamado fenda sináptica, na qual podem ocorrer muitas sinapses. Em uma região complexa como o encéfalo, é comum que aconteçam várias sinapses entre duas ou mais células. Estima-se que o número médio de sinapses de um neurônio seja em torno de 10 mil, o que demonstra a sua complexidade.

A sinapse elétrica é rápida, assim como a passagem do potencial de ação de uma célula para outra. Essa comunicação rápida é importante em regiões que precisam disparar ao mesmo tempo, no menor tempo possível e com vários potenciais de ação concomitantes. Em geral, essas sinapses são encontradas na retina, no cerebelo e no tronco encefálico (oliva inferior). Algumas também ocorrem em músculos esqueléticos e no coração.

As células de uma região sináptica têm um íntimo contato por meio de junções comunicantes (*gap junctions*), que permitem o livre trânsito de íons de uma célula a outra. A junção comunicante é formada por canais tipo conexina, formados por seis subunidades. Esses canais têm aproximadamente 1,5 nm de diâmetro e comunicam citoplasmas de células vizinhas. Por essas junções, passam íons que permitem a continuação da passagem do potencial de ação. Apesar de as células estarem intimamente relacionadas, existe um espaço nanométrico que ainda as separa.

As sinapses químicas são mais numerosas que as elétricas e predominam no sistema nervoso de mamíferos (Figura 4.1). Apresentam aspectos distintos dos das sinapses elétricas. A principal característica das sinapses químicas é que elas utilizam mensageiros químicos, chamados neurotransmissores (Figura 4.2).

Para serem considerados neurotransmissores, é necessário que tais substâncias:

- Sejam liberadas pela despolarização das células pré-sinápticas
- Tenham sua liberação iniciada pelo influxo de cálcio no terminal axonal
- Sejam liberadas em quantidade muito pequena, da ordem de picomolares (quantidade quântica)
- Sejam armazenadas em vesículas
- Sejam liberadas por exocitose
- Sejam sintetizadas pelo neurônio pré-sináptico
- Estejam presentes no terminal sináptico
- Sejam liberadas em quantidade suficiente para exercer ação definida na célula ou no órgão pós-sináptico
- Tenham um mecanismo próprio de retirada da fenda sináptica
- Tenham um receptor que apresente especificidade no elemento pós-sináptico.

Existe uma gama de substâncias que podem atuar como neurotransmissores, as quais serão abordadas mais adiante neste capítulo.

Nas sinapses elétricas, há uma modulação da sinapse, ou seja, o que acontece na célula pré-sináptica também ocorre na célula pós-sináptica. Ao contrário das sinapses elétricas, os estímulos elétricos podem percorrer diferentes vias neuronais, nas quais pode haver divergência e convergência de informações. Na divergência, um neurônio pré-sináptico, por exemplo, realiza sinapse com mais de um neurônio pós-sináptico, amplificando um sinal neuronal. Na convergência, dois ou mais neurônios pré-sinápticos comunicam-se com o mesmo neurônio pós-sináptico, centralizando sinais neuronais. Essas vias de divergência e convergência são importantes para a comunicação neural, regulam a modulação neuronal e auxiliam o processamento das informações.

Outro mecanismo que garante a modulação neuronal pelas sinapses químicas é o fato de poderem ser excitatórias ou inibitórias. A sinapse excitatória provoca uma pequena despolarização na membrana celular da célula pós-sináptica, facilitando o disparo de um potencial de ação. Já a sinapse inibitória leva a uma pequena hiperpolarização na membrana celular da célula pós-sináptica, dificultando o disparo de um potencial de ação.

TRANSMISSÃO SINÁPTICA QUÍMICA PASSO A PASSO

Inicialmente, enzima e precursores da síntese do neurotransmissor e das vesículas sinápticas são transportados por meio de microtúbulos até os terminais axonais (Figura 4.3). Os neurotransmissores são sintetizados e armazenados nas vesículas sinápticas. Quando o potencial de ação propagado no neurônio chega até o terminal axonal, causa despolarização do terminal axonal, propiciando a abertura de canais de cálcio dependentes de voltagem, despolarizando o botão sináptico e levando as vesículas sinápticas a se fundirem com a membrana do neurônio pré-sináptico e a liberarem o neurotransmissor na fenda sináptica. Quando liberados na fenda sináptica, os neurotransmissores ligam-se a receptores presentes na membrana da célula pós-sináptica. Contudo, alguns neurotransmissores podem também se ligar a receptores presentes na membrana do neurônio pré-sináptico. A interação

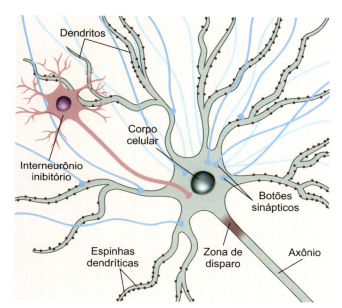

Figura 4.1 Sinapses químicas. Em destaque, um interneurônio (pré-sináptico) e outras sinapses (em azul) demonstrando os botões sinápticos de neurônios pré-sinápticos próximos do neurônio pós-sináptico (em verde).

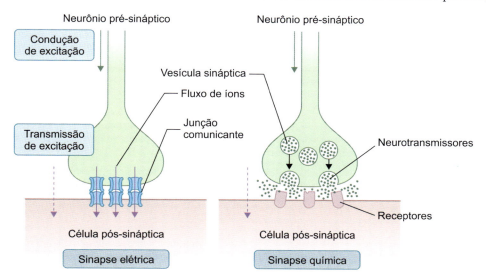

Figura 4.2 Representação de uma sinapse elétrica (à esquerda) e uma sinapse química (à direita).

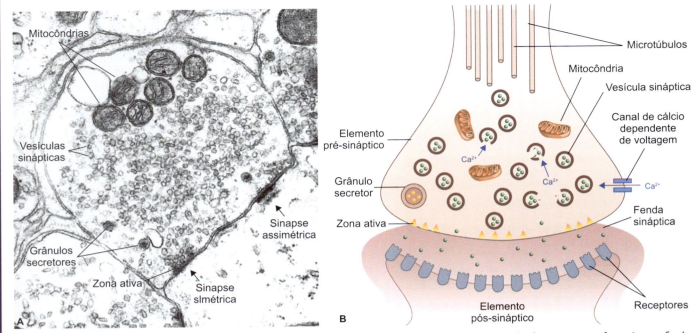

Figura 4.3 Mecanismo de liberação de neurotransmissores na fenda sináptica em uma sinapse química. Em **A**, observa-se uma fotomicrografia de microscopia eletrônica mostrando sinapses simétrica e assimétrica.

do neurotransmissor com o seu receptor gera um potencial excitatório ou inibitório na membrana da célula pós-sináptica. O neurotransmissor liberado na fenda sináptica tem dois destinos: ou é recaptado pelo neurônio pré-sináptico e pode ser reaproveitado, ou é degradado por enzimas presentes na fenda sináptica ou presentes dentro do neurônio pré-sináptico. No entanto, vale lembrar que para ser degradado no citoplasma do neurônio pós-sináptico, o neurotransmissor precisa ter sofrido recaptação neuronal com a ajuda de carreadores presentes na membrana do neurônio pré-sináptico (Figura 4.4).

Os receptores presentes na célula pós-sináptica apresentam ações diferentes dependendo do seu subtipo. Os receptores ionotrópicos agem diretamente na abertura de canais iônicos e, por isso, têm ação rápida e baixa latência, promovendo rápidas mudanças no potencial de membrana da célula pós-sináptica. Os receptores metabotrópicos agem por meio de proteínas G associadas e podem agir indiretamente na abertura dos canais iônicos; por essa característica, apresentam ação mais lenta e alta latência, promovendo alterações lentas, mas, por vezes, duradouras na célula pós-sináptica.

A célula pré-sináptica pode gerar potenciais na célula pós-sináptica de maneiras diferentes. Em alguns casos, o neurotransmissor liberado na fenda sináptica despolariza a célula pós-sináptica, aproximando o potencial de membrana do limiar de disparo e facilitando a ocorrência de um potencial de ação nessa célula. Neste caso, ocorre um potencial excitatório pós-sináptico (PEPS). Em outras situações, a célula pré-sináptica libera neurotransmissores que hiperpolarizam a célula pós-sináptica, afastando o potencial de membrana do limiar de disparo e dificultando a ocorrência de um potencial de ação nessa célula. Neste segundo caso, ocorre um potencial inibitório pós-sináptico (PIPS).

Os potenciais gerados por PEPS ou PIPS geram um pequeno potencial na célula pós-sináptica. Esses pequenos potenciais, no caso do PEPS, por exemplo, não conseguem disparar um potencial de ação na célula pós-sináptica isoladamente, porque a sua despolarização não é grande o suficiente para atingir o limiar de despolarização, e o potencial de membrana voltaria ao seu repouso normalmente por mecanismos próprios. No entanto, esses pequenos potenciais podem ser somados e, assim, ser capazes de disparar o potencial de ação. Essa somação pode acontecer quando dois potenciais de ação ocorrem na mesma região de uma célula pós-sináptica, em um curto intervalo de tempo, tipo chamado de somação temporal. Outra maneira de ocorrer somação é quando PEPS acontece em regiões próximas em uma célula pós-sináptica, quando a região em questão integra os distintos potenciais, podendo alcançar o limiar de despolarização e disparar um potencial de ação. Esse tipo de somação é conhecido como somação espacial (Figura 4.5).

NEUROTRANSMISSORES

A comunicação neural depende de mensageiros químicos, como mencionado anteriormente. Os neurotransmissores são fundamentais para a transmissão sináptica. Até hoje, várias moléculas foram descritas agindo como neurotransmissores, número que vem aumentando ao longo dos últimos anos. No entanto, para ser considerada um neurotransmissor, a substância deve seguir alguns critérios:

- Ter baixo peso molecular (em geral, uma molécula pequena)
- Ser sintetizada pelo próprio neurônio pré-sináptico
- Ser liberada pelo neurônio pré-sináptico
- Estar presente na fenda sináptica em quantidades suficientes para exercer função ou ação na célula pós-sináptica, seja um neurônio, seja qualquer tipo celular
- Quando administrada por via exógena, a substância deve exercer ação semelhante à da via biológica, ou seja, promover os mesmos efeitos, agir nos mesmos canais e desencadear as mesmas ações intracelulares
- Ter um mecanismo capaz e responsável pela sua remoção da fenda sináptica.

As principais classes de neurotransmissores e/ou neuromoduladores são (Figura 4.6):

- Aminoácidos: glutamato, aspartato, GABA (ácido gama-amino-butírico), glicina

- Aminas biogênicas: acetilcolina e monoaminas:
  - Indolaminas: serotonina
  - Catecolaminas: dopamina, epinefrina (adrenalina) e norepinefrina (noradrenalina)
- Peptídios: neuropeptídio Y, substância P, endorfina, encefalina
- Outros: óxido nítrico, adenosina, histamina, angiotensina II, vasopressina, ocitocina, angiotensina-(1-7) etc.

Acetilcolina

Trata-se de um neurotransmissor do tipo amina que não é derivado diretamente de aminoácidos. A via de biossíntese de acetilcolina é catalisada pela enzima colina acetiltransferase, que age nas moléculas de acetil-CoA + colina e sintetiza acetilcolina + CoA. Após a sua liberação na fenda sináptica, a acetilcolina é degradada pela enzima acetilcolinesterase, que hidrolisa a acetilcolina em acetato e colina.

A acetilcolina é liberada em várias regiões encefálicas e em outras regiões do corpo. Ela é liberada nas junções neuromusculares, no sistema nervoso autônomo e em uma difusa rede de projeções encefálicas. Neurônios colinérgicos do núcleo basal têm amplas projeções para todo o córtex cerebral.

Aminas biogênicas

Referem-se a uma classe de pequenas moléculas que atuam como neurotransmissores, sintetizadas a partir de aminoácidos e que tendem a ter uma ação mais difusa. As aminas biogênicas geralmente estão presentes em núcleos do tronco encefálico.

Os neurotransmissores dopamina, epinefrina (ou adrenalina) e norepinefrina (ou noradrenalina) são chamados de catecolaminas (Figura 4.7). Elas apresentam certas similaridades estruturais (todas dispõem do grupo funcional

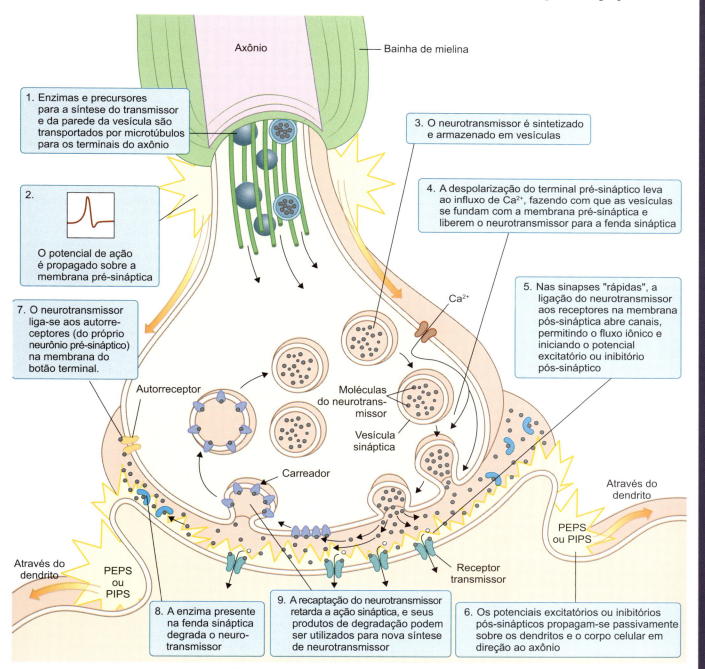

Figura 4.4 Eventos que ocorrem em uma sinapse.

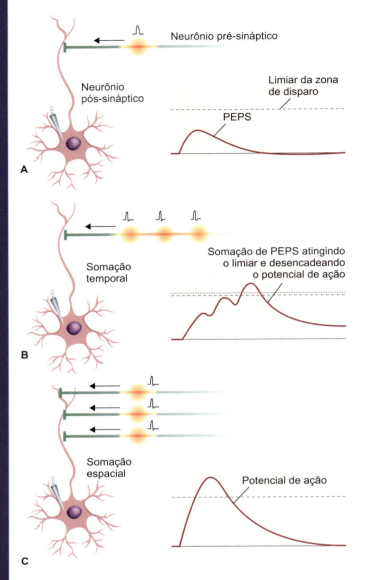

Figura 4.5 Somação temporal e espacial em neurônios pós-sinápticos.

catecol), têm a mesma via de biossíntese comum, são sintetizadas a partir do aminoácido tirosina e têm mecanismos semelhantes de degradação (pelas enzimas monoaminoxidase [MAO] no botão terminal e catecol-O-metiltransferase [COMT] na fenda sináptica).

A tirosina é convertida em L-dopa pela tirosina hidroxilase. A seguir, a L-dopa é convertida em dopamina pela dopa-descarboxilase. Nos neurônios noradrenérgicos, a dopamina é convertida em norepinefrina pela enzima dopamina beta-hidroxilase. Por fim, em neurônios adrenérgicos, a epinefrina é produzida por meio de uma metilação da norepinefrina pela feniletalamina-N-metiltransferase.

A dopamina está presente em duas principais regiões do tronco encefálico: a parte compacta da substância negra (SN *pars compacta*), onde as fibras se projetam para o estriado, e a área tegumental ventral, cuja projeção é mais difusa para o córtex cerebral. Os neurônios noradrenérgicos são encontrados principalmente no *locus ceruleus* (grupamento A5), e suas projeções também são difusas para todo o córtex cerebral. Estão presentes também em áreas bulbares (grupamento A2). Os neurônios adrenérgicos estão em número reduzido no sistema nervoso central (SNC) e localizam-se principalmente em núcleos bulbares (grupamento C1).

A serotonina (5-hidroxitriptamina, ou 5-HT) é uma indolamina (apresenta o grupo funcional indol), sintetizada a partir do aminoácido triptofano. O triptofano é convertido em 5-hidroxitriptofano pela triptofano 5-hidroxilase e posteriormente convertido em serotonina pela enzima 5-hidroxitriptofano descarboxilase. Os núcleos serotoninérgicos também estão presentes no tronco encefálico; são os núcleos da rafe. Essas fibras serotoninérgicas projetam-se difusamente para o cérebro e para a medula espinal.

Por fim, o neurotransmissor histamina é sintetizado a partir do aminoácido histidina. A síntese em histamina necessita da enzima histidina descarboxilase. Os neurônios histaminérgicos estão localizados na região tuberomamilar do hipotálamo e também se projetam difusamente para todo o SNC.

Glutamato

Também chamado de ácido glutâmico, é o principal neurotransmissor excitatório do sistema nervoso, ao lado do

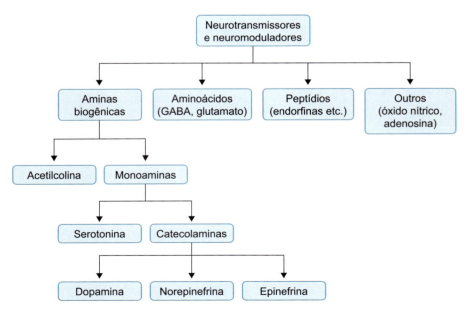

Figura 4.6 Tipos de neurotransmissores e/ou neuromoduladores presentes no sistema nervoso.

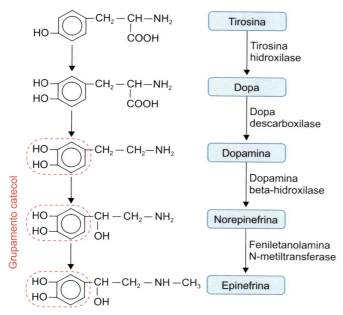

Figura 4.7 Cascata de síntese das catecolaminas.

aspartato. Está presente e age em quase todo o sistema nervoso de mamíferos. Por conta do metabolismo celular a aminoácidos, a prevenção da sua síntese é muito difícil e, por isso, o glutamato está presente em quase em todos os neurônios. Quando o glutamato é aplicado às células, causa despolarização celular, facilitando à célula disparar um potencial de ação.

O glutamato interage tanto com receptores ionotrópicos quanto com receptores metabotrópicos.

GABA

As principais sinapses inibitórias do sistema nervoso usam glicina e o ácido gama-aminobutírico (ou GABA). A glicina está presente principalmente no nível da medula espinal, e o GABA nas sinapses inibitórias do encéfalo. O GABA é sintetizado a partir do aminoácido glutamato. Assim como o glutamato, o GABA não está restrito a uma única região e está difundido por todo o sistema nervoso dos mamíferos. Quando aplicado às células neuronais, o GABA hiperpolariza a célula, levando-a a ter menor probabilidade de disparar potencial de ação.

Outras classes de neurotransmissores

Ao longo dos anos, observou-se que vários outros tipos de moléculas ou substâncias agem como neurotransmissores.

Entre esses compostos, os neuropeptídios são os mais numerosos (cerca de 100 já foram identificados). Os neuropeptídios são constituídos por cadeias de 3 a 40 aminoácidos e têm ações diversificadas por todo o sistema nervoso, e alguns agem como neurotransmissores e outros como neuromoduladores. Assim como os neurotransmissores clássicos, os neuropeptídios também são acondicionados em vesículas sinápticas e liberados com a chegada de um potencial de ação. No entanto, ao contrário dos neurotransmissores clássicos sintetizados no terminal axonal, os neuropeptídios são sintetizados no soma (corpo neuronal) e transportados até o terminal axonal pelo sistema de transporte axoplasmático. Já está bem estabelecido que alguns tipos de neurônios podem tanto liberar neurotransmissores clássicos (como GABA ou acetilcolina) quanto neuropeptídios, inclusive em ação conjunta (cotransmissão):

- Peptídios hipofisários
- Peptídios hipotalâmicos
- Peptídios do cérebro-intestino
- Peptídios opioides
- Peptídios diversos.

Uma das famílias importantes de neuropeptídios é a classe dos opioides endógenos, que estão envolvidos em vias de dor, mediando a analgesia endógena e agindo diretamente em sistemas cerebrais. Sabe-se que substâncias como morfina, ópio e heroína reduzem a dor; similarmente, os opioides endógenos, como as endorfinas e as encefalinas, apresentam efeito semelhante quando se ligam aos diferentes tipos de receptores opioides: δ (delta), κ (capa) e μ (mi).

Gases também atuam como neurotransmissores, como o óxido nítrico (NO) e o monóxido de carbono (CO). O NO pode ser produzido por células endoteliais e migrar para células musculares lisas adjacentes nos vasos sanguíneos. Contudo, o NO também pode ser produzido em neurônios e células da glia e não é armazenado em vesículas, mas liberado em diversas partes do neurônio, inclusive nos dendritos assim que é produzido, agindo como um mensageiro retrógrado, inclusive no neurônio pré-sináptico (Figura 4.8).

Os endocanabinoides (canabinoides endógenos) são neurotransmissores recém-descobertos. Sua nomenclatura está relacionada com um principal agonista do sistema, a *Cannabis* sp. Assim como os gases, os endocanabinoides não ficam armazenados em vesículas, sua liberação acontece imediatamente após a sua síntese, são sintetizados a partir de lipídios de membrana, têm ação no neurônio pré-sináptico e tendem

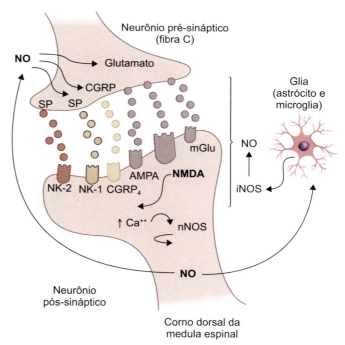

Figura 4.8 Neuromodulação realizada pelo óxido nítrico (NO), que pode ser liberado por células da glia. O NO pode modular a liberação de outros neurotransmissores no terminal pré-sináptico. SP: substância P; NK-1 e NK-2: subtipos de receptores para substância P; CGRP$_4$: peptídio relacionado com o gene da calcitonina; nNOS: óxido nítrico sintase neuronal; mGlu: NMDA e AMPA: subtipos de receptores glutamatérgicos; iNOS: óxido nítrico sintase induzida..

a ser liberados nos dendritos e no corpo celular. Os endocanabinoides apresentam dois receptores (CB1 e CB2), ambos metabotrópicos. Destes, o CB1 apresenta maior distribuição no SNC, principalmente em córtex frontal, núcleos da base, hipotálamo e hipocampo.

Os endocanabinoides estão relacionados com analgesia e sedação, estimulam o apetite e interferem nos processos de concentração e memória.

Nucleotídios também já foram descritos como neurotransmissores. O caso mais conhecido e estudado é o da adenosina: a adenosina monofosfato (AMP), que atua em receptores de adenosina (como os A1 e A2), e a adenosina trifosfato (ATP), que atua em receptores purinérgicos (como o P2X, P2Y). Esses nucleotídios podem atuar como neurotransmissores, sendo liberados não apenas por neurônios, mas também por células da glia, como os astrócitos. Entre esses nucleotídeos, a adenosina pode agir como neuromodulador no sistema nervoso e está relacionada com o ciclo circadiano, principalmente com o ciclo sono-vigília. Sua ação pode promover a dilatação de vasos sanguíneos, o que leva ao aumento da atividade neural local. Pela sua função no ciclo sono–vigília, demonstrou-se que, conforme a adenosina é liberada ao longo do dia e acumulada, promove sonolência. Logo, a ação de antagonista do receptor de adenosina, como a cafeína, bloqueia os receptores de adenosina e promove excitação.

BIBLIOGRAFIA

Burkhardt P, Sprecher SG. Evolutionary origin of synapses and neurons: bridging the gap. Bioessays. 2017;39(10).

Burnstock G. Physiology and pathophysiology of purinergic neurotransmission. Physiol Rev. 2007;87(2):659-797.

Carlson NR. Physiology of behavior. 11. ed. Edinburgh: Pearson; 2012.

Choquet D, Triller A. The dynamic synapse. Neuron. 2013;80(3): 691-703.

Kandel ER, Schwartz JH, Jessel TM. Princípios da neurociência. Barueri: Manole; 2003.

Lent R. Cem bilhões de neurônios? 2. ed. São Paulo: Atheneu; 2010.

Miller AC, Pereda AE. The electrical synapse: molecular complexities at the gap and beyond. Dev Neurobiol. 2017;77(5):562-74.

Rivera A, Vanzulli I, Butt AM. A central role for ATP signalling in glial interactions in the CNS. Curr Drug Targets. 2016;17(16): 1829-33.

5

Fisiologia do Músculo Esquelético

Alzira Carvalho • Roseli Corazzini • Gustavo Rodrigues Pedrino • Valdeci Carlos Dionisio •
Marcos Luiz Ferreira-Neto

Introdução, 41

Características morfológicas do músculo
esquelético, 42

Estrutura do músculo esquelético, 47

Contração e relaxamento muscular, 49

Classificação das fibras musculares
esqueléticas, 52

Contrações musculares de força diferente |
Somação da força, 56

Aspectos mecânicos e funcionais do músculo
esquelético, 57

Miopatias, 63

Bibliografia, 65

INTRODUÇÃO

O amadurecimento morfofisiológico dos mioblastos promove o
aparecimento dos três tipos de tecido muscular: liso (de controle
involuntário), estriado cardíaco (de controle involuntário) e estriado esquelético (de controle voluntário). Cada um deles difere, entre
outros parâmetros, quanto à morfologia e à distribuição no organismo (Figura 5.1).

Os músculos lisos não têm estrias, o que os distingue dos músculos esquelético e cardíaco. As estriações, observadas nos músculos esqueléticos e cardíacos, são criadas pelo padrão de disposição
dos filamentos grossos e finos, nos sarcômeros. No músculo liso,
não existem essas estriações, visto que os filamentos grossos e finos,
embora presentes, não estão organizados em sarcômeros. Além das
paredes dos vasos, os músculos lisos compõem a parede de todo o
tubo digestivo, desde o esôfago e o estômago até o intestino delgado
e grosso. Suas contrações em ondas ou peristálticas da musculatura lisa são lentas e involuntárias e possibilitam deslocar o alimento
digerido desde o estômago até o intestino grosso. Ao longo desse
trajeto, o alimento é digerido e a água e os nutrientes absorvidos
pelo organismo.

O músculo cardíaco forma as paredes do coração, um órgão com
várias cavidades localizado no centro do tórax. Sua função é bombear sangue para o corpo, mantendo a disponibilidade de nutrientes e oxigênio para as células. Os miofilamentos contráteis fazem o
músculo cardíaco apresentar estrias, mas se distinguem do músculo
esquelético em arranjo e ação (involuntário), além de terem propriedades específicas, como o automatismo (autoexcitabilidade).

Os seres humanos têm mais de 600 músculos esqueléticos, responsáveis por todos os movimentos voluntários do corpo. Esses
músculos diferenciam-se dos outros dois por apresentarem estrias,
dependerem da vontade (ação voluntária) e realizarem contrações
controladas de alta e baixa potências. O tecido muscular esquelético
é sensível ao treinamento e adapta-se de maneira específica, como
pode ser visto nos grandes feitos esportivos, nas danças, nas acro-
bacias etc. O músculo esquelético realiza três funções importantes:
geração de força para locomoção e respiração, geração de força para
a sustentação postural e produção de calor durante períodos de exposição ao frio. Além disso, possibilita a comunicação humana, tanto pela fala quanto por gestos e expressões faciais.

O músculo esquelético é formado por células multinucleadas. As
células alongadas, chamadas de fibras musculares (Figura 5.2), têm
origem a partir de células embrionárias, os mioblastos. Durante o
desenvolvimento do organismo, os mioblastos fundem-se, dando

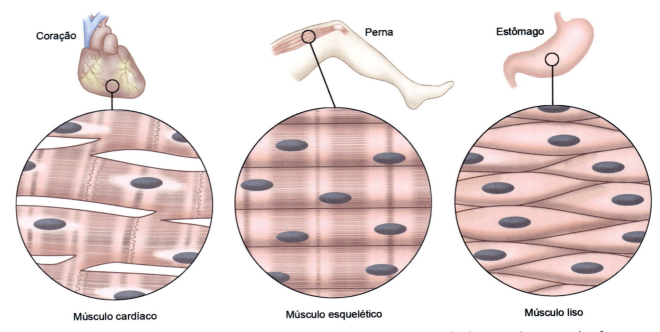

Figura 5.1 Os três tipos de células musculares: as células musculares cardíacas são uni ou binucleadas, comunicam-se por junções *gap* e apresentam aspecto estriado em seu interior, além de controle involuntário. As fibras estriadas esqueléticas têm vários núcleos, são muito longas e apresentam controle voluntário. As células musculares lisas são alongadas, uninucleadas e de controle involuntário.

origem às fibras musculares. Sendo uma célula altamente diferenciada, a fibra muscular, a princípio, não se divide, porém novas fibras podem se formar pela fusão de mioblastos. De fato, os seres humanos já nascem com o número de células musculares definido. Entretanto, após o nascimento, as tais fibras aumentam de tamanho. O alongamento da fibra muscular depende da incorporação de mioblastos às fibras já existentes, aumentando o número de núcleos em cada uma delas. Em contrapartida, o crescimento observado em praticantes de musculação e halterofilismo é consequência tanto do aumento da espessura da fibra pelo acréscimo de fibrilas contráteis quanto pela fusão de mais mioblastos a cada célula muscular. No adulto, persistem alguns mioblastos em estado quiescente, chamados de células-satélite (ou mioblastos-satélite). Em caso de lesões, muito comuns em atletas, essas células são estimuladas a se proliferar e a se fundir, dando origem a novas fibras musculares. Atualmente, há um grande investimento em pesquisas que visam a estimular a multiplicação e a diferenciação de mioblastos para a regeneração de músculos que tenham sido gravemente lesados.

CARACTERÍSTICAS MORFOLÓGICAS DO MÚSCULO ESQUELÉTICO

Os músculos esqueléticos representam 40 a 50% da massa corporal e apresentam funções variadas e bem estabelecidas, sendo o movimento determinado pela locomoção, força, respiração pelo músculo diafragma, estabilização pelas articulações e, finalmente, a produção de energia (ATP) diretamente relacionada com as mitocôndrias numerosas, localizadas próximo ao aparelho contrátil. Suas propriedades fisiológicas, são marcadas pela condutividade, excitabilidade, contratilidade e elasticidade, além da capacidade da fibra de se regenerar.

A composição estrutural do tecido muscular é formada pelas estruturas ligadas à contração muscular e pelas aponeuroses tendíneas:

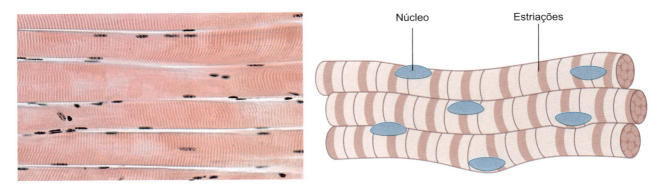

Figura 5.2 Músculo estriado esquelético corado com hematoxilina-eosina, mostrando as estriações e vários núcleos periféricos por fibra.

- Sarcoplasma: citoplasma da fibra muscular
- Sarcolema: membrana plasmática da fibra muscular
- Matriz extracelular: lâmina basal e fibras reticuladas.

Há vários níveis de organização do tecido muscular esquelético: o músculo é constituído por um grupo de fascículos contornados por tecido conjuntivo. Os fascículos representam um conjunto de fibras musculares que, por sua vez, são compostas por miofibrilas, as quais apresentam unidades básicas chamadas de sarcômeros, constituídos por miofilamentos. (Figura 5.3). Cada fibra muscular é formada por centenas a milhares de miofibrilas dispostas longitudinalmente nas células, com um diâmetro de aproximadamente de 1 μm e comprimento igual ao da fibra muscular a que pertence. Uma fibra muscular com um diâmetro em torno de 50 μm pode ter de 1 mil até 2 mil miofibrilas. Na microscopia óptica, as miofibrilas são formadas por um agrupamento ordenado de filamentos grossos e finos paralelos entre si, cuja distribuição ao longo da miofibrila é responsável pela formação do sarcômero e das bandas. Essas bandas transversais claras e escuras, que se alternam regularmente ao longo do sarcômero, apresentam uma aparência em estrias. Daí esse músculo ser denominado estriado. Cada miofibrila, por sua vez, é formada por filamentos proteicos de actina e miosina, que são grandes moléculas proteicas polimerizadas, responsáveis pela contração muscular propriamente dita. Esses filamentos de miosina e actina se interdigitam parcialmente e, dessa forma, conferem à miofibrila o aspecto de faixas alternadas claras e escuras.

A membrana lipoproteica que reveste cada fibra muscular não difere essencialmente das membranas plasmáticas de outros tipos de células, mas recebe o nome de sarcolema (Figura 5.4), derivado da junção das palavras gregas *sarx* ou *sarkos*, que significa carne, e *lema* (casca). Ela é bastante elástica para suportar as distorções que ocorrem nas fases de contração, relaxamento e estiramento do músculo. Uma característica exclusiva do sarcolema consiste na formação de invaginações ao longo de toda a superfície da fibra, formando uma rede de túbulos especializados, chamados de túbulos transversais ou túbulos T. Os túbulos T abrem para o espaço extracelular no sarcolema e formam uma rede no interior da célula. Esses

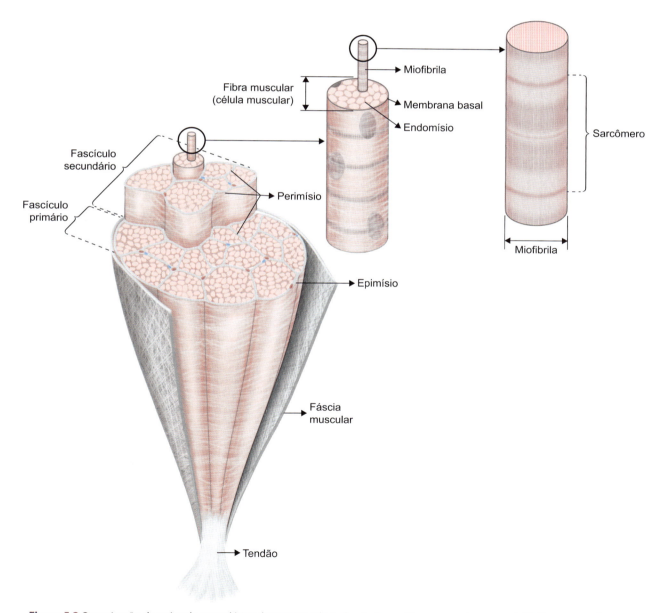

Figura 5.3 Organização do músculo esquelético demonstrando os fascículos, as fibras musculares, as miofibrilas e os sarcômeros.

canalículos distribuem-se para o interior da célula de modo a circundar as miofibrilas e formar uma malha através da célula, próximo às extremidades dos filamentos grossos, e em cada sarcômero, mantendo-os situados em diferentes níveis, em contato direto com o líquido extracelular.

Apesar da extensão dos túbulos T, o volume desse sistema constitui somente 0,1 a 0,5% do volume celular. O sistema é exclusivo do músculo esquelético e cardíaco e mantém os sarcômeros de cada miofibrila alinhados ao sarcômero de outra miofibrila. Em cada lado do túbulo T, há uma expansão do retículo sarcoplasmático (RS), a cisterna terminal. Nas células musculares esqueléticas, o RS funciona sequestrando íons cálcio do citosol, auxiliando o controle da contração muscular. O estímulo para a contração se propaga pelos túbulos T, atingindo o retículo sarcoplasmático, que libera íons cálcio no citoplasma. Ao entrar em contato com as miofibrilas, o cálcio desbloqueia os sítios de ligação de actina, permitindo que se ligue à miosina, iniciando a contração muscular. O conjunto de um túbulo T conectado a duas expansões do retículo sarcoplasmático é conhecido como tríade (Figura 5.4). Na tríade, a despolarização do túbulo T é transmitida ao retículo sarcoplasmático, promovendo a abertura dos seus canais de cálcio com a consequente saída desse íon para o citosol.

As faixas ou bandas claras contêm apenas filamentos de actina e foram denominadas BANDAS I (isotrópicas, por permitirem a passagem de luz em todas as direções, porém elas não são puramente isotrópicas); as bandas escuras contêm os filamentos de miosina, assim como as extremidades de filamentos de actina que se sobrepõe aos de miosina e são denominadas BANDAS A (anisotrópicas, por apresentarem diferentes índices de refração com a direção), indicando que a fibra muscular apresenta certa orientação molecular. A banda I é dividida ao meio por uma linha transversal escura chamada linha ou disco Z (do alemão: *zwischenscheibe* – *Scheibe*: disco ou fatia; *zwischen*: entre). A unidade estrutural repetitiva da miofibrila onde os eventos morfológicos do ciclo de contração e relaxamento do músculo ocorrem é o sarcômero, definido como o segmento entre duas linhas Z sucessivas, incluindo, portanto, uma banda A e duas metades de bandas I (Figura 5.5).

O comprimento do sarcômero e da banda I varia de acordo com o estado da contração do músculo, enquanto a banda A permanece constante. Nos músculos em repouso de mamíferos, o sarcômero tem aproximadamente 2,5 μm de comprimento. No centro da banda A, existe uma zona mais clara, chamada zona H (do alemão *heller*, mais claro, brilhante), que, por sua vez, é atravessada por uma estreita linha escura chamada linha M (do alemão *Mittelscheibe* = disco do meio ou intermediário), que, desse modo, se localiza precisamente no centro da banda A. Além disso, em cada lado da linha M, dentro da zona H, existe uma região um pouco mais clara que é denominada pseudozona H (Figura 5.5).

O estabelecimento dessas bandas e regiões é consequência, como já dito, do arranjo dos filamentos grossos e finos no interior da miofibrila, e o conhecimento de suas funções é importante para entender os fenômenos que ocorrem no músculo. Os filamentos grossos, com 10 nm de diâmetro e 1,5 μm de comprimento, são os principais constituintes da banda A e determinam seu comprimento. Tais filamentos se compõem quase exclusivamente da proteína miosina, fato pelo qual também são chamados de filamentos de miosina, sendo mantidos em posição por conexões transversais delgadas que se localizam no centro da banda A, formando a linha M.

Os filamentos finos são compostos basicamente da proteína actina, têm 5 nm de espessura e estendem-se por cerca de 1 μm em cada direção, a partir da linha Z, constituindo a banda I. Na linha Z, cada filamento de actina é contínuo com quatro delgados filamentos divergentes, que correm obliquamente pela linha Z para um dos filamentos de actina do outro lado, formando um padrão característico em zigue-zague.

Os filamentos de actina penetram na banda A, onde se sobrepõem com os filamentos de miosina, de modo que, em cortes transversais na extremidade da banda A, pode-se observar um arranjo ordenado, no qual seis filamentos de actina estão regularmente espaçados ao redor de um filamento de miosina.

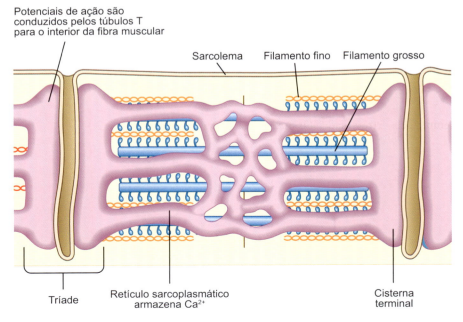

Figura 5.4 Retículo sarcoplasmático: parecido com o retículo endoplasmático liso, está em íntimo contato com os túbulos T. É responsável por armazenar, em seu interior, muito cálcio (Ca^{2+}). Quando o impulso elétrico chega ao retículo sarcoplasmático, o Ca^{2+} armazenado é liberado para o citoplasma.

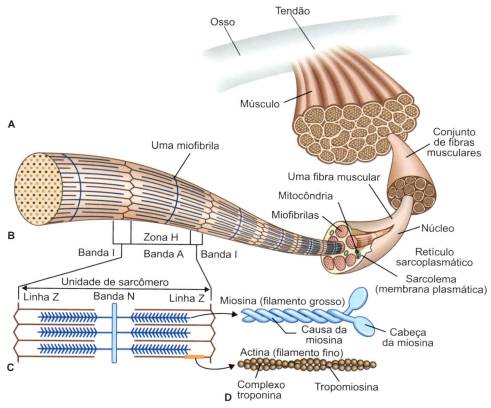

Figura 5.5 Níveis da organização do músculo esquelético. **A.** O músculo esquelético é composto de fibras musculares. **B.** As fibras musculares são constituídas de miofibrilas, que, por sua vez, é formada por proteínas contráteis, a actina e a miosina. **C.** As miofibrilas são compostas por sarcômeros dispostos em série. **D.** Sarcômeros são compostos de filamentos grossos e finos.

Um único sarcômero contém cerca de mil filamentos grossos e ao redor de 2 mil filamentos finos. No comprimento de repouso (2,2 a 2,5 μm), os filamentos grossos e finos estão sobrepostos em cerca de 1/3 de seus comprimentos. O comprimento do sarcômero durante a contração máxima atinge aproximadamente 1,5 μm, um encurtamento ao redor de 30%.

As linhas Z contêm as proteínas alfa-actinina e cap Z (Figura 5.6), na qual os microfilamentos de actina ficam presos e protegidos contra a despolimerização. A alfa-actinina, uma proteína espaçadora, arranja os microfilamentos de maneira regular e equidistante em torno do feixe de miosina. Sabe-se que os filamentos de actina são polarizados, isto é, apresentam uma extremidade *plus* e uma *minus*. Esses filamentos se inserem nos discos Z sempre pela extremidade *plus*. Assim, os filamentos de actina de cada hemibanda clara do sarcômero estarão sempre em oposição, o que explica muito bem por que os filamentos à esquerda se deslocam para a direita e os da direita para a esquerda.

A estrutura organizada do sarcômero, com os filamentos de actina todos do mesmo comprimento e esticados, deslizando sobre os feixes de miosina, depende de outras proteínas, que estão sendo aos poucos descobertas. Além da alfa-actinina e da cap Z, formando o disco Z, já foram identificadas as seguintes proteínas (Figura 5.7):

- Tropomodulina: associa-se à extremidade *plus* dos filamentos de actina, protegendo-a contra a perda de monômeros
- Titina: a molécula dessa proteína mede mais de 1 μm. Uma das extremidades da titina se liga ao disco Z e a outra, ao feixe de miosina. A molécula de titina é espiralada e elástica, e encolhe conforme o sarcômero se contrai
- Nebulina: proteína que acompanha o filamento de actina em toda a sua extensão
- Tropomiosina: outra proteína em forma de bastão que acompanha o filamento de actina. Tem importante função na regulação da contração
- Troponina: também é uma proteína reguladora da contração e se liga à tropomiosina. Existem três subunidades de troponina, a troponina C (se liga ao cálcio), a troponina T (liga-se na tropomiosina) e a troponina I (que inibe o sítio de ligação da cabeça da actina).

Os filamentos grossos (Figura 5.8) representam 50 a 55% das proteínas miofibrilares e se caracterizam por sua grande proporção de aminoácidos carregados positiva ou negativamente. Cada filamento grosso é constituído de até 400 moléculas de miosina. A microscopia eletrônica da miosina isolada em solução de alta força iônica mostra uma molécula alongada em forma de bastão com aproximadamente 150 nm (nanômetros) de comprimento e 10 nm de diâmetro, constituída de uma porção filamentosa, denominada cauda, e outra globular, a cabeça. É constituída por seis cadeias polipeptídicas, duas cadeias pesadas e quatro cadeias leves. As duas cadeias pesadas se enrolam em espiral, uma ao redor da outra, para formar uma dupla-hélice, denominada cauda da molécula de miosina. Uma extremidade de cada uma dessas cadeias é dobrada em estrutura polipeptídica globular, chamada cabeça da miosina. Assim, existem duas cabeças livres, localizadas, uma ao lado da outra, em uma extremidade da dupla-hélice da

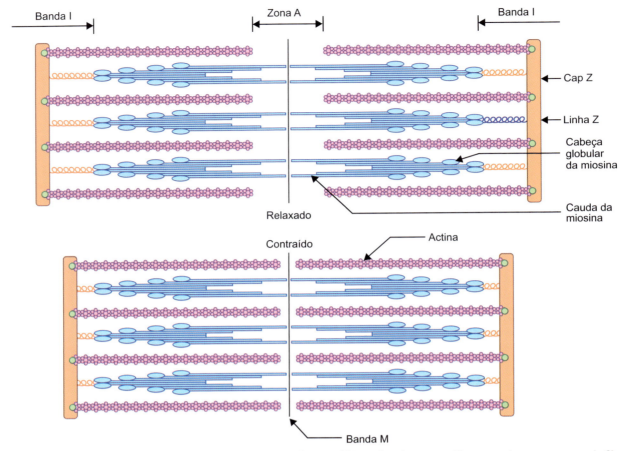

Figura 5.6 Esquema representativo da unidade funcional do músculo esquelético relaxado e contraído – o sarcômero: presença de filamentos de actina e miosina localizadas no espaço entre duas linhas Z. Observa-se que durante a contração os espaços entre as linhas Z diminuem. Observa-se também a presença das bandas I, nas quais estão contidos apenas filamentos de actina, e A, em que se localizam os filamentos de miosina e actina.

molécula da miosina. As quatro cadeias leves também fazem parte das cabeças de miosina, duas para cada cabeça. Essas cadeias leves ajudam a controlar a função da cabeça durante a contração muscular. A porção central de um desses filamentos individuais exibe as caudas das moléculas de miosina unidas em feixes para formar o corpo do filamento, enquanto muitas cabeças das moléculas se projetam aos lados do corpo. Além disso, parte da molécula de miosina projeta-se para o lado, junto à cabeça, dando origem a um braço, que estende a cabeça para fora, a partir do corpo. O conjunto de braços e cabeças proeminentes recebe a designação de pontes cruzadas. Cada ponte cruzada é flexível em dois pontos denominados dobradiças, um onde o braço se afasta do corpo do filamento de miosina, e outro onde a cabeça se une ao braço. Esses braços articulados permitem que as cabeças sejam estendidas até bem para fora do corpo do filamento de miosina ou possam ser trazidas para junto do corpo. Por sua vez, as cabeças articuladas participam do processo real da contração. Outra

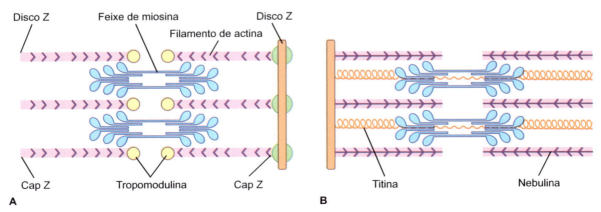

Figura 5.7 A. Esquema representando a posição das proteínas cap Z e tropomodulina, que estabilizam as extremidades dos filamentos de actina, evitando que sofram despolimerização. **B.** As proteínas titina e nebulina contribuem, respectivamente, para manter esticados os filamentos de actina e para facilitar o retorno do sarcômero ao estado relaxado.

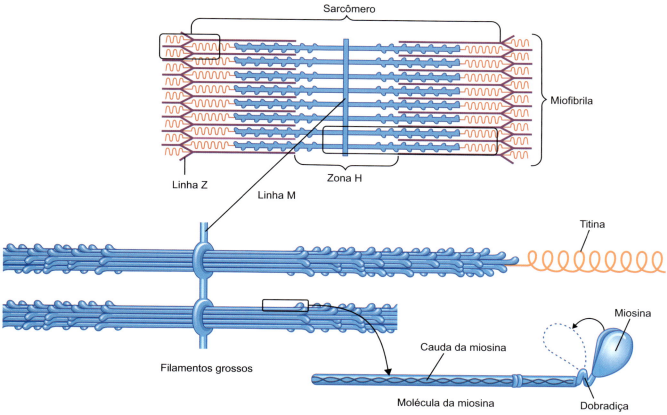

Figura 5.8 Filamento grosso constituído de várias proteínas de miosina.

característica da cabeça da miosina, essencial para a contração muscular, é que ela funciona como uma enzima ATPase, propriedade que permite à cabeça clivar o ATP e utilizar a energia derivada de sua ligação fosfato de alta energia para energizar o processo de contração.

Além da miosina, o filamento grosso dispõe de duas outras proteínas. A proteína C é uma molécula alongada e está enrolada ao redor das caudas de miosina, de modo a manter o feixe de moléculas de miosina intacto. A proteína M está localizada na linha M no centro da zona H, postulando-se uma função similar à da proteína C.

O filamento fino (Figura 5.9) muitas vezes é conhecido pela presença apenas da proteína actina. Entretanto, mais duas proteínas fazem parte desse filamento, a tropomiosina e a troponina. A molécula de actina, que constitui aproximadamente 20 a 25% das proteínas miofibrilares, é composta por subunidades globulares de actina-G, que se polimerizam formando unidades de uma proteína fibrilar (actina-F), que se entrelaçam duas a duas em hélice, formando a característica do filamento de actina.

Outra proteína filamentosa, a tropomiosina, com peso molecular de 70 mil, é formada por duas cadeias polipeptídicas diferentes, enroladas entre si, formando uma dupla-hélice de aproximadamente 40 nm de comprimento. As moléculas de tropomiosina são capazes de se unir pelas extremidades, formando um filamento. Cada filamento fino, por sua vez, tem dois filamentos de tropomiosina que se enrolam ao redor da espiral dupla formada pelos monômeros de actina, ocupando os sulcos entre esses últimos. Cada molécula de tropomiosina se estende por sete monômeros de actina.

Já a troponina é uma proteína reguladora, e uma de suas moléculas está ligada a uma extremidade de cada molécula de tropomiosina. Na verdade, elas representam complexos de três subunidades de proteínas, unidas frouxamente, cada uma das quais desempenhando um papel específico no controle da contração muscular.

A troponina T (TnT) é a maior das subunidades, capaz de ligar a tropomiosina. Sua função é a de unir o restante da molécula de troponina ao filamento fino, especificamente a tropomiosina. A troponina C (TnC) apresenta em sua estrutura sítios de alta afinidade pelos íons cálcio, sendo a combinação desses íons com a troponina C o gatilho que inicia a contração muscular. Por fim, a troponina I (TnI), troponina inibidora, é capaz de ligar a TnC e a actina-F. Sua principal função consiste em fortalecer a ligação tropomiosina-actina, fixando a tropomiosina em uma posição adequada, de modo a impedir a interação miosina-actina na ausência de cálcio. Cada complexo aparece periodicamente a cada 38,5 nm, de modo que grande parte dos monômeros de actina não está em contato com a troponina.

Localizadas entra a membrana plasmática e o sarcolema, encontram-se também fibras mononucleares denominadas células-satélite (Figura 5.10). Geralmente quiescentes, porém, diante de determinada lesão muscular, serão ativadas e proliferarão constituindo os mioblastos, os quais se fundirão a fim de formar os miotubos polinucleados que se fundirão à fibra lesada, permitindo sua regeneração.

ESTRUTURA DO MÚSCULO ESQUELÉTICO

Tecido conjuntivo e músculo esquelético

O músculo esquelético é recoberto por tecido conjuntivo. Entre os elementos que o circundam, observam-se quatro níveis (Figura 5.11):

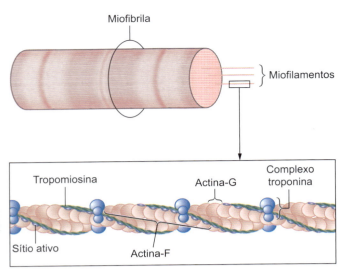

Figura 5.9 Filamento fino composto pelas proteínas actina-G, actina-F, tropomiosina e o complexo troponina.

- Fáscia: camada de tecido conjuntivo espesso que recobre o músculo e está localizada sobre o epimísio
- Epimísio: tecido elástico fibroso que circunda cada músculo formado por grupos de fascículos paralelos
- Perimísio: tecido conjuntivo que envolve cada fascículo muscular
- Endomísio: tecido conjuntivo que envolve cada fibra muscular individualmente.

Juntos, o epimísio, o perimísio e o endomísio se estendem adiante da parte muscular propriamente dita para formar um cordão espesso (tendão) ou uma folha plana (aponeurose). Ambos avançam a partir do músculo para o periósteo dos ossos ou para o tecido conjuntivo de outros músculos.

Irrigação dos músculos esqueléticos

O sistema circulatório está intimamente relacionado com a irrigação sanguínea muscular, a fim de fornecer adequada transferência de oxigênio e nutrientes necessários à contração muscular e à remoção de substâncias indesejáveis. No repouso, o músculo esquelético utiliza cerca de 20% do volume sanguíneo ejetado pelo coração, o qual pode aumentar até 80% durante o exercício. É composto por um conjunto de artérias e veias provenientes do epimísio que se anastomosam em nível capilar (Figura 5.12).

Inervação dos músculos esqueléticos

O mecanismo de contração muscular está diretamente relacionado com a inervação motora. Os motoneurônios superiores estão entre os neurônios mais longos do sistema nervoso central e apresentam longos prolongamentos (axônios) que farão sinapse com motoneurônios inferiores (ou motoneurônios alfa), que partem da raiz ventral da medula espinal a fim de inervar os músculos esqueléticos (junção neuromuscular) (Figura 5.13). As fibras musculares serão organizadas em unidades motoras agrupadas dentro de cada músculo. Uma unidade motora corresponde a um grupo de fibras musculares inervadas por um único motoneurônio e que será recrutada imediatamente pelo cérebro via medula espinal, quando determinado movimento deve ser realizado.

O recrutamento de unidades motoras dependerá da força e da resistência do exercício-alvo. Com exercício leve, as fibras tipo I (lentas) serão ativadas. Quando a carga é aumentada, as fibras tipo IIA (rápidas) serão recrutadas com ajuda das fibras tipo I. Quando a carga se torna ainda mais pesada, as fibras tipo IIB serão ativadas com ajuda das unidades motoras tipos IIA e I. Portanto, as unidades motoras tipo I serão sempre disparadas, independentemente da intensidade do exercício.

Junção neuromuscular

É constituída por três componentes distintos (Figura 5.14):

- Região pré-sináptica: formada pela porção terminal distal do axônio motor, a células de Schwann e as vesículas sinápticas, que comportam o neurotransmissor acetilcolina
- Fenda sináptica: constitui o espaço virtual no qual ocorre a liberação do neurotransmissor
- Região pós-sináptica: composta por parte da membrana muscular, onde se localizam os receptores específicos que se ligam à acetilcolina e moléculas relacionadas com a função sináptica. Apresenta desdobramentos e invaginações denominadas fendas subneurais, que aumentam a superfície útil para a população de receptores nicotínicos capazes de se relacionar com a acetilcolina liberada a partir da fusão de vesículas sinápticas na membrana pré-sináptica (exocitose).

Os receptores nicotínicos presentes nas fibras musculares esqueléticas – portanto, na região pós-sináptica da junção neuromuscular (JNM) –, estão acoplados a canais iônicos e mediarão a transmissão sináptica do neurotransmissor acetilcolina. O receptor nicotínico é representado por uma proteína de membrana pentamérica. Cada subunidade constitui um domínio extracelular, quatro regiões transmembrana e um

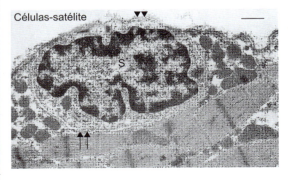
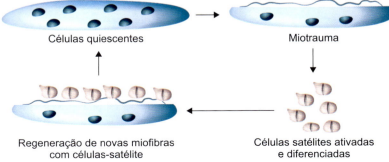

Figura 5.10 Fotomicrografia eletrônica de fragmento muscular contendo a célula-satélite delimitada pela membrana basal (cabeça das setas).

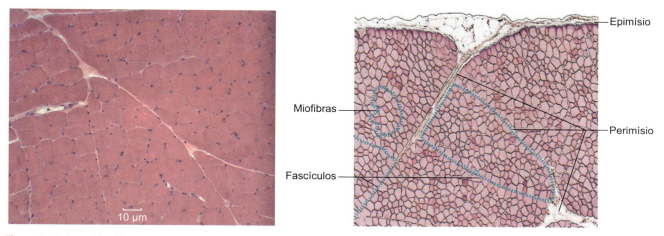

Figura 5.11 Corte histológico transversal de músculo corado por hematoxilina-eosina mostrando a fibra muscular, o perimísio e o epimísio.

domínio citoplasmático. Ele consiste em duas subunidades alfa, beta, gama e delta na forma fetal e duas subunidades alfa, beta, delta e épsilon na forma adulta (Figura 5.15).

CONTRAÇÃO E RELAXAMENTO MUSCULAR

Acoplamento excitação-contração no músculo esquelético

Denomina-se acoplamento excitação-contração o processo em que a alteração do potencial de equilíbrio da membrana da fibra muscular esquelética produzido por um estímulo é transformada em movimento (encurtamento do sarcômero), ou seja, na transdução de atividade elétrica em mecânica. Conhecendo as estruturas da junção neuromuscular e do músculo esquelético, pode-se descrever a sequência de eventos que levam à contração do músculo esquelético desde a chegada de um potencial de ação. Tanto para um movimento reflexo quanto para um movimento mais elaborado que dependa de comandos superiores do encéfalo, como os movimentos voluntários, os eventos descritos são os mesmos.

A sequência inicia-se com um potencial de ação no neurônio motor (motoneurônios com origem na medula espinal e tronco encefálico) que acaba por liberar grandes quantidades de neurotransmissor acetilcolina (Ach) na fenda sináptica, entre o neurônio e o músculo esquelético (Figura 5.16). Vale relembrar que os motoneurônios que inervam as fibras musculares são todos mielinizados e do tipo Aα. Os botões terminais dessas fibras se justapõem a uma depressão do sarcolema denominada placa motora, a qual forma muitas pregas juncionais e a região pré-sináptica apresenta zonas ativas nas quais a Ach, o neurotransmissor exclusivo de todas as junções neuromusculares esqueléticas, é liberada.

Cada estímulo ou potencial de ação produzido pelo motoneurônio é capaz de liberar aproximadamente 60 vesículas de Ach (cada vesícula tem um *quantum* estimado entre 2 mil e 10 mil moléculas de Ach). Essa quantidade de Ach liberada é suficiente para desencadear um potencial de ação completo na fibra muscular. Entretanto, mesmo em repouso, pacotes de Ach são liberados espontaneamente em baixas frequências (0,2 Hz), produzindo pequena alteração do potencial de equilíbrio da membrana do músculo esquelético (0,5 mV). A despolarização causada por um pacote de vesícula (*quanta*) é denominada potencial de placa em miniatura, cuja função ainda é desconhecida e talvez se relacione com a manutenção

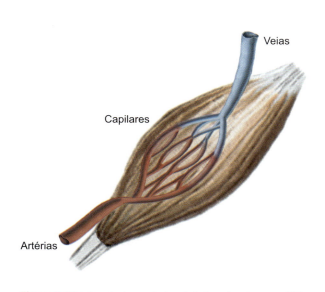

Figura 5.12 Irrigação (vascularização) do músculo esquelético.

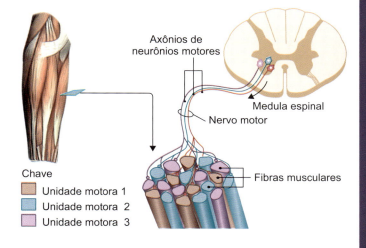

Figura 5.13 Inervação das fibras musculares por motoneurônios inferiores, cujos corpos celulares estão situados na substância cinzenta da medula espinal com os respectivos axônios emergindo da raiz ventral da medula espinal.

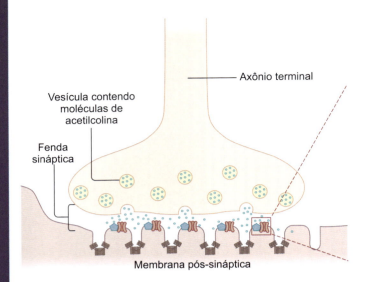

Figura 5.14 Representação esquemática da junção neuromuscular. Adaptada de Campanari *et al.* (2016).

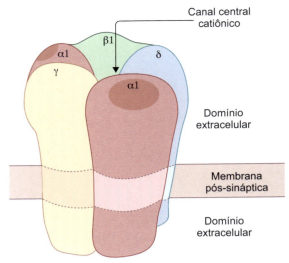

Figura 5.15 Representação do receptor nicotínico das fibras musculares esqueléticas (região pós-sináptica da junção neuromuscular) mostrando as subunidades alfa (α1 e α2), beta (β1), gama (γ) e delta (δ).

do trofismo muscular. Somente com a chegada de estimulação nervosa e com a liberação de vários *quanta* de vesículas de Ach é que se torna possível a produção de um potencial de placa capaz de causar o potencial de ação.

A Ach, então, se liga aos receptores nicotínicos presentes nas pregas juncionais da membrana do músculo esquelético. Esses receptores pertencem à família de receptores ionotrópicos que, quando ativados, adquirem a conformação de canal aberto permeável aos íons Na^+ e K^+. Isso permite a passagem de íons Na^+ para dentro e K^+ para fora da membrana das células musculares. A entrada de íons Na^+ é maior que a saída de K^+, levando a uma despolarização da membrana e à transmissão de um potencial de ação que leva as fibras musculares a se contraírem. Nos músculos estriados esqueléticos, a ACh promove excitabilidade, ao contrário do que acontece no músculo estriado cardíaco.

Essa permeabilidade aumentada permite que a membrana da célula muscular (sarcolema) altere seu potencial de equilíbrio, produzindo o que se conhece como potencial da placa motora (potencial local). Uma vez gerado o potencial de placa, canais de Na^+ voltagem-dependentes, presentes nas porções mais profundas das pregas juncionais, são abertos, permitindo, dessa forma, um aumento da permeabilidade aos íons Na^+. Isso produz um grande influxo de sódio, que causa uma despolarização ainda maior, permitindo que o limiar de excitabilidade da célula muscular seja alcançado. A partir de então, um potencial de ação é deflagrado e conduzido ao longo da fibra muscular esquelética.

A despolarização do sarcolema propaga-se para o interior da célula pelos túbulos T, alcançando a junção entre túbulos T e cisternas terminais. Isso promove a sensibilização do receptor de di-hidropiridina dos túbulos T, que por sua vez muda sua conformação tridimensional, deixando de obstruir o receptor de rianodina (canal de liberação de Ca^{2+}) localizado na membrana do retículo sarcoplasmático (RS). Assim, observa-se a liberação de grande quantidade de Ca^{2+} do RS para o interior do citosol. É digno de nota que o receptor de di-hidropiridina atua como um sensor de voltagem no músculo esquelético e controla a abertura dos canais de rianodina por meio de interações moleculares diretas. A partir da abertura desses canais no RS, os íons cálcio se difundem para o citosol, a favor do seu elevado gradiente de concentração. Eles se ligam com elevada afinidade aos sítios da troponina C, modificando a sua organização espacial, tornando livre o sítio ativo, que poderá se ligar à tropomiosina. Nesse momento, o complexo formado pode desobstruir o sítio de ligação da actina com a miosina.

Por sua vez, a acetilcolinesterase, uma enzima encontrada entre o nervo e o músculo esquelético, será responsável pela destruição da acetilcolina na fenda sináptica. Após a despolarização da membrana, a acetilcolina é degradada em dois componentes, ácido acético e colina, interrompendo, assim, a passagem do estímulo; depois disso, novas moléculas de neurotransmissores serão sintetizadas a partir desses produtos de degradação da acetilcolina.

A formação e a manutenção dos grupamentos de receptores nicotínicos na membrana pós-sináptica têm um mecanismo muito bem orquestrado, apresentado na Figura 5.17.

Como acontece a contração muscular

As fibras musculares esqueléticas se contraem pelo encurtamento de suas miofibrilas em razão do deslizamento da actina sobre a miosina. Isso acarreta uma diminuição da distância entre as linhas Z. A compreensão dos detalhes de como a contração ocorre exige uma análise da estrutura microscópica da miofibrila.

No músculo relaxado, o ATP liga-se à parte globular ou cabeça da miosina e, mesmo antes de interagir com a actina, o ATP hidrolisa-se gerando ADP e fosfato inorgânico (Pi). Nessa condição, o complexo troponina-tropomiosina, por meio da troponina I, interpõe-se entre as duas moléculas impedindo a interação entre a miosina e a actina. Vale ressaltar que isso ocorre quando o músculo não está sob estimulação do neurônio motor, portanto a concentração de cálcio no citosol é muito baixa.

Como descrito anteriormente, a contração muscular se inicia com a chegada de um potencial de ação e liberação de íons cálcio do retículo sarcoplasmático com consequente elevação da concentração desse íon no citosol. Isso permite a ligação de cálcio na troponina C, que, por sua vez, promove o deslocamento do filamento de tropomiosina, permitindo a interação entre a actina e a miosina. Nesse momento, uma diminuição

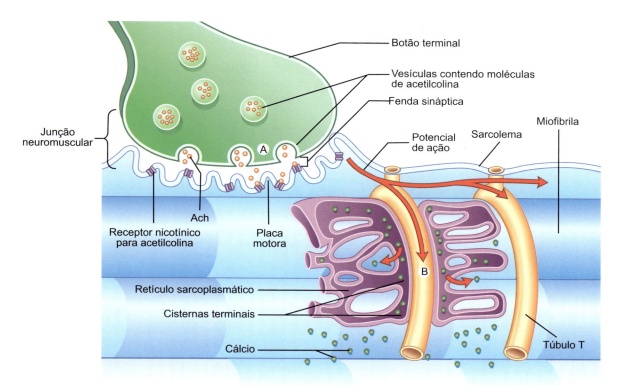

Figura 5.16 A. O potencial de ação produz a liberação do neurotransmissor acetilcolina (Ach) na fenda sináptica. A Ach se liga a receptores nicotínicos na membrana do sarcolema produzindo o potencial da placa motora e, consequentemente, o potencial de ação na fibra muscular. **B.** O potencial de ação é conduzido no sarcolema pelos túbulos T até as cisternas terminais produzindo a liberação de íons cálcio pelo retículo sarcoplasmático.

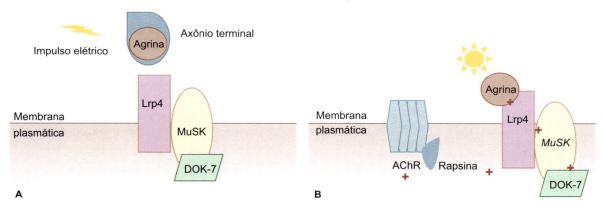

Figura 5.17 A formação e agregação dos receptores nicotínicos para acetilcolina dependem da liberação de agrina pelo neurônio motor. A agrina, um proteoglicano, liga-se ao receptor Lrp4, o que é necessário para a formação da JNM, potencializando a interação com *MuSK*, com dimerização e posterior ativação. Subsequentemente, aumenta a interação entre *MuSK* e diferentes proteínas como DOK-7, que são importantes para atividade catalítica e sinalização. A agrina também estimula a associação do AChR com rapsina, que se liga diretamente ao receptor e antagoniza o efeito agrupamento-dispersão do AChR da acetilcolina. Agrina: produzida pelo axônio terminal, responsável pela agregação de receptores e pela diferenciação da membrana pós-sináptica; Lrp4 (*low-density lipoprotein receptor-related protein*): faz a conexão entre agrina e proteína *MuSK*, importante na formação de agregados proteicos; *MuSK* (*muscle-specific receptor kinase*): por meio da fosforilação, estimula a agregação dos AChR; DOK-7: *docking protein 7*; rapsina: estabilizador do receptor de acetilcolina; AChR: receptor de acetilcolina.

Miastenia gravis
Doença da JNM decorrente de um processo autoimune ou genético. Na forma autoimune, são produzidos autoanticorpos contra os receptores de acetilcolina (anti-AChR)) ou anti-*MuSK* (*muscle-specific tyrosine kinase*). Na forma congênita, existem 23 genes distintos com mutações capazes de causar a doença.
O quadro clínico caracteriza-se por fadiga flutuante (pior no final do dia) e fraqueza muscular acometendo musculatura ocular, deglutição, fonação e músculos de extremidades. Pode iniciar desde o nascimento até a idade adulta.

---

da afinidade da miosina pelo ADP e Pi faz com que os dois produtos da hidrólise de ATP se dissociem do sítio catalítico da miosina. Simultaneamente a essa dissociação, a cabeça da miosina se move, puxando o filamento de actina sobre o filamento de miosina (filamentos finos deslizam sobre os grossos), de modo que o comprimento do sarcômero diminua. Se houver mais ATP e cálcio disponíveis no citoplasma, o ciclo das pontes cruzadas restabelece-se e o deslizamento progride com o encurtamento cada vez maior do sarcômero. Assim, as fibras musculares, como um todo, encurtam-se. Cada ciclo pode mover o filamento fino cerca de uns 10 nm, e para cada molécula de troponina ativa, sete sítios fixadores de miosina são descobertos. Os eventos relacionados com a contração do músculo esquelético estão ilustrados na Figura 5.18.

> **Rigor mortis ou rigidez cadavérica**
> Fenômeno que ocorre entre 2 e 4 h após a morte, impedindo qualquer movimento passivo nas articulações do indivíduo que faleceu. O estado de rigidez máxima se estabelece por volta de 12 h *post mortem*, cessando gradativamente até se completarem 24 h da morte. Após a morte, a concentração de cálcio no citoplasma aumenta, mudando a conformação das proteínas regulatórias e, assim, actina e miosina II se ligam. Como já dito, a ligação só é desfeita na presença de ATP, e, como o ATP não está mais disponível após a morte, actina e miosina permanecem ligadas, resultando na condição de rigidez dos músculos. Outros fatores se associam, como ausência da circulação sanguínea, transporte de oxigênio e retirada dos produtos do metabolismo. Os sistemas enzimáticos continuam funcionando após algum tempo da morte. Assim, o metabolismo da glicose continua em sua fase anaeróbia, gerando ácido láctico, e favorecendo a redução do pH.

Como acontece o relaxamento muscular

Após a diminuição ou o término da geração de potenciais de ação pelo neurônio motor, os canais de cálcio do retículo sarcoplasmático fecham. Isso promove a prevalência da atividade da SERCA 2 (*sarcoendoplasmic reticulum Ca²⁺ ATPase*, também conhecida como cálcio ATPase) localizada na membrana das cisternas, promovendo assim uma recaptação por transporte ativo dos íons cálcio do citosol para dentro do retículo. Com a diminuição da concentração de cálcio do citosol, o complexo troponina-tropomiosina volta a impedir a ligação da miosina com a actina. Outro fator determinante é a ligação de nova molécula de ATP na cabeça da miosina. Esses fatores associados produzem o relaxamento muscular (ver Figuras 5.18 e 5.19).

A teoria da contração por deslizamento, em suma, é mostrada a seguir:

- A cabeça de miosina liga-se ao miofilamento de actina
- A cabeça da miosina puxa o filamento de actina em direção ao centro
- A ponte de ligação da miosina se separa da actina quando uma nova molécula de ATP se liga à miosina
- A cabeça da miosina novamente se posiciona quando o ATP é hidrolisado a ADP+P.

O costâmero é outra estrutura importante que coopera para a proteção da unidade contrátil e liga o sarcômero à membrana celular (Figura 5.20). É formado por uma associação de proteínas subsarcolemais que agregam mecanicamente a unidade contrátil do músculo à membrana plasmática, prevenindo danos ao sarcolema.

CLASSIFICAÇÃO DAS FIBRAS MUSCULARES ESQUELÉTICAS

As fibras musculares individuais exibem diferenças distintas nas suas taxas de contração, desenvolvimento de tensão e suscetibilidade à fadiga. Essas diferenças podem ser observadas por meio de distintos métodos experimentais e apresentam características neurais, morfológicas, fisiológicas e bioquímicas para sua classificação (Tabela 5.1). Genericamente, essas fibras são conhecidas como de contração rápida ou lenta. Os músculos que reagem rapidamente (bíceps braquial) são constituídos, essencialmente, por fibras de contração rápida, com

uma pequena porcentagem de fibras de contração lenta. O contrário acontece nos músculos que reagem mais lentamente (sóleo), porém com contração prolongada, constituídos principalmente por fibras de contração lenta. Há também uma correlação entre a velocidade de contração e a atividade da miosina ATPase, que tem a ver com a expressão das diferentes isoformas da miosina nos dois tipos de fibras musculares.

Métodos histoquímicos podem ser usados para diferenciar os tipos de fibras, os quais se baseiam na atividade da miosina ATPase. Um dos mais conhecidos são as técnicas de coloração para diferenciar os tipos de fibras, que se fundamentam na diferença de estabilidade das várias miosinas, quando incubadas em meios ácidos ou alcalinos. As fibras rápidas são do tipo II e as fibras lentas do tipo I.

As fibras musculares ainda podem ser classificadas com base em suas propriedades funcionais e metabólicas em:

- Rápidas e glicolíticas (RG)
- Rápidas e glicolíticas oxidativas (RGO)
- Lentas e oxidativas (LO).

As RG e as RGO são do tipo rápido, por terem grande atividade do retículo sarcoplasmático e da miosina ATPase, e correspondem a estímulos isométricos curtos e velocidades máximas altas. As fibras LO apresentam baixa atividade do retículo sarcoplasmático e da ATPase miofibrilar. Cada tipo de fibra contém uma isoenzima específica para a proteína da miosina contrátil e as fibras são frequentemente identificadas com base na sua histoquímica, determinada pela ATPase da miosina que está ativa, podendo ser dos tipos I, IIa ou IIb.

As fibras do tipo I (fibras lentas), de cor vermelho-escuro:

- São ricas em mioglobina
- Têm um sistema de vasos sanguíneos mais extenso, para proporcionar uma quantidade superior de oxigênio
- Têm mitocôndrias em abundância
- Têm um diâmetro relativamente pequeno
- Contêm um maior número de núcleos por unidade de comprimento que as fibras rápidas
- São resistentes à fadiga, estão adaptadas a atividades de longa duração, como é o caso da manutenção da postura e das provas de atletismo contínuas e prolongadas, por exemplo as corridas de maratona.

As fibras do tipo II (fibras rápidas) contêm pouca mioglobina e são de cor vermelho-claro, normalmente designadas fibras brancas:

- Têm um diâmetro maior, para maior força de contração, que as fibras lentas
- Têm menor número de núcleos que as fibras do tipo I
- Têm menor quantidade de mitocôndrias, uma vez que utilizam mais o sistema glicolítico, e, por usarem mais o sistema glicolítico, apresentam grande quantidade de enzimas predominantes desse sistema
- Não têm um sistema de vasos sanguíneos tão extenso como as fibras do tipo I
- Têm um extenso retículo sarcoplasmático, para uma libertação rápida dos íons cálcio
- São fibras de contração rápida, como é o caso daquelas que participam de um movimento rápido e poderoso (p. ex., corrida de alta velocidade).

Todos os músculos têm porcentagens variáveis de fibras de contração rápida e lenta. Por exemplo, o músculo gastrocnêmio tem maior quantidade de fibras de contração

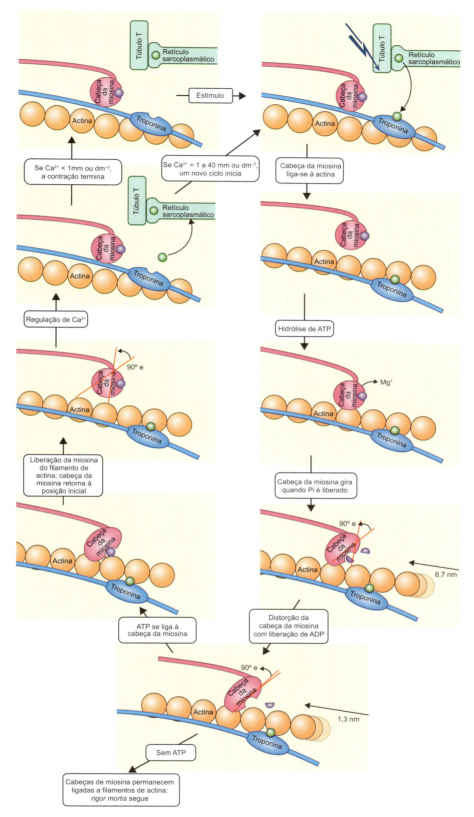

Figura 5.18 Mecanismo molecular de contração muscular. A chegada do potencial de ação faz com que os íons cálcio sejam liberados do retículo sarcoplasmático, aumentado a concentração no citosol da fibra muscular. O cálcio liga-se ao complexo troponina, especificamente na troponina C, promovendo alterações conformacionais entre os filamentos fino e grosso. Essa alteração conformacional permite a exposição do sítio ativo da actina que estava inibido pela ação da troponina. Com a hidrólise do ATP, a cabeça da miosina se liga na molécula de actina (ponte cruzada) e promove o deslizamento dos filamentos. Essa ação produz um encurtamento do sarcômero e é definida como contração muscular. Para voltar ao estado inicial, ou seja, produzir relaxamento, processos contrários são necessários, como a ligação de outra molécula de ATP na cabeça da miosina e a diminuição da concentração de íons cálcio no citosol. A ausência de ATP e a continuidade da concentração aumentada de cálcio no citosol produz um fenômeno conhecido como *rigor mortis*.

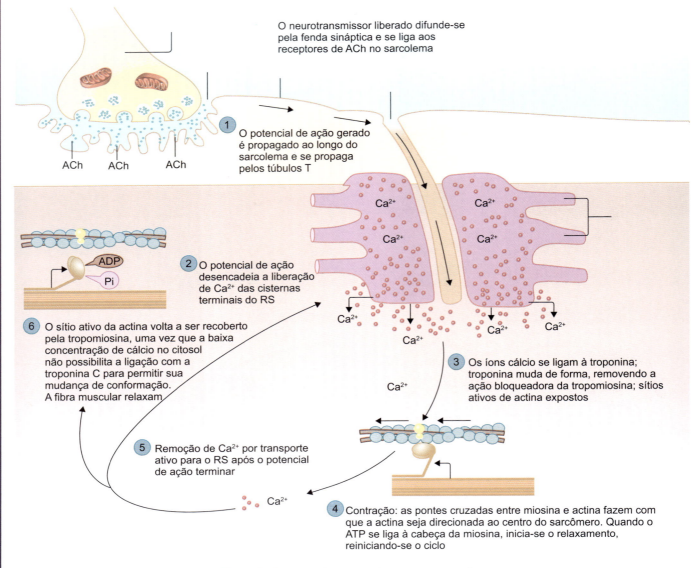

Figura 5.19 Resumo das etapas da contração muscular.

rápida, o que lhe confere a capacidade de contrair de forma vigorosa e rápida. Diferentemente, o músculo sóleo tem maior quantidade de fibras musculares de contração lenta e, por isso, é usado prioritariamente para a atividade prolongada das pernas. Os indivíduos podem apresentar uma prevalência de fibras de contração rápida do que fibras de contração lenta, ou o contrário. Essa diferença hereditária pode determinar se um atleta tem maior capacidade para desportos de longa duração ou para provas de alta velocidade e curta duração.

Outros aspectos são observados em relação às características dos neurônios (unidades motoras) que inervam as fibras musculares. Os neurônios das fibras do tipo II são mais mielinizados em relação aos das fibras do tipo I. As unidades motoras para as fibras do tipo I inervam cerca de 10 a 180 fibras e são menos mielinizadas, enquanto as unidades motoras para as fibras do tipo II inervam cerca de 300 a 800 fibras. O resultado disso é que, além do potencial de ação trafegar mais rapidamente pelas unidades para as fibras do tipo II, ao desencadearem o potencial de ação nas fibras, 300 a 800 fibras responderão contraindo-se. Haverá maior resposta contrátil, maior força e maior potência. O pico de tensão será tanto mais rápido quanto gerará maior tensão que as unidades para as fibras do tipo I.

Os motoneurônios que controlam as fibras do tipo I têm, de modo geral, diâmetros pequenos e alta excitabilidade, possivelmente em função do maior impacto que os potenciais sinápticos podem ter sobre sua atividade elétrica. Opostamente, os motoneurônios que inervam as fibras do tipo II têm diâmetros grandes e excitabilidade mais baixa. Os dois tipos de motoneurônios têm velocidade alta de condução dos impulsos nervosos, mas a velocidade de condução dos motoneurônios que inervam fibras do tipo II é sistematicamente mais alta, coerente com a maior velocidade de contração dessas fibras. As respostas diferentes obtidas em relação ao grau de fatigabilidade e força produzidas pela estimulação de unidades motoras em diferentes tipos de fibras podem ser observadas na Figura 5.21.

No homem, os subtipos de fibras variam conforme suas propriedades fisiológicas, adaptadas ao trabalho específico de cada músculo e sexo. Em condições normais, elas dispõem-se de maneira intercalada a fim de formar um "mosaico", ou seja,

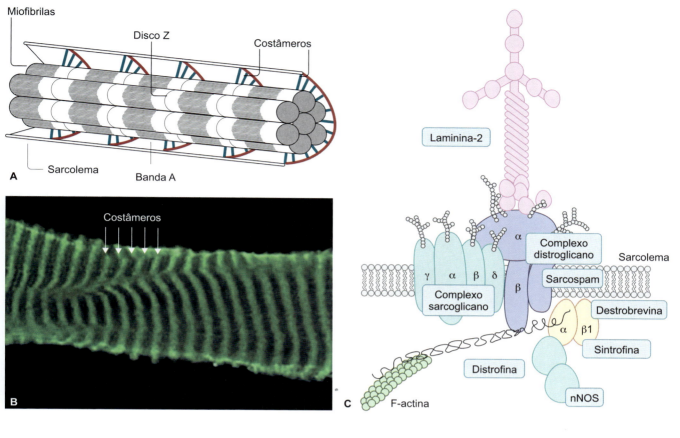
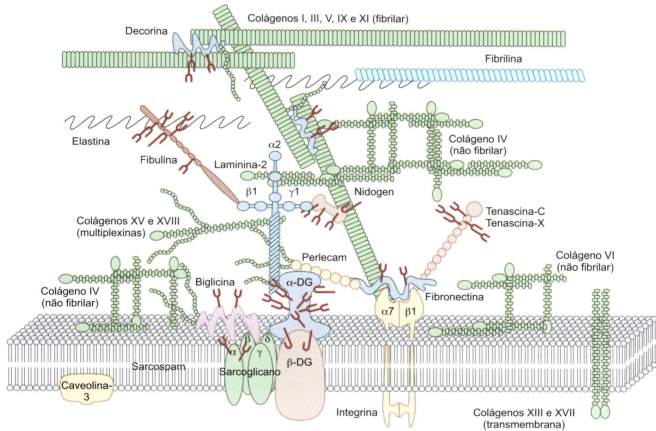

Figura 5.20 A a C. Complexo distrofina-glicoproteína: transmissão da força para a matriz extracelular via costâmeros. **D.** Vista ampliada do costâmeros e suas proteínas.

Tabela 5.1 Características dos diferentes subtipos de fibras musculares.			
Características	**Tipo de fibra**		
Padrão de atividade elétrica	Fásico		Tônico
	Alta frequência de disparos		Baixa frequência de disparos
Morfologia	Tipo IIb	Tipo IIa	Tipo I
Cor	Branca	Branca-vermelha	Vermelha
Diâmetro da fibra	Grande	Intermediário	Pequeno
Capilares/mm³	Baixos	Intermediários	Altos
Densidade mitocondrial	Baixa	Intermediária	Alta
Histoquímica	IIb	IIa	I
Bioquímica (metabolismo)	Rápida glicolítica (RG)	Rápida oxidativa glicolítica (ROG)	Lenta oxidativa (LO)
Miosina ATPase	Alta	Alta	Baixa
Concentração de mioglobina	Baixa	Intermediária	Alta
Capacidade de manipular o cálcio	Alta	Média/alta	Baixa
Capacidade glicolítica	Alta	Alta	Baixa
Capacidade oxidativa	Baixa	Média/alta	Alta
Função	Fadiga rápida (FR)	Resistente à rápida (RF)	Resistente à fadiga (L)
Contratilidade	Contração rápida (CR)	Contração rápida (CR)	Contração lenta (CL)
Velocidade de contração	Rápida	Rápida	Lenta
Velocidade de relaxamento	Rápida	Rápida	Lenta
Fatigabilidade	Alta	Moderada/alta	Baixa
Capacidade de gerar força	Alta	Intermediária	Baixa
Hipertrofia	Alta	Intermediária	Baixa

as fibras de tipo I alternam-se com as fibras de tipo II (A ou B, também denominada IIx), o que pode ser observado por meio da técnica de coloração histoquímica realizada em uma biopsia muscular.

CONTRAÇÕES MUSCULARES DE FORÇA DIFERENTE | SOMAÇÃO DA FORÇA

A contração muscular depende diretamente da concentração de cálcio disponível no citosol, ou seja, da frequência com que as fibras musculares da unidade motora estão sendo estimuladas pelo motoneurônio. Para cada potencial de ação isolado em uma unidade motora, ocorre um abalo mecânico (ou espasmo muscular) ou uma breve contração seguida de relaxamento. Esse abalo começa aproximadamente 2 ms após o início da despolarização, e sua duração varia de acordo com o tipo de fibras musculares. Se um segundo estímulo for aplicado antes que o relaxamento do primeiro abalo tenha começado, haverá uma sobreposição das respostas mecânicas que se denomina somação. Nesse sentido, somação significa a soma de abalos individuais para aumentar a intensidade da contração muscular global. A somação pode ocorrer de duas maneiras:

- Pelo número de unidades motoras que se contraem simultaneamente, o que se denomina somação de múltiplas fibras
- Pela frequência da contração, denominada somação de frequência e que pode resultar em tetanização.

Somação de múltiplas unidades motoras

Os ganhos iniciais de força muscular caracterizam-se por um maior nível de excitação e subsequente desinibição ou facilitação neural, resultando em uma exacerbação na excitabilidade dos neurônios motores, portanto um maior recrutamento de unidades motoras, que poderiam dar origem a uma ativação plena dos grupos musculares. A maior ativação neural mostra ser um dos mecanismos importantes para o aumento da força muscular. Quando ocorre uma ação voluntária para a realização de um pequeno movimento, o qual não necessita de muita força ("sinal fraco"), para que se inicie a contração do músculo, são estimuladas, preferencialmente, unidades motoras menores. A seguir, à medida que a força do sinal aumenta, começam a ser recrutadas unidades motoras cada vez maiores, as quais apresentam frequências de disparo de até 50 vezes mais, quando comparadas às unidades menores. Pode-se concluir que, se uma unidade motora é ativada, uma quantidade muito pequena de força é produzida. Se várias unidades motoras são ativadas, mais força é produzida. Se todas as unidades motoras em um músculo são ativadas, a força máxima produzida por um músculo é denominada somação de unidades motoras múltiplas. Assim, o fato de o músculo se contrair ou se manter relaxado depende da somação dos impulsos nervosos recebidos pelas unidades motoras em determinado estímulo.

Somação de frequência e tetanização

A resposta de uma unidade motora a um único potencial de ação é chamada de abalo muscular. Assim, para aumentar a força de contração de um músculo, podem-se somar unidades motoras, como visto anteriormente, ou somar os abalos musculares. Assim, quanto maior a frequência de abalos musculares produzidos em uma unidade motora, maior será a força da contração, já que um estímulo se inicia antes do término do anterior (somação por frequência). Como se pode observar

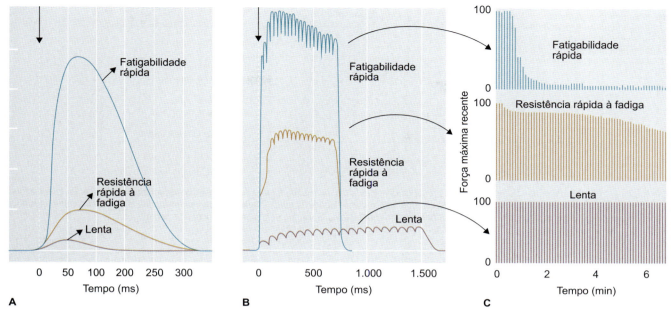

Figura 5.21 Comparação da força e fatigabilidade gerada por cada estímulo dos três diferentes tipos de unidades. Em cada caso, a resposta reflete a estimulação de um único neurônio motor. **A.** Alteração na tensão muscular em resposta a um único potencial de ação do neurônio motor. **B.** Tensão em resposta à estimulação repetitiva dos neurônios motores. **C.** Resposta à estimulação repetida a um nível que produz tensão máxima. Observe as taxas de fadiga diferentes.

na Figura 5.22, um único potencial de ação provoca uma contração isolada seguida de relaxamento. Se a frequência de potencial de ação atinge a fibra por causa de disparos repetidos do neurônio motor e esses potenciais chegam antes que a fibra possa relaxar completamente após a contração anterior, ocorre ativação adicional dos elementos contráteis produzindo somação dessas frequências. Como resultado de estímulos repetidos rapidamente, as contrações musculares individuais se fundem em uma contração contínua, que é chamada de tétano ou contração tetânica. É chamado tétano completo quando não ocorre relaxamento entre estímulos e tétano incompleto quando de períodos de relaxamento incompleto entre os estímulos somados (Figura 5.22). A força da contração no tétano completo é cerca de quatro vezes maior que aquela que se desenvolve durante as contrações isoladas.

ASPECTOS MECÂNICOS E FUNCIONAIS DO MÚSCULO ESQUELÉTICO

Músculos esqueléticos são os principais produtores do movimento humano e atuam para contrapor a ação gravitacional ou outras forças externas. Os músculos são usados para manter uma posição, levantar ou abaixar uma parte do corpo, desacelerar movimentos e gerar velocidade no corpo ou em um objeto. Eles são arranjados de modo que possam contribuir individual ou coletivamente para produzir um movimento muito pequeno ou um muito amplo e potente, movimentando os ossos nas articulações, tornando-se responsáveis por gerar forças compressivas nas articulações, aumentando sua estabilidade, e sustentação da postura do corpo contra forças externas.

A extremidade de cada músculo é conectada aos ossos por tendões, os quais não têm propriedade contrátil ativa. Os tendões são contínuos às fibras de colágeno do perimísio e epimísio. Os músculos formam o componente contrátil e os tendões, os componentes elásticos em série. Já o endomísio, o perimísio, o epimísio e o sarcolema compõem os componentes elásticos em paralelo (Figura 5.23).

Quando o músculo é estirado passivamente, ocorre aumento de tensão e há armazenamento de energia pelos elementos elásticos em série e em paralelo. Por sua vez, quando cessa a tensão, a energia é liberada. Há possibilidade de o músculo se distender e a elasticidade dos componentes elásticos assegura a transmissão suave da tensão durante a contração, retornando à posição original após a contração, prevenção de estresse nos elementos contráteis, absorção e dissipação de energia.

A resposta mecânica a um único estímulo motor é chamada de tetania. Existe um período entre o estímulo e a tetania chamado de latência, a qual ocorre em virtude do tempo necessário para eliminar a "folga" dos elementos elásticos. Ele também é chamado de atraso neuromecânico (*electromechanical delay*).

Do início da tetania até o seu pico, tem-se o tempo de contração, e, do pico até o final da tetania, o tempo de relaxamento. Com a somação, destacada anteriormente, ocorrerá o acréscimo de resposta mecânica, e, caso a frequência seja alta, haverá uma contração tetânica máxima (tetanização), mantendo-se a tensão de pico.

Contrações e trabalho musculares

As diferenças na gradação, na frequência de estímulo e no número de unidades ativadas produzem os movimentos suaves em geral observados. A contração muscular exerce uma força sobre os ossos conhecida como tensão muscular (portanto, há tensão tanto ao estirar quanto ao contrair o músculo). A força externa aplicada no músculo é chamada de resistência ou carga.

A tensão muscular promove um efeito de rotação nas articulações chamado de momento ou torque. Ao girar um segmento ósseo em uma articulação (torque), produz-se o movimento. O cálculo do torque é determinado pelo produto entre

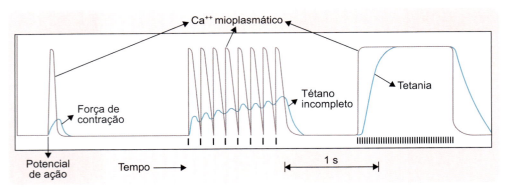

Figura 5.22 Aumentar a frequência de estimulação elétrica do músculo esquelético resulta em um aumento na força de contração. Isso é atribuível ao prolongamento do transiente intracelular de íons cálcio e é denominado *tetania*. A *tetania incompleta* resulta do início de outro transiente intracelular de cálcio antes que o músculo fique completamente relaxado. Assim, há uma soma de forças de contração.

a força muscular e a distância perpendicular da aplicação da força ao centro do movimento (articulação).

As contrações musculares e o trabalho muscular podem ser classificados de acordo com a tensão muscular e a resistência a ser superada. O trabalho estático ocorre quando nenhum trabalho mecânico é executado, mas há trabalho muscular (gasto de energia) por meio de uma contração isométrica ou estática. Esse tipo de contração não permite movimento articular. Embora seja definida como falta de encurtamento do músculo, há defensores de que o músculo se encurta levemente, sem movimento sensível no ângulo da articulação. A carga supera a força muscular de maneira que não consegue uma contração concêntrica.

O trabalho dinâmico ocorre quando um trabalho mecânico é produzido, e o movimento articular é gerado por uma das formas de contração muscular. A contração concêntrica (Figura 5.24 A) acontece quando os músculos promovem tensão suficiente para superar a resistência do segmento do corpo e os músculos se encurtam (encurtamento dos sarcômeros). A contração concêntrica é uma propriedade das relações entre actina e miosina, das interações entre as pontes cruzadas e a função indispensável do cálcio e do ATP. A força do músculo supera a carga a ele imposta produzindo movimento.

A contração excêntrica ocorre quando os músculos não geram tensão suficiente e são superados pela carga externa imposta a eles, de modo que se alongam (afastam origem e inserção). O músculo vai resistindo ao mesmo tempo que vai sendo estirado pela carga (Figura 5.24 B). A contração excêntrica também ocorre quando, a despeito da carga, voluntariamente há desativação de unidades motoras, desacelerando o movimento produzido pela gravidade – por exemplo, a desaceleração da flexão do joelho que ocorre durante uma corrida quando o membro toca o solo.

A contração isocinética é uma forma de trabalho muscular em que a velocidade de alongamento ou encurtamento se mantém constante. Esse tipo de contração é obtido

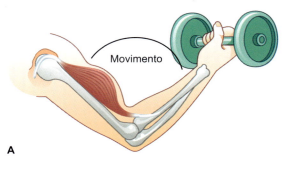

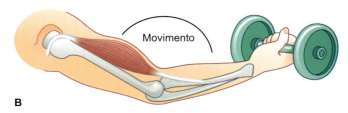

Figura 5.23 Modelo muscular mostrando o componente contrátil (CC) ativo, os componentes elásticos em série (CES) e os componentes elásticos em paralelo (CEP), os quais são passivos.

Figura 5.24 A. Contração muscular concêntrica. **B.** Contração muscular excêntrica. Notar que em ambas as situações há geração de tensão (força), mas em A ocorrem a aproximação da origem e a inserção muscular (encurtamento), enquanto em B há o afastamento da origem e inserção muscular (alongamento).

por meio de equipamentos computadorizados, chamados de dinamômetros isocinéticos, a partir dos quais se pode controlar a velocidade nas contrações concêntricas e excêntricas (Figura 5.25).

A contração isotônica é usada para definir a contração muscular com a tensão constante ao longo da amplitude articular. O uso desse termo não leva em conta que, durante a amplitude de movimento, ocorrem mudanças no braço de alavanca alterando o torque e, portanto, modificando também a tensão. Dessa forma, uma contração isotônica no verdadeiro sentido não existe, mas o termo muitas vezes é usado para definir uma contração que provoca movimento articular.

A tensão varia com o tipo de contração. As contrações isométricas produzem maior tensão que as contrações concêntricas. Contrações excêntricas podem gerar maior tensão que contrações isométricas. Isso é aceito considerando a tensão suplementar produzida pelos elementos elásticos.

Classificação funcional

A classificação funcional da atividade muscular é necessária para compreender melhor a atuação dos músculos. "Agonista" é o termo usado para denominar o músculo ou grupo muscular responsável por determinado movimento.

O grupo muscular ou músculo responsável por realizar o movimento oposto ao agonista é chamado de antagonista. Quando um músculo auxilia o agonista na execução de um movimento, é chamado de sinergista. Os fixadores são músculos que atuam com certo grau de sinergismo, uma vez que produzem estabilidade em uma articulação, de forma a favorecer o movimento em outra articulação.

Dependendo da posição e da direção da resistência a superar, ocorrem diferenças na atividade do músculo: se concêntrica, excêntrica ou ainda não participa da atividade. A relação agonista-antagonista pode ser observada na Figura 5.26, em que se percebe que a simples mudança de posição pode determinar se o músculo é agonista ou antagonista, além do tipo de contração. A posição é importante pelo fato de que a ação gravitacional pode estar atuando de forma diferente sobre os segmentos, exigindo que um músculo em particular atue para realizar um movimento.

Fatores que contribuem para a geração de força muscular

Relação comprimento-tensão

A produção de força ou tensão de um músculo depende do seu comprimento quando estimulado, sendo chamada de relação comprimento-tensão (Figura 5.27). A tensão máxima é produzida quando o músculo está próximo do seu comprimento de repouso. Quando o músculo está em uma posição encurtada, a tensão cai lentamente a princípio e, depois, de modo mais rápido. Quando o músculo está em uma posição de alongamento, a tensão progressivamente diminui. Isso está relacionado com as alterações estruturais no sarcômero. Na posição de repouso, os filamentos de actina e miosina estão sobrepostos ao longo de todo o seu comprimento e o número de pontes cruzadas é máximo. Na posição alongada, haverá menos pontes cruzadas e a tensão será menor. Na posição encurtada, os filamentos estão sobrepostos nos terminais opostos do sarcômero, diminuindo a tensão.

Relação carga-velocidade

A velocidade de encurtamento (contração concêntrica) é maior quando a carga externa é zero, mas, à medida que a carga aumenta, a velocidade de encurtamento diminui (Figura 5.28). Se a carga é aumentada ainda mais, o músculo alonga-se enquanto provoca tensão (contração excêntrica). Com o aumento da carga, ocorre maior velocidade de alongamento. Portanto, a relação carga-velocidade da contração excêntrica é inversa à da contração concêntrica. A contração isométrica, por sua vez, é o momento em que há velocidade zero.

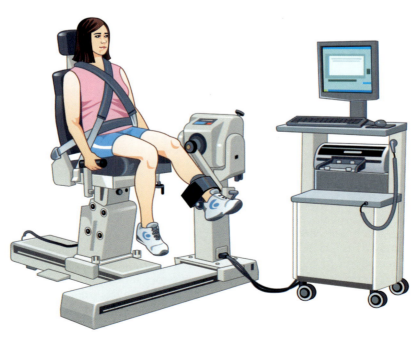

Figura 5.25 Equipamento isocinético utilizado para controlar a velocidade de movimento e, portanto, a contração muscular, concêntrica ou excêntrica.

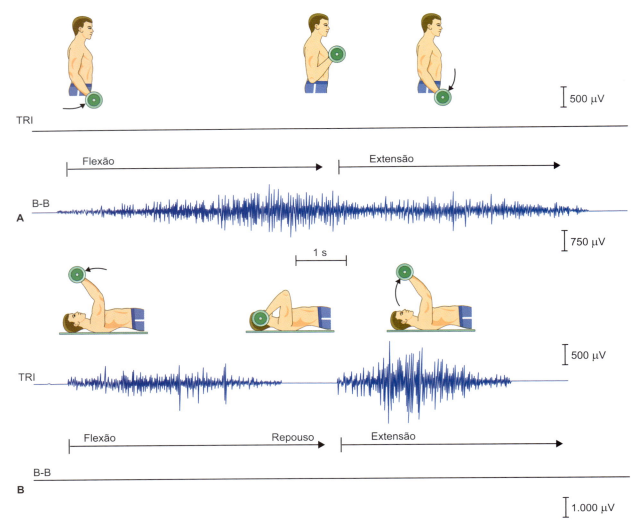

Figura 5.26 Tanto em **A** quanto em **B** ocorre o movimento de flexão do cotovelo. No entanto, a posição em pé (**A**) exige que o músculo bíceps braquial (B-B) seja ativado (contração concêntrica) para realizar o movimento (B-B – sinal eletromiográfico), enquanto o tríceps braquial (TRI) não está ativo (TRI – sinal eletromiográfico). Ao retornar à posição inicial, o bíceps braquial por meio de uma contração excêntrica controla o movimento realizado pela gravidade. Por sua vez, na posição deitada (**B**), o mesmo movimento é realizado pela gravidade, mas o tríceps braquial deve controlar o movimento por meio de uma contração excêntrica e, posteriormente, para retornar à posição inicial, necessita de uma contração concêntrica, enquanto o bíceps braquial não participa do movimento.

Relação força-tempo

A força ou tensão é proporcional ao tempo de contração. A força é maior se há tempo hábil para a tensão produzida ser transmitida para os elementos elásticos, considerando o tempo para recrutamento das fibras, somação, tetanização e transmissão aos elementos elásticos (Figura 5.29).

Arquitetura do músculo

O músculo que apresenta fibras musculares com muitos sarcômeros em série (fusiforme) terá maior velocidade e excursão (alcance de trabalho), como é o caso do sartório e do tibial anterior. O músculo que apresenta maior número de sarcômeros em paralelo (peniforme) terá maior produção de força, como é o caso do reto femoral, que é bipenado (Figura 5.30).

Efeito do pré-alongamento

O músculo realiza maior trabalho se for alongado e, logo em seguida, realizar uma contração concêntrica, a partir de uma contração isométrica. Também conhecido como ciclo alongamento-encurtamento, nesse efeito existe maior quantidade de trabalho (produto da força pelo deslocamento) do que se houvesse uma simples contração concêntrica. Portanto, é capaz de realizar mais trabalho positivo. Essa característica na produção de força pode ser observada nos exercícios pliométricos, utilizados no meio esportivo e em reabilitação.

Efeito da temperatura

A produção de força muscular também depende da temperatura. Quando há um aumento da temperatura, ocorrem aumento na velocidade de condução no sarcolema, elevação da frequência de excitação, atividade metabólica e enzimática, e aumento da elasticidade dos componentes elásticos. Essas alterações aumentam a eficiência muscular. Por sua vez, a redução da temperatura tem efeito oposto, principalmente decorrente da acidose muscular (redução do pH).

Fadiga

A fadiga, um efeito agudo do exercício, é causada por comprometimento de um ou mais processos fisiológicos, prejudicando

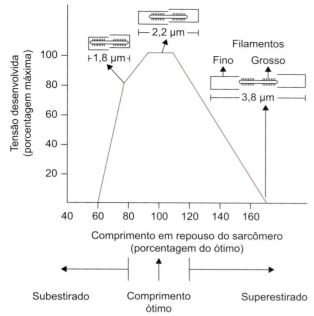

Figura 5.27 Pode-se verificar a tensão máxima a ser obtida em relação ao comprimento do sarcômero. Observe que o comprimento intermediário (próximo ao comprimento de repouso) é aquele em que se pode ter a maior tensão produzida.

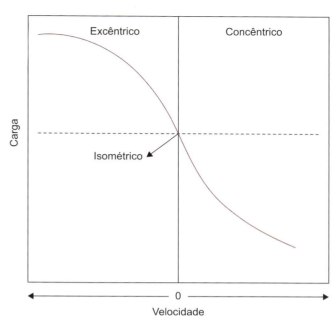

Figura 5.28 Pode-se observar a velocidade zero, na qual não há contração excêntrica nem concêntrica, mas a velocidade aumenta à medida que a carga é reduzida (direita da figura) na contração concêntrica, enquanto na contração excêntrica o aumento da carga gera maior velocidade de alongamento do músculo.

o desempenho. A duração de uma tarefa ou a característica desta pode exigir maior ou menor quantidade de músculos envolvidos, conseguindo influenciar os processos fisiológicos. Entre os processos fisiológicos, está o impulso central, que pode variar entre os indivíduos e tarefas. Ele depende da motivação em realizar a tarefa, bem como dos músculos que serão ativos, uma vez que alguns deles podem ser mais fáceis ou mais difíceis de ativar. A variedade de estratégias motoras, que determina aumento ou redução da ativação das unidades motoras dos músculos sinergistas, alteração na propagação

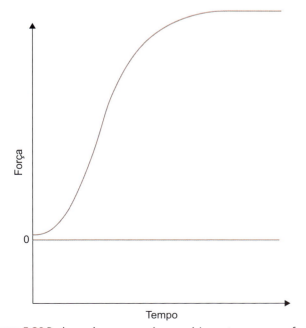

Figura 5.29 Pode-se observar que é necessário um tempo para a força chegar ao valor máximo.

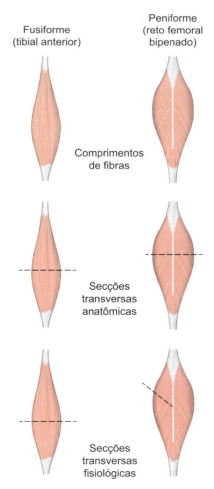

Figura 5.30 Tipos de músculos fusiformes e penados e a direção de suas fibras.

neuromuscular, depleção de neurotransmissores e alteração do acoplamento excitação-contração, como a inativação dos canais de cálcio, também pode produzir fadiga.

Finalmente, a redução do fluxo sanguíneo durante a atividade decorrente da pressão intramuscular também pode afetar a disponibilidade de energia. A capacidade de um músculo contrair e relaxar depende da disponibilidade de ATP. Com uma quantidade adequada de oxigênio e nutrientes, poderá haver ATP em quantidade adequada, o que possibilitará tetanias de baixa intensidade por longo tempo. Entretanto, se a frequência de tetanias for alta o suficiente para superar a produção de ATP, as respostas de tetania ficarão cada vez mais fracas (fadiga). Quando a contração começa, há utilização de ATP providos pela fosfocreatina, enquanto ocorre um rápido aumento da fosforilação oxidativa e da glicólise. Quando o exercício é intenso, o ATP é utilizado rapidamente e a capacidade da célula em substituir o ATP se torna limitada, uma vez que a atividade enzimática dessa produção é relativamente lenta.

Efeito da idade e do sexo

Os homens são considerados mais fortes que as mulheres. Em ambos, a força muscular aumenta progressivamente até a idade de 20 a 30 anos e, depois, declina. A curva de declínio do homem é mais acentuada que a das mulheres (Figura 5.31), o que justifica as maiores limitações observadas no homem. À medida que ocorre o envelhecimento, há perda do tamanho das fibras musculares e/ou no número de fibras musculares individuais. Essa perda é mais pronunciada nas fibras do tipo II (Figura 5.32).

Efeito do desuso

O desuso e a imobilização têm efeitos prejudiciais em fibras musculares. Esses efeitos incluem perda de resistência e força e atrofia muscular. Mudanças bioquímicas acontecem e afetam a produção de energia aeróbia e anaeróbia. São suficientes 6 h de imobilização para que a taxa de síntese proteica diminua, reduzindo a força, o volume e o tônus muscular. A velocidade da hipotrofia pode variar entre os indivíduos, mas pode ser tão intensa quanto uma taxa de 3 a 4% de perda de força por dia, na primeira semana de imobilização.

O tipo de fibra e o comprimento muscular durante a imobilização também podem influenciar na perda de força. A imobilização em uma posição alongada tem um efeito menos danoso ao músculo. Nessa posição, pode ocorrer um aumento do número de sarcômeros em série, enquanto na posição encurtada diminui-se o número de sarcômeros em série. A posição encurtada também favorece maior deposição de tecido conjuntivo. As fibras do tipo I parecem ser mais suscetíveis à imobilização, possivelmente em razão da diminuição do potencial enzimático para a atividade oxidativa. As fibras do tipo I parecem requerer impulsos neurais mais frequentes, os quais estão reduzidos durante a imobilização.

Efeito do treinamento

O treinamento físico com o objetivo de aumentar a força muscular é bastante eficiente, aumentando a área de secção transversa das fibras musculares (hipertrofia) e, portanto, a capacidade de gerar força. Estímulos elétricos também são capazes de aumentar a força muscular e impedir o acúmulo de tecido conjuntivo quando o músculo está imobilizado.

No entanto, o treinamento pode visar à geração de potência ou resistência muscular. A potência muscular é o componente rápido ou explosivo da força muscular – trata-se da força realizada na maior velocidade possível. Por sua vez, a resistência muscular é a capacidade de executar repetições ou contrações musculares contra determinada resistência (peso ou carga) durante um tempo muito longo.

Basicamente, a administração da carga (intensidade) e a quantidade de repetições (volume) determinarão se o efeito produzido será força, potência ou resistência muscular. Em geral, após encontrar uma carga de referência – o máximo de tensão gerada em uma repetição (RM) –, o percentual de carga de 40 a 50% da RM associado a um número maior

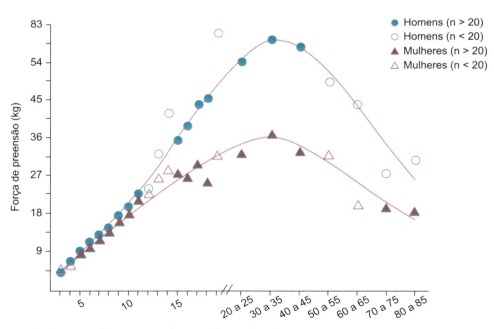

Figura 5.31 Comparação da força entre homens e mulheres ao longo da vida. Observe que a partir dos 30 anos o declínio no homem é mais evidente.

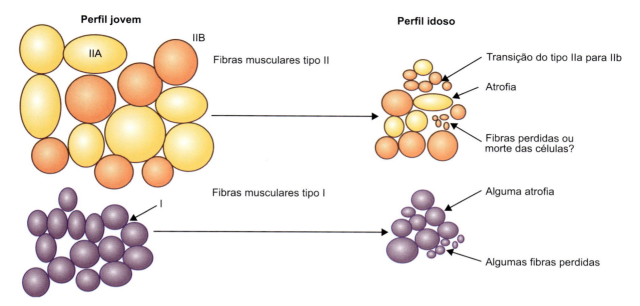

Figura 5.32 Perfil do jovem e perfil do idoso em relação às fibras musculares dos tipos I, IIa e IIb. Observe que, no idoso, há redução do tamanho e do número de fibras, especialmente no tipo II.

de repetições produzirá aumento de *endurance* ou resistência muscular. Um percentual de 60 a 70% de 1RM, executando-se o movimento com maior velocidade e moderada quantidade de repetições, produzirá aumento da potência muscular. Finalmente, um percentual em torno de 80 a 100% de 1RM produzirá aumento de força com hipertrofia muscular. Trata-se do componente básico para quase toda forma de atividade esportiva, competitiva e recreativa existente, bem como para a atividade laboral.

O treinamento físico com o objetivo de aumentar o comprimento muscular por meio dos exercícios de alongamento também é eficiente. As adaptações a esse treinamento vão desde o aumento no número de sarcômeros em série até adaptações dos órgãos tendinosos de Golgi e fusos neuromusculares. Essas características também permitem maior absorção de energia nos elementos contráteis e elásticos, o que pode favorecer certa proteção dos músculos contra lesões, embora esse seja um tema ainda controverso na literatura.

MIOPATIAS

Para a compreensão das miopatias, é preciso lembrar que as fibras musculares esqueléticas apresentam, ancorados ou inseridos no seu sarcolema, alguns componentes importantes (Figura 5.33):

- Bomba Na^+/K^+
- Aquaporinas (AQP): proteína de 28 kDa embutida na membrana muscular a fim de regular o fluxo de água. A AQP4 é o mais abundante canal de água no sarcolema do músculo esquelético, particularmente nas fibras de contração rápida, nas quais determina a permeabilidade de água. A expressão das AQP está alterada em diferentes formas de miopatias
- Canais voltagem-dependentes
- Cavéolas: invaginações de 50 a 100 nm da membrana plasmática. Compreendem uma família de proteínas intimamente relacionadas com a função caveolar denominadas caveolinas. Estão envolvidas em vários processos celulares, como endocitose, homeostase de lipídios, transdução de sinal e tumorogênese. No músculo, a caveolina-3 está situada dentro das cavéolas
- Complexo distrofina-glicoproteínas
- Integrinas
- Junção neuromuscular e suas proteínas.

Além disso, para o entendimento das miopatias, é necessário relembrar os componentes da matriz extracelular (MEC), que inclui um conjunto de moléculas extracelulares secretadas por células responsáveis pelo suporte estrutural e bioquímico, além de permitir uma comunicação intercelular. É composta por proteínas, colágeno e elastina, proteoglicanos e glicoproteínas adesivas, laminina e fibronectina (Figura 5.34).

A MEC corresponde ao espaço externo da célula e comunica-se com o citoesqueleto por meio da proteína integrina.

O colágeno é a fibra extracelular mais importante, além de ser a proteína mais abundante (30%) do organismo animal. Contém cadeias peptídicas dos aminoácidos glicina, prolina, lisina, hidroxilisina, hidroxiprolina e alanina. Essas cadeias são organizadas de forma paralela a um eixo, formando hastes de colágeno, que proporcionam resistência e elasticidade à estrutura presente.

Ele está presente em grande quantidade nos tendões e ligamentos, e existem fibras de colágeno em todos os tecidos e órgãos, incluindo os músculos. A glicina representa cerca de um terço do conteúdo total de aminoácidos do colágeno, assim como a prolina e a hidroxiprolina em conjunto. A hidroxiprolina não aparece em quantidades significativas em outras proteínas e tem uma porcentagem constante no colágeno, sendo, portanto, utilizada para determiná-lo nos tecidos.

As fibras de colágenos são grupos de fibrilas compostas por moléculas de colágeno que consistem de três cadeias alfa de polipeptídios em tripla-hélice. As cadeias alfa contêm repetições GXY: glicina (G), prolina (X) e hidroxiprolina (Y).

A síntese do colágeno inicia-se no retículo endoplasmático rugoso. As pró-alfas são feitas no RER, e hidroxiladas e glicosiladas no complexo de Golgi. O pró-colágeno resulta da união de três cadeias alfa, sendo secretado a partir de vesículas, e

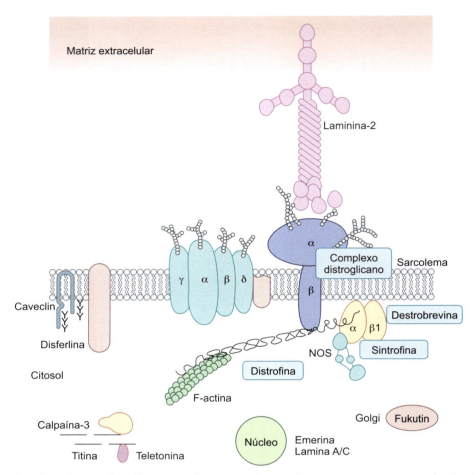

Figura 5.33 Complexo distrofina-glicoproteínas. No que se refere ao sarcolema, existe uma estrutura macromolecular de proteínas da qual a distrofina faz parte, denominada complexo associado à distrofina ou *dystrophin-associated protein* (DAP). Esse complexo compreende os sarcoglicanos (α, β, δ, γ, ε), os distroglicanos (α, β), a distrobrevina, as sintrofinas (α, β), o sarcospam, a caveolina-3 etc. A distrofina é ligada à porção intracelular pela porção N-terminal, que está associada aos filamentos de actina. Quanto à extremidade C-terminal, interage com os componentes do DAP, particularmente o betadistroglicano. Na porção extracelular da membrana, o alfa-distroglicano liga-se ao betadistroglicano e serve de receptor para a matriz extracelular.

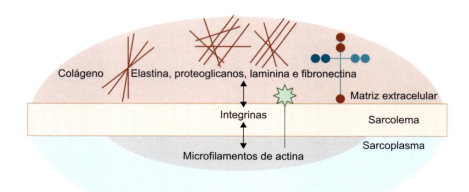

Figura 5.34 Componentes da matriz extracelular.

sofre proteólise no espaço extracelular para formar moléculas de colágeno maduras de 100 nm de comprimento.

Representa uma grande família de proteínas contendo cerca de 11 componentes distintos, sendo os tipos I, III, IV, V e VI encontrados no músculo estriado, e os tipos I e II na fáscia:

- Tipo I: 90% do total de colágeno presente nos mamíferos. Sintetizado por fibroblastos, odontoblastos e osteoblastos, é composto de duas cadeias alfa-1 e uma cadeia alfa-2, usualmente organizada em grupos fortes que dão resistência às estruturas. Está presente em fáscia, tendões e ligamentos
- Tipo III: composto de três cadeias alfa-1 e, diferentemente do tipo I, forma fibras mais curtas e finas. É produzido por fibroblastos e células reticuladas. Predomina em pele, fáscia, ligamentos e músculos
- Tipo IV: componente estrutural mais abundante da membrana basal, proporcionando força mecânica, consiste em moléculas de colágeno, as quais não são agrupadas em fibrilas, mas são associadas pelos seus terminais a fim de formar uma malha. Está associado a vários componentes não fibrosos da MEC, formando uma membrana contínua que separa diferentes tecidos. É sintetizado por células epiteliais, endoteliais e musculares
- Tipo V: tem uma função importante na proliferação celular e na reparação tecidual. Participa intensamente da interação com componentes da MEC por meio da associação com outros tipos de colágeno, I e III
- Tipo VI: é composto por três cadeias alfa – alfa-1 (VI), alfa-2 (VI) e alfa-3 (VI) – e produzido por diferentes tecidos: músculo, nervo periférico, sistema nervoso central. Responsável pela regeneração, diferenciação e sobrevida da célula.

Distrofia muscular congênita (colagenopatia)

Existem dois tipos de distrofia decorrentes de mutação no gene do colágeno VI, cuja proteína se localiza na matriz extracelular. O quadro pode apresentar-se de dois tipos: forma grave, conhecida como Ulrich, começando ao nascimento ou nos 6 primeiros meses e caracterizada por hipotonia (tônus diminuído), fraqueza muscular, hiperelasticidade e contraturas múltiplas; e forma leve, conhecida como Bethlem, com início na infância mais tardia com contraturas principalmente nas mãos e nos tornozelos, hipotonia leve e presença de queloides (cicatrização exagerada). São distúrbios hereditários autossômicos dominantes ou recessivos.

A laminina-211 é composta de uma cadeia alfa 2, uma beta e uma gama. Cada braço curto contém um domínio N-terminal necessário para a própria polimerização. Receptores transmembrana que interagem com laminina conectam-na com o citoesqueleto. Os dois maiores receptores de laminina-211/221 no músculo esquelético são distroglicano e integrina α7β1. O distroglicano é altamente glicosilado, contendo duas subunidades, alfa-distroglicano e β-distroglicano. No músculo, ele forma a espinha dorsal das várias subunidades do complexo distrofina-glicoproteína, ligando a laminina-211 aos componentes intracelulares distrofina e actina.

Distrofia muscular de Duchenne (DMD)

Miopatia hereditária mais frequente na infância. Tem herança ligada ao X, é grave e progressiva. Ocorre por ausência quase total da proteína distrofina (a segunda maior proteína do corpo), localizada no complexo distrofina-glicoproteína, causando lesão da fibra muscular e consequentes fraqueza muscular e comprometimento do músculo cardíaco. Essas crianças perdem a marcha por volta dos 14 anos e passam a apresentar insuficiência cardíaca. Existe uma forma mais amena denominada distrofia muscular de Becker. A diferença está na porcentagem de distrofina restante, maior que na DMD.

BIBLIOGRAFIA

Aires MM. Fisiologia. 4.ed. Rio de Janeiro: Guanabara Koogan; 2013.

Campanari ML, Garcia-Ayllon ML, Ciura S, Saez-Valero J, Kabashi E. Neuromuscular junction impairment in amyotrophic lateral sclerosis: reassessing the role of acetylcholinesterase. Front Mol Neurosci. 2016;9:160.

Carlson BM, Faulkner JA. The regeneration of skeletal muscle fibers following injury: a review. Med Sci Sports Exerc. 1983;15(3):187-98.

Dao TT, Tho MCHB. A systematic review of continuum modeling of skeletal muscle: current trends, limitations, and recommendations. Applied Bionics Biomech; 2018.

Frontera WR, Ochala J. Skeletal muscle: a brief review of structure and function. Calcif Tissue Int. 2015;96(3):183-95.

Mukund K, Subramaniam S. Skeletal muscle: a review of molecular structure and function, in health and disease. Wiley Interdiscip Rev Syst Biol Med. 2020;12(1):e1462.

Salmaninejad A, Valilou SF, Bayat H, Ebadi N, Daraei A, Yousefi M et al. Duchenne muscular dystrophy: an updated review of common available therapies. Int J Neuroscience. 2018;128(9): 854-64.

Schiaffino S, Reggiani C. Fiber types in mammalian skeletal muscles. Disponível em: https://doi.org/10.1152/physrev.00031.2010. Acesso em: 18/07/2019.

Trovato FM, Imbesi R, Conway N, Castrogiovanni P. Morphological and functional aspects of human skeletal muscle. J Funct Morphol Kinesiol. 2016;1(3):289-302.

Vizzacaro E, Terracciano C, Rastelli E, Massa R. Aquaporin 4 express in human skeletal muscle fiber types. Muscle Nerve. 2018;57(5):856-8.

6
Fisiologia do Músculo Liso

Alessandra Padilha • Camila Almenara • Gilson Brás Broseghini Filho

Introdução, 66

Músculo liso, 66

Membrana plasmática e citoesqueleto, 67

Citoesqueleto e proteínas contráteis
das células musculares lisas, 68

Organelas citoplasmáticas, 68

Inervação, 68

Contração e relaxamento do
músculo liso, 68

Contração fásica e contração tônica
do músculo liso, 69

Consumo de energia pelo músculo liso, 70

Origem do cálcio para contração
do músculo liso, 70

Mecanismos de ativação da contração
da musculatura lisa, 71

Mecanismos envolvidos no relaxamento do
músculo liso, 72

Remodelamento do músculo liso, 73

Bibliografia, 74

INTRODUÇÃO

O músculo liso está presente nas vias respiratórias, nos bronquíolos, nos vasos sanguíneos, nos tratos urogenital e gastrintestinal, no útero, na pele e na pupila. Diversas características distinguem o músculo liso do músculo estriado esquelético e cardíaco, a começar pela ausência de estriações no primeiro. Embora a actina e a miosina II estejam presentes no músculo liso – e a contração ocorra por meio de suas interações –, esses miofilamentos não se organizam em sarcômeros, configurando, assim, essa ausência de estriações. Além disso, em vez dos discos Z, o músculo liso apresenta corpos densos, tanto no citoplasma quanto aderidos ao sarcolema, aos quais, por meio da alfa-actinina, se ligam os filamentos de actina. No entanto, à semelhança da musculatura estriada, o músculo liso também apresenta tropomiosina, embora a troponina e a nebulina estejam ausentes. Outra particularidade reside no fato de que os retículos sarcoplasmáticos presentes no músculo liso são menos extensos comparados àqueles da musculatura estriada. As mitocôndrias são mais escassas no músculo liso, o que o torna dependente, em parte, da glicólise para a manutenção do seu metabolismo. Este capítulo expõe e discute de maneira comparativa as diferenças ultraestruturais do músculo liso, em contraposição à musculatura estriada, bem como as peculiaridades relacionadas com a regulação da contração. Por fim, este capítulo também discute casos clínicos relacionados com anormalidades do músculo liso.

MÚSCULO LISO

Apresenta unidades funcionais de contração que se assemelham aos sarcômeros do músculo esquelético, apesar da diferente organização das proteínas contráteis. No músculo liso, os filamentos finos e grossos estão dispostos radialmente em relação à alfa-actina, ao contrário da organização paralela observada no músculo esquelético, que confere seu aspecto estriado. Assim, o músculo liso recebe esse nome por não ser possível visualizar estrias em seu citoplasma, como nos músculos esquelético e cardíaco.

As células musculares lisas (CML) são alongadas, fusiformes, entre 2 a 5 μm de diâmetro e 20 a 500 μm de comprimento, conforme a localização, sendo muito menores que as fibras esqueléticas. O núcleo é único, central e alongado quando a célula se encontra em repouso e se deforma assumindo uma estrutura de "saca-rolhas" quando a célula se contrai.

A disposição das fibras musculares lisas varia de acordo com a localização e a função do órgão. O músculo liso vascular (MLV), presente na parede dos vasos sanguíneos, é formado por camadas de células dispostas em arranjos circulares que permitem a regulação do fluxo sanguíneo pela luz das veias e artérias. Assim, a contração do MLV leva à redução da luz do vaso, impondo maior resistência ao fluxo sanguíneo. Já os músculos piloeretores na pele estão dispostos em unidades isoladas e se contraem erigindo os pelos corporais. Em contraste, na parede da bexiga urinária, há várias camadas de CML dispostas em diversas direções de modo que sua contração provoca redução do volume de todo o órgão, propelindo a urina em direção à uretra.

MEMBRANA PLASMÁTICA E CITOESQUELETO

O sarcolema apresenta invaginações de 70 a 120 nm de diâmetro denominadas cavéolas, que aumentam a superfície da membrana em 70% e, assim como os túbulos T nos músculos estriados, aproximam-se do retículo sarcoplasmático e são responsáveis pelo aumento do cálcio intracelular. A caveolina é uma proteína encontrada nessa região da célula e está envolvida na manutenção da estrutura da cavéola juntamente com o colesterol (Figura 6.1).

Além de transportadores para cálcio, a cavéola é rica em receptores para diferentes neurotransmissores e hormônios que estimulam a célula, promovendo a sua contração ou inibição. Uma mesma molécula pode ativar uma célula muscular lisa de um órgão e inibir a contração em outro órgão, como a norepinefrina, que, no músculo liso vascular, estimula a contração após a estimulação de receptores alfa-adrenérgicos, mas leva ao relaxamento do músculo liso dos bronquíolos por estimulação de receptores beta-adrenérgicos. Essa é outra característica que difere o músculo liso do esquelético, já que o último é ativado apenas pela acetilcolina, liberada de terminações nervosas na placa motora (ver Figura 6.1).

Ainda na membrana plasmática, as junções comunicantes entre as células musculares lisas exercem o acoplamento elétrico, permitindo a difusão de pequenas moléculas de uma célula para outra. A densidade dessas junções em um tecido determina a velocidade da transmissão da atividade elétrica entre as fibras musculares lisas. Assim, em um músculo com alta densidade de junções comunicantes, a estimulação de uma célula pode ativar a contração de várias outras células vizinhas, promovendo uma onda de contração, como um sincício. Nesse caso, o músculo é classificado como músculo liso unitário, a exemplo dos músculos que formam a parede da maioria dos órgãos ocos, como os do trato gastrintestinal, do útero e do trato geniturinário. Já as células que apresentam poucas junções comunicantes exercem uma contração mais isolada e finamente controlada, sendo classificadas como músculo liso multiunitário. O músculo da íris e os músculos piloeretores da pele são exemplos dessa classe.

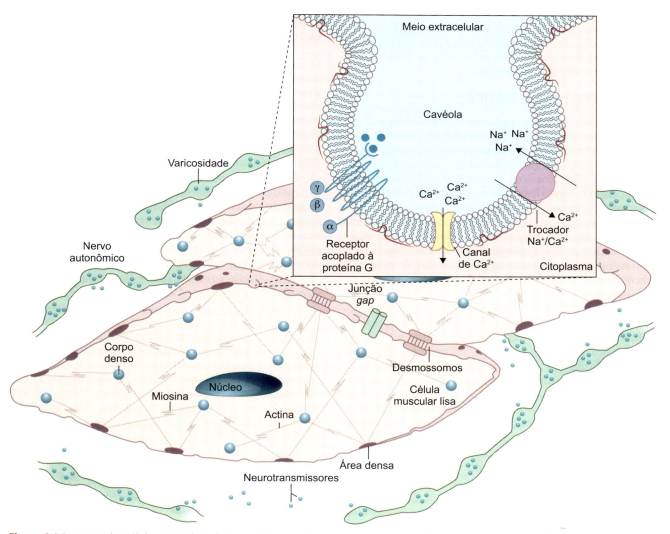

Figura 6.1 Estrutura das células musculares lisas mostrando proteínas contráteis, inervação, corpos densos e cavéola (esquema ampliado).

No exemplo, a musculatura lisa do estômago aumentará as contrações após as refeições. A musculatura da bexiga e do ureter se contrairá durante a micção. Outra característica importante da musculatura fásica é que sua ativação depende de impulsos elétricos e geração de potenciais de ação para induzir a contração. Por sua vez, a musculatura tônica pode ser ativada sem promover potencial de ação.

CONSUMO DE ENERGIA PELO MÚSCULO LISO

Em comparação com a musculatura esquelética, o músculo liso consome cerca de 10 a 300 vezes menos ATP. O baixo consumo energético do músculo liso pode ser atribuído a, pelo menos, dois fatores: menor velocidade de hidrólise de ATP pela ATPase miosínica do músculo liso; e apenas uma molécula de ATP ser requerida para cada ciclo de pontes cruzadas, independentemente de sua duração.

Embora a atividade ATPásica da miosina do músculo liso seja mais lenta, a proporção de actina ligada por miosina é maior no músculo liso. Isso faz com que a força de contração desenvolvida pelo músculo liso seja maior que aquela produzida pelo músculo esquelético.

ORIGEM DO CÁLCIO PARA CONTRAÇÃO DO MÚSCULO LISO

O músculo liso difere-se do músculo esquelético com relação à origem do cálcio requerido para contração. No músculo esquelético, a fonte de cálcio utilizada para contração deriva exclusivamente do retículo sarcoplasmático e depende da geração de potencial de ação. No músculo liso, como já mencionado, o retículo sarcoplasmático não é tão extenso quanto no músculo esquelético. Assim, na musculatura lisa, o cálcio destinado para contração é derivado de, pelo menos, duas grandes fontes: do meio extracelular e do retículo sarcoplasmático.

Meio extracelular

O influxo de cálcio do meio extracelular para o citosol das células musculares lisas é favorecido pelo gradiente de contração e ocorre pela abertura de canais para cálcio e/ou pela abertura de canais para cátions (Figura 6.4). Os principais canais para cálcio envolvidos na contração do músculo liso são:

- Canais para cálcio dependentes de voltagem (VOC)
- Canais para cálcio operados por estoque (SOC)
- Canais para cálcio operados por receptor (ROC)

O sarcolema do músculo liso também apresenta canais para cálcio sensíveis a estiramento, o qual possibilita o influxo de cátions (Na$^+$ e Ca^{2+}). Além disso, a bomba de cálcio do sarcolema e do retículo sarcoplasmático, a bomba de sódio e o trocador Na$^+$/Ca^{2+} atuam sobremaneira na homeostase do cálcio mioplasmático e, consequentemente, participam da regulação da contração do músculo liso.

Retículo sarcoplasmático

O retículo sarcoplasmático do músculo liso localiza-se em um espaço subsarcolemal, posicionando-se próximo às cavéolas (Figura 6.4). Há dois canais que, quando abertos, possibilitam a saída de cálcio para o citosol: os receptores de rianodina (RYR), ativados pelo aumento de cálcio intracelular (liberação de cálcio induzida por cálcio); e os receptores de IP3, ativados por esse segundo mensageiro, formado a partir da cascata de ativação da fosfolipase C (ver Figuras 6.2 e 6.4).

No retículo sarcoplasmático, o cálcio é tamponado por duas grandes proteínas: a calsequestrina e a calreticulina. Além disso, a calreticulina parece afetar diretamente a atividade da SERCA do retículo sarcoplasmático (SERCA2b), que tem um segmento transmembrânico adicional com um sítio de ligação para a calreticulina. Quando a concentração de cálcio do retículo sarcoplasmático está reduzida, sugere-se que

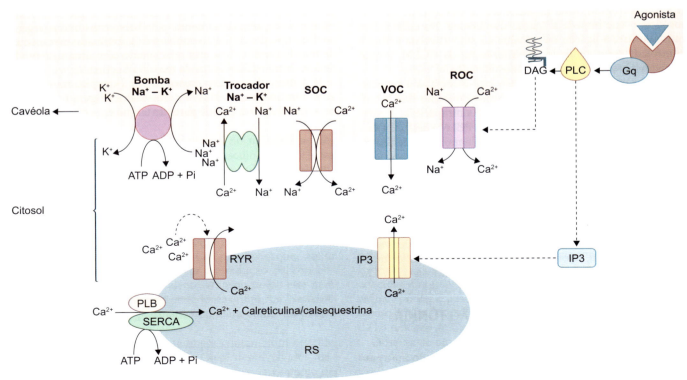

Figura 6.4 Mecanismos envolvidos na regulação do cálcio na célula muscular lisa. RS: retículo sarcoplasmático; PLB: fosfolambam.

a calreticulina se desliga do seu sítio de ligação na SERCA2b, o que aumentaria a atividade dessa bomba. Isso facilitaria a entrada de cálcio no retículo sarcoplasmático. Ao contrário, quando a concentração de cálcio no retículo sarcoplasmático está elevada, a calreticulina liga-se à SERCA2b, reduzindo sua atividade e, consequentemente, o influxo de cálcio para o retículo sarcoplasmático. Portanto, a calreticulina parece estar envolvida no controle do estoque de cálcio do retículo sarcoplasmático.

Outra estrutura ligada ao controle do estoque reticular de cálcio são os SOC, que possibilitam o influxo de cálcio, além de sódio, quando a concentração de cálcio no retículo sarcoplasmático está reduzida, contribuindo para o restabelecimento de tal íon no retículo. Os SOC também estão localizados no espaço subsarcolemal, e o mecanismo pelo qual é ativado parece envolver sensores entre o retículo sarcoplasmático (STIM1) e os SOC (ORIA1).

Conforme mencionado, outro receptor presente no retículo sarcoplasmático e que possibilita o efluxo de cálcio dessa organela para o citosol é o RYR. No entanto, a função do RYR parece estar mais relacionada com a manutenção do potencial de membrana de repouso da célula muscular lisa. Os RYR também ficam no espaço subsarcolemal e são ativados quando há aumento localizado da concentração de cálcio nessa região. A ativação dos RYR induzida pelo aumento do cálcio intracelular promove a abertura deles, culminando em efluxo de cálcio do retículo para o espaço subsarcolemal.

A abertura espontânea dos RYR ocasiona saídas transitórias de cálcio do retículo sarcoplasmático denominadas *sparks* de cálcio (ver Figura 6.2). O aumento da concentração de cálcio nessa região estimula canais para potássio ativados por cálcio de larga condutância (BKCa), o que leva ao efluxo de potássio do citosol para o meio extracelular. Isso resulta em hiperpolarização da célula muscular lisa. Na verdade, a ativação dos BKCa via cálcio liberado pelos RYR parece ser um dos mecanismos para a manutenção de potencial de membrana de repouso da célula muscula lisa de alguns tecidos, como os dos vasos sanguíneos. No entanto, por vezes, a hiperpolarização causada por ativação dos BKCa, por exemplo, e por fatores vasodilatadores derivados do endotélio, como o óxido nítrico e o fator hiperpolarizante derivado do endotélio (EDHF), também podem diminuir a probabilidade de abertura de VOC, ocasionando o relaxamento (ver Figura 6.2). Alguns pesquisadores têm demonstrado que a redução da expressão proteica ou a atividade dos BKCa podem estar relacionadas com o aumento da resistência vascular, contribuindo, dessa maneira, para o aumento da pressão arterial em algumas doenças, como hipertensão e diabetes.

MECANISMOS DE ATIVAÇÃO DA CONTRAÇÃO DA MUSCULATURA LISA

A contração do músculo liso pode ser iniciada a partir de estímulos hormonais, locais, mecânicos e neurais. Não necessariamente haverá geração de potenciais de ação para produzir contração, tal como ocorre na musculatura esquelética. Em outras palavras, na musculatura lisa a contração poderá ocorrer mesmo quando não são gerados potenciais de ação.

A musculatura lisa tem extensa inervação autonômica, pela qual a contração pode ser modulada. Ao contrário da musculatura esquelética, a musculatura lisa não apresenta placa motora. As terminações axônicas autonômicas têm varicosidades, as quais contêm múltiplas vesículas que liberam neurotransmissores, principalmente acetilcolina e norepinefrina,

após estímulo por potencial de ação nas fibras autonômicas. Na musculatura lisa unitária, as varicosidades distribuem-se de modo difuso e, na multiunitária, ocorrem junções de contato (célula a célula), conforme pode ser observado na Figura 6.1. Cabe ressaltar que um mesmo neurotransmissor pode produzir respostas distintas. Por exemplo, a norepinefrina, na musculatura lisa vascular, atua em receptores alfa-1-adrenérgicos induzindo contração. No entanto, na musculatura lisa bronquiolar, esse mesmo neurotransmissor atua em receptores beta-2-adrenégicos, provocando broncodilatação, ou seja, o efeito de um dado neurotransmissor dependerá do tipo de receptor pelo qual ele atua e dos segundos mensageiros produzidos a partir dessa interação.

No que tange à contração, diversos hormônios, fatores locais e neurotransmissores podem estimular receptores acoplados à proteína G_q no sarcolema. Após a estimulação desses receptores, a subunidade catalítica da proteína G ativa a fosfolipase C (PLC), que, por sua vez, hidrolisa o fosfolipídio de membrana fosfatidilinositol bifosfato (PIP2), gerando fosfatidilinositol trifosfato (IP3) e diacilglicerol (DAG). O IP3 estimulará os receptores de IP3 no retículo sarcoplasmático, ocasionando o efluxo de cálcio do retículo sarcoplasmático para o citosol (ver Figuras 6.2 e 6.4). Além disso, o DAG, por meio da ativação da PKC, fosforila canais para cálcio no sarcolema, ocasionando influxo de cálcio do meio extracelular para o citosol (ver Figura 6.4). Outra ação da PKC está relacionada com a fosforilação de um polipeptídio de 17 KDa denominado CPI-17. Quando fosforilado pela PKC, o CPI-17 inibe a FCLM, facilitando a ação da CCLM. Diversos hormônios, como a angiotensina II e a vasopressina, além de fatores teciduais locais, como a endotelina e as prostaglandinas vasoconstritoras, partilham dessa mesma via de sinalização para promover contração do músculo liso.

Ademais, alguns hormônios, como a angiotensina II, por exemplo, além de ativarem a via da PLC, promovem a ativação da RhoA/Rho quinase, a qual fosforila a MYPT1 (fosfatase da miosina-1) nos resíduos Thr-694 e Thr-850, subunidades reguladoras da FCLM. Quando fosforilada, essa subunidade inibe a atividade da FCLM no músculo liso, facilitando a da CCLM. Consequentemente, isso resulta no aumento da interação entre os miofilamentos de miosina e actina (ver Figura 6.2).

Alguns tipos de músculo liso podem ser estimulados a contrair-se por meio de alterações do potencial de membrana de repouso. O potencial de membrana de repouso das células musculares lisas varia entre −60 e −40 mV, conforme a permeabilidade relativa da membrana aos íons no estado de repouso e da expressão proteica de diferentes tipos e subtipos de canais iônicos. Os potenciais de ação são mais prevalentes na musculatura lisa unitária e ocorrem na forma de potenciais em pico ou em platô, os quais podem ser desencadeados por estímulos químicos (hormônios, fatores locais), neurais ou mecânicos. No entanto, é válido ressaltar que a musculatura lisa unitária também pode contrair-se independentemente da geração prévia de potencial de ação.

Ao contrário da musculatura esquelética, na qual o influxo de íons sódio constitui o fator determinante da fase de despolarização do potencial de ação, na musculatura lisa se dá principalmente pelo influxo de cálcio do meio extracelular para o meio intracelular. No entanto, a fase de repolarização do potencial de ação, tal como ocorre na musculatura esquelética, depende do efluxo de potássio, por canais para potássio voltagem-dependentes, do meio intracelular para o meio extracelular. Aqui cabem algumas observações importantes:

- O principal determinante da fase de despolarização do potencial de ação no músculo liso é atribuído à ativação de canais para cálcio do tipo L (*long lasting*), voltagem e receptor sensitivo. Esses canais são ativados em potenciais de membrana entre −50 e −40 mV. Portanto, como o potencial de membrana de repouso das células musculares lisas varia entre −60 e −40 mV, pequenos estímulos já podem incitar a abertura dos canais para cálcio do tipo L e induzir potencial de ação
- Pelo fato de a cinética de ativação dos canais para cálcio do tipo L ser lenta, o potencial de ação no músculo liso tem duração maior quando comparado com o potencial de ação do músculo esquelético (determinado pela ativação dos canais rápidos de sódio dependentes de voltagem)
- A densidade dos canais para cálcio do tipo L é bem maior na musculatura lisa que na musculatura esquelética
- O influxo de cálcio pelos canais do tipo L durante a fase de despolarização tem participação no processo de contração do músculo liso
- A musculatura lisa apresenta pouca densidade de canais de sódio dependentes de voltagem. Além disso, no potencial de membrana de repouso da musculatura lisa, normalmente esses canais encontram-se em estado inativo.

Pode-se observar a ocorrência dos potenciais em pico, por exemplo, na musculatura lisa do trato gastrintestinal, onde se dão as ondas lentas. Estas são a flutuação (despolarizações) do potencial de membrana de 5 a 15 mV e geradas por células marca-passo denominadas células intersticiais de Cajal. No entanto, no topo da onda lenta (quando a célula está com seu potencial de membrana mais despolarizado), a ocorrência de estímulos excitatórios, como a acetilcolina, estímulos mecânicos (distensão), entre outros, podem induzir a formação de potenciais em pico, verdadeiros potenciais de ação que culminam em contração (Figura 6.5).

Os potenciais em platô ocorrem em alguns tipos de músculo liso, como no ureter, e justificam o período prolongado de contração. Já no miométrio, é possível observar tanto potenciais em pico quanto em platô. A fase de despolarização dos potenciais em platô é semelhante àquelas dos potenciais em pico. No entanto, a fase de repolarização é rápida nos potenciais em pico e lenta nos potenciais em platô.

Na musculatura lisa multiunitária, a ocorrência de potenciais de ação para indução de contração é rara. Como as fibras são muito pequenas, a liberação de neurotransmissor (p. ex., pelas varicosidades autonômicas) induz a despolarização, a qual é propagada eletronicamente por toda a fibra e é o suficiente para conseguir a voltagem necessária para a abertura de VOC. Isso resulta em influxo de cálcio do meio extracelular para o citosol e desencadeia a contração.

Até o momento, foi mencionada apenas a participação de canais dependentes de voltagem no processo de contração do músculo liso. No entanto, não se pode deixar de destacar a participação das bombas de sódio, das bombas de cálcio (SERCA) e do trocador Na^+/Ca^{2+}, os quais contribuem para a manutenção da homeostase do cálcio e, consequentemente, participam da regulação da contração do músculo liso.

A bomba de sódio, como já mencionada em outros capítulos deste livro, transporta três íons sódio para fora da célula e dois íons potássio para dentro da célula, por meio da hidrólise de ATP. Dessa maneira, mantém o gradiente iônico desses íons (concentração de sódio mais alta no meio extracelular e concentração de potássio mais alta no meio intracelular). É possível verificar a participação da bomba de sódio na contração do músculo liso experimentalmente. Em uma preparação isolada de células musculares lisas, se bloquearmos a atividade dessa bomba for bloqueada com substâncias digitálicas, como a ouabaína, a concentração de sódio intracelular aumentará e promoverá a despolarização da membrana celular. Tal despolarização poderá acarretar a abertura de VOC, ocasionando influxo de cálcio. Ao mesmo tempo, a inibição da bomba de sódio afetará o trocador Na^+/Ca^{2+} (NCX), que opera transportando três íons sódio do meio extra para o meio intracelular, e um íon cálcio do meio intra para o meio extracelular. Com a despolarização criada pela inibição da bomba de sódio, o NCX deixa de transportar o cálcio para fora da célula ou pode reverter seu modo de transporte, promovendo a entrada de cálcio e a saída de sódio da célula muscular lisa. Assim, a ativação dos VOC associada à inativação ou à reversão da atividade do NCX pode ocasionar contração da célula muscular lisa.

MECANISMOS ENVOLVIDOS NO RELAXAMENTO DO MÚSCULO LISO

O relaxamento do músculo liso acontece quando as concentrações de cálcio mioplasmático reduzem, assim como a atividade fosforilativa da CCLM. Assim, algumas vias intracelulares envolvendo segundos mensageiros induzem o relaxamento, como o AMPc e GMPc com níveis aumentados, além da redução da atividade da PKC/CPI-17 e da Rho quinase/MYPT1.

As concentrações de cálcio intracelular são reduzidas por meio de seu transporte para o retículo sarcoplasmático e/ou para o meio extracelular, pela Ca^{2+}ATPase do retículo sarcoplasmático (SERCA2b) e/ou da Ca^{2+}ATPase da membrana plasmática (SERCA), respectivamente. O NCX também auxilia na remoção de um cálcio citoplasmático para o meio extracelular em troca de três íons sódio transportados para o meio intracelular.

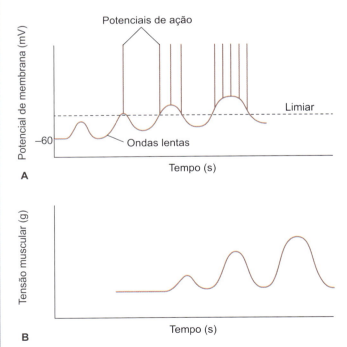

Figura 6.5 Variação do potencial de membrana nas células musculares lisas, demonstrando o aparecimento de ondas lentas (**A**) e o disparo de potenciais de ação no topo destas quando se atinge o limiar. A tensão muscular somente aumenta após o início do disparo dos potenciais de ação na membrana das células musculares lisas (**B**).

Diversos hormônios, neurotransmissores e fatores químicos locais podem desencadear o relaxamento do músculo liso (ver Figura 6.2). A epinefrina e as prostaciclinas (um fator dilatador derivado do endotélio), por exemplo, que atuam em receptores acoplados à proteína G no músculo liso vascular, promovem a ativação da adenilato ciclase (AC), uma enzima da membrana plasmática. Ao ser ativada, a AC converte o ATP em AMPc, elevando a concentração deste último. O cAMP, por sua vez, ativa uma proteinoquinase A (PKA). A PKA fosforila a CCLM reduzindo sua afinidade pela calmodulina, bem como fosforila VOC, o que diminui o influxo de cálcio. Além disso, a PKA pode reduzir a concentração mioplasmática de cálcio por ativação de canais para potássio, o qual promoverá hiperpolarização da célula e reduzirá a probabilidade de abertura de AMPc. O AMPc também parece aumentar a frequência de *sparks* de cálcio, os quais ativam os BKCa levando à hiperpolarização da célula muscular lisa. Finalmente, a PKA também produz fosforilação do fosfolambam, uma proteína acoplada ao SERCA2b que regula sua atividade, aumentando a recaptação de cálcio para o retículo sarcoplasmático e reduzindo a concentração citosólica de cálcio (ver Figura 6.4).

Outra via intracelular que, quando ativada, induz o relaxamento do músculo liso está relacionada com o aumento de GMPc (ver Figura 6.2). O GMPc é gerado a partir da ativação da guanilato ciclase, a qual converte o GTP em GMPc. O óxido nítrico, o principal fator relaxante derivado do endotélio vascular, induz o relaxamento por ativação da guanilato ciclase do tipo solúvel (GC).

A liberação de NO pelas células endoteliais vasculares é estimulada pelo atrito exercido pelo fluxo sanguíneo sobre o endotélio, também denominado estresse de cisalhamento, bem como por outros fatores, como agregação plaquetária, acetilcolina, substância P, bradicinina e fatores que elevam os níveis intracelulares de cálcio etc. Uma vez formado o NO, por ser um gás, difunde-se facilmente para o músculo liso vascular, onde ativa a GC que hidrolisa moléculas GTP em GMPc, elevando seus níveis intracelulares. Dependendo do tipo celular, o GMPc pode incitar diferentes respostas celulares. No músculo liso vascular, a GMPc ativa a proteinoquinase G (PKG), que leva à fosforilação de diversas proteínas, ocasionando, como resultado final, o relaxamento do músculo liso vascular por redução das concentrações intracelulares de cálcio e diminuição da sensibilidade da maquinaria contrátil a esse íon. Entre as vias de redução do cálcio intracelular, há a fosforilação do fosfolambam, o qual ativa a SERCA2b, aumentando a recaptação de cálcio para o retículo sarcoplásmatico; a inibição da liberação de cálcio dos estoques intracelulares para o citosol por fosforilar os receptores de IP3; a inibição de canais para cálcio do tipo L, reduzindo a entrada de cálcio do meio extracelular; e a ativação da Na^+K^+ATPase e de canais para K^+, especialmente aqueles ativados por cálcio, hiperpolarizando o músculo liso vascular; além de fosforilação da CCLM, que reduz sua afinidade pela calmodulina.

Os níveis de AMPc e GMPc são regulados por enzimas denominadas fosfodiesterases (PDE). As PDE hidrolisam o AMPc e o GMPc, gerando os produtos inativos AMP e GMP, respectivamente. Existem várias famílias de PDE e dezenas de isoformas distintas. Por exemplo, as PDE4, PDE7 e PDE8 hidrolisam com especificidade o AMPc, enquanto as PDE5, PDE6 e PDE9 são mais específicas para o GMPc, embora existam famílias de PDE inespecíficas e hidrolisam tanto o AMPc quanto o GMPc. Atualmente, as PDE têm se tornado alvos terapêuticos em diversas doenças, como hipertensão pulmonar e disfunção erétil. A sildenafila, por exemplo, é um fármaco inibidor da PDE5 (fosfodiesterase 5), utilizado para a disfunção erétil. Ao inibir a PD5, a sildenafila aumenta os níveis de GMPc e facilita a vasodilatação e o aumento do fluxo sanguíneo peniano, o que leva à ereção.

No fim da década de 1980, após serem constatados os efeitos vasodilatadores da sildenafila, iniciaram-se ensaios clínicos com um grupo de pacientes para tratamento monitorado de hipertensão pulmonar e angina. Embora tenha se verificado que o medicamento não era muito eficaz para a angina, ele produziu no sexo masculino um efeito secundário: indução de ereção. A partir de então, a indústria farmacêutica passou a investir em testes clínicos utilizando sildenafila para o tratamento de disfunção erétil. Em 1996, o fármaco foi patenteado e, em 1998, aprovado para o uso contra a disfunção erétil pela Food and Drug Administration (FDA).

REMODELAMENTO DO MÚSCULO LISO

O crescimento do tecido muscular liso está associado não apenas à hipertrofia e à hiperplasia das células musculares lisas, mas também ao aumento da matriz de tecido conjuntivo que compõe o tecido. As células musculares lisas são entidades com plasticidade relevante, podendo se diferenciar ao reduzir a rede de filamentos grossos e finos e expandir o retículo endoplasmático rugoso e o aparelho de Golgi. A célula assume um perfil mais secretório, contribuindo com a síntese de colágeno, elastina e proteinoglicanos, que compõem a matriz extracelular. A plasticidade desse tecido também é observada durante a gestação quando, sob o efeito da progesterona, o músculo liso uterino apresenta-se com característica multiunitária, com pouca comunicação entre as células. Já sob o efeito do estrogênio, assume um perfil unitário, com vasta comunicação célula-célula, formando uma grande unidade contrátil para o parto.

Fatores físicos, como *shear* estresse (força coplanar exercida sobre o endotélio vascular pelo sangue quando em fluxo dentro dos vasos sanguíneos) e *stretch* estresse (força perpendicular que atua sobre a parede dos vasos exercida pela pressão sanguínea), hormonais (angiotensina II, aldosterona, insulina etc.) e algumas doenças, como asma, hipertensão e aterosclerose, são capazes de ativar inúmeras vias intracelulares de transdução de sinais que culminam em remodelamento do músculo liso de diferentes territórios. A musculatura lisa integrante dos vasos é umas das mais suscetíveis ao remodelamento, pois é influenciada a todo momento por fatores físicos e químicos. O aumento do *shear* e do *stretch* estresse é percebido pela matriz extracelular e por receptores mecanossensíveis que iniciam eventos intracelulares, os quais aumentam a produção de NO, de espécies reativas de oxigênio (ROS) e de fatores de transcrição gênica. Estes afetam a migração e a proliferação das células do tecido muscular e de outros componentes da estrutura vascular (Figura 6.6).

O estresse físico ativa, por meio da matriz extracelular, a via das proteínas quinases ativadoras mitogênicas (MAPK), uma superfamília de proteínas que induzem a expressão de inúmeros fatores de transcrição implicados na estimulação de sobrevivência, proliferação e diferenciação celular. O estresse físico ainda pode aumentar o estresse oxidativo nas células musculares lisas via ativação da NADPH oxidase, uma importante enzima presente na membrana celular que, quando ativa, gera ânion superóxido (O_2^-), que pode promover diversos efeitos deletérios no organismo, como redução

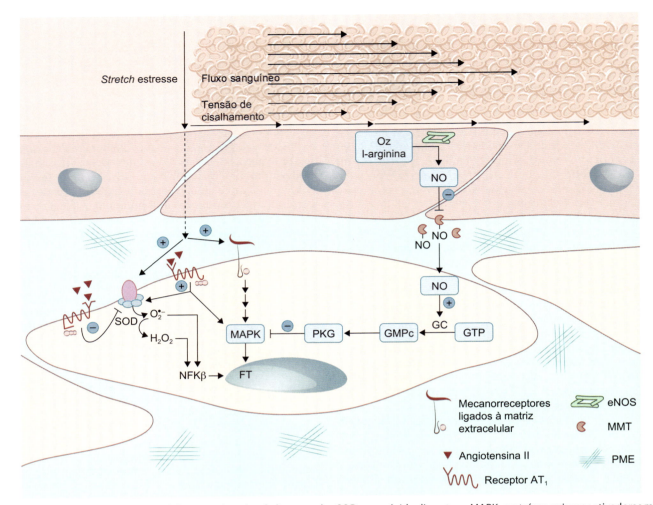

Figura 6.6 Fatores que causam remodelamento do músculo liso vascular. SOD: superóxido dismutase; MAPK: proteínas quinases ativadoras mitogênicas; GTP: guanosina trifosfato; GMPc: guanosina monofosfato cíclico; GC: guanilil ciclase; PKG: proteína quinase G; NO: óxido nítrico; FT: fator de transcrição; eNOS: óxido nítrico sintase endotelial; MMT: *macrophage-myofibroblast transition*; PME: *phospho-monoesters*.

do óxido nítrico e envolvimento da formação de aterosclerose. O O_2^- é catalisado pela superóxido dismutase e origina outra espécie reativa de oxigênio, denominada peróxido de hidrogênio (H_2O_2). Tanto o O_2^- quanto o H_2O_2 podem ativar o NFKB que, por sua vez, leva à sobrevivência celular e à inflamação.

Para antagonizar os efeitos proliferativos do estresse físico, o *shear* estresse promove o aumento da produção de NO, que inibe a via pró-hipertrófica das MAPK, via ativação da proteína quinase G. O NO também inibe, por s-nitrosilação, diferentes metaloproteinases de matriz requisitadas durante o processo de remodelamento, enquanto o peroxinitrito as ativa.

Agentes humorais, como angiotensina II, endotelina, aldosterona e insulina, afetam o remodelamento muscular liso por mecanismos que coincidem no aumento intracelular de cálcio após a ação dos hormônios sobre receptores-alvo. Por exemplo, a angiotensina II agindo sobre receptores AT1 aumenta a concentração intracelular de cálcio, que é requisitado para a ativação de inúmeras proteínas quinases envolvidas na ativação das MAPK e dos fatores de transcrição gênicos com ação proliferativa. Antagonicamente, via receptores AT2, ela apresenta uma ação antiproliferativa, pois inibe a atividade da NADPH oxidase, inibe a via das MAPK e ativa receptores de bradicinica do tipo 2, o que aumenta a produção de NO.

Durante doenças inflamatórias, como asma e aterosclerose, o recrutamento celular dirigido pelo sistema imune baseia-se na produção de inúmeras citocinas, entre elas o TGFB, que induz hiperplasia e hipertrofia, levando ao remodelamento do tecido muscular liso dos brônquios e vasos.

BIBLIOGRAFIA

Al-Shboul OA. The importance of interstitial cells of cajal in the gastrointestinal tract. Saudi J Gastroenterol. 2013;19(1):3-15. Review.

Brozovich FV, Nicholson CJ, Degen CV, Gao YZ, Aggarwal M, Morgan KG. Mechanisms of vascular smooth muscle contraction and the basis for pharmacologic treatment of smooth muscle disorders. Pharmacol Rev. 2016;68(2):476-532. Review.

Chen HH, Wang DL. Nitric oxide inhibits matrix metalloproteinase-2 expression via the induction of activating transcription factor 3 in endothelial cells. Mol Pharmacol. 2004;65(5):1130-1140.

Guerrero-Hernández A, Ávila G, Rueda A. Ryanodine receptors as leak channels. Eur J Pharmacol. 2014;15;739:26-38. Review.

Hayashi K, Naiki T. Adaptation and remodeling of vascular wall; biomechanical response to hypertension. 2009;2(1):3-19. Review.

Jaggar JH, Porter VA, Lederer WJ, Nelson MT. Calcium sparks in smooth muscle. Am J Physiol Cell Physiol. 2000;278(2):C235-56. Review.

Kitazawa T, Eto M, Woodsome TP, Brautigan DL. Agonists trigger G protein-mediated activation of the CPI-17 inhibitor phosphoprotein of myosin light chain phosphatase to enhance vascular smooth muscle contractility. J Biol Chem. 2000; 275(14):9897-900.

Lehman W, Morgan KG. Structure and dynamics of the actin-based smooth muscle contractile and cytoskeletal apparatus. J Muscle Res Cell Motil. 2012;33(6):461-9. Review.

Lehoux S, Castier Y, Tedgui A. Molecular mechanisms of the vascular responses to haemodynamic forces. 2006;259(4):381-392.

Murphy RA, Rembold CM. The latch-bridge hypothesis of smooth muscle contraction. Can J Physiol Pharmacol. 2005; 83(10): 857-64. Review.

Narayanan D, Adebiyi A, Jaggar JH. Inositol trisphosphate receptors in smooth muscle cells. Am J Physiol Heart Circ Physiol. 2012;1;302(11):H2190-210. Review.

Rizzo MCFV, Fomin ABF. Remodelamento das vias aéreas. Rev Bras Alerg Imunopatol. 2005;28(5):230-4.

Schiffrin EL. Vascular remodeling in hypertension. Hypertension. 2012;59:367-74

Walklate J, Ujfalusi Z, Geeves MA. Myosin isoforms and the mechanochemical cross-bridge cycle. J Exp Biol. 2016;219(Pt 2):168-74. Review.

Webb RC. Smooth muscle contraction and relaxation. Adv Physiol Educ. 2003;27(1-4):201-6. Review.

Wray S, Burdyga T. Sarcoplasmic reticulum function in smooth muscle. Physiol Rev. 2010;90(1):113-78. Review.

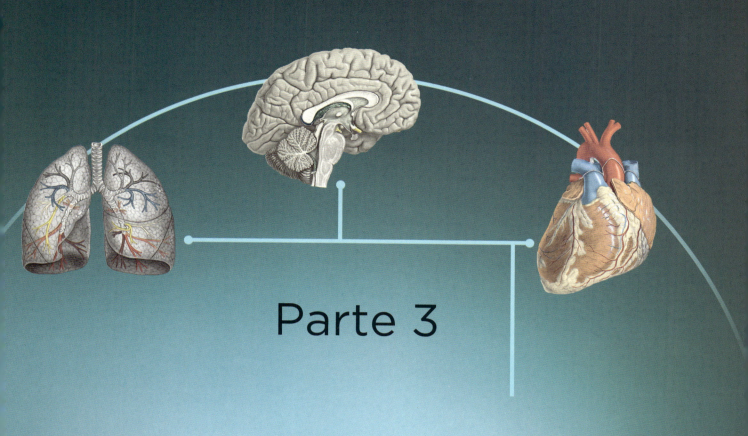

Parte 3

Neurofisiologia

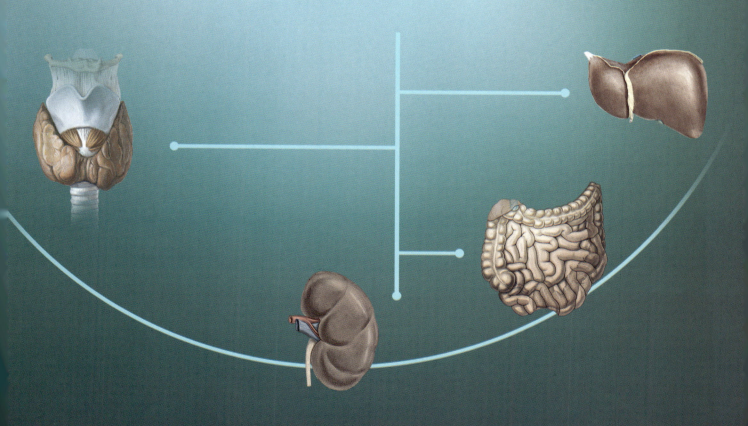

7

Características Gerais do Sistema Nervoso

Cristiana Akemi Ogihara • Cássia Regina da Silva Neves Custódio

Introdução ao sistema nervoso, 79

Divisão embriológica do sistema nervoso, 79

Organização do sistema nervoso, 80

Sistema nervoso central, 80

Medula espinal, 80

Encéfalo, 80

Sistema nervoso periférico, 83

Sistema nervoso entérico, 86

Bibliografia, 87

INTRODUÇÃO AO SISTEMA NERVOSO

O sistema nervoso coordena três funções básicas: sensorial, integrativa e motora. É formado por componentes periféricos e centrais que controlam as funções orgânicas e a integração ao meio ambiente.

Os componentes sensoriais detectam estímulos do meio ambiente que originam sinais que serão transmitidos para áreas do sistema nervoso central qenvolvidas no processamento e na integração das informações que serão conduzidas pelos componentes motores para diversos órgãos efetores, como a musculatura esquelética, lisa, cardíaca e as glândulas, com o intuito de manter a homeostase orgânica.

DIVISÃO EMBRIOLÓGICA DO SISTEMA NERVOSO

O sistema nervoso se origina do ectoderma embrionário. O processo se inicia a partir do surgimento da placa neural, que corresponde a um espessamento da ectoderme. Essa estrutura sofre um aprofundamento que origina a goteira neural, cujos lábios se fundem para formar o tubo neural. Esse tubo posteriormente se fecha, isolando o seu contato com o ambiente externo. A partir dessa etapa, forma-se a crista neural, no ponto em que essa porção do ectoderma encontra os lábios da goteira neural. A crista neural é constituída por células que formam uma lâmina longitudinal situada dorsolateralmente ao tubo neural. Esse tubo apresenta uma cavidade interna preenchida por líquido, designada canal neural. A partir do tubo neural, serão originadas as estruturas do sistema nervoso central, enquanto a crista neural está relacionada com o surgimento das estruturas do sistema nervoso periférico. Desse modo, a porção superior do tubo neural sofre uma dilatação e origina o encéfalo primitivo, enquanto a região posterior originará a medula espinal (Figura 7.1). O canal neural permanece presente após o nascimento e corresponde aos ventrículos cerebrais no encéfalo e ao canal medular na medula espinal.

Com o desenvolvimento embrionário, o tubo neural se diferencia, formando várias vesículas que originam as seguintes estruturas: o prosencéfalo – composto por diencéfalo e telencéfalo –, o mesencéfalo e o rombencéfalo, o qual ponte, cerebelo e bulbo (Figura 7.1).

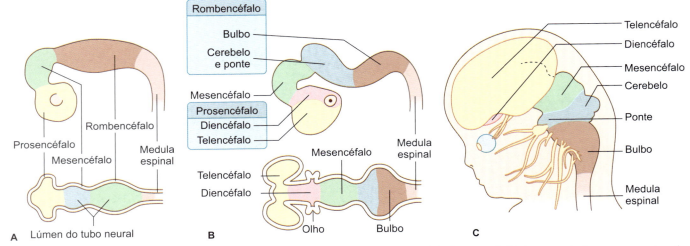

Figura 7.1 Formação embrionária e divisão do prosencéfalo, mesencéfalo e romboencéfalo. **A.** Um embrião humano de 4 semanas mostrando a extremidade anterior do tubo neural, a qual se especializou em três regiões do encéfalo. **B.** Na 6ª semana, o tubo neural se diferenciou nas regiões do encéfalo presentes no nascimento. A cavidade central mostrada na secção transversal originará os ventrículos do encéfalo. **C.** Na 11ª semana do desenvolvimento embrionário, o crescimento do telencéfalo (cérebro) é notavelmente mais rápido do que o das outras divisões do encéfalo.

ORGANIZAÇÃO DO SISTEMA NERVOSO

O sistema nervoso está dividido em sistema nervoso central (SNC), que compreende o encéfalo e a medula espinal, ao passo que o segundo é dividido em uma porção aferente e outra eferente.

Os estímulos internos e externos ao organismo são detectados pelos receptores sensoriais, e os sinais gerados serão enviados ao SNC pelos nervos aferentes. No SNC, ocorrem o processamento da informação e a elaboração de uma resposta adequada para garantir a homeostase. Os sinais eferentes (motores) serão encaminhados para os órgãos efetores por neurônios do sistema nervoso somático e do sistema nervoso autônomo (SNA), e, também, pelos neurônios do sistema nervoso entérico (Figura 7.2).

O sistema nervoso somático regula a musculatura esquelética voluntária, enquanto o SNA participa do controle da atividade do músculo liso, cardíaco e das glândulas. O sistema nervoso entérico está envolvido no controle intrínseco da atividade do trato gastrintestinal (TGI) e regula motilidade e secreções digestivas.

Receptores sensoriais

Monitoram constantemente as condições do meio interno e externo do organismo; quando ocorre alteração, os receptores enviam essas informações ao SNC por meio de neurônios aferentes.

SISTEMA NERVOSO CENTRAL

O SNC recebe os estímulos internos e externos ao organismo, processa e desencadeia resposta, sendo formado pelo encéfalo e pela medula espinal. O encéfalo é composto por cérebro, cerebelo e tronco encefálico; e o último está subdividido em mesencéfalo, ponte e bulbo (Figura 7.3).

O cérebro é formado pelo diencéfalo – o qual compreende o tálamo e o hipotálamo – e pelos hemisférios cerebrais.

MEDULA ESPINAL

Principal via de informações entre o SNC e o SNP, divide-se em regiões cervical, torácica, lombar e sacral, estando relacionada com as vértebras adjacentes. As raízes dorsais dos nervos espinais levam as informações sensoriais até o SNC, enquanto as raízes ventrais enviam as respostas do SNC para os músculos e as glândulas. Ao entrar na medula espinal, cada raiz dorsal apresenta uma dilatação denominada gânglio, que contém corpos celulares de neurônios sensoriais, que são pseudounipolares.

Os neurônios sensoriais da raiz dorsal fazem sinapse com interneurônios dos cornos dorsais da substância cinzenta, e as informações somáticas e viscerais chegam a núcleos distintos. Os cornos ventrais da substância cinzenta apresentam corpos de neurônios motores que enviam respostas para músculos e glândulas pelos núcleos somáticos e autonômicos. As fibras eferentes partem da medula espinal pela raiz ventral (Figura 7.4).

Na substância branca, há tratos de axônios que conduzem informações sensoriais para o encéfalo (trato ascendente) e estão localizados nas porções dorsal e lateral externa da medula espinal, além de tratos que levam sinais eferentes do encéfalo para a medula espinal (tratos descendentes), localizados nas porções ventrais e lateral interna da substância branca (Figura 7.4).

ENCÉFALO

Tronco encefálico

Porção de transição entre a medula espinal e o cérebro, compreende bulbo, ponte e mesencéfalo. Ao longo do tronco encefálico, estão distribuídos os pares dos nervos cranianos, do número II ao XII, exceto o primeiro nervo craniano, que se origina na região do prosencéfalo. Os nervos cranianos levam as informações da cabeça e do pescoço e têm função sensorial, eferente (motora) ou mista.

No bulbo, existem tratos que enviam as informações ao encéfalo (tratos somatossensoriais ascendentes) e tratos que levam informações do cérebro para a medula espinal (trato

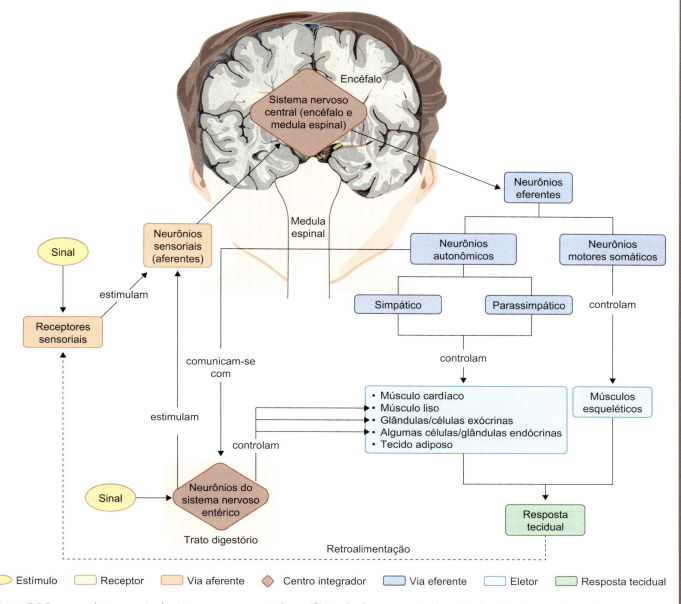

Figura 7.2 Esquema de integração do sistema nervoso central e periférico desde a percepção do estímulo até o desencadeamento da resposta.

corticospinal. Aproximadamente 90% das fibras dos tratos corticospinais cruzam a linha média para o lado oposto do corpo na região bulbar, denominado pirâmide. A importância clínica desse cruzamento é que cada lado do encéfalo controla o lado oposto do corpo. Outros núcleos importantes estão presentes no bulbo e são responsáveis por regular funções como pressão arterial, respiração, secreção salivar, deglutição, entre outras.

A ponte permite a comunicação entre o cérebro e o cerebelo e auxilia no controle da respiração com as áreas bulbares. Os centros pontinos também estão envolvidos no controle motor, transmitindo sinais importantes para a manutenção da postura e do tônus muscular (Tabela 7.1).

O mesencéfalo, estrutura localizada na porção superior da ponte, realiza diversas conexões entre estruturas envolvidas no controle motor, como os hemisférios cerebrais, o cerebelo e os núcleos da base (através da substância negra). Também se conecta com o diencéfalo e é responsável por controlar o movimento dos olhos, além de enviar informações para reflexos auditivos e visuais.

No tronco encefálico, também se observa a formação reticular, constituída por uma rede complexa de neurônios que se ramificam em direção ascendente, enviando informações para o encéfalo, além de estabelecer conexões por vias descendentes em direção à medula espinal. Esses núcleos estão envolvidos na regulação do ciclo sono-vigília, tônus muscular, respiração, nocicepção e regulação da pressão arterial.

Cerebelo

Promove a coordenação, o planejamento e a execução do movimento, a manutenção da postura e do equilíbrio, além da coordenação do movimento da cabeça e do movimento controlado dos olhos. Sua posição estratégica entre o córtex cerebral e a medula espinal permite a integração das informações sensoriais que ascendem pela medula espinal, informações motoras enviadas pelo córtex cerebral e informações sobre equilíbrio provenientes dos órgãos vestibulares e da orelha interna (Tabela 7.1).

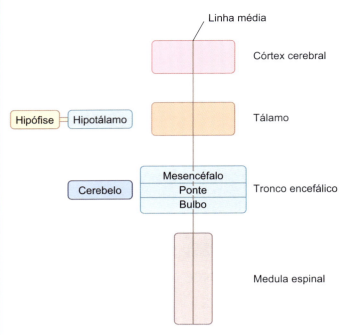

Figura 7.3 Fluxograma das áreas do sistema nervoso central.

Cérebro

Diencéfalo

Estrutura com posição privilegiada, pois está situado no centro do cérebro, é formado pelo tálamo, hipotálamo e epitálamo. O tálamo é um centro integrador de informações, sendo responsável pelo processamento dos sinais sensoriais que serão transmitidos ao córtex cerebral. Além disso, sinais descendentes oriundos do córtex cerebral também são transmitidos ao tálamo e a outras estruturas, como cerebelo, tronco encefálico e medula espinal (Tabela 7.1).

O hipotálamo é considerado o centro integrador das funções vegetativas e um dos principais reguladores da homeostase corporal. O hipotálamo está envolvido na regulação da temperatura corporal, e no controle hidreletrolítico e da ingestão de alimento; e, graças à sua conexão com a hipófise, participa do controle endócrino por meio da secreção de diferentes hormônios. O epitálamo constitui a parede posterior do terceiro ventrículo e abriga a glândula pineal.

Hemisférios cerebrais

O cérebro corresponde à maior porção do encéfalo e é formado pelos hemisférios cerebrais direito e esquerdo, conectados entre si pelo corpo caloso, que é constituído por um conjunto

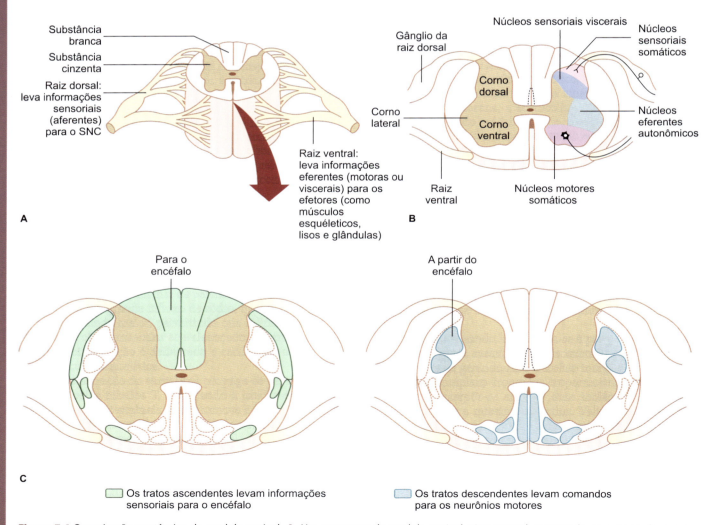

Figura 7.4 Organização anatômica da medula espinal. **A.** Um segmento da medula espinal, vista ventral, mostrando seus pares de nervos. **B.** A substância cinzenta consiste em núcleos sensoriais e motores. **C.** A substância branca na medula espinal consiste em axônios que carregam informações para o encéfalo ou a partir dele.

Tabela 7.1 Áreas do sistema nervoso central e suas funções.

Áreas	Funções
Diencéfalo	
Tálamo	Centro integrador e estação retransmissora de informações sensoriais e motoras
Hipotálamo	Controle de comportamentos (como ingestão de água e sódio, ingestão alimentar), controle endócrino e cardiovascular, termorregulação
Hipófise	Secreção de hormônios
Glândula pineal	Secreção de melatonina
Cerebelo	Coordenação dos movimentos
Tronco encefálico	
Mesencéfalo	Movimento dos olhos
Ponte	Estação retransmissora entre o cérebro e o cerebelo; coordenação da respiração
Bulbo	Controle de funções involuntárias (cardiovascular, respiratório, sono, vigília, tônus muscular)

de fibras (comissura), permitindo que sinais recebidos em um dos lados sejam processados em ambos os hemisférios.

Os hemisférios são constituídos pelo córtex cerebral, composto por uma fina camada de substância cinzenta, na qual as células se dividem em seis camadas bem definidas e organizadas em colunas. Além do córtex, os hemisférios são formados por uma substância branca subjacente e por núcleos profundos, como hipocampo, amígdala e núcleos da base (Tabela 7.2).

Córtex cerebral

Dispõe de inúmeras pregas elevadas, que formam os giros, e depressões que originam os sulcos. Os sulcos profundos formam as fissuras, que dividem os hemisférios cerebrais em quatro lobos: frontal, parietal, temporal e occipital. O lobo frontal tem áreas envolvidas na regulação da motricidade voluntária, como o giro pré-central e a área de Broca, que participa do controle da fala e da comunicação verbal. O lobo parietal está separado do frontal pelo sulco central e está relacionado com o processamento central de sinais sensoriais, enquanto o lobo temporal está associado à interpretação das sensações auditivas. Já o lobo occipital é importante no processamento dos sinais visuais e no processamento das imagens a partir dos estímulos captados pela retina.

Tabela 7.2 Funções dos lobos cerebrais, núcleos da base e sistema límbico.

Região	Funções
Córtex cerebral	
Campos sensoriais	Percepção
Áreas motoras	Movimentos dos músculos esqueléticos
Áreas associativas	Integração da informação e controle de movimentos voluntários
Núcleos da base	Movimentos
Sistema límbico	
Amígdala	Emoção e memória
Hipocampo	Aprendizado e memória

Desse modo, o processamento das informações no córtex cerebral é setorizado em diferentes áreas capazes de controlar as informações em diferentes níveis. Essas áreas podem ser designadas como primárias, secundárias ou terciárias, de acordo com a sua representação somatotópica e a relação entre o número e a complexidade das conexões sinápticas. As áreas primárias, por exemplo, relacionam-se diretamente com a sensibilidade ou com a motricidade (córtex somatossensorial primário; área visual primária; área auditiva; olfatória e gustativa primárias). Já as áreas secundárias e terciárias são também chamadas "áreas de associação" e se situam adjacentes às áreas primárias. Estão relacionadas com a integração das funções sensitivas e motoras e podem envolver um maior número de conexões sinápticas. As áreas terciárias estão associadas às funções superiores, como memória, comportamento motivado e pensamento abstrato.

Núcleos profundos dos hemisférios cerebrais

São os núcleos da base, hipocampo e amígdala. Anatomicamente, os núcleos da base compreendem o núcleo caudado e o putâmen, que formam o estriado além do globo pálido. Esses núcleos estão envolvidos no aperfeiçoamento de movimentos. O hipocampo e a amígdala formam o sistema límbico, que tem estreita relação com o SNA. O hipocampo, por exemplo, está envolvido em funções associadas à memória, enquanto a amígdala está relacionada com os aspectos que influenciam as funções vegetativas graças às suas conexões com o SNA, além de estar envolvida nas vias de controle hidreletrolítico.

SISTEMA NERVOSO PERIFÉRICO

O SNP é constituído por estruturas que conduzem os estímulos ao SNC (divisão aferente) ou que levam aos órgãos efetores as respostas elaboradas pelo SNC (divisão eferente), sendo formado por nervos (cranianos e espinais), gânglios e terminações nervosas. Os gânglios são agregados de corpos celulares de neurônios situados fora do SNC.

O Quadro 7.1 resume as diferenças entre gânglio e núcleo. A Figura 7.5 mostra os tipos de neurônios e células da glia presentes no sistema nervoso.

Sistema nervoso autônomo *versus* sistema nervoso somático

A divisão eferente do sistema nervoso visceral está relacionada com o controle de funções involuntárias, regulando a musculatura lisa e cardíaca e as glândulas. Essa divisão também é designada SNA e está dividida em simpático e parassimpático, de acordo com suas diferenças anatômicas, farmacológicas e funcionais. A ativação do simpático está relacionada com funções úteis em situações de estresse, exercício ou emergência

Quadro 7.1 Diferença entre gânglio e núcleo.

Gânglio
Conjunto de corpos celulares localizados fora do SNC; por isso, fazem parte do SNP. Os gânglios podem ser formados por corpos celulares de neurônios pseudounipolares (p. ex., gânglio da raiz dorsal da medula espinal) ou por corpos celulares de neurônios bipolares (p. ex., gânglio autonômico do SNA simpático ou do parassimpático)

Núcleo
Conjunto de corpos celulares no SNC em nível encefálico (p. ex., núcleo do trato solitário, núcleo paraventricular do hipotálamo) ou na medula espinal (p. ex., núcleo de Onuf)

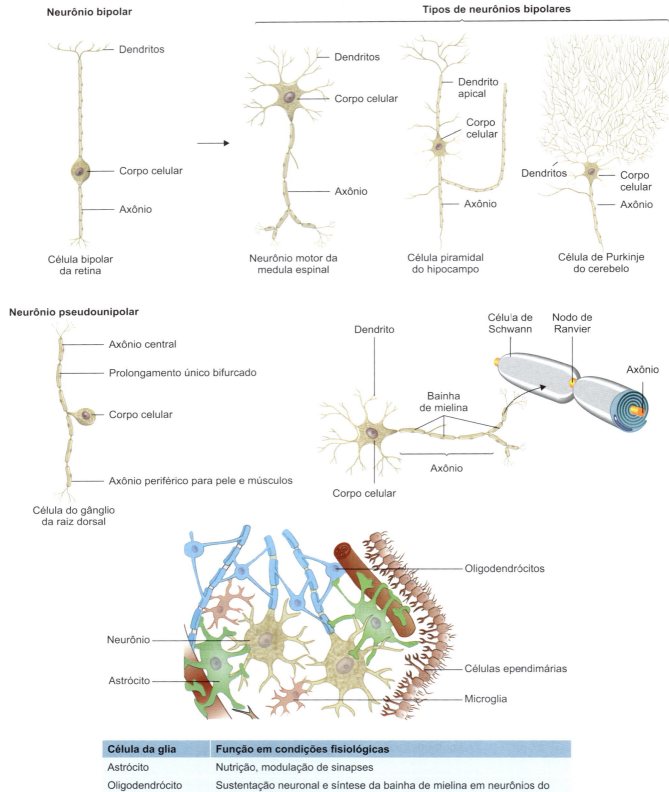

Figura 7.5 Tipos de neurônios e células da glia presentes no sistema nervoso.

(luta ou fuga), enquanto os sinais transmitidos pela divisão parassimpática predominam nas ações relacionadas ao repouso, sono e digestão.

A organização da via autonômica é determinada por ação do neurônio pré-ganglionar proveniente do SNC, que faz sinapse com o neurônio pós-ganglionar, cujo corpo celular se localiza em um gânglio autonômico. Nas vias simpáticas, os neurônios pré-ganglionares são curtos e se originam na região torácica e lombar da medula espinal (emergência toracolombar). Esses neurônios fazem sinapse com os neurônios pós-ganglionares longos, cujos corpos celulares se localizam em gânglios autonômicos próximos à coluna vertebral (gânglios paravertebrais). Adicionalmente, os neurônios pré-ganglionares do sistema nervoso simpático se conectam com as células cromafins da porção medular da glândula suprarrenal, com o objetivo de secretar epinefrina e norepinefrina diretamente na circulação. Já as vias parassimpáticas são oriundas da região do tronco encefálico e da porção sacral da medula espinal (emergência craniossacral). Seus neurônios pré-ganglionares são longos e se conectam por sinapses com neurônios pós-ganglionares curtos, cujos corpos celulares se localizam em gânglios autonômicos situados próximos ou no interior dos órgãos-alvo (Figura 7.6).

O neurotransmissor envolvido na sinapse do gânglio autonômico, tanto nas vias simpáticas quanto parassimpáticas, é a acetilcolina, que atua em receptores colinérgicos nicotínicos presentes na membrana do neurônio pós-ganglionar. Nos órgãos-alvo, os neurônios pós-ganglionares simpáticos secretam norepinefrina e atuam em receptores adrenérgicos (alfa e beta), enquanto os neurônios parassimpáticos secretam acetilcolina, que se liga a receptores colinérgicos muscarínicos (Figura 7.6).

As vias motoras somáticas diferem do SNA, pois são constituídas por um único neurônio eferente que tem origem no SNC. Os neurônios motores ramificam seus terminais axônicos próximos à fibra muscular esquelética, permitindo assim que um único neurônio motor possa eventualmente influenciar, de modo simultâneo, diversas fibras musculares (Figura 7.6).

A comunicação entre o neurônio motor e a fibra muscular é denominada junção neuromuscular ou placa motora, onde

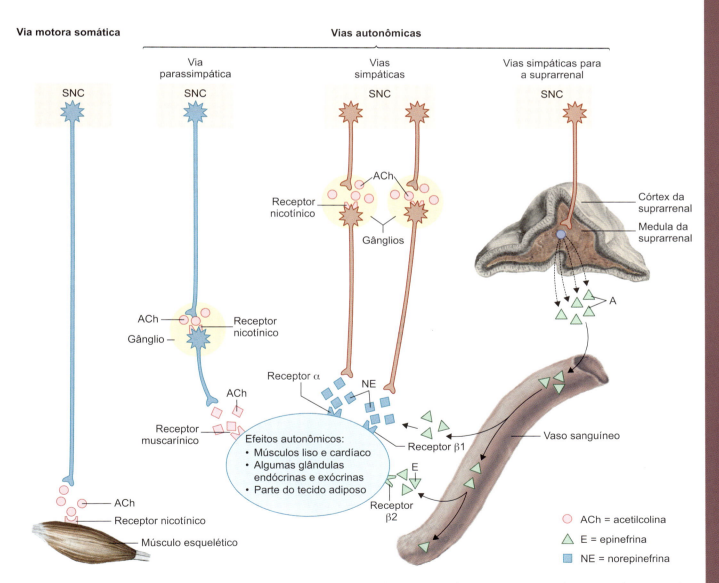

Figura 7.6 Comparação da organização anatômica, dos neurotransmissores e dos receptores do sistema nervoso autônomo simpático, parassimpático e somático.

ocorre a liberação de acetilcolina pelo terminal pré-sináptico do neurônio motor (Figura 7.7). A acetilcolina atua em receptores nicotínicos colinérgicos presentes na membrana pós-sináptica da fibra muscular esquelética, promovendo a contração muscular.

SISTEMA NERVOSO ENTÉRICO

O TGI é regulado pelo sistema nervoso entérico ou intrínseco, composto por uma rede neural complexa (neurônios aferentes, interneurônios e neurônios motores), que auxilia a integrar as atividades motora e secretora do TGI. O SNA influencia as ações do sistema nervoso entérico em situações de luta ou fuga, ou repouso e digestão.

Essas redes de neurônios estão localizadas em uma região próxima da camada submucosa, denominada plexo submucoso (plexo de Meissner), que regula as secreções do TGI e o fluxo sanguíneo; e entre a camada muscular circular e longitudinal do tubo digestório, denominado plexo mioentérico (plexo de Auerbach), que regula a motilidade ao longo do TGI (Figura 7.8).

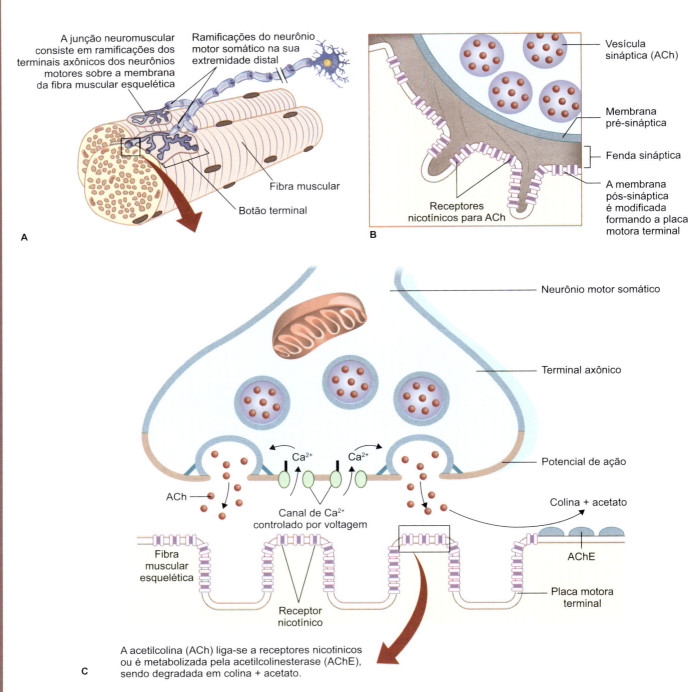

Figura 7.7 Representação das estruturas da junção neuromuscular.

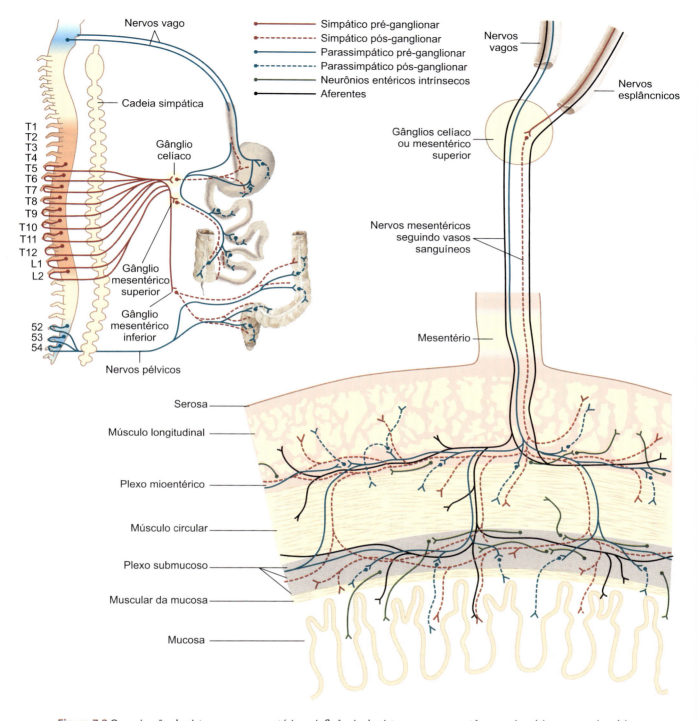

Figura 7.8 Organização do sistema nervoso entérico e influência do sistema nervoso autônomo simpático e parassimpático.

BIBLIOGRAFIA

Aires MM. Fisiologia. 4. ed. Rio de Janeiro: Guanabara Koogan; 2012.
Barres BA. The Mystery and Magic of Glia: A Perspective on Their Roles in Health and Disease. Neuron. 2008;60(3): 430-40.
Bear MF, Connors BW, Paradiso MA. Neurociências: desvendando o sistema nervoso. Porto Alegre: Artmed; 2002.
Hall JE. Guyton & Hall: Tratado de fisiologia médica. 13. ed. Rio de Janeiro: Elsevier; 2017.
Kandel ER, Schwartz IH, Jessell TM. Princípios da neurociência. Barueri: Manole; 2002.
Koeppen BM, Stanton BA. Berne & Levy: Fisiologia. 6. ed. Rio de Janeiro: Elsevier; 2009.

8

Sistema Somatossensorial

Bruno de Brito Antonio

Introdução, 88

Termocepção, 91

Propriocepção, 91

Vias sensoriais, 93

Bibliografia, 94

INTRODUÇÃO

O corpo humano se comunica com o ambiente por meio de vários sistemas especializados. Imagine a cena: enquanto você anda pela rua (sistema motor) em um dia ensolarado, olha um sinal de pedestre para ver se é seguro atravessar a rua (sistema visual), escuta o barulho do escapamento de um carro (sistema auditivo) e sente o cheiro de óleo diesel liberado pelo veículo (sistema olfatório). Enquanto espera o sinal abrir, percebe que sua camisa está suada, seu sapato está apertando seus pés, seu telefone celular tem certo peso e determinada textura. Todas as últimas ações relatadas estão relacionadas com o tato, mas são iguais entre si?

As ações descritas fazem parte do sistema somatossensorial, que envolve dor, temperatura, propriocepção, equilíbrio etc. De fato, existem três sistemas, que interagem entre si: o *exteroceptivo*, que percebe estímulos externos por meio de receptores presentes na pele humana; o *proprioceptivo*, responsável por monitorar e informar a posição corporal segundo a segundo, como quando seu corpo está em pé, sentado ou deitado, por meio de receptores presentes em articulações, músculos e órgãos de equilíbrio; e o *interoceptivo*, que controla informações homeostásicas, como manutenção da temperatura corporal e pressão arterial. Em geral, o sistema interoceptivo é menos perceptível, a não ser que haja algo errado com ele.

Para diferenciar entre dois estímulos distintos, como pressão e temperatura, o corpo humano, principalmente na pele, tem diferentes tipos de receptores modificados, que estão relacionados com distintos tipos de estímulos. Os receptores somatossensoriais podem ser compostos por terminações nervosas livres, terminações nervosas encapsuladas por tecido conjuntivo ou células receptoras especializadas, que realizarão sinapses com outros neurônios.

Os neurônios responsáveis pela transdução do sinal somatossório são neurônios pseudounipolares, cujo corpo celular se localiza no gânglio da raiz dorsal.

Além da sua especialização receptiva, os neurônios somatossensoriais podem se distinguir por seus axônios. Estímulos mecânicos ativam fibras grandes e mielinizadas, chamadas fibras Aβ (A-beta). Por serem fibras grossas e mielinizadas, conduzem o impulso nervoso rapidamente (entre 30 e 70 m/s). O segundo tipo de fibra transmite informações como frio, dor rápida (em pontada) e determinados estímulos mecânicos por fibras pequenas e mielizinadas, chamadas de fibras Aδ (A-delta). Essas fibras transmitem o impulso nervoso em velocidades que variam de 12 a 30 m/s. O terceiro e último tipo de fibra, pequena e não mielinizada, denominada fibra C, transmite informações de dor lenta (difusa), frio e estímulos mecânicos. Essas fibras apresentam menor velocidade de condução, da ordem de 0,5 a 2 m/s (Figura 8.1).

A área responsável pela decodificação da informação somatossensorial (córtex primário) fica localizada no lobo parietal, imediatamente posterior ao sulco central, no giro pós-central. As regiões do giro pós-central apresentam uma relação topográfica com as regiões do corpo. Regiões de mãos e braços se projetam para áreas do giro pós-central distintas de áreas de pés e pernas, por exemplo. Além disso, regiões com maior sensibilidade, como mãos e boca, apresentam uma maior área cortical a elas destinadas. Com base nessas disposições, Wilder Penfield criou um homúnculo (pequeno ser humano artificial) com representações das regiões somatossensoriais. Áreas com maior sensibilidade, como mãos e boca, são representadas com maior tamanho. Áreas como o dorso (costas), são ilustradas com menor tamanho (Figura 8.2).

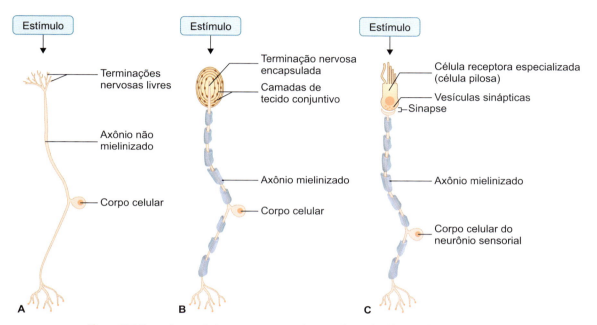

Figura 8.1 Tipos de neurônios somatossensoriais amielinizados (**A**) e mielinizados (**B** e **C**).

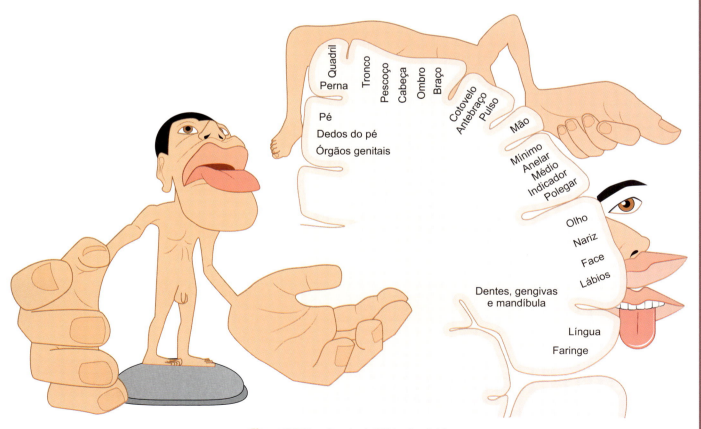

Figura 8.2 Homúnculo de Wilder Penfield.

A informação sensitiva proveniente da pele e de outras regiões é captada por receptores sensoriais específicos:

- Mecanoceptores: respondem a estímulos mecânicos
- Quimioceptores: respondem a estímulos químicos
- Termoceptores: respondem a estímulos térmicos.

Esses receptores apresentam especificidade, ou seja, são específicos para determinado tipo de estímulo. Cada receptor, quando ativado por estímulo adequado, gera um potencial receptor. Um potencial receptor é geralmente produzido por uma *transdução sensorial*, que consiste na transformação de um determinado estímulo em sinal elétrico. Geralmente, ocorre uma despolarização na membrana celular que leva a um influxo iônico (por canais iônicos específicos, como os mecano ou quimicamente dependentes) que ultrapassa o limiar, gerando um potencial de ação.

Os mecanoceptores respondem/reagem a estímulos mecânicos, em geral relacionados com o toque na pele. O neurônio sensitivo é pseudounipolar, e o corpo celular está localizado no gânglio da raiz dorsal da medula. Na pele, localizam-se os axônios aferentes primários, formados a partir dos mecanoceptores ou outros receptores.

As fibras sensitivas "entram" pela coluna dorsal na medula espinal e seguem em direção ao encéfalo, por uma via ascendente (via diferente da via de dor). A região somestésica primária é o lobo parietal, localizado no giro pós-central.

Esses diversos mecanoceptores estão localizados em distintas camadas da pele e apresentam forma e funções distintas entre si (Figura 8.3 e Tabela 8.1):

- Terminações nervosas livres (não mielinizadas), localizadas ao redor da raiz dos pelos e sob a superfície da pele, são responsáveis por vários estímulos de tato e pressão. Por exemplo, terminações nervosas livres ao redor dos pelos serão estimuladas com o movimento do pelo
- Os corpúsculos de Meissner são mecanoceptores encapsulados em tecido conjuntivo, localizados nas camadas superficiais da pele, responsáveis pela vibração de baixa frequência e toque leve
- Os corpúsculos de Pacini são mecanoceptores encapsulados em tecido conjuntivo, localizados nas camadas profundas da pele e responsáveis pela vibração
- Os corpúsculos de Ruffini são mecanoceptores com terminações nervosas alargadas, localizados nas camadas profundas da pele e estimulados pelo estiramento da pele
- Os receptores (disco) de Merkel são mecanoceptores que também apresentam terminações nervosas alargadas, localizados nas camadas superficiais da pele e responsáveis pela pressão contínua e a textura.

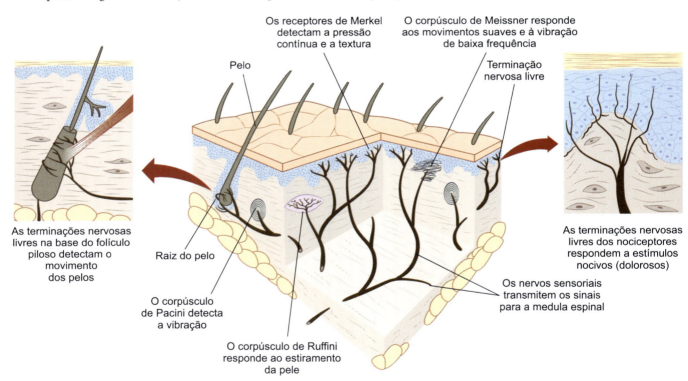

Figura 8.3 Receptores táteis da pele.

Tabela 8.1 Receptores táteis da pele.

Receptor	Estímulo	Localização	Estrutura	Adaptação
Terminações nervosas livres	Vários estímulos de tato e pressão	Ao redor da raiz dos pelos e sob a superfície da pele	Terminações nervosas não mielinizadas	Variável
Corpúsculos de Meissner	Vibração de baixa frequência, toque leve	Camadas superficiais da pele	Encapsulados em tecido conjuntivo	Rápida
Corpúsculos de Pacini	Vibração	Camadas profundas da pele	Encapsulados em tecido conjuntivo	Rápida
Corpúsculos de Ruffini	Estiramento da pele	Camadas profundas da pele	Terminações nervosas alargadas	Lenta
Receptores de Merkel	Pressão contínua, textura	Camadas superficiais da pele	Terminações nervosas alargadas	Lenta

Um estímulo adequado será um estímulo específico capaz de ativar um receptor específico, com baixo nível de energia.

Entre os receptores anteriormente citados, existem os receptores fásicos e tônicos. Os receptores que se adaptam lentamente perante um estímulo, promovendo uma resposta com maior duração, são chamados tônicos. Já os receptores que se adaptam rapidamente, são chamados de receptores fásicos. Essa diferença de resposta é importante, por exemplo, na determinação de qual tipo de receptor estará ativado durante o estímulo. Quando se coloca uma camisa, os corpúsculos de Meissner serão ativados (vibração de baixa frequência), mas pouco tempo depois essa informação deixará de ser percebida, pois o seu receptor estará adaptado.

Como dito anteriormente, existe uma distribuição desigual de quantidade de receptores ao longo do corpo humano. Áreas com maior sensibilidade, como mãos e boca, apresentam maior quantidade de receptores que outras, como tronco e costas. Essa maior sensibilidade resulta do maior número de receptores presentes nessas regiões. Quando um estímulo – como uma agulha – é colocado, por exemplo, sobre a pele glabra (sem pelo) do indicador de uma pessoa, será muito mais bem percebido do que em sua barriga. Isso porque o campo receptor da mão é menor. O *campo receptor* pode ser entendido como a área em que um receptor consegue captar um estímulo (Figura 8.4). Nas mãos, esses campos são pequenos e por vezes se sobrepõem. Já nas costas e em outras regiões, são mais espaçados (Figura 8.5).

TERMOCEPÇÃO

A textura ou a vibração não são as únicas informações adquiridas ao se segurar um objeto; também se sente a temperatura desse objeto. Outra classe de receptores presentes na pele, que são terminações nervosas livres, é chamada de termoceptores, responsáveis por essa percepção. Existem dois tipos de termoceptores: um mais relacionado com temperaturas quentes e outro com temperaturas frias. Os termoceptores de frio são mais superficiais, enquanto o termoceptores de "quente" estão nas camadas mais profundas da pele.

Em uma temperatura próxima dos 34°C, há poucos disparos das fibras termoceptivas. Ao longo da variação da temperatura, os disparos dos termoceptores mudam: as fibras dos termoceptores de frio disparam potenciais de ação em uma faixa de temperatura que varia de 5° a 35°C, ao passo que as fibras dos termoceptores de calor começam a disparar por volta de 33°C e apresentam picos de disparos por volta de 45°C. Dessa maneira, é possível "perceber" a temperatura. Por exemplo, por volta dos 10°C, há certo padrão de disparos das fibras de frio, assim como por volta dos 20°C há uma taxa maior de disparos das fibras de frio. Por volta dos 34°C, por sua vez, há uma menor taxa de disparo pelas fibras de frio e as fibras de "quente" começam a disparar; já por volta dos 42°C, somente as fibras de quente disparam. Fora da faixa de 5 a 45°C, também são ativados nociceptores (Figura 8.6).

Em temperaturas dinâmicas, ocorrem alterações de disparos entre os termoceptores, o que auxilia a identificação de temperaturas. Além dos termoceptores presentes na pele, outras regiões ajudam a manter a temperatura corporal, principalmente o hipotálamo, por ser responsável pela termorregulação, e o bulbo, via eferências do sistema nervoso autônomo. Essas regiões promovem reações fisiológicas que mantêm a temperatura corporal.

PROPRIOCEPÇÃO

A propriocepção pode ser definida como a capacidade em reconhecer a localização espacial do corpo, sua posição e orientação em si, bem como a posição relativa de uma parte corporal em relação à outra parte corporal. Assim como as outras informações sensoriais, a propriocepção corpúsculos de Ruffini é dada por receptores específicos. Esses mecanoceptores presentes em articulações (tendões) e músculos esqueléticos são importantes para a manutenção postural e os movimentos corporais, apresentando um papel importante no controle motor. A propriocepção se dá por receptores sensíveis ao estiramento muscular, que ocorre por ativação de receptores ânulo-espirais, os quais se encontram em torno das fibras intrafusais, assim como pela ativação do chamado órgão tendinoso de Golg, localizado nos tendões.

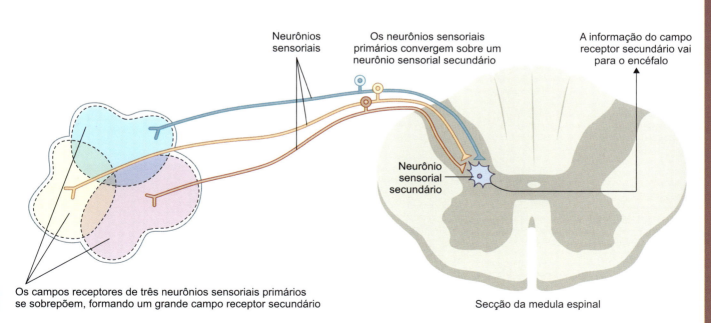

Figura 8.4 Campos receptores de neurônios sensoriais.

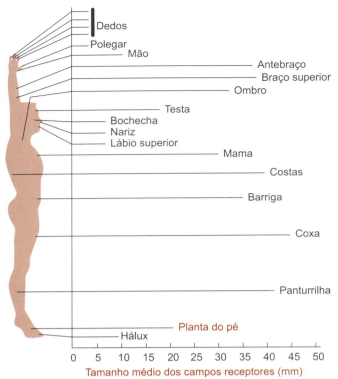

Figura 8.5 Tamanho dos campos receptores nas diferentes partes do corpo.

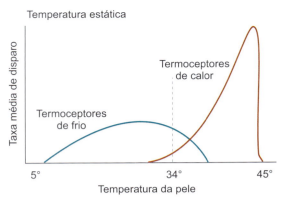

Figura 8.6 Atividade dos termoceptores de frio e de calor.

A percepção do comprimento do músculo é dada pelo fuso muscular, que consiste em um feixe de fibras, as fibras intrafusais. Estas estão alinhadas com as fibras extrafusais musculares, responsáveis pela força de contração muscular de um membro. O fuso muscular é inervado por axônios sensoriais que determinam a contração muscular. Pense, por exemplo, no seu músculo tríceps enquanto carrega uma sacola com compras de supermercado ou coça a cabeça. O comprimento do músculo tríceps varia nessas duas atividades e é percebido pelo fuso muscular. Um neurônio motor específico, chamado motoneurônio gama (γ), interage com as fibras intrafusais, regulando o comprimento durante uma contração muscular. O encéfalo consegue perceber as alterações no comprimento graças à diferença de taxa de disparo dos axônios, que é proporcional e varia com o comprimento.

Os órgãos tendinosos de Golgi agem como sensores para a tensão muscular. Eles estão localizados nos tendões. De volta ao exemplo do músculo tríceps, que está contraído enquanto você carrega a sacola com compras de supermercado, imagine agora que a sacola está muito pesada. Não só o seu tríceps terá que aumentar a contração muscular, como também a tensão nesse músculo aumentará muito (Figura 8.7). Por último, os receptores articulares agem de maneira parecida com o órgão tendinoso de Golgi.

Em resumo, a propriocepção de todo o corpo, ou de apenas um dedo, será determinada pelos fusos musculares, o órgão tendinoso de Golgi e os receptores de estiramento de pele.

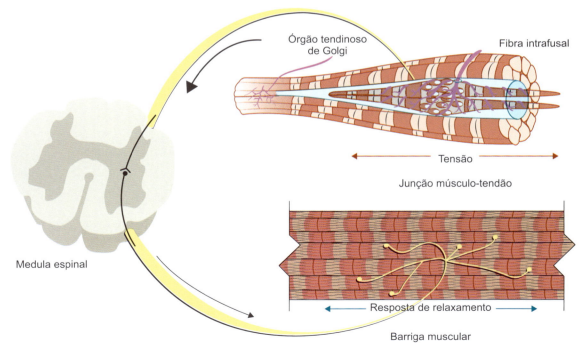

Figura 8.7 Receptores ânulo-espirais e órgão tendinoso de Golgi (proprioceptores) presentes nos músculos e tendões, respectivamente, são responsáveis por detectar o posicionamento de um membro espacialmente com o intuito de produzir ajustes na musculatura esquelética por mecanismo dependente de integração da informação na medula espinal, fomando um arco reflexo.

VIAS SENSORIAIS

As informações somatossensoriais provenientes da cabeça e da face chegam até o sistema nervoso central (SNC) por meio do nervo trigêmeo (V par de nervo craniano). Já as informações somatossensoriais provenientes de músculos, órgãos internos e pele chegam até o SNC por meio de nervos espinais. O corpos celulares desses neurônios estão localizados nos gânglios do nervo craniano ou nos gânglios da raiz dorsal, respectivamente. A partir dos gânglios, a informação somatossensorial segue por dois caminhos distintos, descritos a seguir.

Axônios que conduzem a informação precisa de localização (tato epicrítico), como tato fino, pressão e propriocepção, seguem pela via ascendente pela medula espinal até chegarem a núcleos bulbares. No bulbo, axônios decussam para o lado contralateral e continuam ascendendo via lemnisco medial até chegar a núcleos ventrais posteriores do tálamo, o relé somatossensorial (o tálamo recebe essa alcunha porque distribui para regiões corticais a informação sensorial que *a priori* chega até ele). Essa via é chamada de *coluna dorsal-lemnisco medial*, nome dado pelas áreas por onde passa. Já a informação somatossensorial grosseira e sem localização exata (tato protopático), como temperatura e dor, ascende para o encéfalo *via trato espinotalâmico*. Os axônios provenientes dessas informações somatossensoriais entram na coluna dorsal da medula espinal, realizam uma sinapse e decussam contralateralmente, ascendendo a partir daí para os núcleos talâmicos. A partir do tálamo, axônios são enviados para o córtex somatossensorial primário, localizado no giro pós-central (áreas 3a, 3b, 1 e 2 de Broadmann). Por sua vez, o córtex somatossensorial primário envia axônios para o córtex somatossensorial secundário (Figura 8.8).

O córtex somatossensorial está organizado topograficamente, isto é, determinadas regiões do corpo, bem como modalidades sensoriais específicas, projetam-se para regiões específicas do córtex somatossensorial primário (CSM1; Figura 8.9). De fato, esse córtex apresenta organização colunar, o que auxilia a projeção de distintas modalidades sensoriais para determinadas áreas corticais que respondem a modalidades sensoriais diferentes. Há regiões mais especializadas em receber sinais térmicos, assim como outras mais especializadas em receber sinais de pressão mecânica. Assim como os diferentes tipos de estímulos podem levar a adaptações rápidas ou lentas do receptores, as áreas somatossensoriais, por apresentarem associações com as vias sensoriais específicas, também podem apresentar diferentes níveis de adaptações a diversos estímulos.

Regiões com maior sensibilidade – como a mão ou os lábios – apresentam uma área cortical maior que uma área com menor sensibilidade, como as costas. No entanto, observou-se que essas áreas corticais somatossensorias são dinâmicas, isto é, podem ter sua sensibilidade aumentada ou diminuída em razão do maior uso de uma região específica. É o que acontece, por exemplo, em deficientes visuais que comumente utilizam as mãos para ler no método braile ou executar um ato complexo, como esculpir ou tocar um instrumento.

Da mesma maneira como acontece com outros sistemas sensoriais, a integração da função somatossensorial ocorre

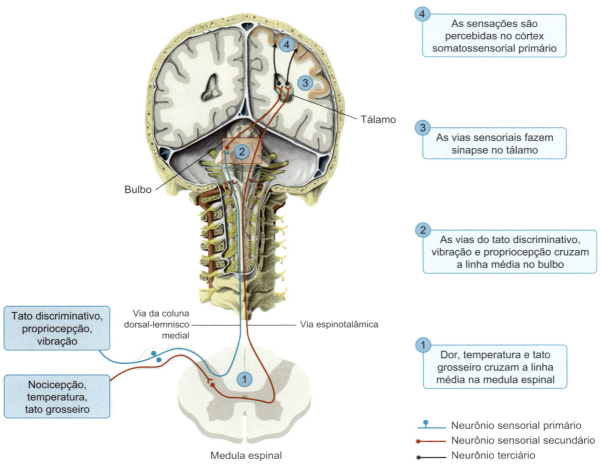

Figura 8.8 Vias sensoriais. Adaptada de Wolf-Heidegger, 2006.

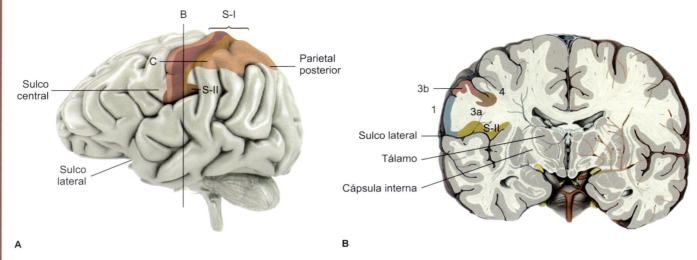

Figura 8.9 **A.** Córtex somatossensorial. **B.** Seção coronal. Adaptada de Wolf-Heidegger, 2006.

no córtex primário. Já o córtex somatossensorial secundário, localizado na porção superior da fissura lateral, recebe projeções aferentes do CSM1 e está relacionado com o início da integração da função somatossensorial com outros sistemas, por exemplo, o sistema motor e o sistema de memória – como pode ser visto pela lembrança de um objeto. Por fim, o córtex parietal posterior (áreas 5 e 7 de Brodmann) apresenta funções associativas, integrando informações de mecanoceptores da pele e vísceras e proprioceptores das articulações e músculos. Esse córtex somatossensorial projeta para outras regiões, como o córtex motor e visual, estando relacionado com a orientação tátil espacial, orientando a mobilidade tátil e contribuindo diretamente para a função associativa cerebral.

BIBLIOGRAFIA

Borich MR, Brodie SM, Gray WA, Ionta S, Boyd LA. Understanding the role of the primary somatosensory cortex. Opportunities for rehabilitation. Neuropsychol. 2015;79(Pt B):246-55.
Costanzo, L.S. Fisiologia. 2.ed. Rio de Janeiro: Elsevier; 2004.
Hanies D, Mihailof GA. Fundamental neuroscience for basic and clinical applications. 5.ed. New York: Elsevier; 2017.
Hansen JT, Koeppen BM. Netter: atlas de fisiologia humana. 1.ed. Rio de Janeiro: Elsevier; 2009.
Kandel ER, Schwartz JH, Jessell TM, Siegelbaum SA, Hudspeth AJ. Principles of neural sciences. 5.ed. New York: McGraw-Hill; 2000.
Wolf-Heidegger. Atlas de anatomia. 6.ed. Rio de Janeiro: Guanabara Koogan; 2006.

9

Fisiologia da Dor

Graziella Rigueira Molska • Helena Fetter Filippini

Introdução, 95
Conceitos importantes, 96
Fisiologia da dor, 96
Tipos de dor, 99
Estruturas límbicas e percepção da dor, 101
Considerações finais, 105
Bibliografia, 105

INTRODUÇÃO

A dor, apesar de complexa e de difícil compreensão, foi reconhecida e vivenciada de modo singular pela humanidade desde os primórdios.

Na Pré-História, a dor estava vinculada a rituais de magia, nos quais demônios e espíritos tinham grande importância tanto para a sua ocorrência quanto para a sua resolução. Naquela época, acreditava-se que a cura da dor se daria a partir do uso de amuletos e orações (Le Breton, 2007).

No antigo Egito, surgiu a ideia de que o coração compreendia o centro das sensações e que a dor era como um sopro dos deuses que levaria tais sensações até o coração do indivíduo. Mais tarde, revolucionando a ciência, Hipócrates postulou a existência dos quatro humores, que, em desequilíbrio, dariam origem à dor (Rey, 1995).

Na Roma antiga, Galeno, a partir de estudos de fisiologia sensorial, reafirmou a importância dos sistemas nervoso central (SNC) e periférico (SNP) para a compreensão da dor. Segundo ele, a dor era um sinalizador de alterações corporais internas com ou sem influência ambiental vista como alerta para a proteção dos seres vivos (Le Breton, 2007).

No século 12, a visão cristã da dor era ambígua. Por um lado, representava uma provação divina e, por outro, estava vinculada ao sofrimento físico. No século 18, durante o Iluminismo, a observação passou a ser um passo importante para a mudança dos conceitos de dor e da sua detecção. A partir de então, a tentativa de mensurar a sensibilidade permitiu considerar a dor um alarme do corpo, enfatizando sua localização. Então, pôde-se classificar a dor conforme o local em que ela ocorria, de acordo com relatos dos doentes da época (Rey, 1995).

Mais adiante, no início do século 19, a medicina passou a distinguir a dor física da angústia mental. A partir daí, a sede das sensações passou a ser o cérebro, e não mais o coração. Nessa época, surgiu a Teoria da Especificidade, por meio da qual teóricos como Von Frey relataram que os estímulos eram conduzidos até o cérebro por meio de vias específicas. Tais vias, ao chegarem ao seu destino, mandariam sinais que seriam o alarme da dor. Apesar da revolução do pensar, na época essa teoria não valorizava o componente afetivo da dor. Segundo ela, a dor era considerada uma percepção da ameaça ou da agressão tecidual vista de maneira isolada. O estado afetivo vinculado à dor era apenas uma reação da sensação de dor, não participando, portanto, do seu processo como um todo.

Ainda nesse período, surge a Teoria da Intensidade, segundo a qual o fenômeno doloroso ocorreria por meio de um estímulo sensorial intenso o suficiente capaz de induzir dor. De acordo com essa teoria, haveria, portanto, um fenômeno de intensidade, e não de especificidade (Rey, 1995).

O conflito entre essas teorias (intensidade e especificidade) se estendeu até meados do século 20, quando novas teorias conflitantes também surgiram. Apesar de suas limitações, estas ajudaram na compreensão da fisiologia da dor. Entre elas, pode-se citar a Teoria das Comportas, proposta por Melzach e Wall, em 1965, que superou algumas das limitações das teorias anteriores. Nela, os mecanismos neurais na medula espinal funcionariam como uma comporta com capacidade de aumentar ou diminuir os impulsos nervosos que vinham do SNP para o SNC. Diferentemente de outras teorias, esse processo envolveria grande influência das informações somáticas do indivíduo tanto no processo de percepção da dor quanto na sua modulação (Rey, 1995).

Neste capítulo, serão abordados os mecanismos envolvidos na dor, bem como conceitos atuais relacionados com o tema.

CONCEITOS IMPORTANTES

Dor e nocicepção

Segundo a International Association for the Study of Pain (IASP; 1994), a dor se caracteriza como uma experiência sensorial e emocional desagradável associada a um dano real ou potencial dos tecidos ou descrita em relação a esse dano. A dor é subjetiva e cada indivíduo aprende a utilizar esse termo por meio de suas experiências (Hudspith, 2016).

O termo "nocicepção" está relacionado com o reconhecimento de sinais dolorosos pelo sistema nervoso, que processam informações associadas à lesão. Em 1994, a IASP já afirmava que a atividade induzida nas vias nociceptivas por um estímulo nóxio não é dor, e sim nocicepção. A dor seria uma experiência bem mais complexa, envolvendo inúmeros fatores, podendo ser considerada também um estado psicológico. Com base nesses conceitos, o termo "dor" seria mais bem aplicado aos seres humanos do que aos animais, pelo fato do envolvimento de componentes cognitivos e emocionais. Mesmo assim, tornou-se uma convenção o uso desse termo para humanos e animais (Hellebrekers, 2002).

A nocicepção pode ser considerada o componente fisiológico da dor. Ela envolve os processos de transdução, transmissão, percepção e modulação do estímulo nociceptivo. Uma vez instalado o estímulo nociceptivo, várias alterações neuroendócrinas acontecem, o que permite um estado de hiperexcitabilidade dos sistemas nervoso central e periférico. Esse estímulo se origina no receptor sensitivo e sua informação é transportada ao SNC pelos neurônios aferentes primários.

A dor tem como principal função proteger o organismo de uma eventual lesão tecidual a partir da ativação de mecanismos que envolvem vias reflexas periféricas, espinais e supraespinais. Essa é uma sensação desagradável percebida pelo córtex, geralmente como resultado de um impulso acumulado. Do mesmo modo que as funções cardíaca (batimento e pressão arterial), respiratória e térmica, a dor pode ser considerada o quinto sinal vital. Atualmente, é vista muito mais como uma emoção do que unicamente uma sensação (Perl, 2011).

Sofrimento e comportamento doloroso

O sofrimento refere-se à maneira como o ser humano reage à percepção da dor. Quando a dor é percebida pelo córtex, ocorre uma interação de diversos fatores, como experiências passadas, expectativa e atenção dirigida para a lesão.

O comportamento doloroso está associado às ações visíveis e audíveis do indivíduo para comunicar seu sofrimento aos outros (Luna, 2006; Okeson, 2006).

FISIOLOGIA DA DOR

Fibras sensitivas e transmissão da dor

O primeiro processo da nocicepção consiste na decodificação de sensações mecânicas, térmicas e químicas em impulsos elétricos por terminais nervosos especializados, denominados nociceptores (Sessle, 2014; Steeds, 2016). Os nociceptores são terminações nervosas livres dos neurônios de primeira ordem, cuja função é preservar o equilíbrio tecidual, alertando sobre um dano potencial ou real. São responsáveis por transmitir o sinal nociceptivo da periferia para os neurônios secundários situados no SNC. Além disso, são também considerados moléculas de sinalização bilateral, ou seja, os estímulos podem ser transmitidos tanto a partir de terminais nervosos periféricos quanto centrais (Sessle, 2014). Os nociceptores podem ser de dois tipos: os mecanorreceptores de alto limiar (HTM) que respondem aos estímulos mecânicos e os receptores polimodais que se relacionam com uma variedade de respostas. Esses últimos podem responder a múltiplas modalidades de estímulos, como citocinas inflamatórias, bradicinina, histamina, serotonina, leucotrienos e prostaglandinas, ativando e sensibilizando os nociceptores. As prostaglandinas e a bradicinina o fazem por meio de estímulos de baixa intensidade. Já íons hidrogênio e serotonina agem direto nos canais iônicos na membrana da célula, embora a maior parte deles se ligue aos receptores de membrana e ative os sistemas de segundo mensageiros via proteínas G. Quando aplicadas diretamente nas terminações nervosas, a serotonina e a histamina causam dor (Steeds, 2016).

Os neurônios de primeira ordem se classificam em três grandes grupos, segundo o diâmetro, o grau de mielinização e a velocidade de condução (Basbaum *et al.*, 2009; Sessle, 2014):

- Fibras Aβ: fibras de diâmetro grande (maior que 10 μm), mielinizadas e de condução rápida, responsáveis por sensações inócuas. Na ausência de dano tecidual ou nervoso, as fibras Aβ somente transmitem informações referentes a estímulos inócuos, como tato, vibração e pressão. Contudo, diante de dores crônicas, pode haver envolvimento de fibras Aβ (Basbaum *et al.*, 2009)
- Fibras Aδ: têm diâmetro intermediário (2 a 6 μm) e são mielinizadas. Sua velocidade de condução é intermediária, modulando a primeira fase da dor: mais aguda ou semelhante à pontada. Estudos eletrofisiológicos revelam que as fibras Aδ podem ser subdivididas em duas classes principais: as do tipo I, ativadas em temperaturas superiores a 50°C e que transmitem estímulos químicos e mecânicos; e as do tipo II, capazes de responder a temperaturas mais baixas, porém com limiar mecânico bastante elevado (Basbaum *et al.*, 2009)
- Fibras C: fibras de diâmetro pequeno (0,4 a 1,2 μm), não mielinizadas e de velocidade de condução lenta, responsáveis pela dor difusa, em queimação e persistente (Siqueira e Teixeira, 2003). As fibras C apresentam capacidades de respostas distintas conforme o estímulo e podem ser divididas em uma população peptidérgica (capazes de liberar neuropeptídios, sendo sensíveis ao fator de crescimento neural – NGF) e outra não peptidérgica (respondem às neurotrofinas, à neurturina, à artemina e ao fator neurotrófico derivado da glia – GDNF, expressando uma série de receptores purinérgicos da série P2X) (Basbaum *et al.*, 2009).

Normalmente, a informação nociceptiva é transmitida por fibras do tipo C e Aδ localizadas na pele, nas vísceras, nos vasos sanguíneos, no peritônio, na pleura, no periósteo, no tendão, na fáscia, na cápsula articular e nas fibras do músculo esquelético. As fibras Aδ são responsáveis pela primeira fase da dor, rápida e intensa, e são sensíveis a estímulos mecânicos (mecanorreceptores de alto limiar). As fibras C produzem uma segunda fase de dor, mais difusa e persistente, formando, na periferia, receptores de alto limiar para estímulos térmicos e/ou mecânicos. Entretanto, existem também fibras do tipo C polimodais que respondem a estímulos mecânicos, térmicos e químicos. Os campos receptivos desses neurônios oscilam entre 2 e 10 mm (Okeson, 2006). Para que a dor seja transmitida, as propriedades físico-químicas dos estímulos nocivos no neurônio aferente são convertidas em atividades elétricas. Isso ocorre a partir de potenciais de ação transitórios, que ativam canais TRP (receptores de potencial transitório) e receptores purinérgicos. As fibras nociceptivas podem ser distinguidas de acordo com a expressão de receptores de potencial transitório que conferem sensibilidade seletiva ao calor (TRPV1), ao frio (TRPM8), a reduções de pH (ASICs) ou a irritantes químicos (TRPA1) (Basbaum *et al.*, 2009).

As atividades elétricas são amplificadas pelos canais de sódio, que geram potenciais de ação. A membrana sináptica dos terminais pré-sinápticos contém uma grande quantidade de canais iônicos. Além dos canais de sódio e de potássio, os canais de cálcio têm sido identificados nos neurônios sensitivos, podendo afetar muitos processos celulares com consequências variadas (Steeds, 2016).

Quando neurônios aferentes são ativados na periferia por diferentes estímulos (inflamação, dano tecidual, pressão ou temperatura), potenciais de ação são gerados nesses neurônios. Isso permite a transmissão do sinal doloroso pelo gânglio do nervo trigêmeo (para dor de origem orofacial) ou pelo corno dorsal da medula espinal (para dor relacionada com outros sítios), por meio de neurotransmissores. A probabilidade da liberação de neurotransmissores oriundos do neurônio primário é afetada pela atividade dos canais iônicos pré-sinápticos. A excitabilidade dos nociceptores depende da natureza e da extensão do estímulo, da expressão dos receptores e da presença dos canais iônicos (Miljanich *et al.*, 2012).

A sinapse com o neurônio secundário no SNC é mediada, principalmente, por glutamato e peptídios, como a substância P. A integração e o processamento sensorial na medula espinal podem levar à ativação de diversas vias de projeção para o cérebro. Por exemplo, o *trato espinotalâmico lateral* projeta ligações sensoriais multimodais dos neurônios de variação dinâmica com o tálamo lateral e tem sido envolvido nos aspectos discriminativos e sensoriais da dor. Por outro lado, o *trato espinotalâmico medial*, bem como o *trato espinoparabraquial* projetado para o tálamo medial e as estruturas límbicas medeiam os componentes emocionais da dor (Miljanich *et al.*, 2012).

Há três tipos específicos de neurônios de segunda ordem que transferem impulsos para os centros superiores, denominados de acordo com o impulso que transmitem:

- Os neurônios sensitivos de baixo limiar (LTM) transmitem informações de propriocepção, pressão e toque leve
- Os neurônios nociceptivos específicos (NS) transmitem exclusivamente impulsos relacionados com o estímulo nocivo

- O terceiro tipo é o neurônio de variação dinâmica ampla (VDR), capaz de responder a uma ampla faixa de intensidade de estímulos, de inofensivos a nocivos (Okeson, 2006; Sessle, 2011; Basbaum *et al.*, 2009; Steeds, 2016).

O corno dorsal da medula espinal divide-se em lâminas e há inúmeras conexões entre elas. As fibras Aδ terminam nas lâminas I e V. A lâmina II também é conhecida como substância gelatinosa, estendendo-se do núcleo trigeminal até a porção caudal da medula espinal. As fibras C terminam na lâmina II e as Aβ em várias lâminas (III-V). Desse modo, as lâminas II e V têm grande importância na modulação e na localização da dor (Figura 9.1; Steeds, 2016).

Na medula espinal, o impulso de dor ascende para o trato espinotalâmico anterolateral, que poderá seguir dois caminhos, dependendo das fibras envolvidas no processo nociceptivo:

- A *via neoespinotalâmica* é formada por fibras do tipo Aδ e se relaciona com dores rápidas, de poucas sinapses chegando a pontos específicos do tálamo. Nesse caso, a sensação dolorosa é precisa, bem definida e de fácil localização
- A *via paleoespinotalâmica* está relacionada com as fibras do tipo C, amielínicas. Ela está vinculada as dores lentas, difusas, prolongadas e de difícil localização. Essa via apresenta inúmeras sinapses quando comparada à anterior.

Além disso, uma parte das fibras nervosas passa pelo tálamo seguindo ao córtex, mas a maioria migra para a formação reticular mesencefálica. Nessa região, migram para outros centros, como sistema límbico e núcleos motores, não passando diretamente pelo encéfalo como na via neoespinotalâmica. Desse modo, a dor que passa pela via paleoespinotalâmica está associada à intensa reação neurovegetativa, emocional, motora e comportamental (Okeson, 2006; Hudspith, 2016; Steeds, 2016).

Na medula espinal, o sinal sensorial é amplificado (Miljanich *et al.*, 2012). A sensibilização central envolve inúmeras estruturas cerebrais e depende de interações de neurônios e células gliais. Normalmente, o neurônio aferente primário transporta os impulsos para dentro do SNC e faz sinapse com o neurônio de segunda ordem. Isso acontece a partir da ativação de nociceptores e da formação de potenciais de ação nas fibras aferentes sensitivas. Algumas vezes, esse neurônio é chamado de neurônio de transmissão. No entanto, estudos atuais relatam que a ativação de nociceptores (fibras Aα e C) não precisa ocorrer para que haja sensação dolorosa. Isso se refere aos quadros de dor persistente, em que as fibras Aβ podem estar envolvidas (Basbaum *et al.*, 2009; Vang *et al.*, 2012). Então, o impulso sensorial avança em direção aos centros superiores (Figura 9.2). Uma vez que o impulso chega ao tálamo, neurônios de terceira ordem conduzirão o impulso nervoso até o córtex, as estruturas límbicas e o hipotálamo. O tálamo age como uma estação intermediária para a maior parte das comunicações entre tronco encefálico, cerebelo e cérebro. O córtex representa a região mais externa do cérebro, na qual a informação será interpretada como dor. Para tanto, essa estrutura anatômica pode recorrer à memória para auxiliar na avaliação dessa sensação desagradável. Então, a experiência prévia do indivíduo e o seu sofrimento darão significado a essa dor no momento de interpretá-la (Okeson, 2006).

O hipotálamo é uma estrutura localizada na linha mediana da base do encéfalo com funções muito importantes. Ele é o principal centro do encéfalo para controle das funções

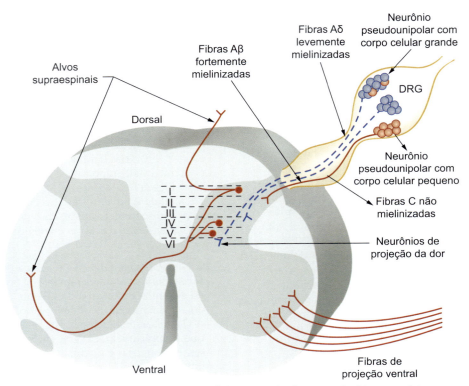

Figura 9.1 Impulsos aferentes para o corno dorsal da medula espinal. Os terminais aferentes primários se projetam para neurônios nas lâminas I, IV e V no corno dorsal da medula. Adicionalmente, as fibras Aβ, Aδ e C projetam-se para as lâminas II-VI. Após o impulso sensorial alcançar esta região, ele será transmitido em direção aos centros superiores: DRG: gânglio da raiz dorsal.

corporais internas. Existem numerosos núcleos que o compõem. Com relação à dor, é importante ressaltar que, diante de níveis aumentados de tensão emocional, o hipotálamo poderá ser estimulado, exacerbando a regulação do sistema nervoso simpático (SNS) e, por consequência, influenciando os impulsos nociceptivos que entram no encéfalo (Okeson, 2006).

No processo de transmissão da dor, além das regiões e das células neuronais, existem as células não neuronais que desempenham um papel relevante. As células da glia têm papel importante na condução, na transmissão e na modulação da nocicepção. No SNC, essas células superam em número os neurônios e são classificadas em subtipos, como astrócitos, micróglia e oligodendrócitos. No sistema nervoso periférico (SNP), as células-satélites da glia e as de Schwann participam do processo nociceptivo. Apesar de as células da glia não dispararem impulsos elétricos, elas podem liberar diversos neurotransmissores e fatores de crescimento, influenciando a atividade dos neurônios ou agindo em outras células, reparando-as e regenerando-as. Elas podem se comunicar entre si por meio de junções *gap* e ondas de cálcio (Chiang *et al.*, 2011; Ji *et al.*, 2016).

A micróglia serve como um macrófago residente da medula espinal e do cérebro. Estudos apontam o seu papel na dor patológica. Essa célula tem a capacidade de se ativar rapidamente em resposta às menores mudanças patológicas no SNC (Ji *et al.*, 2016). Os sinais que ativam a micróglia incluem trifosfato de adenosina (ATP), fator de estimulação de colônia (CSF1), quimiocinas (CCL2 e CX3CL1) e proteases, que podem se originar a partir de uma lesão ou de neurônios sensoriais ativados. Em paralelo, a expressão dos receptores de ATP e CX3CL1(P2X4, P2X7, P2Y12 e CX3CR1) é aumentada seletivamente na micróglia espinal em resposta a uma agressão. A ativação desses receptores culmina em uma cascata de sinalização intracelular envolvendo a fosforilação da proteína p38 MAPK (proteinoquinase ativada por mitógenos), que leva ao aumento da produção e da liberação de fator de necrose tumoral (TNF), interleucina 1 beta (IL-1β), interleucina 18 (IL-18) e fatores de crescimento derivados do cérebro (BDNF). Da mesma forma, há um aumento da expressão de ciclo-oxigenase (COX) e subsequente síntese de prostaglandinas. Esses neuromoduladores irão interferir na transmissão sináptica excitando ou inibindo-a, o que leva ao aumento do sinal de transmissão de dor para o cérebro (Ji *et al.*, 2016).

Os astrócitos desempenham várias funções importantes, como reciclagem de neurotransmissores, formação da barreira hematencefálica, regulação da concentração de íons extracelulares e modulação da transmissão sináptica (Ji *et al.*, 2016). Após uma lesão no nervo, os astrócitos perdem a capacidade de manter a concentração homeostática de potássio extracelular e glutamato, levando a uma hiperexcitabilidade neuronal. Além disso, eles atuam diretamente no neurônio pelas junções *gap* facilitando a transmissão intracelular. As comunicações a partir das junções *gap* são mediadas pela conexina 43 (Cx43), que aumenta no momento de uma lesão nervosa culminando em uma sinalização parácrina. Tal sinalização leva ao aumento de glutamato, ATP e quimiocinas. Essas substâncias atuarão como neuromoduladoras, potencializando a transmissão sináptica excitatória da dor na medula espinal. Estudos mostram que a lesão no nervo aumenta a CXCL13 nos neurônios da medula espinal; tal fato pode ativar os astrócitos via receptor de quimiocina tipo 5 (CCR5) para manter dores neuropáticas. Dessa maneira, as quimiocinas facilitam a dor neuropática mediante interações bilaterais de neurônios e astrócitos. Diante da lesão nervosa, ocorre aumento de trombospondina – 4 (TSP4), que promove a dor neuropática por meio de novas sinapses e da reconstrução de circuitos sensoriais corticais.

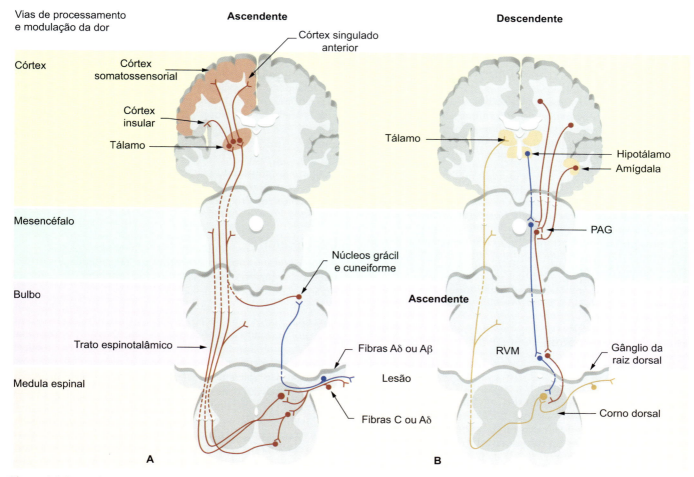

Figura 9.2 A. Via de transmissão ascendente da dor: as fibras de dor C e Aδ enviam informações dos nociceptores para os neurônios no corno dorsal da medula espinal. O trato ascendente (formado por neurônios que cruzaram o outro lado da medula) se projeta para os núcleos no bulbo (grácil e cuneiforme) e no mesencéfalo, até o tálamo. Este, por sua vez, transmite a informação ao córtex somatossensorial e insular e a outras regiões corticais (envolvidas, por exemplo, com as respostas afetivas). **B.** Modulação da dor: as principais ligações neste sistema descendente são a susbtância cinzenta periquedutal (PAG) e o bulbo rostroventromedial que modulam a transmissão da dor. O córtex, a amígdala e o hipotálamo projetam para ambas as estruturas PAG e RVL. A analgesia é produzida principalmente pela liberação de opioides endógenos no corno dorsal da medula espinal.

Em comparação à ativação microglial, a ativação dos astrócitos nas condições de dor crônica é mais persistente, indicando a sua contribuição na cronicidade da dor (Ji et al., 2016).

No SNP, as células-satélites da glia e as células de Schwann contribuem para o processo nociceptivo. Em resposta ao estímulo doloroso, essas células da glia periféricas são ativadas antes das células centrais e liberam vários mediadores inflamatórios sensibilizando nociceptores nos axônios (células de Schwann) ou no corpo celular (células-satélites) da glia. Após a lesão nervosa, as células de Schwann ativas mediam a quebra da barreira hematencefálica através da secreção de metaloproteinase 9 (MMP-9). A degradação da matriz extracelular promove o recrutamento de células imunes da vascularização e a subsequente liberação de mais mediadores pró-inflamatórios. As células-satélites se comunicam com os neurônios por meio de junções *gap* e, após uma lesão no nervo, se tornam ativas e proliferam. Essas células contribuem para a sensibilização da dor crônica pela produção de citocinas e MMP que regulam a clivagem e a ativação de citocinas inflamatórias. A atividade nociceptiva também causa liberação de ATP do corpo celular dos neurônios para ativar o P2X7 nas células-satélites da glia, levando à liberação de TNF e à consequente excitabilidade neuronal (Ji *et al.*, 2016).

TIPOS DE DOR

A dor pode ser classificada conforme o tempo em que ocorre e de acordo com seus fatores etiológicos e neurofisiológicos, motivo pelo qual existem a classificação temporal e a neurofisiológica da dor. Pode ser de três tipos: o primeiro, dor por nocicepção, é considerada um sistema de proteção fisiológico, essencial para detectar e minimizar os danos decorrentes de estímulos nocivos, além de manter a integridade do corpo. Esta é decorrente de estímulos frios ou quentes. O segundo tipo de dor também é de proteção e de adaptação e se refere à ativação do sistema imunológico por dano tecidual relacionado à inflamação, sendo conhecida como dor inflamatória. O terceiro se refere à dor não fisiológica, decorrente de dano ou funcionamento anormal do sistema nervoso, sendo chamada de dor patológica. Esse tipo de dor não é considerado sintoma de uma enfermidade, mas sim um estado de doença por si só.

A dor também pode ser classificada como aguda ou crônica. A primeira tem um papel biológico de manutenção da integridade do indivíduo, pois serve de alerta. É tipicamente associada a condições clínicas de rápida instalação, produzindo, algumas vezes, sintomas graves em um curto período. Já a dor crônica não tem papel biológico, causando incapacidade e perda de qualidade de vida, ou seja, é uma experiência complexa que apresenta dimensões afetivas, cognitivas e motivacionais. A dor crônica tem duração maior do que 3 meses e segue seu curso, mesmo após a cicatrização tecidual (Siqueira e Teixeira, 2003; Okeson, 2006; Lavigne e Sessle, 2016). Associadas à dor crônica, ocorrem manifestações classificadas como alodinia e hiperalgesia.

A classificação neurofisiológica da dor se divide em somática e neuropática. A somática pode ser superficial, que se refere à dor cutânea, e profunda, que compreende as dores visceral e músculo-esquelética. Na dor neuropática, por outro lado, ocorrem lesões nervosas, podendo estar relacionadas tanto ao SNP quanto ao central. O segundo tipo de dor apresenta diferentes etiologias, sendo de difícil diagnóstico e resolução. Pode ocorrer de modo episódico e contínuo, como a dor do membro fantasma, a fibromialgia e a neuralgia do nervo trigêmeo (Okeson, 2006).

Outro tipo de dor bastante citado é a dor referida, descrita como uma dor sentida em um local distante de sua origem. Um exemplo desse tipo de dor é comumente descrito por pacientes durante um infarto, que relatam sentir uma dor forte no braço, no estômago e, por vezes, até dores nos dentes (Okeson, 2006).

Hiperalgesia e alodinia

A hiperalgesia pode ser definida como um aumento da dor provocada por um estímulo nocivo ou não nocivo. Em contrapartida, a alodinia está relacionada à resposta de dor por estímulos que normalmente não causam dor, ou seja, uma dor que não foi evocada pelas fibras nervosas nociceptivas, em virtude de mudanças na especificidade sensorial. Na hiperalgesia, o limiar de dor se reduz e a dor em resposta a estímulos supraliminares é reforçada. Isso ocorre em virtude da sensibilização dos nociceptores periféricos ou neurônios centrais que codificam dor. Há muitas circunstâncias diferentes que podem levar à hiperalgesia, incluindo inflamação, lesão de tecido e uma variedade de doenças. A hiperalgesia pode ocorrer no local dessas lesões (hiperalgesia primária) e/ou em áreas adjacentes não lesionadas (hiperalgesia secundária; Ringkamp et al., 2013).

Após uma lesão, várias substâncias químicas (mediadores) são liberadas de células não neuronais, como mastócitos, neurófilos e monócitos, mas também dos terminais das fibras sensoriais aferentes primárias, que podem tanto mediar quanto facilitar o processo inflamatório. Os mediadores inflamatórios incluem bradicinina, prostaglandina, ATP, serotonina, histamina, substância P e citocinas. Alguns desses agentes podem ativar diretamente os nociceptores e outros agem indiretamente por meio de células inflamatórias que liberam agentes algogênicos (induzem dor). Por outro lado, existem mediadores que podem levar à sensibilização do receptor em resposta a um estímulo natural e, por isso, desempenhar um papel na hiperalgesia primária (Ringkamp et al., 2013).

Existe uma dicotomia em relação às respostas aos estímulos observados na hiperalgesia. Estímulos mecânicos e térmicos induzem hiperalgesia primária em razão de uma sensibilização provocada por uma lesão direta no nociceptor, promovendo o aumento de sua resposta. Em contraste, a hiperalgesia secundária é desencadeada por estímulos mecânicos, mas não por térmicos. Acredita-se que os nociceptores na região lesionada não estão sensibilizados e que a hiperalgesia secundária seja o resultado de uma sensibilização central (Meyer et al., 2005).

Dor orofacial

A dor orofacial tem peculiaridades importantes que devem ser consideradas. Primeiro, o sistema trigeminal tem papel fundamental na condução dos impulsos nociceptivos. A transmissão dos impulsos sensitivos orofaciais, diferentemente de outras regiões do corpo, ascende para o SNC a partir do gânglio trigeminal (Okeson, 2006; Sessle, 2014).

Os impulsos somáticos oriundos da face e das estruturas bucais não entram pela medula espinal pelos nervos espinais, mas sim pelo V par de nervos cranianos (o trigêmeo). Os impulsos aferentes das fibras sensitivas transitam pela periferia, pelo gânglio trigeminal e pela raiz do trigêmeo, entrando pelo complexo nuclear sensorial trigeminal, passando pelo trato espinal trigeminal. O trato espinal trigeminal divide-se em três partes: subnúcleo oral superior; subnúcleo interpolar médio; e, na porção mais inferior, subnúcleo caudal. A maioria das sinapses de dor localiza-se no subnúcleo caudal (Chiang et al., 2011; Sessle, 2011).

Dor visceral

A dor visceral é considerada profunda, relacionada aos órgãos internos. A maioria das pessoas já experimentou uma dor nos órgãos internos que vai desde um leve desconforto decorrente de uma indigestão até a agonia de uma cólica renal. A inervação visceral é escassa em relação à sensorial de outros tecidos. Além disso, a densidade dos nociceptores nas vísceras é menor e as fibras aferentes não são bem representadas no sistema cortical. Consequentemente, as sensações viscerais tendem a ser de caráter difuso, são tipicamente referidas a estruturas somáticas não viscerais e, portanto, de difícil localização. A transmissão é feita a partir de fibras do tipo Aδ mielinizadas e C não mielinizadas que viajam por aferentes autonômicos. No entanto, a distinção entre aferentes nociceptivos e aferentes não nociceptivos não é muito clara na neurotransmissão visceral em comparação com a nocicepção somática, dada a divisão funcional dos receptores viscerais mecanossensíveis. Duas classes fisiológicas são conhecidas: (1) "receptores de alto limiar", encontrados em órgãos como coração, esôfago, cólon, ureter e útero, que respondem apenas a estímulos mecânicos nocivos; e (2) "receptores de baixo limiar", que codificam a intensidade, respondendo a uma gama de estímulos inócuos e nocivos. Um contraste importante com a nocicepção somática é o papel das fibras Aβ de baixo limiar, que apenas transmitem sensações mecânicas inócuas em condições normais. As fibras aferentes que inervam as vísceras projetam-se para o SNC por meio de nervos mistos (que apresentam tanto aferências quanto eferências), mas fazem parte do sistema nervoso autônomo simpático e parassimpático. Algumas aferências espinais transitam pelos nervos hipogástrico e lombar terminando em regiões toracolombares, como parte da inervação simpática para a medula espinal. As aferências pélvicas terminam no cordão lombossacral e contribuem para a inervação parassimpática. Ela pode ser referida tanto para tecidos superficiais próximos quanto para sítios distantes de sua origem. Uma explicação para sua ocorrência seria a convergência dos aferentes somáticos, ou seja, os neurônios secundários na medula espinal que recebem aferências visceral também recebem aferências oriundas de tecidos como pele e músculos. A dor referida, acompanhada ou não de hiperalgesia, é mais acentuada e menos suscetível de ser acompanhada por sinais autonômicos e, portanto, difícil de diferenciar da dor de origem somática. Ademais, esse tipo de dor pode ser acompanhado de náuseas e de distúrbios autonômicos (Gebhart e Bielefeldt, 2016; Steeds, 2016).

Existe uma convergência neurofisiológica de aferentes viscerais e somáticos para o SNC que está subjacente à dor visceral referida, na qual a estimulação nociva das vísceras desencadeia a dor referida em sítios somáticos. Essa convergência visceral-somática pode surgir como resultado de uma escassez (inferior a 10%) das fibras aferentes viscerais com terminações da medula espinal. Os terminais aferentes viscerais também mostram divergência extensiva em relação à distribuição intraespinal quando comparada às aferências cutâneas (Sikandar e Dickenson, 2012).

A hiperalgesia também pode estar associada à dor visceral, desencadeada por uma sensibilização periférica das vísceras, em decorrência da estimulação nociva persistente dos nociceptores viscerais por mediadores inflamatórios e atividade ectópica. Os mediadores inflamatórios liberados no local de lesão podem sensibilizar os nociceptores, reduzindo o limiar de ativação e aumentando a capacidade de resposta aos estímulos. O ambiente químico é alterado no local da lesão, por exemplo, pela secreção de mediadores inflamatórios por células do sistema imunológico, contribuindo para a hiperalgesia periférica (Sikandar e Dickenson, 2012).

Dor fantasma

A dor do membro fantasma é uma dor crônica do tipo neuropática, que pode ocorrer, por exemplo, em um paciente que tenha um membro amputado e reclama que sente dor nesse membro. Entende-se por neuropática a dor promovida por lesão primária ou disfunção do sistema nervoso. Tal disfunção pode ser motora, sensorial ou autonômica. Pacientes podem relatar dor espontânea na ausência de um estímulo periférico óbvio. Sua ocorrência pode estar relacionada com vários fatores, como a desaferentação, a neuroplasticidade, a manutenção da dor pelo sistema nervoso autônomo, a sensibilização central, o fenômeno de convergência e os fatores genéticos (Steeds, 2016).

Desaferentação

A dor por desaferentação se dá pela interrupção completa ou parcial de impulsos nervosos aferentes, por traumas físico, químico ou térmico no nervo. Ela resulta de lesões que interrompem o caminho espinotalâmico, em qualquer nível do sistema nervoso. Pode ser causada por lesões no SNC e/ou no SNP. É, portanto, a perda do impulso aferente normal para o SNC que, por si só, é capaz de provocar a dor. Ela pode ser contínua e, muitas vezes, não guardar relação temporal com o fator desencadeante, surgindo de modo independente da presença de lesão aparente. Alguns sintomas de desaferentação podem ser mantidos mesmo após a regeneração considerável do nervo, como anestesia, hipoestesia, parestesia, distesia, hiperestesia, hiperalgesia e dor espontânea na região inervada pelo nervo lesado. Essas sensações podem ser sentidas em uma área mais ampla que a englobada pelo nervo lesado, pois a desaferentação causa aumento do campo receptivo. Ficou demonstrado que uma mudança degenerativa profundamente localizada e permanente pode ocorrer nos neurônios aferentes após trauma nervoso periférico. Somente quando a regeneração for suficiente e ordenada, retorna a sensibilidade normal (Okeson, 2006).

A lesão das vias sensitivas periféricas e centrais pode resultar na ocorrência de dor espontânea nas áreas desaferentadas. As propriedades funcionais dos axônios e das unidades centrais precisam ser mantidas íntegras para um processamento da informação sensitiva adequado. A dor espontânea ou gerada por estímulos não nociceptivos poderá ocorrer diante de modificações estruturais ou funcionais. Essas alterações podem surgir tanto nas fibras nervosas quanto na condução e no processamento central da informação sensitiva (Okeson, 2006).

ESTRUTURAS LÍMBICAS E PERCEPÇÃO DA DOR

Por se tratar também de uma experiência subjetiva e emocional, a dor é percebida diferentemente por cada indivíduo. A geração de dor envolve muito mais que componentes discriminativos sensoriais. Além disso, apresenta fatores cognitivos e emocionais complexos processados nos centros superiores do cérebro. Dessa forma, é importante ressaltar a participação do sistema límbico, também chamado cérebro emocional na percepção da dor. Fazem parte desse sistema as estruturas circundantes ao cérebro e ao diencéfalo. Ele tem participação importante no controle das atividades emocionais e comportamentais. É composto pelas seguintes estruturas: corpo amigdaloide, hipocampo, corpos mamilares, septo pelúcido, giro do cíngulo, cíngulo, ínsula e giro para-hipocampal. O corpo amigdaloide atua no hipotálamo no controle do comportamento em cada tipo de situação social. O hipocampo interpreta para o encéfalo a maioria das experiências sensitivas. Se ele determinar que uma experiência é importante, então esta será armazenada como memória no córtex cerebral. Os corpos mamilares ajudam a controlar funções de vigília e bem-estar, e o septo pelúcido, quando estimulado, pode causar efeitos comportamentais, incluindo sinais agressivos.

O encéfalo não é passivo às mensagens vindas dos meios externo e interno. Aspectos passados e presentes, além de experiências pessoais, interagem de modo significativo na percepção da dor (Siqueira e Teixeira, 2003; Machado, 2006). Sistemas neuronais supraespinais possibilitam ao organismo utilizar experiências anteriores para controlar a sensibilidade nas várias estruturas do neuroeixo e reagir de modo variado e autodeterminado (Siqueira e Teixeira, 2003).

Estudos afirmam que a amígdala apresenta um papel importante na dimensão afetiva e emocional da dor, bem como na sua modulação. Além disso, tal estrutura do sistema límbico está relacionada com estados afetivos e alguns transtornos, como medo aprendido, ansiedade e depressão. Estudos eletrofisiológicos em animais anestesiados demonstraram que os neurônios na amígdala são ativados de forma mais expressiva por estímulos nóxios que estímulos inócuos. Tais neurônios servem para ajudar na avaliação das informações sensoriais afetivas no contexto da dor (Neugebauer, 2015).

Modulação da dor

A relação entre o estímulo periférico e a experiência de dor resultante depende de inúmeras variáveis, que incluem desde a entrada do impulso sensorial até o contexto comportamental. A modificação nas respostas comportamentais, neuronais e subjetivas da dor (no contexto comportamental e cognitivo) resulta de uma ação das redes neurais do SNC que modulam a transmissão da mensagem nociceptiva. A interação de várias redes neuronais e o equilíbrio entre as influências dos sistemas facilitatório e inibitório fornecem uma gama de respostas a um dado estímulo desencadeante (Heinricher e Fields, 2013).

Os terminais da via descendente se originam no bulbo rostroventromedial. Os núcleos do tronco encefálico (como núcleo do trato solitário, núcleo parabraquial e reticular dorsal), o hipotálamo e o córtex interagem com as fibras aferentes. Estes também atuam em interneurônios excitatórios e inibitórios e com os neurônios de projeção no corno dorsal da medula espinal (ver Figura 9.2 B). Várias áreas do prosencéfalo límbico, incluindo o córtex cingulado anterior e o insular, e os núcleos da amígdala projetam-se para a substância cinzenta periaquedutal no mesencéfalo, que, então, modula indiretamente a transmissão ascendente da dor. Pelo bulbo rostroventromedial no tronco encefálico, esse sistema modulador produz analgesia pela liberação de opioides endógenos e usa células *on*, *off* e *neutras* para exercer controle inibitório ou facilitatório dos sinais nociceptivos do corno dorsal espinal (Millan, 2002). As ações das células *off* muitas vezes estão relacionadas com os neurônios serotoninérgicos e noradrenérgicos. Já o mecanismo de modulação descendente facilitatório é mediado pelas ações das células *on* no bulbo rostroventromedial, inibidas pelos opioides e excitadas pelo impulso nociceptivo. Nos níveis do corno dorsal, as vias que mediam os sistemas descendentes inibitório e facilitatório exercem uma influência oposta sobre os terminais das fibras aferentes primárias, neurônios de projeção, interneurônios excitatórios e inibitórios. As células *on* e *off* projetam-se especificamente para as lâminas I, II e V do corno dorsal. Um amplo número de células *off* e *neutras*, além de uma pequena porção de células *on* são GABAérgicos. Parte das células *neutras* também é serotoninérgica, sugerindo então o seu papel na modulação da dor. Os neurônios na substância cinzenta periquedutal (PAG) e os adjacentes laterais do tegmento pontino podem ser divididos nessas três classes de células (*on*, *off* e *neutras*), sugerindo um mecanismo neural comum para a modulação da dor nos níveis do bulbo, da ponte e do mesencéfalo (Heinricher e Fields, 2013).

A inibição das células *off* e a ativação das células *on* associadas ao reflexo nocivo podem levar a um aumento do reflexo de resposta ao estímulo subsequente liberado para qualquer região na superfície do corpo. Sonaja *et al.* (2010) demonstraram que a injeção de capsaicina no cólon, em ratos, induz comportamentos de dor que se relacionam com o aumento da atividade sustentada em células *on* no bulbo rostroventromedial e com mudanças transitórias nas células *off*. Esses achados tornam possível uma ligação entre as alterações funcionais na atividade neural das células *on* no bulbo rostroventromedial e os parâmetros comportamentais relacionados com a dor referida após uma irritação do cólon.

Danos em nervos e em fibras Aβ de grande calibre são cruciais na mediação da alodinia mecânica, ou seja, a dor provocada por estímulos mecânicos normalmente inócuos, como luz ou toque. Isso pode ocorrer por uma mudança no fenótipo (padrão de expressão do neurotransmissor) nas fibras aferentes primárias, pelo qual começam a sintetizar neurotransmissores excitatórios, como a substância P (SP), que normalmente estão presentes somente em fibras aferentes primárias de calibre fino, não responsivas. Além disso, após a lesão, a reorientação das fibras aferentes primárias nas lâminas superficiais do corno dorsal possibilita seu escape ao controle inibitório pré-sináptico, resultando no contato com os neurônios de projeção nociceptiva específica, aos quais elas não teriam acesso anteriormente (Fields e Basbaum, 1999; Millan, 2002). Essas mudanças podem contribuir com a resistência a analgésicos convencionais (Millan, 2002). Os mecanismos pós-sinápticos para a supressão da influência de fibras Aβ sobre os neurônios de projeção nociceptivas no corno dorsal podem ser eficazes no tratamento de dor neuropática, eventualmente intratável de outro modo (Millan, 2002).

Mecanismos de analgesia endógena

Existem alguns neurotransmissores que fazem parte do mecanismo de analgesia endógena, além de outros compostos químicos que os modulam (Figura 9.3). A seguir, serão descritas suas atuações.

Serotonina

Os neurônios serotoninérgicos estão envolvidos tanto na transmissão da dor quanto em sua modulação. A ação analgésica da administração sistêmica de opioides pode ser reduzida pela depleção de serotonina ou por uma destruição neurotóxica dos terminais espinais de serotonina (Heinricher e Fields, 2013).

Evidências indicam que a ativação das projeções descendentes do bulbo rostroventromedial leva à liberação de serotonina no corno dorsal, dos terminais das projeções ou dos interneurônios espinais (Ossipov *et al.*, 2014). A ação da serotonina (5-HT) pró-nociceptiva ou antinociceptiva está relacionada com o subtipo de receptor que será ativado. Atualmente, sete famílias de receptores 5-HT (5 HT1-7), além de vários subtipos dentro de muitas destas famílias, foram identificadas com funções excitatórias e inibitórias seletivas nos neurônios (Millan, 2002). De maneira geral, a ativação dos receptores $5-HT_{1a}$, $5-HT_{1b}$, $5-HT_{1d}$ e $5-HT_7$ resulta em uma ação

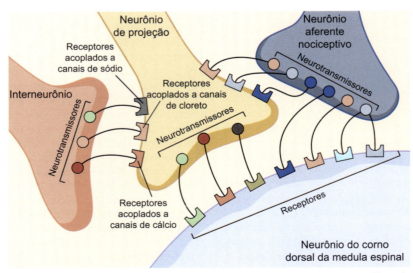

Figura 9.3 Corno dorsal da medula espinal, receptores e neurotransmissores. Os neurotransmissores são liberados no corno dorsal da medula por neurônios aferentes primários, neurônios de projeção e interneurônios. Essa região do corno dorsal é composta por diferentes receptores, como 5-HT3, alfa 2, opioides (μ, δ, κ), canabinoides e seus respectivos neurotransmissores e neuromoduladores, como serotonina, noradrenalina, opioides (p. ex., encefalina e endorfina) e canabinoides.

antinociceptiva; já a ativação dos 5-HT_{2A} e 5-HT_3 promove nocicepção (Ossipov *et al.*, 2014). A nocicepção mediada pelos receptores pela ação da 5-TH nos receptores tipo 5-HT_3, expressos nos terminais centrais das fibras aferentes primárias, resulta do aumento na liberação de substância P, do peptídio relacionado com o gene da calcitonina (CGRP) e da neurocinina na medula espinal (Bannister *et al.*, 2009). Estudos eletrofisiológicos demonstraram que uma lesão no nervo periférico está associada a aumento na atividade do sistema descendente facilitatório, aumentando as respostas dos neurônios do corno dorsal espinal mediado pela ativação de receptores 5-HT_3 espinais (Kovelowski *et al.*, 2000; Suzuki *et al.*, 2002). Drogul *et al.* (2009) mostraram que morfina injetada por via sistêmica ou diretamente no bulbo rostroventromedial ativa as projeções descendentes inibitórias que liberam 5-HT na medula espinal, onde pode agir nas células que expressam o receptor 5-HT_7 inibindo a transmissão dos sinais nociceptivos no corno dorsal da medula. Esses receptores (5-HT_7) parecem estar localizados principalmente em fibras aferentes primárias, interneurônios peptidérgicos nas lâminas I e II e em células gliais (Doly *et al.*, 2005).

Noradrenalina

As projeções noradrenérgicas descendentes que se dirigem ao corno dorsal da medula espinal partem do tronco encefálico em nível pontino (a partir dos grupamentos A5, A6 = *locus coeruleus* e A7), comunicando-se com o bulbo rostroventromedial e a PAG (Heinricher e Fields, 2013; Ossipov *et al.*, 2014). Os receptores α1 adrenérgicos (ARα1) são acoplados à proteína Gq que ativa a fosfolipase C, promovendo consequentemente o aumento de Ca^{2+} intracelular. Já os receptores adrenérgicos α2 (ARα2) são acoplados à proteína G inibitória (Gi), e a ativação deles causa a inibição da adenilato ciclase, diminuindo o AMP ciclíco (AMPc; Millan, 2002). Como descrito anteriormente para 5-HT, o sistema noradrenérgico exerce um controle bidirecional, no qual a ativação dos receptores adrenérgicos α2 (ARα2) promove um efeito antinociceptivo, em contrapartida à ativação dos receptores adrenérgicos α1, que induzem nocicepção (Millan, 2002; Bannister *et al.*, 2009).

Diversos mecanismos controlam a atividade das projeções noradrenérgicas, incluindo neurônios GABAérgicos locais (inibitório), que, uma vez bloqueados, induzem efeito antinociceptivo pela desinibição das vias noradrenérgicas no corno dorsal (Nuseir e Proudfit, 2000; Millan, 2002). Existe também uma ligação excitatória do hipotálamo lateral ao núcleo A7, na qual a ativação desencadeia inibição. Outro mecanismo possível está relacionado com as ações antagonistas dos receptores centrais de glutamato NMDA, que podem promover uma ação excitatória nos interneurônios inibitórios GABAérgicos, aumentando a atividade dos neurônios noradrenérgicos da ponte (Paquet e Smith, 2000; Millan, 2002).

Dopamina

Os receptores dopaminérgicos são classificados em duas famílias: a D1, com dois receptores (D1 e D5); e a D2, com três receptores (D2, D3 e D4). Os receptores da família D1 estão acoplados à proteína Gs, e sua ativação induz um aumento no AMPc, mobilizando o Ca^{2+}; já os receptores da família D2 estão acoplados à proteína Gi, diminuindo o AMPc, aumentando a condutância de K^+ e diminuindo as correntes de Ca^{2+} reguladas por voltagem (Millan, 2002). A administração de agonistas dos receptores D1 potencializa a liberação espinal de CGRP e substância P indicando a presença de receptores D1

excitatórios no DRG, o que sugere um aumento na nocicepção (Bourgoin, 1993).

Estudos de imagens cerebrais realizados em pacientes com dor lombar crônica mostraram um reforço sobre a conexão funcional entre o núcleo *accumbens* e o córtex pré-frontal, o que é diretamente proporcional à magnitude da dor (Baliki *et al.*, 2010). Estados de dor induzem inadaptações cerebrais que poderiam ser parcialmente responsáveis pela diminuição da responsividade analgésica. Martikainen *et al.* (2015) também demonstraram, em pacientes com dor lombar crônica, alterações nas funções dopaminérgicas e no sistema opioide endógeno. Esses achados sugerem que as interações da dopamina com os opioides no cérebro estão envolvidas na fisiopatologia da dor crônica.

Alterações nos circuitos dopaminérgicos podem afetar os componentes sensoriais e afetivos em estados de dor crônica, surgindo nos níveis de dopamina liberada, nos receptores pós-sinápticos e também nas moléculas de transdução de sinal (Mitsi e Zachariou, 2016).

GABA

O ácido γ-aminobutírico (GABA) é um neurotransmissor inibitório do SNC que apresenta dois tipos de receptores GABAérgicos: os ionotrópicos (canais iônicos – $GABA_A$) e os metabotrópicos (ação por segundos mensageiros – $GABA_B$). Quando ativados, os receptores $GABA_A$ possibilitam a entrada do íon Cl^-; já os $GABA_B$ (acoplados à proteína Gi), também quando ativados, levam a um aumento das correntes de K^+ e a uma supressão de correntes de Ca^{2+}. Ambas as atividades resultam em redução da atividade neuronal. As ações nos receptores $GABA_A$ e $GABA_B$, nos interneurônios GABAérgicos inibitórios, desempenham um papel crítico e bem estabelecido nos processos antinociceptivos, tanto na medula espinal quanto no núcleo trigeminal (Millan, 2002).

Os neurônios GABAérgicos exercem atividade inibitória, de maneira direta e indireta, sobre os caminhos de modulação descendente inibitória. A microinjeção de antagonistas de $GABA_A$ na PAG induz analgesia pela desinibição das vias excitatórias mediante mecanismos descendentes inibitórios originados no bulbo rostroventromedial e no núcleo noradrenérgico A7 (Fields e Basbaum, 1999; Koyama *et al.*, 2000). O efeito direto é mediado pela influência inibitória no corpo celular dos neurônios no tronco encefálico que dão origem às vias noradrenérgicas e serotoninérgicas (Millan, 2002).

Opioides

Os peptídios opioides são derivados de diferentes proteínas precursoras: a pro-opiomelanocortina, que dá origem à betaendorfina; a prodinorfina, que origina a dinorfina; e a pro-encefalina, que promove a metionina encefalina e a leucina encefalina (Przewlocki e Przewlocka, 2001). Posteriormente à descoberta desses peptídios, estudos demonstraram a existência de uma quarta classe: a orfanina (OFQ) ou nociceptina. Existem três classes principais de receptores opioides com efeitos distintos – mu (μ), delta (Δ) and k (κ) – e uma classe adicional de receptor tipo opioide – ORL1. Esses receptores medeiam o efeito analgésico via espinal, porém o receptor μ subtipo 1 também promove analgesia supraespinal. Os receptores opioides são acoplados à proteína G inibitória, ou seja, uma vez ativados, inibem a adenilatociclase reduzindo o AMPc e outros segundos mensageiros (Millan, 2002; Ghelardini *et al.*, 2015).

Os estímulos nocivos prolongados e inescapáveis são eficazes para a ativação da rede de neurônios da PAG e do bulbo rostroventromedial. Existem evidências sobre o mecanismo de ativação dos opioides em humanos e animais. Essa semelhança entre os receptores opiáceos em roedores e humanos resulta do fato de serem quase idênticos em termos farmacológicos. Além disso, os peptídios opioides endógenos e os receptores opioides estão presentes em áreas do cérebro humano homólogas aos núcleos moduladores da dor no tronco encefálico. Estados de analgesia têm sido produzidos em indivíduos por meio de estímulos na PAG. O efeito analgésico dos opioides resulta de uma série complexa de interações neuronais. Na região supraespinal, os analgésicos opioides se ligam ao receptor mu localizado em neurônios GABAérgicos. Geralmente, esses neurônios se projetam para os neurônios inibitórios descendentes no tronco encefálico, inibindo-os. A inibição dos neurônios GABAérgicos torna possível a ativação dos neurônios serotoninérgicos inibitórios descendentes, o que acarreta analgesia. Na medula espinal, o efeito analgésico é produzido pela inibição da liberação de mediadores (como substância P, glutamato e óxido nítrico) na via da dor (Millan, 2002; Fields, 2004).

Canabinoides

A atividade moduladora do sistema canabinoide nos processos dolorosos vem sendo estudada ao longo dos anos (Burstein *et al.*, 1988; Chapman, 2001). Já foram descritos dois tipos de receptores canabinoides: o tipo 1 (CB_1) e o tipo 2 (CB_2) (Pertwee e Ross, 2002). A ativação do receptor CB_1 inibe o canal de Ca^{2+} dependente de voltagem e ativa o canal de K^+. Os receptores CB_2 inibem a atividade da adenilatociclase e estimulam a atividade da proteinoquinase ativada por mitógeno (MAPK) (Di Marzo *et al.*, 2004). A distribuição dos receptores de CB_1 no SNC está bem estabelecida, enquanto os receptores CB_2 são encontrados em maior quantidade na periferia (Compton *et al.*, 1993). Recentemente, estudos utilizando ratos demonstraram que o receptor CB_2 também está presente em diversas regiões do SNC, como córtex, amígdala, cerebelo, hipocampo, tálamo e substância cinzenta periaquedutal, embora em quantidades menores em comparação aos receptores CB_1 (Gong *et al.*, 2006; Suarez *et al.*, 2009). A expressão de CB_2 em locais de modulação, processamento e percepção da dor – como substância cinzenta periaquedutal e tálamo – sugere que esse receptor pode modular a neurotransmissão nociceptiva direta ou indiretamente (Gong *et al.*, 2006). Parte dos efeitos dos canabinoides é mediado pelo recrutamento do sistema modulatório via bulbo rostroventromedial e substância cinzenta periaquedutal. Os efeitos anti-inflamatórios dos agonistas dos receptores CB_2 resultam de diminuições na secreção de histamina e serotonina pela inibição da degranulação de mastócitos. Os efeitos antinociceptivos dos canabinoides no receptor CB_1 são provavelmente mediados por mecanismos centrais, embora perifericamente estes agentes diminuam a permeabilidade dos vasos sanguíneos e o extravasamento de plasma.

Controle inibitório nocivo difuso

O cérebro apresenta diversas estratégias para modificar as informações recebidas, por exemplo, a sensação de dor. A seleção é o principal mecanismo que promove uma sensação de dor; portanto, por meio de mecanismos modulatórios, o cérebro pode modificar a eficácia dos aferentes nociceptivos.

Le Bars *et al.* (2002) propuseram que o controle inibitório nocivo difuso (DNIC, do inglês *diffuse noxious inhibitory control*) resulta de um processo fisiológico no qual algumas estruturas cerebrais estão envolvidas na inibição descendente. O papel modulador exercido pelo DNIC é mediado, provavelmente, pelas redes neuronais adicionais localizadas no tronco encefálico, como a PAG e o bulbo rostroventromedial. A aplicação de dois estímulos nocivos e heterotópicos ativa o DNIC por meio de receptores presentes nas fibras Aδ e C (Le Bars, 2002; Villanueva, 2009).

Neuroplasticidade

Capacidade que um neurônio tem de se adaptar à lesão e, em função disso, mudar sua estrutura e/ou função de acordo com o estímulo produzido. Tais mudanças podem alterar a reatividade do neurônio por minutos, dias, meses e até mesmo anos. O reparo de lesões ou desaferentações de axônios periféricos começa com a substituição de circuitos alternativos. Esse mecanismo tenta manter o fluxo de informação sensorial para a parte do corpo afetada, aumentando a excitabilidade neuronal. Essa função importante pode, em situações extremas, como a amputação de um membro, resultar em um estado de má adaptação patológica. Entre as alterações neurais envolvidas nesse processo, estão a atividade ectópica neuronal, o polimorfismo de receptores, o brotamento de fibras Aβ, a desregulagem dos canais de sódio, a ativação das células da glia e a sensibilização dos neurônios de ampla faixa dinâmica (WDR). O brotamento de fibras nervosas, a partir do local da lesão, ricas em canais de sódio predispostos à ocorrência de descarga nervosa espontânea está dentre os mecanismos específicos que ocorrem após lesão do nervo. Além disso, o brotamento de fibras simpáticas para a raiz dorsal do gânglio da célula nervosa danificada pode causar dor, mantida pelo sistema nervoso simpático (Sessle, 2014).

Estudos sugerem que modificações nos impulsos aferentes combinados com mudanças na excitabilidade da sinapse central, mudanças no transporte químico e alterações no controle central podem constituir motivos para a ocorrência da dor fantasma.

O estímulo de dor periférico faz sinapse com um neurônio secundário que leva o impulso para os centros superiores nos quais ocorrem processos excitatórios e/ou inibitórios. O estímulo do neurônio secundário, quando ocorre, pode vir de vários neurônios da periferia. Se isso acontecer, o paciente terá um estímulo de dor adicional, com as áreas vizinhas do impulso de dor envolvidas na sintomatologia. O problema é quando o SNC está envolvido e, após o impulso de dor, não retorna ao normal; dessa forma, o neurônio primário não é mais requisitado para iniciar a dor. Pessoas que sofreram de dor por muito tempo antes do tratamento são mais suscetíveis a desenvolver dor pelo mecanismo de neuroplasticidade, pois seu sistema nervoso já está sensibilizado. Os processos periféricos podem iniciar a dor, mas, após a cura, modificações neuropáticas centrais podem mantê-la, tornando o processo periférico menos importante e originando assim a sensibilização central (Greene, 2009).

Sensibilização central

Diante de uma lesão nervosa, surgem mudanças neuroplásticas no corno dorsal da medula espinal ou nos neurônios nociceptivos do sistema trigeminal (dor orofacial), aumentando a responsividade dos nociceptores do SNC. A sensibilização central envolve processos neurais e não neurais, como o envolvimento de células da glia na manutenção e na modulação da dor. Além disso, esse tipo de sensibilização pode ocorrer em estados dolorosos agudos e crônicos e explicar os fenômenos de alodinia e hiperalgesia (Lavigne e Sessle, 2016).

Os impulsos repetitivos em fibras C passam a ampliar os sinais sensoriais em neurônios espinais, enviando mensagens para o encéfalo. As lesões periféricas conseguem induzir plasticidade em estruturas supraespinais. Esse mecanismo envolve tipos específicos de receptores de glutamato. Após a agressão tecidual, há liberação de neurotransmissores e neuropeptídios, como substância P, somatotastina, peptídio geneticamente relacionado com calcitonina, neurocinina-A, glutamato e aspartato. Essas substâncias estão relacionadas com a ativação de potenciais pós-sinápticos excitatórios e dos receptores N-metil-D-aspartato (NMDA) e não NMDA. Estímulos aferentes frequentes provocam um aumento considerável dos potenciais de ação e a despolarização pós-sinápticas cumulativa. Depois da ativação de receptores NMDA pelo glutamato, há remoção do íon magnésio do interior do receptor e o influxo de cálcio para a célula; tal fato resulta na amplificação e no prolongamento da resposta ao impulso doloroso. Portanto, o aumento do Ca^{2+} intracelular, a partir de certa concentração, parece ser o principal gatilho para desencadear a sensibilização central. Além disso, pesquisadores acreditam que, se os sinais dos aferentes periféricos se repetirem por um longo período, em um dado momento, a sensibilização central desencadeada se manterá e poderá mudar sua característica, tornando-se independente da atividade periférica (Lavigne e Sessle, 2016; Hudspith, 2016).

Fenômeno da convergência

Segundo Okeson (2006), existem muito mais neurônios primários do que secundários no sistema nervoso. Por isso, muitos neurônios periféricos convergem para um mesmo neurônio secundário durante a transmissão do impulso de dor. Isso pode provocar confusão com relação à origem do estímulo nóxio, não permitindo uma adequada interpretação pelos centros superiores. Desse modo, esse fenômeno poderia justificar algumas dores atípicas.

Fatores genéticos

Existem teorias que envolvem fatores genéticos na tentativa de explicar a dor do membro fantasma. Uma delas é a da neuromatriz encefálica, que seria determinada geneticamente onde as terminações nervosas teriam objetivos de supri-las com informações ao longo da vida; por esse motivo, mesmo com a eliminação da estrutura, seria possível a sensação de sua presença. Outra teoria se refere às mudanças do controle genético da função celular. Tais alterações ocorrem nas proteínas oriundas da transcrição que participam da decodificação da nocicepção e poderiam estar relacionadas com a cronificação das dores. No momento em que elas surgem, essas proteínas perdem sua capacidade de decodificar a diferença da informação nociceptiva de alta frequência e da mecanoestimulação de baixa frequência. Um dos importantes avanços no conhecimento dos mecanismos de dor relacionados com a lesão dos nervos consiste na identificação de alterações a longo prazo da expressão do gene. A expressão anormal dos genes dos canais de sódio é uma das explicações mais bem documentadas que relaciona a genética com a dor neuropática. Existem muitos canais de sódio com diferentes propriedades, cuja expressão pode ser modificada, aumentada ou diminuída pela lesão do nervo. Não há como predizer quem desenvolverá dor crônica, mas estudos apontam que componentes genéticos estão envolvidos na suscetibilidade para a ocorrência de neuroplasticidade (Greene, 2002).

CONSIDERAÇÕES FINAIS

Neste capítulo de fisiologia da dor, foram abordados os processos envolvidos na transmissão e na modulação da dor, bem como outros termos e conceitos relacionados ao tema. Este é um fenômeno complexo que envolve aspectos emocionais, cognitivos e comportamentais. O conhecimento aprofundado dos mecanismos que permeiam os processos envolvidos na dor, os neurotransmissores e outros moduladores endógenos, e de como esses circuitos interagem fornece uma base racional para terapias possivelmente mais efetivas para os variados estados de dor.

BIBLIOGRAFIA

Baliki M, Geha PY, Fields HL, Apkarian VA. Predicting value of pain and analgesia: nucleus accumbens response to noxious stimuli changes in the presence of chronic pain. Neuron. 2010; 66:149-60.

Bannister K, Bee LA, Dickenson AH. Preclinical and early clinical investigations related to monoaminergic pain modulation. 2009; 6(4):703-12.

Basbaum AI, Bautista DM, Scherrer G, Julius D. Cellular and molecular mechanisms of pain. Cell. 2009;139(2):267-84.

Bourgoin S, Pohl M, Mauborgne A, Benoliel JJ, Collin E, Hamon M, Cesselin F. Monoaminergic control of the release of calcitonin gene-related peptide and substance P-like materials from rat spinal cord slices. Neuropharmacology. 1993;32:633-40.

Burstein SH, Hull K, Hunter AS, Latham V. Cannabinoids and pain responses: a possible role for prostaglandins. FASEB J. 1988;2(14):3022-6.

Chapman V. Functional changes in the inhibitory effect of spinal cannabinoid (CB) receptor activation in nerve injured rats. Neuropharmacol. 2001;41:870-7.

Chiang CY, Dostrovsky JO, Iwata K, Sessle BJ. Role of glia in orofacial pain. Neuroscientist. 2011;17(3):303-20.

Compton DR, Rice KC, De Costa BR, Razdan RK, Melvin LS, Johnson MR *et al.* Cannabinoid structure-activity relationships: correlation of receptor binding *in vivo* activities. J Pharmacol Exp Ther. 1993;265:218-26.

Di Marzo V, Bifulco M, De Petrocellis L. The endocannabinoid system and its therapeutic exploitation. Nat Rev Drug Discov. 2004; 3:771-84.

Doly S, Fischer J, Brisorgueil MJ, Verge D, Conrath M. Pre- and post-synaptic localization of the 5-HT7 receptor in rat dorsal spinal cord: immunocytochemical evidence. J Comp Neurol. 2005; 490:256-69.

Drogul A, Ossipov MH, Porreca F. Differential mediation of descending pain facilitation and inhibition by spinal 5HT-3 and 5HT-7 receptors. Brain Res. 2009;1280:52-9.

Fields H. State-dependent opioid control of pain. Nat Rev Neurosc. 2004;5(7):565-75.

Fields HL, Basbaum AI. Central nervous system mechanisms of pain modulation. In: Wall PD, Melzack R (Eds.). Textbook of pain. 4. ed. Edinburgh: Churchill Livingston; 1999. p. 309-29.

Gebhart GF, Bielefeldt K. Physiology of visceral pain. Compr Physiol. 2016;6(4):1609-33.

Ghelardini C, Di Cesare Manneli L, Bianchi E. The pharmacological basis of opioids. Clin Cases Miner Bone Metab. 2015; 12(3):219-21.

Gong JP, Onaivi ES, Ishiguro H, Liu QR, Tagliaferro PA, Brusco A *et al.* Cannabinoid CB2 receptors: immunohistochemical localization in rat brain. Brain Res. 2006;1071:10-23.

Greene, C. S. Neuroplasticity and sensibilization. J Amer Dent Ass. 2009;(140):676-8.

Heinricher MM, Fields HL. Central nervous system mechanisms of pain modulation. In: Wall PD, Melzack R (Eds.). Textbook of pain. 6. ed. Elsevier; 2013. p. 129-42.

Hellebrekers LJ. Dor em animais. São Paulo: Manole; 2002.

Hudspith MJ. Anatomy, physiology and pharmacology of pain. Anaesthesia & Intensive Care Medicine. 2016;17(9):425-30.

Ji RR, Chamessian A. Zhang YQ. Pain regulation by non-neuronal cells and inflammation. Science. 2016;354(6312):572-77.

Kovelowski CJ, Ossipov MH, Sun H, Lai J, Malan TP, Porreca F. Supraspinal cholecystokinin may drive tonic descending facilitation mechanisms to maintain neuropathic pain in the rat. Pain. 2000;87:265-73.

Koyama N, Nishio T. Yokota T. Non-serotonergic midbrain neurons are involved in picrotoxin-induced analgesia. An immunohistochemical study in the rat. Neurosci Lett. 2000;291:147-50.

Lavigne GJ, Sessle BJ. The Neurobiology of orofacial pain and sleep and their interactions. J Dent Res. 2016;95(10):1109-16.

Le Bars. The whole body receptive field of dorsal horn multireceptive neurones. Brain Res Brain Res Rev. 2002;40(1-3):29-44.

Le Breton D. Compreender a dor. Portugal: Estrelapolar; 2007.

Luna SPL. Dor, analgesia e bem-estar animal. Anais do I Congresso Internacional de Conceitos em bem-estar animal. São Paulo, Brasil; 2006. p. 16-8.

Machado A. Neuroanatomia funcional. 2. ed. São Paulo: Atheneu; 2006.

Martikainen IK, Nuechterlein EB, Pecina M, Love TM, Cummiford CM et al. Chronic back pain is associated with alterations in dopamine neurotransmission in the ventral striatum. J Neurosci. 2015;35:9957-65.

Meyer RA, Ringkamp M, Campell JN, Raja SN. Neural mechanisms of hyperalgesia after tissue injury. Johns Hopkins Apl Technical Digest. 2005;26(1):56-66.

Miljanich G, Rauck R, Saulino M. Spinal mechanisms of pain and analgesia. Pain Prac. 2012;2(10):1-17.

Millan MJ. Descending control of pain. Prog Neurobiol. 2002; 66(6): 355-474.

Mitsi V, Zachariou V. Modulation of pain, nociception, and analgesia by the brain reward center. Neuroscience. 2016;338:81-92.

Neugebauer V. Amygdala pain mechanisms. Handb Exp Pharmacol. 2015;227:261-84.

Nuseir K, Proudfit HK. Bidirectional modulation of nociception by GABA neurons in the dorsolateral pontine tegmentum that tonically inhibit spinally projecting noradrenergic A7 neurons. Neuroscience. 2000;96:773-83.

Okeson JP. Dores bucofaciais de Bell: Tratamento clínico da dor bucofacial. 6. ed. São Paulo: Quintessence; 2006.

Ossipov MH, Morimura K, Porreca F. Descending pain modulation and chronification of pain. Curr Opin Support Palliat Care. 2014;8(2):143-51.

Paquet M, Smith Y. Pre-synaptic NMDA receptor subunit immunoreactivity in GABAergic terminals in rat brain. J Comp Neurol. 2000;423:330-47.

Pertwee RG, Ross RA. Cannabinoid receptors and their ligands. Prostaglandins Leukot Essent Fatty Acids. 2002;66(2-3):101-21.

Perl E. Pain mechanism: a commentary on concepts and issues. P Neurobiol. 2011;94:20-38.

Przewlocki R, Przewlocka B. Opioids in chronic pain. Eur J Pharmacol. 2001;429(1-3):79-91.

Rey R. The history of pain. Cambridge: Harvard University; 1995.

Ringkamp M, Raja SN, Campbell JN, Meyer R. Peripheral mechanisms of cutaneous nociception. In: Wall PD, Melzack R (Eds.). Textbook of pain. 6. ed. Elsevier; 2013. p. 1-30.

Sanoja R, Tortorici V, Fernadez C, Price TJ, Cerevero F. Role of RMV neurons in capsaicin-evoked visceral nociception and referred hyperalgesia. Eur J Pain. 2010;14(2):120.e1-120.e9.

Sessle BJ. Orofacial pain. Washington D.C.: IASP Press; 2014. 509 p.

Sessle BJ. Peripheral and central mechanismos of orofacial inflammatory pain. Inter Rev Neurobiol. 2011;97:179-205.

Sikandar S, Dickenson H. Visceral pain – the ins and outs, the ups and downs. Curr Opin Support Palliat Care. 2012;6:17-26.

Siqueira JTT, Teixeira MJ. Dor orofacial: diagnóstico, terapêutica e qualidade de vida. Curitiba: Maio; 2003.

Steeds CE. Surgery. Oxford. 2016;34(2):55-9.

Suarez J, Llorente R, Romero-Zerbo SY, Mateos B, Bermúdez-Silva FJ, de Fonseca FR et al. Early maternal deprivation induces gender-dependent changes on the expression of hippocampal CB1 and CB2 cannabinoid receptors of neonatal rats. Hippocampus. 2009;19:623-32.

Suzuki R, Morcuende S, Webber M, Hunt SP, Dickenson AH. Superficial NK1-expressing neurons control spinal excitability through activation of descending pathways. Nat Neurosci. 2002; 5:1319-26.

Vang H, Chung G, Kim HY, Park SB, Jung SJ, Kim JS et al. Neurochemical properties of dental primary afferent neurons. Exp Neurobiol. 2012;21(2):68-74.

Villanueva L. Diffuse noxious inhibitory control (DNIC) as a tool for exploring dysfunction of endogenous pain modulatory systems. Pain. 2009;143(3):161-2.

10
Sentidos Especiais | Visão

Gustavo Henrique Araujo Salomão

Anatomia, 107
Formação da imagem, 109
Fisiologia da acomodação, 110
Erros de refração, 111
Daltonismo, 112
Catarata, 112
Bibliografia, 112

ANATOMIA

O olho humano tem um formato circular, com cerca de 24 mm de diâmetro na sua forma adulta, ocupando cerca de um terço do volume da cavidade orbitária. É formado por três camadas, conhecidas como túnicas, discriminadas e detalhadas a seguir:

- Túnica externa ou fibrosa: córnea, limbo e esclera
- Túnica intermediária, vascular ou úvea: coroide, corpo ciliar e íris
- Túnica interna: retina.

Túnica externa

Constitui a camada mais externa do olho, formada pela córnea (porção transparente anterior do olho), pela (porção opaca de cor branca) e pelo limbo, a transição entre essas duas estruturas (junção corneoescleral). A túnica externa é banhada pela lágrima, que mantém a superfície anterior do olho úmida.

A córnea tem forma elíptica, mais recurvada anteriormente, com diâmetro horizontal de 11 a 12,5 mm maior que o vertical, de 10 a 11,5 mm. Tem duas faces: a posterior, mais curva que a anterior, cuja espessura varia do centro para a periferia (sendo mais fina no centro, em torno de 520 μm e 700 μm na periferia). É formada por cinco camadas, da mais anterior para a mais posterior: epitélio, camada de Bowman, estroma (mais espessa), Descemet e endotélio.

A córnea não tem vascularização e obtém sua nutrição e oxigenação por meio da lágrima (que cobre sua superfície anterior), do humor aquoso (em contato com sua superfície posterior) e do limbo (que contém vasos conjuntivais). Tem uma densa inervação proveniente dos nervos ciliares longos e uma rede de terminações nervosas livres muito próximas à superfície anterior.

A esclera é uma estrutura opaca e rígida, o que assegura que a dispersão da luz no interior do olho não afete a formação da imagem na retina e mantenha as condições dos meios oculares constantes, respectivamente. Não tem espessura uniforme, sendo mais espessa no polo posterior e afinando em direção ao equador, sendo esta área de maior diâmetro do olho (dividindo-o em polo anterior e posterior) e aumentando novamente em direção ao limbo. Posteriormente, é perfurada pelo nervo óptico, revestido por uma bainha contínua com a esclera e a dura-máter. É formada, da camada mais externa para a mais interna, por episclera, substância própria e lâmina fosca.

A conjuntiva é a camada mucosa que reveste a esclera (conjuntiva bulbar) e a porção posterior das pálpebras (conjuntiva palpebral).

O limbo (Figura 10.1), transição entre córnea e esclera, é formado por componentes de ambas as estruturas. Nele, há o escoamento do humor aquoso, evento importante no equilíbrio da pressão intraocular. No limbo, a esclera se estende sobre a córnea nas superfícies anterior e posterior, resultando na forma elíptica dessa região. Externamente, o limbo é coberto pela conjuntiva e, internamente, é banhado pelo humor aquoso.

Túnica vascular (trato uveal)

Porção intermediária do olho, bastante vascularizada e rica em pigmentos, é constituída por coroide, corpo ciliar e íris.

A coroide constitui a porção posterior do trato uveal que se comunica externamente com a lâmina fosca da esclera e internamente com o epitélio pigmentar da retina. Seus vasos, ramos das artérias ciliares posteriores, irrigam a retina externa e o segmento anterior do olho.

O corpo ciliar é uma estrutura anelar que tem formato triangular em corte longitudinal. Sua base se comunica com a raiz da íris, sua face anteroexterna com a esclera e sua face posterointerna é voltada para o interior do olho. Esta última é dividida em uma zona saliente, que contém os processos ciliares (*pars plicata*), e outra lisa (*pars plana*).

Dos processos ciliares, partem as fibras zonulares que sustentam o cristalino. O ápice do triângulo corresponde à *ora serrata*. O corpo ciliar contém o músculo ciliar, com células musculares lisas, responsável pela acomodação do olho (Figura 10.2).

A íris é a parte mais anterior da túnica vascular, situada logo adiante do cristalino, e separa as câmaras anterior e posterior do olho. Divide-se em zona ciliar, mais externa, e zona pupilar, mais interna. Apresenta as seguintes camadas (da mais externa para a mais interna): lâmina anterior, estroma e epitélio. Sua coloração depende do pigmento iriano e da espessura do estroma.

A íris contém os músculos esfíncter da pupila, com inervação parassimpática, e o dilatador da íris, com inervação simpática. Ambos são responsáveis pelo controle da entrada de luz na retina pela regulagem do diâmetro da pupila, o orifício central da íris. Esta, por sua vez, permite o trânsito do humor aquoso e a comunicação das câmaras anterior e posterior (Figura 10.3).

Túnica interna

Corresponde à retina, composta de uma parte óptica (retina neurossensorial) e outra parte cega (retina pigmentar). Sua espessura diminui do disco óptico ao corpo ciliar. Neste, apresenta uma margem preguada chamada de *ora serrata*, o limite anterior da retina. Na parte óptica da retina, ocorre a transformação do estímulo luminoso para o nervoso, gerando o estímulo visual.

Ao se examinar o fundo de olho de um paciente olhando para o horizonte, o que se observa é o polo posterior, que compreende a visualização do disco óptico, da mácula e das arcadas dos vasos retinianos (Figura 10.4).

A mácula é uma região hiperpigmentada da retina, localizada temporalmente ao nervo óptica, na qual há uma depressão, a fóvea, situada no nível da borda inferior do disco óptico. A fóvea é avascular e nutrida pela coroide e tem sua depressão característica por não conter todas as camadas da retina para favorecer a exposição dos fotorreceptores à luz.

O disco óptico é a junção das fibras do nervo óptico, não forma imagens (ponto cego) e apresenta em seu centro uma depressão variável chamada escavação. A retina aparece em

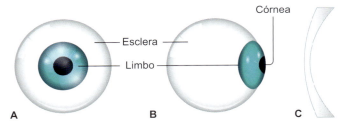

Figura 10.1 A. Visão frontal do olho humano. **B.** Visão lateral do olho humano. **C.** Corte axial da córnea mostrando duas faces curvas, menor no centro que na periferia.

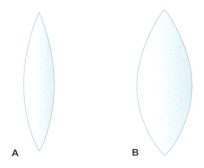

Figura 10.3 Representação esquemática do cristalino relaxado (**A**) e contraído (**B**).

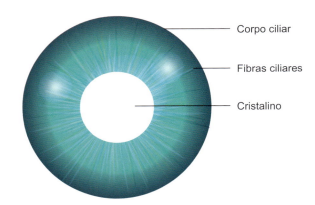

Figura 10.2 Corpo ciliar, fibras ciliares e cristalino.

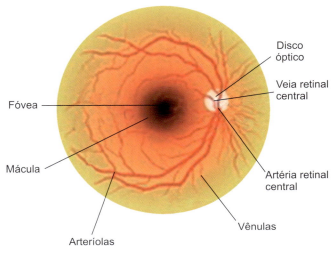

Figura 10.4 Polo posterior da retina.

vermelho pela vascularização da coroide, que pode variar a pigmentação com a etnia do paciente: em pessoas claras, aparece vermelho-claro; em pessoas morenas, aparece com aspecto alternado de vasos e ilhas de pigmento (fundo tigroide).

FORMAÇÃO DA IMAGEM

O processo de formação da imagem acontece na camada externa da retina neurossensorial, por meio da excitação de dois tipos de fotorreceptores: cones e bastonetes. A retina pode ser dividida em uma metade nasal e outra temporal, supondo-se uma linha imaginária passando pela fóvea. Tem várias camadas de células distintas, a mais interna sendo a camada de neurônios ganglionares, cujos axônios formam o nervo óptico (II par de nervos cranianos). Nas duas camadas nucleares, estão os corpos celulares de células específicas: as células bipolares, horizontais e amácrinas estão localizadas na interna; e os fotorreceptores, na externa. As duas camadas plexiformes são os sítios de profusa comunicação sináptica.

A camada externa é constituída por estruturas que contêm os elementos transdutores dos fotorreceptores, e a camada de fotorreceptores está voltada contra a chegada da luz. Apesar de paradoxal, isso ocorre, pois as camadas de células nervosas são transparentes e a luz passa por elas com mínima distorção. Essa disposição evita ao máximo as reflexões luminosas, pelo fato de a camada pigmentar absorver totalmente a luz. Assim, o fluxo de informações se dá no sentido oposto: fotorreceptores → células bipolares → células ganglionares. Consequentemente, as células ganglionares conduzem para o cérebro o resultado local e final do processamento visual, sob a forma de potenciais de ação. As células horizontais também recebem informações dos fotorreceptores e influenciam as células bipolares. As células amácrinas, por sua vez, influenciam a excitabilidade das células ganglionares (Figura 10.5).

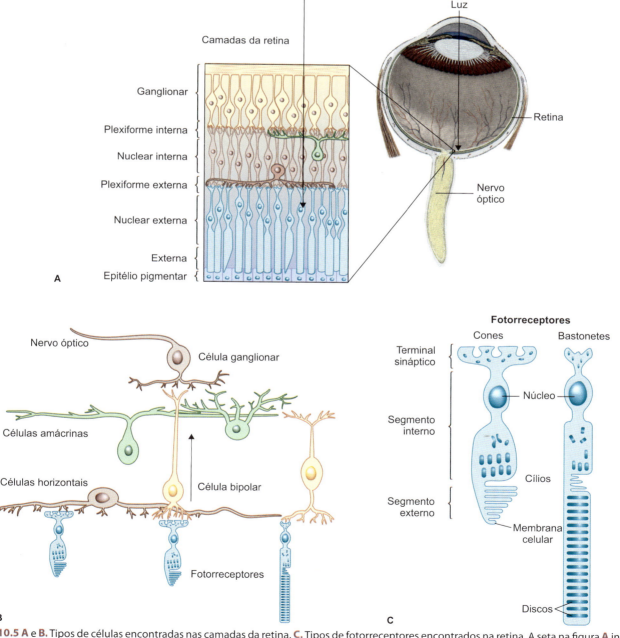

Figura 10.5 A e **B.** Tipos de células encontradas nas camadas da retina. **C.** Tipos de fotorreceptores encontrados na retina. A seta na figura **A** indica o sentido da luz incidindo sobre a retina.

O estímulo luminoso, após passar pelo sistema de lentes e humor vítreo (Figura 10.6), atravessa as camadas retinianas, dando início ao processo bioquímico da visão, que ocorre no segmento externo desses fotorreceptores e gera um impulso nervoso transmitido até o nervo óptico e, em seguida, ao córtex visual occipital. Já todo o metabolismo necessário a esse processo se dá no segmento interno dos fotorreceptores.

Cones e bastonetes estão assimetricamente distribuídos em toda a extensão da retina, sendo os cones mais concentrados no centro da mácula (fóvea), e os bastonetes na periferia. Por esse motivo, a fóvea é responsável pela acuidade visual (resolução espacial) e pela visão em cores, as quais requerem alta intensidade de luz ambiente (visão fotópica). Já o restante da retina, onde está a maior concentração de bastonetes, detecta melhor a movimentação, o contraste e a visão em condições de baixa luminosidade (visão escotópica).

Cones e bastonetes contêm, em seu segmento externo, um pigmento fotossensível constituído pela associação de um cromóforo (11 cis-retinal) e uma proteína (opsina). As opsinas dos bastonetes e dos cones são a rodopsina e as iodopsinas (três tipos), respectivamente, que se diferem pela absorção luminosa de diferentes comprimentos de onda.

Dá-se o nome de fototransdução (Figura 10.7) à conversão da energia luminosa em impulso elétrico que origina o estímulo visual. Esse processo é bem conhecido nos bastonetes, mas não nos cones. No entanto, sabe-se que as proteínas contidas nos cones são semelhantes às dos bastonetes, pressupondo-se que os processos sejam semelhantes em ambos os fotorreceptores. Assim, a bioquímica da formação da imagem será descrita com base nos bastonetes.

Quando a luz chega à retina e sensibiliza os bastonetes, ela é absorvida pela rodopsina, provocando uma reação de isomerização: seu pigmento 11-cis-retinal passa para a forma *all*-trans retinal, por meio da decomposição sequenciada de substâncias instáveis energeticamente: batorrodopsina → lumirrodopsina → metarrodopsina I → metarrodopsina II.

As alterações elétricas nos bastonetes são geradas pela metarrodopsina II (rodopsina ativada), transmitidas ao sistema nervoso central (SNC) sob a forma de potencial de ação. Ao final do processo, a rodopsina é novamente formada por catabolismo, por meio da enzima isomerase, a partir do *all*-trans retinal, processo denominado fotoisomerização. A vitamina A (trans-retinol) está presente no citoplasma dos bastonetes, na camada pigmentar da retina, podendo ser convertida em trans-retinal, para manter o equilíbrio metabólico.

Os sinais nervosos se movimentam ao longo do nervo óptico de cada olho, que se encontram no quiasma óptico, onde dividem-se e metade das fibras nervosas de cada lado cruza para o outro lado. Em função dessa disposição, o lado direito do cérebro recebe informação do campo visual esquerdo dos dois olhos, e o lado esquerdo do cérebro recebe informação do campo visual direito dos dois olhos. O comprometimento de um olho ou o caminho visual leva a diferentes tipos de perda de visão, dependendo de onde houve a lesão (Figura 10.8).

FISIOLOGIA DA ACOMODAÇÃO

Acomodação é a capacidade das estruturas oculares de se adaptarem à distância do objeto-alvo para focar sua imagem na retina, de modo que seja percebida pelo cérebro com nitidez. Desconsiderando outros erros de refração (miopia, hipermetropia e astigmatismo), que serão discutidos mais adiante,

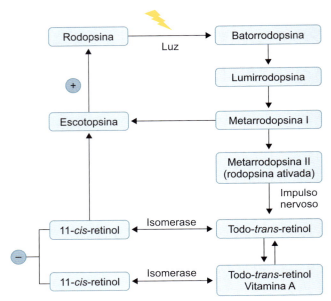

Figura 10.7 Processo de fototransdução.

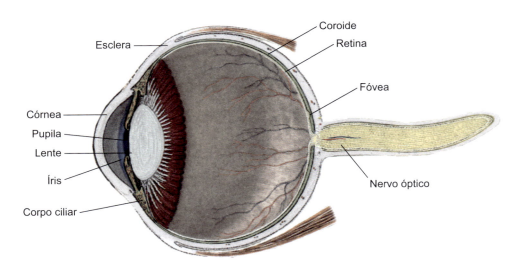

Figura 10.6 Vista lateral do olho e localização do humor vítreo. Adaptada de Wolf-Heiddeger, 2006.

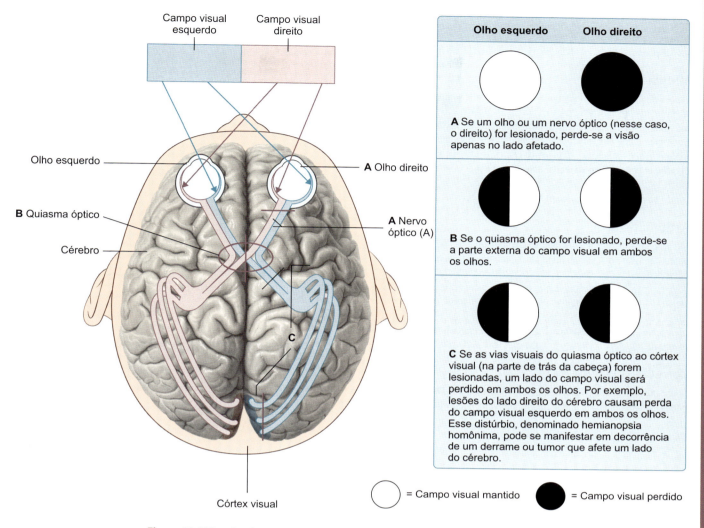

Figura 10.8 Vias visuais e consequências da lesão. Adaptada de Wolf-Heiddeger, 2006.

quanto mais jovem é a pessoa, maior costuma ser a capacidade de acomodação. Esta vai progressivamente diminuindo e, por volta dos 40 anos, torna-se insuficiente para formar a imagem na retina com nitidez. Esse fenômeno, em que se tenta aumentar a distância entre o objeto e os olhos com o objetivo de obter maior nitidez, é característico da presbiopia.

O cristalino se localiza atrás da íris, entre a câmara anterior e a posterior, e é sustentado aos processos ciliares radialmente pelas fibras zonulares. Tensionadas pelo músculo ciliar, as fibras zonulares, em seu estado natural, tracionam centrifugamente a borda do cristalino em toda a sua extensão, o qual assume uma forma convexa em seu estado relaxado. Após essa acomodação, o músculo ciliar se contrai, em uma ação que lembra a de um esfíncter, liberando a tensão das fibras zonulares na cápsula do cristalino, permitindo que ele assuma uma forma contraída, pela elasticidade natural de sua cápsula, aumentando o poder de convergência.

A presbiopia resulta da perda de elasticidade da cápsula do cristalino e da perda do tônus da musculatura ciliar com o envelhecimento. O mecanismo de acomodação é comandado pelo sistema parassimpático, por meio do III par de nervos cranianos (oculomotor).

Na prática, para que a imagem seja formada adequadamente, os raios luminosos precisam convergir na superfície retiniana, situação em que a córnea e o cristalino funcionam um conjuntivo de lentes convergentes. Quando o objeto de fixação está longe (para a oftalmologia, a partir dos 6 m de distância), as estruturas oculares exercem o mínimo de esforço para acomodar a imagem exatamente na retina (o cristalino encontra-se em sua forma convexa, ou seja, relaxada). Quando o objeto de fixação está na mínima distância possível dos olhos, para que sua imagem seja formada com nitidez, há o máximo de esforço visual (acomodação), e o cristalino em sua forma esférica (contraída).

ERROS DE REFRAÇÃO

São as condições popularmente referentes aos "graus" que um indivíduo tem, considerando o olho em total estado de relaxamento. Um indivíduo que forma a imagem nítida na superfície da retina naturalmente é considerado emétrope. Quando a imagem é formada fora de foco, o indivíduo apresenta erro de refração, ou seja, tem ametropia. Por sua vez, anisometropia é definida por olhos com erros de refração distintos.

Hipermetropia

Ocorre quando o indivíduo forma a imagem depois da retina, ou por um olho com diâmetro axial reduzido (hipermetropia axial) ou por um sistema "ineficiente" de lentes (hipermetropia refrativa). Para formar a imagem na superfície retiniana, ao focar um objeto distante, o indivíduo precisa do mecanismo de acomodação. Pela utilização continuada do mecanismo de acomodação, de modo geral, o indivíduo hipermétrope torna-se présbita mais precoce que a média da população.

Miopia

Ocorre quando a imagem é formada antes da superfície retiniana, no olho totalmente relaxado, em decorrência de um diâmetro axial aumentado (miopia axial) ou de um sistema de lentes com poder convergente maior (miopia refrativa). O míope não consegue diminuir o poder refrativo do olho ao observar um objeto distante porque o olho já se encontra relaxado. Ao se diminuir a distância do objeto-alvo, o míope consegue focalizar sua imagem na retina.

Astigmatismo

Ocorre quando a distância de uma imagem formada em um plano é diferente da distância formada por outro plano perpendicular ao primeiro, seja por diferença de curvatura da córnea, mais frequentemente, seja por alterações do cristalino. O plano menos curvo focaliza a imagem mais distante que o mais curvo (mais convergente). A acomodação não resolve o problema porque, nesse mecanismo, a curvatura do cristalino se modifica de modo simétrico em todos os planos.

Correção dos erros de refração

Pode ser feita com óculos, lentes de contato de superfície ou por meio de cirurgia. Para corrigir a hipermetropia, utilizam-se lentes convexas, convergentes, para trazer o foco da imagem para a retina. Para corrigir a miopia, utilizam-se lentes côncavas, divergentes, para afastar o foco da imagem para a retina. O astigmatismo é corrigido com lentes cilíndricas. Já a presbiopia, descrita anteriormente, é corrigida com lentes positivas (convergentes; Figura 10.9).

DALTONISMO

Considerado uma discromatopsia, ou seja, um distúrbio da visão em que há dificuldade em se distinguir cores, é uma doença genética, ligada ao cromossomo X, mais comum em homens que em mulheres.

As discromatopsias estão relacionadas com três cores básicas: vermelho, verde e azul.

Apesar de ser uma doença crônica, sem cura e que pode acarretar prejuízos nos hábitos dos indivíduos acometidos, o daltonismo não evolui, ou seja, o paciente não apresentará piora da sua visão ao longo da vida.

CATARATA

Condição em que o cristalino perde a sua transparência, podendo levar a cegueira, sendo considerado um processo de degeneração senil. No entanto, pode também ser causada por exposição aos raios X, hiperglicemia, anoxia, dieta carente de alguns aminoácidos, entre outros fatores.

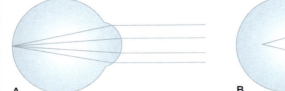
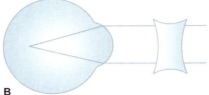
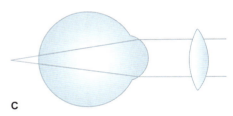

Figura 10.9 Esquematização da formação da imagem normal e nos erros refrativos e das lentes corretivas. **A.** Olho emétrope. **B.** Correção da miopia com lente divergente. **C.** Correção da hipermetropia com lente convergente.

BIBLIOGRAFIA

All About Vision. Eye anatomy: a closer look at the parts of the eye [acesso em 28 abr. 2019]. Disponível em: https://www.allaboutvision.com/resources/anatomy.htm.

Alves MR, Polati M, Faria e Sousa SJ. Refratometria ocular e a arte da prescrição médica. 5. ed. Rio de Janeiro: Cultura Médica; 2017.

Bicas HEA. Fisiologia da visão binocular. Physiology of binocular vision. Arquivos Brasileiros de Oftalmologia. 2004;67(1): 172-80.

Brasil. Ministério da Saúde. Daltonismo: sem cura, doença é quase sempre diagnosticada durante idade escolar [acesso em 28 abr. 2019]. Disponível em: http://www.blog.saude.gov.br/promocao-da-saude/30458-daltonismo-sem-cura-doenca-e-quase-sempre-diagnosticada-durante-idade-escolar.

Dantas AM. Anatomia do aparelho visual. 3. ed. Rio de Janeiro: Guanabara Koogan; 2013.

Dantas AM. Fisiologia da túnica vascular. Fisiologia da retina e das vias ópticas. In: Fisiologia, farmacologia e patologia ocular. Conselho Brasileiro de Oftalmologia. 3. ed. Rio de Janeiro: Cultura Médica; 2013. p. 59-234. (Série Oftalmologia Brasileira.)

Gardner E, Gray DJ, O'Rahilly R. Anatomia: estudo regional do corpo humano. 4. ed. Rio de Janeiro: Guanabara Koogan; 1988.

Garrity J. Considerações gerais sobre as doenças do nervo óptico. 2016 [acesso em 18 abr. 2019]. Disponível em: https://www.msdmanuals.com/pt-br/casa/distúrbios-oftalmológicos/doenças-do-nervo-óptico/considerações-gerais-sobre-as-doenças-do-nervo-óptico.

Hall JE. O olho: I. Óptica da visão. O olho: II. Funções receptora e neural da retina. In: Guyton & Hall. Tratado de fisiologia médica. 13. ed. Rio de Janeiro: Elsevier; 2017. p. 1862-938.

Hubel DH. Eye, brain, and vision. New York: Scientific American Library; 1988.

Levin L, Nilsson S, Ver Hoeve J, Wu S, Kaufman P, Alm A. Adler's physiology of the eye. Philadelphia: Elsevier Health Sciences; 2011.

Moorfields Eye Hospital. Anatomy of the eye [acesso em 28 abr. 2019]. Disponível em: https://www.moorfields.nhs.uk/content/anatomy-eye.

Nishida SM. Sentido da visão. 2012 [acesso em 18 abr. 2019]. Disponível em: http://www.ibb.unesp.br/Home/Departamentos/Fisiologia/Neuro/08.sentido_visao.pdf.

Remington LA, Goodwin D. Clinical anatomy and physiology of the visual system. Philadelphia: Elsevier Health Sciences; 2011.

Riordan-Eva P, Cunningham ET. Vaughan & Asbury's general ophthalmology. New York: McGraw Hill Professional; 2011.

Snell RS, Lemp MA. Clinical anatomy of the eye. Oxford: John Wiley & Sons; 2013.

Wolf-Heiddeger. Atlas de anatomia. 6.ed. Rio Janeiro: Guanabara Koggan; 2006.

11
Sentidos Especiais | Gustação

Nicolás Douglas

Introdução, 113

Características gerais das substâncias
geusigênicas, 113

Receptores gustativos ou géusicos, 114

Papilas gustativas, 114

Receptores moleculares, 115

Mecanismo geral de excitação da célula receptora
gustativa, 115

Inervação dos receptores gustativos, 118

Vias e centros participantes da geração da
sensação gustativa no sistema nervoso
central, 118

Tipos de sensações gustativas, 119

Bibliografia, 122

INTRODUÇÃO

Ao colocar um alimento na boca, experimenta-se a sensação provocada por substâncias de origem alimentar e não alimentar reconhecida como sabor, paladar ou gosto. Essa sensação provoca um estado afetivo de paladar agradável ou desagradável construído ao longo da vida do comensal. Ao ingerir especificamente alimentos selecionados do seu agrado, o indivíduo experimenta o prazer de comer, enquanto preenche a necessidade de se alimentar nutritivamente.

Adquirir alimentos selecionados, prazerosos e atrativos é uma condição infelizmente reservada apenas a uma parcela da população humana, seja pelo custo desses itens, seja por sua disponibilidade. Desse modo, o privilégio de alimentar-se a partir do apetite opõe-se à necessidade de comer qualquer alimento, sem poder escolher.

A gustação é, portanto, uma sensação fundamental para o processo de ingestão alimentar. Se não houvesse o paladar, o homem não teria maior interesse pela comida, passando à condição de desnutrido.

Em adição à percepção do sabor, há a ação estomatognática específica, relacionada com a ação desintegradora dos alimentos, caracterizada pelos atos de mastigar ou cuspir, a primeira ocorrendo quando o alimento for prazeroso ou, ao menos, aceitável. No entanto, em situações de rejeição do alimento, cospe-se ou retira-se o alimento da boca, sem haver continuidade do processo digestório.

CARACTERÍSTICAS GERAIS DAS SUBSTÂNCIAS GEUSIGÊNICAS

"Geusigênico" refere-se àquele que provoca gosto, pois provém do termo grego *geuma*, relacionado com o sabor. As substâncias químicas determinantes da sensação gustativa ou géusica cumprem certos requisitos, como ser hidrossolúveis, o que permite que sejam dissolvidas pela saliva, por exemplo. Por meio dos movimentos bucais de língua, lábios, bochechas e mandíbula, as substâncias geusigênicas são dissolvidas primeiro na saliva, que serve de veículo até os receptores, localizados principalmente na mucosa lingual. Em geral, são determinantes para o olfato, pois apresentam certo grau de volatilidade e, por meio de gás ou vapor de água, chegam à mucosa nasal. Isso pode acontecer com substâncias não necessariamente alimentares, como éter, clorofórmio e até mesmo alcoóis. Por isso, a sensação géusica está fortemente associada à olfatória. Finalmente, as substâncias químicas determinantes do sabor, já em contato com a membrana do receptor sensitivo, devem encontrar estruturas adequadas para sua ação, sejam receptores moleculares específicos, sejam canais de membrana também específicos para os sinais estimados primários.

RECEPTORES GUSTATIVOS OU GÉUSICOS

Os geusoceptores, ou geusorreceptores, localizam-se na mucosa bucal e, excepcionalmente, – embora em baixa proporção – na mucosa faríngea mais anterior. Ainda, podem ser encontrados no dorso da língua e, em forma extraordinária, em outros lugares da mucosa oral. Tais receptores concentram-se nas papilas gustativas. Estima-se que aproximadamente 90% das papilas gustativas estão na língua, enquanto o resto estaria distribuído na mucosa oral posterior ou faríngea ou no palato mole – motivo pelo qual a sensação gustativa poderia ser considerada basicamente lingual. A distribuição das papilas na língua, praticamente todas, está em seu dorso, deixando, porém, um espaço vago na região central posterior, que exibe uma forma romboidal ou de losango. Nessa área, não são encontrados papilas nem receptores gustativos em geral (Figura 11.1).

PAPILAS GUSTATIVAS

São estruturas da mucosa lingual que emergem da superfície no sentido da cavidade bucal, na qual a probabilidade de terem contato com a saliva – e suas partículas dissolvidas – é bem maior. As papilas podem adotar diversas formas, como filiformes, fungiformes, foliadas e circunvaladas ou valadas:

- As papilas filiformes têm formato cônico com aspecto de fibras ou fios presentes na superfície dorsal da língua, mas com ausência de corpúsculos gustativos, carecendo, portanto, de importância na geração da sensação de sabor
- As papilas fungiformes têm forma de fungo ou cogumelo, apresentando uma superfície de contato bem maior que as filiformes, com número relativamente considerável de receptores de sabor, na proporção de 8 a 10 corpúsculos gustativos por papila. Assim, distribuem-se em toda a superfície da mucosa dorsal da língua, embora predominem nas bordas ou perto delas
- As papilas foliadas exibem forma de folhas, localizando-se, de preferência, também nos bordos da língua, fundamentalmente, posteriores. Têm corpúsculos nos bordos, e seu número é maior que o das anteriores (25 a 30 por unidade papilar), apresentando, às vezes, na sua base uma pequena glândula salivar, o que facilita o acesso ou a remoção das substâncias gustativas
- As maiores papilas, tanto em anatomia quanto em função na gustação, são as circunvaladas ou, simplesmente, valadas. São grandes (alcançam até 2,5 mm de diâmetro) e contêm mais que 300 corpúsculos por unidade papilar, sendo rodeadas por uma fenda relativamente profunda, nas quais pode circular a saliva. Encontram-se, em especial, na parte posterior do dorso da língua, formando o V lingual de vértice posterior. As papilas circunvaladas representam, sem dúvida, o tipo mais relevante de papilas gustativas; mais ainda quando exibem glândulas salivares de tipo seroso na sua base.

As papilas não representam os receptores gustativos propriamente ditos, pois estes estão localizados nos corpúsculos, que compreendem um agrupamento de células que reúnem os receptores, dentro da estrutura papilar e ficando fora das papilas gustativas em raras exceções. Assim, as papilas gustativas representariam um órgão equivalente ao olho, em que a retina o corpúsculo e os cones e os bastonetes seriam os geusoceptores.

Corpúsculos gustativos

Nas papilas gustativas, existem estruturas menores denominadas corpúsculos ou botões gustativos, cujo diâmetro médio é de aproximadamente 40 μm (Figura 11.2). Contêm células receptoras ou gustativas, assim como células precursoras ou células basais do corpúsculo e células sustentaculares, derivadas também das basais, mas sem a propriedade de captar o estímulo químico que determina o sabor, e mantendo a estrutura geral do corpúsculo. Sua forma lembra uma cebola, esférica, levemente achatada nos polos, de onde emergem microvilosidades alongadas, quase flagelares,

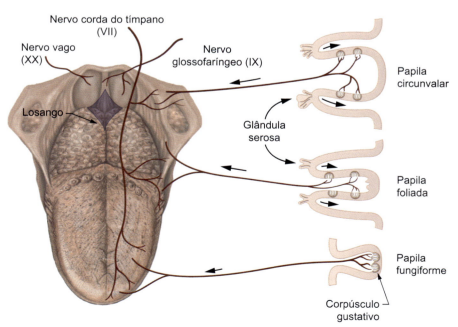

Figura 11.1 Esquema da distribuição das papilas na superfície dorsal da língua, seus tipos principais e sua correspondente inervação. Adaptada de Douglas (2006).

submersas no meio salivar. Em geral, as células do corpúsculo gustativo apresentam disposição concêntrica, com diversas camadas de células em torno de um eixo virtual central do botão. A constituição citológica do corpúsculo gustativo identifica: as células R ou células receptoras da gustação, as únicas que apresentam microvilosidades que se projetam por uma abertura denominada poro gustativo; as células de sustentação (S); e as células basais (B), situadas na base do corpúsculo, com capacidade mitótica. As células receptoras tendem a se agrupar mais centralmente, sendo possível reconhecer células Ro ou obscuras e células Ri ou claras. Da divisão das células reprodutoras basais (B), originam-se células-filhas, receptoras e sustentaculares, ou células B que continuam a linha mitótica, proliferativa do botão gustativo. Evidentemente, as células receptoras, sendo profundamente diferenciadas, carecem de propriedades proliferantes, tal como as células de sustentação.

A meia-vida das células gustativas é de apenas 10 dias, sendo depois eliminadas para a saliva, como as células descamativas, precisando ser substituídas por novas células receptoras gustativas. Estima-se que, em certos processos patológicos de natureza viral, como a gripe, a capacidade replicativa basocelular das células gustativas poderia ser afetada, reduzindo-se assim a substituição das células receptoras, o que afeta a capacidade gustativa, até que ocorra a recuperação da população adequada de células receptoras. Além disso, a remoção das células receptoras gustativas pode levar à modificação do perfil do paladar, ou seja, à alteração das características de resposta das fibras aferentes sensitivas frente ao estímulo químico salivar.

Estima-se que, em média, o número de células receptoras gustativas por corpúsculo gustativo é bastante variável, identificando-se uma variabilidade aproximada de 5 a 100.

RECEPTORES MOLECULARES

Os mamíferos podem reconhecer um amplo repertório de substâncias químicas por um grupo de receptores T1R acoplados às proteínas G. Os T1R são heterômeros e diferenciam-se nos tipos 1, 2 e 3. Os T1R-1 e o T1R-3 ligam-se à proteína G, ao mesmo tempo que podem ligar-se aos L-aminoácidos. Ao contrário, o T1R-2 associa-se especificamente a substâncias que causam sabor amargo, mas, curiosamente, associando-se T1R-2 + T1R-3, comportam-se como receptores de doce. As células receptoras podem expressar T1R-1 e T1R-3 ou associam-se a T1R-1 +T1R-3.

MECANISMO GERAL DE EXCITAÇÃO DA CÉLULA RECEPTORA GUSTATIVA

As substâncias géusicas dissolvidas na saliva tomam contato com moléculas receptoras da membrana plasmática, localizadas nas microvilosidades. Nestas, as substâncias géusicas interagem com as moléculas proteicas, que se comportam como receptores moleculares propriamente ditos ou canais iônicos. Tal interação promove modificações elétricas nas células gustativas que engatilham sinais químicos intermediários, para finalmente provocar impulsos elétricos (potenciais de ação no nervo) que se propagam até os centros nervosos. No processo de sensibilização das células sensitivas da gustação, podem ser reconhecidas fases sequenciais, como indicado (à esquerda) na Figura 11.3 e nas Figuras 11.4 a 11.7.

As células receptoras da gustação são estruturas excitáveis e apresentam um potencial de membrana que se altera com a ligação da substância geusogênica com a proteína da membrana. Assim, produz-se a despolarização da membrana, motivo suficiente para liberar substâncias químicas que atuam como neurotransmissores, excitando as terminações axonais que sinaptam com a base das células gustativas, passando a ser excitadas após a geração de potencial pós-sináptico excitatório, cujo somatório leva aos potenciais de ação neuronal.

Excitação de células receptoras de salgado

A Figura 11.3 mostra a sequência de eventos que ocorrem quando da entrada de sódio através de canais existentes na membrana da microvilosidade (canais de sódio) e de canais basolaterais. O sódio pode penetrar através desses canais específicos, porque há um gradiente eletroquímico favorável (maior concentração de Na^+, no extracelular, e potencial elétrico negativo no intracelular). Seu acúmulo intracelular produz despolarização, o que resulta em abertura de canais de cálcio, este ingressando para o intracelular. O incremento intracelular de Ca^{2+} torna possível a liberação dos neurotransmissores das vesículas sinápticas. Tais neurotransmissores, ainda não identificados, provocam a excitação dos axônios sensitivos correspondentes. A repolarização da membrana da microvilosidade é produzida pela saída de íon potássio decorrente da abertura de canais de potássio.

Excitação de células receptoras de azedo

Na Figura 11.4, representa-se a excitação da membrana da microvilosidade por solução ácida ($\uparrow H^+$). Dessa maneira, os íons H^+ podem excitar a célula de três modos: diretamente, ingressando à célula; ligando-se e abrindo canais de cátions; ou por bloqueio dos canais de potássio na mesma microvilosidade, o que possibilita a entrada de outros íons no interior da célula receptora. O resultado final corresponderá ao acúmulo de cátions no intracelular. Isso despolariza a membrana plasmática, na qual entra, por conseguinte, cálcio iônico, causando esvaziamento das vesículas sinápticas e liberação de neurotransmissores que atuariam do mesmo modo que o descrito no parágrafo anterior.

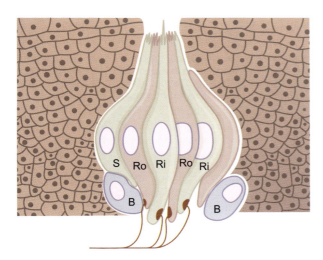

Figura 11.2 Representação esquemática do corpúsculo gustativo, indicando-se os diferentes tipos celulares, como basais (B); sustentaculares (S), que não recebem inervação; receptores gustativos obscuros (Ro); ou receptores gustativos leves ou claros (Ri). Todas as células R são efetivamente células receptoras, com inervação e de localização preferencialmente central no corpúsculo. Além disso, têm vilosidades que se projetam no poro no sentido da cavidade oral.

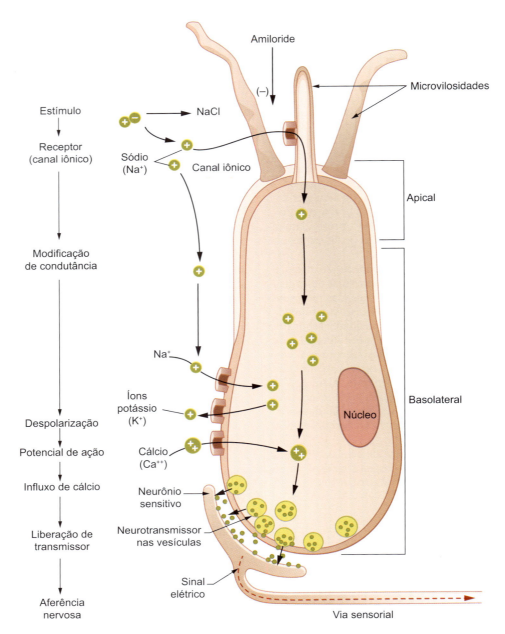

Figura 11.3 Representação esquemática da sequência de mecanismos envolvidos na excitação do receptor gustativo por fatores químicos salgados, no caso, cloreto de sódio. Tal substância se fixa e atravessa o receptor por via constituída por canais específicos de sódio, localizados na microvilosidade ou no ápice, iniciando processos assinalados à esquerda que, essencialmente, modificam a condutância, que finaliza na geração de um potencial de ação pela entrada de sódio e pela ulterior saída de potássio, situação que determina abertura de canais de cálcio, aumentando a concentração citosólica de íons de cálcio. Este promove a liberação de vesículas que contêm neurotransmissores, os quais excitarão a membrana pós-sináptica, iniciando impulsos aferentes que darão lugar à sensação de salgado.

Excitação de células receptoras de doce

A determinação dos outros três sabores (doce, amargo e umami) é um tanto diversa, pois se trata de moléculas orgânicas mais complexas que exigem um tratamento diferente e complexo. Na Figura 11.5, apresenta-se a excitação de um receptor por substância doce, como sacarina ou sacarose. Nesse caso, as moléculas de sacarose, ao se ligarem às moléculas receptoras, engatilham um processo complexo, porque se trata de receptores associados à proteína G, também identificada como gustaducina, que inclui três subunidades, α, β e γ, que agora sofrem cisão em duas partes: α e β-γ, que passam a ativar uma enzima localizada na vizinhança intracelular. Tal enzima, ativada a partir de um precursor, atua como segundo mensageiro, que oclui os canais de potássio indiretamente, alcançando concentrações altas intracelulares, suficientes para induzir a abertura de canais de cálcio – isso pode esvaziar novamente o conteúdo vesicular de neurotransmissores. Os mecanismos ativados pela proteína G referem-se à formação fundamental de diacilglicerol (DAG) por ação da enzima fosfolipase C (PLC), de modo que o DAG ativa outra enzima, PKC ou fosfoquinase C. Além disso, forma-se inosiltrifosfato (ITP$_3$) por ação de PIP$_2$. Por outro lado, forma-se cAMP a partir da ação enzimática sobre o ATP. Desse modo, o cAMP pode obstruir os canais de K$^+$, causando seu acúmulo na célula.

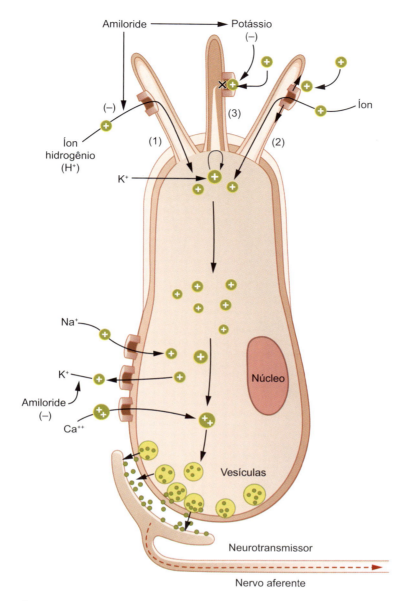

Figura 11.4 Esquema ilustrativo dos mecanismos que dão lugar à sensação gustativa de azedo, por excitação de canais de [H⁺] por meio de três mecanismos: (1) específicos de H⁺; (2) abertura de canais de prótons; e (3) fechamento dos canais de potássio, circunstâncias todas que levam ao incremento de cargas positivas intracelulares, com despolarização ulterior por ingresso de sódio e repolarização por escape de potássio. Isso promove o aumento da concentração de íons de cálcio no citosol e a extrusão de neurotransmissores.

Excitação das células receptoras de amargo

O paladar amargo se dá por meio de substâncias orgânicas, como a quinina ou o denatônio, que atuam por intermédio de receptores ligados ao complexo proteína G. Esse complexo, cindido em subunidades α e β-γ, passa a levar ao aumento dos segundos mensageiros IP$_3$ e DAG. Estes, por sua vez, ativam a fosfoquinase C ou PKC, que passa a agir ao contrário, liberando cálcio iônico do retículo endoplasmático, como fenômeno mais proeminente. Não obstante, também se abrem canais de Ca^{2+}, decorrentes de prévia despolarização por um movimento determinante de influxo de sódio e efluxo de potássio (repolarização subsequente). Novamente, o excesso de cálcio iônico no citosol causa o esvaziamento das vesículas basais e a liberação de neurotransmissores (Figura 11.6).

Excitação das células receptoras de umami

O gosto umami, estimulado por glutamato, é processado por uma ligação inicial do aminoácido à proteína receptora *mGluR4*, constituída por um receptor acoplado ao complexo de proteína G. Assim, passa a ativar também um segundo mensageiro a partir de um precursor, representado fundamentalmente pela ativação de fosfodiesterase, motivo pelo qual há a diminuição do conteúdo de cAMP. Contudo, não se conhecem os mecanismos envolvidos nas fases ulteriores à redução do cAMP, mas que resultam na liberação de neurotransmissor. No entanto, há incremento de Na⁺, extrusão de K⁺ e ingresso de Ca^{2+}, suficientes para a extrusão de vesículas (Figura 11.7).

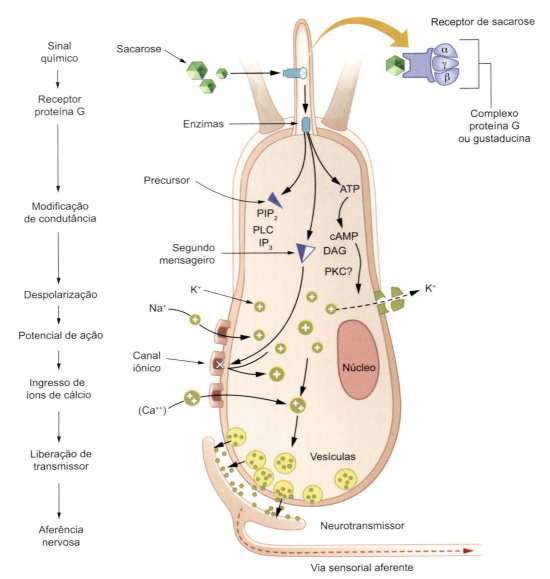

Figura 11.5 Esquema da excitação de receptor gêusico por sinal doce (sacarose), que se liga ao receptor específico associado ao complexo proteico G (gustaducina), promovendo mecanismos intracelulares intermediários, como formação de diacilglicerol (DAG) por ação da enzima fosfolipase-C (PLC), além de IP3 ou trifosfato de inositol a partir de PIP2. Tal mecanismo, provavelmente, agiria mediante ativação da fosfoquinase-C (PKC), que possibilitaria a abertura de canais de K+ e sua consequente extrusão, fato a completar o potencial de ação adequado para promover a entrada de cálcio. Por sua vez, este liberaria o neurotransmissor.

INERVAÇÃO DOS RECEPTORES GUSTATIVOS

Os neurotransmissores liberados no polo basal da célula receptora podem excitar terminações nervosas que constituirão o início de aferências sensoriais gustativas, pertencentes a três nervos cranianos, sendo o principal o VII par ou facial, pela corda do tímpano que inerva os dois terços anteriores, ou mais, da superfície lingual dorsal. O glossofaríngeo ou IX par inerva o restante, mas apenas uma exígua porção da língua, e especialmente os receptores faríngeos são inervados pelo X par – ou nervo vago (Figura 11.8).

VIAS E CENTROS PARTICIPANTES DA GERAÇÃO DA SENSAÇÃO GUSTATIVA NO SISTEMA NERVOSO CENTRAL

As vias sensoriais incorporam-se ao sistema nervoso central no nível da porção bulbar do tronco encefálico, para fazer sinapse em uma porção específica do núcleo do trato solitário, como se evidencia na Figura 11.8. A partir desse importante núcleo, emergem vias ascendentes que se finalizam no tálamo, no núcleo posteromedial, onde se produz nova sinapse e a sensação gustativa já está configurada, mas sem estabelecer ainda sua qualidade gêusica específica. Esta última só pode ser precisada no córtex cerebral, na região conhecida como córtex insular, ou mais especificamente na porção angular ou no opérculo frontoinsular anterior (Figura 11.9). Ao longo dessas vias gustativas, produzem-se respostas variáveis que compõem a característica funcional da sensação gustativa, como determinar fenômenos ingestivos, e daqueles pertinentes à secreção salivar, aos movimentos bucais e à secreção preparatória de insulina, conforme também pode ser apreciado na Figura 11.9. Além disso, seu papel é fundamental na motivação, na iniciação da mastigação, na aceitação e no cuspir.

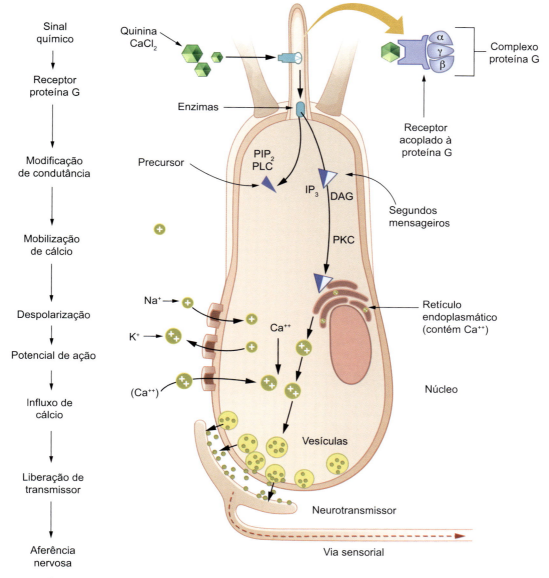

Figura 11.6 Esquema referente a um receptor géusico, em que o sinal químico é a quinina, o qual se associa à proteína receptora ligada ao complexo proteico G. Tal sistema promove condutância química secundária intracelular, produzindo diacilglicerol (DAG) e IP3, ou 1,4,5-trifosfato de inositol (IP3), que, por meio da proteína quinase C (PKC), leva à saída de cálcio dos reservatórios existentes no retículo endoplasmático. Desse modo, aumenta-se a concentração de Ca^{2+} no citosol, o que levaria ao esvaziamento das vesículas com neurotransmissor.

TIPOS DE SENSAÇÕES GUSTATIVAS

Existem várias sensações de sabor. No caso do paladar, reconhecem-se atualmente cinco sensações gustativas primárias ou básicas, além de outras secundárias, promovidas por associações de sabores primários ou determinados em conjunto com outros tipos de sensações.

Sensações gustativas primárias

São os sabores doce, amargo, salgado, azedo (ácido ou acre) e umami, o último recentemente adicionado após estudos realizados por pesquisadores do Japão. Esses cinco sabores primários são identificados quanto aos mecanismos determinantes, apresentando um tipo específico de receptor sensitivo. Os sabores primários, embora fisiologicamente estimulem mecanismos específicos, respondem a sinais químicos relativamente inespecíficos. Isso porque os receptores não são excitados somente por um tipo de estímulo químico, mas por um conjunto de sinais químicos capazes de excitar dito receptor. Assim, por exemplo, os receptores sensitivos do sabor doce são estimulados por diversas substâncias químicas, não exclusivamente mono ou dissacarídios, mas por outras substâncias, na maior parte, orgânicas, como acetona. Na Tabela 11.1, são exibidos alguns dos sinais químicos mais importantes para a geração das sensações gustativas.

O sabor azedo é ocasionado quase exclusivamente por pH ácido, enquanto o salgado, por sais inorgânicos diversos, mas predominando os sais de sódio. No entanto, outras estruturas químicas podem dar lugar ao sabor salgado, sem necessariamente serem sais. O sabor amargo apresenta talvez o espectro de sinais mais amplo, porquanto diversas estruturas químicas – quase sempre orgânicas – dariam lugar à sensação de amargo, porém destacando-se os alcaloides, como quinina, digital e morfina, entre outras, de

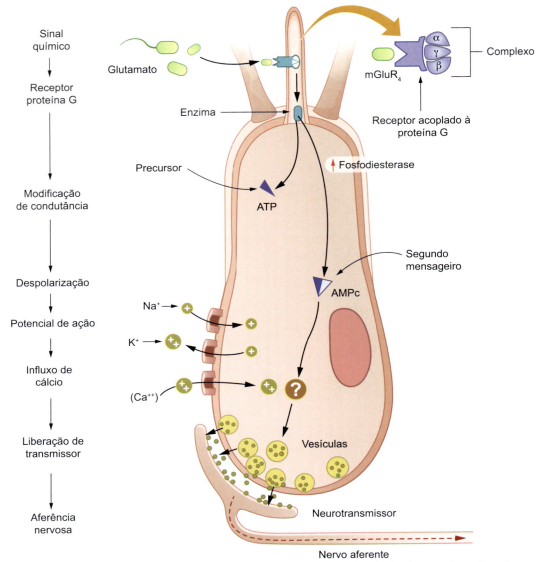

Figura 11.7 Diagrama da célula gustativa receptora de glutamato, que promove a sensação géusica de umami ou sabor cárneo ou saboroso, por fixação inicial a um receptor de superfície ligado ao complexo de proteínas G. Este, ao ativar a fosfodiesterase, possibilita a diminuição do teor intracelular de AMPc. Desse modo, por um mecanismo ainda não totalmente conhecido, isso promoveria despolarização e subsequente entrada de íons de cálcio, o que leva finalmente à liberação de neurotransmissor.

sabor reconhecidamente amargo. Tanto que existiria uma sinonímia ou identificação entre alcaloide e sabor amargo. O sabor umami refere-se ao sabor promovido por aminoácidos em geral, mais especificamente, por ácido glutâmico ou glutamina. De fato, o glutamato é capaz de promover tal sensação, ao mesmo tempo que compreende o constituinte de proteínas de carne vermelha, peixe e legumes. Foi detectado pela primeira vez como aditivo, na forma de glutamato monossódico, no *ketchup* (Tabela 11.1).

Sensações gustativas secundárias

Os gostos secundários não apresentam receptores específicos, assim como vias ou centros determinados só para essa sensação. Trata-se de sabores resultantes da combinação ou da soma de sabores primários, ligados em proporção variável e tempos diferentes. Por esse motivo, carecem de especificidade. Destacam-se o sabor alcalino, determinado pela excitação mais ou menos simultânea de receptores de salgado e azedo, e o sabor metálico, estabelecido por metais em particular, além de outras substâncias, geralmente inorgânicas, resultante do somatório de receptores de salgado e doce predominantemente. O sabor picante merece uma consideração à parte, pois não seria fruto de estimulações exclusivas de receptores gustativos (azedo, salgado ou doce), mas também de receptores orais de outra natureza, como de tato, temperatura e nociceptivos. Assim, não seriam excitados pelos mesmos sinais químicos ou outros aditivos orgânicos, como as substâncias existentes na pimenta (capsaicina; Tabela 11.2).

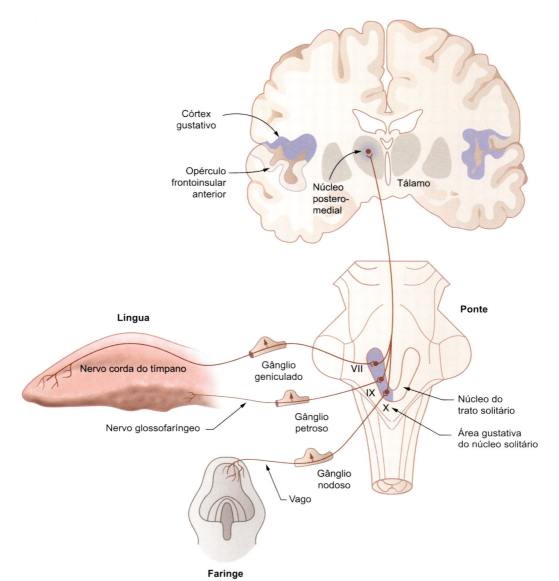

Figura 11.8 Esquema representativo das vias e dos centros nervosos comprometidos na determinação da sensação gêusica, em que o estímulo químico, após excitar o receptor lingual ou faríngeo, por meio das vias aferentes centrípetas, excita a área gustativa do núcleo do trato solitário. Este, por meio das fibras ascendentes, excita o tálamo posteromedial, causando, então, a sensação de sabor. Contudo, torna-se perceptiva ao excitar o denominado córtex gustativo, localizado ipsilateralmente no opérculo frontoinsular anterior, correspondente ao córtex insular, escondido pela posição sobressalente do lobo temporal.

Tabela 11.1 Sensações gustativas primárias mais frequentes.

Sensação primária	Substâncias estimulantes	
	Orgânicas	Inorgânicas
Doce	Monossacarídios (glicose – limiar: 80 nmol/ℓ), dissacarídios (sacarose – limiar: 10 mmol/ℓ – padrão para o sabor doce), clorofórmio, sacarina (cristalose sódica – limiar: 23 mmol/ℓ), álcool (etanol), aldeídos, alanina, aspartame e D-leucina	Cloreto de berílio, acetato de chumbo, álcalis diluídos
Salgada	–	Cloretos de sódio (limiar: 10 nmol/ℓ – padrão para o sabor salgado), brometos, iodetos, fluoretos, carbonetos, nitratos
Azeda	Ácido acético (limiar: 180 mmol/ℓ), ácido tartárico, ácido fórmico, ácido cítrico, ácido láctico, ácido cloroacético	Ácido clorídrico (padrão do sabor azedo)
Amarga	Denatônio, alcaloides (nicotina, morfina, estricnina, pilocarpina, cocaína, cafeína, quinina)	Nitratos, sais de magnésio (césio, rubídio, cálcio), sulfatos (sulfato de quinina – limiar: 8 mmol/ℓ – padrão para o sabor amargo)
Umami	Aminoácidos (ácido glutâmico, glutamina, L-prolina, L-valina, L-arginina), L-glutamato (padrão do sabor umami)	–

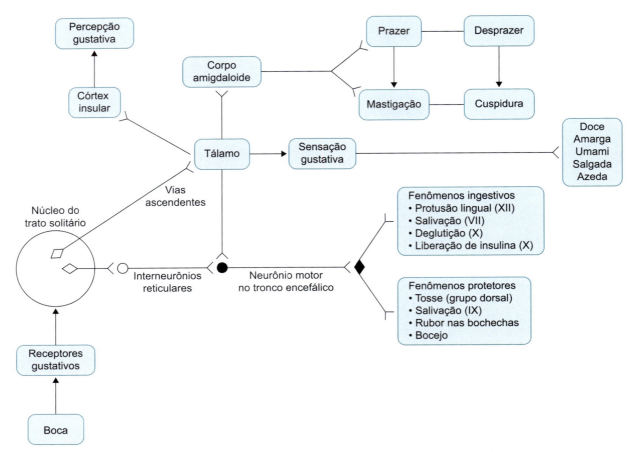

Figura 11.9 Esquema dos centros neurais comprometidos nas respostas que acompanham a sensação gustativa, que se iniciam no núcleo do trato solitário. No tronco do encéfalo, nas suas porções bulbar e pontina, dão lugar a respostas ingestivas e protetoras. No entanto, a partir do tálamo, a sensação gustativa específica promove várias respostas integrativas por meio de associações ao corpo amigdaloide (amígdala límbica), produzindo o estado afetivo correspondente. Assim, diante de uma sensação prazerosa, inicia-se um padrão rítmico da mastigação, enquanto, diante de uma sensação aversiva, desencadeia-se a cuspidura.

Tabela 11.2 Sensações gustativas secundárias mais frequentes.

Sensação secundária	Substâncias estimulantes	
	Orgânicas	Inorgânicas
Metálica	–	Metais, sais metálicos
Alcalina	Sabões	Sais alcalinos, bicarbonato de potássio, bicarbonato de sódio (padrão de sabor alcalino)
Picante	Pimenta (capsaicina)	–

BIBLIOGRAFIA

Chadwick D, Marsh J, Goode J. The molecular basis of smell and taste transduction. Chichester: John Wiley & Sons, Ciba Foundation Symposium; 1993.

Douglas CR. Tratado de fisiologia aplicada às ciências médicas. 6. ed. Rio de Janeiro: Guanabara Koogan; 2006.

Finger TE, Silver WL, Restrepo D. Neurobiology of taste and smell. 2 ed. New York: John Wiley & Sons; 1987.

Gilbertson TA, Oamak S, Margolskee RF. The molecular physiology of taste transduction. Curr Op Neurobiol. 2000;10:519.

Kandel ER, Schwartz H, Jessell TM. Principies of neural sscience. 4. ed. New York: McGraw-Hill; 2000.

Kurihara K. Umami the fifth basic taste: history of studies on receptor mechanisms and role as a food flavor. Biomed Res Int. 2015;2015:1894402.

Lindemann B. Taste reception. Physiol Rev. 1996;76(3):718.

Mclaughlin S, Margolskee R. The sense of taste. Am Scient. 1994;82:538.

Mitchell TV, Doty RL, Bartoshuk LM, Snow JB. Smell and taste in health and disease. New York: Raven Press; 1991.

Norgren R. The gustatory system. In: Paxinos G. The human nervous system. New York: Academic Press; 1990.

Scott TR, Plata-Salaman CR, Smith-Swintosky VL. Gustatory neural coding in the monkey cortex: the quality of saltiness. J Neurophysiol. 1994;71(5):1692-701.

Smith DV, Margolskee RF. Making sense of taste. Sci Amer. 2001;284:26.

Smith DV, St John SJ. Neural coding of gustatory information. Curr Opin Neurobiol. 1999;9(4):427-35.

Spielman AI, Huque T, Nagai H, Whitney G, Brand JG Generation of inositol phosphates in bitter taste transduction. Physiol Behav. 1994;56(6):1149-55.

Zigmond MJ, Bloom FE, Landis SC, Roberts JL, Squire LR. Fundamental neuroscience. San Diego: Academic Press; 1999.

Zotthman Y. (ed.) Olfaction and taste, vol I. Oxford, London: Pergamon Press; 1963.

12

Sentidos Especiais | Olfação

Nicolás Douglas

Introdução, 123

Receptores da mucosa olfatória, 123

Excitação do receptor olfatório, 123

Transdução, 124

Adaptação do receptor olfatório, 124

Codificação dos receptores olfatórios , 126

Função do bulbo olfatório, 127

Órgão vomeronasal, 127

Conceitos gerais de feromônios, 129

Principais alterações na sensibilidade olfatória, 131

Bibliografia, 131

INTRODUÇÃO

No dia a dia, o homem consegue distinguir milhares de odores diferentes. Mesmo assim, em comparação com outras espécies animais, essa capacidade é menor na espécie humana. Além disso, as informações obtidas em experiências no modelo animal não representam a realidade humana, que tem uma percepção com caráter subjetivo.

RECEPTORES DA MUCOSA OLFATÓRIA

Os receptores do olfato situam-se na mucosa nasal, mas em uma zona específica, a chamada mucosa amarela, que, no caso do ser humano, está localizada em uma pequena área não maior de 5 cm², no teto da cavidade nasal, mais próximo ao septo (Figura 12.1). Estima-se que nessa área da mucosa o número de células receptoras olfatórias seja de aproximadamente 15 milhões, em média, porém incluindo algumas células misturadas com os receptores propriamente ditos (as células progenitoras, com capacidade proliferativa e regenerativa), além de certo número de células de sustentação.

O receptor olfatório é um neurônio bipolar, por ter duas extremidades, uma dirigida à luz da cavidade nasal, onde forma microvilosidades, ampliando sua capacidade de superfície e expondo-a ao contato com as partículas odoríferas. Essa extremidade é designada bastão olfatório, do qual se emitem as microvilosidades, também denominadas cílios (15 elementos por bastão). Esses se projetam à camada de muco que recobre a mucosa nasal. O outro extremo da célula olfatória está representado por um axônio que perfura a lâmina cribrosa do etmoide, passando à base do crânio e fazendo sinapse com células do bulbo olfatório, situado imediatamente acima do etmoide (Figura 12.1). A meia-vida dos neurônios olfatórios é de poucas semanas. Assim, eles devem ser restituídos por células progenitoras.

O muco nasal é produzido por glândulas anexas, ou de Bowman, localizadas abaixo da lâmina basal da membrana nasal (Figura 12.2). Sua função consiste em facilitar a solubilidade das substâncias odoríferas, proteger a mucosa de atritos provocados por partículas alheias e constituir um meio de dissolução de substâncias que apenas transitam pela mucosa nasal, mas são estranhas para a respiração. Desse modo, leva-as para a faringe, onde são engolidas na deglutição de saliva ou mesmo de alimento.

EXCITAÇÃO DO RECEPTOR OLFATÓRIO

As partículas odoríferas são moléculas de tamanhos variáveis e características químicas e físicas muito amplas, mas que têm em

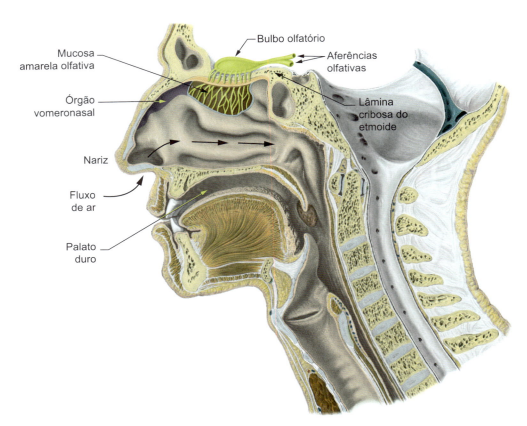

Figura 12.1 Corte sagital da face, mostrando a constituição da cavidade nasal e a localização da mucosa olfativa na parte mais elevada da fossa nasal. O órgão vomeronasal é distribuído, seguindo o septo nasal, também de localização mais superior. Deve-se observar que o bulbo olfatório é situado imediatamente acima da mucosa amarela, após o osso etmoide.

comum a hidrossolubilidade e a volatilidade, duas condições que possibilitam alcançar o receptor. A segunda característica permite chegar ao nariz, enquanto a primeira facilita sua solução em água do muco, ficando em contato com a membrana dos cílios olfatórios. A Tabela 12.1 lista os diversos tipos de substâncias odorantes e cheiros determinantes.

Na olfação, é muito difícil classificar os odores, pois as experiências subjetivas apresentam-se bastante imprecisas, dando um caráter de arbitrariedade. No entanto, existem algumas substâncias que podem ser tabuladas (Tabela 12.2).

Os cheiros normais existentes na natureza e que antes eram classificados como primários, como o floral (ou perfume de flores), o cheiro de suor e o odor fétido da carne estragada, costumam ocorrer por uma mistura de odores e podem predominar em certos alimentos.

Apesar de muitas substâncias fortemente odoríferas serem basicamente lipossolúveis e terem facilidade em penetrar as membranas celulares, precisam vencer uma barreira aquosa existente na camada de muco. Para isso, as substâncias lipossolúveis com característica odorífera (O) geral ligam-se a uma proteína de ligação de odorante (OBP), que é secretada pelas células da mucosa nasal. Do complexo formado O + OBP, obtém-se um mecanismo de solubilização eficiente que possibilita seu acesso ao receptor molecular localizado na superfície do neurônio sensorial (Figura 12.3). Evidentemente, o limiar olfatório varia muito entre as diversas substâncias odoríferas. Há comunicações indicativas de que a espécie humana não tem um olfato tão ruim como se estimava *a priori*, porque pode detectar cerca de 10 mil tipos diferentes de odores.

Contudo, o homem é capaz de determinar a origem ou a fonte do odor pela velocidade de chegada da partícula a determinada localização do receptor na membrana olfatória. A sutil diferença de tempo de excitação de uma zona e outra possibilitaria essa função discriminativa.

TRANSDUÇÃO

Quando se descobriu a capacidade de sentir odores muito diversos, formulou-se que haveria uma ampla diversidade de receptores para esse grande número de moléculas odorantes. Assim, no camundongo, calcula-se por volta de 1.000 moléculas receptoras. No homem, existiria um número semelhante ou até mesmo superior. A molécula receptora é própria do plasmalema, mas associada a proteínas G heterotriméricas, as quais se ligam a mecanismos diversos, sendo aparentemente o mais evidente aquele associado à adenilciclase e à formação de AMPc. No entanto, também agiria mediante a fosfolipase C (PLC) ou por meio de produtos derivados da hidrólise de fosfatidilinositol, ou 1,4,5-trifosfoinositol (IP3), como pode ser observado na Figura 12.3. Independentemente do mecanismo intracelular operante, ocorrerá a abertura de canais de cálcio ou, talvez, de outro cátion, o suficiente para promover a mudança elétrica da membrana, determinante da formação do potencial de ação.

ADAPTAÇÃO DO RECEPTOR OLFATÓRIO

É um fato bem estabelecido que a percepção de cheiro pode sofrer uma perda da sensibilidade após um curto espaço de tempo, seja qual for a natureza do estímulo odorante. Assim,

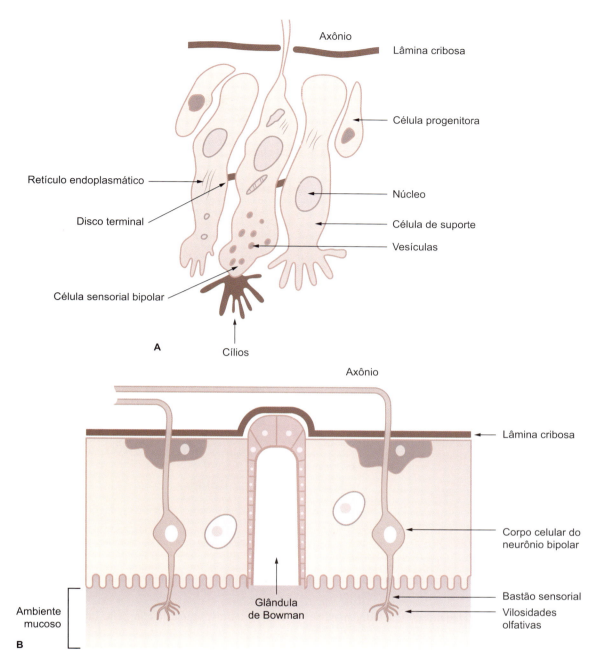

Figura 12.2 Esquema do epitélio olfatório. **A.** Características das células sensoriais, das de sustentação e das progenitoras de localização mais basal. **B.** Esquema relacionado com as características gerais das células olfatórias.

Tabela 12.1 Substâncias odorantes e cheiros determinantes.	
Odor	**Substância**
Canforado	1,8-cineol, cânfora
Floral	Alfaionona, álcool betafeniletílico
Almiscarado	Anéis cetônicos (C15-17), como a civetona e a cetona do almíscar
Acre ou de suor	Ácido butírico, ácido isovalerânico
Fétido	Sulfureto de hidrogênio, etilmercaptano
Etéreo	1,2-dicloroetano, acetato de benzila
Pungente	Ácido fórmico, ácido acético

Tabela 12.2 Alguns limiares de excitabilidade olfatória.	
Substância odorífera	**Concentração no ar (mg/ℓ)**
Éter etílico	5,83
Clorofórmio	3,3
Piridina	0,03
Óleo de menta	0,02
Iodofórmio	0,02
Ácido butírico	0,009
Propilmercaptano	0,006
Almíscar artificial	0,00004
Metilmercaptano	0,0000004

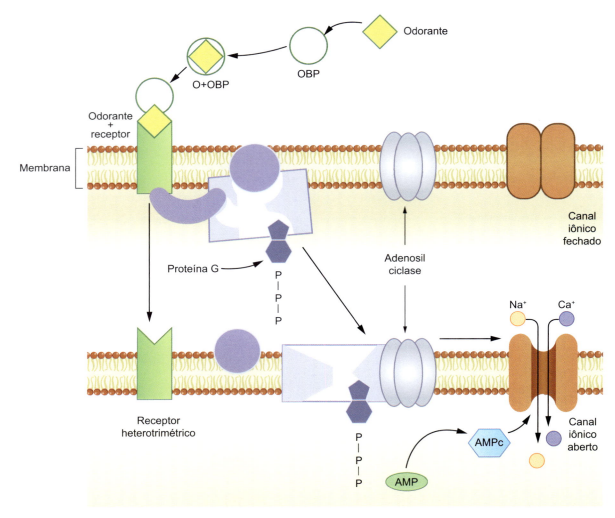

Figura 12.3 Representação esquemática dos aspectos moleculares de transcrição do sinal odorífero na excitação do receptor odorífero, e o odorante O, que se liga à proteína carregadora OBP (proteína ligada a odorante) para poder alcançar o receptor de membrana. Este último está associado à proteína G, molécula complexa que passa a ativar a adenilciclase, produzindo AMPc, nucleotídeo capaz de abrir canais de cátions, fundamentalmente sódio e cálcio, que determinam as variações do potencial elétrico de membrana. Por meio do mesmo receptor, pode ativar sistemas que agem por meio de proteína quinase ou trifosfato de inositol, mas que não está demonstrado nesta figura. Para mais detalhes, consultar o texto.

por exemplo, um perfume é rapidamente captado, mas, se permanecer por tempo mais prolongado em contato com mucosa olfatória, o odor vai se desvanecendo, até desaparecer totalmente, se for o caso. Tal fenômeno de adaptação parece decorrer de dois tipos de mecanismos que podem ser acionados. O primeiro estaria relacionado com a dessensibilização do receptor pela fosforilação experimentada por ação de uma proteína quinase (PK). E o segundo mecanismo de acomodação olfatória seria a adaptação propriamente frente a diferentes teores de odorante que provoca um ajuste da sensibilidade dos canais iônicos promovidos por AMPc.

CODIFICAÇÃO DOS RECEPTORES OLFATÓRIOS

Sabe-se muito pouco, ainda, sobre o processo de codificação das diferentes substâncias, principalmente da complexidade que envolve o fenômeno. Diante da grande variedade de substâncias, parece provável que não deva existir uma molécula para cada tipo de odor, e sim um grupo de moléculas afins com apenas um receptor. Para ajudar a confirmar esse dado, a explicação vem por meio de um fenômeno denominado anosmia parcial ou hiposmia (cegueira olfatória), que atinge cerca de 0,1 a 1% da população europeia. Tal alteração, genética (hereditária) em alguns casos, caracteriza-se por uma redução na capacidade de perceber um grupo de substâncias semelhantes, que só serão notadas com níveis de concentração muito altos. Isso foi inicialmente percebido com um grupo de substâncias que lembram o almíscar. A anosmia ocorre para um grupo, e não para uma substância isolada.

Por enquanto, sabe-se que as células olfatórias apresentam uma espécie de espectro característico de reações. Cada célula é excitada por várias substâncias e com grau variável, porém a chamada sensibilidade relativa diante de diversas substâncias eficazes muda de uma célula para outra. Como no modelo gustativo, os estímulos olfatórios são codificados de maneira que, com a devida concentração, cada substância odorífera produza determinado padrão de estímulos que envolvem um grande número de células, e não uma célula isolada. Isso significa que, além da somação temporal, o esquema de codificação envolve a espacial. No que se refere à intensidade, quanto mais estímulo através de maior concentração de substâncias, mais aferências são estimuladas. Isso se aplica à maioria das substâncias, pois existem casos em que, com o aumento da concentração, diminuem os impulsos, resultando em inibição da atividade da célula receptora (célula receptora *off*). Em virtude da à complexidade desse potencial, alguns autores o denominam especialmente de potencial Ottoson (David Ottoson estudou o aparecimento de potenciais no epitélio olfatório de coelhos e sapos com aplicação de odores entre 1954 e 1956).

Da mesma maneira que outros tipos de receptores, a célula olfatória necessita de um estímulo limiar para ser estimulada (Figura 12.4). A intensidade mínima de estímulo – na qual o odor pode ser percebido, mas não identificado – é denominada limiar de detecção (ponto A na Figura 12.4).

O limiar de identificação (ponto B na Figura 12.4) é maior que o limiar de detecção (maior concentração da substância odorífera). Se comparados o receptor olfatório e outros receptores, pode-se observar que, à medida que aumenta a intensidade do estímulo, eleva-se a intensidade da sensação, ou seja, há correlação positiva. No entanto, para obter a mesma intensidade de sensação que outros tipos de receptores, o receptor olfatório necessita de uma intensidade de estímulos maior.

FUNÇÃO DO BULBO OLFATÓRIO

Os axônios, oriundos das células sensoriais olfatórias, atravessam a lâmina cribrosa do etmoide, podendo fazer sinapse com células do bulbo olfatório situado logo acima deste. O bulbo olfatório apresenta uma estrutura neuronal bastante complexa, com características similares (sob certos aspectos) com a retina, pois o processo excitatório olfatório segue princípios equivalentes aos do processamento da visão. De fato, o glomérulo olfatório desenvolve uma função peculiar, porque cada glomérulo recebe influxos provindos unicamente de receptores específicos, conforme pode ser observado na Figura 12.5. Um receptor olfatório responde a múltiplos odorantes, mas cada um se liga a apenas um tipo de receptor heterotrimérico. O glomérulo pode chegar a determinar padrões excitatórios específicos para cada excitação odorífica, de modo que as estruturas corticais recebam padrões de sinais também específicos para cada estímulo odorífero atuante na mucosa olfatória. Pela estruturação do glomérulo olfatório, este, após a excitação, pode inibir lateralmente – por meio de células periglomerulares – as células mitrais do mesmo glomérulo ou até mesmo de outros.

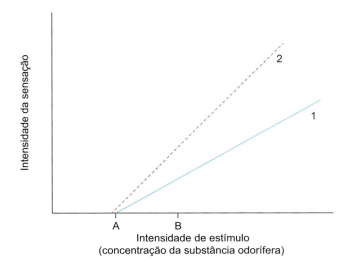

Figura 12.4 Relação entre concentração da substância odorífera e intensidade da sensação olfatória determinada. A *curva 1* representa um receptor olfatório; *a curva 2*, qualquer outro receptor sensorial convencional.

As células granulosas também podem ser deprimidas, processo que possibilita uma excelente acuidade sensorial, muito mais aperfeiçoada, além da propriedade de as células granulosas regularem a frequência de descargas. Nesse processo, chama a atenção a oscilação gerada pelas células granulosas, cujo significado é ainda desconhecido, e a característica de também controlar a frequência dessas oscilações. Além disso, o controle das eferências das células granulosas estaria determinado pela ação intermediária das células mitrais e tufosas (Figura 12.5). Desse modo, o fluxo das aferências olfatórias iniciadas no bulbo olfatório para o córtex cerebral da olfação seria iniciado pelas células mitrais fundamentalmente. Assim, demonstra-se que há excitação das células granulosas por liberação sináptica de glutamato pelos terminais axonais das células mitrais e tufosas. Contudo, essas células granulosas podem inibir as mitrais por meio de liberação de GABA (ácido gama-aminobutírico), mecanismo que possibilita uma regulação fina da olfação e definir as características oscilações excitatórias eferentes do bulbo olfatório.

Modulações oriundas de outras áreas centrais, como as do córtex cerebral olfatório, do *locus coeruleus* e do núcleo da rafe, podem influenciar o bulbo olfatório de acordo com o cheiro percebido, além de sua significância avaliada pelo cérebro. Na Figura 12.6, é possível observar as principais vias e áreas centrais envolvidas após a excitação bulbar. As estruturas corticais mais importantes comprometidas na sensação olfatória seriam o córtex orbitofrontal ou pré-frontal e o córtex frontal.

Os axônios bulbares emergentes do bulbo olfatório formam o trato olfatório lateral, proveniente fundamentalmente das células mitrais e tufosas. A conexão principal se estabelece com o sistema límbico, particularmente a amígdala e o córtex piriforme, além de uma participação do córtex entorrinal, que, por sua vez, está associado a estruturas do hipocampo (Figuras 12.6 e 12.7).

ÓRGÃO VOMERONASAL

O epitélio olfatório apresenta, em certas espécies animais, uma especificação suficiente para caracterizar o órgão vomeronasal, bem definido inclusive em mamíferos, como os roedores, nos quais é localizado ao longo do septo nasal. Na espécie humana, o epitélio olfatório também existe, sem determinar um órgão estritamente separado como em outros mamíferos, mas apresentando propriedades funcionais similares. No entanto, sua identificação anatômica é menos precisa, situando-se, em geral, no terço anterior do septo nasal (ver Figura 12.1) e exibindo características funcionais e bioquímicas similares às do órgão vomeronasal dos roedores. As células sensoriais desse órgão são especificamente sensíveis a substâncias que as excitam, mas não determinam a sensação de odor e promovem modificações condutuais, especialmente relevantes quanto a sexo, alimentação e conduta social, como agressividade e ataque.

Essas substâncias não odorantes são denominadas feromônios, ou seja, substâncias que se espalham no ambiente aéreo e estimulam receptores olfatórios de modo muito similar ao das substâncias odorantes, mas sem promover uma sensação de cheiro perceptível. Nos roedores, o órgão vomeronasal projeta-se ulteriormente, atingindo uma estrutura similar ao bulbo olfatório, acessório não bem identificado no homem, mas aparentemente formando anatomicamente uma zona na parte superior do mesmo bulbo olfatório. Então, conecta-se com a amígdala límbica e o hipotálamo, em áreas ligadas, direta ou indiretamente, às condutas sexuais, alimentares ou agressivas.

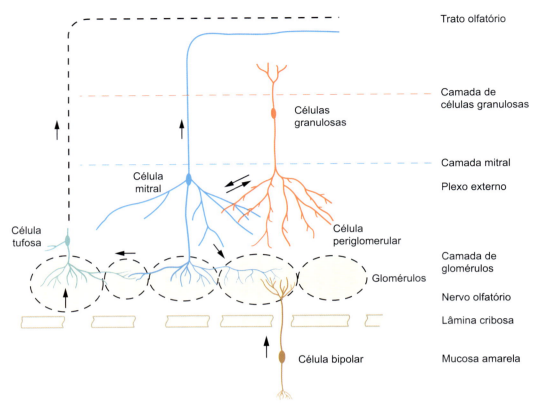

Figura 12.5 Esquematização dos tipos principais de células neuronais no bulbo olfatório, suas inter-relações e suas projeções. As correspondentes estruturas são mencionadas na coluna à direita.

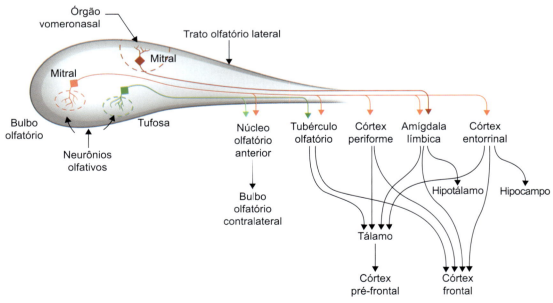

Figura 12.6 Esquema relacionado com a função exercida pelo bulbo olfatório na projeção dos impulsos olfatórios para o sistema nervoso central, incluindo os principais núcleos e áreas centrais participantes.

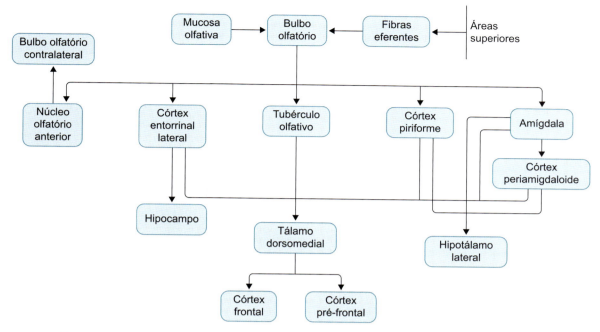

Figura 12.7 Esquematização das principais áreas centrais participantes da geração da sensação olfatória.

Nos roedores, pelo menos, o bulbo olfatório acessório funciona de modo que as projeções se dirigem quase exclusivamente à amígdala, no sistema límbico e, logo após, no hipotálamo, fortemente estimulado, determinando condutas concordantes com o estímulo olfatório recebido.

Curiosamente, ratos machos que sofrem interrupção experimental das vias nervosas vomeronasais exibem grave disfunção no acasalamento, tanto no referente à atração sexual quanto à realização do coito. Estudos efetuados especialmente em camundongos possibilitaram estabelecer que as células receptivas vomeronasais operam de modo diferente das olfatórias odorantes, já que apresentam receptores (ao redor de 30) do tipo serpentina, cujos mecanismos seriam diversos dos anteriormente discutidos, mas ainda não suficientemente especificados, e se relacionariam com distintos meios de transdução do sinal, como ausência de proteína Gα, adenilciclase de tipo III e uma subunidade do AMPc olfatório engatilhado por meio de canais iônicos. Evidentemente, tais receptores seriam específicos para estímulos químicos, como os feromônios. Anatomicamente, descrevem-se duas camadas paralelas de neurônios ao longo do epitélio nasal, de modo que seu comportamento perante estímulos diversos seria diferente. Por fim, a projeção em áreas da amígdala ou do hipotálamo também seria diferente das observadas na excitação por odorantes.

CONCEITOS GERAIS DE FEROMÔNIOS

No Canadá, em 1959, Adolf Friedrich J. Butenandt estudou uma maneira de eliminar um inseto similar a uma mosca, que infestava as macieiras e as vinhas e destruía grande parte das lavouras. Ele observou que as fêmeas apresentavam uma glândula perigenital que, quando extraída e exposta acidentalmente ao ar, atraía machos da mesma espécie. Com esse recurso, poderiam ser eliminados especificamente os machos sem utilizar 1 g sequer de produtos químicos (inseticidas) na lavoura. A essa substância, foi dado o nome de feromônio, ou seja, hormônio que se difunde pelo ar, que seria produzido por glândulas específicas, diferentes segundo o animal (espécie). São, em geral, glândulas anexas aos genitais ou ao reto. Tais substâncias químicas voláteis aparecem sob diversas formas diferentes, como o dimetil dissulfeto, os ácidos graxos livres ou os derivados esteroidais como a 5-alfa-androstenona, talvez importante para a espécie humana.

Uma experiência também clássica que demonstra a força biológica dos feromônios é o chamado efeito Whitten, que compara os dias do ciclo ovulatório de camundongos fêmeas, que, quando acompanhadas do macho, apresentam 5 dias. No entanto, quando separadas dos machos, o ciclo pode alcançar até 12 dias, aparecendo inclusive casos em que o animal simula uma prenhez; contudo, quando colocam o macho próximo o suficiente para que o ar respirado seja o mesmo para ambos os animais, o ciclo volta ao normal. Ocorrem casos em que a presença da urina é suficiente. Por sua vez, se em uma gaiola há fêmeas prenhes e, próximo a elas, colocam-se machos de uma cepa estranha, diferentes das fêmeas, estas são incapazes de manter a prenhez e abortam. Tal efeito recebe o nome de Bruce e refere-se à ação perturbadora do feromônio estranho ao grupo. Tem sido utilizado como argumento para explicar a infecundidade de algumas populações densas e heterogêneas.

Os feromônios têm importância nos primatas não humanos, pois a atividade sexual do macho aumenta durante os períodos de ovulação da fêmea, desaparecendo quando se retiram os ovários da fêmea, quando o macho perde a olfação ou o bulbo olfatório é ressecado.

Quando a fêmea não apresenta os ovários, sua atratibilidade pode ser recuperada por uma injeção de estrógenos em nível vaginal, que restabelece a eliminação de seu feromônio. Este, de origem lipídica (ácidos graxos livres), por meio do ar, estimulará a atividade sexual do macho.

A partir disso, extrai-se outra informação importante, pois a formação e a eliminação do feromônio é hormônio-dependente. Aparentemente, inclusive a própria captação do feromônio seria específica, pois a fêmea pode receber o impulso do macho, ou de seu feromônio, somente na presença de estrógenos (Figura 12.8).

Outro dado interessante fica por conta dos hamsters. O macho torna-se inquieto na presença de secreções vaginais da fêmea. Descobriu-se que, nesse caso, não se trata de ácidos graxos livres, mas de dimetil dissulfeto, porém isso não parecia ser o único fator de atração, já que, ao instalar um boneco imitando a fêmea previamente embebido na substância, o macho não se estimulou.

Embora a presença de feromônios nos primatas possa fazer crer a importância dessas substâncias químicas para a espécie humana, ainda não existem provas conclusivas. Contudo, há alguns indícios que podem ser relevantes. Por exemplo, o perfume que, nas mulheres, provoca uma grande atração sexual e é, portanto, utilizado pelos homens, com os derivados de almíscar e algaria, retirados de glândulas secretoras de feromônios de alguns mamíferos. Outro fato interessante é a percepção das mulheres por odores específicos do macho, quanto à demonstração por parte deste da atração sexual naquele momento. Tem-se relatado que mulheres que convivem com um companheiro permanente conseguem perceber a intenção dele em querer manter uma atividade sexual. Mais um fator curioso é o estudo de um grupo de mulheres que convivem em uma república, por exemplo, em que, depois de determinado tempo, os ciclos menstruais se tornam similares.

Um dado importante a destacar reside no fato de um feromônio pode agir sobre a conduta sem necessariamente se evidenciar com uma conduta consciente e que se identifique com um odor específico. Outro indício de que provavelmente os feromônios teriam uma função importante na espécie humana fica por conta de outra substância, a 5-alfa-androstenona, extraída de um cogumelo chamado túbera ou trufa, utilizado pelos romanos como afrodisíaco. Cerca de 90% das mulheres conseguem perceber a presença dessa substância em concentrações extremamente pequenas (1×10^{-6}). Por sua vez, o próprio sexo masculino dificilmente identifica tal odor. A alfa-androstenona é derivada da androsterona e quimicamente muito relacionada com a testosterona. Além disso, já foi identificada na urina e no suor do homem e de outros animais.

Existe uma alta especificidade na ação dos feromônios. Aparentemente, existem receptores específicos para eles, mas da mesma espécie e, às vezes, até mesmo de raça idêntica, distinguindo o sexo em particular. Tais receptores localizam-se na mucosa olfatória, como remanescentes do órgão nasal dos mamíferos, de onde partem aferências para o bulbo olfatório, os núcleos da amígdala e os núcleos hipotalâmicos.

Além dos feromônios ligados à conduta sexual, ou simplesmente feromônios sexuais, existem outros que se comportam como veículos informativos, como:

- Feromônios de agregação: servem para unir indivíduos em colônias quando reconhecem o feromônio respectivo
- Feromônios demarcadores: capazes de limitar espaços territoriais específicos de grupos, conforme ocorre com as formigas e os coelhos selvagens. Nos coelhos selvagens, por exemplo, há glândulas na região perirretal e nas bochechas

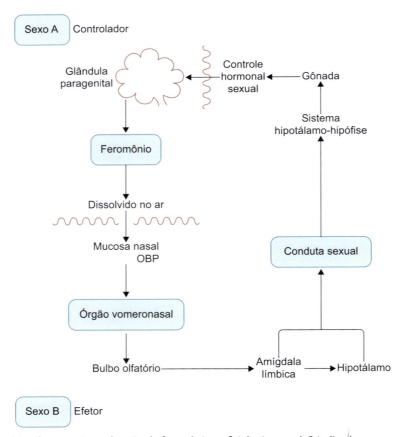

Figura 12.8 Ilustração esquemática do mecanismo de ação do feromônio na fisiologia sexual. O indicado como sexo A, ou controlador, refere-se àquele produtor do feromônio, substância passível de ser captada pelo órgão vomeronasal de outro indivíduo da mesma espécie, mas de sexo diferente, assinalado como sexo B, ou efetor, que sofrerá a influência exercida pelo feromônio. Contudo, o efeito provocado nele secundariamente repercutirá no mesmo controlador, transformando-se este, por sua vez, em efetor, quando o feromônio passa a ser produzido no indivíduo efetor ou sexo B. Então, passa-se a se inverter os papéis funcionais.

que secretam substâncias odoríferas com poder de delimitar seus territórios (feromônios demarcadores). Estes dependem da secreção androgênica e fazem dos machos chefes dominantes, de modo a nenhum coelho estranho poder penetrar em seu território. Os coelhos dominantes são substituídos à medida que sua produção androgênica e, evidentemente, sua secreção de ferômonios decrescem

- Feromônios de alarme: avisam ou indicam sinais perigosos para outros indivíduos pertencentes à mesma tribo ou ao mesmo clã
- Feromônios maternais: o cuidado com que a fêmea protege o filhote
- Ferômonios de conduta social: aparentemente, a liberação de ácido fórmico pelas formigas, por exemplo, teria tal propósito. Assim, os feromônios parecem ser importantes no comportamento social, já que possibilitam estabelecer líderes ou chefes que dominam e identificam territórios de domínio.

Mecanismo de ação dos feromônios

Pode-se esquematizar a ação dos feromônios por meio de dois mecanismos principais. Um consiste no efeito liberador, que ocorre quando a reação do outro animal é quase imediata e reversível, ou seja, libera um comportamento previamente estabelecido. O outro efeito dos feromônios é o efetor, que deflagra previamente no outro animal uma cadeia secretória de hormônios, os quais agirão e logo se traduzirão em uma reação evidentemente de comportamento. São modificações intermediárias da atividade endócrina ou metabólica. Este último efeito parece ser o mais evidente, como observado na Figura 12.8.

PRINCIPAIS ALTERAÇÕES NA SENSIBILIDADE OLFATÓRIA

A ausência absoluta da sensação olfatória é denominada anosmia. No entanto, quando ocorre apenas redução da sensibilidade, trata-se de hiposmia ou disosmia, se houver uma sensibilidade distorcida. Tanto na anosmia quanto na hiposmia, o mecanismo pode variar de acordo com a fase mecânica geradora da sensação que estiver alterada. Quando se trata de anosmia, geralmente é de causa central, pela amplitude da abrangência do transtorno. Contudo, alterações menores ou limitadas podem ocorrer pela perturbação em nível sensorial receptiva, transtornando-se vários ou determinados membros da família de receptores olfatórios. Contudo, determinou-se que, com o avanço da idade, há elevação do limiar de excitabilidade dos receptores da olfação, podendo ocorrer processos involutivos ou degenerativos dos receptores ou principais vias. Calcula-se que, por volta dos 80 anos de idade, 75% da população receptora apresente um grau importante de redução da olfação, relacionado com a identificação ou o limiar de excitação. A hiposmia está relacionada com distúrbios neurais, comprometendo especialmente o cérebro anterior e o córtex pré-frontal. Por sua vez, há estudos relacionando os transtornos geriátricos da olfação com a doença de Alzheimer.

BIBLIOGRAFIA

Altner H. Fisiologia da olfação. In: Schmidt RF, editor. Fisiologia sensorial. São Paulo: EPU-Springer-Edusp; 1980.

Amoore JE. Specific anosmia and the concept of primary odors. Chem Senses Flavor. 1977;2:267-81.

Andreas FP, Temmel MD, Christian QMD, et al. Characteristics of olfactory disorders in relation to major causes of olfactory loss. Arch Otolaryngol Head Neck Surg. 2002;128(8):635-41.

Barker RA, Barasi S. Neuroscience at a glance. Edinburgh: Blackwell Science; 1999.

Beauchemin V, et al. Quantitative autoradiographic studies of the effect of bilateral olfactory bulbectomy in the rat brain: central – and peripheral – type benzadiazepine receptors. Neuroscience. 1994;58:527.

Beidler LM. As sensações químicas: gustação e olfação. In: Mountcastle VB. Fisiologia médica, vol I. Rio de Janeiro: Guanabara Koogan; 1978.

Berkowicz DA, et al. Evidence for glutamate as the olfactory receptor cell neurotransmitter. J Neurophysiol. 1994;71:2557.

Brennan PA, Friedrigh RW. Something in the air: new vistas on olfaction. Trends Neurosci. 1998;21:1-2.

Buck LB. Olfação e gustação: os sentidos químicos. In: Kandel ER, Schwartz JH. Princípios da neurociência. 4. ed. Barueri: Manole; 2002. p. 625-47.

Buck LB. Smell and taste: the chemical senses. In: Kandel ER, Chwartz JH, Jessell TM. Principles of neuroscience. 4. ed. New York: McGraw-Hill; 2000. p. 625.

Cain WS, editor. Odors: evaluation, utilization and control. Ann NY Sci. 1974;237:1.

Despopoulos A, Silbernagl. Color atlas of physiology. New York: Georg Thieme Verlag; 1986.

Douglas CR. Tratado de fisiologia aplicada às ciências da saúde. 6.ed. Rio de Janeiro: Guanabara Koogan; 2006.

Farbman AL. Cell biology of olfaction. New York: Cambridge University Press; 1991.

Foglia VG. Os sentidos químicos: o olfato e o paladar. In: Foglia VG, Houssay BA. Fisiologia humana. Rio de Janeiro: Guanabara Koogan; 1980.

Ganong WE. Review of medical physiology. 24. ed. New York: Lange Med Books/McGraw-Hill Med Publ Div; 2012.

Greenstein B, Greenstein A. Color atlas of neuroscience. Sttutgart: Thieme; 2000.

Hayashi T, editor. Olfaction and taste. v. 2. Oxford: Pergamon Press; 1967.

Hevner RF. Chemical senses: olfaction and taste. In: Wong-Riley MTT. Neuroscience secrets. Philadelphia: Hanley & Belfus; 2000. p. 141.

Libri V, et al. A comparison of the muscarinic response and morphological properties of identified cells in the guinea-pig olfactory cortex in vitro. Neuroscience. 1994;59:331.

Macleish PR, Shepherd GM, Kinnamon FZ, et al. Sensory transduction. In: Zigmond MJ, Bloom FE, Landis SC, Roberto Squíire LR. Fundamental neuroscience. San Diego: Academic Press; 1999. p. 671.

Moulton DG, Beidler LM. Structure and function in the peripheral olfactory system. Physiol Rev. 1967;47:1.

Nakamura T. Cellular and molecular constituents of olfactory sensation invertebrates. Comp Biochem Physiol A Mol Integr Physiol. 2000;126(1):17-3.

Reed RR. Signaling pathways in odorant detection. Neurol. 1992;8:205-9.

Rocha FMN, Ximenes Filho JA, Alvarenga EHL, Mello Jr. JF. Olfação: revisão de literatura. Arq Int Otorrinolaringol. 2002;6(2):123-8.

Schiffmann SS. Taste and smell in disease. N Engl J Med. 1983;308:1337-43.

Scott JW, Welus DP, Rigott MJ, Buonviso N. Functional organization of the main olfactory bulb. Microsc Res Tech.1993;24:142-56.

Shepherd GM. Discrimination of molecular signals by the olfactory receptor neuron. Neuron. 1994;23:771-90.

Sullivan SL, Ressler KJ, Buck SL. Spatial patterning and information coding in the olfactory system. Curr Opin Genetic Dev. 1995;5:516-23.

13
Sentidos Especiais | Audição

José Santos Cruz de Andrade • Luciano L. Gregorio

Introdução, 132

Orelha externa, 132

Orelha média, 132

Orelha interna, 134

Vias auditivas, 136

Bibliografia, 136

INTRODUÇÃO

O som é um distúrbio de alternância em um meio elástico que se caracteriza por um movimento sinusoidal de partículas, em determinada frequência. Origina-se a partir de um padrão repetitivo alternante de alta e baixa pressão, fenômeno chamado de onda sonora. A audição, por sua vez, é a capacidade de captar esse sinal, convertê-lo em impulsos elétricos e decodificá-lo, para que seja interpretado.

Existem duas características da onda sonora que podem ser objetivamente medidas: a frequência fundamental, expressa em ciclos por segundo ou Hertz (Hz); e sua intensidade, expressa em decibéis. O decibel (dB) é uma unidade logarítmica usada para descrever a relação de potência entre duas fontes de sinal. A intensidade sonora corresponde à amplitude das vibrações mecânicas da onda e está associada à sua pressão e à sua energia.

O ouvido humano apresenta capacidade de detectar sons em uma faixa de frequência localizada entre 20 e 20.000 Hz. Por sua vez, os sons da fala estão em geral localizados entre as frequências de 300 e 3.000 Hz. A ampla capacidade de escutar sons de baixas, médias e altas frequências e de discernir diante de sons de variadas composições é uma vantagem evolutiva do sistema auditivo dos mamíferos, em comparação com outras espécies. Tal habilidade resulta principalmente da estrutura da cóclea, o órgão responsável pela transformação de energia mecânica em impulsos nervosos (energia elétrica).

ORELHA EXTERNA

A porção externa visível da orelha (ou *pinna*) e o conduto auditivo externo compõem a orelha externa (OE; Figura 13.1 A). Além de sua função acústica, a OE é uma proteção para a membrana timpânica (MT). A OE pode modificar a amplitude da onda sonora, conduzindo energia para a MT do modo mais eficiente possível.

A OE é capaz de promover amplificação sonora de cerca de 5 a 20 dB, especialmente em frequências localizadas entre 1,5 e 7 kHz, funcionando como um filtro modificador do espectro de frequência que alcança a MT. Desse modo, quando há mudança na posição de fonte sonora, o espectro de frequências que alcança a MT também é modificado, em virtude da estrutura física da OE. Portanto, a OE auxilia no processo de localização da fonte sonora, além de facilitar a transmissão de sons na faixa de frequência da voz humana.

ORELHA MÉDIA

A função primordial da orelha média (OM) é a de converter as mudanças de pressão que alcançam a OE em vibração para o meio fluido da orelha interna (OI; Figura 13.1 A). A onda sonora provoca na MT um movimento medial-lateral vibratório. O movimento da MT ocorre em toda a sua área e é convergente, deslocando-se ao máximo em sua região central (umbo timpânico). Nesse momento, parte da energia é refletida e parte absorvida, o que imediatamente coloca em movimento o manúbrio do martelo. Este é firmemente aderido à MT na região do umbo timpânico, assim como a toda a cadeia ossicular. A platina do estribo transmite, então, a vibração para a escala vestibular da cóclea, preenchida por perilinfa (Figura 13.1 A e B). Essa conversão mostra-se fundamental, pois, quando uma onda sonora viajando em ar atmosférico alcança uma superfície líquida, apenas 0,1% de sua energia é transmitida. Em teoria, essa perda energética da onda sonora pode corresponder até a 30 dB. A orelha média apresenta duas soluções evolutivas para a diferença de impedância entre o ar e o meio líquido: a diferença de área entre a MT e a platina do estribo, e o sistema de alavanca formado pelo martelo e pela bigorna em conjunto.

A superfície móvel da MT normal apresenta-se 21 vezes maior que a área da platina do estribo, de modo que a razão pressórica entre as duas superfícies de contato é 21:1. Ocorre, portanto, significativa concentração na transmissão de energia, pela marcante diminuição na área de contato entre os meios. Por meio da articulação incudomaleolar entre a cabeça do martelo e o corpo da bigorna, a onda mecânica dirige-se do manúbrio do martelo para o ramo longo da bigorna. O comprimento do manúbrio do martelo é cerca de 1,3 vez maior que o ramo longo da bigorna, proporcionando um sistema de alavanca em que o corpo da bigorna age como um pivô. Isso incrementa a energia transmitida para o estribo.

A vibração transmitida pelo estribo para a OI não ocorre em um compartimento incompressível. O movimento do estribo promove um deslocamento da perilinfa da escala *vestibular* que avança pelos giros cocleares até alcançar seu giro apical, no helicotrema, onde a onda é transmitida à escala timpânica e progride em direção ao giro basal. A janela redonda é exposta livremente ao ar contido na OM, e sua membrana

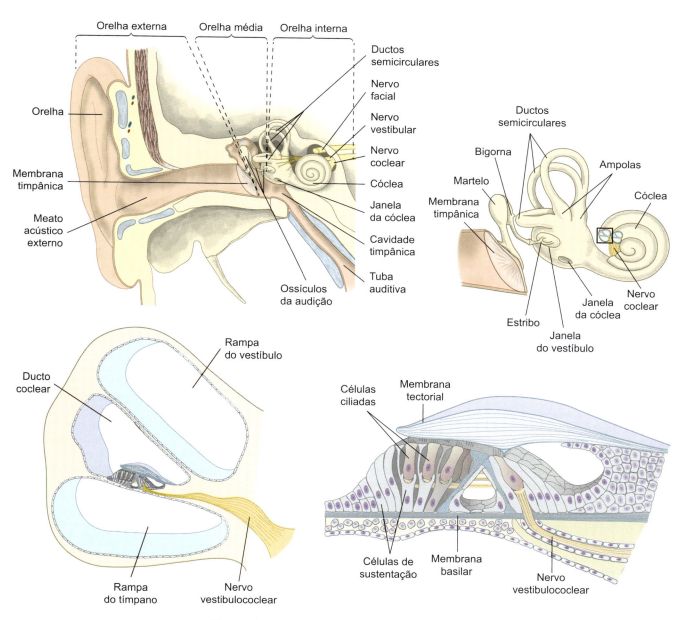

Figura 13.1 Detalhes anatômicos do sistema auditivo.

realiza um movimento em sentido oposto ao da janela oval, contrabalanceando seu deslocamento (Figura 13.1 B).

Existem dois músculos que se inserem na cadeia ossicular e contribuem para a fisiologia da OM: o músculo tensor do tímpano (TT), que se insere no manúbrio do martelo e é inervado pelo nervo trigêmeo; e o músculo estapédio, que se insere no capítulo do estribo e é inervado pelo nervo facial.

A contração do TT provoca tração do martelo e desloca a MT medialmente, em direção à cavidade timpânica, assim como movimenta o estribo em direção à OI. Sua ação promove atenuação sonora, por diminuir a vibração do sistema tímpano-ossicular e a transmissão de sons de frequência grave. O músculo estapédio, por sua vez, apresenta uma ação de tracionar o estribo posteriormente e em direção à OM. Por consequência, há aumento da rigidez ossicular, o que diminui a transmissão sonora.

O reflexo acústico do estapédio é um mecanismo de defesa contra sons de alta intensidade, principalmente em frequências médias. O reflexo apresenta alto tempo de latência (15 ms), sendo ineficaz para a proteção contra ruídos muito súbitos. Em virtude desse tempo prolongado de latência, seu papel é protetor principalmente contra ruídos intensos e prolongados.

É fundamental, para a fisiologia da OM, que a pressão dentro da caixa timpânica seja igual à pressão atmosférica do ambiente externo. Quando existe gradiente pressórico entre a OM e o meio externo, obrigatoriamente haverá tensão exercida na MT, o que diminui sua capacidade de vibração e transmissão de energia. A tuba de Eustáquio, ou tuba auditiva, constitui a estrutura mais importante para essa equalização pressórica, abrindo-se e fechando na rinofaringe, sobretudo pela atuação dos músculos tensor do véu palatino e levantador do véu palatino. Outros eventos comuns que podem induzir abertura da tuba auditiva são o ato de bocejar e de deglutir e a manobra de Valsalva.

ORELHA INTERNA

Em geral, a função dos órgãos sensoriais humanos é fazer com que os sinais do ambiente sejam compreensíveis ao sistema nervoso central (SNC), mais especificamente ao córtex cerebral. Desse modo, essas informações podem ser adquiridas e analisadas pelo sistema cognitivo, promovendo a memorização e o aprendizado dos eventos percebidos. No sistema auditivo, o evento fundamental para que a onda sonora seja decodificada em sinais elétricos que alcançarão o córtex auditivo depende da transdução mecanoelétrica, a qual ocorre na cóclea.

A orelha interna localiza-se dentro da cápsula óptica, dentro do osso temporal. A cápsula óptica é o estojo ósseo rígido que envolve as estruturas membranáceas da OI. A cóclea é um tubo membranoso em espiral, com 2,5 giros, que apresenta três compartimentos membranosos distintos em 30 mm de comprimento. O modíolo é o eixo ósseo central da cóclea, por onde sua irrigação sanguínea e também sua inervação através do nervo coclear se localizam.

Os três compartimentos membranosos da cóclea são: a escala timpânica, que surge no nível da janela redonda; a escala vestibular, originada no nível da janela oval; e a escala média (ver Figura 13.1 C). As escalas timpânica e vestibular são ambas preenchidas por perilinfa, um líquido de composição iônica semelhante ao líquido cefalorraquidiano (LCR), comunicando-se livremente com o espaço subaracnóideo pelo ducto coclear.

Como já dito, ambas as escalas se comunicam no ápice da cóclea em uma região chamada helicotrema. A escala média separa-se da escala vestibular pela membrana de Reissner, e da escala timpânica pela membrana basilar (MB) e pelo ligamento espiral. A parede lateral tem uma formação celular, chamada estria vascular, fundamental na composição iônica do fluido que preenche a escala média: a endolinfa, um líquido que, por ser rico em potássio, promove um potencial positivo com relação à perilinfa adjacente. Esse potencial positivo da escala média com relação às demais escalas, pela alta concentração de potássio, é chamado de potencial endococlear.

As células da estria vascular são ricas em bombas Na^+-K^+ ATPase, que apresentam intenso gasto metabólico e mantêm continuamente alta concentração de potássio na endolinfa, ou seja, existe a todo tempo uma diferença de potencial de cerca de +80 mV entre a endolinfa e a perilinfa, mantido pela secreção continuada de potássio pela estria vascular na escala média. Uma grande quantidade de moléculas de adesão intercelular (*tight junctions*) evita a passagem de íons e mantém a composição da endolinfa estável entre as escalas.

O órgão de Corti (OC) é o nome dado a um complexo diferenciado de células, que se localiza sobre a MB na escala média e é a principal estrutura responsável pela transdução mecanoelétrica (ver Figura 13.1 D). Basicamente, o OC é composto por células ciliadas externas (CCE), células ciliadas internas (CCI) e células de suporte.

As CCE posicionam-se em três fileiras paralelas ao longo da membrana basilar, e as CCI em uma fileira única, mais próxima ao modíolo. As CCE apresentam potencial intracelular de repouso de −70 mV, enquanto as CCI mantêm potencial de repouso de −40 mV. Ambas estão apoiadas em células de suporte firmemente aderidas umas às outras por moléculas de adesão celular, como os desmossomos, as *gap junctions* e as *tight junctions*, essenciais para a homeostase coclear. As adesões do tipo *tight junctions* entre o ápice das células ciliadas e as células de suporte criam uma barreira chamada de lâmina reticular. Entre as células ciliadas, localizam-se células de suporte enfileiradas (células pilares), ao que, em conjunto, se designa túnel de Corti.

A MB humana tem um comprimento de cerca de 30 a 35 mm. Embora o diâmetro interno da cóclea diminua da base para o ápice, a largura da MB tende a aumentar, da base em direção ao ápice. Quanto à rigidez da MB, esta também é variável e diminui em 100 vezes em direção ao ápice da cóclea. Existem padrões similares de variação em regiões distintas da cóclea (entre giros basal, médio e apical), com diferenças em relação ao tamanho das células ciliadas, à flexibilidade e ao tamanho dos estereocílios e à massa da membrana tectória. Tais variações sustentam a função essencial do OC, que é a de discriminar frequências das ondas sonoras que atingem a cóclea. Ponto a ponto, cada segmento coclear apresenta uma frequência de vibração específica, de acordo com sua massa, seu volume e sua tensão.

As células ciliadas exibem polaridade funcional, de modo que seus cílios estão voltados para o lúmen da escala média. As CCE têm seus estereocílios imersos na membrana tectória, enquanto as CCI não (ver Figura 13.1 D). As mudanças pressóricas desencadeiam movimentos oscilatórios para cima e para baixo de todo o OC, da MB e da membrana tectória. Como a MB e a membrana tectória se inserem em locais diferentes no ligamento espiral ósseo, há um movimento transversal entre as duas membranas e do fluido subjacente, o que deflete os cílios das CCE e CCI. Desse modo, as células ciliadas funcionam basicamente como sensores de pressão: as mudanças pressóricas provocam abertura de canais iônicos em consequência direta da deflexão ciliar, ocasionando mudança no potencial de membrana celular. Com a alteração do potencial de membrana, a taxa de descarga de neurotransmissores é modificada, o que excita as terminações nervosas situadas na porção basolateral das células ciliadas (Figura 13.2). Logo, o potencial de ação é desencadeado e se encaminha ao SNC.

O conjunto de cílios no ápice das células ciliadas é composto por dezenas de estruturas formadas por citoesqueleto contendo actina, alinhadas e ancoradas em uma placa cuticular adjacente à membrana plasmática. Esses estereocílios posicionam-se em ordem ascendente, de modo que, em sua adjacência, se localiza o cinocílio, um cílio maior e diferenciado. Os estereocílios mais curtos voltam-se para o lado do modíolo, centralmente. Enquanto isso, os mais longos estão voltados para a parede lateral. Na extremidade apical dos estereocílios, existem proteínas que os unem à extremidade apical de estereocílios adjacentes, conhecidos como *tip links*, e a flexão de um dos cílios transmite-se para a extremidade apical de outro.

Quando o movimento do conjunto de estereocílios se dá em direção ao cinocílio, canais iônicos aderidos são abertos. Íons K^+ e Ca^+ adentram no meio intracelular, despolarizando a célula e implicando liberação de neurotransmissores excitatórios. Quando o movimento ocorre em sentido oposto, há o fechamento dos canais iônicos e consequente hiperpolarização de célula (Figura 13.2).

O neurotransmissor excitatório é o glutamato, envolvido na conexão aferente. O sistema auditivo eferente, por sua vez, é postulado como uma via que modula a atividade das CCE, ajustando a rigidez da MB. Assim, a acetilcolina (Ach) apresenta-se como o principal mediador envolvido. Uma das características fundamentais das CCE é sua capacidade contrátil. Em sua parede lateral, próximo à membrana plasmática, observa-se um sistema de cisternas citoplasmáticas, composto por actina e microtúbulos, que mudam o comprimento celular em resposta a alterações de voltagem intracelular. Essa característica importante é a base do mecanismo de amplificação coclear.

O nervo coclear (NC), o ramo do VIII par craniano ou nervo vestibulococlear (ver Figura 13.1 A), surge das terminações do gânglio espiral no modíolo, no qual os corpos celulares de neurônios bipolares são encontrados. Existem diferenças estruturais entre as terminações sinápticas eferentes e aferentes, inervando as células ciliadas. Na inervação aferente, as vesículas sinápticas localizam-se no citoplasma das células ciliadas, enquanto nas terminações eferentes se encontram nos neurônios. O número estimado de CCE é 12.000, e o de CCI entre 3.000 e 4.000. Cerca de 30.000 fibras nervosas estão em contato com o OC, cerca de 95% delas células do gânglio espiral do tipo 1 mielinizadas inervando CCI. Enquanto cada fibra se dirige a apenas uma CCI, cada CCI recebe inervação de 30 ou mais fibras. As CCI também recebem inervação excitatória e inibitória do trato olivococlear lateral, conforme o neurotransmissor envolvido, o que promove modulação do sinal auditivo. As fibras aferentes mielinizadas do tipo 1 também realizam sinapse com fibras eferentes do trato olivococlear, participando do processo de modulação das CCI. Os demais neurônios que compõem o NC são mais finos e não mielinizados (neurônios tipo 2), cujas projeções contatam as CCE, em maior quantidade na base da cóclea. O trato olivococlear medial realiza sinapses com as CCE, também em maior quantidade na base da cóclea, tendo a acetilcolina como neurotransmissor inibitório.

Em 1961, Georg von Békésy ganhou o prêmio Nobel de Fisiologia/Medicina por provar que diferentes pressões na escala vestibular e na escala timpânica evocadas por vibração no estribo produziam uma onda viajante da base ao ápice coclear. A amplitude da onda viajante aumenta até um ponto máximo e decresce abruptamente, local onde atravessa o OC, alcança a escala timpânica e prossegue retrogradamente em direção à janela redonda. A área de amplitude máxima depende da frequência da onda sonora: frequências agudas têm amplitude máxima em regiões basais, e frequências graves, amplitude máxima em regiões apicais. A frequência que provoca a mais alta amplitude em um setor específico da cóclea é chamada de frequência característica, sendo determinada pelas características físicas da MB em cada região, conforme discutido anteriormente. Portanto, a tonotopia é gerada na cóclea: cada ponto da MB tem uma frequência característica, as mais agudas na base e as mais graves no ápice. A função coclear é particularmente a de um amplificador não linear. A cóclea modifica sua sensitividade de frequência e acuidade, de acordo com a intensidade do estímulo. Esse processo ativo, no qual a cóclea potencializa o movimento da MB em resposta a estímulos sonoros de baixa intensidade, é chamado de amplificador coclear e depende de atividade celular. Portanto, o amplificador coclear proporciona um processo de *feedback* positivo: a sensitividade das respostas da MB é aumentada em resposta a sons de baixa intensidade. Isso possibilita ganho de detecção de sons de acordo com a região mais relevante para cada frequência. Tipicamente, esse ganho é maior na base da cóclea (chegando até cerca de 45 dB) e menor nas regiões apicais (cerca de 15 dB).

As células responsáveis pelo amplificador coclear são as CCE. Sabe-se que as CCE apresentam mobilidade somática, que consiste em mudanças rápidas em seu comprimento somático. Quando ocorre despolarização de seu potencial

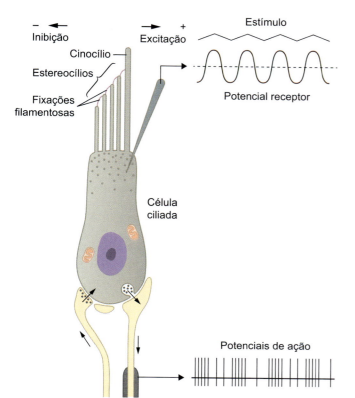

Figura 13.2 Transdução sensorial na célula ciliada a partir do movimento do cinocílio e dos estereocílios.

transmembrana, a CCE encurta-se, enquanto a hiperpolarização provoca alongamento da célula. Essa capacidade de eletromotilidade é, em parte, derivada de uma proteína da parede lateral da CCE: a prestina, uma proteína de membrana. Ela é responsável pela mudança no comprimento e na rigidez da CCE em resposta direta à voltagem intracelular, atuando como um sensor que promove força sobre a conformação da superfície celular. Desse modo, como os cílios estão conectados com a membrana tectória e as células ciliadas aderidas às células de suporte, as mudanças de comprimento provocam variações na rigidez do OC, amplificando e otimizando a vibração em determinada frequência característica.

VIAS AUDITIVAS

Após a transdução mecanoelétrica na cóclea, os impulsos elétricos são transmitidos para o NC e seguem a via auditiva ascendente em diversas estações, até alcançarem o córtex cerebral, região na qual se dá a compreensão sonora. A informação é recebida, modulada e transmitida em vias paralelas, formando uma rede complexa, que torna possível a discriminação em termos de intensidade, frequência e localização da fonte emissora. Além disso, a interação do sinal auditivo com outras áreas não auditivas do SNC proporciona o desenvolvimento da linguagem e possibilita a comunicação entre os seres humanos.

Os neurônios de primeira ordem da via auditiva aferente são as células do gânglio espiral, um gânglio alongado formado por neurônios bipolares que se projetam no núcleo coclear localizado no ângulo pontocerebelar. Na região do ângulo pontocerebelar, localizam-se os neurônios de segunda ordem. O núcleo coclear divide-se em núcleo coclear dorsal (NCD) e núcleo coclear ventral (NCV). O NCV, por sua vez, é subdividido em núcleo coclear ventral anterior (NCVA) e núcleo coclear ventral posterior (NCVP).

O nervo coclear divide-se em dois ramos: um ramo ascendente, que cruza e inerva o NCVA, e um descendente, o qual inerva o NCVP e, em seguida, se dirige ao NCD. Com esse padrão de divisão, todos os núcleos cocleares recebem a informação auditiva, e a organização tonotópica originada na cóclea é mantida. Os núcleos cocleares projetam fibras bilateralmente, para os núcleos do complexo olivar superior, região que contribui para determinar a localização da fonte sonora, com base principalmente na diferença interaural. Partindo do complexo olivar superior, as fibras seguem o curso ascendente ipsi e contralateral, atravessam o leminisco lateral e realizam nova sinapse no colículo inferior. A maior parte das fibras, então, se dirige então para a próxima estação sináptica, o corpo geniculado medial, no tálamo ipsilateral. A partir do tálamo, as fibras da via auditiva dirigem-se para diferentes áreas do córtex auditivo.

No córtex auditivo primário (área AI de Brodman; giro temporal transverso superior), a organização tonotópica é mantida, e todo o espectro de frequências é representado. Grupos de neurônios organizados em colunas alternadas recebem informação binaural. Essa organização é conhecida como colunas de somação e de supressão. A resposta celular ao *input* binaural nas colunas de somação é maior que aquela ao *input* monaural. Nas colunas de supressão, a resposta é oposta: menor para o *input* binaural e maior para o monaural. O córtex auditivo secundário (área AII de Brodman) não tem uma clara organização tonotópica, mas seu papel funcional é importante para a localização espacial do som, a análise de sons complexos, a linguagem e a memória auditiva. Na maioria dos indivíduos normo-ouvintes, a atividade linguística cortical localiza-se majoritariamente no córtex esquerdo. Duas áreas corticais têm especial importância, além das áreas auditivas primárias e secundárias: a área de Wernicke, envolvida na compreensão da linguagem escrita e falada; e a área de Broca, implicada na produção da linguagem.

A via auditiva descendente eferente é responsável por gerar *feedback* a diferentes regiões do sistema auditivo, modulando sua atividade. Existem três circuitos principais: neurônios corticais que enviam axônios para o corpo geniculado medial e para o colículo inferior; neurônios do colículo inferior que se conectam com o complexo olivar superior e núcleos cocleares; e o feixe olivococlear, que promove inervação eferente direta à cóclea. O feixe olivococlear lateral é, predominantemente, formado por fibras colinérgicas ipsilaterais que, por intermédio de terminações dendríticas, se conectam com as CCI. Já o feixe olivococlear medial conecta-se principalmente com as CCE uni e contralaterais por meio de fibras colinérgicas. Sua estimulação elétrica provoca, sobretudo, contração das CCE, o que contribui para a percepção auditiva em ambientes ruidosos.

BIBLIOGRAFIA

Dallos P. The active cochlea. J Neurosci. 1992;12:4575-85.

DeWeese DD, Saunders WH. Tratado de otorrinolaringologia. 3. ed. São Paulo: Elsevier; 2017.

Jaramillo F. Signal transduction in hair cells and its regulation by calcium minireview. Neuron. 1995;15:1227-30.

Robles L, Ruggero M. Mechanics of the mammalian cochlea. Physiol Rev. 2001;81:1305-52.

Rusinek R, Szymański M, Warmiński J, Zadrozniak M, Morshed K. Vibrations in the human middle ear. Med Sci Monit. 2011;17:372-6.

Szymanski M, Rusinek R, Zadrozniak M, Morshed K, Warminski J. The influence of incudostapedial joint separation on the middle ear transfer function. Clin Exp Otorhinolaryngol. 2014;250-3.

14
Sistema Motor

Daniel Santana da Silva • Monica Akemi Sato

Introdução, 137

Vias piramidais e extrapiramidais, 139

Déficits motores resultantes de lesões das vias motoras descendentes, 144

Núcleos da base, 144

Ações dos neurônios da parte compacta da substância negra e do estriado, 145

Alterações motoras resultantes de lesões ou degenerações que acometem os núcleos da base, 147

Cerebelo, 147

Reflexos medulares e cranianos, 154

Movimentos oculares, 157

Bibliografia, 159

INTRODUÇÃO

O sistema motor é o responsável pelo controle da musculatura esquelética, o qual pode ser voluntário ou involuntário. A atividade motora envolve não apenas os padrões de movimento voluntário dos membros e da musculatura axial, mas também da musculatura da face e do pescoço, bem como envolve padrões de movimento reflexos automáticos; por isso, o sistema motor apresenta significativa complexidade. O controle da musculatura dos membros e da musculatura axial é importante para que os seres humanos possam desenvolver a marcha e a corrida, a postura e o equilíbrio corporal, a inspiração e a expiração. O controle da musculatura da face e do pescoço possibilita a sucção, a mastigação e a deglutição, além da fala. Ainda, os movimentos dos olhos dependem do controle da musculatura esquelética. O funcionamento do sistema motor em condições fisiológicas adequadas decorre de sinais sensoriais provenientes dos músculos e tendões, ou seja, advindos dos proprioceptores (receptores anuloespirais e órgãos tendinosos de Golgi), assim como é influenciado por outras informações sensoriais (visuais, auditivas, entre outras).

Para controlar a atividade motora, o sistema motor é organizado em três níveis, representado pelo córtex motor, pelo tronco encefálico e pela medula espinal (Figura 14.1). Esses níveis de controle apresentam uma hierarquia, ou seja, o córtex motor, que constitui o nível mais superior do controle motor, pode exercer influências sobre o tronco encefálico e a medula espinal. Seguindo a ordem hierárquica, o tronco encefálico também pode exercer comando sobre a medula espinal. Entretanto, tal padrão hierárquico não se mostra tão rígido, visto que o tronco encefálico pode controlar a musculatura esquelética independentemente do córtex motor. Do mesmo modo, a medula espinal pode controlar a musculatura esquelética independentemente do córtex motor e do tronco encefálico quando a medula é responsável pelo aparecimento de movimentos involuntários nos chamados reflexos medulares, como o reflexo de flexão (ou reflexo patelar).

O controle da musculatura esquelética dependerá de neurônios motores chamados de motoneurônios. Os motoneurônios alfa, conhecidos como inferiores, partem da raiz ventral da medula espinal e inervam a musculatura esquelética. Quando os motoneurônios são estimulados e disparam potencial de ação, os terminais desses neurônios liberarão acetilcolina na fenda sináptica, na qual se ligará a receptores nicotínicos localizados nas células musculares esqueléticas para promover a contração muscular (Figuras 14.1 e 14.2). Além dos três níveis de controle do sistema motor, estruturas como os núcleos da base e o cerebelo auxiliam no controle da atividade motora. Vale ressaltar que os núcleos da base e do cerebelo não geram o comando motor. Na verdade, são estruturas que auxiliam no aperfeiçoamento da atividade motora. Todavia, as funções dos núcleos da base e o cerebelo não são secundárias, pois lesões ou degenerações nessas estruturas provocam danos substanciais no controle motor. Os núcleos da base e o cerebelo recebem aferências provenientes do córtex motor, porém informações integradas nessas estruturas não são enviadas diretamente ao córtex motor, mas transmitidas ao tálamo, que, por sua vez, modulará a atividade do córtex motor (Figura 14.1). O cerebelo apresenta projeções recíprocas para o tronco encefálico, porém os núcleos da base têm somente eferências em direção a áreas localizadas no tronco encefálico (Figura 14.1).

O córtex motor constitui o nível mais superior do sistema motor e está situado no giro pré-central (Figura 14.3). O córtex motor é formado por diferentes áreas, que incluem o córtex motor primário, o córtex pré-motor e a área motora suplementar. O córtex motor primário forma a parede rostral do sulco central e a metade caudal do ápice do giro. O córtex pré-motor e a área motora suplementar estão situados rostralmente com relação ao córtex motor primário e são responsáveis, principalmente, pelo planejamento do movimento. Enquanto isso, o córtex motor primário participa da execução do movimento. Estudos recentes mostram que cada uma dessas áreas é funcionalmente heterogênea, podendo inclusive ser subdividida, mas esses detalhes não serão abordados neste capítulo. A maior porcentagem de células do córtex pré-motor e da área motora suplementar apresenta atividade mais relacionada com os estágios iniciais do planejamento do movimento do que o córtex motor primário. Por sua vez, o córtex motor primário e a área motora suplementar apresentam maior envolvimento que o córtex pré-motor em movimentos feitos em resposta a estímulos (pistas) externos. Porém, a área motora suplementar apresenta maior envolvimento nos movimentos que ocorrem em resposta a tarefas autoiniciadas. Além dessas áreas motoras, existem regiões dispersas em todos os lobos corticais, relacionadas com o controle dos movimentos oculares.

O córtex motor primário é equivalente citoarquitetonicamente à área 4 de Brodmann. Apresenta organização topográfica paralela à do córtex somatossensorial (Figura 14.4). Nesse homúnculo motor, a face, o corpo e o membro superior estão representados na superfície lateral, e a face está situada inferiormente próximo da fissura lateral, o membro inferior na porção medial do hemisfério. Enquanto isso, o tronco estaria situado superiormente. Existe uma distorção da representação das várias partes do corpo no homúnculo motor e isso estaria relacionado com o fato de quanto do córtex é dedicado ao comando motor.

O córtex pré-motor localiza-se na área 6 de Brodmann e difere-se do córtex motor primário por requerer estímulos de maior intensidade para produzir movimentos. A área motora suplementar corresponde à porção medial da área 6 de Brodmann e também requer estímulos mais intensos e de maior duração para poder gerar movimentos, embora sejam movimentos mais complexos que os desencadeados pelo córtex motor primário. Todavia, a estimulação do córtex motor primário com estímulos de maior duração pode gerar movimentos complexos com um aparente propósito. Em virtude disso, a distinção não é absoluta. Por sua vez, a estimulação da área motora suplementar também pode produzir vocalização ou movimentos posturais complexos, assim como desencadear efeito oposto, levando à parada temporária da fala e do movimento. A remoção da área motora suplementar promove retardo dos movimentos das extremidades opostas e movimentos forçados de agarrar da mão contralateral. Tanto o córtex pré-motor quanto a área motora suplementar apresentam também representação somatotópica completa.

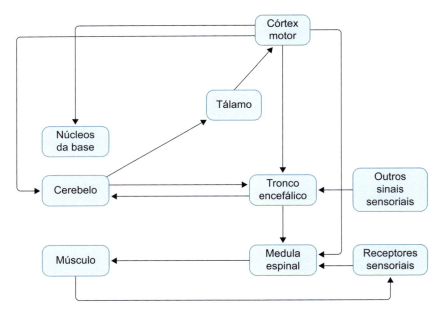

Figura 14.1 Representação esquemática da organização do sistema motor. Existem três principais níveis de controle no sistema motor constituído por córtex motor, tronco encefálico e medula espinal, que apresentam uma hierarquia, embora não completamente rígida. O controle desses diferentes níveis é enviado por motoneurônios alfa, que saem da medula espinal e inervam a musculatura esquelética. Os núcleos da base e o cerebelo auxiliam no aperfeiçoamento da atividade motora. Os núcleos da base e o cerebelo recebem aferências diretas do córtex motor, porém suas eferências se dirigem ao tálamo, que, por sua vez, transmite as informações ao córtex motor. O sistema motor é profundamente influenciado por sinais sensoriais provenientes dos proprioceptores da musculatura esquelética e dos tendões, cujas informações adentram na medula espinal e são conduzidas até níveis superiores do sistema nervoso central. Outras informações sensoriais, como sinais visuais e auditivos, também podem modular a atividade do sistema motor.

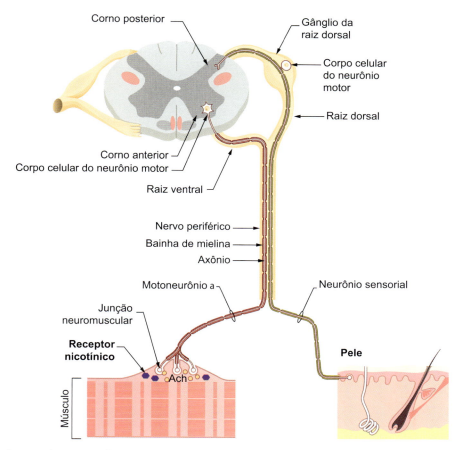

Figura 14.2 O controle da musculatura esquelética é dependente de neurônios motores (motoneurônios). Os motoneurônios inferiores, denominados motoneurônios alfa, partem da raiz ventral da medula espinal e inervam a musculatura esquelética. Quando são estimulados e disparam potencial de ação, os terminais desses neurônios liberam acetilcolina na fenda sináptica, a qual irá se ligar a receptores nicotínicos presentes nas células musculares esqueléticas para promover a contração muscular. Adaptada de Hansen e Koeppen (2003).

O córtex pré-motor e a área motora suplementar recebem informações do córtex associativo, que transmite dados sensoriais, incluindo os provenientes dos proprioceptores para essas áreas motoras do córtex. As informações proprioceptivas, que possibilitam que as áreas motoras do córtex interpretem o posicionamento dos membros no espaço, mostram-se imprescindíveis para o adequado planejamento da atividade motora. O córtex pré-motor e a área motora suplementar exibem eferências diretas para o córtex motor primário, os núcleos da base e o cerebelo. Isso permite que o comando para a execução do movimento seja realizado pelo córtex motor, pois este tem projeções diretas para a medula espinal, onde se encontram os motoneurônios α, que enviam a informação para a musculatura esquelética. Ao mesmo tempo, os núcleos da base e cerebelo são sinalizados para a possível necessidade de aperfeiçoamento da atividade motora.

A seguir, serão apresentadas as principais vias motoras. Embora alguns fisiologistas classifiquem as vias motoras em laterais e mediais, neste capítulo optou-se por classificá-las em vias piramidais e extrapiramidais, visto que nas áreas clínico-cirúrgicas essas terminologias são amplamente utilizadas para designar as vias motoras.

VIAS PIRAMIDAIS E EXTRAPIRAMIDAIS

Tradicionalmente, as vias motoras descendentes são divididas em piramidais, que se referem aos tratos corticoespinais, cujas áreas corticais de origem seriam as responsáveis pelo comando do controle dos movimentos voluntários, e extrapiramidais, aquelas que partem de áreas do tronco encefálico e se projetam para a medula espinal. Anteriormente, os núcleos da base o cerebelo também eram considerados estruturas extrapiramidais, sendo responsáveis por movimentos automáticos, regulação do tônus, postura, planejamento e coordenação de atividades motoras mais complexas. No entanto, Machado (2005) demonstrou que os núcleos do estriado exercem suas ações motoras sob influência dos neurônios motores do trato corticoespinal, ou seja, por meio do sistema piramidal. O cerebelo, embora também seja considerado parte do sistema extrapiramidal, pode atuar no controle do neurônio motor por meio da via corticoespinal. Diante dessas afirmações, os núcleos da base e do cerebelo não seriam consideradas estruturas que constituem parte do sistema extrapiramidal, pois teriam início em áreas do tronco encefálico e não passariam pelas pirâmides bulbares. No entanto, a classificação das vias motoras em piramidais e extrapiramidais ainda se faz pertinente do ponto de vista didático, visto sua utilização nas áreas clínico-cirúrgicas e na semiologia, para explicar e identificar não só as vias que passam ou não pelas pirâmides bulbares em seu trajeto até a medula espinal, mas também síndromes causadas pela lesão a um desses sistemas.

Vias piramidais

Têm origem no córtex motor e dirigem-se para a medula espinal, passando obrigatoriamente pelas pirâmides, situadas

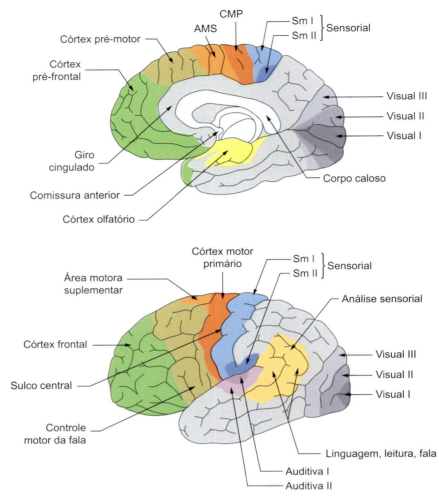

Figura 14.3 Localização das áreas motoras do córtex (córtex motor primário em vermelho, córtex pré-motor e área motora suplementar em bege). As áreas motoras do córtex estão localizadas no giro pré-central, situado rostralmente com relação ao sulco central (linha entre as cores vermelha e azul da figura superior). Na figura inferior, observam-se o córtex motor primário (CMP), a área motora suplementar (AMS) e o córtex pré-motor em um corte sagital do encéfalo. Adaptada de Hansen e Koeppen (2003).

na porção ventral do bulbo. As vias piramidais compreendem os tratos corticoespinais, que se dividem em corticoespinal lateral e medial (Figura 14.4), que, por sua vez, têm origem no giro pré-central (área 4 de Brodmann) do córtex cerebral. Tais vias são moduladas por informações provenientes das áreas pré-motora, motora suplementar, pré-frontal, motora ocular, motora do sulco do cíngulo, supressora e, em menor proporção, somatossensitiva do lobo parietal. Esses neurônios atravessam o tálamo e os núcleos da base, onde formam uma espécie de cápsula interna e propagam seu potencial de ação até os neurônios do corno anterior da medula espinal, realizando sinapse direta com os motoneurônios alfa ou por meio de neurônios intermediários. Em seus trajetos, que se iniciam no córtex motor até o bulbo, as fibras dos tratos corticoespinal lateral e medial constituem um só feixe, o chamado trato corticoespinal. Em nível bulbar, partes dessas fibras decussam nas pirâmides e formam o trato corticoespinal lateral, que descenderão até a medula espinal. As fibras que não decussam nas pirâmides, mas passam por esta área, descenderão ipsolateralmente, continuando seu trajeto na porção anterior e formando o trato corticoespinal medial, se houver a decussação desta via na medula espinal, onde ocorrerá a sinapse com o motoneurônio alfa. A via corticoespinal lateral é responsável por inervar a musculatura distal dos membros, enquanto a medial inerva a musculatura proximal dos membros e a musculatura axial. Em ambas as vias, o controle da musculatura é contralateral com relação à origem da via (Figura 14.4).

Estudos anteriores mostravam que o trato corticoespinal medial terminava no nível da medula torácica média, entretanto Nathan (1990) verificou que algumas dessas fibras estendem-se até a medula sacral.

O trato corticoespinal lateral pode ser denominado piramidal cruzado e o medial, piramidal direto. Contudo, as fibras do trato corticoespinal medial, pouco antes de terminar, cruzam o plano medial e terminam em neurônios motores localizados no lado contralateral. Portanto, ambos os tratos acabam sofrendo decussação em alguma parte do seu trajeto. Assim, o córtex motor de um hemisfério cerebral comanda os neurônios motores situados no lado oposto. Por isso, a motricidade voluntária é cruzada. De modo prático, quando ocorre uma lesão do córtex motor, o déficit motor nos membros e na musculatura axial será do lado oposto do corpo.

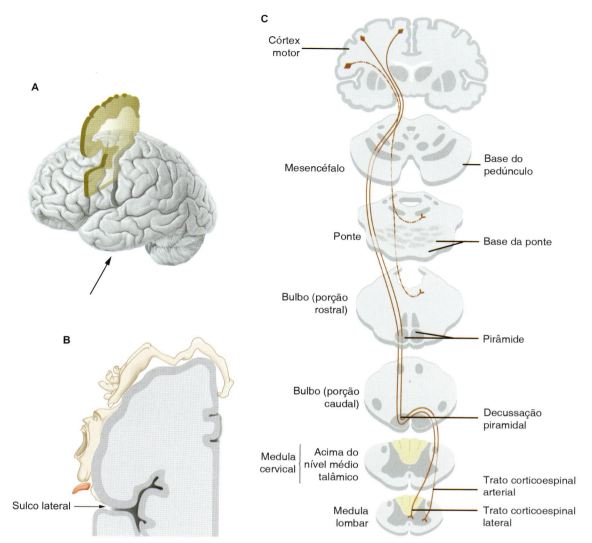

Figura 14.4 A. Vista lateral do córtex motor localizado no giro pré-central. **B.** Representação do homúnculo motor, demonstrando a organização somatotópica no córtex motor. **C.** Representação esquemática das vias piramidais, que se originam no córtex motor. As fibras descendem até a base do pedúnculo do mesencéfalo, ramificando-se ao adentrar na base da ponte. As fibras voltam a se juntar para passar pelas pirâmides no bulbo. Na porção ventral do bulbo, algumas fibras decussam o plano mediano, dando origem ao trato corticoespinal lateral. Outras fibras permanecem descendendo ipsolateralmente, formando o trato corticoespinal medial. Na medula espinal, os neurônios do trato corticoespinal lateral fazem sinapse com motoneurônios ipsolaterais, enquanto os neurônios do trato corticoespinal medial decussarão na medula para fazer sinapse com os motoneurônios contralaterais à origem da via. Adaptada de Lent (2010); Hansen e Koeppen (2003).

O trato corticoespinal lateral está localizado no funículo lateral da medula e o corticoespinal medial, no funículo anterior, próximo da fissura anterior.

Vias extrapiramidais

Originam-se em áreas do tronco encefálico e dirigem-se à medula espinal. O controle da musculatura realizado pelas vias extrapiramidais apresenta menor refinamento que aquele exercido pelas vias piramidais.

Fazem parte das vias extrapiramidais os seguintes tratos: rubroespinal, reticuloespinal pontino e bulbar, vestibuloespinal lateral e medial e tectoespinal (Figura 14.5). Seus nomes fazem referência ao seu local de origem, respectivamente: o núcleo rubro, a formação reticular (estrutura que ocupa uma grande extensão do tronco encefálico), os núcleos vestibulares e o colículo superior (tecto mesencefálico). Os neurônios que fazem parte do sistema extrapiramidal realizam suas sinapses na medula espinal com neurônios motores da coluna anterior da medula para que possam exercer sua função motora.

Trato rubroespinal

Tem como funções facilitar o movimento controlado por neurônios motores flexores e inibir o impulso para os neurônios motores extensores, atributos opostos aos do trato vestibuloespinal. A origem dos neurônios do trato rubroespinal se dá na porção magnocelular do núcleo rubro, sofrendo decussação no tegmento ventral do mesencéfalo, de onde envia eferências ao núcleo olivar inferior e continua em direção à medula espinal pelo cordão lateral, estando em paralelo com o trato corticoespinal lateral em seu trajeto descendente até as placas motoras flexoras e extensoras (Figura 14.5). O trato rubroespinal é responsável por controlar a musculatura distal dos membros, de maneira similar às fibras corticoespinais laterais. Por isso, é conhecida como uma via alternativa para

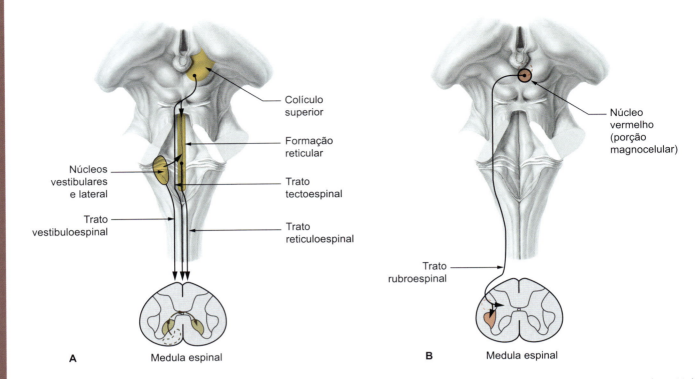

Figura 14.5 Esquema representando as vias extrapiramidais. **A.** Vias extrapiramidais que descendem próximo à linha média: vias reticuloespinal, vestibuloespinal e tectoespinal. **B.** Via extrapiramidal que desce mais lateralmente com relação à linha média: via rubroespinal.

o controle dessa musculatura. Os neurônios do núcleo rubro recebem informações do cerebelo e do córtex motor, constituindo, assim, uma região de integração de informações provenientes desses dois sistemas motores.

Trato reticuloespinal

Divide-se em duas porções, de acordo com sua origem. As fibras que se originam do núcleo vestibular pontino caudal formam o trato reticuloespinal medial (ou pontino). Enquanto isso, aquelas que se originam da porção bulbar da formação reticular (particularmente do núcleo gigantocelular) formam o trato reticuloespinal lateral (ou bulbar) (ver Figura 14.5). De todos os tratos que fazem parte do sistema extrapiramidal, este é considerado o mais importante. Isso porque, além de realizar conexões entre os neurônios motores com a formação reticular, faz sinapse com o cerebelo e o córtex motor, sendo responsável pelos movimentos voluntários e involuntários da musculatura axial (cabeça, pescoço e tronco) e proximal dos membros superiores e inferiores. Desse modo, mantém ainda o tônus postural durante a execução de movimentos finos pela musculatura distal dos membros.

As fibras dos tratos reticuloespinais podem ser encontradas nos funículos medulares lateral e ventral em toda a medula espinal. O sistema reticuloespinal, assim como o vestibuloespinal, influencia os motoneurônios das musculaturas paravertebral e extensora dos membros. E, ao contrário do sistema vestibuloespinal, emite ramos para vários níveis medulares e faz contato monossináptico direto com motoneurônios alfa. Tal sistema é ativado por projeções corticais descendentes (fibras corticorreticulares) e tem influência direta sobre os motoneurônios gama. Portanto, apresenta função importante sobre a manutenção da postura e a modulação do tônus muscular, via

fuso muscular. As fibras pontinas tendem a ser excitatórias, enquanto as bulbares inibem a atividade dos músculos sob sua influência.

Trato vestibuloespinal

O trato vestibuloespinal medial é formado por neurônios que se originam nos núcleos vestibulares lateral e medial e descendem bilateralmente pela medula espinal (ver Figura 14.5). Recebem aferências sobre o movimento e a posição da cabeça, provenientes da porção vestibular da orelha interna e do arquicerebelo, e afetam a atividade dos neurônios motores inferiores que controlam a musculatura do pescoço.

O trato vestibuloespinal lateral tem origem no núcleo vestibular lateral e desce ipsolateralmente por toda a extensão da medula espinal. Suas fibras excitam motoneurônios que inervam a musculatura extensora paravertebral e proximais dos membros, os chamados músculos antigravitacionais. Além disso, essa via inibe os motoneurônios que controlam os músculos flexores. Isso porque também excitam os interneurônios Ia recíprocos que recebem informações Ia provenientes dos músculos extensores, inibindo os neurônios motores flexores. O núcleo vestibular lateral recebe informações aferentes excitatórias dos canais semicirculares e órgãos otolíticos, enquanto sinais inibitórios provêm das células de Purkinje do verme anterior do córtex cerebelar. Assim, o trato vestibuloespinal lateral tem ação direta sobre o controle postural (atividade relacionada com o tônus postural) após acelerações angulares e lineares da cabeça.

Já o trato vestibuloespinal medial tem um trajeto descendente bilateral e faz sinapse apenas nas regiões cervical e torácica alta da medula espinal, terminando em um grupo de interneurônios mediais, que atuam no controle postural da cabeça. Os estímulos sensoriais do labirinto para o núcleo vestibular medial são provenientes predominantemente dos canais semicirculares. Por isso, o trato vestibuloespinal medial participa dos ajustes na posição da cabeça em resposta às acelerações angulares da cabeça.

Trato tectoespinal

Tem origem nos colículos superiores do mesencéfalo (ver Figura 14.5). Os axônios dos neurônios deste trato decussam logo abaixo da substância cinzenta periaquedutal e fazem sinapse em interneurônios mediais, que conectam neurônios motores de segmentos mais altos da medula espinal, situados na porção superior da medula cervical, atuando somente no controle dos músculos do pescoço, dos ombros e da porção superior do tronco. Atuam nos reflexos de movimentação da cabeça em resposta a estímulos visuais, recebendo fibras da retina e do córtex visual, além de estímulos auditivos e somáticos. Termina nos segmentos mais altos da medula cervical e está envolvido em reflexos nos quais a movimentação da cabeça decorre de estímulos visuais.

Via corticobulbar

A via corticobulbar difere do trato corticoespinal ao realizar sinapse com neurônios motores do tronco encefálico em vez de fazê-lo com os da medula espinal. Apesar de se originar no córtex motor, a via corticobulbar não é caracteristicamente uma via piramidal, pois não passa pelas pirâmides bulbares. Além disso, não se caracteriza como uma via extrapiramidal por não se originar em áreas do tronco encefálico. Por isso, a via corticobulbar constitui-se uma exceção à classificação em vias piramidais e extrapiramidais e atua no controle voluntário da musculatura da face predominantemente de forma ipsolateral, realizado pelos neurônios motores situados nos núcleos dos nervos cranianos (Figura 14.6).

A origem das fibras do trato corticobulbar se dá, principalmente, na parte inferior da área 4 de Brodmann. Elas passam pela cápsula interna e descendem pelo tronco encefálico, associadas ao trato corticoespinal. À medida que o trato corticobulbar descende em direção ao tronco encefálico, dele se destacam feixes de fibras que realizarão sinapse com os neurônios motores dos núcleos bulbares, como os núcleos VII (núcleo do nervo facial) e XII (núcleo hipoglosso). A maioria das fibras do trato corticobulbar faz sinapse com neurônios internucais situados na formação reticular, próximo aos núcleos motores, e estes, por sua vez, ligam-se aos neurônios motores. Embora as semelhanças entre os tratos sejam muito grandes, existe uma diferença entre eles que se reveste de grande importância clínica. Enquanto as fibras do trato corticoespinal são em sua maioria cruzadas, o trato corticobulbar tem um grande número de fibras ipsilaterais. Porém, alguns grupos musculares

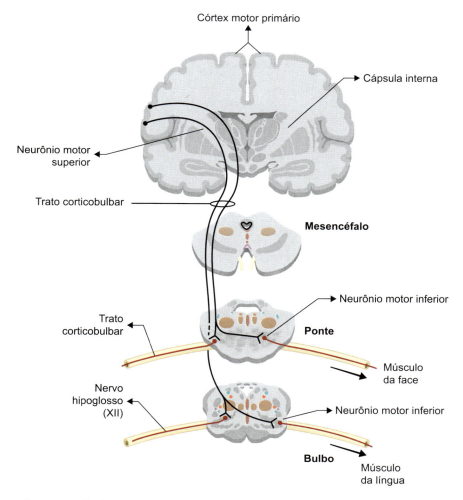

Figura 14.6 Representação da via corticobulbar, que se origina no córtex motor primário para realizar sinapse em última instância com neurônios motores inferiores (motoneurônios) localizados em núcleos bulbares. A via corticobulbar é predominantemente ipsolateral, porém algumas de suas fibras podem sofrer decussação para controlar os músculos contralaterais.

que não podem ser contraídos voluntariamente de um lado só, como os da laringe e da faringe, os da parte superior da face (orbicular, frontal e corrugador do supercílio), os que fecham mandíbula, (masseter, temporal, pterigóideo medial) e os motores do olho, são representados bilateralmente no córtex motor. Por esse motivo, tais músculos não sofrem paralisia quando o trato corticobulbar é interrompido de um lado só, como em uma das cápsulas internas.

DÉFICITS MOTORES RESULTANTES DE LESÕES DAS VIAS MOTORAS DESCENDENTES

A lesão do córtex motor por um acidente vascular encefálico isquêmico ou por trauma cranioencefálico pode afetar o adequado funcionamento das vias piramidais. Quando mais especificamente o trato corticoespinal lateral é afetado, observa-se o aparecimento de fraqueza nos músculos distais dos membros contralateral à lesão, com um tônus muscular que fica diminuído, além do sinal de Babinski positivo, caracterizado por flexão dorsal do hálux e abertura dos artelhos em leque quando a linha lateral da planta do pé é estimulada com um objeto pontiagudo. No entanto, quando a via corticoespinal medial é lesionada, ocorrem redução inicial do tônus dos músculos posturais e perda dos reflexos de retificação (posturais).

A longo prazo, a lesão da via corticoespinal medial leva a dificuldade motora e quedas frequentes, muito embora a manipulação manual dos objetos possa estar perfeitamente normal se a lesão tiver afetado somente a via corticoespinal medial.

Por sua vez, a ruptura total das vias piramidais e extrapiramidais por secção medular total em nível cervical pode desencadear perda do funcionamento de todas as vias motoras descendentes, com consequente aparecimento de déficits motores dependentes das vias bilateralmente. Por isso, o indivíduo torna-se tetraplégico. Logo após a secção medular, pode haver supressão dos reflexos medulares na fase chamada de choque espinal. Posteriormente, passada a fase de choque espinal, as vias medulares sofrerão plasticidade, e o indivíduo tetraplégico voltará a apresentar reflexos medulares, visto que a resposta reflexa não depende das vias motoras provenientes do córtex motor ou do tronco encefálico, e sim de um circuito existente na medula espinal.

NÚCLEOS DA BASE

Fazem parte dos chamados núcleos profundos dos hemisférios cerebrais e estão associados a outros núcleos do diencéfalo e mesencéfalo. Os núcleos da base são o núcleo caudado, o putâmen e o globo pálido (Figura 14.7). O termo "estriado" refere-se ao conjunto do núcleo caudado e putâmen, denominação dada em razão da aparência estriada desses núcleos. As estriações resultam dos feixes de fibras formados quando a parte anterior da cápsula interna separa o núcleo caudado do putâmen. O globo pálido tem duas partes: o segmento interno e o externo.

Os núcleos associados aos núcleos da base são o núcleo subtalâmico, no diencéfalo, e a substância negra, no mesencéfalo (Figura 14.7). O nome "substância negra" deve-se a seu conteúdo de melanina. Vários neurônios da substância negra

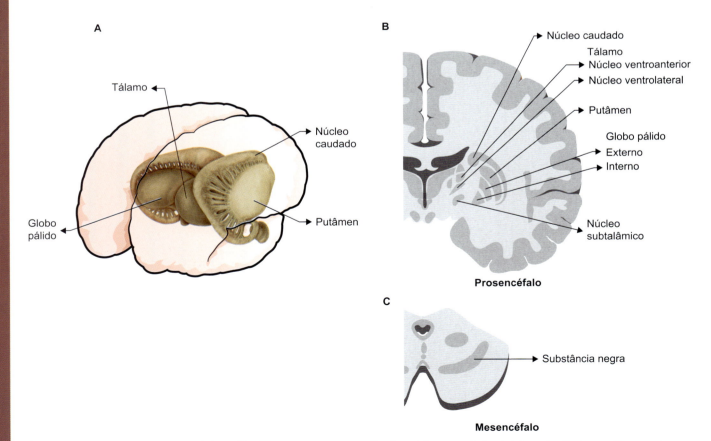

Figura 14.7 Localização dos núcleos da base (**A**) e (**B** – em corte transversal) e dos núcleos associados (núcleo subtalâmico em **B** – corte transversal) e substância negra (**C** – corte transversal).

na parte compacta contêm melanina, que constitui um subproduto da síntese de dopamina. A parte reticular da substância negra é considerada uma extensão do segmento interno do globo pálido, pois esse núcleo tem origem e conexões similares. Além disso, diversos núcleos talâmicos (núcleos ventral anterior, ventral lateral e do complexo intralaminar) estão associados aos núcleos da base.

Diferentemente do cerebelo, os núcleos da base não recebem informações diretas da medula espinal, porém recebem informações diretamente do córtex motor. Apesar disso, as informações dos núcleos da base não são transmitidas direto ao córtex motor e dependerão do tálamo para que a informação seja enviada ao córtex motor.

Os núcleos da base são importantes para o aperfeiçoamento da atividade motora, contudo nem por isso sua função não é considerada secundária, uma vez que lesões ou degenerações nesses locais provocam movimentos e posturas anormais.

Importância dos núcleos da base no controle motor

Os núcleos da base participam do controle de padrões complexos do movimento muscular, sendo importantes para a regulação da intensidade relativa de movimentos distintos. Além disso, são necessários para que as direções e sequências de movimentos múltiplos, sucessivos e paralelos ocorram adequadamente para o alcance de objetivos motores complicados específicos. São exemplos de atividades motoras nas quais os núcleos da base são recrutados: cortar papel com tesoura, escrever letras do alfabeto, pregar pregos, arremessar bola de basquete na cesta, passar uma bola de futebol, lançar uma bola de beisebol e realizar movimentos de recolher sujeira com uma pá e uma vassoura, além de movimentos controlados dos olhos.

Conexões e circuito dos núcleos da base

Nos núcleos da base, os neurônios do estriado começam a disparar potenciais de ação antes que ocorra o movimento. Essa sequência sugere que esses neurônios ajudam a selecionar o movimento que deve ser feito. A atividade do putâmen está relacionada com a ocorrência de movimento do corpo, enquanto a atividade no núcleo caudado está ligada aos movimentos oculares.

A maioria das regiões do córtex cerebral projeta-se, topograficamente, para o estriado, exceto o córtex auditivo e o visual primários. Parte importante dos sinais para o estriado origina-se no córtex motor. A projeção corticoestriada origina-se dos neurônios da camada V do córtex, usando glutamato como neurotransmissor na sinapse excitatória. O estriado influencia os neurônios dos núcleos talâmicos VA e VL pelas vias direta e indireta (Figura 14.8). Os neurônios do tálamo, por sua vez, excitam as áreas motoras do córtex cerebral.

Via direta

O aumento de excitabilidade do córtex motor decorre da ação da via direta dos núcleos da base para as áreas motoras do córtex cerebral. Nessa via, o estriado projeta-se para o segmento interno do globo pálido (e para a parte reticulada da substância negra; Figura 14.8). Essa sinapse é inibitória, e o neurotransmissor liberado, o GABA. O segmento interno do globo pálido tem neurônios que se projetam para os núcleos talâmicos VA e VL. Tais projeções são inibitórias e também usam GABA como neurotransmissor. Os núcleos VA e VL talâmicos emitem projeções excitatórias para o córtex pré-frontal, o córtex pré-motor e a área motora suplementar

(Figura 14.8). Com isso, as informações dos núcleos da base para o córtex influenciam o planejamento do movimento, afetando a descarga dos neurônios das vias corticoespinais e corticobulbares.

O circuito na via direta parece funcionar do seguinte modo: os neurônios do estriado apresentam pouca atividade basal, porém, durante os movimentos, são estimulados por neurônios provenientes do córtex motor. Por sua vez, os neurônios do segmento interno do globo pálido apresentam elevada atividade basal. Quando o estriado é estimulado, suas projeções inibitórias para o globo pálido diminuirão a atividade dos neurônios do globo pálido. Contudo, vale lembrar que os neurônios do globo pálido normalmente inibem tonicamente os neurônios dos núcleos VA e VL do tálamo. A partir do momento em que os neurônios do globo pálido ficam hiperpolarizados, deixarão de inibir os neurônios dos núcleos VA e VL do tálamo. Consequentemente, a desinibição dos neurônios talâmicos fará com que os neurônios nas áreas motoras do córtex sejam excitados. Assim, o córtex motor poderá induzir os movimentos pela ativação de motoneurônios da medula espinal (vias piramidais) ou por sinapse com neurônios do tronco encefálico (vias extrapiramidais).

Via indireta

É responsável por reduzir a atividade dos neurônios das áreas motoras do córtex cerebral. Na via indireta, as conexões envolverão os neurônios do estriado, que inibem os segmentos externos do globo pálido. Este, por sua vez, envia projeção inibitória para o núcleo subtalâmico e o segmento interno do globo pálido. O núcleo subtalâmico apresenta projeção excitatória de volta para o segmento interno do globo pálido (Figura 14.8).

Nessa via, os neurônios do segmento externo do globo pálido são inibidos pelo GABA liberado por neurônios provenientes do estriado. O segmento externo do globo pálido apresenta neurônios que se projetam para os núcleos subtalâmicos liberando GABA. Assim, quando o estriado inibe os neurônios do segmento externo do globo pálido, eles ficarão hiperpolarizados e não mais conseguirão inibir os neurônios dos núcleos subtalâmicos. Os neurônios dos núcleos subtalâmicos normalmente são ativos e excitam os neurônios do segmento interno do globo pálido, liberando L-glutamato. Quando ocorre a desinibição dos neurônios dos núcleos subtalâmicos, estes ficarão mais ativos e liberarão mais L-glutamato sobre o segmento interno do globo pálido. Isso fará com que os neurônios do globo pálido interno, por sua vez, venham a liberar mais GABA sobre os núcleos VA e VL do tálamo, tornando-os hiperpolarizados e sem mais conseguir excitar os neurônios das áreas motoras do córtex cerebral (Figura 14.8).

Assim, as vias direta e indireta têm ações opostas, e o aumento de atividade de uma delas pode vir a desencadear um desequilíbrio no controle motor, visto que afetam a saída de informações do córtex motor.

AÇÕES DOS NEURÔNIOS DA PARTE COMPACTA DA SUBSTÂNCIA NEGRA E DO ESTRIADO

A dopamina é o mediador químico usado pelos neurônios da parte compacta da substância negra, exercendo ação neuromoduladora. Na via nigroestriatal, a liberação de dopamina tem ação excitatória na via direta e ação inibitória na indireta. A dopamina parece exercer sua ação não pela geração de potenciais pós-sinápticos, mas sim alterando a resposta das células do estriado a outros mediadores químicos. Os efeitos

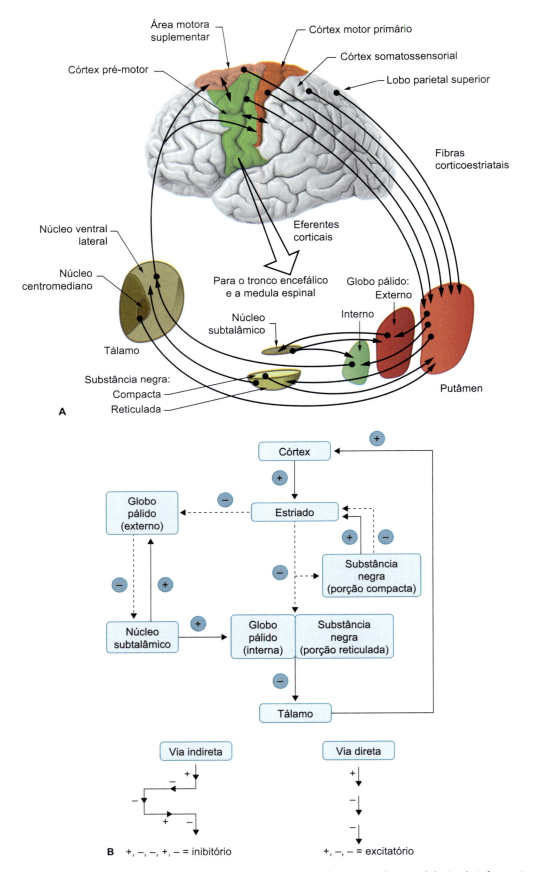

Figura 14.8 A. Representação do circuito dos núcleos da base e áreas associadas demonstrando a modulação da informação motora oriunda das áreas motoras do córtex para o aperfeiçoamento da atividade motora. **B.** Vias direta e indireta no circuito dos núcleos da base. A via direta é responsável por aumentar a excitabilidade das áreas motoras do córtex; e a indireta, por diminuir a excitabilidade do córtex motor.

opostos desencadeados pela dopamina na via direta e indireta devem-se ao tipo de receptor ativado. Os receptores D1 são encontrados nos neurônios do estriado que formam a via direta e se projetam para o segmento interno do globo pálido. Enquanto isso, os receptores D2 são encontrados em neurônios do estriado que participam da via indireta e se projetam para o segmento externo do globo pálido. A importância da liberação de dopamina nessas vias consiste na facilitação da atividade destas nas áreas motoras do córtex cerebral.

ALTERAÇÕES MOTORAS RESULTANTES DE LESÕES OU DEGENERAÇÕES QUE ACOMETEM OS NÚCLEOS DA BASE

As lesões ou degenerações em áreas que acometem o funcionamento dos circuitos dos núcleos da base podem provocar diferentes tipos de alterações fisiopatológicas. Uma das mais conhecidas entre essas fisiopatologias é a doença de Parkinson, que se caracteriza por degeneração da via nigroestriatal. Nessa doença, os neurônios dopaminérgicos da substância negra sofrem degeneração e, por isso, deixam de liberar dopamina no estriado. Pacientes com a doença de Parkinson apresentam um fenótipo não idêntico em todos os indivíduos, pois existem polimorfismos que determinam a base genética dessa enfermidade. Todavia, a doença de Parkinson não parece ser obrigatoriamente determinada pelo genótipo do indivíduo, uma vez que fatores ambientais também podem levar ao desenvolvimento dessa enfermidade. Além disso, é possível a existência de uma interação entre o genótipo do indivíduo e os fatores ambientais. As alterações motoras da doença de Parkinson caracterizam-se por tremor de repouso, rigidez muscular e bradicinesia (lentidão dos movimentos) ou acinesia (dificuldade para iniciação de movimentos), bem como alterações dos reflexos posturais. Em função dos polimorfismos, alguns pacientes com a doença de Parkinson apresentam não apenas alterações motoras, mas também alterações viscerais, que não são idênticas em todos os pacientes. Entre as possíveis alterações viscerais, estão a bradicardia ou arritmia, a constipação intestinal e as disfunções da bexiga urinária. Em alguns pacientes com a doença de Parkinson, as alterações viscerais antecedem o aparecimento das disfunções motoras, enquanto em outros são observadas apenas as alterações motoras. Entretanto, existem casos de pacientes que apresentam apenas os distúrbios viscerais sem as alterações motoras. Evidências sugerem que existe uma diferença com relação ao gênero para a evolução da doença de Parkinson; mulheres normalmente começam com um fenótipo dessa doença aparentemente menos grave que nos homens, provavelmente por ações centrais do estrógeno. No entanto, com a progressão da doença, as mulheres podem apresentar complicações mais incapacitantes tanto motoras quanto não motoras, assim como discinesia (movimentos repetitivos involuntários) induzida pelo tratamento farmacológico, normalmente com levodopa, em comparação com os homens.

A doença de Huntington consiste em uma doença neurodegenerativa de caráter genético que também acomete os núcleos da base. Nos pacientes com essa enfermidade, são observados movimentos coreiformes, ou seja, movimentos rápidos e chicoteantes das extremidades e dos músculos faciais, além de perda cognitiva, em função da redução da transmissão, que depende de receptores canabinoides, receptores dopaminérgicos dos subtipos D1 e D2 e de receptores de adenosina A (A2A) no estriado. Há, ainda, aumento da transmissão por neurônios GABAérgicos no globo pálido (externo ou interno). Com

isso, ocorre uma interrupção do fluxo adequado de informação dos núcleos da base para o tálamo. O desenvolvimento da doença de Huntington é a forma mais comum da doença, por volta dos 40 a 50 anos de idade. Os sintomas iniciais mais comuns dessa doença são irritabilidade, depressão, pequenos movimentos involuntários, perda da coordenação motora e dificuldade de tomar decisões. Conforme a doença progride, começam a aparecer os movimentos coreicos, que vão se tornando cada vez mais pronunciados, acompanhados de declínio da função cognitiva (capacidade de raciocinar) evoluindo para total déficit da função mental (demência). Os indivíduos com a doença de Huntington podem apresentar dificuldade de marcha, fala e deglutição.

Outra alteração que também acomete os núcleos da base é o hemibalismo, que normalmente afeta um dos lados do corpo. Os braços costumam ser mais frequentemente afetados que as pernas. As causas do hemibalismo envolvem o acidente vascular encefálico, que afeta os núcleos da base. Portanto, o hemibalismo é decorrente de uma lesão estrutural ou uma disfunção metabólica, como a hiperglicemia grave sem cetoacidose em idosos. Comumente, o distúrbio resulta de lesão no núcleo subtalâmico em um dos lados do cérebro ou em suas conexões com o globo pálido. Com isso, a inibição dos neurônios dos núcleos VA e VL do tálamo seria menor, fazendo a atividade dos neurônios do córtex motor aumentar. Aparecem, assim, alterações motoras no membro que seja contralateral à lesão. O hemibalismo pode deixar a pessoa temporariamente incapacitada, pois, quando tenta mover o membro, este pode se lançar de um modo incontrolável. Essa condição caracteriza-se por movimentos violentos de estiramento de um lado do corpo de grande amplitude, geralmente do braço.

CEREBELO

Importância do cerebelo no controle motor

Há mais de um século, os cientistas já demonstraram que lesões no cerebelo não levam animais experimentais a óbito, não causam paralisia nem afetam a sensibilidade e a força muscular, no entanto provocam déficit de coordenação motora.

O cerebelo participa da escala temporal das atividades motoras e incide na progressão rápida e suave de um movimento para o seguinte, como durante uma corrida, quando se tocam as teclas de um piano, durante a fala ou quando se digitam as teclas de um computador. É responsável por controlar a intensidade da contração muscular, quando há alterações de carga muscular. Além disso, controla interações instantâneas necessárias entre grupos musculares agonistas e antagonistas. Em adição ao fato de regular os movimentos, é importante ainda para o controle da postura. Sugere-se, também, que o cerebelo participaria de algumas formas de aprendizagem motora, pois atuaria como um comparador entre o movimento planejado e o movimento executado, realizando as correções ou os ajustes necessários para o aperfeiçoamento da ação. Ademais, o cerebelo influencia a velocidade, a amplitude, a força e a direção do movimento.

Organização anatômica do cerebelo

O cerebelo ("cérebro pequeno") situa-se abaixo do lobo occipital e se conecta ao tronco encefálico por meio de três pedúnculos cerebelares (superior, médio e inferior). Constitui-se por uma superfície externa, onde se encontra o córtex cerebelar, pela substância branca (abaixo do córtex cerebelar) e pelos núcleos profundos cerebelares (núcleo fastígio, globoso, emboliforme e denteado). Os núcleos emboliforme e globoso são, muitas vezes, agrupados e denominados núcleo interposto (Figura 14.9). As aferências cerebelares adentram pelos pedúnculos cerebelares (inferior e médio) para se dirigirem ao córtex cerebelar, enquanto as eferências cerebelares originárias dos núcleos profundos saem pelo pedúnculo superior (Figura 14.9).

O córtex cerebelar pode ser dividido no sentido rostrocaudal em lobo anterior, posterior e floculonodular (Figura 14.10) e, longitudinalmente, em verme (ou vérmis), ocupando a linha média, hemisférios laterais e zona intermediária do hemisfério (paravérmis) localizado adjacente a cada lado do verme (Figura 14.10).

Divisões funcionais do cerebelo

O cerebelo apresenta três divisões funcionais:

- Vestibulocerebelo (ou arquicerebelo)
- Espinocerebelo (ou paleocerebelo)
- Cerebrocerebelo (ou neocerebelo).

Cada uma dessas divisões apresenta conexões anatômicas distintas com o cérebro e a medula espinal (Figura 14.11).

O vestibulocerebelo corresponde ao lobo floculonodular e foi o primeiro a existir do ponto de vista evolutivo. O espinocerebelo e o pontocerebelo representam o "corpo" do cerebelo, visto que recebem aferências de diferentes regiões e enviam eferências para diferentes partes do encéfalo.

O vestibulocerebelo recebe aferências do núcleo vestibular no bulbo e projeta-se diretamente para ele, resultando daí a denominação dessa divisão do cerebelo. É responsável pelo controle da postura e do equilíbrio (balanço), além dos movimentos da cabeça e dos olhos.

O espinocerebelo estende-se rostrocaudalmente, desde a porção central dos lobos anterior e posterior, incluindo o verme na linha média, até as porções intermediárias dos hemisférios cerebelares. Recebe essa denominação pelo fato de a maioria das suas aferências se originar na medula espinal. Por meio dos núcleos profundos cerebelares, o espinocerebelo modula as vias motoras descendentes, exercendo o controle dos movimentos das partes proximais dos membros.

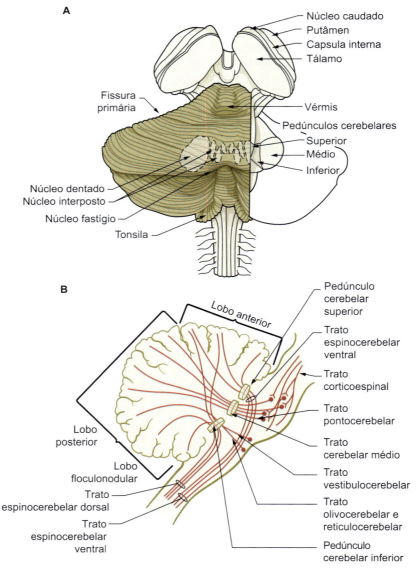

Figura 14.9 A. Representação esquemática do cerebelo em vista dorsal demonstrando o córtex cerebelar (superficialmente), os núcleos profundos do cerebelo (denteado, interposto e fastígio) e a localização dos pedúnculos cerebelares. **B.** Vista lateral do cerebelo mostrando o pedúnculo cerebelar superior, médio e inferior e as vias aferentes cerebelares. Adaptada de Kandel *et al*. (2000).

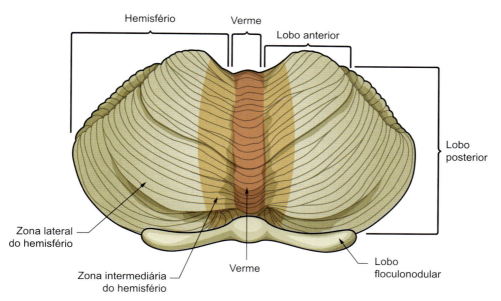

Figura 14.10 Vista dorsal do cerebelo mostrando as divisões do córtex cerebelar. No sentido rostrocaudal, o córtex cerebelar pode ser dividido em lobo anterior, posterior e floculonodular. Ou ainda, no sentido longitudinal, em verme, hemisférios laterais e zona intermediária do hemisfério. Adaptada de Kandel *et al.* (2000).

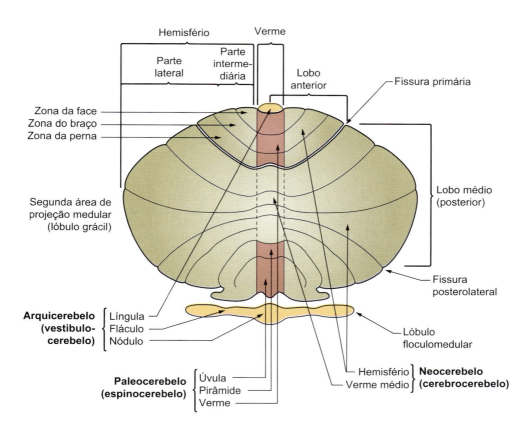

Figura 14.11 Subdivisões funcionais do cerebelo em vestibulocerebelo, espinocerebelo e pontocerebelo. Adaptada de Hansen e Koeppen (2003).

O cerebrocerebelo localiza-se na porção lateral dos hemisférios cerebelares. Suas aferências originam-se nos núcleos da ponte, resultando de fascículos que se ramificam dos tratos corticoespinal e corticobulbar. Suas eferências partem do núcleo denteado em direção ao tálamo. Deste, as informações são conduzidas ao córtex pré-motor e ao motor primário. O cerebrocerebelo está envolvido com a coordenação do movimento das partes distais dos membros e, visto que tem conexões com o córtex pré-motor e o motor primário, exerce importante função no planejamento e na iniciação do movimento.

Aferências e eferências cerebelares

O cerebelo recebe aferências do córtex motor, e a maioria dessas eferências é direcionada ao tálamo, que, depois, retransmitirá as informações ao córtex motor. As vias aferentes do cerebelo fazem sinapse nos núcleos profundos e no córtex cerebelar (Figura 14.12). Embora a maioria das vias eferentes cerebelares realize sinapse nos núcleos profundos do cerebelo, os neurônios do córtex cerebelar situados no lobo floculonodular, lobo filogeneticamente mais primitivo do cerebelo, projetam-se diretamente para o núcleo vestibular no tronco encefálico. O cerebelo recebe também aferências de projeções dos receptores somatossensoriais diretamente da medula espinal por vias que passam pelo tronco encefálico e enviam a informação ao cerebelo. O cerebelo apresenta importantes conexões aferentes e eferentes com o tronco encefálico, que, por sua vez, tem conexões diretas com a medula espinal.

Córtex cerebelar

Constitui-se por oito tipos diferentes de neurônios, chamados de células em cesto, cesto estelares, células de Golgi, células granulares, células de Lugaro, células ciliadas unipolares, células em candelabro e células de Purkinje. Todas essas células são encontradas em todas as regiões do córtex cerebelar, exceto as células ciliadas unipolares, localizadas no lobo floculonodular, envolvido com informações vestibulares. O córtex cerebelar é formado por três camadas (Figura 14.13):

- Camada molecular: onde estão as células em cesto e células estelares
- Camada granular: onde se encontram as células granulares, as células de Golgi e as células unipolares
- Camada de células de Purkinje: formada pelo corpo celular das células de Purkinje e pelas células em candelabro. Essa camada separa as camadas molecular e granular. As células de Lugaro estão na borda superior da camada granular.

A célula de Purkinje representa a única eferência do córtex cerebelar, mas tem ramos colaterais locais. Trata-se de uma célula GABAérgica e realiza sinapses inibitórias. Todos os demais tipos de células existentes no córtex cerebelar são interneurônios. As células em cesto, estelares, de Golgi e em candelabro também são GABAérgicas e realizam sinapses inibitórias. As demais células do córtex cerebelar (granulares e unipolares) são excitatórias.

No córtex cerebelar, existem dois sistemas aferentes formados pelas:

- Fibras musgosas: apresentam brotamentos que realizam sinapse com os neurônios da camada granulosa do córtex cerebelar. Elas originam-se na medula espinal (vias espinocerebelares), nos núcleos da coluna dorsal, no núcleo do trigêmeo, nos núcleos da formação reticular, nas fibras vestibulares aferentes primárias, nos núcleos vestibulares, nos núcleos cerebelares e nos núcleos basais da ponte. As fibras musgosas são excitatórias e transferem informações proprioceptivas e exteroceptivas do corpo e da cabeça, formando dois mapas somatotópicos do corpo no córtex cerebelar, que geram um mosaico complexo no córtex cerebelar. Isso porque as regiões do corpo não apresentam representação necessariamente contígua no córtex cerebelar. As fibras musgosas levam informações relacionadas com o sistema vestibular para as regiões do verme e do lobo floculonodular. Por isso, essas porções são muitas vezes denominadas vestibulocerebelo. No entanto, essas porções do cerebelo também recebem fibras musgosas que transmitem outros tipos de informações (visual, oculomotora, cervical) e, desse modo, não são exclusivamente vestibulares. Os núcleos basais da ponte representam a principal fonte das fibras musgosas e transmitem informações de diversas áreas do córtex cerebral. As fibras musgosas adentram no cerebelo pelos pedúnculos cerebelares e formam colaterais que se dirigem para os núcleos profundos antes de continuarem para o córtex cerebelar. Em suma, em virtude das fibras musgosas, o cerebelo consegue receber diferentes tipos de informações sensoriais, bem como informações motoras descendentes
- Fibras trepadeiras: são oriundas unicamente da oliva inferior, localizada na porção rostral do bulbo, dorsal e lateralmente com relação às pirâmides. Os axônios dos neurônios

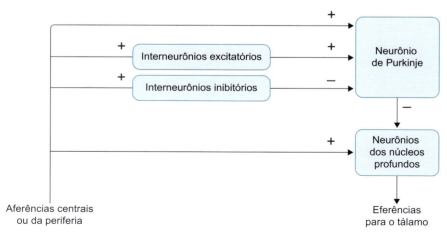

Figura 14.12 Representação esquemática da modulação das informações aferentes nos circuitos neuronais do cerebelo. Adaptada de Kandel et al. (2012).

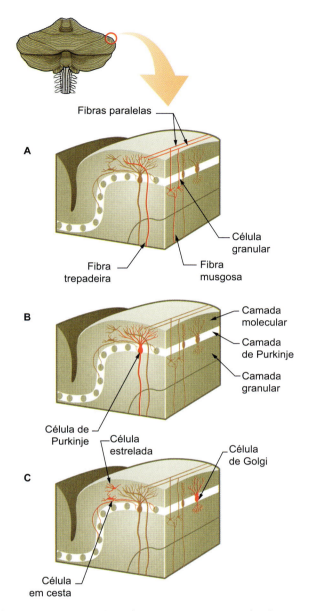

Figura 14.13 Representação de uma pequena porção do córtex cerebelar. **A.** As fibras aferentes do córtex cerebelar estão representadas em vermelho. **B.** Representação da fibra de Purkinje. **C.** Interneurônios do córtex cerebelar. Adaptada de Lent (2010).

da oliva inferior adentram no cerebelo pelo pedúnculo cerebelar inferior. As fibras trepadeiras também são excitatórias e apresentam ramos colaterais para os núcleos profundos do cerebelo em seu caminho ascendente ao córtex cerebelar. Chegando ao córtex cerebelar, as fibras trepadeiras realizam sinapse com as células em cesto, estelares e de Golgi. Contudo, de maneira diferenciada, cada fibra trepadeira somente se comunica com uma única célula de Purkinje. Por isso, a terminação do axônio do neurônio da via olivocerebelar é uma fibra trepadeira, ou seja, "trepa" pelos dendritos proximais da célula de Purkinje, fazendo centenas de sinapses excitatórias. Vale ressaltar, no entanto, que cada axônio do neurônio olivar se divide para formar 10 a 15 fibras trepadeiras, divergindo a informação oriunda da oliva inferior ao cerebelo.

Conexões aferentes do cerebelo

As fibras aferentes do cerebelo terminam no córtex cerebelar como fibras trepadeiras ou musgosas. As fibras trepadeiras têm origem no complexo olivar inferior (Figura 14.9 B) e distribuem-se por todo o cerebelo. Enquanto isso, as fibras musgosas têm origem em três regiões (núcleos vestibulares, núcleos pontinos e medula espinal – Figura 14.9 B) e distribuem-se para áreas cerebelares específicas.

As principais vias aferentes cerebelares com sua origem e término no cerebelo estão representadas na Tabela 14.1.

Núcleos profundos do cerebelo

Constituem os principais alvos do córtex cerebelar, projeções nas quais existe uma organização topográfica (Figura 14.14). Os neurônios do verme projetam-se para os núcleos do fastígio e vestibular. Os neurônios da zona intermediária dos hemisférios cerebelares (paravermal) projetam-se para o núcleo interposto. Já os neurônios do hemisfério lateral do cerebelo sofrem projeção para o núcleo denteado.

Os neurônios dos núcleos profundos do cerebelo enviam as informações que controlarão a atividade motora de todas as partes do corpo. Os neurônios desses núcleos que realizam sinapses excitatórias se projetam para diferentes alvos, que vão da medula espinal ao tálamo. Por sua vez, os neurônios GABAérgicos dos núcleos profundos que fazem sinapses inibitórias se projetam para a oliva inferior, especificamente para a porção de onde partem as fibras trepadeiras, formando uma alça de *feedback* negativo. Desse modo, o córtex cerebelar, os

Tabela 14.1 Principais vias aferentes cerebelares e suas funções.

Nome da via aferente	Origem da via	Término da via
Via olivocerebelar	Oliva inferior – excitado por fibras do córtex motor, núcleos da base, formação reticular e medula espinal	Verme médio
Via vestibulocerebelar	Núcleos vestibulares do tronco encefálico	Lobo floculonodular e núcleo fastigial
Via reticulocerebelar	Formação reticular	Verme médio
Via corticopontocerebelar	Córtex pré-motor e motor primário	Hemisfério cerebelar contralateral
Via espinocerebelar dorsal	Medula espinal (conduz informação proprioceptiva) e adentra no cerebelo pelo pedúnculo cerebelar inferior	Verme e zonas intermediárias do cerebelo ipsilateral
Via espinocerebelar ventral	Medula espinal (conduz informação dos sinais motores que chegam no corno anterior da medula espinal pelas vias corticoespinal e rubroespinal) e adentra no cerebelo pelo pedúnculo cerebelar superior	Em ambos os lados do cerebelo

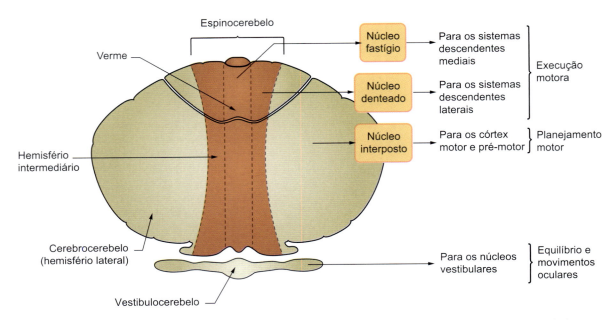

Figura 14.14 Organização topográfica das projeções do córtex cerebelar para os núcleos profundos do cerebelo.

núcleos cerebelares e a oliva inferior são funcionalmente organizados como uma série de alças fechadas.

Em linhas gerais, cada núcleo profundo do cerebelo apresenta neurônios eferentes que sofrem decussação, ascendendo ou descendendo ao deixarem o cerebelo pelo pedúnculo cerebelar superior. No entanto, o núcleo do fastígio tem projeções que seguem ipsolateralmente e outras que sofrem decussação e saem do cerebelo pelo pedúnculo cerebelar inferior (Figura 14.15).

Embora existam diferenças nos alvos de cada núcleo profundo do cerebelo, muitas das projeções ascendentes se dirigem a estruturas no mesencéfalo, como o núcleo vermelho, o colículo superior e o núcleo VL do tálamo, que se comunica com o córtex motor primário, conectando as informações do cerebelo com as áreas motoras do córtex. Já as projeções descendentes dos núcleos profundos do cerebelo se dirigem para os núcleos basais da ponte, a oliva inferior e os núcleos reticulares. Existe ainda uma via cerebeloespinal, oriunda do núcleo do fastígio, mas tal núcleo tem projeções que também se dirigem para os núcleos vestibulares (Figura 14.15).

Conexões eferentes do cerebelo

O cerebelo influencia os neurônios motores da medula espinal por meio de suas conexões eferentes. Todavia, não realiza suas ações diretamente na medula espinal, e sim por meio de relés intermediários, situados no tálamo, no tronco encefálico e nas áreas motoras do córtex cerebral. As fibras eferentes do cerebelo partem dos núcleos profundos (interposto, denteado e do fastígio), os quais recebem os axônios das células de Purkinje de cada uma das três zonas longitudinais do cerebelo.

As principais vias eferentes do cerebelo estão apresentadas na Tabela 14.2.

Lesões cerebelares

Acometem a função motora ipsilateralmente à lesão, já que as eferências cerebelares sofrem, inicialmente, uma decussação até a chegada da informação nas áreas motoras do córtex cerebral. Enquanto isso, uma segunda decussação ocorrerá quando as vias motoras descendentes (vias corticoespinais), que também cruzam a linha média, levarem a informação motora até a medula espinal. Assim, por exemplo, se houver uma lesão do cerebelo do lado esquerdo, é preciso lembrar que as eferências cerebelares se projetam para o lado direito do córtex motor. No entanto, as vias corticoespinais do lado direito do córtex motor comandam a musculatura esquelética do lado esquerdo do corpo em virtude da decussação dessas vias nas pirâmides ou na medula espinal. Consequentemente, observa-se o dano motor no lado esquerdo, ou seja, ipsilateralmente à lesão cerebelar.

Todavia, o déficit motor a ser observado com a lesão cerebelar depende da porção do cerebelo mais afetada. Quando os hemisférios cerebelares são lesados, há um dano maior na musculatura dos membros, sendo a musculatura distal mais afetada do que no caso das lesões da zona intermediária do hemisfério (paravermal). Se o verme for lesado, os danos motores afetam a musculatura do tronco. Por sua vez, quando o lobo floculonodular é danificado, aparecem alterações motoras similares àquelas observadas quando ocorre lesão do aparelho vestibular, caracterizado por alteração no equilíbrio e na marcha, além de nistagmo. No paciente com lesão cerebelar e alteração no equilíbrio, quando é realizado o teste de Romberg, este se mostra positivo. O sinal de Romberg consiste em manter o paciente em posição ortostática com os calcanhares unidos e as pontas dos pés separadas em 30°, mantendo-se a cabeça reta e os braços unidos ao corpo na posição anatômica, além dos olhos fechados, para inibir a visão durante 1 min. O teste é considerado positivo quando o paciente cai para a frente ou para trás, porém, quando existe um dano proprioceptivo, não há preferência de lado para a queda. Normalmente, no paciente com lesão cerebelar, a queda já pode ocorrer quando ele tenta aproximar os pés mesmo de olhos abertos, visto que o indivíduo tende a manter a base alargada.

As disfunções motoras causadas por lesão cerebelar incluem incoordenação motora (ataxia) e alteração do equilíbrio e do tônus muscular. A ataxia pode ocorrer sob a forma de dismetria, em que erros na direção e na força do movimento

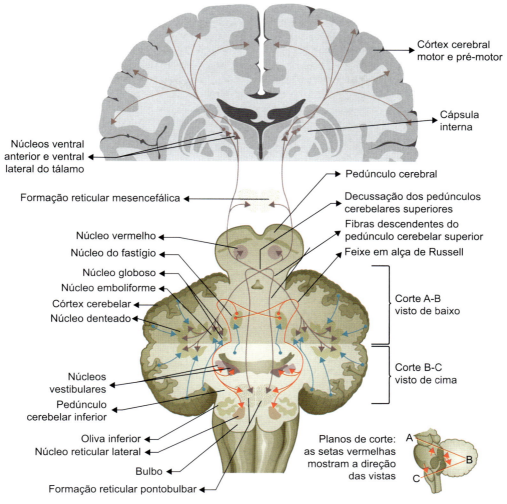

Figura 14.15 Representação das vias eferentes cerebelares. Adaptada de Hansen e Koeppen (2003).

impedem que o membro se movimente de forma suave até a posição desejada. Na clínica, o teste utilizado para avaliar a dismetria é a chamada prova índex-nariz: o paciente – sentado ou em pé – deve estender o membro superior lateralmente e é solicitado a tentar tocar a ponta do nariz com o dedo indicador. A prova deve ser repetida várias vezes, primeiro com os olhos abertos e, depois, com os olhos fechados. A ataxia no indivíduo com lesão cerebelar pode também se dar sob a forma de *disdiadococinesia*, caracterizada pela dificuldade em realizar movimentos rápidos e repetitivos, como o de supinação e pronação do braço, abrir e fechar a mão, ou extensão e flexão dos pés. Movimentos mais complexos podem se decompor em indivíduos com lesão cerebelar, passando a ser feitos em uma série de etapas discretas, não ocorrendo de modo suave e sequencial. Na clínica, a decomposição do movimento é testada pela prova calcanhar-joelho, em que o paciente mantido em decúbito dorsal é orientado a tentar tocar o joelho de uma perna com o calcanhar do pé contralateral e deslizar o calcanhar pela tíbia até o pé. Normalmente, o movimento é harmonioso e, quando isso não ocorre, acontece uma decomposição

Tabela 14.2 Principais vias eferentes do cerebelo.

Nome da via eferente	Região de origem da via	Núcleo profundo do cerebelo onde ocorre sinapse	Relé intermediário
Via fastígio-vestibular	Verme médio	Núcleo do fastígio	Núcleo vestibular
Via fastígio-reticular	Verme médio	Núcleo do fastígio	Formação reticular
Via interpósito-talamocortical	Zona intermediária dos hemisférios cerebelares	Núcleo interposto	Tálamo e áreas motoras do córtex cerebral
Via interpósito-rubroespinal	Zona intermediária dos hemisférios cerebelares	Núcleo interposto	Núcleo vermelho
Via dentotalamocortical	Zona lateral do hemisfério cerebelar	Núcleo denteado	Tálamo ventrolateral e ventroanterior e áreas motoras do córtex cerebral

do movimento, com erros de medida ou de direção, o que indica ataxia apendicular. Além disso, quando se solicita a um indivíduo com lesão cerebelar que um alvo qualquer seja tocado, a mão ou o pé afetados apresentam o chamado *tremor de intenção*. Este aumenta de amplitude conforme se aproxima do alvo. O indivíduo com lesão cerebelar com equilíbrio tende a cair para o lado afetado e apresenta *marcha com base alargada*, não conseguindo desenvolver a marcha com um pé atrás do outro em linha reta. A fala do indivíduo com lesão cerebelar também pode ser lenta e enrolada (*fala escandida*). Como o tônus muscular pode estar reduzido no indivíduo com lesão cerebelar, essa hipotonia pode fazer com que o reflexo patelar se torne pendular, ou seja, quando se provoca estiramento do músculo quadríceps com a percussão do tendão patelar, a resposta reflexa a ser desenvolvida é de uma perna que permanece balançando para a frente e para trás, diferentemente da resposta reflexa normal, que consiste em extensão da perna do indivíduo.

REFLEXOS MEDULARES E CRANIANOS

Os reflexos medulares, também conhecidos como reflexos espinais, são integrados na medula espinal. Eles podem ser modulados por sinais provenientes do encéfalo, mas também ocorrer sem esses sinais. Quando os reflexos são integrados no encéfalo, chamam-se reflexos cranianos.

Todo reflexo é desencadeado quando um estímulo ativa os receptores sensoriais, cuja informação será levada por aferências ao sistema nervoso central (medula espinal ou encéfalo). No sistema nervoso central, haverá a integração dessa informação, que poderá inclusive sinalizar interneurônios, a fim de que, em seguida, as eferências transmitam o sinal para a periferia para que os efetores (músculos esqueléticos, tendões, músculo liso) gerem uma resposta reflexa.

Quando os reflexos medulares envolvem apenas uma sinapse entre o neurônio sensorial (aferente) e o neurônio somático (eferente), o reflexo é denominado monossináptico. Nesse tipo de reflexo, o sinal advindo do receptor sensorial é transmitido para o neurônio motor, para que este possa sinalizar o músculo esquelético. Contudo, quando três ou mais neurônios participam da via do reflexo, o reflexo passa a ser chamado de polissináptico, envolvendo sinapses com interneurônios.

Existem diferentes tipos de reflexos. Em cada um deles, de acordo com o tipo de estímulo, serão ativados receptores sensoriais específicos. A seguir, serão descritos alguns desses reflexos em maiores detalhes.

Reflexos dos músculos esqueléticos

Os receptores sensoriais conhecidos como proprioceptores estão localizados no músculo esquelético, nos tendões e na cápsula articular. Por isso, esses receptores detectam o posicionamento dos membros no espaço, o movimento e o esforço executado para o levantamento de objetos. Existem três tipos de proprioceptores no organismo: os receptores dos fusos musculares (receptor anuloespiral), os órgãos tendinosos de Golgi e os receptores articulares. As informações desses receptores são levadas por aferências ao sistema nervoso central, ativando circuitos em que interneurônios excitatórios e inibitórios são sinalizados. Assim, gera-se uma resposta inconscientemente, via sinalização de eferências, que levarão a informação aos efetores na periferia. Os neurônios motores somáticos (motoneurônios alfa) constituem as eferências que transmitem os sinais para as fibras contráteis dos músculos esqueléticos, também chamadas de fibras extrafusais. Quando os motoneurônios alfa são excitados, ocorre contração muscular esquelética. Não existe um neurônio inibitório que faça sinapse direta com as fibras musculares esqueléticas para provocar relaxamento. Por isso, as fibras musculares somente relaxarão quando houver ausência de sinal excitatório no motoneurônio alfa, e isso ocorrerá graças à existência de interneurônios no sistema nervoso central que os inibem. Desse modo, a inibição e a excitação dos motoneurônios alfa ocorrem em sinapses dentro do sistema nervoso central.

O estiramento das fibras musculares esqueléticas leva à estimulação dos receptores anuloespirais (fusos musculares), constituídos pelas fibras intrafusais e localizados entre as fibras extrafusais, dispostos em paralelo a estas últimas (Figura 14.16). A maior parte dos músculos esqueléticos apresenta um grande número de fusos musculares, exceto o músculo da mandíbula. Os fusos musculares são formados por uma cápsula de tecido conjuntivo que engloba as fibras intrafusais. Modificam-se de tal modo que suas extremidades são contráteis, enquanto sua porção central não apresenta miofibrilas. As extremidades contráteis das fibras intrafusais são inervadas pelos motoneurônios gama. A porção central das fibras intrafusais é envolta por terminações sensoriais que detectam o estiramento das fibras (Figura 14.16). Uma vez ocorrendo o estiramento das fibras musculares, essa informação é conduzida pelas aferências em direção à medula espinal, fazendo sinapse direta com os motoneurônios alfa, que inervam as fibras musculares (extrafusais), no qual os fusos musculares estão localizados.

Quando um músculo se encontra em posição de repouso, a porção central de cada fuso muscular apresenta determinado grau de estiramento suficiente para estimular os fusos musculares. Por isso, os aferentes que conduzem as informações dos fusos musculares são tonicamente ativados e disparam potenciais de ação dirigidos ao sistema nervoso central. Essa atividade tônica faz com que mesmo o músculo em repouso apresente certo nível de tensão, mais conhecido como tônus muscular.

No reflexo de estiramento (reflexo patelar), considerado um reflexo monossináptico, a percussão do tendão patelar abaixo da patela alonga o músculo quadríceps femoral. O estiramento do músculo quadríceps leva à estimulação dos fusos musculares, fazendo com que os neurônios sensoriais aumentem sua frequência de disparos de potencial de ação, conduzindo a informação até a medula espinal. Na medula, ocorre uma sinapse excitatória com o motoneurônio alfa, que inerva o músculo quadríceps. Consequentemente, isso promove a contração reflexa do músculo quadríceps. Ao mesmo tempo, dentro da medula espinal, o neurônio sensorial emite colaterais que fazem sinapse excitatória com um interneurônio. Por sua vez, este inibe o motoneurônio alfa que inerva os músculos antagonistas (músculos posteriores da coxa), provocando relaxamento. Isso faz com que a perna do indivíduo reflexamente "chute" ou se estenda (Figura 14.17).

Embora os reflexos sejam involuntários, o encéfalo pode modular os reflexos fazendo com que estes sejam atenuados ou até mesmo inibidos. Isso se torna evidente quando um indivíduo realiza a manobra de Jendrassik, em que o indivíduo é instruído a engatar as duas mãos em forma de gancho e puxá-las em direções opostas. Quando tal manobra é realizada, isso acaba por desviar sua atenção e evita que o indivíduo suprima voluntariamente o reflexo que está sendo testado por um examinador. Assim, quando a manobra de Jendrassik é realizada, ocorre a facilitação do reflexo patelar, por exemplo.

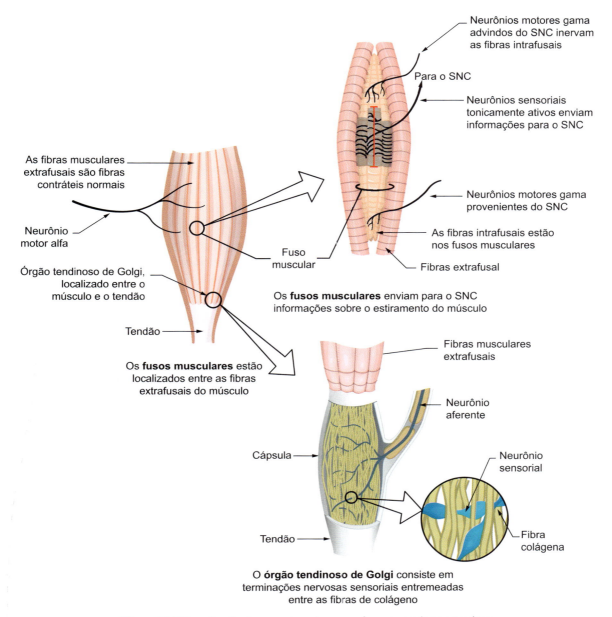

Figura 14.16 Localização dos proprioceptores nos fusos musculares e tendões.

Vale lembrar que o processamento das informações dos fusos musculares no reflexo de estiramento não se restringe à medula espinal. Além disso, as informações desses receptores sensoriais são enviadas ao encéfalo, onde ocorrem sinapses com vários interneurônios. Tais informações que ascendem ao encéfalo são importantes para o monitoramento dos estados contráteis dos diversos músculos esqueléticos e do posicionamento dos membros controlados por eles, a fim de que o encéfalo consiga ajustar os comandos enviados para os músculos executarem os movimentos de maneira suave e precisa.

Outro tipo de reflexo monossináptico é o reflexo miotático inverso (reflexo em canivete; Figura 14.18). Nesse reflexo, o proprioceptor estimulado é o órgão tendinoso de Golgi, localizado nos tendões. O estímulo para o desencadeamento desse reflexo se dá quando o músculo bíceps desenvolve contração isométrica frente a cargas excessivas colocadas na mão do indivíduo adicionadas para induzir a contração muscular. Isso acaba estirando o órgão tendinoso de Golgi. Os órgãos tendinosos de Golgi são constituídos por terminações nervosas livres que se dispõem entre as fibras colágenas e estão dentro de uma cápsula de tecido conjuntivo. A informação proveniente desses receptores sensoriais, que funcionam como um componente elástico durante a contração isométrica, o bíceps, é conduzida por aferências até a medula espinal. Nesta última, ocorrerá uma sinapse excitatória com interneurônios inibidores dos motoneurônios alfa que inervam o músculo (Figura 14.18). Consequentemente, o músculo bíceps diminui ou cessa a contração muscular de acordo com a contração isométrica inicial desempenhada pelo músculo durante a adição de carga. Esse reflexo faz com que o bíceps relaxe e o braço caia (Figura 14.18). Isso leva o indivíduo a deixar cair a carga colocada em sua mão, impedindo que as fibras musculares do bíceps sejam lesadas.

Por sua vez, entre os reflexos polissinápticos, encontra-se o reflexo de flexão (reflexo de retirada; Figura 14.19). O estímulo desencadeador desse reflexo é sempre um estímulo doloroso, como o que ocorre quando um indivíduo pisa em um caco de vidro, durante uma espetada com alfinete ou prego ou pelo calor de um fogão quente. Nesse reflexo, o braço

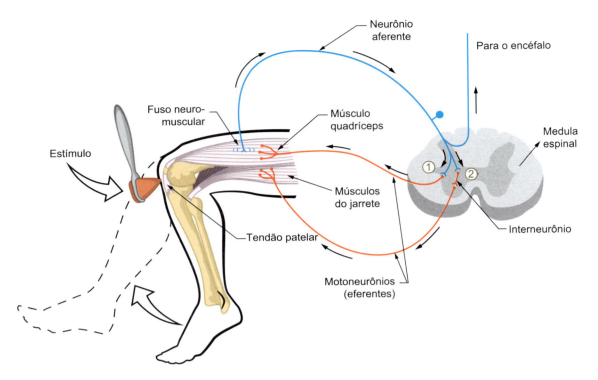

Figura 14.17 Reflexo de estiramento.

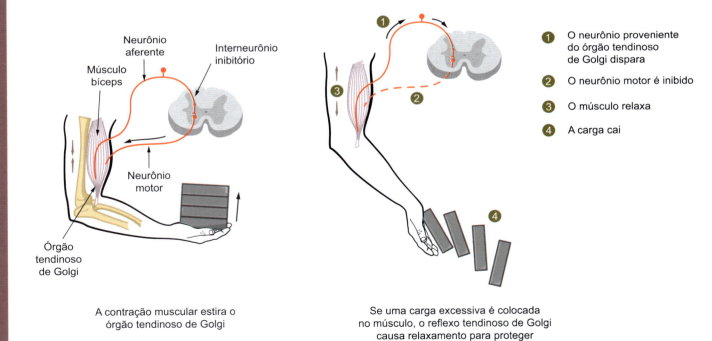

Figura 14.18 Reflexo miotático inverso.

ou a perna são afastados do estímulo doloroso, tratando-se, portanto, de um importante reflexo protetor. Quando, por exemplo, um indivíduo descalço pisa em um caco de vidro, os nociceptores da pele disparam potenciais de ação conduzidos por aferências até a medula espinal. Na medula, as aferências fazem sinapses excitatórias com vários interneurônios (Figura 14.19), alguns dos quais estimulam os motoneurônios alfa, que provocam a contração dos músculos flexores do membro estimulado. Ao mesmo tempo, alguns interneurônios medulares realizam sinapse inibitória com motoneurônios alfa, que inervam os músculos antagonistas do membro estimulado. Em virtude dessas sinapses na medula espinal, o membro é flexionado e afastado do estímulo doloroso (Figura 14.19).

Além da resposta reflexa observada no membro estimulado durante o reflexo de flexão, quando o estímulo doloroso é particularmente aplicado no membro inferior, nota-se o aparecimento de um reflexo extensor cruzado, que consiste em um reflexo postural importante para manter o equilíbrio quando se levanta um pé do chão (Figura 14.19). Assim, quando, por exemplo, o pé direito recebe um estímulo doloroso, reflexamente ocorrem flexão da perna direita e extensão da perna esquerda. Nessa situação, os músculos extensores relaxam na perna direita e contraem na perna esquerda para garantir a sustentação da perna esquerda. Enquanto isso, os músculos flexores contraem na perna direita e relaxam na perna esquerda.

Diferentemente dos reflexos de estiramento (patelar) e de flexão (retirada), que são reflexos medulares, o *reflexo pupilar* representa um tipo de reflexo craniano. O estímulo responsável pelo desencadeamento do reflexo pupilar é a luz que adentra um olho e estimula os fotorreceptores localizados na retina. As informações dos fotorreceptores são conduzidas por aferências até o tronco encefálico (mesencéfalo) por uma via polissináptica. As áreas mesencefálicas ativam eferências do sistema nervoso autônomo, que inervam o músculo liso ao redor das pupilas dos dois olhos. Por causa disso, reflexamente, observa-se constrição pupilar (diminuição do diâmetro) nos dois olhos.

MOVIMENTOS OCULARES

Os movimentos oculares são mais simples que os dos membros, os quais envolvem diferentes músculos e articulações. Os movimentos de cada olho são controlados por apenas três pares de músculos agonistas-antagonistas: retos lateral e medial; retos superior e inferior; e oblíquo superior e inferior.

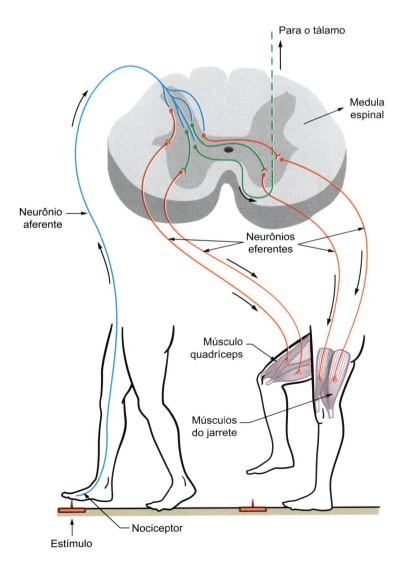

Figura 14.19 Reflexo de flexão e extensão cruzada (reflexo de retirada).

A função dos músculos retos lateral e medial é o movimento no eixo horizontal. Os músculos retos superior e inferior e oblíquo superior e inferior são responsáveis pelos movimentos nos eixos vertical e torcional.

Alguns tipos de movimentos oculares são importantes para estabilizar o mundo visual. Isso é fundamental, uma vez que a acuidade visual pode diminuir de maneira significativa quando o mundo visual se move ou se desliza pela retina. Os movimentos optocinéticos e vestíbulo-oculares funcionam conjuntamente e possibilitam estabilizar o mundo visual na retina, compensando os da cabeça ou do mundo externo ou de ambos. Esses movimentos também podem ocorrer mais raramente quando se confrontam movimentos de maior escala, como o de um trem passando ou durante a visão da correnteza de um rio. Por sua vez, os movimentos lentos dos olhos possibilitam que se siga o alvo visual de modo a fazer com que ele permaneça na fóvea, a qual constitui a área de maior acuidade visual da retina. Já os movimentos sacádicos visam a mover parte da cena visual para a fóvea para uma inspeção com mais detalhes.

Os movimentos oculares são controlados por circuitos especializados. Cada um dos movimentos oculares envolve um tipo de circuito. Os circuitos envolvem áreas corticais, do tronco encefálico e do cerebelo para controlar os movimentos dos olhos nos sentidos vertical e horizontal. Quando os movimentos oculares são voluntários, tais circuitos são usados pelo córtex para a sua ocorrência. Enquanto isso, os sinais sensoriais também podem se utilizar desses circuitos para iniciar movimentos oculares reflexos. A seguir, serão descritos com mais detalhes cada um dos movimentos oculares.

Tipos de movimentos oculares

Reflexo vestíbulo-ocular

Os movimentos vestíbulo-oculares são observados ao se manter o olhar fixo em um objeto, enquanto a cabeça se move de um lado para o outro. Os olhos compensarão o movimento da cabeça automaticamente, mexendo-se com a mesma velocidade, mas na direção oposta, e mantendo a imagem do objeto aproximadamente na mesma região da retina. O sistema vestibular detecta as variações transitórias da posição da cabeça e produz os movimentos oculares rápidos e corretivos. Contudo, durante movimentos ou rotação persistente da cabeça, o sistema vestibular mostra-se insensível para contrabalancear os movimentos da cabeça. Além disso, se ocorre rotação contínua da cabeça com os olhos fechados ou no escuro, os movimentos vestíbulo-oculares compensatórios cessam em 30 s de rotação. Tal fato não acontece se os olhos permanecerem abertos. Nesse caso, o mecanismo compensatório não depende do sistema vestibular, e sim de outro sistema que indica o movimento do campo visual (reflexo optocinético).

Reflexo optocinético

Os movimentos optocinéticos representam o segundo mecanismo pelo qual o sistema nervoso estabiliza a cena visual na retina. O reflexo optocinético é ativado por movimentos da cena visual na retina, detectados pelas células ganglionares da retina e sensíveis ao movimento. Ocorre um exemplo desse reflexo quando se está sentado dentro de um trem e o trem que se encontra no trilho ao lado começa a se mover. Isso provoca a rotação dos olhos para manter a imagem do vagão adjacente estável. Tal efeito causa a sensação na pessoa sentada no trem de que ela está se mexendo, quando, na realidade, é o trem ao lado que está se movimentando. Quando os movimentos

de cabeça são lentos, o reflexo optocinético mostra-se particularmente importante, visto que o reflexo vestíbulo-ocular se mostra insensível nessa situação.

Movimentos sacádicos

Animais e humanos apresentam a habilidade de movimentar os olhos com relação ao ambiente externo, para que objetos importantes possam ser focalizados na fóvea e examinados em detalhe, pois essa é a região da retina com mais alta resolução. Existem dois tipos de movimentos oculares que possibilitam essa capacidade: os movimentos sacádicos e os de rastreio.

Os movimentos sacádicos são aqueles que fazem com que determinada região do mundo visual seja colocada no campo da fóvea – por exemplo, quando se realiza a leitura de um texto, vários movimentos sacádicos são realizados para colocar as palavras sucessivas na fóvea a fim de que possam ser lidas. No entanto, os movimentos sacádicos também podem ser mais amplos quando, por exemplo, se examina uma sala. Os movimentos sacádicos são extremamente rápidos e podem ser voluntários ou reflexos. De modo geral, ocorrem em resposta a alvos visuais, porém podem ser feitos na direção de estímulos sensoriais, na direção de estímulos visuais, de alvos memorizados ou em ambientes escuros. É interessante notar que o processamento visual parece ser suprimido pouco antes e durante os movimentos sacádicos na via visual magnocelular relacionada com o movimento visual. Isso ocorre, provavelmente, para evitar a sensação de movimentos súbitos e rápidos do mundo visual que ocorreriam durante os movimentos sacádicos se não houvesse essa supressão.

Movimentos lentos de rastreio

Esses movimentos possibilitam manter um objeto estável na fóvea, independentemente de seu movimento, depois que os movimentos sacádicos o focalizaram na fóvea. Isso possibilita que um objeto seja mantido focalizado de forma prolongada e contínua mesmo estando em movimento. Um exemplo disso ocorre quando se move um dedo para a frente e para trás sobre as linhas de um texto e o dedo permanece focalizado, mas as letras do texto ficam inelegíveis conforme deslizam pela retina. No entanto, quando o alvo em movimento é pequeno, os movimentos lentos de rastreio requerem a supressão do reflexo optocinético.

Nistagmo

Consiste em movimentos oculares oscilatórios ou rítmicos nos quais existe uma fase rápida e uma fase lenta. Ele ocorre quando há um prolongamento do estímulo do reflexo vestíbulo-ocular ou do reflexo optocinético, por exemplo quando um indivíduo fica se virando para uma direção, e esses reflexos fazem com que ocorra a rotação dos olhos no sentido contrário com o objetivo de manter a imagem estável na retina. Se o estímulo se prolongar, os olhos alcançarão um limite, o que impossibilitará a compensação, e a imagem começará a deslizar na retina. Com o intuito de impedir que isso aconteça, o movimento sacádico dos olhos na direção oposta voltará a reajustar a imagem na retina. Assim, o reflexo optocinético e o vestíbulo-ocular começarão novamente. A alternância de movimentos lentos e rápidos em direções opostas caracteriza o nistagmo.

Além da condição fisiológica, é importante ressaltar que o nistagmo é observado após lesões do nervo vestibulococlear (VIII par de nervos cranianos) ou dos núcleos vestibulares.

Vergência

Os movimentos de vergência possibilitam o alinhamento das fóveas de ambos os olhos em alvos localizados a diferentes distâncias do observador. É fundamental para manter a visão binocular sem a ocorrência de visão dupla (diplopia). Podem ocorrer, por exemplo, ao deslocar o olhar abruptamente de um objeto próximo para outro localizado mais distante. Diferentemente de outros movimentos oculares nos quais os dois olhos se movem na mesma direção (movimentos conjugados), os de vergência não são conjugados. Envolvem convergência ou divergência das linhas de visão de cada olho para possibilitar a visão de um objeto que esteja mais próximo ou mais distante.

BIBLIOGRAFIA

Allam MF, Del Castillo AS, Navajas RF. Parkinson's disease risk factors: genetic, environmental, or both? Neurol Res. 2005;27(2):206-8.

Cordato DJ, Chan DK. Genetics and Parkinson's disease. J Clin Neurosci. 2004;11(2):119-23.

Georgopoulos AP, Kalaska JF, Caminiti R, Massey JT. On the relations between the direction of two-dimensional arm movements and cell discharge in primate motor cortex. J Neurosci. 1982;2(11):1527-37.

Glass M, Dragunow M, Faull RL. The pattern of neurodegeneration in Huntington's disease: a comparative study of cannabinoid, dopamine, adenosine and GABA(A) receptor alterations in the human basal ganglia in Huntington's disease. Neuroscience. 2000;97(3):505-19.

Hansen JT, Koeppen BM. Atlas de fisiologia humana de Netter. Porto Alegre: Artmed; 2003.

Kandel ER, Schwartz JH, Jessell TM. Fundamentos da neurociência e do comportamento. Rio de Janeiro: Guanabara Koogan; 2000.

Kandel ER, Schwartz JH, Jessell TM. Principles of neural science. 5. ed. New York: McGraw-Hill; 2012.

Kaufman MT, Churchland MM, Ryu SI, Shenoy KV. Cortical activity in the null space: permitting preparation without movement. Nat Neurosci. 2014;17(3):440-8.

Koeppen BM, Stanton BA. Berne & Levy fisiologia. 6. ed. Rio de Janeiro: Elsevier; 2009. p. 157-99.

Lent R. Cem bilhões de neurônios? 2. ed. São Paulo: Atheneu; 2010.

Machado ABM. Neuroanatomia funcional. 2. ed. São Paulo: Atheneu; 2005.

Nathan PW, Smith MC, Deacon P. The corticospinal tracts in man. Brain. 1990;113:303-24.

Picillo M, Nicoletti A, Fetoni Garavaglia B, Barone P, Pellecchia MT. The relevance of gender in Parkinson's disease: a review. J Neurol. 2017;264(8):1583-607.

Purves D, Augustine GJ, Fitzpatrick D, et al. Neurociências. 4. ed. Porto Alegre: Artmed; 2010. p. 499.

Roberts R. Genomics and cardiac arrhythmias. J Am Coll Cardiol. 2006; 47(1):9-21.

Shannon KM. Hemiballismus. Curr Treat Options Neurol. 2005; 7(3):203-10.

Silverton DU. Fisiologia humana: uma abordagem integrada. 5. ed. Porto Alegre: Artmed; 2010.

Stanfield CL. Fisiologia humana. São Paulo: Pearson Education do Brasil; 2013.

Warner TT, Schapira AH. Genetic and environmental factors in the cause of Parkinson's disease. Ann Neurol. 2003; 53(Suppl 3):S16-23.

15
Sistema Nervoso Autônomo ou Neurovegetativo

Monica Akemi Sato

Introdução, 160

Sistema nervoso autônomo, 161

Características gerais, 161

Ações, 169

Controle central da função autonômica, 169

Controle hipotalâmico, 173

Manifestações neurovegetativas, 173

Bibliografia, 176

INTRODUÇÃO

O funcionamento celular e do organismo depende da manutenção da constância do meio interno. Tal conceito, estabelecido por Claude Bernard, denominado homeostasia, é garantido pelos diferentes sistemas do organismo que atuam conjuntamente para possibilitar a conservação das características ideais do meio interno. O sistema nervoso tem importância fundamental na manutenção da constância do meio interno, visto que uma das suas principais funções consiste em coordenar o funcionamento dos diversos sistemas do organismo. Por esse motivo, as variáveis cardiovasculares, respiratórias, renais, metabólicas e outras são continuamente ajustadas pelo sistema nervoso, visando à manutenção da constância do meio interno.

No entanto, a manutenção da homeostasia em animais e humanos consiste em um desafio extra, pois o nível de atividade não é estável ao longo do tempo e, consequentemente, haverá a necessidade de adequação do meio interno. Assim, os ajustes neurovegetativos têm como objetivo atender às necessidades metabólicas de determinado tecido ou visam a garantir a estabilidade do meio interno.

O sistema neurovegetativo é responsável por regular os ajustes cardiovasculares, respiratórios, gastrintestinais e endócrinos, entre outros, os quais podem, inclusive, ser antecipatórios a mudanças no meio ambiente. É classicamente conhecido que o aumento do fluxo sanguíneo muscular precede o aumento da atividade metabólica muscular durante a marcha. De modo similar, observa-se um aumento do peristaltismo gastrintestinal antes da ingestão de alimentos.

Todavia, os ajustes neurovegetativos estão muitas vezes integrados a respostas comportamentais, com o intuito de garantir a regulação homeostática. Um exemplo disso ocorre durante a situação de privação hídrica, em que há ajustes neurovegetativos (cardiovasculares, renais e endócrinos) para regular a osmolaridade dos líquidos corporais com o objetivo de manter níveis fisiológicos. No entanto, tais ajustes não são totalmente suficientes para restabelecer a constância do meio interno. Com isso, adicionalmente torna-se necessária a ativação do comportamento de busca de água, que fará com que o humano ou o animal se locomova, explore o meio e inicie a ingestão de água.

O sistema neurovegetativo participará da manutenção da constância do meio interno, atuando na regulação das células do músculo liso visceral, do músculo cardíaco, do tecido glandular, do tecido linfoide e, inclusive, nas musculaturas respiratória e esquelética dos membros. Tal regulação será mediada pelos sistemas nervoso autônomo, neuroendócrino e respiratório. Neste capítulo, será abordada a importância do sistema nervoso autônomo na manutenção da homeostasia.

SISTEMA NERVOSO AUTÔNOMO

O sistema nervoso autônomo integra a porção eferente do sistema nervoso periférico e, apesar de sua denominação, não apresenta independência do restante do sistema nervoso, sendo, de fato, profundamente influenciado pelo sistema nervoso central (SNC). Está envolvido com o controle neurovegetativo de modo involuntário e é responsável por modular funções de órgãos viscerais e alguns tipos de glândulas.

Anatomicamente, o sistema nervoso autônomo divide-se em simpático e parassimpático. O termo "simpático" origina-se do grego antigo *sympatheia*, que significa "harmonia, solidariedade", e foi atribuído pelos anatomistas inicialmente como o sistema responsável por estabelecer a harmonia entre os órgãos. O parassimpático recebeu este nome por ser considerado cooperador ou paralelo com relação ao simpático. Em 1898, Langley, um fisiologista da University of Cambridge, cunhou o termo sistema nervoso autônomo e identificou três componentes separados: o simpático, o parassimpático e o entérico. No século 19, acreditava-se que o simpático e o parassimpático não precisassem do SNC para funcionar, com exceção dos neurônios que originam suas fibras periféricas. Atualmente, sabe-se que esses sistemas não têm autonomia e suas atividades são geradas em circuitos do SNC, ou ao menos estreitamente supervisionadas por ele nas exceções em que redes periféricas produzem algumas funções relativamente simples, como no sistema nervoso entérico. Ainda naquele século, o fisiologista Walter B. Cannon (1871-1945) realizou as primeiras descrições sobre os efeitos da ativação do simpático e do parassimpático no organismo. Segundo o pesquisador, o simpático seria acionado pelo SNC em situações de alerta, ou seja, de luta e fuga. Ao contrário, em condições de repouso, o parassimpático teria ação predominante. Tais conceitos iniciais levaram à generalização de que os sistemas simpático e parassimpático sempre realizam ações opostas sobre os diferentes órgãos. Todavia, ao longo deste capítulo será possível perceber que nem sempre os dois sistemas exercem ações contrárias. Alguns órgãos são inervados exclusivamente pelo simpático e, por sua vez, o simpático e o parassimpático podem exercer ações similares em determinados tecidos. Além disso, vale lembrar que o sistema simpático não é unicamente ativado em situações de alerta, nem o parassimpático teria sua atividade predominante apenas no repouso. Ambos os sistemas (simpático e parassimpático) são utilizados pelo SNC para sinergicamente controlar diferentes funções vegetativas. Por isso, o sistema nervoso autônomo tem importância fundamental na manutenção da homeostasia. Considerando-se que o sistema nervoso autônomo inerva células cardíacas, músculos lisos e várias glândulas exócrinas e endócrinas, consequentemente a maioria dos sistemas do organismo é influenciada por esse sistema. As regulações cardiovascular e gastrintestinal, a contração e o relaxamento da bexiga urinária e o termorregulação etc. são algumas das funções homeostáticas moduladas pelo sistema nervoso autônomo.

CARACTERÍSTICAS GERAIS

As divisões simpática e parassimpática do sistema nervoso autônomo apresentam algumas características em comum:

- Ambos os sistemas apresentam uma via composta por dois neurônios. O primeiro neurônio, denominado pré-ganglionar, tem o corpo celular situado no SNC, e seus botões terminais realizam sinapse dentro de um gânglio com um segundo neurônio chamado pós-ganglionar. Assim, o neurônio pós-ganglionar tem seu corpo celular situado dentro do gânglio autonômico, e seus botões terminais realizam sinapse com as células dos órgãos viscerais ou com certas células glandulares. A Figura 15.1 mostra as diferenças dos neurônios do sistema nervoso autônomo com relação ao sistema somático

- Os órgãos-alvo do sistema nervoso autônomo, como as fibras musculares lisas viscerais, as células cardíacas e as glandulares, apresentam atividade espontânea, independentemente da ação do sistema nervoso autônomo. Por isso, a inervação autonômica acaba por exercer ação modulatória na atividade espontânea. Tal modulação pode ser excitatória quando aumenta a atividade espontânea existente nas células do tecido-alvo ou inibitória quando reduz a atividade espontânea. Por sua vez, a inervação autonômica pode apresentar atividade tônica, ou seja, os neurônios pós-ganglionares terem liberação contínua de mediadores químicos determinados por potenciais de ação que ocorrem regularmente. Assim, os efeitos excitatórios ou inibitórios permanecem, mantendo-se o chamado tônus. Determinados órgãos que têm tanto a inervação simpática quanto a parassimpática podem sofrer influência tônica de ambos os sistemas. Contudo, vale salientar também que a atividade de um órgão-alvo pode aumentar pelo incremento do tônus excitatório, pela redução do tônus inibitório ou, ainda, por uma combinação de ambas as ações.

Sistema simpático

Nos mamíferos, os neurônios pré-ganglionares simpáticos têm sua origem toracolombar, mais especificamente entre os segmentos T1 e L3 da medula espinal (Figura 15.2).

Os corpos celulares dos neurônios pré-ganglionares simpáticos localizam-se na região intermédio-lateral da substância cinzenta da medula espinal. Os axônios desses neurônios emergem pela raiz ventral da medula bilateralmente em direção aos gânglios autonômicos para realizar sinapse com os neurônios pós-ganglionares simpáticos, que inervarão as células dos órgãos viscerais e de determinadas células glandulares (Figura 15.2). Os gânglios simpáticos podem estar situados bilateralmente e em paralelo à medula espinal, constituindo a chamada cadeia paravertebral ou, ainda, localizados mais distantes da medula espinal, formando os chamados gânglios pré-vertebrais (p. ex., gânglio mesentérico superior, gânglio celíaco, gânglio cervical superior; Figura 15.2). Os neurônios pré-ganglionares simpáticos, no entanto, são curtos, enquanto os neurônios pós-ganglionares simpáticos, mais longos. Apesar disso, a razão de neurônios pré-ganglionares simpáticos com relação aos neurônios pós-ganglionares chega a ser de 1:20 (Tabela 15.1).

Os neurônios pré-ganglionares, ao dispararem o potencial de ação, possibilitam que os botões terminais destes liberem acetilcolina na sinapse com os neurônios pós-ganglionares

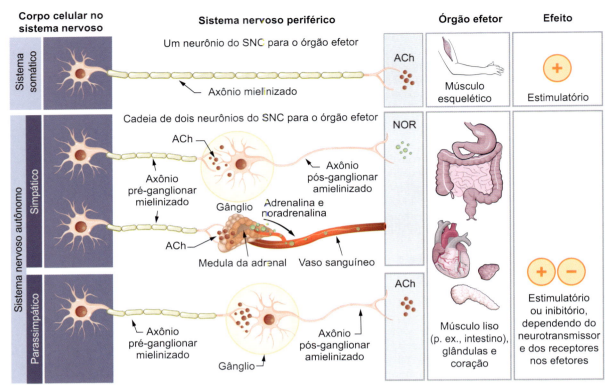

Figura 15.1 Diferenças na organização neuronal dos sistemas somático e nervoso simpático e parassimpático.

simpáticos, nos quais se encontram os receptores nicotínicos (N2). Os neurônios pós-ganglionares simpáticos, por sua vez, ao terem seus receptores nicotínicos estimulados e dispararem potencial de ação, fazem com que seus botões terminais liberem noradrenalina na sinapse com as células dos órgãos viscerais, nas quais a noradrenalina se ligará a receptores adrenérgicos (alfa ou beta) (Figura 15.3). Entretanto, em algumas sinapses, os neurônios pós-ganglionares simpáticos podem vir a liberar acetilcolina, mais especificamente sobre as glândulas sudoríparas (ver Figura 15.2).

Uma exceção no sistema simpático é observada na inervação que ocorre nas glândulas adrenais, inervadas por neurônios pré-ganglionares simpáticos que partem da medula espinal e liberam acetilcolina sobre as células cromafins da medula da adrenal. Quando a acetilcolina se liga aos receptores nicotínicos presentes na membrana das células cromafins, estas são estimuladas a liberar noradrenalina ou adrenalina, lançadas na corrente sanguínea (Figura 15.3). Estudos em ratos indicam que existem células cromafins da medula da adrenal que sintetizam noradrenalina, enquanto outras delas sintetizam adrenalina; e a ativação destas diferentes células para promover a liberação de noradrenalina ou adrenalina pode ser regulada por neurônios existentes na região rostroventrolateral do bulbo.

Vale ressaltar que existem órgãos inervados exclusivamente pelo sistema simpático, como rins, glândulas adrenais, vasos sanguíneos (viscerais, da pele, mucosas e da musculatura esquelética) e glândulas sudoríparas. Por isso, o controle de tais órgãos não sofre influência do sistema parassimpático, sendo modulados apenas pelo aumento ou pela inibição da atividade do simpático.

Sistema parassimpático

Nos mamíferos, os neurônios pré-ganglionares parassimpáticos têm origem craniossacral. Isso porque alguns deles partem de diferentes núcleos no tronco encefálico e outros têm sua origem no segmento sacral (S2-S4) da medula espinal (Figura 15.4).

Os corpos celulares dos neurônios pré-ganglionares parassimpáticos localizam-se na região intermédio-lateral da substância cinzenta da medula espinal. Os axônios desses neurônios emergem pela raiz ventral da medula bilateralmente em direção aos gânglios autonômicos para realizar sinapse com os neurônios pós-ganglionares parassimpáticos, que inervarão as células dos órgãos viscerais e de determinadas células glandulares (Figura 15.4). Os gânglios parassimpáticos podem estar situados bilateralmente com relação à medula espinal, porém alguns deles estão localizados bem próximo dos órgãos viscerais ou na própria parede de alguns órgãos (Figura 15.4). Os neurônios pré-ganglionares parassimpáticos, contudo, são longos. Enquanto isso, os neurônios pós-ganglionares parassimpáticos são mais curtos. Apesar disso, a razão de neurônios pré-ganglionares simpáticos com relação aos neurônios pós-ganglionares chega a ser de 1:3 (Tabela 15.1).

Quando os neurônios pré-ganglionares disparam o potencial de ação, consequentemente os botões terminais destes liberam acetilcolina na sinapse com os neurônios pós-ganglionares parassimpáticos, nos quais se situam os receptores nicotínicos (N2). Os neurônios pós-ganglionares parassimpáticos, por sua vez, quando têm seus receptores nicotínicos estimulados e disparam potencial de ação, fazem com que seus botões terminais liberem acetilcolina na sinapse com as células dos

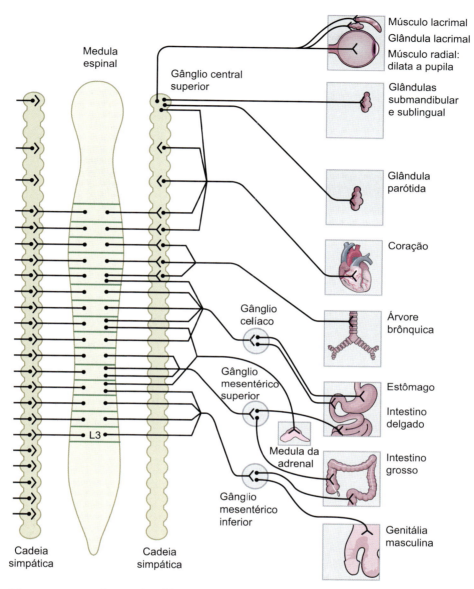

Figura 15.2 Origem do sistema nervoso autônomo simpático nos segmentos toracolombares da medula espinal e inervações do simpático nos órgãos viscerais e tecidos glandulares. Adaptada de Constanzo (2004).

Tabela 15.1 Diferenças entre os sistemas simpático e parassimpático.

Sistema simpático	Sistema parassimpático
Origina-se nos segmentos toracolombares da medula espinal (T1-L3)	Origina-se no tronco encefálico (nervos cranianos III, VII, IX e X) e de segmentos sacrais da medula espinal (S2-S3)
Gânglio localizado na cadeia simpática paravertebral ou em gânglios colaterais	Gânglio está localizado próximo ou na parede do órgão efetor
Fibras pré-ganglionares curtas e fibras pós-ganglionares longas	Fibras pré-ganglionares longas e fibras pós-ganglionares curtas
A razão de fibras pré-ganglionares para fibras pós-ganglionares é de 1:20	A razão de fibras pré-ganglionares para fibras pós-ganglionares é de 1:3
O neurotransmissor primário dos neurônios pós-ganglionares simpáticos é a noradrenalina	O neurotransmissor primário dos neurônios pós-ganglionares simpáticos é a acetilcolina
Predomínio de atividade em situações de estresse, luta e fuga e exercício	Predomínio de atividade em situações de repouso, sono e digestão

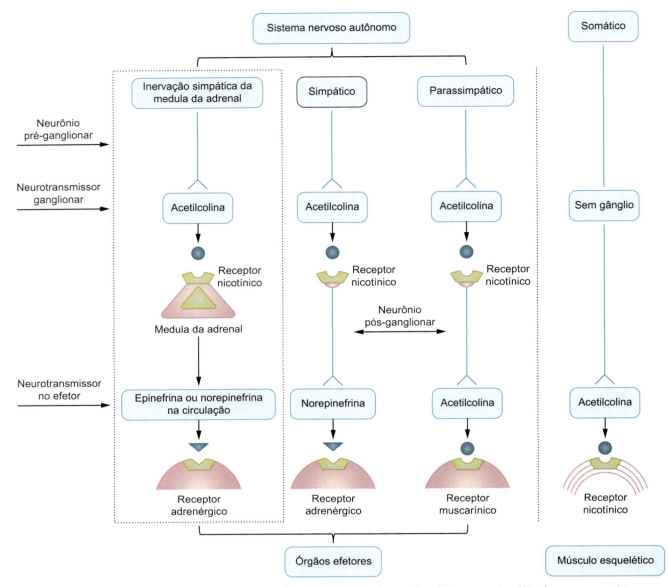

Figura 15.3 Neurotransmissores e receptores presentes no sistema nervoso autônomo simpático e parassimpático, bem como no sistema somático. Destaque à *esquerda* (quadro com linhas pontilhadas), com relação à inervação simpática na medula da adrenal.

órgãos viscerais, nas quais a acetilcolina se ligará a receptores muscarínicos (ver Figura 15.3).

Síntese e degradação de acetilcolina

A molécula de acetilcolina, presente nas sinapses existentes no sistema simpático e parassimpático, é sintetizada em uma reação catalisada pela enzima colina acetiltransferase, a partir de dois precursores: o grupamento acetil (doado pela acetil-CoA) e a molécula de colina (Figura 15.5).

Após a liberação da acetilcolina nas fendas sinápticas, o tempo de vida da acetilcolina, no entanto, apresenta-se extremamente curto, uma vez que é rapidamente degradada pela enzima acetilcolinesterase (AchE), que vem gerar os produtos colina e ácido acético (Figura 15.6). Técnicas biofísicas demonstraram que a hidrólise da acetilcolina pela AchE é menor que 1 milissegundo. Quase 90% da acetilcolina liberada na fenda sináptica pode ser hidrolisada antes de atingir a membrana pós-sináptica. O ácido acético resultante da degradação da acetilcolina pela AchE é rapidamente recaptado para diversas vias bioquímicas no interior do citoplasma, e a colina é recaptada para a terminação nervosa para ser utilizada novamente na síntese de acetilcolina.

Síntese e degradação de noradrenalina

A noradrenalina liberada pelos terminais dos neurônios pós-ganglionares simpáticos é produzida em uma cascata a partir do aminoácido tirosina. Este precursor sofre a ação da enzima tirosina hidroxilase, dando origem à molécula de DOPA. A seguir, a enzima DOPA descarboxilase fará com que a molécula de DOPA perca um grupamento carboxila, originando a molécula de dopamina. Por sua vez, a dopamina receberá uma hidroxila no carbono beta a partir da ação da enzima dopamina beta-hidroxilase, dando origem à molécula de noradrenalina. Quando a noradrenalina vem a sofrer a ação de outra enzima denominada feniletanolamina-N-metiltransferase (PNMT), pode-se originar, enfim, a molécula de adrenalina (Figura 15.7).

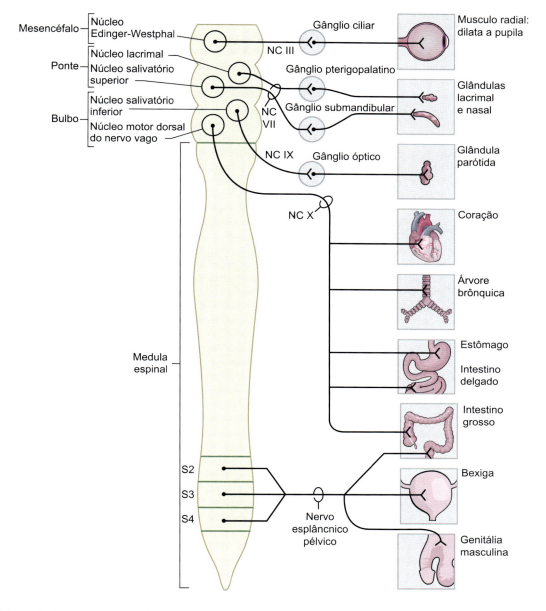

Figura 15.4 Origem do sistema nervoso autônomo parassimpático nos núcleos do tronco encefálico e segmentos sacrais da medula espinal e inervações do parassimpático nos órgãos viscerais e tecidos glandulares. Adaptada de Constanzo (2004).

Figura 15.5 Processo de síntese de acetilcolina a partir dos precursores colina e acetato quando há a enzima colina acetiltransferase.

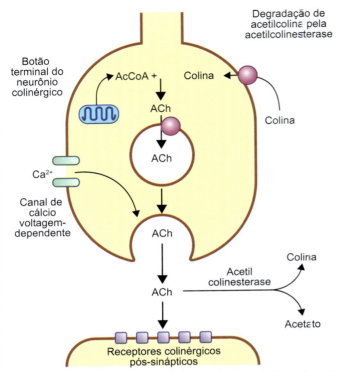

Após a liberação de noradrenalina na fenda sináptica, a noradrenalina, além de se ligar aos receptores adrenérgicos, pode sofrer degradação na própria fenda sináptica pela enzima catecol-o-metiltransferase (COMT). Além disso, a noradrenalina pode sofrer recaptação com o auxílio de um carreador para o botão terminal do neurônio pós-ganglionar simpático. No citoplasma do botão terminal do neurônio simpático, a noradrenalina recaptada pode sofrer ação da enzima monoaminoxidase (MAO; Figura 15.8).

Receptores colinérgicos

Os receptores nos quais a acetilcolina se liga são denominados receptores colinérgicos. Existem dois tipos de receptores de acetilcolina: os nicotínicos e os muscarínicos. Dale (1914) observou que os ésteres da colina produziam respostas similares às da nicotina e da muscarina e sugeriu que a acetilcolina seria um mediador do sistema nervoso autônomo. Afirmou, ainda, que esta teria ações duplas (nicotínica e muscarínica). Os receptores nicotínicos foram assim nomeados pelo fato de a acetilcolina se ligar aos mesmos receptores que a nicotina, obtida de um arbusto, provocando os mesmos efeitos fisiológicos. Contudo, os receptores muscarínicos foram denominados dessa maneira porque a acetilcolina também é capaz de se ligar nos mesmos receptores da muscarina existentes nas

Figura 15.6 Degradação da acetilcolina na fenda sináptica pela enzima acetilcolinesterase.

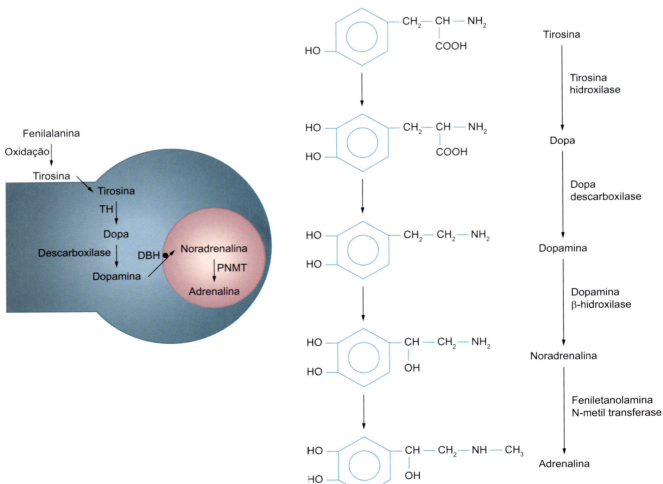

Figura 15.7 Cascata de síntese de noradrenalina e adrenalina a partir do aminoácido tirosina. DBH: dopamina beta-hidroxilase, PNMT: feniletanolamina N-metiltransferase.

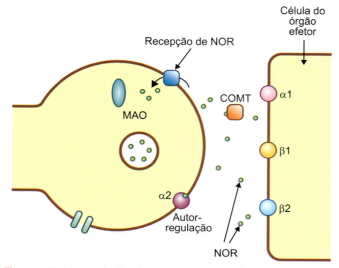

Figura 15.8 Degradação de noradrenalina pelas enzimas catecol-o-metil-transferase na fenda sináptica e na monoaminoxidase no citoplasma do botão terminal do neurônio pós-ganglionar simpático. NOR: noradrenalina; MAO: monoaminoxidase; COMT: catecol-o-metiltransferase.

células dos órgãos viscerais e tecidos glandulares, promovendo efeitos semelhantes. A muscarina é uma substância extraída do cogumelo *Amanita muscaria*.

Os receptores nicotínicos são ionotrópicos, ou seja, estão acoplados a canais iônicos. São conhecidos dois subtipos de receptores de acetilcolina: N1 e N2. No entanto, somente os receptores N2 estão presentes no sistema nervoso autônomo, mais especificamente na membrana dos neurônios pós-ganglionares simpáticos e parassimpáticos. Os receptores N1 estão presentes no sistema somático, mais especificamente nas fibras musculares esqueléticas, nas quais a acetilcolina liberada de motoneurônios provenientes da medula espinal se ligará. Os receptores nicotínicos são proteínas pentaméricas constituídas por, pelo menos, duas subunidades distintas, mas homólogas. Cada subunidade apresenta múltiplos domínios transmembrana, e as subunidades individuais circundam um canal interno. A ativação dos receptores nicotínicos causa rápido aumento na permeabilidade celular ao Na^+ e K^+, levando à despolarização e à excitação (Figura 15.9).

Os receptores muscarínicos são metabotrópicos, ou seja, estão acoplados à proteína G, levando a alterações intracelulares via segundos mensageiros. Até o momento, são conhecidos cinco subtipos de receptores muscarínicos, detectados por clonagem molecular: M1, M2, M3, M4 e M5. Os receptores muscarínicos apresentam sete domínios transmembrana, cuja terceira alça citoplasmática é acoplada a proteínas G que sinalizarão os segundos mensageiros do meio intracelular. Os receptores M1, M3 e M5 estão acoplados à proteína Gq, que estimula a enzima fosfolipase C (PLC) da membrana plasmática. Consequentemente, levam ao aumento da produção de IP3 e DAG no citoplasma. O DAG ativará a proteinoquinase C, enquanto o IP3 eleva a concentração de cálcio no citosol ao estimular o receptor de IP3 na membrana do retículo endoplasmático, que constitui o estoque intracelular de cálcio. Os receptores M2 e M4 estão acoplados a proteínas Gi e Go. Por conseguinte, podem inibir a enzima adenilatociclase (AC) da membrana plasmática ou ativar canais de potássio da membrana, ou ainda inibir canais de cálcio dependentes de voltagem da membrana em alguns tipos celulares (Figura 15.10).

Receptores adrenérgicos

Localizam-se nas células dos órgãos viscerais e dos tecidos glandulares inervados pelo sistema simpático e são de dois tipos – alfa (α) e beta (β) –, ambos receptores metabotrópicos. Os receptores alfa-adrenérgicos do sistema nervoso autônomo exibem os subtipos $\alpha 1$ e $\alpha 2$, enquanto os receptores beta-adrenérgicos apresentam os subtipos $\beta 1$, $\beta 2$ e $\beta 3$.

Os receptores $alfa_1$-adrenérgicos estão acoplados à proteína Gq, a qual estimula a enzima fosfolipase C na membrana plasmática, levando ao aumento da produção de trifosfato de inositol (IP3) e diacilglicerol (DAG) dentro da célula. O trifosfato de inositol liga-se ao receptor IP3 da membrana

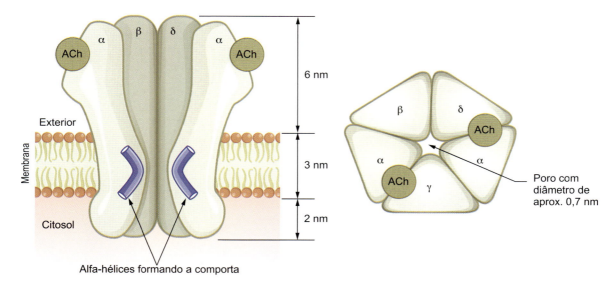

Figura 15.9 Receptor nicotínico para a acetilcolina. O receptor nicotínico está acoplado a um canal iônico (receptor ionotrópico). À direita, observam-se, em vista superior do complexo proteico, os receptores para a acetilcolina se ligar e a porção central do canal iônico para a passagem dos íons, quando há a abertura do canal.

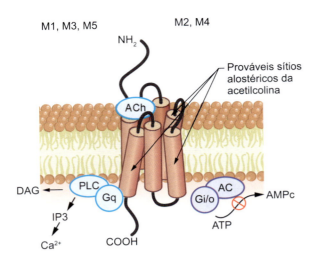

Figura 15.10 Receptores muscarínicos para acetilcolina acoplados à proteína G (receptores metabotrópicos). Os receptores dos subtipos M1, M3 e M5 estão acoplados à proteína Gq. Os receptores M2 e M4 estão acoplados à proteína Gi ou Go. PLC: fosfolipase C; IP3: trifosfato de inositol; DAG: diacilglicerol; AC: adenilato ciclase; ATP: adenosina trifosfato; AMPc: adenosina monofosfato cíclico.

intracelulares e canais iônicos, os quais promovem o consequente aparecimento de ações fisiológicas (Figura 15.11).

Os receptores alfa-2 adrenérgicos estão acoplados à proteína Gi ou Go e podem se localizar tanto em nível pós-sináptico nas células dos órgãos viscerais e células glandulares quanto em nível pré-sináptico na membrana dos terminais dos neurônios pós-ganglionares simpáticos, nos quais mediarão a inibição da liberação de neurotransmissores. Quando os receptores alfa-2 adrenérgicos são estimulados, a proteína Gi inibirá a enzima adenilatociclase, levando à diminuição na produção de cAMP no citoplasma. Consequentemente, a proteinoquinase A (PKA) não será estimulada, ocasionando o fechamento de canais de cálcio existentes na membrana plasmática. Os receptores alfa-2 adrenérgicos podem ainda ativar os canais de potássio controlados pelas proteínas Go, o que resulta em hiperpolarização da membrana plasmática. Os receptores alfa-2 adrenérgicos são ainda capazes de inibir os canais de cálcio dependentes de voltagem via proteínas Go (Figura 15.12).

Os receptores beta-adrenérgicos estão acoplados à proteína Gs, que estimulará a enzima adenilatociclase da membrana plasmática. Isso catalisará a conversão do ATP a cAMP no meio intracelular. Com isso, a PKA será estimulada, levando a efeitos distintos de acordo com a célula do tecido-alvo. Por exemplo, em células marca-passo do coração com receptores beta-1 adrenérgicos, a ativação da PKA promoverá a abertura de canais de cálcio da membrana plasmática, facilitando a despolarização. Por sua vez, em células miocárdicas que também têm receptores beta-1 adrenérgicos, a estimulação da PKA induzirá a abertura de canais de cálcio dependentes de voltagem da membrana do cardiomiócito, aumentando o influxo de cálcio. Este, por sua vez, estimulará os receptores de rianodina da membrana do retículo sarcoplasmático, promovendo uma saída maior de cálcio do retículo para aumentar a força contrátil. Ainda nas células miocárdicas, a ativação da PKA pode fosforilar a fosfolambam da membrana do retículo

do retículo sarcoplasmático ou endoplasmático, promovendo a saída de cálcio do retículo, que poderia, por exemplo, em células musculares lisas vasculares, levar ao aparecimento de contração muscular. Entretanto, o aumento da concentração intracelular de cálcio via ativação de receptores alfa-1 adrenérgicos do músculo liso gastrintestinal causa hiperpolarização e relaxamento pela abertura de canais de potássio dependentes de cálcio. O diacilglicerol, por sua vez, ativa a proteinoquinase C (PKC), em parte por sensibilizá-la ao cálcio, levando à fosforilação de uma série de proteínas

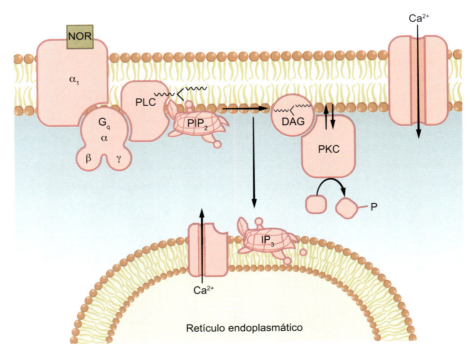

Figura 15.11 Receptores alfa-1 adrenérgicos para noradrenalina acoplados à proteína Gq (receptor metabotrópico). PLC: fosfolipase C; PIP$_2$: difosfato de inositol; IP$_3$: trifosfato de inositol; DAG: diacilglicerol; PKC: proteinoquinase C.

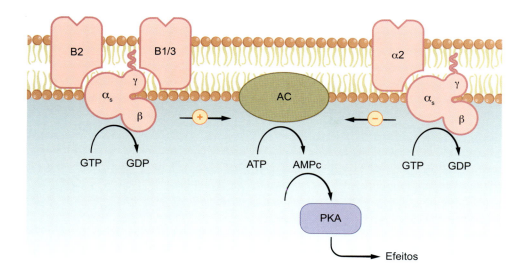

Figura 15.12 Receptores alfa-2 e beta-1, beta-2 e beta-3-adrenérgicos para noradrenalina acoplados à proteína Gs (receptor metabotrópico). Os receptores alfa$_2$-adrenérgicos inibem a proteína Gs. Os receptores beta-1, beta-2 e beta-3 adrenérgicos estimulam a proteína Gs. GDP: guanidina difosfato; GTP: guanidina trifosfato; AC: adenilatociclase; ATP: adenosina trifosfato; AMPc: adenosina monofosfato cíclico; PKA: proteinoquinase A.

sarcoplasmático, aumentando a receptação do cálcio citosólico para o retículo, a fim de acelerar o relaxamento do miócito (Figuras 15.12 e 15.13).

AÇÕES

O sistema nervoso autônomo ou neurovegetativo simpático mostra-se intensamente ativado em condições de estresse, luta e fuga, situações nas quais o simpático encontra-se com ação predominante com relação ao parassimpático nos órgãos viscerais e nas glândulas. No estresse, o sistema cardiovascular se ajustará, aumentando o fluxo sanguíneo para os vasos da musculatura esquelética, que apresentará vasodilatação. Enquanto isso, os vasos sanguíneos viscerais, a pele e as mucosas apresentarão vasoconstrição. No entanto, para que o fluxo sanguíneo aumente para a musculatura esquelética, o coração também precisará aumentar sua frequência cardíaca e sua força contrátil, o que contribui para a elevação da pressão arterial. Além disso, haverá aumento da frequência ventilatória e broncoconstrição, aumento de sudorese palmar e plantar, diminuição da salivação e aumento do diâmetro pupilar (midríase). Hormônios como o cortisol, a adrenalina e o glucagon têm maior secreção, enquanto a insulina apresenta secreção diminuída, visando, com isso, a aumentar os substratos energéticos do organismo. Órgãos que não se mostram essenciais no momento da luta ou fuga não são estimulados. Assim, há diminuição da motilidade gastrintestinal e das secreções digestivas, bem como da contração dos esfíncteres do trato gastrintestinal (ver Tabela 15.1).

Todavia, vale ressaltar que o simpático não é ativado apenas em condições de estresse, luta ou fuga, mas também apresentar aumento de atividade em situações como o exercício físico, muito embora se considere que o exercício seja capaz de provocar respostas características do estresse. A magnitude das alterações viscerais promovidas pelo simpático antes e durante a realização do exercício dependerá do tipo de exercício a ser realizado e variará conforme o grau de treinamento de cada indivíduo. Caracteristicamente, no exercício físico, o simpático provocará aumento do fluxo sanguíneo para a musculatura esquelética por vasodilatação muscular e diminuição do fluxo sanguíneo para órgãos viscerais por vasoconstrição visceral, além de aumento da frequência cardíaca (taquicardia) e força contrátil do coração, o que contribui para o aumento da pressão arterial. O metabolismo energético será estimulado por hormônios para garantir o fornecimento de ATP. Do mesmo modo, haverá aumento da frequência ventilatória.

Outra condição capaz de levar ao aumento da atividade simpática seria durante o jejum prolongado com efeito hipoglicemiante. Nessa situação, considerada estressante, haverá liberação de cortisol, glucagon e adrenalina, a fim de promover efeito hiperglicemiante, além de ser estimulado um quadro metabólico de catabolismo para o fornecimento de ATP para as células.

Por sua vez, no repouso, no sono e na digestão, predomina a atividade do parassimpático com relação ao simpático sobre as células dos órgãos viscerais e tecidos glandulares. Durante a digestão, o parassimpático provocará o aumento da produção de secreções digestivas, o aumento da motilidade gastrintestinal e a secreção de insulina. No sono e no repouso, observa-se a diminuição das frequências cardíaca e respiratória, podendo até mesmo haver certa broncoconstrição, miose e diminuição da sudorese palmar e plantar (Tabela 15.2).

CONTROLE CENTRAL DA FUNÇÃO AUTONÔMICA

Os neurônios pré-ganglionares do sistema nervoso autônomo são controlados por vias centrais que fazem sinapse nesses neurônios. As vias que exercem influência nos neurônios autonômicos são as reflexas da medula espinal ou do tronco encefálico, bem como os sistemas descendentes que se originam em níveis mais rostrais do sistema nervoso, como o hipotálamo.

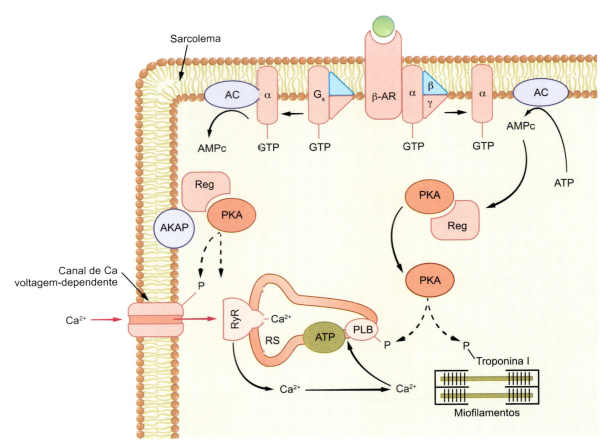

Figura 15.13 Receptores beta-1 adrenérgicos para noradrenalina em células miocárdicas. β-AR: receptor beta-adrenérgico; GTP: guanidina trifosfato; cAMP: adenosina monofosfato cíclico; AKAP: proteína adaptadora da quinase A; PKA: proteinoquinase A; RyR: receptor de rianodina; PLB: fosfolambam; RS: retículo sarcoplasmático.

Tabela 15.2 Respostas de órgãos efetores/tecidos à ativação do sistema nervoso autônomo.

Órgão/tecido	Sistema parassimpático		Sistema simpático	
	Receptor	Resposta do efetor	Receptor	Resposta do efetor
Coração				
Nó sinoatrial	M2 >> M3	Diminui frequência cardíaca	β1 >> β2	Aumenta frequência cardíaca
Músculo atrial	M2 >> M3	Diminui contratilidade	β1 >> β2	Aumenta contratilidade
Nó atrioventrocular	M2 >> M3	Diminui velocidade de condução	β1 >> β2	Aumenta velocidade de condução
Sistema His-Purkinje	M2 >> M3	Diminui velocidade de condução	β1 >> β2	Aumenta velocidade de condução
Músculo ventricular	M2 >> M3	Diminui contratilidade	β1 >> β2	Aumenta contratilidade
Sistema respiratório				
Traqueia, músculo liso brônquico	M2 = M3	Contração	β2	Relaxamento
Glândulas brônquicas	M3, M2	Aumento de secreção	α1	Aumento de secreções
			β2	Diminui secreções
Glândulas nasofaríngeas	M3, M2	Aumento de secreção		
Artérias e arteríolas				
Pele e mucosas			α1, α2	Vasoconstrição
Viscerais	M3	Formação de óxido nítrico (NO) e vasodilatação	α1	Vasoconstrição
Músculo esquelético			β2	Vasodilatação
Renal			α1, α2	Vasoconstrição
			β2	Vasodilatação

(continua)

Tabela 15.2 (*Continuação*) Respostas de órgãos efetores/tecidos à ativação do sistema nervoso autônomo.

Órgão/tecido	Sistema parassimpático		Sistema simpático	
	Receptor	Resposta do efetor	Receptor	Resposta do efetor
Cerebral	M1 M2 M5	Vasoconstrição Vasodilatação Ativação da NO sintetase	$\alpha1$	Modesta vasoconstrição
Coronária	M3	Formação de NO, vasodilatação	$\alpha1, \alpha2$ $\beta2$	Vasoconstrição Vasodilatação
Pulmonar			$\alpha1$ $\beta2$	Vasoconstrição Vasodilatação
Veias			$\alpha1, \alpha2$ $\beta2$	Vasoconstrição Vasodilatação
Olhos				
Músculo radial da íris			$\alpha1$	Contração (midríase)
Músculo do esfíncter da íris	M3, M2	Contração (miose)		
Músculo circular	M3, M2	Contração para visão próxima	β	Relaxamento para visão a distância
Epitélio ciliar			$\beta2$	Secreção de humor aquoso
Glândulas lacrimais	M3, M2	Secreção	β	Produção de lágrimas dependente de ação da adrenalina circulante*
Estômago e intestino				
Músculo liso	M2 = M3	Aumento de motilidade e tônus	$\alpha1, \alpha2, \beta2$	Diminuição de motilidade e tônus
Esfíncter	M3, M2		$\alpha1$	Contração
Glândulas digestivas	M3, M2		$\alpha2$	Diminuição de secreções
Pâncreas				
Células acinares	M3, M1	Aumento da secreção de amilase		
Ilhotas (células β)	M3	Aumento da secreção de insulina	$\alpha2$	Diminuição da secreção de insulina
Ducto	M3, M2	Aumento da secreção de bicarbonato		
Glândulas salivares	M3, M2	Secreção de saliva aquosa	$\alpha1, \beta$	Secreção de saliva viscosa e esbranquiçada
Vesícula biliar	M	Contração	$\beta2$	Relaxamento
Fígado			$\alpha1, \beta2$	Glicogenólise e gliconeogênese
Baço			$\alpha1$ $\beta2$	Contração Relaxamento
Rins			$\beta1$	Aumento da liberação de renina
Trato geniturinário				
Músculo detrusor	M3>M2	Contração	$\beta2$	Relaxamento
Esfíncter interno da bexiga	M3>M2	Relaxamento	$\alpha1$	Contração
Ureter	M	Aumento de motilidade e tônus (?)	$\alpha1$	Aumento de motilidade e tônus
Útero	M	Variável	$\alpha1$ $\beta2$	Na gravidez: contração Fora da gravidez: relaxamento
Pênis, vesícula seminal	M3	Ereção	$\alpha1$	Ejaculação
Pele				
Músculos piloeretores			$\alpha1$	Contração
Glândulas sudoríparas			M3, M2	Secreção
Tecido adiposo branco e marrom			$\beta3$	Lipólise e termogênese
Músculo esquelético			$\beta2$	Glicogenólise e receptação de potássio
Glândula pineal			$\beta1, \alpha1$	Síntese de melatonina

*Existe mínima inervação simpática para as glândulas lacrimais. Por isso, a adrenalina liberada das adrenais na circulação é capaz de se ligar aos receptores beta-adrenérgicos nas glândulas para aumentar a secreção de lágrimas.

O controle de diferentes órgãos-alvo pelo sistema nervoso autônomo dependerá de circuitos reflexos locais e de sinais que provêm de diferentes partes do SNC. Exemplos desse tipo de controle ocorrem na bexiga urinária e nos olhos.

Bexiga

A bexiga urinária é um órgão controlado por vias reflexas, que originam o reflexo da micção, porém também controlado por centros supraespinais. Os neurônios pré-ganglionares simpáticos oriundos dos segmentos lombares altos da medula espinal fazem sinapse com os neurônios pós-ganglionares simpáticos, cujos terminais inervarão o músculo detrusor (em todo o corpo da bexiga) inibindo-o e, ao mesmo tempo que inervam a região do trígono da bexiga e do esfíncter uretral interno, excitando-o. Contudo, os neurônios pré-ganglionares parassimpáticos originários dos segmentos sacrais da medula espinal (S2-S3) farão sinapse no plexo pélvico e na parede vesical com os neurônios pós-ganglionares parassimpáticos. Estes estão localizados na parede da bexiga e inervam todo o músculo detrusor, trígono e esfíncter uretral interno. O aumento da atividade parassimpática promove a contração do músculo detrusor e o relaxamento do trígono e do esfíncter uretral interno, levando à micção (Figura 15.14).

Todavia, a micção pode ser desencadeada de modo reflexo ou voluntariamente. Embora a micção dependa do reflexo da micção, vias aferentes provenientes da parede da bexiga, que são estimuladas por distensão da bexiga, enviam informações para o centro de micção pontina (núcleo de Barrington), localizado no tronco encefálico. Essas projeções ascendentes também inibem os neurônios pré-ganglionares simpáticos que impedem a micção. Porém, quando há um aumento suficiente de atividade nesta via ascendente, a micção pode ser desencadeada pelo centro de micção pontina. O núcleo de Barrington sinalizará a inibição da atividade simpática e o aumento da atividade parassimpática para a bexiga urinária, levando ao esvaziamento da bexiga urinária. Vale ressaltar que a via reflexa espinal da micção é mais operante em recém-nascidos e bebês, pois ainda não houve tempo suficiente para a maturação das vias de controle supraespinal. No decorrer o desenvolvimento e na vida adulta, o controle supraespinal passa a ser predominante no controle da micção. Contudo, quando indivíduos adultos sofrem secção total da medula espinal, o controle supraespinal, que pode influenciar a bexiga, deixa de ocorrer e, consequentemente, o indivíduo passa a apresentar disfunção vesical, sendo muitas vezes necessário canular a bexiga urinária para promover seu esvaziamento. Dependendo do nível de secção da medula espinal, o reflexo de micção da medula espinal pode voltar a se recuperar. Todavia, a bexiga pode ter aumento de tônus e não se esvaziar completamente, o que leva ao risco de infecções urinárias.

Olho

No olho, a regulação autonômica interfere mais especificamente no diâmetro da pupila. Os músculos esfincteriano e dilatador da íris são determinantes do diâmetro pupilar. Quando ocorre ativação da inervação simpática do olho, como em decorrência de estímulos dolorosos ou de ativação emocional, observa-se o aumento do diâmetro pupilar. Tal efeito resulta da liberação de norepinefrina pelos neurônios pós-ganglionares simpáticos, que irão se ligar a receptores alfa-adrenérgicos. Por outro lado, quando ocorre aumento da atividade parassimpática no olho, como durante o sono, há diminuição do diâmetro pupilar, pois o parassimpático promove a contração da pupila. Os neurônios pós-ganglionares parassimpáticos liberam acetilcolina, que se liga a receptores muscarínicos para causar tal efeito.

Entretanto, o diâmetro pupilar também pode ser regulado por mecanismos reflexos, como é o caso do reflexo pupilar à

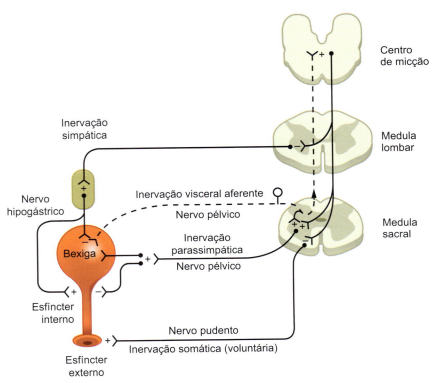

Figura 15.14 Vias descendentes e eferências que regulam a bexiga urinária. As aferências da bexiga urinária e as vias ascendentes não estão representadas na figura.

luz e do reflexo de acomodação para a visão próxima. No reflexo pupilar à luz, quando esta incide na retina, é processada por circuitos retinianos que excitam as chamadas células ganglionares da retina, responsivas à iluminação difusa. Os axônios de algumas células ganglionares projetam-se via nervo e trato ópticos para a área pré-tectal, levando à sinapse na área olivar pré-tectal. Tal área contém neurônios que respondem à iluminação difusa e, por meio das conexões sinápticas, bilateralmente com o núcleo de Edinger-Westphal, que contém neurônios pré-ganglionares parassimpáticos, causará diminuição do diâmetro da pupila em função da contração dos músculos esfincterianos da pupila nos dois olhos.

Já no reflexo de acomodação, a informação proveniente das células M da retina é transmitida ao córtex pela via geniculoestriada. Isso acontece quando o estímulo desencadeador desse reflexo consiste em uma imagem retiniana desfocada e existe disparidade do tamanho da imagem entre os dois olhos. Uma vez que a informação é processada no córtex visual, os sinais são transmitidos de maneira direta ou indireta ao córtex temporal, onde são ativados neurônios na área visual conhecida como MT. Tais neurônios transmitem sinais para o mesencéfalo, fazendo com que neurônios pré-ganglionares parassimpáticos nos núcleos de Edinger-Westphal bilateralmente promovam, consequentemente, a constrição pupilar. Simultaneamente, sinais são transmitidos ao músculo ciliar, causando sua contração e provocando o arredondamento do cristalino com o intuito de aumentar o poder de refração.

CONTROLE HIPOTALÂMICO

Os sistemas nervoso simpático e parassimpático são constituídos por eferências que inervam os tecidos viscerais e as glandulares na periferia, porém controlados pelo SNC por meio de vias nervosas ativadas. Estímulos ambientais ou endógenos levam à estimulação de conjuntos de vias centralmente, fazendo com que o hipotálamo possa ser ativado para estimular as vias descendentes. Estas últimas ativam as eferências neurovegetativas que inervam os órgãos e as glândulas perifericamente. Paralelamente às respostas viscerais, podem ocorrer respostas sensoriais (dor, calor e frio), emocionais (prazer, alegria, tristeza, raiva) e motoras (luta, fuga, ataque).

O hipotálamo faz parte do sistema límbico e é constituído por vários núcleos nas suas porções anterior, medial, posterior e mediana (Figura 15.15). Os núcleos hipotalâmicos recebem informações de áreas corticais e de estruturas límbicas, formando um circuito que controla as eferências neurovegetativas. Tal circuito, conhecido como "circuito de Papez", engloba o giro do cíngulo, o hipocampo, o hipotálamo, os núcleos talâmicos e o córtex anterior (Figura 15.15). Outras áreas, como amígdala, área septal, núcleos da base e estruturas do tronco encefálico, fazem também conexões com essas estruturas. Esse conjunto de vias modulará as vias descendentes que estimulam os neurônios pré-ganglionares simpáticos da medula espinal. Além disso, os neurônios hipotalâmicos dos núcleos paraventricular anterior e lateral apresentam conexões com neurônios que modulam a atividade parassimpática.

Uma vez o hipotálamo sendo ativado por estímulos ambientais ou endógenos, poderá ativar o sistema nervoso simpático de modo a estimular mudanças que mobilizem substratos (p. ex.: glicose, ácidos graxos). Assim, o organismo pode responder adequadamente a situações como o estresse ou ativar o sistema nervoso parassimpático. Isso leva à ativação de estruturas do trato digestório e ao aumento da secreção de insulina, provocando a sensação de fome.

MANIFESTAÇÕES NEUROVEGETATIVAS

Os sistemas neurovegetativos controlam todas as funções viscerais (Figura 15.16). Desse modo, mecanismos fisiológicos e comportamentais, como a reação de alerta, o comportamento de agressão e defesa, o sono, a atividade locomotora, o comportamento de ingestão de líquidos e alimento, a termorregulação, o controle respiratório e cardiovascular, o controle da digestão e o controle sexual, bem como o controle renal e da

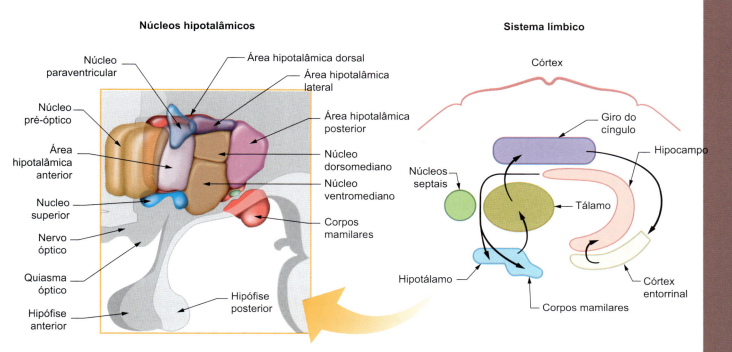

Figura 15.15 Representação dos subnúcleos do hipotálamo e suas porções *à esquerda*. O hipotálamo é uma área que faz parte do sistema límbico (*à direita*), constituindo parte do circuito de Papez. Adaptada de Curi e Araújo Filho (2009).

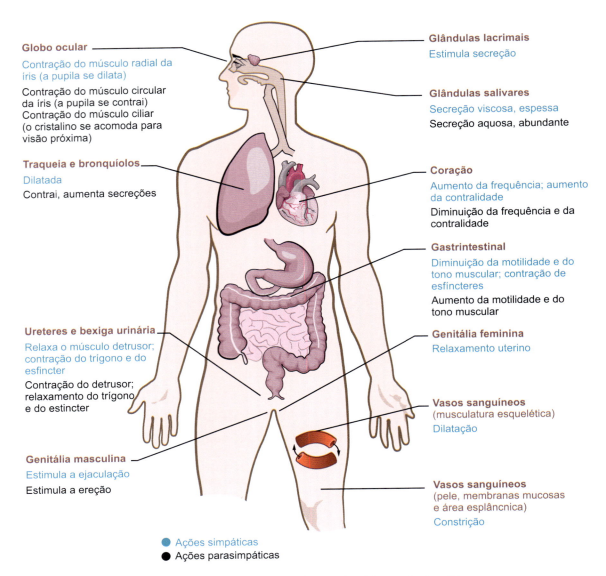

Figura 15.16 Ações do simpático e do parassimpático nos órgãos efetores.

micção (discutido anteriormente), podem sofrer influências do sistema neurovegetativo. Mais detalhes sobre a participação do sistema neurovegetativo em cada um desses mecanismos fisiológicos podem ser encontrados nos respectivos capítulos dos sistemas a que pertencem.

Sistema cardiovascular

A modulação autonômica da função cardíaca e dos vasos sanguíneos é de suma importância para ajustar pressão arterial, resistência periférica, frequência cardíaca e volume sistólico, sendo as duas últimas variáveis determinantes do débito cardíaco. As eferências autonômicas que inervam o coração e os vasos sanguíneos são tonicamente moduladas por neurônios localizados no bulbo, os quais sofrem a influência da inervação dos barorreceptores aórticos carotídeos.

O coração tem inervação tanto do sistema simpático quanto do parassimpático, que atuam tonicamente. Assim, ambos os sistemas modulam a atividade intrínseca cardíaca. O simpático é responsável por aumentar a excitabilidade cardíaca, levando ao aumento da frequência cardíaca e da velocidade de condução do potencial de ação cardíaco. Da mesma maneira, leva ao aumento da força contrátil do coração. Ambos os efeitos dependem da ativação de receptores beta-1 adrenérgicos.

Por sua vez, o parassimpático é responsável por promover a diminuição da frequência cardíaca, da velocidade de condução e da excitabilidade cardíaca. Entretanto, o efeito do parassimpático na contratilidade cardíaca é discreto. As ações do parassimpático sobre o coração dependem da ativação de receptores muscarínicos.

Assim, a frequência cardíaca resulta da atividade intrínseca cardíaca somada à modulação autonômica (simpática e parassimpática). No entanto, vale ressaltar que o tônus vagal e o tônus simpático podem variar de forma independente. Por exemplo, em indivíduos treinados, a frequência cardíaca de repouso é mais baixa que em indivíduos sedentários, resultado do aumento do tônus vagal no coração. Em condições fisiopatológicas, por sua vez, como na insuficiência cardíaca, o tônus simpático encontra-se aumentado no coração em comparação com indivíduos sadios.

Os vasos sanguíneos apresentam apenas inervação simpática. A ação do simpático nos vasos arteriais é fundamental para a manutenção da resistência vascular e da regulação da pressão arterial. Os efeitos do simpático em arteríolas são mediados por receptores alfa-1 adrenérgicos, levando à vasoconstrição quando ocorre aumento da atividade do simpático e à vasodilatação quando há inibição da atividade do simpático. Em vasos da musculatura esquelética e nas coronárias, o simpático exerce suas ações via ativação de receptores beta-2 adrenérgicos, causando vasodilatação.

Sistema respiratório

Os efeitos do sistema nervoso autônomo no sistema respiratório decorrem de ação direta no músculo liso bronquiolar e nas glândulas mucosas ou, por ação indireta, por mudanças no fluxo sanguíneo. O estímulo simpático na musculatura bronquiolar promove relaxamento e, consequentemente, leva à broncodilatação por meio da ativação de receptores beta$_2$-adrenérgicos. Além disso, o simpático produz vasoconstrição das mucosas e, com isso, causa efeito descongestionante. Fármacos simpatomiméticos (que imitam a ação do simpático) são capazes de aliviar os sintomas observados em pacientes com rinite alérgica ou resfriado justamente por essas ações nos tratos respiratórios superior e inferior. Por outro lado, a estimulação do parassimpático na musculatura lisa bronquiolar leva à sua constrição e aumenta a produção de muco em todo o sistema respiratório. Por esse motivo, os fármacos parassimpatolíticos (que bloqueiam a ação do parassimpático) podem facilitar a brondilatação e diminuir a produção de muco em pacientes com asma e bronquite.

Sistema gastrintestinal

Esse sistema apresenta a característica de ter um sistema nervoso entérico, constituído pelos plexos mioentérico e submucoso, os quais têm circuitos neuronais com neurônios sensoriais, interneurônios e neurônios motores. Portanto, os circuitos locais possibilitam a existência de mecanismos reflexos, e o sistema nervoso autônomo pode apenas modular a atividade de tais circuitos.

De modo geral, o estímulo do parassimpático é capaz de ativar a produção de secreção das glândulas salivares, do estômago, do intestino, do pâncreas exócrino e do fígado, além de aumentar a motilidade intestinal e a contração da vesícula biliar. Por esse motivo, fármacos que especificamente bloqueiam os receptores muscarínicos existentes na musculatura lisa intestinal, como a escopolamina, conseguem de reduzir a motilidade intestinal, podendo ser úteis em pacientes com excesso de motilidade, fato ocorrido em alguns distúrbios gastrintestinais.

Por sua vez, o simpático, quando estimulado, é capaz de exercer suas ações via efeito sobre os vasos sanguíneos que irrigam o trato gastrintestinal, nos quais causa predominantemente vasoconstrição. Com isso, haverá diminuição do fluxo sanguíneo e, consequentemente, redução da secreção de glândulas digestivas.

Sistema urogenital

A regulação autonômica sobre os genitais se dá de maneira complementar, e não antagônica, como em vários órgãos inervados pelo sistema nervoso autônomo. As fibras parassimpáticas oriundas da medula sacral são responsáveis por induzir a vasodilatação das artérias cavernosas, o que leva ao influxo de sangue arterial com maior rapidez. Ao mesmo tempo, as fibras simpáticas que inervam as veias que irrigam o pênis sofrem venoconstrição, reduzindo o efluxo venoso. O efeito vasodilatador promovido pelo parassimpático pode resultar da ação da acetilcolina nas artérias cavernosas por meio da liberação de óxido nítrico pelo endotélio vascular que, ao se difundir para o músculo liso vascular adjacente, ativará o mecanismo de relaxamento do músculo liso vascular. Porém, é possível que os terminais nervosos sobre o corpo cavernoso também liberem os mediadores não adrenérgicos não colinérgicos (NANC), como o óxido nítrico, diretamente sobre a artéria cavernosa profunda, provocando vasodilatação. Com o aumento do influxo arterial e a redução do efluxo venoso, ocorre o aumento do volume de sangue contido nos corpos cavernosos, o que leva à ereção peniana. Em homens e animais machos, o simpático é responsável por estimular a contração do músculo liso presente nas vias seminíferas. Isso provoca a contração do epidídimo, do canal deferente, das vesículas seminais e da próstata, fazendo com que ocorra o transporte dos espermatozoides até a uretra. No entanto, a ejaculação em si se dá pela ativação de fibras musculares esqueléticas. Como a ereção peniana depende de eventos vasculares mediados pelo parassimpático e pelo simpático, é importante destacar que o diabetes melito e a hipertensão arterial representam fatores de risco ao desenvolvimento de disfunção erétil vasculogênica. Por sua vez, em mulheres e animais fêmeas, o parassimpático levará à vasodilatação do clitóris e dos lábios vaginais, provocando ingurgitamento e aumento da secreção mucosa.

Reação de alerta

Na reação de alerta, como aquela que ocorre quando um indivíduo percebe um assalto em um banco em que ele se encontra na fila do caixa para efetuar um pagamento, haverá uma mudança do repouso para um estado de atenção aumentado ao meio ambiente. Mudanças vegetativas, como aumento do diâmetro pupilar, aumento da pressão arterial e da frequência cardíaca, da vasoconstrição visceral e da vasodilatação da musculatura esquelética, aumento da frequência respiratória, hiperglicemia, sudorese palmar e plantar, preparão o organismo do indivíduo para garantir maior aporte de sangue e substratos energéticos para o SNC e o tecido-alvo. Além disso, auxiliarão no deslocamento do indivíduo, se necessário.

Comportamento de agressão e defesa

O comportamento de agressão e defesa, que ocorre tanto em humanos quanto em animais para garantir a defesa ou a proteção da própria espécie, e as reações comportamentais de raiva, as quais podem levar a comportamentos agressivos, apresentam similaridades nas respostas vegetativas durante a reação de alerta. Todavia, haverá diferenças na integração das vias centrais que levarão à ativação da eferências autonômicas em situações de alerta e quando ocorre o comportamento de agressão e defesa.

Por sua vez, durante o sono, algumas vias nervosas são ativadas, e outras inibidas, de acordo com as fases ciclo do sono. A regulação do sono apresenta complexidade, porém, entre as áreas encefálicas envolvidas, encontra-se o hipotálamo. Entre as alterações vegetativas durante o sono, há a miose (diminuição do diâmetro pupilar), em virtude do aumento da atividade do parassimpático. Além disso, observam-se redução da frequência cardíaca e, consequentemente, da pressão arterial, diminuição da sudorese palmar e plantar e redução da frequência respiratória. As manifestações vegetativas durante o sono ocorrem com a diminuição de atividade motora e a perda de equilíbrio postural. Entretanto, durante o sono paradoxal, pode haver a ativação das manifestações vegetativas e o aumento nos valores médios desses parâmetros em situações de pesadelos.

BIBLIOGRAFIA

Aires MM. Fisiologia. 4. ed. Rio de Janeiro: Guanabara Koogan; 2012.

Andersson K, Arner A. Urinary bladder contraction and relaxation: physiology and pathophysiology. Physiol Rev. 2004;84:935-86.

Blessing WW. The lower brainstem and bodily homeostasis. New York: Oxford University Press; 1997.

Cao WH, Morrison SF. Differential chemoreceptor reflex responses of adrenal preganglionic neurons. Am J Physiol (Regul Integr Comp Physiol). 2001;281:R1825-32.

Campelo M, Abreu-Lima C. Autonomic nervous system in heart failure. Rev Port Cardiol. 2004;23(Suppl 2):II49-59.

Caufield MP. Muscarinic receptors – characterization, coupling and function. Pharm Ther. 1993;58:319-79.

Colombari E, Sato MA, Cravo SL, Bergamaschi CT, Campos JR RR, Lopes OU. Role of medulla oblongata in hypertension. Hypertension. 2001;38:549-54.

Costanzo LS. Fisiologia. 2. ed. Rio de Janeiro: Elsevier; 2004.

Curi R, Araújo Filho JP. Fisiologia básica. Rio de Janeiro: Guanabara Koogan; 2009.

Dale HH. The action of certain esters and ethers of choline, and their relation to muscarine. J Pharmacol Exp Ther. 2014;6:147-90.

Dampney RA, Horiuchi J, Tagawa T, Fontes MA, Potts PD, Polson JW. Medullary and supramedullary mechanisms regulating sympathetic vasomotor tone. Acta Physiol Scand. 2003; 177(3):209-18.

Esperidião-Antonio V, Majescki-Colombo M, Toledo-Monteverde D, Moares-Martins G, Fernandes JJ, Assis MB, Siqueira-Batista R. Neurobiologia das emoções. Rev Psiq Clin. 2008; 35(2):55-65.

Gerthoffer WT. Signal-transduction pathways that regulate visceral smooth muscle function. III. Coupling of muscarinic receptors to signaling kinases and effector proteins in gastrointestinal smooth muscles. Am J Physiol (Gastrointest Liver Physiol). 2005; 288(5):G849-53.

Gonçalves ACC, Reis AB, Reis FM. Fisiopatologia da disfunção erétil: aspectos moleculares e suas implicações clínicas. Hipertensão. 2007;10(1):4-10.

Groat WC, Griffiths D, Yoshimura N. Neural control of the urinary tract. Compr Physiol. 2015;5(1):327-96.

Ichige MH, Santos CR, Jordão CP, Ceroni A, Negrão CE, Michelini LC. Exercise training preserves vagal preganglionic neurones and restores parasympathetic tonus in heart failure. J Physiol. 2016;594(21):6241-54.

Loewy AD, Spyer KM, editors. Central regulation of autonomic functions. New York: Oxford University Press; 1990.

McCorry LK. Physiology of the autonomic nervous system. Am J Pharmac Education. 2007;71(4):1-11.

Mosqueda-Garcia, R. Central autonomic regulation. In: Primer on the autonomic nervous system. Robertson D, Low PA, Polinsky RJ, editors.San Diego, New York, Boston, London, Sydney, Tokyo, and Toronto: Academic Press; 1996. p. 17-26.

Spinosa HL, Górniak SL, Bernardi MM. Farmacologia aplicada à medicina veterinária. 5. ed. Rio de Janeiro: Guanabara Koogan; 2011.

Wehrwein EA, Orer HS, Barman SM. Overview of the anatomy, physiology, and pharmacology of the auonomic nervous system. Compr Physiol. 2016;6:1239-78.

16

Funções Hipotalâmicas

Gustavo Rodrigues Pedrino • Ana Cristina Rebelo • Paulo Cesar Moreira • Marcos Luiz Ferreira-Neto • Marina Conceição dos Santos Moreira

Estruturas, funções e relações anatomofisiológicas, 177

Conexões hipotalâmicas, 179

Funções dos núcleos hipotalâmicos, 181

Bibliografia, 185

ESTRUTURAS, FUNÇÕES E RELAÇÕES ANATOMOFISIOLÓGICAS

O diencéfalo é uma região localizada entre o tronco encefálico e o cérebro. Todas as mensagens sensoriais, com exceção das provenientes dos receptores do olfato, passam pelo tálamo antes de alcançarem o córtex cerebral. Atua como estação retransmissora de impulsos neurais para o córtex cerebral e é responsável pela condução dos impulsos às regiões apropriadas do cérebro nas quais devem ser processados. O diencéfalo também está relacionado com o comportamento emocional que decorre não só da própria atividade, mas também de conexões com outras estruturas que integram o sistema límbico, responsável pela regulação emocional.

O hipotálamo é uma área relativamente pequena do diencéfalo. A palavra "hipotálamo" deriva do grego (*hypo* significa "abaixo de") e faz referência à sua localização: abaixo do tálamo. O hipotálamo localiza-se entre o quiasma óptico e os corpos mamilares e dispõe-se nas paredes do III ventrículo, inferiormente ao sulco hipotalâmico, que o separa do tálamo. Apesar de corresponder a apenas uma pequena parte da massa cerebral, o hipotálamo é uma região integradora fundamental na comunicação entre diferentes regiões do SNC, com diversos órgãos periféricos por meio do sistema nervoso autônomo (SNA) e do sistema endócrino.

Estudos demonstram a importância do hipotálamo na regulação e na integração das mais diversas funções fisiológicas, sejam elas renais, digestórias, endócrinas, metabólicas, autonômicas, cardiovasculares, termorregulatórias, reprodutoras ou comportamentais. Assim, o hipotálamo é uma das principais regiões encefálicas envolvidas na manutenção da homeostase corporal.

Anatomicamente, apresenta estruturas bem definidas, destacando-se os corpos mamilares, o quiasma óptico, o túber cinéreo e o infundíbulo (Figuras 16.1 e 16.2). Os corpos mamilares são duas proeminências arredondadas de substância cinzenta na superfície ventral do encéfalo, evidentes na parte anterior da fossa interpeduncular. Apresentam a função de armazenar a memória e fazem conexões com os axônios do fórnix.

Já o quiasma óptico está localizado na parte anterior do assoalho ventricular. Este recebe fibras mielínicas do nervo óptico, continuam nos tratos ópticos que se dirigem aos corpos geniculados laterais após contornar os pedúnculos cerebrais. Morfologicamente, o túber cinéreo é uma área ligeiramente cinzenta, mediana, situada atrás do quiasma e do trato óptico, entre os corpos mamilares. No túber cinéreo, prende-se à hipófise por meio do infundíbulo, o qual é uma formação nervosa em forma de um funil que se adere

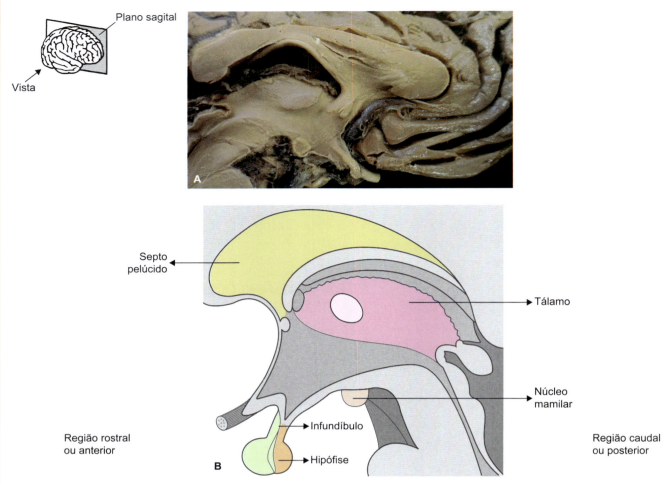

Figura 16.1 Fotografia (**A**) e ilustração (**B**) representativa do hipotálamo; vista sagital no eixo craniocaudal. A Figura 16.1 A foi gentilmente cedida por Paulo Cesar Moreira (2016).

ao túber cinéreo, com pequenos prolongamentos da cavidade ventricular, o recesso do infundíbulo. A extremidade superior do infundíbulo dilata-se para constituir a eminência mediana do túber cinéreo, e a extremidade inferior continua com um processo infundibular, ou lobo nervoso da hipófise. A hipófise está contida na sela túrcica do osso esfenoide.

O hipotálamo forma o assoalho do terceiro ventrículo, sendo considerado um centro vital de controle de muitas funções corporais básicas. Relaciona-se de maneira mais íntima com certas estruturas encefálicas, como a amígdala, estando também envolvido com as emoções. Em situações de ameaça, articula a resposta visceral de luta ou fuga; comanda o SNA (p. ex., após uma farta refeição, assegura que o encéfalo esteja bem nutrido). Os comandos enviados ao SNA proporcionam o aumento do peristaltismo e o redirecionamento do sangue para o sistema digestório; regulam o sono, a sede, a fome e o balanço hídrico do corpo; têm papel-chave na motivação para a busca de alimento e sexo em resposta às necessidades corporais; coordenam as respostas corporais por intermédio de conexões com a hipófise liberação de hormônios tróficos na corrente sanguínea; e controlam a temperatura corporal e a regulação de ritmos circadianos.

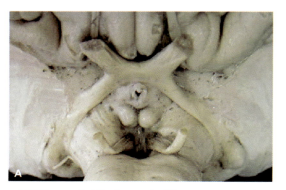
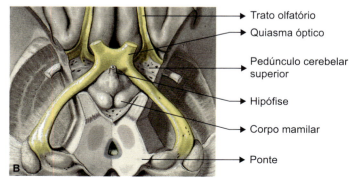

Figura 16.2 Fotografia (**A**) e ilustração (**B**) representativa da vista ventral do hipotálamo. Imagem de Hércules Marcelo Gomes, Dinaldo Lima Leite e Nilza Nascimento Guimarães.

Percorrendo o hipotálamo, existem sistemas variados de fibras (axônios), como o fórnix, que é responsável por integrar o hipocampo com o hipotálamo. Esses conjuntos de fibras dividem o hipotálamo em uma área medial e outra lateral (Figura 16.3). A área medial do hipotálamo é rica em substância cinzenta, na qual se localizam os seus principais núcleos. Na área situada lateralmente ao fórnix, há predominância de fibras de direção longitudinal. Ele percorre de cima para baixo cada metade do hipotálamo, terminando no respectivo corpo mamilar.

Anatomicamente, o hipotálamo pode ser dividido em três regiões no plano lateromedial: periventricular, medial e lateral. No plano rostrocaudal, o hipotálamo divide-se nas áreas pré-óptica, supraóptica, tuberal e mamilar. Os núcleos pertencentes às áreas estão relacionados a seguir, e suas conexões e funções serão estudadas nos itens seguintes:

- Área pré-óptica:
  - Órgão vascular da lâmina terminal
  - Núcleo pré-óptico medial
  - Núcleo pré-óptico lateral
  - Núcleo pré-óptico ventrolateral
- Supraóptico:
  - Núcleo supraquiasmático
  - Núcleo supraóptico
  - Núcleo paraventricular
- Área tuberal:
  - Núcleo dorsomedial
  - Núcleo ventromedial
  - Núcleo arqueado (ou infundibular)
- Área mamilar:
  - Núcleos mamilares
  - Núcleo tuberomamilar
  - Núcleo posterior.

O hipotálamo é constituído fundamentalmente pela substância cinzenta que se agrupa em núcleos (conjunto de corpos celulares localizados no SNC). Impulsos gerados pelos corpos celulares desses neurônios localizados no hipotálamo são conduzidos por seus axônios até os neurônios localizados na medula espinal. Em seguida, muitos desses impulsos são transferidos para os músculos e as glândulas por todo o corpo.

O hipotálamo supraóptico compreende o quiasma óptico e toda área situada acima dele nas paredes do III ventrículo até o sulco hipotalâmico. O hipotálamo tuberal compreende o túber cinéreo (ao qual se liga com o infundíbulo) e toda área situada acima dele, nas paredes do I ventrículo até o sulco hipotalâmico. O hipotálamo mamilar compreende os corpos mamilares com seus núcleos e as áreas das paredes do III ventrículo, que se encontram acima dele até o sulco hipotalâmico (Figura 16.4 e Tabela 16.1).

CONEXÕES HIPOTALÂMICAS

O hipotálamo apresenta conexões muito amplas e complexas com diferentes regiões do SNC, que podem ser por meio de feixes difusos e de difícil identificação ou a partir de fibras reunidas em feixes bem definidos. De acordo com sua origem, as conexões hipotalâmicas mais importantes

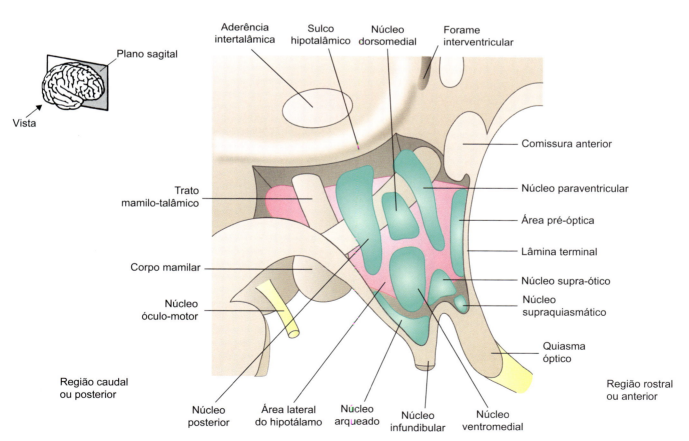

Figura 16.3 Corte sagital do hemisfério direito mostrando os principais grupos celulares (núcleos) hipotalâmicos. Adaptada de Netter (2015) e Jones et al. (2014).

são conexões com o sistema límbico, conexões com a área pré-frontal, conexões viscerais, conexões sensoriais e conexões com a hipófise.

Conexões com o sistema límbico

O hipotálamo é o centro de controle do sistema nervoso autônomo, ou seja, controla as funções vegetativas humanas. Por meio das conexões límbicas com o hipotálamo, o indivíduo pode compreender como respostas emocionais intensas alteram o comportamento. O sistema límbico (*limbus* = limite) atua de forma primária no circuito das emoções, além de participar de funções relacionadas com a memória. É constituído por um grupamento de estruturas em forma de forquilha que circunda o tronco encefálico, entre as quais se destacam:

- Corpo amigdaloide: complexo de núcleos localizado no lobo temporal, no teto do corno inferior do ventrículo lateral. As conexões com o hipotálamo ocorrem principalmente através da estria terminal, via pela qual a amígdala projeta-se para a área septal e para o hipotálamo
- Formação hipocampal: com o corpo amigdaloide, a formação hipocampal é considerada uma das estruturas mais importantes do sistema límbico no lobo temporal. Trata-se da sede do aprendizado e da memória. As conexões com o hipotálamo ocorrem principalmente através do fórnix, que conecta o hipocampo ao hipotálamo.
- Área septal: complexo de núcleos septais localizados anteriormente à comissura anterior e à lâmina terminal (área do prazer – sexual, sede e fome). Há conexões com o hipotálamo principalmente através das fibras que percorrem o feixe prosencefálico medial.

Conexões com a área pré-frontal

O córtex pré-frontal constitui uma região do cérebro heterogênea que se desenvolveu entre os primatas contribuindo no controle dos comportamentos emocional e cognitivo. O sistema límbico faz importantes conexões com o córtex pré-frontal, que corresponde à região anterior do lobo frontal. As conexões com o hipotálamo ocorrem, principalmente, através do núcleo dorsomedial do tálamo.

Conexões viscerais aferentes e eferentes

O hipotálamo recebe informações sobre o funcionamento corporal, principalmente pelas fibras provenientes do núcleo do trato solitário, localizado no bulbo. Uma vez ativados, os neurônios localizados no hipotálamo ajustam as atividades viscerais por meio de conexões viscerais eferentes diretas ou indiretas (via formação reticular) que acontecem, principalmente, através dos neurônios pré-ganglionares dos sistemas simpático ou parassimpático.

Conexões sensoriais

As conexões sensoriais aferentes (que chegam ao hipotálamo) são provenientes de áreas erógenas, do córtex olfatório e da retina. O hipotálamo recebe informações sensoriais erógenas, como mamilos e órgãos genitais atuantes no fenômeno da ereção. As conexões hipotalâmicas com o córtex olfatório ocorrem, em especial, por meio das várias estruturas localizadas no sistema límbico, que atua no discernimento de odores, memória e organização dos aspectos emocionais do cheiro. As conexões aferentes que o hipotálamo recebe diretamente da retina ocorrem, principalmente, através do trato retino-hipotalâmico. O ritmo de luminosidade circadiano é detectado pelo núcleo supraquiasmático, e o hipotálamo sincroniza ritmicamente as atividades de termorregulação, a secreção de hormônios da adeno-hipófise e o ciclo sono-vigília. No ciclo sono-vigília, o hipotálamo participa por meio de grupos de neurônios histaminérgicos do hipotálamo posterior, os quais recebem aferências do sistema de modulação difuso (feixe prosencefálico medial).

Conexões com a hipófise

As conexões eferentes, que saem do hipotálamo para a hipófise ocorrem, principalmente, por meio do trato hipotálamo-hipofisário e do trato tuberoinfundibular. As conexões hipotalâmicas a partir do trato hipotálamo-hipofisário são formadas por fibras dos núcleos supraóptico e paraventricular e terminam na neuro-hipófise, participando na neurossecreção e no transporte de ocitocina e

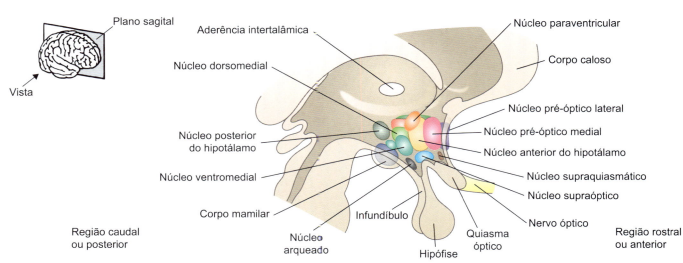

Figura 16.4 Os diversos núcleos que compõem o hipotálamo em vista lateral a partir do terceiro ventrículo. A região rostral do encéfalo está à direita. Adaptada de Koeppen (2009).

Tabela 16.1 Lista de núcleos do hipotálamo, suas funções e neurotransmissores, neuropeptídios ou hormônios que eles utilizam

Região	Área	Núcleos	Função
Anterior	Pré-óptico	Núcleo pré-óptico	• Termorregulação
		Núcleo pré-óptico medial	• Regula a liberação de hormônios gonadotrópicos da adeno-hipófise • Contém o núcleo sexualmente dimórfico, que libera fator liberador de gonadotropina. O desenvolvimento do diferencial entre os sexos baseia-se nos níveis de testosterona no útero • Termorregulação
	Medial	Núcleo supraóptico	• Liberação de vasopressina • Libertação da ocitocina
		Núcleo paraventricular	• Liberação do hormônio liberador de tireotropina • Liberação do hormônio liberador de corticotropina • Liberação de ocitocina • Liberação de vasopressina • Liberação de somatostatina
		Núcleo hipotalâmico anterior	• Termorregulação • Sudorese • Inibição da tireotropina
		Núcleo supraquiasmático	• Ritmo circadiano
	Lateral	Núcleo lateral	• Ver *Hipotálamo lateral* • Função: fonte primária de neurônios da orexina, que se projetam por todo o cérebro e pela medula espinhal
Tuberal	Medial	Núcleo hipotalâmico dorsomedial	• Pressão sanguínea • Frequência cardíaca • Estimulação gastrintestinal
		Núcleo ventromedial	• Saciedade • Controle neuroendócrino
		Núcleo Arqueado	• Liberação de hormônio do crescimento • Ingestão alimentar • Inibição da prolactina mediada pela dopamina
	Lateral	Núcleo lateral	• Ver *Hipotálamo lateral* • Função: fonte primária de neurônios da orexina, que se projetam por todo o cérebro e medula espinhal
Posterior	Medial	Núcleos mamilares (parte dos corpos mamilares)	• Memória
		Núcleo posterior	• Aumento da pressão arterial • Dilatação pupilar • Tremores Musculares • Liberação de vasopressina
		Núcleo lateral	• Ver *Hipotálamo lateral* • Função: fonte primária de neurônios da orexina, que se projetam por todo o cérebro e pela medula espinhal
	Lateral	Núcleo tuberomamilar	• Excitação (vigília e atenção) • Balanço da ingestão alimentar e energia • Aprendizagem • Memória • Sono

vasopressina. As conexões hipotalâmicas a partir do trato tuberoinfundibular, formadas por fibras do núcleo arqueado e do hipotálamo tuberal, terminam na região da haste do infundíbulo.

Ademais, existem conexões intra-hipotalâmicas, ou seja, entre seus núcleos. Tais conexões serão descritas com as funções dos núcleos hipotalâmicos, importantes para o aprendizado.

FUNÇÕES DOS NÚCLEOS HIPOTALÂMICOS

Os diversos núcleos que compõem o hipotálamo (ver Tabela 16.1) são responsáveis pela integração de informações advindas da periferia e pela organização das respostas adequadas. O hipotálamo organiza o metabolismo (atuando no controle da ingestão alimentar e do gasto/acúmulo da energia na forma de lipídios e do crescimento do organismo), mantém o equilíbrio hidreletrolítico e da função cardiovascular adequada (controlando a ingestão/excreção de água e íon sódio e o tônus autonômico) e comunica-se com o sistema límbico (determinando as diversas condições emocionais e o sistema de recompensa). Além disso, é fundamental para as funções reprodutivas do organismo.

A seguir, será detalhado o papel específico do hipotálamo no controle das diversas funções fisiológicas.

Controle do metabolismo energético

A participação do hipotálamo no controle do metabolismo energético ocorre tanto na fase de ingestão alimentar quanto na de metabolização dos nutrientes ingeridos e, ainda, pelo controle neural da secreção de insulina, entre outros. No que se refere à ingestão de alimentos, distinguem-se no hipotálamo duas regiões: "centro da fome", localizado no hipotálamo lateral (HL); e "centro da saciedade", situado no hipotálamo ventromedial. A estimulação do hipotálamo lateral faz com que ocorra a ingestão alimentar excessiva. Enquanto isso, a estimulação do hipotálamo ventromedial (HVM) causa sensação de saciedade – inibindo a ingestão alimentar, mesmo na oferta de alimentos apetitosos. Em situação oposta, a lesão ou a inibição desses núcleos causam inanição (ausência completa da ingestão alimentar) ou alimentação exagerada que culmina em obesidade, respectivamente. Apesar da participação do hipotálamo no controle da ingestão alimentar, cabe ressaltar que a alimentação é um processo bastante complexo que envolve diversas regiões, além do hipotálamo, inclusive o sistema límbico.

O núcleo arqueado (Arc) é outra região hipotalâmica que está bastante associada ao metabolismo energético do organismo. Sua localização adjacente à eminência mediana possibilita ao núcleo perceber sinais circulantes, como insulina, grelina e leptina, que são determinantes metabólicos. O Arc contém neurônios que expressam AgRP/NPY (peptídio relacionado com o agouti/neuropeptídio Y) e neurônios que expressam POMC (pró-opiomelanocortina). As duas populações neuronais apresentam papéis antagônicos no controle da ingestão alimentar: os neurônios AgRP/NPY são orexigênicos, ou seja, estimulam a ingestão, enquanto os neurônios POMC são anorexigênicos, inibindo a ingestão. O Arc comunica-se com outros núcleos hipotalâmicos, por meio de projeções excitatórias e inibitórias, como o hipotálamo dorsomedial, o hipotálamo ventromedial e o núcleo paraventricular do hipotálamo. Os neurônios AgRP/NPY e POMC recebem informações de substâncias circulantes e determinam a estimulação ou a inibição do comportamento de ingestão.

A leptina, peptídio proveniente do tecido adiposo, tem papel anorexigênico e atua inibindo os neurônios AgRP/NPY e estimulando os neurônios POMC. Este peptídio aumenta seus níveis circulantes com o aumento do tecido adiposo. Nessa situação, a sinalização de inibição da alimentação e de aumento do metabolismo é ativada. Entretanto, cabe ressaltar que os efeitos centrais da leptina podem estar diminuídos na obesidade, apesar de seus níveis plasmáticos elevados. Tal quadro é chamado de resistência à leptina e causa o comprometimento do controle de ingestão alimentar e, ainda, o baixo gasto energético frequentemente observado em indivíduos obesos. Os efeitos da insulina sobre a ingestão alimentar assemelham-se àqueles da leptina. Desse modo, tal hormônio também inibe os neurônios AgRP/NPY e estimula os neurônios POMC. A liberação de insulina ocorre mediante a presença de glicose sanguínea, resultante da ingestão de alimentos. Como resposta, a insulina, agindo sobre regiões hipotalâmicas, inibe a ingestão alimentar.

Outra substância circulante que atua sobre o hipotálamo e participa do controle da ingestão alimentar é a grelina, um peptídio de 28 aminoácidos produzido pelo trato gastrintestinal em situações de jejum. A grelina é o único peptídio a apresentar efeitos orexigênicos, estimulando os neurônios AgRP/NPY e promovendo a ingestão alimentar. O peptídio atua no receptor GHSR1a, que é um receptor acoplado à proteína G altamente expresso em regiões centrais associadas à ingestão alimentar. A grelina pode agir no hipotálamo diretamente (difusão pela eminência mediana, atingindo o Arc) ou pelas regiões isentas de barreira hematencefálica (área postrema, que se projeta para o complexo dorsovagal e para regiões hipotalâmicas). Entretanto, os mecanismos exatos pelos quais esse hormônio regula a alimentação não são completamente conhecidos.

Ciclo de sono-vigília

O ciclo sono-vigília é um ritmo circadiano, ou seja, em condições naturais, apresenta sincronização com fatores ambientais e oscila em um período de 24 h. Esse ciclo está sob o controle de diversos sistemas neuroanatômicos e neuroquímicos, incluindo monoaminérgicos, colinérgicos, adenosinérgicos, entre outros sistemas. Além disso, centros neuroanatômicos ligados à indução do sono, como o hipotálamo, projetam-se no córtex cerebral, nas regiões subcorticais e no tronco cerebral.

A regulação desse ciclo está vinculada a dois processos opostos: o *ritmo circadiano* e o *impulso homeostático do sono*. O ritmo circadiano é a maneira pela qual o organismo se adapta à duração dos períodos claro (dia) e escuro (noite), de forma a sincronizar as funções fisiológicas com a duração de um dia (aproximadamente 24 h). O principal núcleo envolvido na modulação do relógio biológico é o supraquiasmático, localizado na região anterior e medial do hipotálamo. Essa região é sincronizada por diversas pistas externas, conhecidas como *zeitgebers*[1], das quais a mais importante é a luz.

A diminuição ou ausência de luz provoca modificação nas células sensoriais implicadas na percepção da variação na luminosidade da retina, e não da visão. Essas células disparam potenciais elétricos que são enviados para ativar o núcleo supraquiasmático, o qual, por sua vez, faz com que o gânglio cervical superior libere o neurotransmissor noradrenalina que estimula a glândula pineal a produzir e secretar melatonina a partir do aminoácido triptofano. A melatonina é o hormônio/neurotransmissor responsável por sinalizar o começo da noite e sua duração, iniciando, assim, uma cascata de eventos fisiológicos que têm a finalidade de preparar o organismo para o repouso/sono (Figura 16.5).

O processo homeostático do sono refere-se a uma maior propensão à sonolência, com períodos mais longos de vigília. A adenosina é um produto do metabolismo energético celular neuronal, acumulando-se na fenda sináptica durante a vigília; dessa maneira, os níveis de adenosina aumentam, como resultado do metabolismo cerebral, e isso pode estar relacionado com a sonolência. Já os episódios de sono reduzem os níveis cerebrais de adenosina.

Outro agente modulador do sono são as hipocretinas (orexinas), que consistem em dois peptídios de 33 e 28 aminoácidos, cujos neurônios se localizam predominante no hipotálamo lateral e nas regiões limítrofes ligadas à vigília, à excitação e ao apetite. Em relação ao ciclo sono-vigília, a ausência desse neurotransmissor está associada a sonolência excessiva e diminuição do tônus muscular. Algumas patologias estão vinculadas diretamente à hipocretina, como a narcolepsia (caracterizada pela diminuição da capacidade de regulação do ritmo de sono e do despertar) e a cataplexia (atonia muscular súbita

---

[1] Do alemão zeit (tempo) e geber (doador), significa uma quantificação de tempo definida com referência a regularidades ambientais. A tradução mais próxima seria "sincronizador".

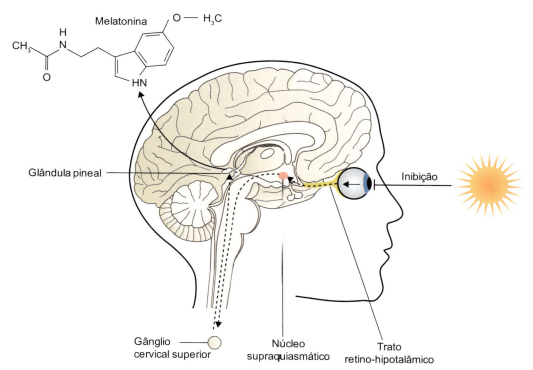

Figura 16.5 A produção de melatonina é estimulada por vias noradrenérgicas estimuladas pela escuridão. Adaptada de Koch *et al.* (2009).

que provoca a queda do indivíduo, o qual se mantém consciente, mas incapaz de falar ou de se mexer).

O ritmo circadiano do sono torna-se clinicamente relevante quando o ciclo sono-vigília é alterado, como observado nos indivíduos que trabalham em turnos ou quando ocorre jet lag (descompensação horária causada em um indivíduo quando há troca de fuso horário). A adaptação torna-se difícil tanto em virtude da perda de sono e do aumento do impulso homeostático para o sono quanto porque o ritmo circadiano continua em seu próprio horário estabelecido.

Indivíduos idosos que têm dificuldade em consolidar o sono e/ou aqueles com doenças neurodegenerativas geralmente apresentam distúrbios no ciclo normal do sono consistentes com distúrbios do ritmo circadiano. A terapia com luz pode ser uma ferramenta útil para ajudar a redefinir o ritmo circadiano e estabelecer um ciclo normal de vigília-sono.

Manutenção do equilíbrio hidreletrolítico

A manutenção das concentrações iônicas dos compartimentos intra e extracelular é essencial para a vida. Isso porque alterações nessas concentrações podem causar fluxo osmótico entre os compartimentos e comprometer o funcionamento adequado das células. O hipotálamo é fundamental para a manutenção do equilíbrio hidreletrolítico e atua especialmente na ingestão e na excreção de água e do íon sódio.

A detecção das variações da osmolaridade plasmática é realizada pelos órgãos circunventriculares (OCV) – pelo órgão subfornical (SFO) e órgão vasculoso da lâmina terminal (OVLT) – regiões localizadas ao redor dos ventrículos cerebrais e sem barreira hematencefálica. Tais regiões recebem informações acerca da composição do plasma e são capazes de integrar as respostas fisiológicas e autonômicas necessárias ao reestabelecimento das condições fisiológicas. Por meio de receptores Nax, as células gliais do SFO percebem a elevação da concentração plasmática de sódio e enviam essas informações aos neurônios. Os neurônios gabaérgicos do SFO, por sua vez, inibem os centros hipotalâmicos responsáveis pela ingestão de sal. Ao mesmo tempo, o aumento da osmolaridade plasmática promove a perda de água dos neurônios do OVLT, que diminuem seu volume. O murchamento das células promove a ativação de receptores TRP e desencadeia estímulos excitatórios para a ingestão de água. Em situação oposta, em que há diminuição da osmolaridade plasmática, a angiotensina II plasmática eleva-se e, atuando sobre os OCV, promove a estimulação da ingestão de água e sódio, além da produção de aldosterona, a qual reabsorve sódio nos túbulos renais. Os OCV comunicam-se com o o núcleo pré-óptico mediano (MnPO). Este, por sua vez, se projeta para o núcleo paraventricular do hipotálamo (PVN).

O PVN e o núcleo supraóptico (SON) são componentes do hipotálamo que participam das respostas autonômicas e endócrinas necessárias à manutenção do equilíbrio hidreletrolítico. Ambos os núcleos recebem projeções dos neurônios noradrenérgicos A1 e A2, localizados no bulbo (que recebem informações provenientes de osmorreceptores periféricos). Além disso, recebem informações de osmorreceptores centrais, por meio do MnPO. Os núcleos PVN e SON apresentam grupamentos neuronais ocitocinérgicos e vasopressinérgicos. A produção de ambos é estimulada quando ocorre elevação da osmolaridade plasmática e visa ao restabelecimento desse parâmetro.

A ocitocina tem como função a excreção do íon sódio (entre outras funções) e atua no coração promovendo a produção de peptídio natriurético atrial (ANP). Estes dois hormônios atuam nos rins, diminuindo a reabsorção renal de sódio e aumentando sua excreção urinária. Já a vasopressina (também chamada de hormônio antidiurético ADH) atua tanto nos vasos sanguíneos quanto nos rins. Nos vasos, a vasopressina promove constrição, sendo essencial na manutenção da pressão arterial em situações de hipovolemia. Nos rins, a vasopressina aumenta a expressão de aquaporinas, possibilitando maior reabsorção renal de água.

Além de seus neurônios ocitocinérgicos e vasopressinérgicos, o PVN apresenta neurônios que se projetam tanto para a região rostroventrolateral do bulbo (RVLM) quanto para a coluna intermédio-lateral (IML). Tais neurônios, chamados parvocelulares, são fundamentais no controle da atividade nervosa simpática sobre vasos, coração e diversos outros órgãos. A subdivisão do núcleo também é importante para as respostas autonômicas às alterações de osmolaridade plasmática.

Controle da temperatura corporal

Uma vez que a função proteica ótima ocorre apenas em uma restrita faixa de variação de temperatura, o controle da temperatura corporal é fundamental para a manutenção das funções fisiológicas. Além disso, o controle fino da temperatura corporal frente a desafios de temperatura ambiental e, ainda, as alterações controladas da temperatura em resposta a alterações emocionais e estado inflamatório são essenciais para a manutenção da homeostase do organismo. O SNC participa do controle da temperatura mediando a vasoconstrição cutânea e a termogênese do tecido adiposo marrom (TAM). A área pré-óptica, que inclui o núcleo pré-óptico mediano (MnPO), integra os sinais termossensoriais advindos da superfície corporal e regula a estimulação do TAM e dos neurônios do HDM, que são responsáveis por mediar o tremor termogênico e a vasoconstrição cutânea, além de mediar a vasoconstrição cutânea. A regulação dos neurônios promotores de termogênese do HDM ocorre pelo balanço entre projeções inibitórias (gabaérgicas) e excitatórias (glutamatérgicas) provenientes da MnPO. A estimulação glutamatérgica do MnPO para o HDM promove tanto a estimulação simpática do TAM quanto a dos neurônios promotores de tremor no HDM em resposta à diminuição de temperatura da pele. Uma resposta inversa, em que ocorre inibição gabaérgica do HDM, ocorre quando do aumento da temperatura da pele.

Hipotálamo e emoções

Comportamento reprodutivo

A reprodução é fundamental para a perpetuação das espécies e envolve uma série de comportamentos, como a corte e a cópula, e, ainda, uma eventual agressividade relacionada. O hipotálamo controla as funções reprodutivas por meio do eixo hipotálamo-hipófise-gônadas (HHG). A produção e a secreção de uma série de hormônios hipofisários são reguladas pelo hipotálamo, e o hormônio liberador de gonadotrofina (HLG) consiste no principal neuropeptídio hipotalâmico que regula a reprodução. Os neurônios produtores de HLG estão localizados no núcleo pré-óptico e projetam-se para a eminência mediana para regular a síntese e a liberação de gonadotrofinas na hipófise, estimulando, por sua vez, a secreção de hormônios esteroides e a gametogênese. Os comportamentos sociais são fundamentais para as funções reprodutivas, pois garantem o sucesso da fertilização. Tais comportamentos estão fortemente associados aos hormônios esteroides, como a progesterona, o estradiol e a testosterona. Por isso, são regulados pelos neuropeptídios hipotalâmicos através do eixo HHG. Entretanto, as vias neuronais que contêm esses neuropeptídios e seus receptores são amplamente distribuídos em outras regiões, além do hipotálamo, incluindo o sistema límbico.

Estresse emocional

As respostas cardiovasculares e autonômicas ao estresse emocional agudo envolvem vias que independem da ativação cortical. Estímulos potencialmente estressantes relacionados com memórias emocionais ativam o sistema límbico, especialmente a amígdala, que se projeta para o hipotálamo e desencadeia as respostas autonômicas adequadas ao estresse. O HDM parece ser o principal centro hipotalâmico envolvido em tais respostas. Apesar de não se projetar diretamente para a coluna intermédio-lateral, a integridade do HDM é essencial para as respostas ao estresse. Entretanto, as respostas de pressão arterial e de frequência cardíaca são evocadas a partir de projeções distintas que partem do HDM. Enquanto as respostas hipertensoras dependem da integridade da região RVLM, as respostas taquicárdicas necessitam da rafe.

Reações de alerta e defesa

As reações de alerta e defesa são inatas e foram aprimoradas ao longo da escala evolutiva. Em mamíferos, elas dependem integralmente da ativação de regiões centrais como a amígdala, o hipotálamo e a substância cinzenta periaquedutal. As respostas fisiológicas às ameaças dependem da estimulação ou da inibição de vias específicas da complexa cascata de defesa, que em humanos podem incluir efeitos como a excitação, a preparação para luta e fuga, o "congelamento" e a imobilidade tônica. O hipotálamo participa das reações de alerta e defesa por meio de suas projeções para o bulbo, para a coluna intermédio lateral da medula espinal e para a hipófise. Frente a uma ameaça, o sistema límbico, especialmente a amígdala, estimula o hipotálamo, que, por sua vez, envia tais informações para a hipófise, para a região ventral do bulbo e para a ponte. A estimulação da hipófise promove a liberação de hormônio adrenocorticotrófico, que, agindo sobre a glândula suprarrenal, induz a liberação de cortisol e catecolaminas na corrente sanguínea. A região ventral do bulbo, quando estimulada pelas respostas de alerta e defesa, é responsável pelas respostas vasodilatadoras observadas nos vasos sanguíneos do músculo esquelético. Assim, a vasodilatação observada está relacionada a pelo menos três fatores: retirada do tônus simpático vasoconstritor simpático, ação das catecolaminas circulantes liberadas pelas adrenais e produção de óxido nítrico pelo endotélio vascular. Por outro lado, outras respostas características da ativação simpática são produzidas por projeções diretas do hipotálamo para a coluna intermédio-lateral da medula espinal. Assim, observam-se taquicardia, vasoconstrição em território não ativo (gastrintestinal) e aumento da pressão arterial (Figura 16.6).

Todas essas respostas, em conjunto, preparam o organismo para a luta ou para a fuga. Cabe ressaltar que, diferentemente dos animais que em geral retomam seu estado fisiológico, assim que a ameaça cessa, humanos podem apresentar a ativação prolongada dessas vias, mesmo após a cessação do sinal. A estimulação prolongada pode estar relacionada com as respostas fisiológicas a situações e memórias traumáticas.

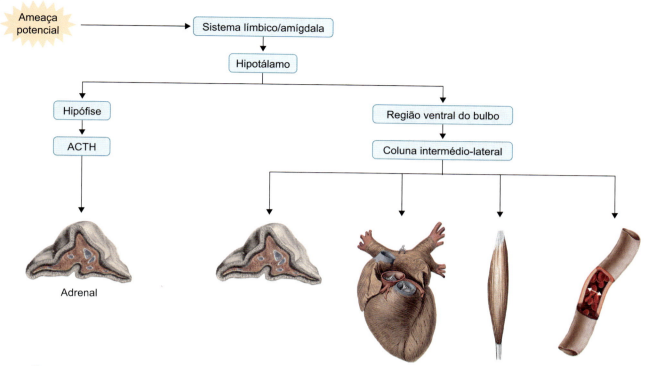

Figura 16.6 Participação do hipotálamo nas vias neuronais envolvidas na cascata de defesa. Adaptado de Kozlowska *et al.* (2015).

BIBLIOGRAFIA

Afifi A, Bergman R. Functional neuroanatomy: text and atlas. 2. ed. New York: McGraw-Hill; 2005.

Alvarez-Bolado G, Celio MR. The ventrolateral hypothalamic area and the parvafox nucleus: role in the expression of (positive) emotions? J Comp Neurol. 2016;524(8):1616-23.

Almondes KM, Araújo JF. Padrão do ciclo sono-vigília e sua relação com a ansiedade em estudantes universitários. Rio Grande do Norte: UFRG; 2003.

Amaral NO, de Oliveira TS, Naves LM, Filgueira FP, Ferreira-Neto ML, Schoorlemmer GH, et al. Efferent pathways in sodium overload-induced renal vasodilation in rats. PLoS One. 2014;9(10): e109620.

Antunes-Rodrigues J, de Castro M, Elias LLK, Valença MM, McCann SM. Neuroendocrine control of body fluid metabolism. Physiol Rev. 2003;84(1):169-208.

Caron A, Richard D. Neuronal systems and circuits involved in the control of food intake and adaptive thermogenesis. Ann N Y Acad Sci. 2017;139(1):35-53.

Cornejo MP, Hentges ST, Maliqueo M, Coirini H, Becu-Villalobos D, Elias CF. Neuroendocrine regulation of metabolism. J Neuroendocrinol. 2016;28(7).

Cravo SL, Possas OS, Ferreira-Neto ML. Rostral ventrolateral medulla: an integrative site for muscle vasodilation during defense-alerting reactions. Cell Mol Neurobiol. 2003 Oct;23(4-5):579-95.

Ferreira-Neto ML, Possas OS, Lopes OU, Cravo SL. Evidence for a role of nitric oxide in hindlimb vasodilation induced by hypothalamic stimulation in anesthetized rats. An Acad Bras Cienc. 2005;77(2):245-57.

Fontes MAP, Xavier CH, Marins FR, Limborço-Filho M, Vaz GC, Müller-Ribeiro FC, Nalivaiko E. Emotional stress and sympathetic activity: contribution of dorsomedial hypothalamus to cardiac arrhythmias. Brain Research. 2014;1554:49-58.

Haines DE. Neuroanatomia clínica: texto y atlas. 9. ed. Philadelphia: Wolters Kluwer Health; 2015.

Jones HR, Burns T, Aminoff M, Pomeroy SL. Sistema nervoso: cérebro: parte I. v. 7. 2. ed. São Paulo: Elsevier; 2014. (Coleção Netter de Ilustrações Médicas.)

Koeppen BM, Stanton BA. Berne e Levy: fisiologia. 6. ed. São Paulo: Elsevier; 2009.

Kozlowska K, Walker P, McLean L, Carrive P. Fear and the defense cascade: clinical implications and management. Harv Rev Psychiatry. 2015;23(4):263-87.

Machado ABM, Haertel LM. Neuroanatomia funcional. 3. ed. Rio de Janeiro: Atheneu; 2014.

Martinez AM. Neuroanatomia essencial. Rio de Janeiro: Guanabara Koogan; 2015.

McKinley MJ, Johnson AK. The physiological regulation of thirst and fluid intake. News in Physiological Sciences: An International Journal of Physiology Produced Jointly by the International Union of Physiological Sciences and the American Physiological Society. 2004;19:1-6.

Monderer R, Harris S, Thorpy M. Neurologic aspects of sleep medicine. In: Aminoff JM, Josephson SA. Aminoff's neurology and general medicine. 5.ed. Amsterdã: Academic Press; 2014.

Morrison SF. Central control of body temperature. F1000Res. 2016;5. pii: F1000 Faculty Rev-880.

Netter FH. Atlas de anatomia humana. 6. ed. Rio de Janeiro: Elsevier; 2015.

Parhar IS, Ogawa S, Ubuka T. Reproductive neuroendocrine pathways of social behavior. Frontiers in Endocrinology. 2016; 7:28.

Pedrino GR, Maurino I, de Almeida Colombari DS, Cravo SL. Role of catecholaminergic neurones of the caudal ventrolateral medulla in cardiovascular responses induced by acute changes in circulating volume in rats. Exp Physiol. 2006;91(6):995-1005.

Pedrino GR, Monaco LR, Cravo SL. Renal vasodilation induced by hypernatraemia: role of alpha-adrenoceptors in the median preoptic nucleus. Clin Exp Pharmacol Physiol. 2009:e83-9.

Pedrino GR, Rosa DA, Korim WS, Cravo SL. Renal sympathoinhibition induced by hypernatremia: involvement of A1 noradrenergic neurons. Auton Neurosci. 2008;142(1-2):55-63.

Russell GM, Kalafatakis K, Lightman SL. The importance of biological oscillators for hypothalamic-pituitary-adrenal activity and tissue glucocorticoid response: coordinating stress and neurobehavioural adaptation. J Neuroendocrinol. 2015;27(6): 378-88.

Shukla C, Basheer R. Metabolic signals in sleep regulation: recent insights. Nat Sci Sleep. 2016;8:9-20.

Tortora GJ. Princípios de anatomia humana. 14. ed. Rio de Janeiro: Guanabara Koogan; 2016.

Williams KW, Elmquist JK. From neuroanatomy to behavior: central integration of peripheral signals regulating feeding behavior. Nat Neurosci. 2012;15(10):1350-5.

17

Termorregulação

Maria Camila Almeida • Robson Cristiano Lillo Vizin • Daniel Carneiro Carrettiero

Introdução, 186

Temperatura corporal normal
e suas variações, 187

Troca de energia térmica entre
o corpo e o ambiente, 188

Produção de energia térmica pelo corpo, 189

Regulação da temperatura
corporal interna, 189

Processamento neural das
informações térmicas, 193

Canais termo-TRP, termossensação e
termorregulação, 193

Fatores que afetam a estabilidade da temperatura
corporal interna, 196

Hipotermia e hipertermia com
fins terapêuticos, 197

Bibliografia, 197

INTRODUÇÃO

A regulação da temperatura corporal é uma das inúmeras funções essenciais para a manutenção da homeostase. Pode ser definida como a capacidade de um organismo manter a temperatura corporal dentro de valores apropriados à sua demanda metabólica. A importância da regulação da temperatura corporal é reconhecida há centenas de anos, como notado nas palavras do médico James Currie, escritas em 1808:

> Há razão para acreditar que, enquanto a temperatura do corpo humano permanece inalterada, seu estado de saúde não é permanentemente interrompido pelas variações na temperatura ambiente que o circunda; mas poucos graus de aumento ou diminuição do calor no sistema produzem doença e morte. Assim, o conhecimento das leis que regulam o calor vital parece ser o mais importante ramo da fisiologia.

De fato, na clínica médica, a temperatura corporal é um dos sinais vitais monitorados frequentemente, já que compreende um indicativo de condição patológica. Apesar de não haver uma doença termorreguladora por si só, como se observa no caso do sistema renal, por exemplo, em que a insuficiência renal faz o paciente poder sofrer cronicamente, existem muitas condições que resultam secundariamente em alterações da temperatura corporal (p. ex., infecções, hipo ou hipertireoidismo etc.). Além disso, existem condições em que a capacidade de o organismo regular a temperatura corporal dentro dos limites normais está comprometida, como durante a exposição a ambiente extremamente quente (que pode resultar em hipertermia) ou frio (que pode resultar em hipotermia). Em alguns casos, se não houver intervenção adequada, essas condições podem ser fatais. Isso acontece porque o funcionamento apropriado de um organismo requer uma temperatura adequada, pois todos os processos fisiológicos envolvem, por exemplo, enzimas e reações químicas que dependem da temperatura. Isso significa que, em temperaturas muito baixas, as reações podem ficar lentas a ponto de comprometer a função corporal. Contudo, temperaturas muito altas podem desnaturar proteínas, comprometendo a integridade do organismo.

A função termorreguladora não é desempenhada por um sistema termorregulatório específico e bem definido, mas depende da integração de vários sistemas biológicos, cujas atividades são integradas em reações apropriadas e coordenadas, as quais levam a uma temperatura corporal estável e adequada para cada condição a que o organismo está exposto. Neste capítulo, será discutido como tais sistemas se integram, além de discutidas algumas condições em que a regulação da temperatura muda durante estados patológicos.

TEMPERATURA CORPORAL NORMAL E SUAS VARIAÇÕES

Antes de enfatizar o modo como a temperatura corporal é regulada, vale descrever alguns parâmetros que podem causar confusão ao estudante que se aprofunda no conhecimento da função térmica do corpo humano pela primeira vez.

Categorização

Os animais podem ser categorizados quanto a sua capacidade termorregulatória em ectotérmicos (dependem de fonte de energia térmica externa para se aquecer; entram nessa classificação répteis, anfíbios e peixes) e endotérmicos (são capazes de manter a temperatura corporal elevada por meio de termogênese interna; entram nessa classificação aves e mamíferos). Espécies taquimetabólicas (que mantém seu metabolismo elevado), em geral, mantêm a temperatura corporal em um nível relativamente constante, mesmo frente a grandes variações da temperatura ambiente – por isso, são consideradas *homeotérmicas*. Já animais com baixa taxa metabólica regulam sua temperatura corporal dentro de uma faixa mais ampla, que depende diretamente da temperatura ambiente – por isso, são considerados *heterotérmicos* (Figura 17.1). Vale notar que essa classificação (homeotérmico × heterotérmico) depende do estado metabólico do animal. Algumas espécies endotérmicas, por exemplo, podem apresentar padrões homeotérmicos ou heterotérmicos de termorregulação. Um exemplo clássico é o do beija-flor, que apresenta padrão homeotérmico durante o dia, mas, para poupar energia durante a noite, entra em um estado de torpor. Assim, seu metabolismo basal é significativamente reduzido, o que resulta em queda e maior flutuação da temperatura corporal em função da temperatura ambiente, passando nessas horas a apresentar um padrão heterotérmico de regulação da temperatura corporal.

Com base nessas definições, o ser humano pode ser classificado como:

- Endotérmico: tem a capacidade de gerar o próprio calor
- Taquimetabólico: mantém o metabolismo elevado
- Homeotérmico: a temperatura corporal é mantida relativamente constante, mesmo com grandes variações da temperatura ambiente.

Temperatura de diferentes regiões do corpo

A temperatura corporal (T_c) pode ser compartimentalizada em temperatura superficial e profunda (também chamada de central ou interna). Quando se fala em manutenção da temperatura corporal dentro de limites estreitos em animais homeotérmicos, refere-se à temperatura interna, ou seja, aquela relacionada com os conteúdos intracraniano, intratorácico e intra-abdominal, onde estão os órgãos vitais ao funcionamento do organismo.

A temperatura superficial refere-se à temperatura da pele, que pode ser extremamente variável, dependendo da região do corpo em que é medida, bem como da temperatura ambiente a que o corpo está exposto (Figura 17.2). Por exemplo, em um indivíduo em repouso e exposto a uma temperatura neutra, a do tronco é maior que aquela dos membros. A temperatura da superfície corporal pode estar em qualquer valor entre a T_c e a temperatura ambiente. Isso acontece porque a temperatura da pele resulta da quantidade de calor que flui por ela, e esta é dependente do fluxo sanguíneo cutâneo: se o fluxo sanguíneo cutâneo for baixo (vasoconstrição cutânea; ocorre em ambientes mais frios), a temperatura da pele aproxima-se da temperatura ambiente; se o fluxo sanguíneo cutâneo for alto (vasodilatação cutânea; ocorre em ambientes mais quentes), a temperatura da pele aproxima-se da T_c. O corpo tem mecanismos capazes de regular a quantidade de sangue deslocado para a pele e, dessa maneira, a T_c estável é alcançada por meio da regulação da taxa de troca de energia térmica entre a superfície corporal e o ambiente e, como resultado, a temperatura da pele sofre mais variações que a T_c.

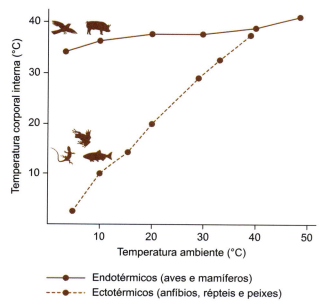

Figura 17.1 Representação da temperatura corporal interna em função da temperatura ambiente em animais homeotérmicos e heterotérmicos. Note-se que os animais heterotérmicos apresentam ampla variação da temperatura corporal em razão da temperatura ambiente, enquanto os animais homeotérmicos são capazes de manter a temperatura corporal elevada e constante, independentemente das variações térmicas ambientais.

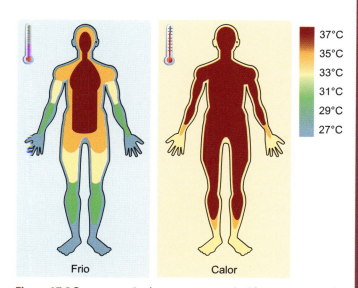

Figura 17.2 Representação das temperaturas de diferentes regiões do corpo em condição de exposição a ambiente frio e quente. Nota-se a variação da temperatura superficial dos membros e do tronco em função da temperatura ambiente.

Tradicionalmente, a T_c é medida por um termômetro (de mercúrio ou eletrônico) inserido na axila, na boca ou no reto. Mais recentemente, tornou-se comum também aferir a T_c por meio da temperatura auricular com o uso de um termômetro de infravermelho. Em uma comparação simplificada, a temperatura obtida a partir da medida auricular costuma ser 1°C mais alta que a temperatura oral ou axilar, e cerca de 0,5 a 1°C mais baixa que a retal. A temperatura retal é a que mais se aproxima do que se classifica como T_c. Como um princípio básico, a T_c em humanos está entre 37,2 e 37,7°C. Quando acima desses valores, costuma indicar patologias.

A T_c > 41°C é muito rara de se observar (especialmente em adultos), e temperaturas acima de 42°C por períodos prolongados são consideradas nocivas, podendo levar à morte, muito embora existam casos de pessoas que sobreviveram a elevações transitórias da T_c maiores que este valor. Como a T_c está muito mais próxima da temperatura de desnaturação das proteínas que do congelamento da água, as quedas na T_c são menos perigosas que os aumentos.

A T_c < 34°C pode levar à amnésia, e abaixo de 30°C pode causar arritmia e parada cardíaca. No entanto, o corpo humano pode ser resfriado até 10°C (se a circulação externa for mantida), com alta chance de sobreviver a um reaquecimento sem apresentar sequelas aparentes.

Variações da temperatura corporal

Mesmo a T_c de um indivíduo saudável pode sofrer pequenas variações consideradas normais. Ao longo do dia, a T_c segue um ritmo circadiano, apresentando pico mais elevado durante o anoitecer, entre 18 e 22 h (37,2°C), e maior baixa no começo da manhã, entre 2 e 4 h (35,2°C). Além disso, em algumas circunstâncias, a T_c pode-se alterar mostrando-se mais elevada, como, após as refeições (termogênese induzida pela dieta) e a prática de exercícios intensos. Nas mulheres, a T_c varia ao longo do ciclo menstrual, apresentando-se cerca de 0,5°C mais elevada na fase lútea, como consequência das alterações hormonais.

TROCA DE ENERGIA TÉRMICA ENTRE O CORPO E O AMBIENTE

Pode ocorrer por condução, convecção, radiação e evaporação. A troca de energia térmica por meio dos três primeiros mecanismos é também conhecida como transferência de calor seca, não evaporativa ou newtoniana e resulta das diferenças de temperatura entre a superfície corporal e o ambiente (Figura 17.3).

A transferência de energia térmica entre objetos em contato direto é chamada de condução. O fluxo de energia térmica entre os objetos é proporcional à diferença de temperatura entre a superfície dos dois objetos (gradiente de temperatura) e sempre direcionada do objeto mais quente para o mais frio. Os fatores que podem influenciar a quantidade de energia térmica trocada entre objetos por condução são as características do objeto em contato com o corpo (condutividade térmica e calor específico), o fluxo sanguíneo cutâneo e a área de contato entre a superfície corporal e o objeto.

A condutividade térmica, ou seja, a capacidade de um material conduzir energia térmica varia em diferentes materiais. Além disso, o calor específico dos materiais (quantidade de energia térmica necessária para aumentar a temperatura de um material em 1°C) difere de maneira que, quanto maior o calor específico de um material em contato com a superfície corporal, maior a quantidade de calor que este material pode transferir para o corpo até o gradiente térmico desaparecer. Essa característica explica por que ao se mergulhar em uma piscina cuja água está a 26°C, por exemplo, a sensação térmica é diferente do que estar em um ambiente em que a temperatura do ar está também a 26°C. A piscina aparenta estar muito mais fria. Como a água é um bom condutor de calor (condutividade 25 vezes maior que a condutividade do ar seco) e com elevado calor específico (1.000 vezes maior que do ar seco), a transferência de calor do corpo para a água é muito

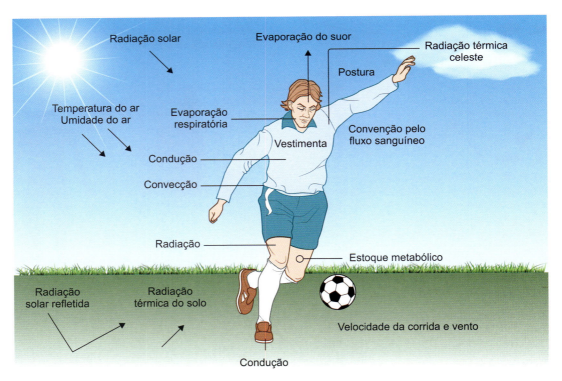

Figura 17.3 Mecanismos de troca de energia térmica entre o corpo e o ambiente envolvidos na regulação da temperatura corporal.

mais eficiente que para o ar. Com isso, o corpo resfria-se muito mais na água do que no ar de mesma temperatura. Essas características da água explicam também por que a sensação de frio é sentida de maneira mais severa quando a umidade relativa do ar está elevada e por que o desenvolvimento de hipotermia é o principal problema em pessoas submersas em água (p. ex., vítimas de catástrofes marítimas).

A condutividade da superfície corporal também pode mudar a partir de mudanças na perfusão sanguínea, característica que possibilita que a troca de energia térmica do corpo com o ambiente seja, até certo ponto, controlada. Como isso acontece? Em um ambiente frio, a perfusão de sangue nos tecidos subcutâneos gordurosos é pequena, e esses tecidos apresentam baixa condutividade térmica (três vezes menor que do músculo esquelético). No entanto, com o aumento do fluxo sanguíneo cutâneo (este pode aumentar até 10 vezes em resposta ao aumento da temperatura ambiente ou corporal), a condutividade térmica do tecido subcutâneo aumenta, acelerando a troca de calor com o ambiente.

Por fim, a troca condutiva de energia térmica será maior quanto maior a área de contato entre as superfícies de troca. Desse modo, pode-se aumentar a superfície de troca para elevar a perda de calor (p. ex., em ambientes quentes) ou, em casos que se precise conter energia, reduz-se a superfície de troca (p. ex., em ambientes frios).

A troca de energia térmica por convecção se dá quando a transferência do calor é feita de um meio líquido ou gasoso em movimento. Uma vez que o corpo dos animais estará sempre envolto por um fluido (líquido ou gasoso), a troca de energia térmica entre o corpo e o ambiente será sempre afetada pela convecção. A convecção pode ser tanto natural quanto forçada. A convecção forçada resulta da movimentação do fluido causada pela aplicação de uma força externa (p. ex., pelo ventilador). Enquanto isso, a convecção natural resulta da movimentação do fluido causada pela diferença de densidade produzida pelo aquecimento ou resfriamento das moléculas adjacentes ao corpo. Nos dois casos, a camada de fluido adjacente ao corpo, cuja temperatura está próxima ao da temperatura da pele, é substituída.

Por fim, também pode-se ter troca de energia entre o corpo e o ambiente pela radiação, que é a propagação de energia de um ponto para outro. No contexto da troca de calor, consiste na transmissão de energia na forma de ondas eletromagnéticas. Ao contrário da condução e da convecção, a radiação não necessita de um meio material para que aconteça a transferência de energia. Assim, como qualquer outro objeto, a superfície corpórea dos animais emite energia radiante e absorve-a de outros objetos. A troca de energia resultante relaciona-se com a diferença de temperatura entre as superfícies que emitem e absorvem a energia. A radiação solar explica por que uma pessoa sente-se mais quente em uma área aberta do que na sombra, mesmo que as duas áreas apresentem a mesma temperatura do ar.

A troca de energia térmica por evaporação, também conhecida como perda de energia térmica evaporativa, é obtida pela conversão da água da superfície corpórea (no estado líquido) em vapor (estado gasoso). A quantidade de energia necessária para vaporizar a água é elevada (0,58 kcal/g) e, assim, a evaporação de água da superfície da pele ou do trato respiratório superior (e consequente resfriamento do sangue que circula nas proximidades) compreende o mais eficiente mecanismo de perda de calor para o ambiente. Além disso, a perda de calor por evaporação compreende o único mecanismo capaz de promover a perda de calor para o ambiente quando a temperatura ambiente é igual ou maior que a temperatura corporal cutânea.

PRODUÇÃO DE ENERGIA TÉRMICA PELO CORPO

Os processos que resultam em produção de energia térmica e, consequentemente, em aquecimento do organismo são chamados de termogênicos. Nos humanos, a termogênese ocorre de maneira ativa, ou seja, a energia necessária vem da quebra de moléculas de ATP em processos denominados termogênese obrigatória e termogênese facultativa (ou termorregulatória).

A maior parte da produção de calor pelo corpo humano ocorre em função do metabolismo basal, responsável pelo catabolismo e pelo anabolismo de proteínas indispensáveis para o funcionamento do corpo humano. O catabolismo produz calor pela quebra das ligações peptídicas entre os aminoácidos, e o anabolismo também o produz pela sua necessidade de produção de ATP. O corpo humano não consegue converter toda a energia de uma molécula para outra com eficiência total, motivo pelo qual o calor aparece como um subproduto da transformação da energia entre seus vários estados. Ainda, toda a contração muscular realizada para as funções diárias humanas (manutenção da postura, movimento etc.), além do funcionamento do coração e da atividade do fígado e cérebro, gera calor como subproduto do metabolismo. O calor produzido em função da alta taxa metabólica em humanos é o grande responsável pelo indivíduo conseguir manter sua T_c elevada independentemente da temperatura ambiente. No entanto, esses mecanismos de termogênese não têm função termorregulatória e, assim, são chamados de termogênese obrigatória.

Além da termogênese obrigatória, o corpo humano é capaz de ativar mecanismos de termogênese, a fim de regular a temperatura corporal; por isso, esses mecanismos são chamados de termogênese termorregulatória. Esta inclui os mecanismos de aquecimento pelo tremor da musculatura esquelética e os mecanismos independentes de tremor, que ocorrem em tecidos especializados para essa função, especialmente o que se conhece como tecido adiposo marrom. Esses mecanismos serão ativados por exposição a temperaturas frias, sempre que a termogênese obrigatória (metabolismo basal) não for suficiente para manter a T_c na faixa adequada de funcionamento do organismo.

REGULAÇÃO DA TEMPERATURA CORPORAL INTERNA

O corpo humano é capaz de trocar energia térmica com o ambiente e também pode produzir seu próprio calor. A T_c será o resultado do balanço entre os mecanismos termogênicos e a troca de energia térmica entre o indivíduo e o ambiente. Dessa maneira, a exposição ao ambiente frio ativará mecanismos de defesa ao frio, os quais incluem, em primeira instância, a conservação de calor (a fim de diminuir a perda de calor para o ambiente) e, em seguida, os mecanismos de termogênese. Contudo, em um indivíduo exposto ao calor, serão ativados os mecanismos de defesa ao calor, que incluem todos aqueles que aumentam a perda de calor para o ambiente (troca seca e evaporativa de calor; Figura 17.4).

Todos os animais buscam um ambiente térmico não estressante em que o balanço térmico possa ser obtido sem muito gasto de energia (sem necessitar de ativação de termogênese) ou de água (sem ativação de mecanismos de perda de calor

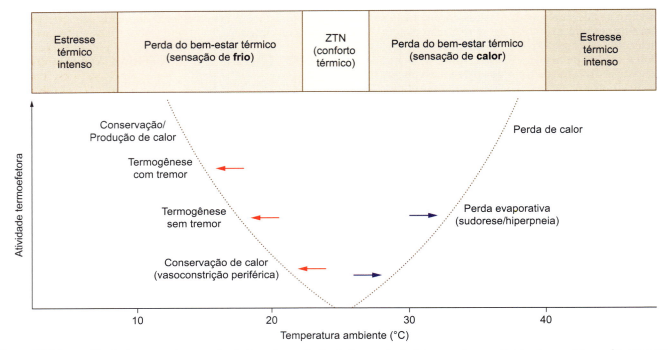

Figura 17.4 Dependência dos mecanismos autonômicos de regulação da T_c em relação à temperatura ambiente. A exposição ao frio ativa mecanismos de conservação/produção de calor e inibe mecanismos de perda de calor. O contrário ocorre durante a exposição ao calor. A faixa de temperatura ambiente em que a T_c é regulada sem ativar mecanismos de termogênese ou perda evaporativa de calor chama-se zona termoneutra (ZTN). Nessa faixa de temperatura, o conforto térmico é máximo. Em temperaturas extremas, o estresse térmico é intenso, e corre-se o risco de desenvolver hipertermia (no calor) ou hipotermia (no frio).

evaporativa). Esse ambiente, chamado de termoneutro, é em geral descrito como uma faixa de temperatura ambiente (zona de neutralidade térmica, ou zona termoneutra). Nessa condição, o balanço térmico do corpo com o ambiente é alcançado apenas por meio do controle dos mecanismos de troca de calor seca. Vale ressaltar que a zona de neutralidade térmica não é fixa e pode mudar dependendo de condições de aclimatação, estado metabólico e umidade do ar, entre outros fatores. Em ambientes subneutros (frio) ou supraneutros (quentes), o corpo enfrentará a necessidade de ajustar o balanço térmico, ativando ou inibindo mecanismos de defesa ao frio e ao calor e, para tanto, o corpo humano utiliza estratégias comportamentais e autonômicas, detalhadas a seguir.

A termorregulação autonômica é definida como todos os mecanismos involuntários de resposta termoefetora ao calor e ao frio que modificam as taxas de termogênese e a troca de energia térmica com o ambiente. Os mecanismos autonômicos termorreguladores são os relativos à termogênese (tremor ou termogênese independente de tremor) ou à conservação de energia térmica (vasoconstrição periférica), e ainda aqueles envolvidos na perda de energia térmica pelo organismo, em uma condição de seca (favorecida pela vasodilatação periférica) ou envolvendo evaporação de água da superfície corporal e de mucosas (hiperventilação, sudorese).

Embora os mecanismos autonômicos de termorregulação sejam prontamente ativados quando se está exposto a ambientes quentes ou frios, eles são limitados em sua capacidade de compensar grandes cargas térmicas, pois ocorrem a um custo elevado. Os mecanismos de perda de calor podem esgotar os recursos de água do corpo, uma vez que envolvem a evaporação da água sobre a superfície da pele ou das vias respiratórias (p. ex., em razão da sudorese). Por sua vez, a produção de calor (com ou sem tremor) pode esgotar as reservas de energia do corpo, pois dependem do consumo de ATP. Ao contrário da termorregulação autonômica, a estratégia comportamental não coloca exigências sobre a água do corpo ou os recursos energéticos. Além disso, tais mecanismos são capazes de compensar cargas térmicas bem maiores que aquelas compensadas pelos mecanismos autonômicos.

As estratégias comportamentais para regulação da T_c variam desde as respostas mais simples (p. ex., mudanças posturais ou procura de ambiente térmico adequado, o que inclui aquecer-se ao sol em um dia frio) até estratégias mais complexas (p. ex., manobras para manter a T_c estável em ambientes térmicos extremos como a neve). De fato, as civilizações modernas não poderiam existir, do modo como são conhecidas hoje, se não fosse pela habilidade termorregulatória comportamental aprendida pelo homem (uso de vestimentas, construção de abrigos e uso do fogo), o que possibilitou a mudança nos trópicos e a ocupação de ambientes mais frios. Os mecanismos termorreguladores comportamentais estão entre os meios mais potentes para regulação da temperatura corporal e, principalmente, são eles que tornam possível, por exemplo, que os humanos habitem e trabalhem em ambientes com condições térmicas extremas.

Mas como o comportamento é capaz de ajudar na termorregulação? Por meio do comportamento, tem-se a oportunidade de manipular a temperatura ambiente, diminuindo o gradiente térmico entre o corpo e o ambiente e, consequentemente, minimizando ou facilitando a troca de energia térmica. Isso acontece quando se liga o aquecedor ou o ar-condicionado, acende-se a lareira ou mesmo quando se buscam alimentos e bebidas quentes ou frios com o objetivo de se aquecer ou se resfriar, dependendo da condição ambiental. Além disso, o comportamento pode ajudar a regular a quantidade de energia térmica trocada entre duas superfícies, por meio da alteração da área de contato das superfícies ou do aumento/diminuição da perda de calor por convecção. No primeiro caso, não é toda a superfície corporal (mesmo que em um indivíduo sem vestimenta) que está em contato com o ambiente: a área efetiva para a troca de calor depende da postura corporal. Quando o indivíduo sente frio, tende a se curvar porque a esfera é a forma geométrica com a menor área superficial para um dado volume (diminuição da relação superfície/volume), fator que reduz a perda de calor para o ambiente. Por sua vez, ele adota uma postura de extensão em ambientes quentes, a fim de aumentar a superfície corporal disponível para a troca de calor com o ambiente (aumento da relação superfície volume). Aumenta-se também a perda de calor por convecção toda vez que se promove convecção forçada posicionando-se na frente de um ventilador, abanando-se ou abrindo-se a janela do carro. O contrário ocorre quando alguém se protege do vento, buscando se cobrir quando o ambiente está frio e precisa se manter aquecido. Mesmo a termogênese pode ocorrer em função do comportamento. Quem nunca começou a se movimentar para se aquecer em um dia frio? Esses são somente alguns exemplos de estratégias comportamentais utilizadas a fim de manter a T_c estável.

Os mecanismos termorregulatórios comportamentais dependem da percepção da temperatura da pele, e a maioria deles ocorre de maneira automática. Apesar da importância desses mecanismos para a homeostase térmica, muito pouco é conhecido sobre as vias neurais e as regiões no sistema nervoso central que controlam a termorregulação comportamental.

Estratégias termorregulatórias autonômicas

Termogênese por tremor

Uma quantidade substancial de calor pode ser gerada pelo movimento. Em algumas situações, esse calor pode ser utilizado para demandas termorreguladoras. Durante o tremor, o indivíduo reduz a eficiência da contração muscular, de maneira que não há movimento (alteração da posição do corpo), e a maior parte da energia associada à contração muscular aparece na forma de calor. O tremor, então, pode ser definido como o mecanismo termoefetor caracterizado pelo movimento rítmico involuntário dos músculos esqueléticos, para aumentar a produção metabólica de calor. Ocorre em todos os músculos esqueléticos do corpo dos mamíferos, exceto o facial, o perineal, o extraocular e o da orelha média.

O tremor e o tônus muscular são considerados as fontes de calor mais importantes em humanos durante exposição ao frio, sendo considerado um pré-requisito para a homeotermia. Na maioria das espécies, o tremor resulta em um aumento de duas a três vezes no metabolismo basal, podendo chegar até cinco vezes em espécies de grande porte. O tremor é induzido por mudanças tanto na T_c quanto na temperatura da pele, sendo a taxa do tremor inversamente proporcional a tais temperaturas. O tremor é ativado pelo sistema nervoso simpático e consiste em um processo involuntário. No entanto, em até certo grau é possível inibi-lo voluntariamente.

Termogênese independente de tremor

Trata-se de um mecanismo de defesa ao frio em que não é observado tremor, sendo associado principalmente ao tecido adiposo marrom em mamíferos placentários. Com base em estudos que investigaram a participação dos depósitos de tecido adiposo marrom perineais em humanos, acreditava-se que esse tecido tinha função termorregulatória significativa somente no período neonatal, sendo ao longo do tempo substituído por tecido adiposo branco até total involução na idade adulta, o que contribuiria pouco ou quase nada para a termorregulação. No entanto, estudos posteriores mostraram que o depósito perineal não é o principal depósito de tecido adiposo marrom em humanos, sendo encontrados depósitos maiores e mais importantes deste tecido em outras regiões da parte superior do corpo, como ao longo da coluna vertebral (depósito paravertebral), no mediastino e na região para-aórtica, e ao redor do coração. Estudos recentes demonstraram que uma fração significativa de humanos na idade adulta tem, de fato, tecido adiposo marrom sob o controle do sistema nervoso simpático, que se estende da região anterior do pescoço até o tórax, podendo este tecido exercer função termorregulatória mesmo em adultos.

O tecido adiposo marrom é formado principalmente por adipócitos marrons maduros, além de mastócitos, pré-adipócitos, células intersticiais e endoteliais, sendo um tecido altamente vascularizado. Sua coloração marrom característica resulta da alta vascularização e da alta densidade de mitocôndrias, as quais são equipadas com proteínas chamadas proteínas desacopladoras de prótons (UCP), sendo a mais abundante no tecido adiposo marrom a UCP-1, proteína específica desse tecido que atua promovendo o desacoplamento do gradiente de prótons e a formação de ATP gerado na cadeia respiratória entre o espaço intermembranar e a matriz mitocondrial, transformando o substrato energético desse gradiente em energia térmica (Figura 17.5). A termogênese no tecido adiposo marrom é ativada por nervos simpáticos via receptores beta 3-adrenérgicos.

Controle da troca de calor pelo fluxo sanguíneo cutâneo

Como abordado no início deste capítulo, a temperatura da pele depende do fluxo sanguíneo do leito vascular cutâneo: quando o fluxo for baixo (vasoconstrição cutânea), a temperatura será baixa, em geral aproximando-se dos valores de temperatura ambiente; se o fluxo sanguíneo for alto (vasodilatação cutânea), a temperatura da pele será mais alta e, em geral, se aproximará da T_c. Em razão da vasodilatação cutânea, o sangue aquecido vindo do interior do corpo flui para a superfície deste, o que facilita a troca de calor com o ambiente. Por sua vez, a diminuição do tônus vascular cutâneo possibilita a conservação do calor corporal, uma vez que mantém o sangue aquecido em regiões mais profundas do corpo, dificultando a perda de calor para o ambiente.

O tônus vascular cutâneo é controlado pelo sistema nervoso simpático, e a norepinefrina promove vasoconstrição. O fluxo sanguíneo cutâneo é fornecido por arteríolas e anastomoses arteriovenosas inervadas por fibras adrenérgicas com receptores alfa-1 adrenérgicos. Como resposta de defesa ao frio, há redução do fluxo sanguíneo cutâneo; em humanos, ocorre especialmente nas regiões do corpo desprovidas de pelo (onde o isolamento é menor), incluindo as mãos, os pés, os lábios, as orelhas e o nariz. Durante a exposição ao calor, a remoção do tônus vasoconstritor leva à vasodilatação do plexo sanguíneo cutâneo. Até determinada temperatura ambiente (em humanos, por exemplo, cerca de 30°C), a modulação da atividade vasoconstritora nervosa é suficiente para regular a perda de calor e manter a T_c dentro da faixa de normalidade. Em ambientes nos quais a temperatura ambiente alcança valores extremamente baixos, a circulação cutânea das extremidades pode ser aumentada por vasodilatação ativa, cujo mecanismo ainda não é completamente estabelecido. Essa vasodilatação ativa é importante para evitar o congelamento

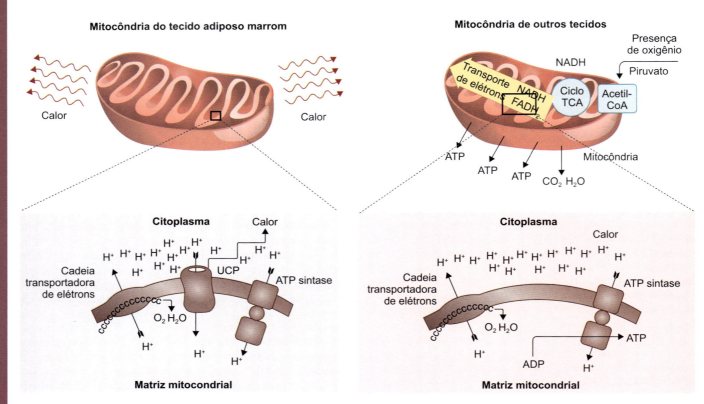

Figura 17.5 Representação da função mitocondrial no tecido adiposo marrom e em outros tecidos. Na mitocôndria dos tecidos que não o adiposo marrom, a energia estocada na forma do gradiente de prótons é utilizada para síntese de ATP. Na mitocôndria do tecido adiposo marrom, a energia do gradiente de prótons é deslocada pela proteína desacopladora de prótons (UCP) e resulta em produção de calor. TCA: ciclo dos ácidos tricarboxílicos.

das extremidades. As alterações no fluxo sanguíneo para regulação da T_c são mais efetivas em regiões do corpo pouco isoladas termicamente, bastante vascularizadas e com relação superfície/volume alta, sendo chamadas de janelas térmicas ou radiadores. Em humanos, as janelas térmicas são as mãos e os pés. Outras espécies apresentam janelas térmicas diferentes, de acordo com a anatomia particular de cada animal, como a cauda em ratos, as orelhas nos coelhos e elefantes e o bico nas aves, especialmente nos tucanos.

Troca evaporativa de calor

Em humanos, a água que evapora da pele se origina da perspiração insensível e da secreção autonômica de suor, mas pode também ser produzida comportamentalmente, por exemplo, por banho de água, piscina, mar ou rios. Embora constitua um mecanismo de pequena contribuição em humanos, a hiperventilação (ofegação) compreende um importante mecanismo termorregulador em cães e ovelhas, por exemplo. Um aspecto bastante importante dos mecanismos de perda evaporativa do calor é sua limitação, uma vez que resulta em elevada perda de água do organismo e, se esta água não for reposta, pode levar o organismo a um colapso por superaquecimento e desidratação.

Durante o repouso em um ambiente termoneutro, os humanos não produzem suor. No entanto, ocorre perspiração insensível, pela evaporação da água na superfície corporal através da pele e pela evaporação de água do trato respiratório superior. A perspiração insensível é responsável por cerca de 15% da perda de calor para o ambiente em humanos. Em condições de elevada temperatura ambiente e durante um exercício, a sudorese começa a ocorrer, possibilitando a regulação da T_c e a manutenção das funções do organismo em ambientes quentes. Contudo, a taxa de perda de calor pela evaporação depende do gradiente entre a pressão de vapor de água na pele e a do ambiente, além da porcentagem de superfície cutânea molhada pelo suor e de outros fatores, incluindo velocidade do ar. O resultado é que, em ambientes de elevada umidade relativa do ar, a sudorese não é tão eficiente. Isso explica o motivo pelo qual o indivíduo tolera temperaturas ambientes bem mais altas em ambientes secos do que em ambientes úmidos, além do fato de que a sensação térmica é pior (sensação de mais calor) em um ambiente úmido de mesma temperatura que um ambiente seco.

A sudorese termorreguladora é realizada por glândulas sudoríparas, as quais eram classificadas como écrinas e apócrinas, mas hoje são conhecidas como atriquiais (encontradas na pele glabra, desprovida de pelos) e epitriquiais (encontradas na pele recoberta por pelos). Nos humanos, a sudorese termorreguladora é realizada, principalmente, pelas glândulas atriquiais, controladas pelo sistema simpático-colinérgico, as quais apresentam receptores alfa-adrenérgicos e beta-adrenérgicos. O principal estímulo para aumentar a sudorese (com função termorreguladora) é a elevação da T_c, mas a temperatura média da superfície cutânea e a temperatura cutânea local também podem influenciar a sudorese. Outro fator que pode afetar a taxa de sudorese é a hidromeiose (redução da taxa de sudorese, observada após aproximadamente 1 h de sudorese profusa, sobretudo em ambientes úmidos). A cessação da sudorese não ocorre com calor em condição seca ou em áreas da superfície cutânea livres do *stratum corneum*. Isso sugere que a causa da hidromeiose é a obstrução dos ductos das glândulas sudoríparas pelo descamamento do *stratum corneum*. O número de glândulas sudoríparas nos humanos varia de 2 a 5 milhões e pode ser alterado de acordo com fatores relacionados com a aclimatação. Esse número é maior em indivíduos criados em áreas tropicais até os dois primeiros anos de idade.

PROCESSAMENTO NEURAL DAS INFORMAÇÕES TÉRMICAS

A regulação da temperatura corporal funciona por meio de um sistema de retroalimentação negativa, em que a principal variável regulada é a T_c, além de um controle auxiliar por retroalimentação (positiva ou negativa) de variáveis auxiliares, como a temperatura da pele. Detecta-se a informação térmica corporal por termossensores. Essa informação (aferente) é enviada para uma região de integração no sistema nervoso central. O sinal eferente da alça de retroalimentação inclui uma via neural para a ativação de cada resposta termoefetora (tremor, termogênese no tecido adiposo marrom, tônus vascular cutâneo, sudorese). Em outras palavras, a ativação de cada resposta efetora é independente, sendo cada resposta ativada dependendo de uma combinação específica de T_c e temperatura da pele. Além disso, o uso do controle auxiliar na regulação da T_c possibilita que o corpo antecipe distúrbios térmicos provenientes do ambiente, mantendo a T_c mais estável. Por exemplo, ao detectar que a temperatura da pele está ficando mais fria, o ser humano pode antecipar uma resposta termorregulatória autonômica (p. ex., vasoconstrição cutânea) ou comportamental (p. ex., agasalhar-se), mesmo antes de alterações significativas da T_c, mantendo assim a T_c bastante estável, apesar de variações da temperatura ambiente.

Sensores

Para a ativação de qualquer resposta termorreguladora (autonômica ou comportamental), é necessário que o organismo detecte alterações da temperatura (ambiente e interna) e as interprete. No caso dos humanos (e endotérmicos em geral), a eficiência em evitar variações da T_c frente às variações térmicas ambientais depende de que ele inicie as respostas de defesa termorreguladora de maneira rápida, antes mesmo que a T_c seja alterada. Essas respostas rápidas são possíveis por causa da detecção da temperatura ambiente pelos termorreceptores presentes em terminações sensoriais primárias distribuídas na pele (Figura 17.6), conhecidos por neurônios termossensíveis periféricos. Tais sensores detectam a temperatura da pele e da mucosa, e a maioria deles é sensível ao frio, ou seja, aumenta sua taxa de disparo com a diminuição da temperatura local. Seus sinais são transmitidos para o sistema nervoso central, principalmente via fibras mielinizadas do tipo Aδ. Contudo, alguns estudos sugerem que essas informações possam ser também transmitidas por fibras do tipo C. Embora menos abundantes que os sensores sensíveis o frio, os indivíduos também dispõem de sensores sensíveis ao calor, cujos sinais viajam por fibras amielinizadas do tipo C. A resposta da maioria dos neurônios termossensíveis apresenta um potente componente dinâmico (receptores fásicos), ou seja, esses neurônios apresentam elevada taxa de disparo quando a temperatura está mudando, porém rapidamente se adaptam quando a temperatura se estabiliza. Essa característica possibilita que o organismo reaja rapidamente frente às mudanças de temperatura ambiente.

Além dos neurônios superficiais sensíveis ao frio e ao calor, há receptores mais profundos, que detectam a temperatura dos órgãos viscerais e das regiões intra-abdominais, e

receptores centrais responsáveis pela detecção da temperatura da medula espinal e do encéfalo. A maioria dos sensores centrais é sensível ao calor, mas os indivíduos também têm receptores centrais que aumentam a taxa de disparo com queda da temperatura, classificados como neurônios sensíveis ao frio. Tal aumento da atividade dos neurônios centrais sensíveis ao frio, no entanto, é resultado da remoção do tônus inibitório dos neurônios sensíveis ao calor sobre eles, e não consequência de uma sensibilidade intrínseca ao frio (Figura 17.7).

A informação detectada pelos neurônios termossensíveis do corpo é enviada para o sistema nervoso central por duas vias. A via ascendente mais conhecida é a espino-tálamo-cortical (e trigêmino-tálamo-cortical), que se projeta diretamente para o tálamo e daí para o córtex somatossensorial primário, responsável pela percepção e pela discriminação da temperatura cutânea. Tal via não participa da ativação das respostas autonômicas para a regulação da T_c. A informação que será utilizada para a regulação autonômica da T_c converge para o hipotálamo, mais especificamente para a área pré-óptica, uma região de integração e processamento da informação térmica. A partir da área pré-óptica do hipotálamo, são enviadas projeções para diferentes regiões no sistema nervoso central, responsáveis por ativar ou inibir as respostas efetoras autonômicas (Figura 17.7).

A localização dos neurônios e das áreas responsáveis pela ativação das respostas termoefetoras comportamentais não é conhecida. Contudo, aparentemente, tais respostas são independentes da área pré-óptica do hipotálamo.

CANAIS TERMO-TRP, TERMOSSENSAÇÃO E TERMORREGULAÇÃO

Os mecanismos de transdução do sinal térmico em sinal neural permaneceram desconhecidos durante muitos anos até que, recentemente, a identificação de canais sensíveis à temperatura lançou uma luz no que permaneceu por tantos anos sem explicação. A família dos canais TRP (receptor de potencial transitório, do inglês *transient receptor potential*) consiste em 28 proteínas divididas em seis subfamílias:

- Anquirina (TRPA)
- Canônica (TRPC)
- Melastatina (TRPM)
- Mucolipina (TRPML)
- Policistina (TRPP)
- Vaniloide (TRPV).

Entre os canais TRP, nove são sensíveis à temperatura, conhecidos como termo-TRP. Esses incluem os canais ativados por calor TRPV1-V4, TRPM2, M4 e M5, bem como os canais ativados por frio TRPA1 e TRPM8. A descoberta dos canais termo-TRP possibilitou grandes avanços para a compreensão de como as temperaturas ambiente e corporal são detectadas. Os avanços no entendimento dos mecanismos de ação e função dos canais termo-TRP têm avançado bastante nos últimos anos. A seguir, serão explorados alguns dos canais mais estudados até o momento: o canal de frio TRPM8 e os canais de calor TRPV1, TRPV3 e TRPV4 (Figura 17.8).

TRPM8

A recente caracterização dos canais TRPM8 possibilitou um grande avanço no entendimento dos mecanismos de detecção dos estímulos frios. Os canais TRPM8 são expressos em

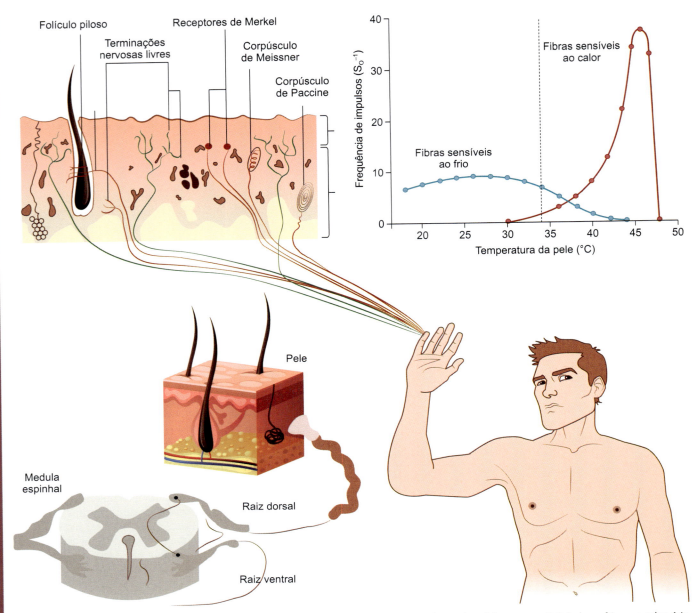

Figura 17.6 Esquema mostrando os termorreceptores periféricos (terminações nervosas livres da pele) e sua sensibilidade ao frio e ao calor. A informação térmica detectada por esses sensores é transformada em um sinal neural que trafega por fibras Aδ e C, enviadas para o sistema nervoso central pelo corno dorsal da medula espinal.

neurônios de pequeno diâmetro não mielinizados no gânglio da raiz dorsal, sendo ativados por temperaturas abaixo de, aproximadamente, 25°C. De fato, diversos estudos têm demonstrado que os canais TRPM8 são os principais termorreceptores envolvidos na detecção de temperaturas frias. A estimulação dos canais TRPM8 induz dessa forma, uma resposta termoefetora de defesa ao frio por meio de diferentes mecanismos termorregulatórios: termogênese por tremor e/ou por tecido adiposo marrom, vasoconstrição periférica e comportamentos de proteção ao frio, como o de procura por ambientes com temperaturas mais quentes. Além de serem ativados por temperaturas frias, os canais TRPM8 são estimulados por alguns compostos químicos, como mentol (ver box a seguir). O mentol mimetiza a termossensação de frio e, como consequência, induz os mesmos termoefetores desencadeados por temperaturas baixas.

TRPV1, TRPV3 e TRPV4

Os canais TRPV1 são os termorreceptores mais estudados entre os canais da família TRP. Eles são ativados por temperaturas quentes nocivas > 42°C e pela capsaicina, uma substância presente na pimenta (ver box a seguir) e expressos no sistema nervoso periférico e central, na pele e na língua. A ativação dos canais TRPV1 recruta termoefetores autonômicos e comportamentais de defesa ao calor. Assim, como resposta termoefetora, ocorrem vasodilatação periférica, sudorese e comportamento termorregulatório de procura por ambientes com temperaturas frias. Contudo, os canais TRPV1 são caracterizados por participar na nocicepção térmica, ou seja, na detecção de estímulos térmicos quentes nocivos e dor, mas não têm função como termorreceptores responsáveis pela regulação da temperatura corporal, ou seja, as respostas termoefetoras evocadas pela ativação dos canais TRPV1 parecem ser associadas

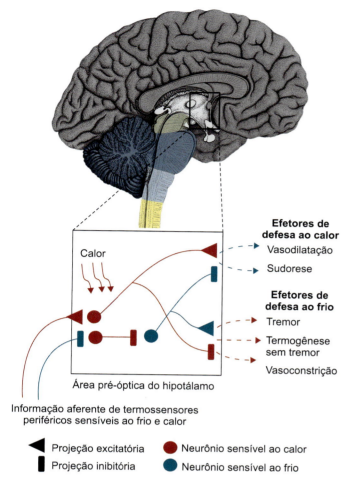

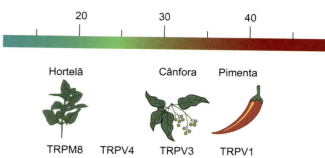

Figura 17.8 Principais canais TRP sensíveis a diferentes faixas de temperatura. Os canais TRPM8 são ativados por temperaturas frias, enquanto os canais TRPV1, TRPV3 e TRPV4 são ativados por temperaturas moderadas a quentes. Além disso, esses canais podem ser ativados por determinadas substâncias, como mentol (composto extraído da hortelã, para TRPM8), cânfora (TRPV3) e capsaicina (uma substância presente na pimenta, para TRPV1). Nota-se que, apesar de cada canal ser sensível a uma faixa específica de temperatura, juntos cobrem toda a faixa de temperatura a que o organismo está exposto, desde temperaturas nocivas mais frias até as mais quentes, passando pelas temperaturas fisiológicas.

Figura 17.7 Diagrama esquemático representando a via neuronal termorregulatória sugerida e como esta informação é processada no hipotálamo. Note que a informação vinda dos receptores térmicos periféricos alcança os neurônios termossensíveis hipotalâmicos, de maneira que os termorreceptores sensíveis ao frio inibem e os sensíveis ao calor ativam os neurônios hipotalâmicos sensíveis ao calor. Os interneurônios sensíveis ao calor no hipotálamo inibem tonicamente neurônios sensíveis ao frio hipotalâmicos, de maneira que a inibição dos neurônios sensíveis ao calor pela informação térmica de frio periférica remove o tônus inibitório sobre os neurônios sensíveis ao frio hipotalâmicos. O resultado da ativação dos neurônios sensíveis ao calor inclui ativação das respostas de defesa ao calor (vasodilatação periférica e sudorese) e inibição das respostas de defesa ao frio (termogênese e vasoconstrição periférica). O contrário ocorre em resposta ao frio.

> **Menta e pimenta: sensações térmicas promovidas por substâncias**
> No dia a dia, é possível notar que na composição de diversos produtos que promovem sensação de frescor, como os alimentícios, os cosméticos e os de higiene, há menta ou hortelã. Na verdade, o frescor é promovido por um composto orgânico denominado mentol, obtido a partir da planta *Mentha piperita*. A propriedade sensorial do mentol de promover frescor se dá em virtude de sua ação sobre os canais TRPM8. Os canais TRPM8 são termorreceptores ativados por temperaturas frias. Desse modo, o mentol mimetiza a sensação térmica de frio, o que oferece a sensação de que o local onde houve a aplicação do produto foi resfriado.
> Além do mentol, outras substâncias podem promover sensações térmicas. Assim, as pimentas são amplamente utilizadas na culinária, por suas propriedades picantes, capazes de promover sensação de queimação. Tal propriedade é proporcionada por causa de um composto químico presente na pimenta chamado capsaicina. Ao ingerir pimenta, a capsaicina ativa os canais TRPV1 presentes na língua e envia uma falsa mensagem ao sistema nervoso central de que o local está sendo superaquecido, pois os receptores TRPV1 são acionados também por temperaturas quentes nocivas (> 42°C). Como consequência, o indivíduo tem a sensação de ardência e que está superaquecendo, acabando por ativar diferentes termoefetores, recrutados quando de sua exposição ao calor. Entre eles, estão vasodilatação periférica (motivo pelo qual as pessoas ficam com a pele avermelhada ao ingerir pimenta) e a sudorese.

a outro estímulo (ainda não identificado), mas não pelo efeito da temperatura por si.

O canal TRPV3 é ativado por temperaturas quentes moderadas entre 34 e 39°C e por substâncias como extratos irritantes de orégano, alho e cânfora. Por esse motivo, produtos que contêm cânfora, como cremes e pomadas, promovem sensação de queimação moderada, já que, ao ativarem os canais TRPV3, mimetizam a termossensação exercida pela temperatura.

Os canais TRPV3 são expressos em baixíssimos níveis em neurônios sensoriais, mas são expressos em queratinócitos e células epiteliais estratificadas. A alta expressão dos canais TRPV3 nessas células contribui para a hipótese de que poderiam participar na termorregulação corporal, visto que a pele (na qual estão presentes os queratinócitos e as células epiteliais estratificadas) é o órgão em contato direto com o ambiente, detectando temperaturas externas ao corpo. Entretanto, embora estudos *in vitro* demonstrem que esses canais são ativados pelo calor e que, *in vivo*, podem ativar mecanismos termorregulatórios comportamentais de defesa ao calor, como o de procura por ambientes com temperaturas mais frias, não há evidências suficientes de que funcionem como receptores participantes da termorregulação corporal.

Com uma faixa de ativação um pouco abaixo dos canais TRPV3, os canais TRPV4 são ativados por temperaturas que vão de aproximadamente 25 até 34°C. Condizente com sua termossensibilidade, a proteína dos canais TRPV4 já foi localizada em alguns elementos compatíveis com uma função termorreguladora, como neurônios sensoriais primários, queratinócitos da pele, glândulas sudoríparas e neurônios da área pré-óptica do hipotálamo. De fato, alguns estudos têm demonstrado que os canais TRPV4 podem participar como termorreceptores para temperaturas dentro da faixa fisiológica, influenciando a temperatura corporal e recrutando mecanismos autonômicos e comportamentais termorregulatórios de defesa ao calor quando ativados, como vasodilatação cutânea periférica, diminuição da termogênese e comportamento termorregulatório de procura por ambientes mais frios.

FATORES QUE AFETAM A ESTABILIDADE DA TEMPERATURA CORPORAL INTERNA

Envelhecimento

O avanço da idade resulta em prejuízo para alguns mecanismos termorreguladores. A atividade simpática periférica apresenta-se reduzida, assim como o processamento encefálico das informações térmicas. Idosos apresentam dificuldades em detectar alterações na temperatura ambiente e em manter o corpo aquecido, pela diminuição do metabolismo por conta do envelhecimento. De fato, relata-se que a T_c de pessoas idosas é cerca de 0,5°C menor quando comparada com a T_c de uma pessoa em idade adulta. Essa dificuldade termorregulatória parece ser consequência dos efeitos do envelhecimento. No entanto, a utilização frequente de múltiplos medicamentos por pessoas idosas, além de algumas patologias como derrame, Parkinson e Alzheimer, pode constituir um risco para os distúrbios de termorregulação associados à idade.

Febre

A febre já era reconhecida como uma resposta benéfica há milênios no Egito, na Grécia e nos Impérios Romano e Persa. O combate a agentes patogênicos promove um conjunto de respostas organizadas conhecido como resposta de fase aguda, a qual constitui a primeira linha de defesa do hospedeiro e inclui sintomas como febre, apatia, falta de apetite e hiperalgesia, entre outros. A febre é a elevação regulada da T_c, em razão de um conjunto de respostas imunológicas sistêmicas de combate a agentes invasores ou endógenos. Durante a febre, a T_c é mantida e controlada tão eficientemente quanto em indivíduos saudáveis, porém ao redor de um valor mais elevado. Isso acontece pela mudança na temperatura limiar de ativação das respostas termoefetoras.

Estudos *in vitro* e *in vivo* demonstram que as elevações na temperatura potencializam ações do sistema imunológico, como fagocitose, migração de neutrófilos, proliferação dos linfócitos T e produção de radicais livres derivados do oxigênio. A potencialização dos efeitos do sistema imunológico, com a reduzida taxa de crescimento de bactérias pela alta T_c, favorece a sobrevivência do hospedeiro.

Muitas substâncias são capazes de causar febre. Quando essas substâncias são produzidas fora do organismo, denominam-se pirogênios exógenos (p. ex., pirogênios, bactérias, fungos, vírus ou produtos infecciosos reconhecidos pelas células imunológicas do hospedeiro como corpos estranhos). A febre pode também ser causada por alergênicos, fármacos e agentes inflamatórios. A febre não é induzida diretamente pelos patógenos originais (pirogênios exógenos), mas sim por mediadores endógenos chamados pirogênios endógenos, os quais pertencem a uma classe de peptídios imunorreguladores denominados citocinas. Entre os pirogênios endógenos, destacam-se a interleucina-1 beta, a interleucina-6, o fator de necrose tumoral e a alfainterferona. Essas citocinas, produzidas pelas células imunológicas na periferia do corpo, ativam uma cascata de sinalização que resulta na produção de prostaglandina E_2 (PGE_2), a qual atua nos neurônios termossensíveis da área pré-óptica do hipotálamo (POA), alterando a atividade destes e, consequentemente, a atividade das vias termoefetoras. Assim, aumentam as respostas de produção e conservação de calor e inibem as respostas de perda de calor que elevam a T_c. A PGE_2 é considerada o mediador final da resposta febril. A inibição da síntese de PGE_2 pelos anti-inflamatórios não esteroidais é a base do mecanismo de ação antipirético dessa classe de medicamentos.

Funcionalmente, durante a febre, as respostas de defesa ao frio são ativadas, como o aumento na produção metabólica de calor (tremor e/ou ativação do tecido adiposo marrom), a vasoconstrição e a inibição da sudorese. À medida que a T_c aumenta durante o desenvolvimento da febre, a temperatura cutânea eleva-se, tornando a pele mais quente. Seres humanos expostos a ambientes termoneutros apresentam variações na elevação da T_c durante quadros febris entre 0,5 e 3°C, com T_c média de 39,5°C, sem diferença entre sexos. Mecanismos antipiréticos endógenos impedem que a T_c aumente mais que 42°C. Dessa forma, a febre é um importante sinal clínico, pois, sem esta, infecções graves podem passar despercebidas até o surgimento de outros sintomas mais graves, colocando em risco a vida do paciente.

Por fim, vale observar que a febre é uma resposta termorregulatória diferente da hipertermia, apesar de as duas respostas apresentarem aumento da T_c. Na hipertermia, a T_c alcança valores acima da faixa normal como consequência de uma sobrecarga de calor ambiental ou metabólica que excede a capacidade do organismo de dissipar a energia térmica (p. ex., durante a exposição a um ambiente quente; efeito de fármacos que dificultam a perda de calor ou ativam a termogênese e a hipertermia maligna). Contudo, a febre ocorre como consequência da ativação coordenada de mecanismos termoefetores de ganho de calor (produção e conservação), levando ao aumento da T_c. Essa diferenciação entre febre e hipertermia é extremamente importante tanto do ponto de vista fisiológico quanto clínico, já que os mecanismos termorreguladores ativados em cada fenômeno são opostos (perda de calor no caso da hipertermia e produção/conservação de calor no caso da febre; Quadro 17.1). Do mesmo modo, os procedimentos terapêuticos também são opostos, ou seja, deve-se tentar resfriar um paciente hipertérmico, enquanto convém manter aquecido aquele que está febril.

Doenças que alteram a T_c

O funcionamento inadequado de órgãos e sistemas que afetam a capacidade termorregulatória leva a um desequilíbrio térmico e pode alterar a T_c. No Quadro 17.2, estão listadas algumas doenças que afetam, em diferentes níveis, os mecanismos termorreguladores, excluindo-se as patologias associadas a febre.

Quadro 17.1 Representação das diferenças entre febre e hipertermia com relação aos mecanismos efetores ativados (autonômicos e comportamentais) e sensação percebida.

Febre			Hipertermia
Colocar imagem/desenho de uma pessoa com febre, coberta com frio/tremor			Colocar imagem/desenho de uma pessoa com calor, suando, com pouca vestimenta e tentando se refrescar
Termogênese Tremor Vasoconstrição	← Mecanismos autonômicos	→	Inibição da termogênese Sudorese Vasodilatação
Procura por calor	← Mecanismos comportamentais	→	Procura por frio
Frio	← Sensação	→	Calor

Quadro 17.2 Algumas condições patológicas que podem afetar a estabilidade da T_c.

Alterações dos mecanismos de troca de calor
Aumento na perda de calor (doenças de pele [lesões, queimaduras extensas]; doença vascular periférica [doença de Raynaud; flebites]; doença cardiopulmonar)
Redução na perda de calor (doenças de pele [espessamento epidérmico, cicatrizes de queimaduras extensas]; doença vascular periférica; disfunção das glândulas sudoríparas; obesidade [aterosclerose]; perda de condicionamento [longos períodos em repouso na cama])

Alterações dos mecanismos de termogênese
Aumento na produção de calor (distúrbios hipermetabólicos [hipertireoidismo, tireoidite granulomatosa etc.]; convulsão; estados de agitação; tremor)
Redução na produção de calor (paralisia; paraplegia; distúrbios neuromusculares; depleção de reservas energéticas [desnutrição, anorexia, privação de sono etc.]; distúrbios hipometabólicos [hipotireoidismo, diabetes mellitus, hipoglicemia etc.]; choque circulatório [hemorrágico, séptico]; efeitos secundários de algumas patologias sistêmicas [pancreatite; falência hepática; doença obstrutiva das vias respiratórias etc.])

Alterações no controle termorregulador (podem aumentar ou diminuir a Tc)
Lesões encefálicas e medulares (traumática, vascular, neoplásica etc.); distúrbios neurológicos (disfunções autonômicas, comprometimento das vias sensoriais); doenças psicológicas; estresse; encefalopatias de diferentes etiologias

Adaptado de Blatteis (2011).

Uma bebida quente, por favor

Neste capítulo, estudou-se como o corpo humano lida com os estresses térmicos ambientais, a fim de manter a T_c em uma faixa que atenda à sua demanda metabólica. Para isso, conta-se com um sistema que utiliza diferentes estratégias para garantir a homeostase térmica. Classicamente, sabe-se a homeostase térmica é importante, pois o funcionamento da maquinaria vital (células, proteínas, enzimas) depende da temperatura. No entanto, estudos indicam que a temperatura não apenas influencia processos fisiológicos e fisiopatológicos, como também diferentes comportamentos. Sono, comportamento social, agressão e confiança são apenas alguns exemplos encontrados na literatura. Não é de se espantar que a temperatura esteja presente na descrição popular de traços da personalidade. Desse modo, diz-se que pessoas com o coração "quente" são mais afetuosas que as de coração "frio". De fato, parece existir uma correlação intrínseca entre personalidade e proximidade social à temperatura.

Nessa linha de raciocínio, um estudo muito interessante publicado no periódico *Science* demonstrou, com a ajuda de voluntários, café e bolsas térmicas terapêuticas, que a sensação de calor pode tornar as pessoas mais amigáveis e generosas. Os autores demonstraram que participantes que seguravam uma xícara de bebida quente eram capazes de julgar uma terceira pessoa como apresentando uma personalidade "mais quente" (generosa, atenciosa), em comparação com os participantes que seguravam uma xícara fria. Além disso, participantes que seguravam uma bolsa quente (em comparação com aqueles que seguravam uma bolsa fria) apresentavam maior probabilidade de escolher um presente para um amigo do que para eles mesmos. Uma das explicações sugeridas para tal fenômeno é a de que a sensação de calor afetivo está ligada, em mamíferos, ao calor que os filhos recebem da mãe quando estão sendo amamentados por ela. Além de sugerir uma boa estratégia social – convide seu pretendente, amigo ou chefe para beber algo quente quando quiser causar uma boa impressão –, a pesquisa indica que emoções abstratas podem ter origem em sensações concretas e físicas.

HIPOTERMIA E HIPERTERMIA COM FINS TERAPÊUTICOS

A aplicação exógena do calor ou frio como estratégia para aumentar ou diminuir a temperatura do corpo é usada como terapia em algumas patologias ou procedimentos. O calor, por exemplo, é utilizado no tratamento do câncer, por meio da aplicação de ondas eletromagnéticas ou ultrassom, com base no fato de a citotoxicidade das células hipertérmicas malignas ser maior que a de células normais. A hipotermia regional ou total é amplamente utilizada para fins cirúrgicos, uma vez que a diminuição na temperatura tecidual reduz a taxa metabólica, protegendo os órgãos de lesão hipóxica durante a interrupção do fluxo sanguíneo. Além disso, a hipotermia pode aumentar a chance de sobrevivência frente a isquemia e traumatismos encefálicos.

BIBLIOGRAFIA

Anderson CA, Anderson DC. Ambient temperature and violent crime: linear and curvilinear hypotheses. J Pers Soc Psychol. 1984;46(1):91-7.

Baron RA. Aggression as a function of ambient temperature and prior anger arousal. J Pers Soc Psychol. 1972;21:183-9.

Blatteis CM. Fisiologia e patofisiologia da regulação da temperatura. São Paulo: Edusp; 2011.

Cannon B, Nedergaard J. Brown adipose tissue: function and physiological significance. Physiol Rev. 2004;84:277-359.

Caterina MJ, Julius D. The vanilloid receptor: a molecular gateway to the pain pathway. Annu Rev Neurosci. 2001;24:487-517.

Caterina MJ, Schumacher MA, Tominaga M, Rosen TA, Levine JD, Julius D. The capsaicin receptor: a heat-activated ion channel in the pain pathway. Nature. 1997;389(6653):816-24.

Caterina MJ. Transient receptor potential ion channels as participants in thermosensation and thermoregulation. Am J Physiol Regul Integr Comp Physiol. 2007;292:R64-76.

Commission for Thermal Physiology of the International Union of Physiological Sciences. Glossary of terms for thermal physiology. JPN J Physiol. 2001;51:245-80.

Crawshaw LI, Rausch RN, Wallace HL. Thermoregulation. In: Wilderness Medicine. 4. ed. St Louis: Mosby; 2001. p. 112-28.

Cypess AM, Lehman MB, Williams G, Tal I, Rodman D, Goldfine AB, et al. Identification and importance of brown adipose tissue in adult humans. N Engl J Med. 2009;360:1509:17.

Flockerzi V, Nilius B. Mammalian transient receptor potential (TRP) cation channels. Handb Exp Pharmacol. New York: Springer-Verlag Berlin Heidelberg; 2014.

Griffitt W, Veitch R. Hot and crowded: influences of population density and temperature on interpersonal affective behavior. J Pers Soc Psychol. 1971;17:92-8.

Kang Y, Williams LE, Clark MS, Gray JR, Bargh JA. Physical temperature effects on trust behavior: The role of insula. Soc Cogn Affect Neurosci. 2010;6:507-15.

Kräuchi K, Cajochen C, Werth E, Wirz-Justice A. Warm feet promote the rapid onset of sleep. Nature. 1999;401:36-7.

Kräuchi K. The thermophysiological cascade leading to sleep initiation in relation to phase of entrainment. Sleep Med Ver. 2007;11:439-51.

McKemy DD, Neuhausser WM, Julius D. Identification of a cold receptor reveals a general role for TRP channels in thermosensation. Nature. 2002;416:52-58.

Morrison SF, Nakamura K. Central neural pathways for thermoregulation. Front Biosci. 2011;16:74-104.

Nagashima K, Nakai S, Tanaka M, Kanosue K. Neuronal circuitries involved in thermoregulation. Auton Neurosci. 2000;85:18-25.

Nedergaard J, Bengtsson T, Cannon B. Unexpected evidence for active brown adipose tissue in adult humans. Am J Physiol Endocrinol Metab. 2007;293:E444-52.

Nilius B, Flockerzi V. Mammalian transient receptor potential (TRP) cation channels. Handb Exp Pharmacol. 2014;223:v-vi.

Patapoutian A, Peier AM, Story GM, Viswanath V. ThermoTRP channels and beyond: mechanisms of temperature sensation. Nat Rev Neurosci. 2003;4:529-39.

Peier AM, Moqrich A, Hergarden AC, Reeve AJ, Andersson DA, Story GM, et al. A TRP channel that senses cold stimuli and menthol. Cell. 2002;108:705-15.

Romanovsky AA. Temperature regulation. In: Petersen O, editor. Lecture notes on human physiology. Blackwell: Oxford, 2006. p. 603-15.

Romanovsky AA. Thermoregulation: some concepts have changed. Functional architecture of the thermoregulatory system. Am J Physiol Regul Integr Comp Physiol. 2007;292:R37-46.

Speakman JR. Thermoregulation in vertebrates: acclimation, acclimatization and adaptation. Encyclopedia of Life Sciences. Scotland: Macmillan Publishers Ltd, Nature Publishing Group; 2001.

Vizin RC, Scarpellini C S, Ishikawa DT, Correa GM, Souza CO, Gargaglioni LH, et al. TRPV4 activates autonomic and behavioural warmth-defence responses in Wistar rats. Acta Physiol. 2015;214:275-89.

White MD. Components and mechanisms of thermal hyperpnea. J Appl Physiol. 2006;101:655-63.

Williams LE, Bargh JA. Experiencing physical warmth promotes interpersonal warmth. Science. 2008;322:606-7.

18

Aprendizagem e Memória

Bruno de Brito Antonio • Juliana Carlota Kramer-Soares

Introdução, 199
Aprendizagem, 199
Memória, 201
Bibliografia, 206

INTRODUÇÃO

A maior parte do que se sabe a respeito do mundo não foi construído no cérebro humano no nascimento, mas adquirido por meio de experiências diárias e, assim, mantido na memória. O nome e o rosto de amigos e pessoas amadas, os conhecimentos sobre fisiologia, biologia ou esportes e músicas populares formam as memórias declarativas ou explícitas. No entanto, a memória não é apenas um registro de experiências pessoais. Ao longo deste capítulo, será demonstrado que andar de bicicleta, jogar futebol ou tocar um instrumento musical constituem exemplos de habilidades que compreendem outro conjunto de memórias: as memórias não declarativas ou implícitas.

O encéfalo humano é uma estrutura altamente complexa e organizada; assim, espera-se que não exista uma única estrutura cerebral responsável por armazenar todos os tipos de memória. Neste capítulo, também será possível aprender um pouco sobre as bases neuroanatômicas da memória humana, ou seja, quais regiões do encéfalo estão envolvidas em armazenar os diferentes tipos de informação.

Não há um consenso sobre a definição dos termos "aprendizagem" e "memória", pois nenhum deles é um fenômeno distinto, mas fazem parte de um conceito mais amplo, que envolve o processamento de diferentes informações pelo sistema nervoso. Para efeitos didáticos e melhor compreensão desses processos, tais conceitos serão abordados separadamente.

APRENDIZAGEM

No dia a dia, o termo "aprendizagem" refere-se aos métodos formais de aquisição de novos conhecimentos, como aprender na sala de aula ou a tocar um instrumento musical. No sentido mais amplo da palavra, a aprendizagem não ocorre apenas em sala de aula, mas em qualquer situação e em qualquer idade. Assim, pode-se definir aprendizagem como o processo pelo qual uma nova informação é adquirida pelo sistema nervoso e que pode ser observada por meio de mudanças no comportamento. A aprendizagem de novos comportamentos frequentemente reflete a necessidade de adaptar-se ao meio em que se vive, ou seja, adquirem-se novos comportamentos ou modificam-se antigos para melhor interagir com o ambiente.

A aprendizagem pode ser dividida em: aprendizagem não associativa, em que o organismo aprende sobre as propriedades de um tipo específico de estímulo ou evento ambiental; e aprendizagem associativa, também conhecida como condicionamento, um processo de aprendizagem que ocorre pelas associações entre os eventos ambientais e as respostas comportamentais. Vale citar ainda o processo de aprendizagem observacional, que compreende a aquisição de novos comportamentos ao observar as ações de outras pessoas.

Aprendizagem não associativa

A aprendizagem não associativa refere-se ao tipo de aprendizagem que não depende da associação entre dois estímulos ou entre um estímulo e uma resposta – definida, por sua vez, como comportamento produzido pelo sistema nervoso frente a um estímulo qualquer. Dois exemplos de aprendizagem não associativa incluem a habituação e a sensibilização.

Na habituação, pessoas ou animais aprendem a não reagir a um estímulo inofensivo. Por exemplo, quando se ouve um ruído súbito, como um rojão, o coração dispara e a respiração fica acelerada. Entretanto, se o ruído se repete, tais respostas diminuem de intensidade. As pessoas habituam-se ao som de um relógio ou do ventilador enquanto estão estudando. Habituam-se ao contato da roupa sobre pele. Nesse sentido, a habituação é aprender a reconhecer e a ignorar estímulos inofensivos ou sem importância.

Na sensibilização, o indivíduo aprende sobre as propriedades de um estímulo nocivo ou ameaçador. Uma pessoa que presenciou um tiro de uma arma de fogo provavelmente reagirá de maneira intensa a qualquer ruído ou responderá com um sobressalto após alguém tocar seu ombro por um período de alguns minutos após o estampido.

Aprendizagem associativa

Neste caso, como o próprio nome sugere, a aprendizagem associativa envolve a associação entre dois estímulos (condicionamento clássico) ou entre um estímulo e uma resposta (condicionamento operante ou instrumental).

No condicionamento clássico, a capacidade de eliciar uma resposta é transferida de um estímulo para outro. Muito do que se sabe a respeito do condicionamento clássico veio dos estudos do fisiologista russo Ivan Pavlov, em seus famosos estudos com cães (Figura 18.1). Por essa razão, muitas vezes também encontra-se o termo "condicionamento pavloviano". Nesse paradigma comportamental, um estímulo inicialmente neutro, como o som de uma campainha, precede um estímulo incondicionado, biologicamente significativo, como um alimento. Após uma série de pareamentos entre dois estímulos, a resposta de salivação do animal, que normalmente seria obtida apenas pela apresentação do alimento, passa a ser obtida também após a apresentação do estímulo neutro (som). Assim, o estímulo neutro passa a se chamar estímulo condicionado, e a resposta de salivação, de resposta condicionada.

Também é possível observar o condicionamento clássico em alguns comportamentos do dia a dia. Um exemplo é a aversão a sabores. Muitas pessoas relatam que evitam comer determinado alimento porque sentem enjoo ou náuseas quando veem ou sentem o cheiro dele. Essas aversões são aprendidas e podem ser explicadas pelo condicionamento clássico. Nesse caso, um estímulo neutro (p. ex., brócolis) foi pareado com um estímulo incondicionado (um vírus) que produziu uma resposta incondicionada (náuseas). Depois dessa associação, o estímulo condicionado (cheiro de brócolis cozido) é capaz de desencadear a resposta condicionada de náuseas.

O condicionamento instrumental foi estudado sistematicamente pelo psicólogo norte-americano B. F. Skinner. Nos experimentos desenvolvidos por ele e realizados até os dias de hoje, um rato é colocado em uma caixa de testes, popularmente conhecida como caixa de Skinner, que tem uma barra em um dos lados. Em geral, o rato explora o novo ambiente, pressiona a barra ao acaso e recebe um alimento. Após algumas repetições, o rato aprende que, se pressionar a barra, ele recebe alimento. Nesse caso, observa-se que primeiro ocorreu o comportamento (ou resposta) que se desejava que o rato aprendesse (pressionar a barra), e só depois o reforço (alimento) foi dado como estímulo reforçador. Dessa forma, o condicionamento operante caracteriza-se pela aprendizagem decorrente da formação de relações preditivas entre um comportamento e determinado estímulo.

Assim, pode-se dizer que, no condicionamento operante, a resposta é um novo comportamento, e o reforço refere-se a qualquer estímulo que aumenta a probabilidade da resposta. Esse reforço pode ser positivo ou negativo. Quando o animal pressiona a barra para obter alimento, trata-se de um reforço positivo (alimento). Já no reforço negativo, o animal pressiona a barra para interromper um estímulo aversivo, por exemplo, um leve choque nas patas. Em ambos os procedimentos, ocorre o aumento na taxa da resposta (pressionar a barra). Quando o estímulo diminui a frequência de uma resposta, diz-se que houve uma punição. Por exemplo, uma criança aprende a não colocar o dedo na tomada, pois essa ação promove uma consequência aversiva (choque). Nesse caso, o choque atuou como uma punição (Figura 18.2).

Figura 18.1 Condicionamento clássico. **A.** Animal saliva apenas na presença de um alimento (estímulo incondicionado). **B.** O som da campainha (estímulo neutro) não prova nenhuma resposta no animal. **C.** Apresentação do pareamento entre o som e o alimento. **D.** Após o condicionamento, o animal passa a salivar quando houve o som da campainha sem a presença do alimento, por isso o estímulo neutro passa a ser denominado estímulo condicionado.

Condicionamento operante

Consequências específicas estão associadas a um comportamento voluntário

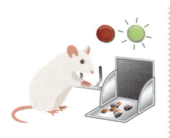
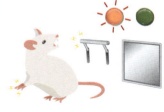

Recompensas introduzidas para aumentar um comportamento

Punição introduzida para diminuir um comportamento

Figura 18.2 Condicionamento operante. Se um roedor pressionar uma barra e obtiver um alimento como reforço positivo, ele tenderá a emitir esse comportamento novamente. Se o roedor receber um leve choque nas patas como punição ao pressionar a barra, ele tenderá a diminuir esse comportamento.

Skinner acreditava que vários comportamentos aprendidos e exibidos a cada dia poderiam ser explicados pelo condicionamento operante. Por exemplo, se contar uma história engraçada na classe e todas as pessoas rirem, provavelmente essa história será contada novamente no futuro. Outro exemplo: tomar um analgésico (comportamento) porque há dor de cabeça (estímulo aversivo) e, 20 min depois, a dor diminuir. A probabilidade de se tomar um analgésico nas próximas vezes em que houver dor de cabeça tende a aumentar. Nesse caso, pode-se dizer que a dor de cabeça atuou como um reforço negativo, porque aumentou o comportamento de tomar um analgésico.

MEMÓRIA

Pode ser definida como a capacidade para adquirir (registrar), armazenar e recordar informações, tendo como função situar e adaptar o indivíduo ao meio, além de modificar comportamentos em função das novas aprendizagens e experiências anteriores.

De acordo com experiências diárias, sabe-se que algumas memórias duram muito mais que outras. Assim, memória pode ser categorizada/classificada conforme o tempo de duração. Embora os detalhes dessa divisão ainda sejam debatidos por pesquisadores de diversas áreas, existem três classes temporais de memória geralmente aceitas: a memória sensorial, a memória de curto prazo ou memória de trabalho e a memória de longo prazo.

A memória sensorial consiste no modo como as informações do meio são registradas. A capacidade desse registro é muito ampla e inclui todas as modalidades sensoriais (visual, auditiva, tátil, entre outras), formando, assim, uma memória sensorial efêmera ou um "registro dos sentidos". As informações registradas são guardadas por um breve período (segundos ou menos) até que desapareçam gradualmente. Nesse breve período em que a informação é mantida na memória sensorial, o indivíduo seleciona ou presta atenção[1] em apenas alguns aspectos de toda a informação do meio que está sendo registrada. Por exemplo, se uma mulher conversa com o marido enquanto ele está assistindo a um jogo de futebol pela televisão, pode parecer que ele não está ouvindo nada, mas, se ela alterar o tom de voz perguntando o que foi dito, ele provavelmente será capaz de repetir um trecho da última frase, porque aquela informação ficou guardada na memória por alguns segundos, porém, no dia seguinte ou mesmo depois que o jogo acabar, dificilmente ele se lembrará da informação.

Em contraste com a memória sensorial, de alta capacidade, a memória de curto prazo é muito limitada em capacidade e tem uma duração de segundos a minutos. É usada para manter e processar ativamente informações na consciência enquanto são utilizadas para atingir determinado objetivo ou executar uma tarefa. Por esse motivo, muitos teóricos preferem usar o termo "memória de trabalho".

É possível armazenar, em média, cerca de sete itens na memória de trabalho, um dos motivos pelos quais a maioria dos números de telefone não ultrapassa 7 ou 8 dígitos. Para pedir uma pizza por telefone, por exemplo, olha-se o número do telefone da pizzaria na porta da geladeira e guarda-se esse número por tempo suficiente para discá-lo; assim que alguém atende a ligação, a sequência de números é logo esquecida. A memória de trabalho também é utilizada ao assistir a uma aula ou durante a leitura deste capítulo. É necessário lembrar da palavra que acabou de ler para compreender o contexto da frase pelo encadeamento das palavras. Assim, pode-se dizer que a memória de curto prazo ou memória de trabalho tem uma duração relativamente curta e uma capacidade limitada de informações.

A região do córtex pré-frontal é considerada por muitos pesquisadores um verdadeiro sistema para a memória de trabalho, que, por meio de mecanismos de seleção, consegue manter representações de informações armazenadas em regiões mais posteriores do córtex.

Já a memória de longo prazo refere-se ao armazenamento de informações por longos períodos, podendo durar toda a vida. A memória de longo prazo é a capacidade que permite lembrar o que se estava fazendo há 1 h ou há 10 anos. A quantidade de informações que podem ser armazenadas na memória de longo prazo é ilimitada.

Sistemas de memória

A memória de longo prazo pode ser dividida em diversos sistemas encefálicos, que diferem quanto ao tipo de memória que medeiam. Uma das divisões mais aceitas é entre memória *declarativa* e *não declarativa*. A memória para fatos e eventos autobiográficos, como a data do próprio aniversário ou o nome da capital do país onde se vive, denomina-se memória declarativa ou explícita, pois pode ser declarada verbalmente e trazida à tona de forma consciente. É o que geralmente se quer dizer ao usar a palavra "memória". No entanto, também é possível se lembrar de várias outras coisas que não se consegue declarar verbalmente; essas memórias são classificadas como não declarativas ou implícitas, por exemplo, tocar um instrumento musical ou dirigir um carro.

A memória declarativa é subdividida, ainda, em memória semântica, a capacidade de adquirir conhecimento de fatos impessoais acerca do mundo, por exemplo, "quem descobriu o Brasil?" ou "onde fica Nova Iorque?", e episódica, aquela que armazena informações pessoais, incluindo a memória autobiográfica, que permite ao indivíduo lembrar-se de eventos pessoais, por exemplo, "o que você comeu no almoço?" ou "ontem fui ao médico".

Também existem diversos tipos de memórias não declarativas, incluindo o condicionamento clássico e o operante (abordados no tópico sobre aprendizagem), a memória de procedimento e a pré-ativação (do inglês *priming*). A memória de procedimento refere-se à aquisição de habilidades motoras ou hábitos; como exemplificado anteriormente, inclui habilidades como andar de bicicleta, tocar um instrumento, dirigir um carro. Já a pré-ativação refere-se à capacidade de detectar ou identificar mais rapidamente palavras ou imagens de objetos após uma experiência recente com eles. A principal característica desse fenômeno é que ele ocorre de modo inconsciente.

Ao longo das últimas décadas, muitos pesquisadores fizeram um grande progresso na compreensão das bases neurais e neuroanatômicas da memória. Muito do que se sabe a respeito dos processos de aprendizagem e memória surgiu principalmente do estudo de pacientes que sofreram diferentes tipos de amnésia[2], decorrentes de lesões em determinadas áreas do encéfalo. Os estudos em humanos, considerados em conjunto

---

[1] Atenção pode ser definida como o ato de perceber, de forma consciente, apenas um pequeno conjunto de estímulos e ignorar o restante deles. Por exemplo, para prestar atenção neste capítulo, é preciso focar a atenção e ignorar o barulho do ar-condicionado, da reforma, dos alunos do lado fora da sala etc.

[2] Amnésia pode ser definida como a falta de capacidade para aprender novas informações, a perda de conhecimento prévio, ou ambas.

Sistemas encefálicos envolvidos com a memória declarativa

Qualquer condição que cause lesão no lobo temporal medial, incluindo a região do hipocampo (Figura 18.3), pode promover prejuízos na memória explícita. O prejuízo é semelhante, seja após uma remoção cirúrgica, um traumatismo craniano, um aneurisma de artéria anterior comunicante, infecções virais, tumores, entre outros. Esses indivíduos não conseguem se lembrar de amigos e pessoas da família nem declarar de forma consciente fatos e eventos do cotidiano ocorridos após a lesão. No entanto, eles apresentam as memórias não declarativas (implícitas) preservadas. Eles também são capazes de perceber as informações normalmente e as mantêm na memória de trabalho, porém essas informações não são armazenadas na memória de longo prazo. Assim, o principal prejuízo ocorre na aquisição de novas memórias declarativas, enquanto as memórias remotas formadas antes da lesão são menos afetadas que a memória para eventos recentes, o que indica que a região do hipocampo não seria o local para armazenamento dessas informações. A ideia aceita atualmente é de que o hipocampo transfira lentamente as informações para diferentes regiões do córtex cerebral após o momento do aprendizado.

Outras causas de amnésia têm levado à descoberta de mais regiões do encéfalo relacionadas com a memória declarativa. Uma delas é a síndrome de Korsakoff, manifestada pela deficiência de tiamina (vitamina B_1) provocada pelo consumo crônico de álcool. Os pacientes com a síndrome de Korsakoff apresentam lesões em algumas estruturas do diencéfalo, incluindo os corpos mamilares e os núcleos anteriores do tálamo. Um importante feixe de fibras denominado fórnice liga essas regiões ao hipocampo, o que ajuda a entender por que os prejuízos de memória observados nos pacientes com síndrome de Korsakoff são tão semelhantes aos da amnésia do lobo temporal medial. Esses pacientes também são incapazes de formar novas memórias, embora ainda consigam recuperar memórias antigas.

Desse modo, é possível concluir que o hipocampo e algumas estruturas diencefálicas são responsáveis por formar e consolidar as memórias declarativas que serão, por fim, armazenadas em diferentes regiões do córtex cerebral.

Sistemas encefálicos envolvidos com a memória não declarativa

O fato de as memórias implícitas estarem preservadas nos pacientes amnésicos representava o principal indício de que elas poderiam ser mediadas por outros sistemas ou regiões encefálicas que não o hipocampo. Várias evidências apontam os núcleos da base, a amígdala, o cerebelo e o córtex pré-frontal como estruturas responsáveis em mediar a aprendizagem e a memória que não dependem do hipocampo. A seguir, é apresentada uma série de estudos que mostram a participação dessas estruturas em diferentes tipos de memórias.

Neoestriado

A região do neoestriado ou corpo estriado, formada pelos núcleos caudado e putâmen, faz parte dos núcleos da base, os quais também incluem funcionalmente a substância negra, o globo pálido e os núcleos subtalâmicos. Embora essas regiões sejam tradicionalmente conhecidas por sua participação no controle dos movimentos, estudos realizados com indivíduos portadores da doença de Huntington e da doença de Parkinson (ambas caracterizadas pela disfunção dos núcleos da base, incluído o neoestriado) observaram prejuízo no desempenho de tarefas que requerem a aprendizagem de hábitos ou habilidades perceptivas e motoras, o que indica a participação do neoestriado na memória de procedimento.

Em um desses estudos, a pesquisadora Barbara Knowlton, na University of California, avaliou o desempenho de pacientes amnésicos (com dano bilateral no hipocampo) e pacientes com a doença de Parkinson em duas tarefas. Na primeira, quatro combinações de cartas foram apresentadas como dicas em associação a ícones indicando chuva ou sol; após muitas tentativas e com base na exposição repetida a essas combinações, os pacientes aprendiam a predizer a chuva ou o sol. Indivíduos saudáveis melhoram gradualmente seu desempenho nessa tarefa, o que indica a aquisição de um hábito, mas a maioria deles não tem consciência do que aprendem, pois são incapazes de relatar explicitamente as regras que usaram para predizer o tempo. A segunda tarefa avaliou a memória declarativa, por meio de um questionário de múltipla escolha referente ao episódio de treino. Os pacientes com Parkinson tiveram prejuízo

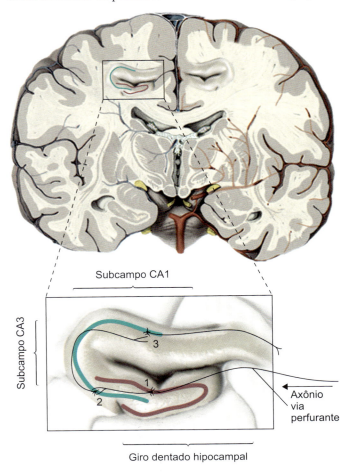

Figura 18.3 Corte coronal do encéfalo ilustrando a região do hipocampo abaixo e em maior aumento. O hipocampo recebe informações sensoriais de diversas áreas corticais. Essas informações, através da via perfurante, seguem do córtex entorrinal para o giro denteado, fazem sinapses com células piramidais em CA3, CA1, subiculum e depois de volta para o córtex entorrinal, formando o circuito trissináptico do hipocampo.

no desempenho da tarefa de aprendizagem de probabilidades relacionada com a previsão do tempo, mas apresentaram um desempenho normal no questionário que avaliou a memória declarativa. Já os pacientes amnésicos apresentaram desempenho normal na tarefa relacionada com a previsão do tempo, mas a memória declarativa para o episódio de treino estava bastante prejudicada. Esse e outros estudos semelhantes mostraram que essas memórias podem ser dissociadas, tanto funcional quanto anatomicamente, sugerindo que há a participação do neoestriado na memória de procedimentos, como parte de um sistema distinto do hipocampo, o qual é utilizado para a memória declarativa.

Atualmente, o uso de técnicas de neuroimagem cerebral, como a tomografia por emissão de pósitrons (TEP) e a ressonância magnética funcional (RMf), tem contribuído muito para o estudo das estruturas encefálicas envolvidas com os diversos tipos de memória (Figura 18.4). Por meio dessas técnicas, é possível obter imagens do encéfalo humano enquanto as pessoas estão aprendendo e lembrando determinadas tarefas, complementando, assim, os estudos com pessoas portadoras de lesões encefálicas.

Estudos com neuroimagem também mostram a ativação do neoestriado durante o aprendizado sequencial. Sabe-se, por exemplo, que aprender um novo arremesso de basquete e demonstrar essa habilidade para os amigos é diferente de lembrar uma ocasião em que se utiliza aquele arremesso para vencer um jogo específico, de modo que se pode aprender uma habilidade motora sem que se tenha qualquer consciência daquilo que se está aprendendo. Esse fenômeno tem sido demonstrado em estudos que utilizam uma forma de habilidade motora denominada aprendizagem sequencial. Um estudo de aprendizado sequencial utilizando TEP mostrou que a atividade do neoestriado direito aumenta quando uma sequência ordenada de algarismos é alterada no meio da sessão de teste, de forma que a magnitude da ativação dessa região foi correlacionada com a quantidade de informação sequencial que uma pessoa adquiriu. Ainda assim, os participantes não estavam conscientes da estrutura sequencial dos algarismos nem de que a sequência havia sido alterada.

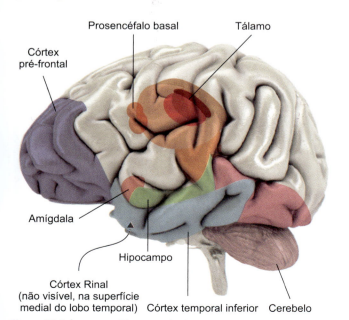

Figura 18.4 Áreas encefálicas envolvidas nas memórias. Em laranja, está representada a vista transparente dos núcleos da base, do tálamo e do prosencéfalo basal, mostrando as localizações aproximadas das regiões.

Amígdala

A região da amígdala é responsável pelo aprendizado e pela memória emocional. A amígdala é uma estrutura pequena, com formato de uma amêndoa, localizada no lobo temporal medial logo à frente do hipocampo. A aprendizagem emocional é muito estudada atualmente, e a maior parte dos conhecimentos sobre as associações entre memória e emoção é resultado de estudos do condicionamento clássico de medo em animais, pois esse paradigma comportamental é uma forma de aprendizagem associativa simples, que pode ser adquirida em uma única sessão de treino, e que se mantém relativamente estável ao longo do tempo.

Durante o condicionamento de medo, roedores ouvem um som e, então, recebem um leve choque nas patas. Após um ou dois pareamentos entre o choque e o som, o animal responde ao som com respostas características de medo, por exemplo, um aumento da pressão arterial, da frequência cardíaca e de um comportamento muito característico de medo em ratos: o congelamento, no qual o animal permanece imóvel apresentando apenas movimentos respiratórios. Todos esses comportamentos lembram a forma como esse animal responde normalmente a ameaças ou perigos. Assim, os pesquisadores podem estudar em laboratório como os animais aprendem a respeito das relações causais em seu ambiente, de modo que seu futuro comportamento seja mais bem-adaptado às condições onde vive.

Diversos estudos realizados em roedores mostram que a lesão bilateral ou outras manipulações que alteram a atividade da amígdala interferem na aquisição e na retenção da resposta de medo condicionado. Embora a circuitaria neural da amígdala e de suas conexões tenha sido estudada extensivamente em roedores, essa região também desempenha um papel muito importante no aprendizado emocional em humanos.

Em um estudo, realizado por Larry Cahill e McGaugh, voluntários observaram uma sequência de imagens enquanto ouviam uma história. A história e as imagens referiam-se a um menino que foi atingido por um carro e levado rapidamente ao hospital para uma cirurgia de emergência. Os voluntários relataram um forte grau de emoção durante a parte central da história (que se referia ao acidente e à cirurgia) e também se lembravam melhor dessa parte da história quando comparada com seu início e fim (em que ocorriam eventos relativamente neutros). A memória para a parte central da história foi melhor nesses voluntários do que em outro grupo, que viu exatamente as mesmas imagens, mas ouviu uma história diferente, na qual as imagens eram interpretadas de forma não emocional (o menino viu alguns carros amassados e em um terreno baldio e depois assistiu a um treinamento). No entanto, pacientes com lesões restritas à amígdala lembraram as partes não emocionais da história tão bem quanto os voluntários normais, mas não apresentaram a tendência de lembrar a parte emocional da história melhor do que as outras partes.

Em outro estudo, o encéfalo de jovens saudáveis foi monitorado por TEP enquanto eles assistiam a filmes com conteúdos neutros ou emocionalmente perturbadores. Três semanas depois, um teste de memória foi aplicado para determinar quão bem os voluntários se lembravam dos filmes. Como esperado, eles se lembravam melhor dos filmes emocionalmente perturbadores do que dos neutros, e a atividade da amígdala foi maior durante a apresentação dos filmes perturbadores. Além disso, quanto mais ativa estava a amígdala no momento do aprendizado, maior foi a intensidade da memória armazenada para aqueles filmes que apresentavam conteúdo emocional.

Cerebelo

O cerebelo, por sua vez, é uma região fundamental para o aprendizado do condicionamento clássico de piscar de olhos. Nessa tarefa, quando um sopro de ar é dirigido aos olhos, ocorre um reflexo de piscar. Se um estímulo neutro como um som é apresentado logo antes do sopro de ar de forma sistemática, o indivíduo acaba piscando em resposta ao som. Lesões no cerebelo prejudicam a aquisição e a retenção da resposta condicionada de piscar de olhos. O problema não é considerado um distúrbio no sistema motor, pois o ato de piscar em resposta ao sopro de ar é minimamente afetado pelas lesões no cerebelo.

Além do condicionamento de piscar de olhos, o cerebelo é importante para o aprendizado e o desempenho de tarefas motoras que requerem a coordenação de movimentos complexos. Também foi descoberto que o cerebelo tem uma contribuição específica para a precisão temporal. Pacientes com lesões cerebelares apresentam prejuízo no desempenho de tarefas em que deveriam julgar o intervalo temporal entre pares de sons. É importante frisar que o prejuízo não se dá na percepção, pois os pacientes não apresentam dificuldade em julgar o volume relativo dos sons. Assim, esses distúrbios são considerados um problema na aprendizagem sensorimotora.

Outras regiões

Estudos de neuroimagem também têm sido utilizados para identificar as regiões encefálicas envolvidas no fenômeno de pré-ativação. Nesses estudos, os participantes leem listas de palavras variadas; após um tempo, são apresentados a ele os radicais ou séries de fragmentos das palavras da lista original com a instrução para completar cada radical com a primeira palavra que lhes vier à memória. Os indivíduos mostraram os efeitos da pré-ativação, pois tendem a completar os fragmentos usando as palavras que leram recentemente. Os pesquisadores também observaram uma redução na atividade do córtex visual, na parte posterior do cérebro, enquanto os indivíduos estavam completando os radicais das palavras. Uma forma simples de compreender esse resultado é que, por certo período após uma palavra ser apresentada, menos atividade neural seria necessária para processar a mesma palavra ou objeto. Além disso, pacientes com lesões em áreas específicas do córtex visual podem apresentar prejuízos no fenômeno de pré-ativação para outros estímulos além de palavras, como o teste de imagens incompletas, mesmo apresentando desempenho normal no reconhecimento explícito e evocação de palavras.

Aspectos moleculares da memória

Quando uma população neuronal responde a um estímulo, acontecem mudanças estruturais nesses neurônios, relacionadas com os processos de memória e aprendizagem. Desde o século passado, sugere-se que tais alterações ocorridas nas sinapses são duradouras e mais eficientes.

As principais alterações na transmissão sináptica são a potenciação de longa duração (LTP, do inglês *long-term potentiation*) e a depressão de longa duração (LTD, do inglês *long-term depression*). Essas alterações sinápticas ocorrem em várias estruturas cerebrais relacionadas com a memória, como o hipocampo, o estriado e o cerebelo. A LTP facilita a transmissão sináptica, que só ocorre quando há disparo tanto do neurônio pré-sináptico quanto do pós-sináptico. A estimulação do neurônio pré-sináptico leva a uma potenciação da resposta no neurônio pós-sináptico e é mantida por longos períodos (Figura 18.5).

Uma estrutura importante durante a LTP são os receptores de glutamato, NMDA e AMPA. Na LTP, quando os neurônios pré-sinápticos liberam glutamato, este neurotransmissor se liga a ambos os receptores na célula pós-sináptica, provocando uma despolarização. Além disso, a ativação intracelular de segundos mensageiros inicia uma cascata de sinalização que resulta em expressão e externalização dos receptores de glutamato na membrana deste neurônio pós-sináptico. Isso permite que essa célula pós-sináptica fique mais sensível ao glutamato, facilitando a sua transmissão mesmo quando da aplicação de um estímulo de menor intensidade é aplicado (Figura 18.6).

De maneira semelhante, na LTD, ocorre uma dessensibilização na transmissão sináptica, dificultando a comunicação entre as células pré e pós-sinápticas. Assim como na LTP, essa alteração na sinapse é duradoura. Na LPD, há uma internalização dos receptores de glutamato AMPA por endocitose, processo parecido com a *downregulation* desses receptores. No entanto, esta é uma alteração que dura por longo tempo, como o nome sugere.

Além da LPT e da LTD, outro componente que promove mudanças nas sinapses relacionadas com a memória e a aprendizagem é a expressão dos genes ou dos componentes moleculares ativados durante a aquisição, a consolidação e a reativação da memória. A produção e a expressão de proteínas específicas no cérebro, após uma tarefa de aprendizagem e memória, foram propostas há muito tempo. Enquanto as memórias são adquiridas e consolidadas, ocorre uma cascata de eventos intracelulares que envolve uma variedade de sinais moleculares, resultando na indução dos genes e da síntese proteica necessária para a formação de novas sinapses (processo chamado de sinaptogênese), as quais auxiliam as conexões entre neurônios e facilitam a sua comunicação, processo relacionado com a memória.

A LPT, a LDT e o processo de sinaptogênese estão relacionados com os processos de memória e aprendizagem, e evidências científicas sugerem que podem estar associados a algumas patologias, como depressão e doenças mentais.

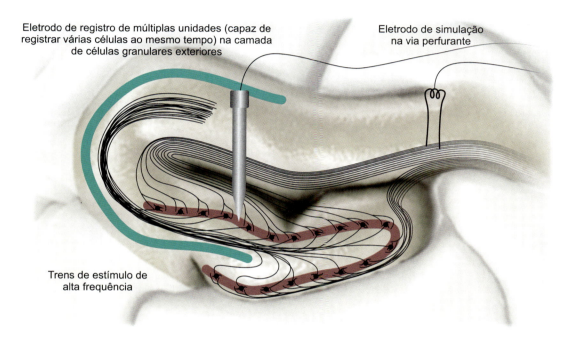

Um único pulso de simulação foi administrado ao caminho perfurante e a resposta inicial registrada por um eletrodo extracelular na camada das células granulares. Então, vários trens de intensa simulação de alta frequência foram aplicados ao caminho perfurante para induzir a LTP

Um único pulso de estimulação foi administrado 1 dia depois e novamente 1 semana após para avaliar a magnitude e a duração da potenciação. A medida usual de LTP consiste no aumento da amplitude do pico populacional; neste caso, o pico criado pelo disparo de um número maior de células granulares

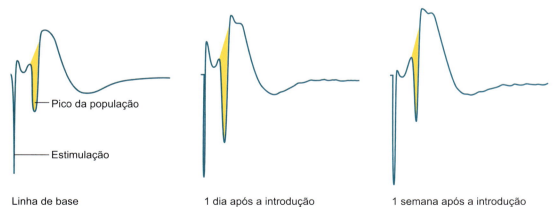

Figura 18.5 Exemplo de preparo de uma fatia de hipocampo para os estudos de LTP.

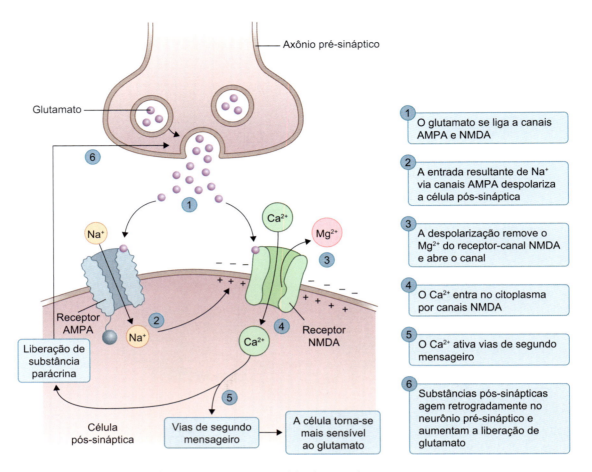

Figura 18.6 Ativação intracelular de segundos mensageiros.

BIBLIOGRAFIA

Bear MF, Connors BW, Paradiso MA. Neurociências: desvendando o sistema nervoso. 4. ed. Porto Alegre: Artmed; 2017.

Gazzaniga MS. Neurociência cognitiva: a biologia da mente. Porto Alegre: Artmed; 2006.

Kandel ER, Schwartz JH, Jessel TM. Princípios da neurociência. Barueri: Manole; 2003.

Lent R. Cem bilhões de neurônios? 2. ed. São Paulo: Atheneu; 2010.

Squire LR, Kandel ER. Memória: da mente às moléculas. Porto Alegre: Artmed; 2003.

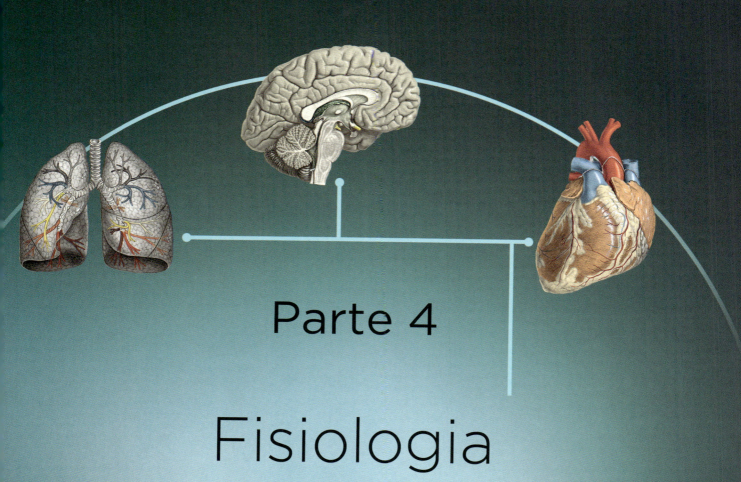

Parte 4

Fisiologia Cardiovascular

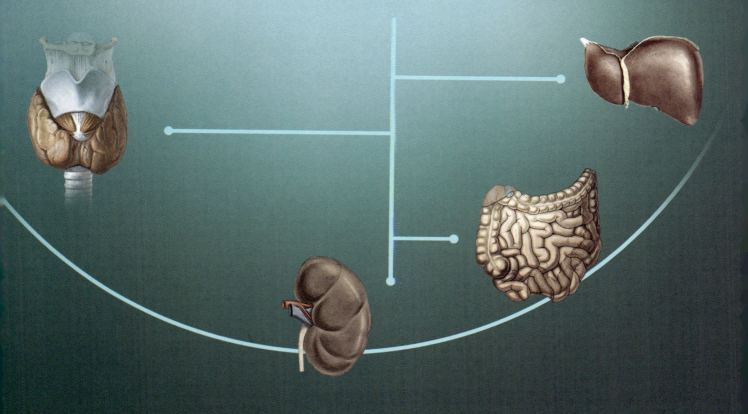

19

Características Gerais do Sistema Cardiovascular

Cristiana Akemi Ogihara

Introdução, 209

Coração, 211

Vasos sanguíneos, 212

Fluxo sanguíneo, 216

Interação entre o sistema cardiovascular e o sistema linfático, 217

Bibliografia, 218

INTRODUÇÃO

O sistema cardiovascular origina-se no mesoderma intraembrionário, sendo um dos primeiros sistemas funcionais a surgir no ser humano, por sua importância na homeostase orgânica. Tem como função primordial garantir a adequada perfusão tecidual, visto que está diretamente envolvido na transferência, na regulação e no transporte de nutrientes de substâncias como hormônios, íons e vitaminas para todos os tecidos. É também por meio do sistema cardiovascular que produtos finais do metabolismo devem ser constantemente transportados para posterior remoção do organismo humano. O sangue que flui nos vasos sanguíneos possibilita uma troca constante de substâncias entre o plasma circulante, o líquido intersticial e as células. Essa movimentação permite a manutenção da constância do meio interno (Figura 19.1).

Os vasos sanguíneos atuam como um sistema de tubos pelo qual passa o sangue circulante. Eles têm sua função complementada pelo sistema linfático, visando à manutenção do volume dos líquidos corporais. Além disso, o sistema cardiovascular está envolvido em diversos processos homeostáticos, como a manutenção dos níveis pressóricos de oxigênio e gás carbônico no sangue em diferentes condições orgânicas e a manutenção do pH e do equilíbrio acido-básico, bem como o envolvimento na transferência de calor e no controle da temperatura corporal. Entre outras funções, a eficiência das respostas imunes também depende desse sistema, que está envolvido no transporte de leucócitos, células de defesa, citocinas e quimiocinas para o local onde ocorre uma agressão. Desse modo, o sistema cardiovascular também participa como componente fundamental dos processos inflamatórios.

A organização geral do sistema cardiovascular está representada na Figura 19.2. Consiste em um sistema fechado, formado pelo coração, que desempenha função de bomba cardíaca central conectada com dois circuitos separados e distintos: circulação pulmonar e circulação sistêmica. A circulação é composta por uma série de vasos de distribuição e coleta, além de outros pequenos vasos extremamente delgados (capilares) que possibilitam as trocas de líquidos e diversas substâncias entre os tecidos e o sangue. O sangue rico em oxigênio bombeado pelo lado esquerdo do coração, proveniente dos pulmões, mantém a perfusão adequada dos órgãos. Por sua vez, o sangue oriundo dos tecidos retorna ao coração pelas veias sistêmicas para ser novamente oxigenado nos pulmões.

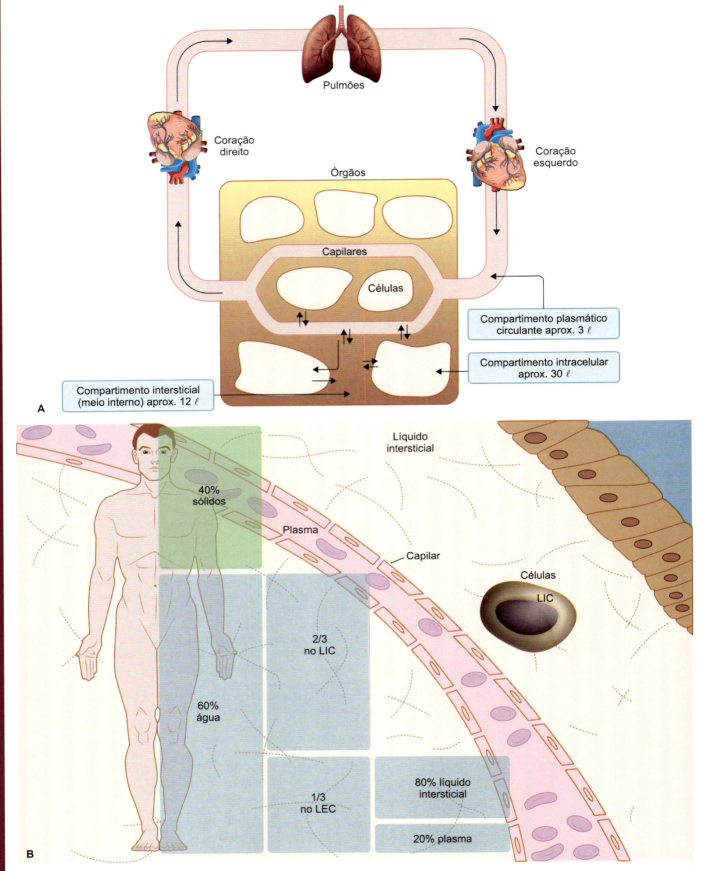

Figura 19.1 A e **B.** Sistema cardiovascular e compartimentos líquidos corporais. A água é a substância mais abundante no corpo humano. É encontrada no interior das células e no seu exterior. O líquido observado no interior das células é chamado líquido intracelular (LIC). O líquido encontrado fora das células chama-se líquido extracelular (LEC) e é dividido em líquido intersticial localizado nos tecidos e plasma no interior dos vasos sanguíneos.

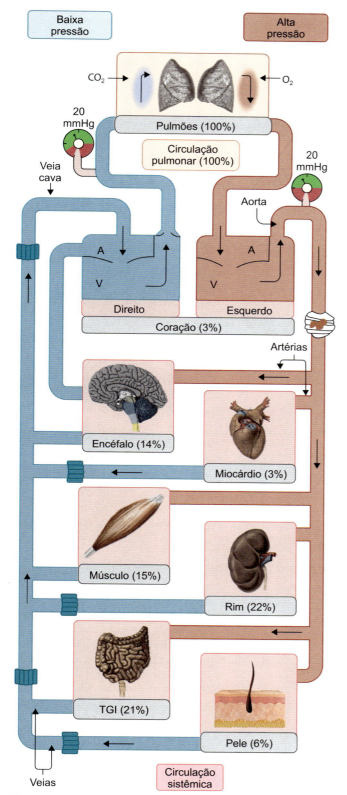

Figura 19.2 Organização do sistema cardiovascular: circulação pulmonar e sistêmica. TGI: trato gastrintestinal.

As circulações pulmonar (pequena circulação) e sistêmica (grande circulação) estão dispostas em série e, assim, tanto o lado direito quanto o esquerdo do coração devem ejetar o mesmo volume de sangue por minuto (5 a 6 ℓ/min do coração). Tal volume de sangue é denominado débito cardíaco e depende de fatores como a frequência cardíaca e o volume de sangue ejetado pelo coração durante a sístole.

Na pequena circulação, o sangue venoso é ejetado do ventrículo direito rumo à artéria pulmonar, dirigindo-se à circulação pulmonar, na qual ocorrerão as trocas de gases nos capilares alveolares. Em seguida, o sangue rico em oxigênio se dirigirá para a circulação pulmonar rumo ao coração pela veia pulmonar, chegando ao átrio esquerdo.

Na grande circulação, o sangue arterial é ejetado pelo ventrículo esquerdo em direção à artéria aorta, a partir da qual o sangue é levado por artérias de menor diâmetro, arteríolas e capilares até os tecidos, onde acontecem as trocas de gases e nutrientes. Logo depois, o sangue rico em dióxido de carbono e metabólitos é levado dos tecidos com a ajuda das vênulas, das veias de menor diâmetro e, finalmente, da veia cava até o átrio direito.

CORAÇÃO

O coração compõe-se de três túnicas, a exemplo do que se observa nos vasos sanguíneos. O endocárdio, que corresponde à camada mais interna em contato direto com o sangue, é constituído pelo epitélio pavimentoso simples sobre um revestimento subendocárdico de tecido conjuntivo frouxo. Esta última camada endocárdica abriga nervos, vasos sanguíneos e as células do sistema especializado de condução. O miocárdio é composto por músculo estriado cardíaco, capaz de garantir contração e relaxamento. Caracteriza-se pela presença de discos intercalares, nos quais se encontram as *gap junctions*, ou junções comunicantes, que possibilitam a passagem de íons de uma célula para outra sem oferecer resistência elétrica, permitindo que o coração funcione como um sincício. As paredes dos ventrículos são mais espessas em comparação com os átrios, pois são mais pressionadas durante a sístole. Assim, ressalta-se que a parede do ventrículo esquerdo é ainda mais espessa, pela alta pressão que deve ser imposta para o fluxo de sangue na circulação sistêmica. Já o epicárdio é composto por uma camada serosa, tecido conjuntivo frouxo revestido pelo mesotélio, tecido que, por sua vez, apresenta fibras elásticas, vasos sanguíneos e linfáticos.

O coração é uma estrutura que funciona como uma bomba de dois tempos (sístole e diástole), gerando pressão suficiente para a movimentação do sangue entre a circulação pulmonar e a circulação sistêmica. Cada lado do coração tem duas câmaras: um átrio e um ventrículo (Figuras 19.3 e 19.4). O fluxo de sangue entre as câmaras é unidirecional e depende do funcionamento adequado das valvas cardíacas. As valvas são constituídas por tecido conjuntivo denso, fibras elásticas e endotélio. A abertura, ou fechamento, das valvas é um processo passivo e depende basicamente do gradiente de pressão entre as câmaras cardíacas e entre os ventrículos e as artérias.

Entre os átrios e os ventrículos, encontram-se as valvas atrioventriculares tricúspide e bicúspide, também chamada de mitral. A eficiência do fechamento dessas valvas está relacionada com os músculos papilares e as cordas tendíneas. Dessa maneira, quando a pressão dos ventrículos é maior que a pressão nos átrios, como ocorre na sístole ventricular, haverá o fechamento das valvas tricúspide e mitral com o objetivo de evitar o refluxo do sangue para os átrios. Se houver falha no funcionamento das cordas tendíneas, a valva é empurrada para o interior dos átrios durante a contração ventricular, condição conhecida como prolapso. Contudo, quando a pressão atrial supera a pressão ventricular, as valvas atrioventriculares

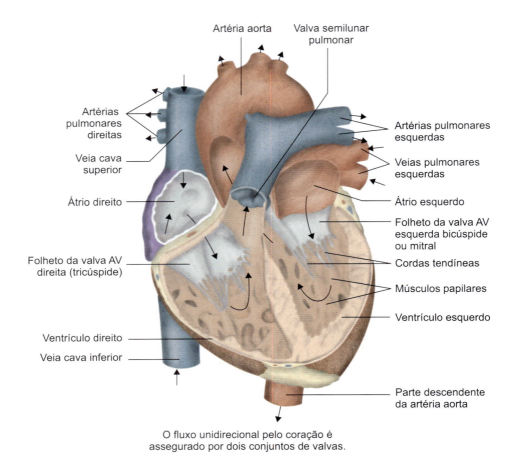

Figura 19.3 Anatomia cardíaca.

se abrem para que o sangue possa fluir unidirecionalmente das grandes veias para os átrios e destes para os ventrículos.

Além das valvas atrioventriculares, o coração tem outras duas valvas na saída dos ventrículos, denominadas valvas semilunares aórtica e pulmonar. Essas valvas estão relacionadas com a passagem do sangue dos ventrículos para as grandes artérias e possibilitam a saída de sangue dos ventrículos, além de impedir seu retorno durante a diástole. Analogamente, as valvas semilunares podem abrir ou fechar de acordo com o gradiente de pressão estabelecido entre os ventrículos e as artérias. Desse modo, na sístole ventricular, as pressões dos ventrículos esquerdo e direito superam, respectivamente, a pressão das artérias aorta e pulmonar, o que resulta na abertura das valvas semilunares. Quando o sangue passa para as artérias e a pressão delas supera a pressão ventricular, haverá o fechamento das valvas semilunares com o objetivo de impedir o retorno do sangue para as câmaras ventriculares.

VASOS SANGUÍNEOS

O sistema vascular é formado por uma extensa rede de vasos sanguíneos que possibilita o transporte de sangue do coração aos tecidos e destes de volta ao coração. Os principais tipos de vasos sanguíneos são as artérias, as arteríolas, os capilares, as vênulas e as veias. Suas características estruturais determinam a função deles dentro do sistema cardiovascular (Figuras 19.5 e 19.6). De modo simplificado, as artérias que transportam o sangue distalmente com relação ao coração o fazem com alta pressão. Tais artérias dão origem a ramos menores, as arteríolas, que regulam o fluxo sanguíneo tecidual, enquanto os capilares possibilitam a troca de substâncias entre o sangue e o interstício. Já as vênulas e as veias têm função de reservatório e tornam possível o retorno do sangue ao coração.

Características estrutural e funcional

A estrutura comum dos vasos sanguíneos consiste em três túnicas diferentes – a mais externa (túnica adventícia), a intermediária (túnica média) e a mais interna (túnica íntima; Figura 19.5) –, mais visíveis nos vasos sanguíneos de maior calibre. A túnica adventícia é constituída por tecido conjuntivo e fibras elásticas e colágenas em quantidades variáveis de acordo com seu calibre. Nessa camada, também se observa uma rede de vasos sanguíneos que irrigam as camadas do próprio vaso (*vasa vasorum*). Mais internamente, encontra-se a túnica média composta por fibras musculares lisas, fibras colágenas e lâminas elásticas, que também se distribuem de forma variável dependendo do calibre do vaso. A túnica íntima, por sua vez, é constituída por células endoteliais, que estão em contato direto com o sangue. Somente os capilares são exceção, por apresentarem apenas uma única túnica ou camada das células endoteliais.

Sistema arterial

As artérias são estruturas de parede espessa, com tecido elástico, musculatura lisa e tecido conjuntivo. Essa característica da parede arterial possibilita suportar altas pressões geradas no coração. A composição e a espessura da parede arterial sofrem modificações graduais ao longo das ramificações das artérias,

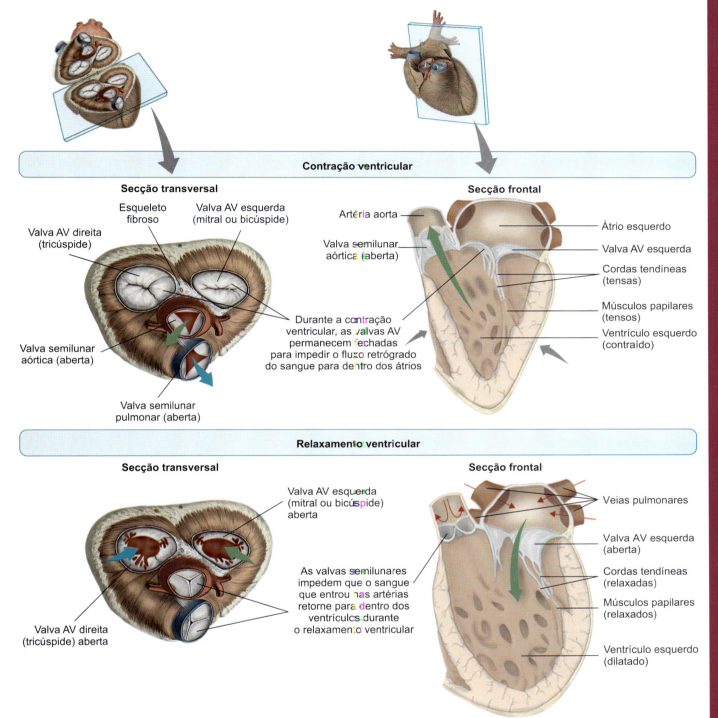

Figura 19.4 Contração e relaxamento ventricular, mostrando as valvas atrioventriculares (AV) e semilunares.

pelas várias funções desempenhadas, diferenciando-se em artérias elásticas, artérias musculares, artérias de resistência e arteríolas. As artérias de maior calibre têm a túnica adventícia mais evidente em comparação com a túnica média. As artérias elásticas caracterizam-se pela presença de túnica média rica em elastina e colágeno, o que possibilita a capacidade elástica e de distensão durante a sístole ventricular. Por isso, são consideradas como vasos de condutância. Entre essas artérias, próximas ao coração, estão a artéria pulmonar, a artéria aorta e os ramos maiores, como as artérias carótidas e, mais distante, as artérias ilíacas. Após receberem o volume de ejeção durante a sístole ventricular, essas artérias conseguem retornar à condição original na diástole, pela característica estrutural rica em fibras elásticas. Contudo, as artérias tornam-se menos calibrosas à medida que se ramificam e se afastam do coração.

As artérias de médio e pequeno calibre (como as artérias coronárias, cerebral e a poplítea) são denominadas artérias musculares e têm uma túnica média espessa com maior camada de músculo liso para evitar o colapso em locais com ângulos agudos. A redução gradual da espessura da parede arterial e de seu diâmetro origina as arteríolas, que têm a túnica média mais espessa composta por células musculares lisas. A

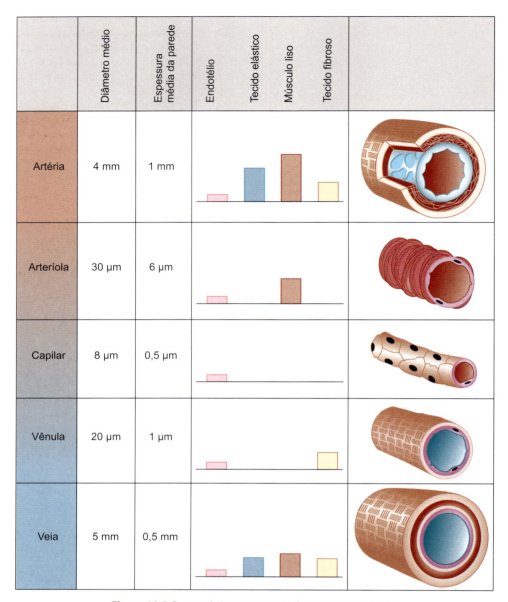

Figura 19.5 Características estruturais dos vasos sanguíneos.

musculatura lisa das arteríolas sofre influência tônica de fibras nervosas simpáticas, que atuam sobre receptores alfa-adrenérgicos presentes nas células musculares lisas. A ativação desses receptores promove vasoconstrição, reduzindo o calibre do vaso e aumentando a resistência ao fluxo sanguíneo. Em alguns leitos, como o da musculatura esquelética, a ativação de receptores beta-2 adrenérgicos resulta em vasodilatação, o que aumenta o diâmetro e diminui a resistência dessas arteríolas ao fluxo sanguíneo. Assim, as arteríolas são os principais determinantes da resistência vascular e esses vasos estão envolvidos no controle do fluxo sanguíneo local, de acordo com as necessidades teciduais.

Capilares

A perfusão tecidual eficaz é garantida pela microcirculação, constituída por arteríolas, capilares e vênulas que formam uma rede extensa de vasos. As pequenas artérias originam as arteríolas que se ramificam formando as metarteríolas e, finalmente, os capilares, os quais estabelecem um contato próximo com as células dos tecidos. Em alguns tecidos (como a pele e a mucosa nasal), observa-se uma comunicação direta entre as arteríolas e as vênulas, formando anastomoses arteriovenosas. Tais estruturas sofrem influência de inervação simpática e estão envolvidas graças a essas características com a regulação da temperatura corporal.

Os capilares são vasos extremamente finos e numerosos, caracterizados por apenas uma camada de células endoteliais com a finalidade de facilitar a troca de substâncias entre o sangue e os tecidos. As células endoteliais são revestidas por uma lâmina basal, na qual se encontram outras células que têm a mesma origem: os pericitos. Essas células apresentam uma íntima relação entre si que se estabelece por meio das junções comunicantes. Desse modo, os capilares podem ser classificados de acordo com as características das junções das células endoteliais, como capilares contínuos, fenestrados e sinusoides. Os capilares contínuos são encontrados nos tecidos nervoso, muscular e conjuntivo e têm as células endoteliais ligadas por junções de oclusão. Isso limita o fluxo de diversas substâncias e, principalmente, de macromoléculas. Já os capilares fenestrados apresentam poros ou fenestrações, o que possibilita a troca de substâncias. Esses capilares podem ser encontrados nos rins e no intestino. Os capilares sinusoides, por sua vez, têm um diâmetro maior que os demais capilares, além de poros. Apresentam a membrana basal descontínua e grandes espaços entre as células, os quais possibilitam a troca de substâncias, sendo encontrados no fígado e em órgãos hematopoéticos (Figura 19.6).

Sistema venoso

O sangue, após deixar os capilares, é coletado pelas vênulas, que confluem para veias com o calibre progressivamente maior, com a função de transportar o sangue de volta ao coração. As veias são vasos extremamente distensíveis e delgadas e apresentam maior capacitância em comparação com as artérias. Por isso, são conhecidas como vasos de capacitância. Por sua elevada complacência, as veias armazenam aproximadamente 60% do volume de sangue circulante total com pequena variação de pressão. Graças a tais características, as veias podem sofrer influências da gravidade e da pressão hidrostática. Histologicamente, as paredes das veias têm três camadas: as túnicas íntima, média e adventícia. As veias que transportam o sangue contra a gravidade (como as veias dos braços e das pernas) têm válvulas semilunares na camada íntima para impedir o refluxo de sangue impulsionado para o coração. Considerando-se que a pressão sanguínea nas veias é baixa, o retorno do sangue ao coração (retorno venoso) é auxiliado pela atividade da musculatura esquelética, que, ao contrair e relaxar, possibilita o propulsionamento do sangue nas veias. Além disso, a atividade do músculo diafragma também representa um importante facilitador do

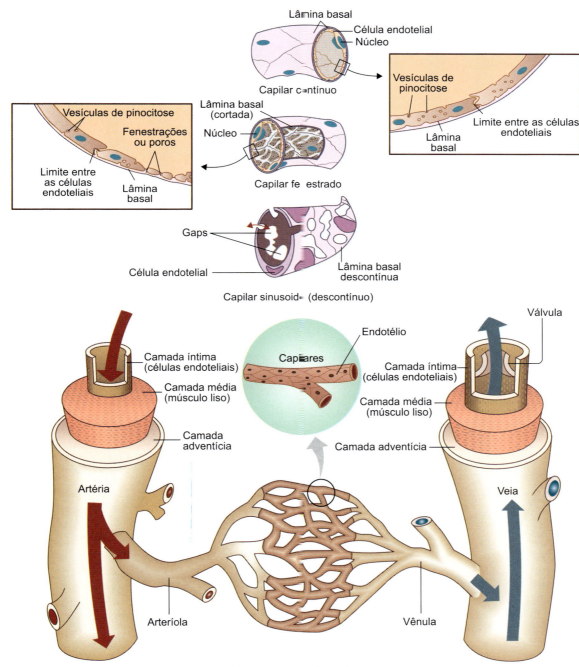

Figura 19.6 Tipos de capilares.

retorno venoso. Durante a inspiração, o músculo diafragma se contrai e favorece a criação de um gradiente pressórico nas cavidades abdominal (aumenta a pressão intra-abdominal) e torácica (diminui a pressão intratorácica), propiciando o retorno do sangue ao coração. Durante a expiração, o músculo diafragma relaxa, reduzindo a pressão intra-abdominal e aumentando a intratorácica, o que permite a chegada de sangue venoso oriundo dos membros inferiores em direção à veia cava inferior na cavidade abdominal, possibilitando um adequado retorno venoso (Figura 19.7). Analogamente, em razão do efeito da pressão hidrostática, a camada média tem espessura variável, apresenta-se mais delgada nos membros inferiores e é composta por fibras elásticas, colágenas e músculo liso. A túnica adventícia é menos desenvolvida nas pequenas veias, porém nas veias de médio e grande calibre essa camada apresenta-se mais espessa e com a presença de *vasa vasorum*.

FLUXO SANGUÍNEO

Embora o coração funcione como uma bomba de dois tempos, o fluxo sanguíneo para os tecidos deve ser contínuo. Tal característica depende da constituição estrutural dos vasos sanguíneos. Isso possibilita que haja a distensão das grandes artérias e de seus ramos durante a sístole. Por sua vez, na diástole, o sangue é propelido pelos vasos, graças à retração elástica das artérias, que armazenam tal energia durante a sístole ventricular.

Como ocorre a movimentação do sangue ao longo dos vasos sanguíneos após ele deixar o coração? A diferença entre uma área de alta pressão e de uma baixa pressão possibilita a existência de um fluxo no interior dos vasos sanguíneos, fator conhecido como gradiente de pressão. Após a ejeção ventricular, a pressão existente na artéria aorta é de cerca de 120 mmHg e vai se reduzindo ao longo dos capilares e veias, com uma pressão mínima (1 a 3 mmHg) no átrio direito. Essa diferença de pressão direciona o sangue das artérias para as veias (Figura 19.8).

A quantidade de sangue ejetada pelo coração em determinado tempo é a mesma em cada leito vascular (leito arterial, leito capilar e leito venoso). Portanto, a secção transversal completa de cada leito do sistema cardiovascular deverá, em determinada unidade de tempo, ter a mesma quantidade de sangue.

Considerando essa situação, a velocidade (distância por unidade de tempo) é determinada pelo fluxo dividido pela

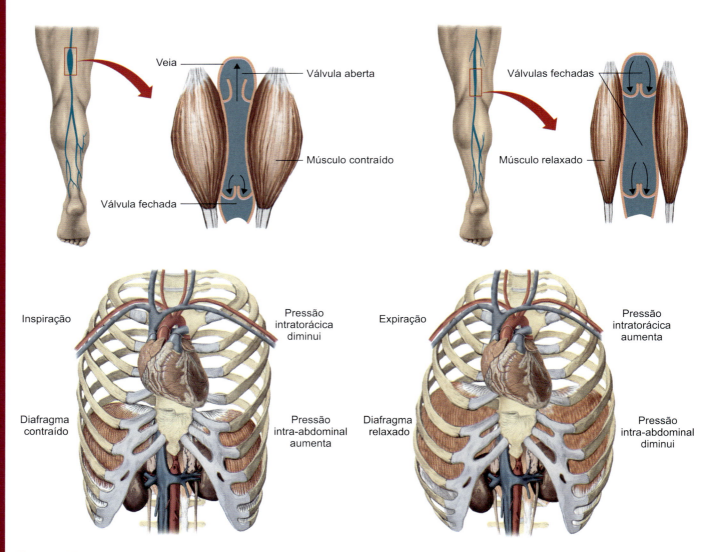

Figura 19.7 Retorno venoso influenciado pela musculatura esquelética dos membros e pela atividade respiratória (inspiração e expiração) que alteram as pressões intra-abdominal e intratorácica.

área de secção transversal completa de cada leito do sistema cardiovascular. Assim, como o leito capilar tem maior área de secção transversal, sua velocidade será menor, possibilitando a troca de conteúdos entre o sangue e o interstício.

O fluxo sanguíneo no interior dos vasos sanguíneos é conhecido como fluxo laminar, caracterizado por uma série de lâminas de sangue paralelas, sendo a velocidade reduzida próxima das paredes vasculares e a velocidade máxima ao centro do vaso (perfil de parábola). Em outros locais do sistema cardiovascular, como no interior das câmaras cardíacas e nas bifurcações de vasos, ocorre o fluxo turbulento, que promove alterações na velocidade e na direção do sangue. Situações patológicas que resultam em alterações na estrutura da parede vascular (como a aterosclerose) podem resultar também na formação de fluxo turbulento.

INTERAÇÃO ENTRE O SISTEMA CARDIOVASCULAR E O SISTEMA LINFÁTICO

O sistema cardiovascular interage com o sistema imunológico, no qual as células de defesa dos vasos sanguíneos e dos vasos linfáticos atuam em conjunto para facilitar a diapedese destas e, assim, protegê-las contra os patógenos (antígenos). O equilíbrio entre a troca de substâncias entre o vaso sanguíneo, o interstício e o vaso linfático é fundamental para evitar a formação de edema (Figura 19.9).

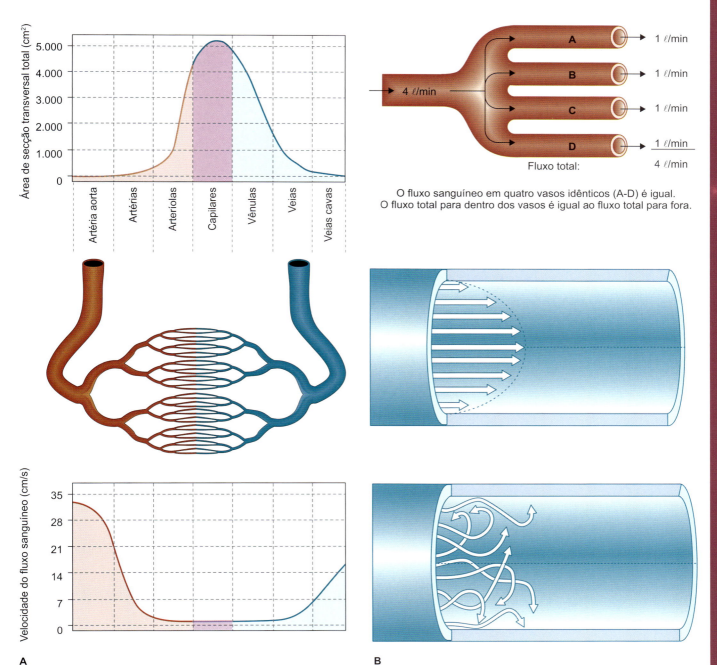

Figura 19.8 A. Relação de velocidade e área de secção transversal. **B.** Tipos de fluxo sanguíneo.

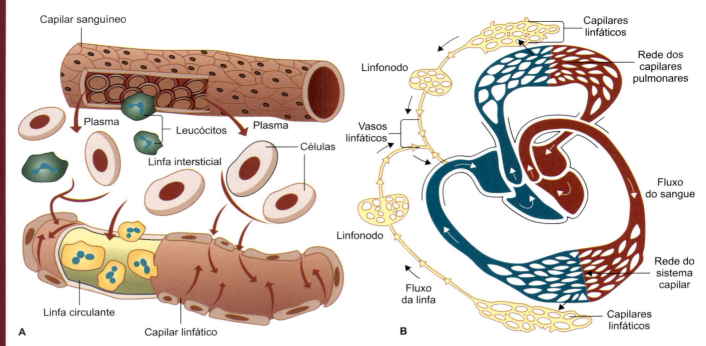

Figura 19.9 A e **B.** Sistemas linfático e cardiovascular.

BIBLIOGRAFIA

Aires MM. Fisiologia. 4. ed. Rio de Janeiro: Guanabara Koogan; 2012.
Hall JE. Guyton & Hall: tratado de fisiologia médica. 12. ed. Rio de Janeiro: Elsevier; 2011.
Hershel R, Levitzky M. Fisiologia médica. São Paulo: McGraw-Hill; 2012. Silverthorn DU. Fisiologia humana: uma abordagem integrada. Porto Alegre: Artmed; 2010.
Koeppen BM, Stanton B A. Berne & Levy: Fisiologia. 6. ed. Rio de Janeiro: Elsevier; 2009.

20
Ciclo Cardíaco

Meliza Goi Roscani • Juliana Irani Fratucci De Gobbi

Introdução, 219

Importância das válvulas cardíacas, 219

Sons ou bulhas cardíacas, 221

Fases do ciclo cardíaco, 221

Débito cardíaco, 223

Sistema nervoso autônomo | Parassimpático e simpático, 224

Estimativa do volume sistólico, 226

Bibliografia, 227

INTRODUÇÃO

O ciclo cardíaco é descrito como uma sequência completa de contração (sístole) e relaxamento (diástole), a qual produz um batimento cardíaco com duração de aproximadamente 0,8 s em repouso. Em tal sequência, todos os eventos elétricos das células cardíacas e do sistema de condução e os eventos mecânicos de contração dos cardiomiócitos, bem como a diferença de pressão e volume entre as câmaras cardíacas e grandes artérias, são estudados (Tabela 20.1).

IMPORTÂNCIA DAS VÁLVULAS CARDÍACAS

As válvulas (ou valvas) cardíacas são fundamentais para que o ciclo cardíaco aconteça. Há quatro válvulas cardíacas (Figura 20.1): duas atrioventriculares (AV: tricúspide e mitral) e duas semilunares (SL: pulmonar e aórtica). Isso possibilita que o fluxo de sangue dentro do coração seja em apenas um sentido, unidirecional. As válvulas possibilitam que os ventrículos fiquem isolados do resto da circulação em dois momentos. Tal fato permite que, em um deles, os ventrículos gerem pressão na contração e, no outro, relaxem-se para receber sangue para o próximo batimento. O sangue flui de uma câmara com pressão maior para uma câmara com pressão menor, ou seja, a abertura e o fechamento das válvulas são processos passivos em que apenas o efeito físico tem participação, sem gastar energia.

Durante a diástole, as válvulas AV abrem-se passivamente. A pressão nos átrios, pelo retorno de sangue da circulação sistêmica para o coração, excede a pressão nos ventrículos. Nesse momento, os músculos papilares estão relaxados e as cúspides projetam-se para dentro dos ventrículos e ajudam o fluxo de sangue para esta cavidade. Dessa maneira, a pressão dentro dos ventrículos começa a aumentar, se comparada com a pressão que diminuiu nos átrios. Além disso, há o movimento circular do sangue atrás das cúspides, que ajuda a fechar as válvulas AV.

Durante a sístole, as cúspides das válvulas SL são empurradas para cima, enquanto o sangue flui de uma área de maior pressão nos ventrículos para uma área de menor pressão nas artérias, pulmonar e aórtica. Esse fluxo ocorre até que a pressão dentro dos ventrículos esteja menor que a arterial, o que determinaria um retorno de sangue para os ventrículos, mas o especial arranjo das válvulas SL faz com que se fechem como se fossem três conchas segurando um líquido.

Tabela 20.1 Eventos que ocorrem em apenas um ciclo cardíaco.

Fase do ciclo	Válvulas	Eventos elétricos ECG	Sons	Volume e pressão	Duração (s)
1. Final da diástole	AV – abertas; SL – fechadas	Onda P		Volume ventricular aumenta de forma passiva	0,19
2. Sístole atrial	AV – abertas; SL – fechadas	Segmento PQ		Cerca de 25% do preenchimento dos ventrículos de forma ativa; volume diastólico final (VDF = 120 mℓ)	0,11
3. Contração ventricular – fase isovolumétrica	AV – fecham-se; SL – fechadas	Complexo QRS	1ª bulha	Encurtamento de fibras cardíacas sem variar o volume; o coração deve exercer força suficiente para vencer a pressão dentro das artérias	0,05
4. Contração ventricular – fase de ejeção	4.1 Rápida AV – fechadas; SL – abrem-se	Início da onda T		4.1 Ejeção rápida Mais de dois terços do volume sistólico são ejetados	0,09
	4.2 Lenta AV – fechadas; SL – abertas	Onda T completa		4.2 Ejeção lenta	0,13
5. Início da diástole	5.1 AV – fechadas; SL – fecham-se	Período isoelétrico	2ª bulha	5.1 Relaxamento isovolumétrico ventricular Breve momento antes que a pressão dos ventrículos se torne menor que a arterial (protodiástole) Volume sistólico final (VSF = 50 mℓ) Volume sistólico (VS) = VDF – VSF = 70 mℓ Volume e pressão atriais aumentam	0,12
	5.2 AV – abrem-se; SL – fechadas	Período isoelétrico		5.2 Enchimento ventricular rápido Cerca de 75% do preenchimento dos ventrículos de modo passivo	0,11

Valvulopatias

As válvulas cardíacas doentes representam problemas sérios para o funcionamento do coração. As válvulas podem se apresentar estenóticas ou incompetentes (Figura 20.2). Entre as causas mais comuns de valvulopatias, existem as congênitas ou as infecções por *Streptococcus pyogenes* do grupo A, que culminam em reação autoimune e cardiomiopatia reumática. Tanto no Brasil quanto em países em desenvolvimento, a patologia ainda é um problema de saúde pública. Contudo, países desenvolvidos apresentam crescimento nas estatísticas de processos degenerativos da senilidade, em razão do aumento na expectativa de vida da população.

Com relação às válvulas estenóticas, estas oferecem dificuldade para a abertura, elevando o esforço do músculo cardíaco para conseguir ejetar sangue, o que causa hipertrofia de átrios ou ventrículos. Por sua vez, as incompetentes, insuficientes ou regurgitantes dificultam o fechamento. Isso possibilita o refluxo de sangue para as câmaras cardíacas e causa uma carga de volume elevada, além de dilatação das câmaras cardíacas que recebem o refluxo de sangue, o qual deveria prosseguir entre as diferentes partes do coração ou ventrículos e artérias. É possível destacar dois exemplos: mau funcionamento da válvula mitral ou da aórtica. Caso a válvula mitral não se abra na diástole, ou seja, apresente estenose, pode comprometer o enchimento do ventrículo esquerdo e levar à hipertrofia e à dilatação do átrio esquerdo, favorecendo o aumento da pressão capilar pulmonar e a hipertensão pulmonar. Se a válvula mitral apresenta insuficiência (dificuldade em fechar), ocorre refluxo de sangue dos ventrículos para átrios e pulmões, causando também dilatação do átrio esquerdo e hipertensão pulmonar.

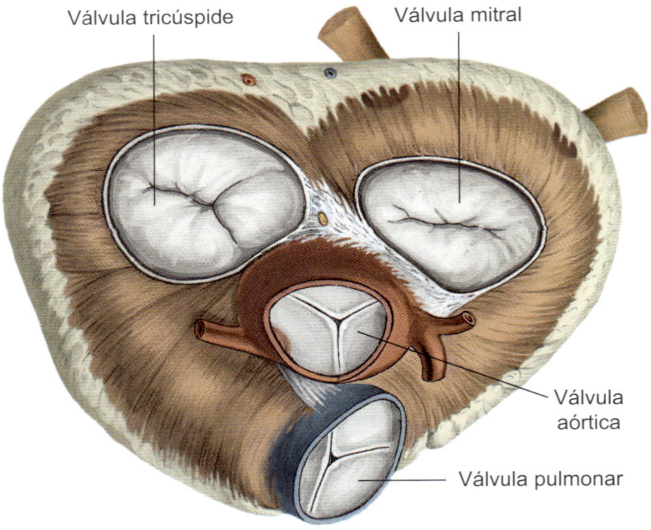

Figura 20.1 Representação das quatro válvulas cardíacas que, em virtude da natureza do tecido colágeno fibroso, colaboram para separar e isolar eletricamente átrios e ventrículos, ajudando a formar o esqueleto fibroso do coração. As válvulas SL estão situadas em ângulo reto. A válvula pulmonar é anterior e superior com relação às outras três válvulas.

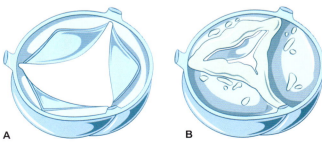

Figura 20.2 Ilustração de válvula incompetente (**A**) e estenótica (**B**). Em ambas as situações, o fluxo de sangue fica prejudicado entre as cavidades do coração ou dos ventrículos e das artérias, atrapalhando o ciclo cardíaco.

No caso da válvula aórtica, se ela se apresentar estenótica, o ventrículo esquerdo precisa aumentar sua força para ejetar o sangue. Se houver hipertrofia, necessita da replicação em paralelo dos sarcômeros cardíacos (hipertrofia concêntrica, Figura 20.3). Na hipertrofia, a cavidade do ventrículo estreita-se, o que pode reduzir o *volume sistólico (VS)*. Essa mesma hipertrofia é encontrada em situações de hipertensão arterial sistêmica não tratada. Contudo, caso a válvula aórtica seja insuficiente, o sangue reflui da aorta para os ventrículos, levando à sobrecarga de volume com desenvolvimento de hipertrofia excêntrica (Figura 20.3), em que ocorre dilatação da cavidade, aumentando o diâmetro do ventrículo por replicação em série dos sarcômeros, o que em um primeiro momento pode aumentar o VS. No entanto, em situações patológicas, o volume aumentado constante leva o ventrículo à falência. Essa condição é diferente da hipertrofia excêntrica benéfica, observada pela sobrecarga de volume determinada pelo exercício físico, em que vários fatores neuro-humorais impedem a deterioração da maquinaria contrátil do miocárdio.

SONS OU BULHAS CARDÍACAS

A abertura das válvulas é um evento considerado silencioso em comparação com o fechamento, que produz sons. Apesar de os mecanismos específicos para a produção dos sons cardíacos ainda serem controversos, a aceleração e a desaceleração do sangue, o fluxo de sangue turbulento e os movimentos valvares, bem como as paredes do coração e o retesamento dos grandes vasos, podem contribuir para as vibrações audíveis. Destacam-se dois sons:

- Primeiro som: de modo geral, refere-se ao fechamento das válvulas AV e às oscilações do sangue nos ventrículos, ouvidos mais alto no ápice do coração e coincidentes com o choque de ponta. Genericamente associado à onomatopeia "tum" (ou "dub")
- Segundo som: refere-se ao fechamento das válvulas SL, mais facilmente ouvido na base do coração e relacionado com as vibrações das cúspides das válvulas e dos vasos sanguíneos e a desaceleração do fluxo de sangue arterial, em razão do relaxamento ventricular. Genericamente associado à onomatopeia "tá" (ou "lub").

O terceiro e o quarto sons não são evidentes para ouvidos não treinados e sem o auxílio de bons estetoscópios. Eles estão relacionados com sons diastólicos.

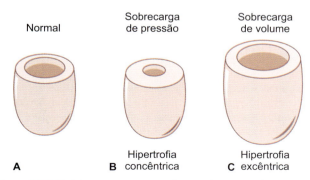

Figura 20.3 A. Lúmen e espessura da parede ventricular esquerda em uma situação normal. **B.** Lúmen reduzido e parede ventricular espessada, situação encontrada em uma hipertrofia concêntrica, em que ocorre adição de sarcômeros em paralelo nas fibras cardíacas. **C.** Lúmen maior e parede ventricular semelhante à situação normal encontrada em uma hipertrofia excêntrica, em que ocorre adição de sarcômeros em série nas fibras cardíacas.

A terceira bulha está associada à tensão no ventrículo esquerdo durante a fase de enchimento rápido dos ventrículos e a quadros de aumento de pré-carga, como no exercício físico e na insuficiência cardíaca.

A quarta bulha também ocorre durante o enchimento dos ventrículos, mas já na fase de contração atrial, em situações sempre patológicas que cursem com o aumento da pressão atrial esquerda.

Nas doenças valvares, é comum acontecer os sopros ou ruídos, sons anormais evidenciados com o estetoscópio em virtude de um fluxo turbulento e acelerado de sangue pela dificuldade de passagem pelo orifício estreitado (válvulas estenóticas) ou em razão do fluxo sanguíneo retrógrado pela incompetência da válvula em fechar (válvulas insuficientes).

FASES DO CICLO CARDÍACO

De modo geral, existem a sístole ventricular, definida como o esvaziamento de sangue do coração durante a contração (ejeção ventricular), e a diástole, que é o enchimento do coração durante fase de relaxamento do coração. O diagrama de Wiggers (Figura 20.4) representa todos os eventos ocorridos em cada batimento cardíaco, auxiliando o entendimento de pressões, volume e eventos elétricos que ocorrem em um batimento cardíaco.

O ciclo cardíaco pode ser dividido em cinco grandes fases. Tanto do lado direito quanto do lado esquerdo do coração, os fenômenos são os mesmos, mas as pressões do lado direito mostram-se bem menores com relação ao esquerdo. As menores pressões do lado direito decorrem do fato de a circulação pulmonar não oferecer resistência ao fluxo de sangue. As pressões e os volumes descritos representam uma situação de repouso, sendo a duração total de um ciclo de 0,8 s.

Final da diástole (diástase)

Nesse momento, as câmaras cardíacas encontram-se relaxadas. As válvulas AV estão abertas, átrios e ventrículos apresentam pressões semelhantes e o sangue está retornando ao coração pelo sistema de vasos, já tendo preenchido os átrios e grande parte dos ventrículos. As válvulas SL estão fechadas. É o momento antes do início da contração atrial, cuja duração é de aproximadamente 0,19 s (*período a*, Figura 20.4). O volume de sangue dentro dos ventrículos é alto (*linha azul*, Figura 20.4), enquanto sua pressão ainda está baixa (*linha vermelha*, Figura 20.4). Ao analisar os eventos elétricos, tal fato ocorre onde aparece a onda P do eletrocardiograma (ECG), lembrando que o evento elétrico antecede em alguns milissegundos o evento mecânico. Agora, dá-se efetivamente a irrigação do próprio tecido cardíaco, enquanto a grande massa de músculo cardíaco estiver relaxada. O fluxo sanguíneo da artéria coronária estará em seu máximo quando o sangue não encontra resistência para fluir entre os capilares que circundam os cardiomiócitos.

Sístole atrial

Após o aparecimento da onda P, ocorre a contração atrial. Os átrios, que recebem sangue ou das veias pulmonares (átrio esquerdo) ou das veias cavas superior e inferior (átrio direito) e, com isso, apresentam aumento da pressão, possibilitam a ejeção de sangue para dentro dos ventrículos, aumentando cerca de 25% do volume total de sangue dentro deles. Em situações de repouso, a contração atrial não é essencial para o enchimento adequado dos ventrículos. Quando a frequência cardíaca (FC) está baixa, há tempo suficiente para que os ventrículos se preencham de sangue passivamente. A contribuição da contração atrial depende do retorno venoso e da FC, sendo maior quando a FC aumenta. Na Figura 20.4 (*período b*), as válvulas AV estão abertas e as SL fechadas. Já no ECG, nota-se o segmento PQ. A duração dessa fase é de, aproximadamente, 0,11 s. Nesse período, o volume aumenta, assim como a pressão ventricular, que cresce um pouco (*linha azul, período b*, Figura 20.4).

Nessa fase, tem-se o *volume diastólico final* (*VDF*) do ventrículo esquerdo, cujo volume é estimado em torno de 120 mℓ (para um adulto saudável com uma média de 70 kg). Os ventrículos ainda estão relaxados (em diástole) e a pressão ventricular ainda está menor que a dos átrios. Essa contribuição atrial é evidenciada em situações de exercício físico, em que a FC aumenta – e o tempo para a diástole e os preenchimentos dos ventrículos encurta-se. Contudo, nas situações em que ocorre dissociação elétrica entre átrios e ventrículos, como durante a fibrilação atrial ou o bloqueio cardíaco completo, essa contribuição é perdida.

Contração ventricular isovolumétrica

Nesse momento, é possível observar no ECG o complexo QRS refletindo a despolarização ventricular. A pressão ventricular aumenta rapidamente, subindo de valores próximos ao zero para 80 mmHg, superando a pressão atrial. Isso causa o fechamento das válvulas AV, produzindo o primeiro som cardíaco ou 1ª bulha (*período c*, Figura 20.4).

A pressão dentro dos ventrículos cheios de sangue excede a pressão de dentro dos átrios (comparar as linhas vermelha e preta tracejadas da Figura 20.4). O encurtamento das fibras cardíacas já começou, mas não é suficiente para abrir as válvulas SL, que permanecem fechadas. A pressão dentro da aorta é maior que a pressão dentro dos ventrículos, e o volume dentro dos ventrículos não varia.

O músculo cardíaco está em fase isométrica e a tensão está aumentando enquanto as fibras não se encurtam muito, mas o ventrículo muda de forma nesse momento, em razão da especial geometria das fibras cardíacas e de seu arranjo em espiral. A contração isovolumétrica ocorre até que a pressão dentro dos ventrículos supere aquela dentro das artérias aorta e pulmonar (*linha tracejada preta*, Figura 20.4). Essa fase apresenta uma duração pequena de apenas 0,05 s, mas é muito importante, pois nela o coração deve realizar força o suficiente para vencer a pressão que está dentro do lado arterial ou não ocorrerá a próxima etapa.

Nas situações em que a pressão arterial (tanto do lado da aorta quanto do lado pulmonar) estiver maior que o de costume, ocorrerá maior esforço do músculo ventricular, como na hipertensão arterial sistêmica e na hipertensão arterial pulmonar – isso causa hipertrofia ventricular concêntrica.

Contração ventricular (fase de ejeção)

A ejeção pode ser dividida entre ejeção rápida (0,09 s) e ejeção reduzida (ou lenta: 0,13 s). Na ejeção rápida, as pressões ventriculares excedem as pressões dentro das artérias. Por exemplo, a pressão ventricular esquerda excede a pressão aórtica em valores próximos a 120 mmHg (*períodos d* e *e*, Figura 20.4). Na ejeção rápida, dois terços ou mais do VS são ejetados nesse momento (*linha azul, período d*, Figura 20.4). Na aorta, tal volume é acomodado em sua porção proximal mais elástica. No ECG, tem-se o início da onda T representando a repolarização ventricular.

No período que corresponde à ejeção reduzida ou lenta (*período e*, Figura 20.4), a repolarização ventricular já se completou e as pressões ventricular e aórtica começam a decrescer (*linhas tracejadas pretas*, Figura 20.4). O volume ventricular alcança seu mínimo.

Vale a pena ressaltar que os átrios estão relaxados e continuam recebendo sangue das veias cava superior e inferior e da artéria pulmonar, e a pressão neles aumenta lentamente (*linha tracejada preta*, Figura 20.4).

Início da diástole

A fase inicial da diástole é dividida em dois grandes eventos: relaxamento ventricular isovolumétrico e enchimento ventricular rápido.

No primeiro, ocorre queda rápida da pressão ventricular, e seu volume está reduzido (*período f*, Figura 20.4), e no ECG tem-se o período isoelétrico. Nessa etapa, observa-se a protodiástole, um momento fugaz, bem no início do relaxamento antes que as pressões dos ventrículos tornem-se menores que as pressões dentro das artérias. Não há mais ejeção, ocorre um leve e rápido refluxo e a pressão dos ventrículos momentaneamente se torna menor que a pressão arterial. Isso facilita o fechamento das válvulas SL com a 2ª bulha ou som cardíaco (*período f*, Figura 20.4).

Ao todo, tal relaxamento dura 0,12 s. O fechamento das válvulas SL contribui para gerar o nó, ou incisura dicrótica, na curva de pressão aórtica. Os ventrículos não expulsam todo o sangue de seu interior. Dentro dos ventrículos, o sangue permanece, determinando o *volume sistólico final* (*VSF*) do ventrículo esquerdo em torno de 50 mℓ. Para calcular o *volume de sangue efetivamente ejetado para as artérias, chamado de VS*, subtrai-se o VDF do VSF. Assim, tem-se: 120 mℓ – 50 mℓ, fornecendo um VS de 70 mℓ.

Tal volume também pode ser expresso como fração de ejeção, que corresponde à porcentagem de VDF ejetado em cada contração. A *fração de ejeção* é um índice clínico valioso de função ventricular, comumente expressa como percentual variando de 55 a 80% em situações de repouso, sendo que frações menores que 55% indicam prejuízo na contratilidade.

Logo em seguida, ocorre a última fase do ciclo cardíaco: enchimento ventricular rápido (*período g*, Figura 20.4). No ECG, o coração ainda está em seu período isoelétrico. A pressão atrial aumenta pelo retorno de sangue ao coração (*linha tracejada preta*, Figura 20.4), o que facilita a abertura das válvulas AV. Nesse momento, a pressão atrial excede a pressão ventricular. Cerca de 75% do enchimento dos ventrículos ocorre de forma passiva, apenas pela diferença de pressão entre as cavidades. O volume dentro dos ventrículos aumenta rapidamente. Com isso, volta-se à fase 1, recomeçando um novo ciclo cardíaco.

Outra maneira de observar o ciclo cardíaco é agrupar todos os eventos cíclicos com relação ao ventrículo esquerdo. Desse modo, durante a sístole, ocorre a fase de contração isovolumétrica com ejeção rápida e lenta. Contudo, há os eventos relacionados com a diástole do ventrículo esquerdo: relaxamento isovolumétrico, enchimento ventricular rápido e contração atrial.

A partir desses eventos estudados em uma situação de repouso, é possível perceber que o volume de sangue e a FC interferem no ciclo cardíaco e, consequentemente, no VS. Nota-se que, na maior parte do ciclo, em uma situação de repouso, o coração está em diástole. Convém comparar, na parte superior da Figura 20.4, o tempo para a sístole e o tempo para a diástole.

> **Quem foi Wiggers?**
> Carl John Wiggers (1883-1963) foi um pesquisador norte-americano que definiu os princípios fundamentais da relação pressão-fluxo para o sistema cardiovascular, sendo considerado o fundador das pesquisas em circulação. Ainda estudante de medicina, apaixonou-se pela Fisiologia, e suas pesquisas auxiliaram o diagnóstico e o tratamento de várias doenças cardiovasculares. A disciplina de Fisiologia entre o período de 1900-1950 teve um grande avanço, consolidando-se como assunto importante para o desenvolvimento da medicina e da cirurgia. Wiggers realizou parte dos seus estudos na Alemanha no laboratório do então proeminente pesquisador Otto Frank (o mesmo da Lei de Frank-Starling), na Ludwig-Maximilian University of Munich. Lá, tomou contato com o manômetro de Frank, aperfeiçoando-o para que pudesse ser utilizado à beira do leito. Até hoje, a American Physiological Society oferece um prêmio que recebe seu nome como uma homenagem aos pesquisadores que contribuam ou se destaquem para os avanços nas pesquisas cardiovasculares. Como pesquisador, publicou mais de 400 artigos e 7 livros, influenciando a formação de vários estudiosos que continuaram a desenvolver pesquisas sobre o sistema cardiovascular. O diagrama de Wiggers é um dos seus trabalhos mais famosos em Fisiologia.

DÉBITO CARDÍACO

Todo o ciclo cardíaco tem a finalidade de conseguir ejetar (impulsionar) sangue para a circulação, tanto pulmonar quanto sistêmica, ou seja, possibilita que o coração exerça sua função de bomba. O volume de sangue ejetado pelo coração ao final de 1 min caracteriza o débito cardíaco (DC).

O VS para um batimento cardíaco é de 70 mℓ. Multiplicando esse volume pela FC de repouso (75 bpm), tem-se um volume de aproximadamente 5 ℓ/min. Assim, o DC é calculado facilmente multiplicando o VS pela FC. O DC deve se ajustar ao consumo de O_2, uma vez que esse consumo depende do número total de células (área corporal). Em alguns momentos, o DC pode ser interpretado pela correção com a superfície corporal.

Uma correlação interessante para o DC se dá com a área de superfície corporal: a cada metro quadrado, obtém-se o índice cardíaco, que, em repouso, é de, aproximadamente, 3 ℓ/min/m².

Todos os fatores que afetarem o VS ou a FC interferirão sobre o DC. O volume ejetado pode variar entre batimentos cardíacos. A regulação do volume bombeado depende de:

- Regulação cardíaca intrínseca
- Dificuldade do coração em ejetar efetivamente o sangue para a circulação
- Ações do sistema nervoso autônomo, que alteram especialmente a FC.

A regulação cardíaca intrínseca depende das respostas nas variações de volume de sangue que chegam ao coração (retorno venoso). Isso afeta a contratilidade do coração.

Regulação cardíaca intrínseca | Mecanismo de Frank-Starling

O mecanismo de Frank-Starling, também chamado de Lei de Starling ou Lei do Coração, postula que, quanto maior o estiramento da fibra cardíaca alcançado ao final da diástole (ou seja, quanto maior o volume de sangue que retornou ao coração), maior será a força de contração na sístole. Consequentemente, maior será o VS (Figura 20.5). Tal mecanismo relaciona o comprimento da fibra na diástole com a força exercida pela fibra na sístole. Ele resultou de vários experimentos e teorias realizados pelo alemão Otto Frank e pelo inglês Ernest Starling entre o fim do século 19 e o início do século 20. Cabe ressaltar que o mecanismo de Frank-Starling tornou-se mais claro conforme os mecanismos de contração para músculos estriados foram elucidados. O músculo cardíaco, assim como o esquelético, é um músculo estriado e obedece aos mesmos mecanismos de contração de qualquer músculo estriado.

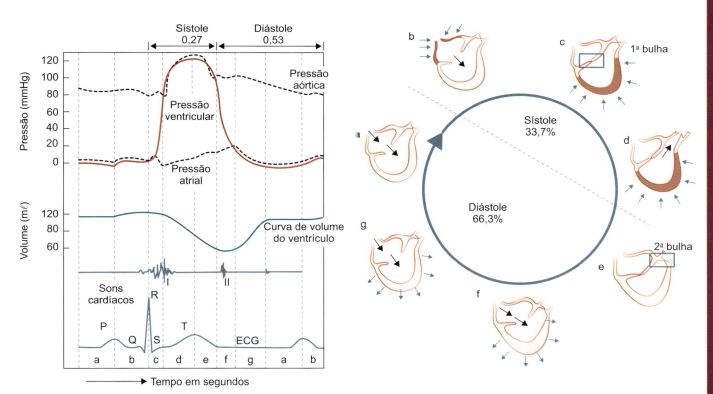

Figura 20.4 Diagrama de Wiggers modificado, evidenciando as fases do ciclo cardíaco. Observar o tempo gasto em sístole e diástole pelo ventrículo.

no início pela ativação simpática e, depois, pela combinação desta com o aumento do retorno venoso. Essas curvas também ajudam em um melhor entendimento da fase em que o coração se encontra em uma situação de insuficiência cardíaca. A insuficiência significa que existe falha em bombear sangue em uma velocidade ou uma força adequadas às necessidades dos tecidos.

ESTIMATIVA DO VOLUME SISTÓLICO

A primeira ideia para estimar o VS proveio do princípio de Fick (1870), e a estimativa pode ser feita de formas invasivas. O fluxo de sangue para um órgão pode ser determinado pela adição (produção) ou pela retirada (consumo) de determinada substância por esse órgão. Para tanto, é preciso saber a concentração dessa substância antes e depois de sua produção ou seu consumo. Uma substância que pode ser adicionada e consumida por seres vivos, sem que seja produzida por estes tecidos, é o oxigênio (O_2). Uma amostra de sangue arterial fornece a concentração O_2 adicionada e uma amostra de sangue venoso, o quanto foi retirado de O_2. No entanto, as condições necessárias para conseguir as amostras são muito invasivas.

A obtenção da amostra de sangue venoso deve ser feita por meio de um cateter inserido dentro do ventrículo direto bem próximo à artéria pulmonar. Em tal ponto, obtém-se uma amostra de sangue na qual se sabe a concentração de O_2 que ainda restou. A amostra de sangue arterial é mais simples de ser conseguida.

Em 1929, um então estudante de medicina alemão, Werner Forssmann, realizou em si próprio a primeira cateterização cardíaca humana colocando sua própria vida em risco. Sua coragem viria a salvar muitas vidas posteriormente e o levou a dividir o prêmio Nobel de 1956 com outros dois pesquisadores. Inferir VS não é simples nem rotineiro. Graças aos avanços científicos, hoje é possível deduzir esse volume por meio de um ecocardiograma, que fornece vários dados morfofuncionais e hemodinâmicos do coração.

Ecocardiograma

Trata-se de um exame de fácil acesso e bom custo-benefício, que auxilia muito os profissionais de saúde para avaliar a morfologia e o tamanho das câmaras cardíacas, a existência de hipertrofia concêntrica e excêntrica e a anatomia das valvas cardíacas, bem como a função ventricular sistólica e diastólica. Além disso, proporciona, por meio do Doppler, uma análise do fluxo sanguíneo intracardíaco, do cálculo da velocidade do fluxo sanguíneo transvalvares, dos gradientes pressóricos e da existência de refluxos valvares.

Também proporciona uma importante visão sobre o ciclo cardíaco. Como exemplo, pode-se citar a análise do fluxo transvalvar mitral por meio do Doppler. Como observado na Figura 20.7 A, há duas ondas de enchimento, representadas por E e A. O pico da *onda E* reflete a velocidade máxima do fluxo sanguíneo durante a fase de enchimento rápido. O pico da *onda A* reflete a velocidade máxima de enchimento durante a fase da contração atrial. Fisiologicamente, espera-se que a onda E seja maior que a onda A, já que a fase de enchimento rápido, em situações normais, corresponde a cerca de 2/3 da diástole.

Em situações patológicas, conforme descrito anteriormente, em que há aumento da pós-carga ventricular (como na hipertensão arterial sistêmica), o enchimento rápido inicialmente fica prejudicado, com retardo do relaxamento

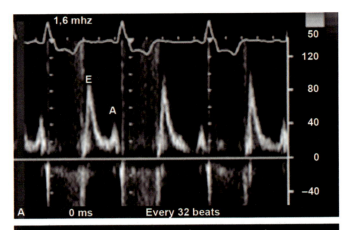

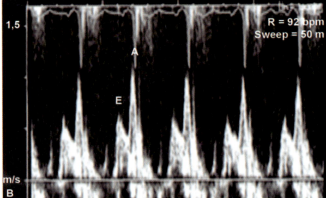

Figura 20.7 A. Ecocardiograma com Doppler do fluxo de enchimento pelo anel mitral em situação normal. Onda E: velocidade do fluxo sanguíneo durante a fase de enchimento rápido. Onda A: velocidade do fluxo sanguíneo durante a fase de contração atrial. **B.** Situação de alteração do relaxamento do miocárdio, com característica inversão das velocidades E e A.

ventricular, sendo que a contribuição da sístole atrial torna-se mais importante que o enchimento rápido. Dessa maneira, observa-se na Figura 20.7 B que a onda A torna-se maior que a onda E.

Outra contribuição importante do ECG para análise do ciclo cardíaco é o mapeamento de fluxo em cores. Por convenção, todo fluxo que se aproxima do transdutor é codificado em vermelho, e todo fluxo que se afasta do transdutor em azul. Por meio dessa codificação, é possível avaliar a direção exata do fluxo sanguíneo e eventuais refluxos valvares e fluxo sanguíneo anormal, como comunicações interventriculares e interatriais e persistência do canal arterial. A Figura 20.8 A mostra um exemplo de mapeamento por fluxo em cores. Com relação à análise morfológica, o ECG pode informar a medida dos principais diâmetros do coração. Por meio disso, proporciona a avaliação do tamanho das cavidades cardíacas (ventrículos e átrios) e dos cálculos indiretos da fração de ejeção ventricular. A Figura 20.8 B mostra as principais medidas dos diâmetros do ventrículo esquerdo, considerando a diástole e a sístole cardíacas. É possível analisar também, pelas imagens e medidas, a existência de hipertrofia e refringência do miocárdio.

A Figura 20.9 A fornece um exemplo de uma valva aórtica bicúspide, em vez de três cúspides como o habitual, com duas cúspides. A alteração cardíaca congênita é considerada mais prevalente. A Figura 20.9 B ilustra a hipertrofia ventricular do

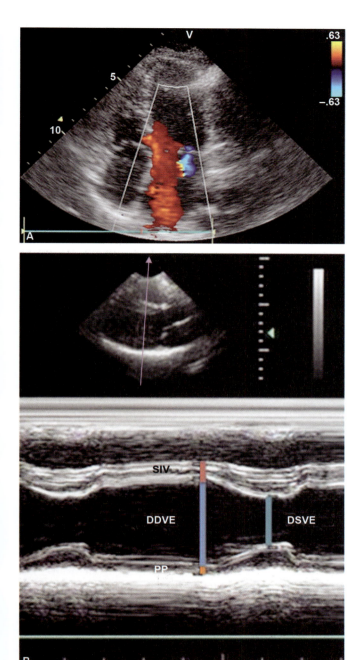

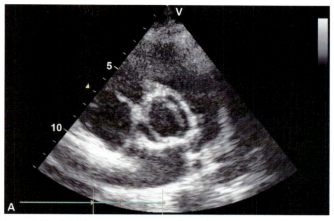

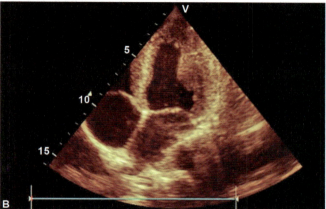

Figura 20.8 A. Janela ecocardiográfica das quatro câmaras cardíacas. O fluxo em vermelho ilustra a direção do fluxo sanguíneo do átrio esquerdo para o ventrículo esquerdo (normal). O fluxo em azul representa um discreto refluxo mitral. **B.** Corte do ventrículo esquerdo obtido em movimento, considerando os momentos de diástole e sístole. São mostradas as medidas do septo interventricular (SIV, *linha vermelha*), o diâmetro diastólico do ventrículo esquerdo (DDVE, *linha azul*), a espessura da parede posterior do ventrículo esquerdo (PP, *linha laranja*) e o diâmetro sistólico do ventrículo esquerdo (DSVE, *linha verde*).

Figura 20.9 A. Imagem ecocardiográfica de uma valva aórtica bicúspide, em vez de três cúspides como o habitual. Alteração cardíaca congênita considerada mais prevalente. **B.** Importante hipertrofia e aumento da refringência do miocárdio, característica da amiloidose cardíaca.

BIBLIOGRAFIA

Bonow RO, Carabello B, de Leon AC Jr, Edmunds LH Jr, Fedderly BJ, Freed MD, et al. ACC/AHA Guidelines for the management of patients with valvular heart disease executive summary. A report of the American College of Cardiology/American Heart Association Task Force on Practice Guidelines (Committee on Management of Patients with Valvular Heart Disease). Circulation. 1998;98(18):1949-84.

Forssmann-Falck R. Werner Forssmann: a pioneer of cardiology. Am J Cardiol. 1997;79(5):651-60.

Landis EM. Carl John Wiggers 1883-1963. A biographical memoir. Washington, DC: National Academy of Sciences; 1976.

Maganti K, Rigolin VH, Sarano M E, Bonow RO. Valvular heart disease: diagnosis and management. Mayo Clin Proc. 2010;85:483-500.

Mitchell JR, Wang JJ. Expanding application of the Wiggers diagram to teach cardiovascular physiology. Adv Physiol Educ. 2014;38(2):170-5.

Patterson SW, Piper H, Starling EH. The regulation of the heart beat. J Physiol. 1914;48(6):465-513.

Reeves JT. Carl J. Wiggers and the pulmonary circulation: a young man in search of excellence. Am J Physiol. 1998; 274(4 Pt 1): L467-74.

Sagawa K. The ventricular pressure-volume diagram revisited. Circ Res. 1978;43(5):677-87.

Scher AM. Events of the cardiac cycle: measurements of pressure, flow and volume. In: Patton HD, Fuchs, AF, Hille B, Scher AM, Steiner R, editors. Textbook of physiology: circulation, respiration, body fluids, metabolism, and endocrinology, vol. 2. Philadelphia: W. B. Sauders; 1989.

ventrículo esquerdo com maior hiper-refringência secundária à amiloidose cardíaca. A amiloidose é considerada uma doença de depósito de substância amiloide que pode estar presente em vários órgãos, como rins, coração e cérebro. Pode ser primária, apresentando-se desde a infância, ou secundária, quando associada a algumas doenças, como alguns tipos de tumores malignos e doença renal.

21
Débito Cardíaco

Eduardo Colombari

Introdução, 228

Débito cardíaco e controle, 228

Fatores extrínsecos de ajustes
no débito cardíaco, 229

Mudanças na frequência cardíaca, 229

Mudanças no volume sistólico, 231

Fatores que influenciam o
volume diastólico final, 235

Integração de fatores determinantes
do débito cardíaco, 235

Considerações experimentais
em coração de anfíbio, 236

Bibliografia, 237

INTRODUÇÃO

Por definição, o débito cardíaco (DC) representa o volume de sangue ejetado pelos ventrículos a cada minuto. Por isso, depende do número de batimentos cardíacos por minuto (bpm) e do volume de sangue ejetado por cada ventrículo a cada batimento (volume sistólico). Portanto, o DC pode ser calculado da seguinte maneira:

$$DC = FC \times VS$$

Em que:

- FC: frequência cardíaca em bpm
- VS: volume sistólico em ℓ.

Considerando um indivíduo adulto em repouso, a FC média é 70 bpm. O VS é, aproximadamente, 70 mℓ (0,07 ℓ). Desse modo:

$$DC = 70 \times 0,07 = 4,9 \sim 5,0 \; \ell/min$$

Vale lembrar que o VS consiste na diferença entre o volume diastólico final (VDF) e o volume sistólico final (VSF). Essa variável cardiovascular representa a demanda total necessária por minuto para suprir o gasto energético tecidual, de modo a manter a homeostase do meio interno. Assim, o total de 5 ℓ de sangue bombeados por minuto, por ventrículo, contém a quantidade necessária dos nutrientes (p. ex., oxigênio e glicose), os quais fazem parte de um conjunto de elementos necessários e vitais para manter a vitalidade integrativa tecidual. Tudo deve ser ajustado e adaptado de acordo com as diversas condições ambientais a que o organismo é submetido ao longo de sua vida.

DÉBITO CARDÍACO E CONTROLE

A habilidade de o sistema cardiovascular garantir fluxo adequado de sangue aos órgãos depende da frequência com que os ventrículos conseguem bombear o sangue. A cada batimento cardíaco, os ventrículos direito e esquerdo contraem-se juntos. Assim, o número de contrações por minuto (FC) é a mesma para os dois ventrículos. Quando uma pessoa está em repouso, os ventrículos direito e esquerdo conseguem, de modo independente, bombear um total de cerca de 5 ℓ para as respectivas artérias a cada minuto. Considerando que o volume total de sangue no corpo é de aproximadamente 5 ℓ, em 1 min cada ventrículo bombeia o equivalente ao total de sangue do corpo, ou seja, em 1 ano, mais de 2,6 milhões de litros são bombeados, e isso em apenas um ventrículo.

Na grande circulação, o DC do ventrículo esquerdo tem a função de manter a resultante de fluxo sanguíneo. Enquanto isso, o DC do ventrículo direito é responsável pela resultante de fluxo sanguíneo na circulação pulmonar. Portanto, os ventrículos direito e esquerdo precisam ter o mesmo DC. Caso contrário, o volume de sangue mudaria do circuito sistêmico para o circuito pulmonar, ou vice-versa.

Os ventrículos direito e esquerdo precisam ter a mesma média de VS, uma vez que a FC e o DC são iguais em ambos.

Apesar de os batimentos cardíacos não serem determinados diretamente pela atividade neurovegetativa simpática e parassimpática de origem central (SNC), o sistema nervoso regula vários aspectos das funções cardíacas, inclusive a força das contrações da musculatura cardíaca (estado inotrópico) e a FC (estado cronotrópico). Por essa razão, a atividade neurovegetativa simpática e parassimpática influenciam de maneira significativa o DC, que também é influenciado por hormônios que passam pela corrente sanguínea. Tais fatores de regulação inotrópica e/ou cronotrópica do coração (de qualquer outro órgão ou tecido) pelo SNC, hormônios em circulação, ou qualquer outro fator originado fora do coração são chamados de controles extrínsecos. Quando a função do coração está sendo regulada por fatores originados pelo próprio órgão, tem controle intrínseco (autorregulação ou regulação local). Como a maioria dos órgãos, a função de bomba do coração, quantificada pelo desempenho do DC, é regulada por fatores de controles intrínseco e extrínseco.

FATORES EXTRÍNSECOS DE AJUSTES NO DÉBITO CARDÍACO

Controle eferente simpático e parassimpático sobre o coração

O controle neural do coração é feito pelo sistema nervoso neurovegetativo simpático e parassimpático. As fibras eferentes desse sistema neurovegetativo projetam-se para quase todas as regiões do coração, incluindo o sistema condutor e o sincício do miocárdio, com a finalidade de regular a FC e a força de contração, de modo a gerar DC conforme a necessidade. Como já mencionado, parte dessas fibras pertence ao sistema nervoso parassimpático e outra parte ao sistema nervoso simpático. Nas várias ações do coração, os neurônios parassimpáticos e simpáticos exercem efeitos fisiológicos contrários, assim como na maior parte do corpo. No entanto, a distribuição de fibras parassimpáticas é esparsa nos ventrículos (Figura 21.1). Como consequência, o miocárdio ventricular é regulado principalmente pelo sistema nervoso simpático. Portanto, enquanto o simpático apresenta destacada ação cronotrópica e inotrópica, o parassimpático influencia predominantemente ações cronotrópicas.

MUDANÇAS NA FREQUÊNCIA CARDÍACA

A FC de uma pessoa não é necessariamente a mesma de outra, assim como varia de um dia para o outro, ou até mesmo de minuto a minuto. Isso porque a FC depende de muitos fatores, como idade, saúde geral, nível de atividades musculares e estado emocional. Quando uma pessoa faz exercícios ou está ansiosa ou assustada, a FC pode ir de 70 para 100 bpm, chegando até 180 bpm. Em atletas bem treinados, a FC em repouso é menor que a média, geralmente em torno de 50 bpm. Em crianças, a FC em descanso é maior que a de adultos.

Controle neural da frequência cardíaca

Células do nó sinoatrial (NSA) – cardiomiócitos responsáveis pelo automatismo – recebem projeções diretas eferentes simpática e parassimpática. Tal sinalização tem grande importância, pois essas eferências neurais alteram a frequência do potencial de ação gerado por essas células, normalmente as determinadoras da FC.

A maior atividade em neurônios simpáticos para o NSA aumenta a frequência de disparo dos potenciais de ação nas células marca-passo cardíacas, conforme mecanismos mostrados na Figura 21.2 A. Os neurônios simpáticos liberam noradrenalina, a qual se liga nos receptores beta-1 adrenérgicos das células do NSA, ativando o sistema intracelular que depende do segundo mensageiro cAMP.

O cAMP ativado aumenta a abertura de canais de Na^+ (*funny channel*) e canais de Ca^{2+} tipo "t". Esse efeito resulta em aumento na entrada de corrente, ampliando a inclinação da despolarização espontânea diastólica (fase 4 do potencial de ação das células do NSA). Tal efeito também diminui o nível de repolarização, aproximando o potencial de membrana basal ao limiar de disparo, alcançando potenciais de ação mais rápidos (Figura 21.3). A resultante desse efeito, portanto, promove o aumento na frequência de geração dos potenciais de ação, aumentando a FC e, consequentemente, o DC.

Destaca-se, também, que tais eferências de neurônios simpáticos projetam-se para o nó atrioventricular e outras partes do sistema condutor cardíaco, influenciando a velocidade de condução e diminuindo o retardo fisiológico entre os átrios e os ventrículos. Dessa maneira, as contrações ventriculares começam mais cedo, imediatamente após as contrações atriais, diminuindo a duração da sístole.

A atividade aumentada nos neurônios parassimpáticos para o NSA diminui a frequência de potenciais de ação nas células marca-passo pelo mecanismo mostrado na Figura 21.2 B. Os neurônios parassimpáticos liberam acetilcolina, a qual se liga nos receptores colinérgicos muscarínicos das células do NSA, ativando a proteína G (excitatória) para canais de K^+ e proteína Gi (inibitória) para canais de Na^+ (*funny channel*) e canais de Ca^{2+} tipo "t". Esse efeito resulta no aumento da saída de corrente de saída, diminuindo a inclinação da despolarização espontânea diastólica (fase 4 do potencial de ação das células do NSA) e hiperpolarizando o potencial de membrana, de tal maneira que o limiar para despolarização do potencial de ação ocorre tardiamente, podendo até mesmo não ser alcançado (Figura 21.3). Portanto, a frequência de potenciais é fortemente diminuída, promovendo redução da FC, efeito capaz de promover redução no DC.

Os neurônios parassimpáticos também influenciam a condução de impulsos pelo nó atrioventricular e todo o sistema condutor, diminuindo a velocidade de condução do impulso elétrico e aumentando o retardo na condução entre o átrio e os ventrículos. Tal resultado, por si só, já promove aumento na duração da sístole. Deve-se destacar que tal bradicardia promovida por aumento no tônus parassimpático apresenta-se como fator inibitório sobre o DC. No entanto, há de se destacar que tal efeito, dependendo da magnitude da bradicardia, pode não promover alterações no DC, uma vez que mecanismos de ajustes intrínsecos podem compensá-lo. Por exemplo, uma FC menor possibilita maior tempo de enchimento ativando o mecanismo de Frank-Starling.

Controle hormonal da frequência cardíaca

A função do coração pode ser afetada por vários hormônios, principalmente a adrenalina, que atua de maneira significante na regulação minuto a minuto da função cardíaca.

Os efeitos da adrenalina, secretada pela medula adrenal em resposta à atividade simpática aumentada, são similares àqueles já descritos pela atividade neural simpática. A adrenalina circulante aumenta a frequência de potenciais de ação no NSA e, assim, a FC. Em adição, a adrenalina aumenta a velocidade de condução do potencial de ação pelas fibras no músculo cardíaco.

Certamente, a atividade aumentada dos neurônios simpáticos costuma ser acompanhada de importante secreção de adrenalina, reforçando as ações e os efeitos do aumento na atividade eferente simpática diretamente sobre o coração. Outros hormônios que afetam diretamente a função cardíaca são os tireoidianos, secretados pela glândula tireoide, e a insulina e o glucagon, secretados pelo pâncreas. Esses hormônios aumentam primeiramente a força das contrações do miocárdio, mas o glucagon também promove a elevação da FC.

Integração do controle da frequência cardíaca

Conforme discutido anteriormente, a FC é determinada inteiramente pela frequência de potenciais de ação deflagrados pelo NSA, o qual exerce a função marca-passo na hierarquia do automatismo cardíaco. No entanto, tal função hierárquica é fortemente influenciada por ações concomitantes da atividade dos neurônios simpáticos que se projetam para o NSA, que tende a aumentar a FC e a atividade nos neurônios parassimpáticos. Destacam-se também os níveis circulantes de adrenalina, a qual atua aumentando a FC.

As divisões do sistema nervoso neurovegetativo (simpático e parassimpático) estão ativadas em todos os instantes, cada qual com seu tônus. O resultado é que o coração recebe, simultaneamente, sinais do sistema nervoso simpático e parassimpático. Assim, consegue agir de modo a buscar equilíbrio dinâmico na manutenção do DC frente às necessidades recrutadas.

O aumento ou a diminuição da FC dependem da resultante das atividades nesses dois componentes eferentes cardíacos. As atividades variam de modo sinergicamente opostos, de modo que os aumentos em atividades simpáticas são acompanhados por diminuições em atividades parassimpáticas, e vice-versa.

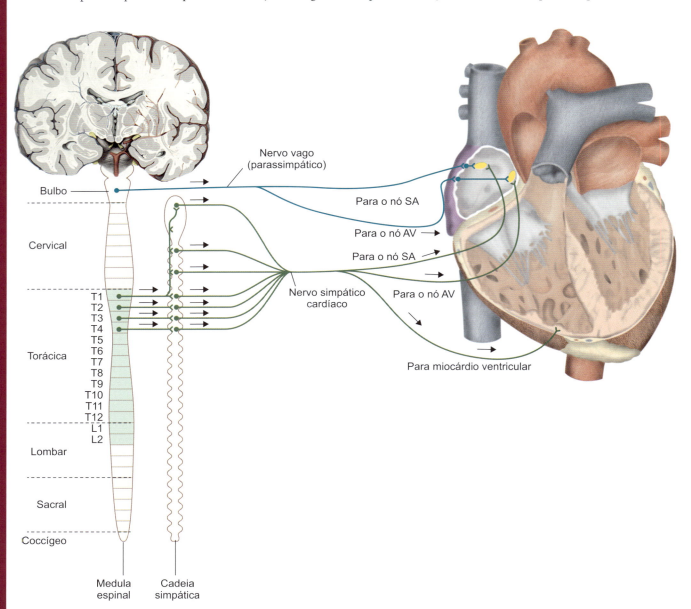

Figura 21.1 Vias eferentes autonômicas para o coração. Observar extensiva inervação simpática para o nó sinoaórtico (SA) e atrioventricular (AV), assim como para o miocárdio ventricular. O parassimpático inerva predominantemente o nó sinoatrial e atrioventricular.

Essa ação antagônica fisiológica sugere que as mudanças nas atividades do sistema parassimpático e simpático reforçam um ao outro. O aumento simultâneo na atividade simpática e a diminuição na atividade parassimpática contribuem para a elevação da FC, como durante atividade física, reação de fuga, luta, hipotensão ou hemorragia. Nesses casos, fica evidente a necessidade de ajuste na atividade cardíaca para aumentar o DC. Certamente, o ajuste na FC surtirá melhor desempenho cardíaco se houver outros fatores simultaneamente, como aumento do retorno venoso (aumento do volume diastólico final) e aumento da força de contração por mecanismos intrínsecos, como recrutamento de mais íons Ca^{2+} livres no interior dos miócitos e melhor disposição entre os filamentos contráteis (mecanismo de Frank-Starling).

Experimentos em laboratório mostraram que o NSA gera potenciais de ação em uma frequência natural de, aproximadamente, 100 potenciais de ação por minuto, se não houver influências neurais ou hormonais. O fato de que a FC em uma pessoa em repouso é significativamente mais baixa (aproximadamente 70 bpm, podendo chegar a 50 bpm em atletas) indica que, sob condições de repouso normais, a influência da eferência parassimpática para o NSA predomina sobre a influência conjunta de adrenalina circulante e neurônios simpáticos, caracterizando um efeito supressivo na FC basal.

Qualquer aumento na frequência basal é geralmente ativado pelo aumento na eferência simpática (e aumento nos níveis de adrenalina) em conjunto com uma diminuição na eferência parassimpática. Qualquer diminuição na frequência basal costuma ser trazida pelas mudanças neurais e hormonais em direções opostas. Portanto, assim que a FC aumenta ou diminui, o débito cardíaco tende a aumentar ou diminuir, respectivamente.

MUDANÇAS NO VOLUME SISTÓLICO

O segundo fator determinante importante do DC é o volume de sangue ejetado durante a sístole. Como a FC, o VS pode variar de momento a momento e depende de vários fatores, os quais também são influenciados por outros aspectos, como eferências neurais para o coração, hormônios e, principalmente, variáveis físicas afetando o fluxo do sangue para dentro ou fora do coração.

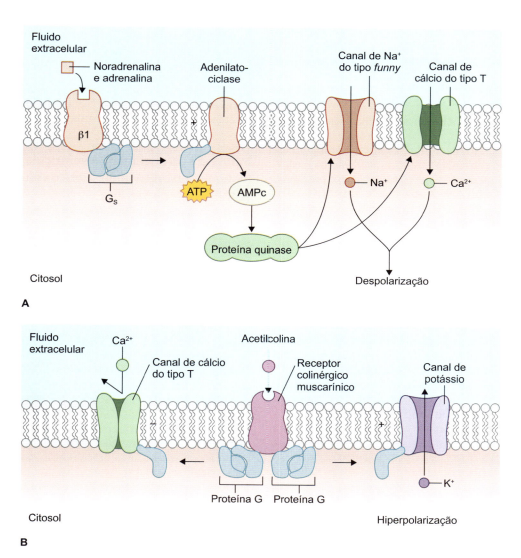

Figura 21.2 Ações do sistema nervoso autônomo sobre o nó sinoatrial. **A.** O simpático aumenta a frequência de despolarização espontânea por meio de mecanismo dependente de AMPc, o qual torna maior o movimento dos íons cálcio e sódio para o interior da célula marca-passo. **B.** O parassimpático diminui a frequência de despolarização espontânea, em razão da ação dos receptores muscarínicos, aumentando o movimento do íon potássio para fora da célula marca-passo.

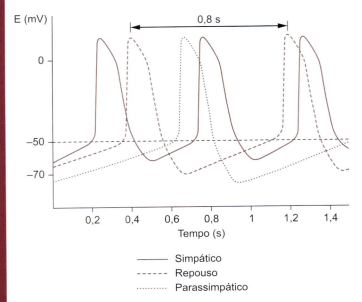

Figura 21.3 Efeitos do sistema nervoso autônomo sobre os potenciais de ação das células marca-passo. O simpático aumenta a despolarização espontânea, enquanto a ativação do parassimpático diminui a despolarização espontânea.

Influência da contração ventricular no volume sistólico

Contração ventricular e volume diastólico final afetam diretamente o VS, pois influenciam a força de contração ventricular. As alterações na contratilidade significam uma mudança na força da contração ventricular para qualquer volume diastólico final. Portanto, qualquer fator responsável em promover força ventricular contrátil maior certamente aumentará o VS, o qual resultará em maior DC. Isso procede independentemente de o aumento da força contrátil ocorrer por causa de uma mudança na contratilidade ou uma mudança no volume diastólico final.

Controle simpático da contração ventricular

A contração ventricular é controlada pelo sistema nervoso neurovegetativo. No entanto, esse controle sobre o VS é exercido quase inteiramente pelo sistema nervoso simpático. Há muito pouca ou nenhuma influência parassimpática direta na contração ventricular, por causa da distribuição esparsa das fibras parassimpáticas no miocárdio ventricular.

Como mencionado anteriormente, os neurônios simpáticos projetam-se não somente para o sistema condutor do coração, mas também para as células do miocárdio como um todo. Alguns desses neurônios projetam-se para o átrio e influenciam a força da contração atrial. A maior atividade simpática causa contrações mais fortes do átrio, as quais aumentam a pressão atrial e o volume de sangue que o átrio bombeia para dentro dos ventrículos.

Os neurônios simpáticos, sobretudo, projetam-se para o miocárdio ventricular (ver Figura 21.1), no qual exercem influência direta na contratilidade miocárdica. Portanto, o aumento da atividade simpática promove maior força na contração ventricular, que tende a aumentar o DC.

Os neurônios simpáticos exercem sua influência sobre a contração ventricular da seguinte maneira: a sinalização de tais neurônios sobre o miocárdio promove a liberação de noradrenalina, que ativa os receptores beta-1 adrenérgicos nas células contráteis. Na sequência, tais receptores ativam segundos mensageiros do tipo AMPc, os quais promovem a ativação de proteínas quinases. Isso resulta em quatro efeitos distintos para maior contratilidade (Figura 21.4):

- Aumento do estado aberto de canais de cálcio na membrana plasmática, o que torna maior o fluxo de cálcio para dentro de uma célula durante um potencial de ação
- Avanço da liberação de cálcio do retículo sarcoplasmático
- Aceleração das ações da enzima ATPase junto à miosina, o que aumenta a velocidade de liga-desliga das pontes cruzadas de miosina
- Avanço da frequência de atividades Ca^{2+}-ATPase no retículo sarcoplasmático, o que aumenta o sequestramento do cálcio livre no citosol, elevando a frequência de relaxamento na célula contrátil.

O resultado é que, sob a influência simpática, mais precisamente a ação da ativação adrenérgica, as células contráteis contraem-se muito mais rápido e forte. Ademais, a velocidade de relaxamento é acelerada (Figura 21.5).

Controle hormonal da contração ventricular

A contração ventricular é afetada por alguns hormônios, como a insulina, o glucagon e o tireoidiano, porém mais importante são as ações reguladas pela adrenalina circulante. Como a noradrenalina, a adrenalina liga-se a receptores beta-1 adrenérgicos nas células musculares do coração, o que afeta os níveis de cAMP intracelulares da mesma maneira. Assim, a adrenalina aumenta a contratilidade do miocárdio, promovendo aumentos no VS e no DC.

Influência do enchimento ventricular (volume diastólico final) sobre o volume sistólico | Lei de Starling

A força da contração ventricular está sobre controle extrínseco, assim como sobre controle intrínseco. Estudos mostram que a contração ventricular varia a resposta quando o miocárdio ventricular é estirado e se enche de sangue no período diastólico. Trata-se de um exemplo de controle intrínseco, uma vez que esse efeito resulta de um mecanismo que opera inteiramente dentro do coração e não depende de fatores extrínsecos, como nervos ou hormônios.

O controle intrínseco da função cardíaca é exemplificado pela lei de Starling, ou seja, quanto maior o volume de sangue no enchimento rápido diastólico (i. e., aumento do retorno venoso), maior será o volume diastólico, pois o coração ajusta automaticamente seu débito para equilibrar o fluxo de dentro e o VSF. A base da lei de Starling (também conhecido como mecanismo de Frank-Starling) nessa observação está no princípio de que, se houver aumento no volume diastólico final, o qual exerce maior tensão desse volume sobre as paredes internas ventriculares, a força da contração ventricular na sístole subsequente crescer, produzindo um aumento no VS e no DC. Da mesma maneira, se o volume diastólico final diminuir, a força da contração ventricular reduz, produzindo menor VS; portanto, menor será o DC.

A base fisiológica para explicar o efeito Starling reside no fato de que a tensão do sangue nos ventrículos causada pelo volume diastólico final (retorno venoso) está diretamente relacionada com o alongamento ou o posicionamento das fibras musculares no miocárdio ventricular. Tal estiramento prévio das fibras musculares no período diastólico promove o

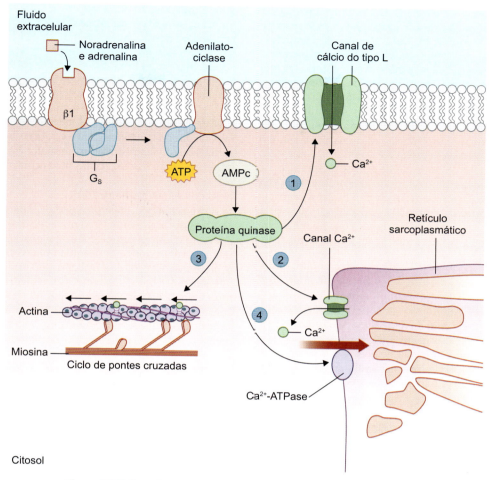

Figura 21.4 Efeito da atividade simpática sobre a contratilidade ventricular.

aumento da força de contração, observado no período sistólico subsequente, por dois mecanismos:

1. A musculatura cardíaca tem um comprimento ótimo do sarcômero, bem maior que tal comprimento na condição de repouso ou atividade basal. Entretanto, ampliando-se o comprimento do músculo, em virtude do aumento do volume diastólico final, observa-se que as fibras musculares ventriculares estiram de modo a se aproximar de seu comprimento ótimo, melhorando a força de contração.
2. Com o maior estiramento das fibras musculares (sarcômero), aumenta-se a afinidade entre a troponina e o íon Ca^{2+}, o que, por sua vez, faz aumentar o número de pontes cruzadas de miosina ativadas a cada contração. Em suma, o aumento do retorno venoso promove maior enchimento ventricular, levando a maior tensão muscular. Esse efeito modifica a relação do sarcômero, promovendo maior pré-estiramento. Assim, a eficiência na estrutura contrátil torna-se maior, o que resulta em maior força de contração.

Curva de Starling

O efeito Starling é ilustrado na Figura 21.6. No gráfico referente à curva de Starling, ou curva da função cardíaca, é possível observar uma curva de comprimento/tensão (volume diastólico final/volume sistólico). O volume diastólico final é uma referência de medida do comprimento das fibras musculares. Portanto, se o volume diastólico final aumentar, as fibras musculares estarão mais distendidas para um comprimento maior.

O VS é uma medida da tensão do músculo cardíaco. Certamente, assim que a força de contração aumentar, o VS aumenta. Ainda nesse gráfico, pode-se concluir que, durante a

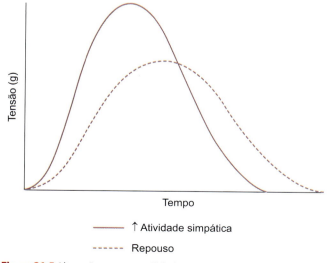

Figura 21.5 Alterações na contratilidade ventricular induzida por ação do simpático, que promove contração ventricular mais forte e mais rápida.

atividade basal, o músculo cardíaco está sempre trabalhando em níveis de comprimento do sarcômero inferiores à capacidade total de força de contração. Portanto, torna-se compreensível a capacidade de ajustes intrínsecos no funcionamento do coração com relação à sua capacidade em aumentar o DC por um simples ajuste do comprimento ótimo do sarcômero frente a respostas como aumentar a força de contração quando o retorno venoso aumentar. Tal propriedade possibilitará ajustes com uma margem muito positiva de ganho na eficiência cardíaca para desenvolver trabalhos, em que a demanda por maior fluxo de sangue seja necessária.

Vale observar que o VS depende de outros fatores além do volume diastólico final. Como discutido anteriormente, o VS é influenciado pelo tônus simpático para o miocárdio ventricular. Ao observar a curva na Figura 21.6, presume-se que o grau do tônus simpático e todos os outros fatores que podem afetar o VS estão constantes. A curva vale apenas para o funcionamento em corações normais e saudáveis.

Normalmente, o aumento no retorno venoso (aumento da pré-carga) faz o volume diastólico final crescer, o que eleva o VS de acordo com o efeito Starling. Em uma pessoa com hipertrofia ventricular direita ou esquerda, ou em ambas, o estiramento prolongado do tecido cardíaco pode causar o enfraquecimento do tecido conectivo ou conjuntivo, desencadeando o aumento gradual do volume diastólico final. No fim, o volume fica tão alto que a inclinação da curva da função cardíaca torna-se negativa para o VS mesmo com o aumento do volume diastólico final.

Sob essas condições, o coração é capaz de gerar apenas contrações fracas, mas não de ajustar seu volume ao nível normal, pois ele não consegue ejetar o excesso de sangue acumulado, caracterizando situações patológicas como a insuficiência cardíaca congestiva. Como mudanças na atividade simpática ou no volume diastólico final afetam a força da contração ventricular (mas por mecanismos diferentes), é possível alterar o VS mudando a atividade simpática sem alterar o volume diastólico final, e vice-versa. A função cardíaca não é descrita somente por uma curva de Starling, mas também por uma família de curvas, sendo cada uma delas para um nível do tônus simpático diferente (Figura 21.7). Um aumento da atividade simpática altera a curva de Starling de maneira positiva. O resultado, portanto, torna o VS maior para qualquer volume diastólico final, refletindo-se sobre o fato de haver um aumento da contratilidade ventricular. No entanto, a diminuição na contratilidade ventricular significa que a curva de Starling tornou-se menos eficiente ou ficou negativa. Assim, o VS diminui para qualquer valor de volume diastólico final. De fato, o volume diastólico final e a contratilidade podem variar simultaneamente, resultando em maior VS ou não dependendo da condição fisiológica das fibras contráteis do miocárdio.

Significado da lei de Starling

À primeira vista, a lei de Starling pode parecer uma mera curiosidade sem nenhum significado especial. Mas, no fim das contas, se o coração receber mais sangue durante o enchimento ventricular, espera-se maior volume ejetado de sangue, independentemente do princípio de Starling.

Contudo, o que aconteceria se o retorno venoso aumentasse, mas o VS não (para simplificar, presuma que a FC seja constante)? Partindo da condição em que o DC e o retorno venoso são iguais, um aumento no retorno venoso sem mudança no VS causaria elevação no volume remanescente no coração. Isso porque o fluxo de sangue entrando seria maior que o fluxo de sangue saindo. Assim, a cada batimento o coração se expandiria cada vez mais, perdendo eficiência contrátil por alterações em seu tamanho normal.

Sob esse ponto de vista, a lei de Starling tem outro significado: ao ajustar o VS conforme variações do retorno venoso, o coração adapta a relação comprimento do sarcômero:tensão do sangue na parede ventricular. Certas condições patológicas podem levar ao aumento crônico do coração, o que pode ser prejudicial à função cardíaca por vários motivos. Por exemplo, enquanto a parede do ventrículo distende, o músculo tem de desenvolver mais tensão apenas para manter o nível de pressão no sangue. Além disso, se os ventrículos ficarem grandes demais, eles ficam inadequados para gerar energia suficiente para manter o DC, inabilidade chamada de insuficiência cardíaca.

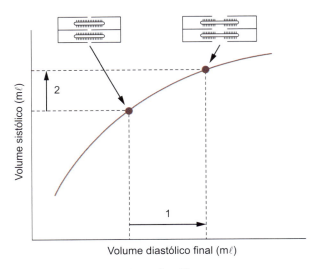

1 Aumento volume diastólico
2 Aumento do volume sistólico

Figura 21.6 Curva de Starling. O volume sistólico pode alterar em resposta a alterações no volume diastólico final. A curva de Starling mostra o comprimento do sarcômero (volume diastólico final) sobre a tensão ventricular produzida (VS).

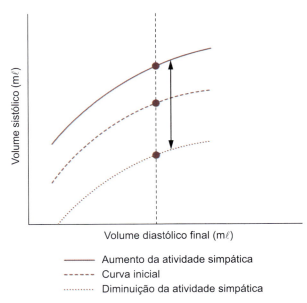

—— Aumento da atividade simpática
- - - - Curva inicial
.... Diminuição da atividade simpática

Figura 21.7 Variações da curva de Starling influenciadas pela atividade simpática na contratilidade ventricular.

FATORES QUE INFLUENCIAM O VOLUME DIASTÓLICO FINAL

De acordo com a lei de Starling, a força da contração ventricular e o VS aumentam ou diminuem se o volume diastólico final aumenta ou diminui, respectivamente.

Conhecida como pré-carga, a pressão diastólica ventricular ao final da diástole é fator determinante do volume diastólico final. Portanto, a pré-carga representa a pressão diastólica ventricular, a qual pode ser medida pela tensão, ou carga, no miocárdio antes de começar a contrair. Quando um ventrículo se enche de sangue durante a diástole, o processo é parecido com o que acontece quando se explode um balão de ar: enquanto a pressão de dentro aumenta, o balão se expande. Com isso, o volume final do balão determina a pressão final do ar dentro dele. Igualmente, o volume diastólico final de um ventrículo é determinado pela pressão do sangue dentro ao término da diástole. Enquanto se eleva o volume diastólico final, aumentam-se a pré-carga e o VS, conforme a lei de Starling.

A pré-carga é determinada por: tempo de enchimento, que depende da FC; e pressão atrial, determinada pelo retorno venoso e pela força da contração atrial. Em situações de redução da FC, o tempo de enchimento aumenta porque a diástole tem maior duração. Em uma FC de 60 bpm, a diástole tem aproximadamente 0,6 s de duração. No entanto, quando a FC aumenta para 180 bpm, a diástole diminui para um pouco acima de 0,1 s de duração. Portanto, quando a FC é mais baixa, maior o tempo de enchimento, o que aumenta a pré-carga e o volume diastólico final.

A pré-carga e o volume diastólico final também tendem a aumentar quando a pressão atrial é maior. Teoricamente, a pressão atrial é idêntica à pressão ventricular quando as válvulas atrioventriculares estiverem abertas, ou seja, na diástole. A pressão atrial pode aumentar quando ocorrer maior retorno venoso e, também, com o aumento da força de contração atrial. O retorno venoso está diretamente relacionado com a pressão venosa central, a qual representa a pressão do sangue contido nas grandes veias (veias cava inferior e superior), responsáveis por drenar sangue venoso para a câmara atrial. Consequentemente, influencia o enchimento ventricular e o volume diastólico final.

A pressão venosa central é influenciada por vários fatores, como mudanças no volume de sangue, haja vista que, na situação de repouso, cerca de 65% de todo volume sanguíneo do corpo está contido no lado venoso. A atividade muscular esquelética em situações de atividade física, ou mesmo mudanças posturais (p. ex., em pé ou deitado), também pode alterar a pressão venosa central, influenciando o retorno venoso. Em virtude de um aumento da pressão venosa central, o retorno venoso aumenta, promovendo maior fluxo de sangue para o átrio e, necessariamente, tornando maior a pré-carga. Consequentemente, o volume diastólico final aumenta gerando maior VS, fenômeno conhecido como efeito Starling.

Pós-carga

Os fatores mencionados anteriormente influenciam o VS de modo diretamente proporcional por promoverem alterações na força da contração ventricular. No entanto, o VS depende não apenas da tensão que o músculo ventricular desenvolve conforme a influência da pré-carga, mas também do quão grande é a força que ele precisa desempenhar contra si mesmo. Considere, por exemplo, uma pessoa tentando puxar uma carruagem ao longo de uma estrada íngreme: a velocidade não depende só da força que a pessoa faz para movimentar a carruagem, mas também do peso dela. Quando o coração ejeta sangue, o músculo ventricular trabalha contra a pressão arterial, da mesma maneira que os seus músculos respiratórios estão trabalhando contra a pressão de um balão que se está tentando encher. Por esse motivo, os aumentos da pressão arterial tendem a fazer o VS diminuir. Em virtude da tensão que a pressão arterial provoca contra o miocárdio imediatamente após o início da contração, isso é chamado de pós-carga.

Para o ventrículo esquerdo, a pós-carga é determinada pela pressão diastólica na aorta imediatamente antes do início da ejeção. De maneira geral, a pós-carga se eleva com o aumento da pressão arterial durante a diástole. Durante a contração ventricular isovolumétrica, o ventrículo esquerdo só conseguirá abrir as valvas semilunares da aorta quando impingir pressão maior que aquela presente na artéria em questão. Portanto, quanto maior a tensão do sangue na aorta, maiores serão o tempo e o desempenho ventricular para romper tal pressão e iniciar a ejeção, ou seja, maior será a pós-carga, o que certamente reduzirá o tempo de ejeção, diminuindo o VS. No exercício físico, quando o DC tem todos os fatores positivos aumentados, a pós-carga necessariamente será reduzida pela extensa vasodilatação na musculatura esquelética, para facilitar todo o desempenho ventricular. Isso diminui a resistência vascular e, consequentemente, a pressão diastólica. A conjunção dos fatores apresentados possibilitará o aumento do VS, elevando o DC em até 6 a 7 vezes (Figuras 21.8 e 21.9).

INTEGRAÇÃO DE FATORES DETERMINANTES DO DÉBITO CARDÍACO

Além dos fatores que afetam a FC e o VS individualmente, ambos podem mudar simultaneamente. É a mudança na combinação dessas duas variáveis que determinará se o DC aumenta, diminui ou permanece estável. Em termos de controle extrínseco, o sistema nervoso neurovegetativo (autonômico) afeta a FC e o VS (Figura 21.9).

Um aumento da atividade simpática, por exemplo, costuma ser acoplado a uma diminuição da atividade parassimpática. Como resultante, ocorre elevação da FC. O aumento da atividade simpática também causa o aumento do VS. O resultado final é o aumento do DC. Em contrapartida, a diminuição da atividade simpática e o aumento da atividade parassimpática combinam-se para produzir redução da FC e do VS, o que resulta em menor DC. Em termos de controle intrínseco, o VS é afetado pelo volume diastólico final.

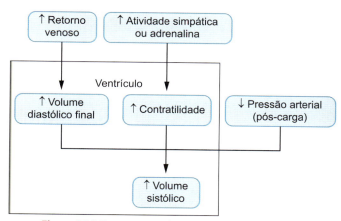

Figura 21.8 Fatores que influenciam o volume sistólico.

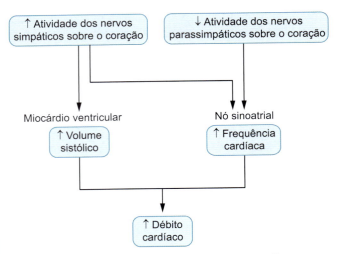

Figura 21.9 Controle autonômico do débito cardíaco.

CONSIDERAÇÕES EXPERIMENTAIS EM CORAÇÃO DE ANFÍBIO

Em condições experimentais com uma rã anestesiada, fez-se um experimento em que o ápice do coração foi conectado a um transdutor de força, o qual estava ligado a um sistema de registro. Os movimentos cardíacos de sístole e diástole foram registrados, conforme as Figuras 21.10 a 21.12. Durante os registros, o coração foi mantido em condições de funcionamento, mesmo exposto fora da cavidade torácica. Registrou-se desempenho ventricular medido pela força (gramas) durante manobras como:

- Estimulação elétrica (EE) contínua do nervo vago
- Exposição do coração com gotejamento direto de um gelo
- Exposição a uma solução de lactato de Ringer aquecida.

Conforme mostra a Figura 21.10, a EE do nervo vago promoveu a liberação de acetilcolina no marca-passo cardíaco da rã, pois o componente autonômico parassimpático faz parte do nervo vago.

Durante a estimulação do nervo, ocorreu parada cardíaca conforme esperado, o que demonstra a capacidade do parassimpático em controlar a FC. Vale lembrar que, ao cessar o EE do nervo, os batimentos cardíacos retornam, graças à capacidade do automatismo em recuperar os potenciais de ação pelo NSA. No entanto, observa-se nitidamente nessa condição experimental o fenômeno de "escada", em que as contrações foram aumentando a força por alguns segundos.

Considera-se, também, que a parada cardíaca ocasionada pela descarga parassimpática (EE do nervo) possibilitou o grande sequestramento de cálcio do citosol. Assim, ao retornar o ritmo cardíaco após EE do nervo, considerando que o coração responde como um sincício aos potencias de ação gerados pelo NSA, vários batimentos foram produzindo força de contração de maior amplitude (força) durante alguns segundos. Certamente, os batimentos subsequentes à parada cardíaca deflagram contrações com crescente teor de cálcio livre no citosol, pois, entre os batimentos, nem todo cálcio é totalmente sequestrado do citosol. Tal processo ocorre até que a concentração mínima de cálcio livre seja igual entre os batimentos, alcançando o equilíbrio para a condição experimental. Desse modo, a sequência de estímulos normais promove batimentos com força de contração iguais, encerrando o "fenômeno de escada" observado em condições fisiológicas apenas no músculo esquelético. Trata-se de uma demonstração indireta de que a força de contração ventricular pode ser influenciada pelos níveis de cálcio livre no citosol. Tais ajustes podem ser realizados conforme os mecanismos de fatores determinantes do DC, descritos anteriormente.

Nas Figuras 21.11 e 21.12, pode-se observar variações da força de contração quando o coração é exposto à oscilação da

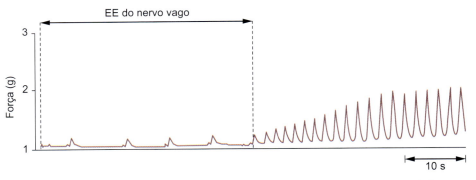

Figura 21.10 Força contrátil do miocárdio em preparação isolada após estimulação elétrica (EE) do nervo vago.

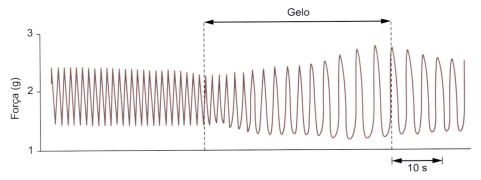

Figura 21.11 Força contrátil do miocárdio em preparação isolada antes e após aplicação de gelo.

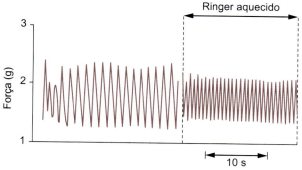

Figura 21.12 Força contrátil do miocárdio em preparação isolada antes e após aplicação de solução de Ringer lactato aquecida.

temperatura. No caso de diminuição da temperatura (ver Figura 21.11), o gotejamento com gelo promoveu a redução da FC, pois a diminuição da temperatura reduz o quadro metabólico das reações bioquímicas, tornando a cinética dos canais iônicos mais lenta.

Contudo, é notável o aumento gradual da força de contração, um efeito indireto, pois a bradicardia possibilitou maior tempo de diástole, propiciando maior enchimento ventricular. Portanto, o aumento da força de contração deve-se ao maior volume diastólico final, que é a melhor forma de demonstrar a capacidade de ajuste intrínseco do coração pelo princípio de Starling, conforme apresentado anteriormente. Contrariamente, a exposição do coração com Ringer aquecido promoveu taquicardia. A elevação da temperatura torna as reações bioquímicas das células cardíacas mais rápidas, o que acelera a geração de potenciais de ação das células do NSA. Essa taquicardia (aumento da FC) reduz o tempo de diástole, propiciando menor tempo de enchimento ventricular e reduzindo o volume diastólico final. Consequentemente, a força desenvolvida pelo miocárdio é reduzida quando comparada com o controle (ver Figura 21.12). Novamente, fatores intrínsecos acoplados a alterações ambientais influenciam o desempenho cardíaco medido pelo DC.

BIBLIOGRAFIA

Curi R, Procópio J. Fisiologia básica. Rio de Janeiro: Guanabara Koogan; 2010.

Loewy AD, Spyer KM, editors. Central regulation of autonomic functions. New York: Oxford University Press; 1990.

Stanfield CL, German WJ. Principles of human physiology. 3. ed. San Francisco: Person/Benjamin Cummings; 2008.

Wehrwein EA, Orer HS, Barman SM. Overview of the anatomy, physiology, and pharmacology of the autonomic nervous system. Compr Physiol. 2016;6:1239-78.

22
Atividade Elétrica Cardíaca

Kátia de Angelis • Daniela Farah • Renata Oliveira Pereira • Maria Claudia Costa Irigoyen • Vera Farah

Introdução, 238
Excitabilidade miocárdica, 239
Automatismo e condutibilidade miocárdica, 241
Registro da atividade elétrica
    cardíaca | Eletrocardiograma, 243
Bibliografia, 245

INTRODUÇÃO

A função do coração consiste em bombear sangue de modo a manter a adequada perfusão dos tecidos do organismo. A eficiência dessa bomba dependerá do padrão sequencial coordenado de excitação e contração de átrios e de ventrículos. Isso acontece graças às propriedades funcionais das células cardíacas: automatismo, excitação, condutibilidade e contratilidade.

O automatismo (cronotropismo) refere-se à capacidade do coração de gerar seus próprios estímulos elétricos (livre de influências externas). A atividade elétrica intrínseca das células especializadas é denominada atividade ou potencial marca-passo, sendo o centro gerador da atividade marca-passo o nó (ou nodo) sinoatrial (NSA). Outras regiões (zonas de marca-passo) têm automatismo e podem assumir a função de marca-passo em determinadas circunstâncias, como o nó atrioventricular (NAV). Entretanto, a zona de automatismo que apresenta a frequência mais rápida, o NSA, é quem comanda a excitação de todo o coração.

A condutibilidade (dromotropismo) é a capacidade de condução da ativação elétrica gerada no NSA por todo o miocárdio, em uma sequência determinada que possibilita a contração do coração como um todo. A condutibilidade acontece pelas células cardíacas do sistema especializado de condução que leva o potencial de ação das células marca-passo para todas as fibras do miocárdio. De maneira resumida, as fibras interatriais e internodais conduzem o potencial elétrico até o NAV e o feixe de His. Na sequência, o potencial alcança as miofibrilas denominadas fibras de Purkinje, que possibilitam a propagação para todo o músculo ventricular. Assim, um agente dromotrópico positivo é aquele que aumenta a velocidade de condução no nó atrioventricular e, consequentemente, no resto do coração. Agentes dromotrópicos negativos têm o efeito oposto, diminuindo a condutividade.

A excitabilidade (batmotropismo) refere-se à capacidade do miocárdio de reagir quando estimulado e de propagar tal reação para todo o órgão. De fato, as fibras cardíacas são excitáveis, conseguindo responder a diferentes estímulos (elétricos, químicos, térmicos ou mecânicos). Quando qualquer outro ponto, que não o NSA, consegue excitar o coração, a resposta provocada é chamada de extrassístole. Isso demonstra essa capacidade de excitação do miocárdio, que tanto é um fenômeno puramente fisiológico quanto pode ser uma manifestação de alguma condição patológica.

A contratilidade (inotropismo) é a propriedade que o coração tem de se contrair ativamente como um todo. Isso possibilita que essa contração ocorra de modo único, resultando na contração sistólica. É a chamada "lei do tudo ou nada" para o coração como um todo. Assim, o coração funciona uniformemente, como um sincício, em razão de suas vias de condução e de suas células estarem conectadas por *gap junctions* ou junções comunicantes, nas quais ocorre sinapse elétrica. Existem agentes inotrópicos positivos que têm por finalidade aumentar a contratilidade miocárdica e o volume da ejeção, possibilitando maior eficácia cardíaca. Os agentes inotrópicos negativos apresentam efeitos opostos.

A distensibilidade (lusitropismo) refere-se à capacidade de relaxamento do coração após o término da estimulação elétrica e, consequentemente, da contração – trata-se do período de diástole cardíaca. Como um processo ativo, o relaxamento do coração também consome energia. Fala-se em efeito lusitrópico positivo, quando há aumento da capacidade do miocárdio de relaxar, e negativo, quando há redução dessa capacidade.

EXCITABILIDADE MIOCÁRDICA

O comportamento elétrico das células cardíacas pode ser estudado por meio de microeletrodos conectados a um equipamento capaz de medir a diferença de potencial elétrico. Esses microeletrodos são finos o suficiente (menores que 0,5 μm) para serem inseridos no interior de uma célula miocárdica, sem provocar lesões. Quando dois eletrodos são inseridos em uma solução fisiológica, não se detecta diferença de potencial de ação. Entretanto, ao inserir um dos eletrodos no interior de uma célula ventricular, enquanto o outro eletrodo permanece na solução, o voltímetro registra uma diferença de potencial (V_m) – o interior da célula apresenta-se 90 mV negativo com relação ao meio externo. Essa eletronegatividade do interior da célula com relação ao meio extracelular recebe o nome de *potencial de repouso*, o qual pode ser observado na maioria das células do organismo humano.

Ao receber um estímulo externo, a célula cardíaca é excitada, possibilitando o registro de um potencial de ação típico de células miocárdicas ventriculares. Observa-se uma fase inicial caracterizada por uma despolarização rápida (fase 0), em que o potencial do interior da célula acaba por ultrapassar o potencial do meio externo em cerca de 20 mV. Em seguida, ocorre uma repolarização rápida e parcial (fase 1) seguida de um platô característico do coração (fase 2), que dura entre 0,1 e 0,2 s. Por fim, observa-se uma repolarização mais tardia e lenta (fase 3) até que o potencial de repouso possa ser novamente restabelecido (fase 4).

No coração, há dois tipos principais de potencial de ação: a resposta rápida, observada nos átrios, nas fibras de Purkinje e nos miócitos ventriculares, e a resposta lenta, que ocorre nos NSA e NAV.

Potencial de repouso cardíaco

O potencial transmembrana das células cardíacas é determinado, assim como nas outras células excitáveis do corpo humano, pelas condutâncias ou permeabilidades relativas e pelos gradientes de concentração dos íons sódio (Na^+), potássio (K^+) e cálcio (Ca^{2+}). O íon K^+ é essencial para a determinação do potencial de repouso do miocárdio. A concentração de K^+ no interior da célula muscular cardíaca supera sua concentração no meio extracelular, conforme observado em todas as outras células do organismo. Contudo, a membrana da célula cardíaca em repouso é muito mais permeável ao K^+ do que ao Na^+ e ao Ca^{2+}. Por isso, a tendência é que os íons K^+ saiam do meio intracelular para o meio extracelular, na direção do gradiente de concentração. Assim, nas células cardíacas em repouso, a condutância ao K^+ é alta, fazendo com que o valor do potencial de repouso fique próximo ao potencial de equilíbrio do K^+ (considerando a equação de Nernst).

É importante lembrar que a permeabilidade da membrana plasmática pode ser alterada por meio da abertura e do fechamento de canais iônicos específicos. Assim, existem diferentes tipos de canais de K^+ situados na membrana da célula cardíaca. Durante o potencial de repouso, o principal canal responsável pela condutância ao K^+ no miocárdio é o canal de potássio retificador de influxo. Ao difundir-se para o exterior da célula, o K^+ deixa muitos ânions no interior, pois estes não são capazes de acompanhá-lo. A deficiência de cátions no interior da célula torna o meio interno eletronegativo.

As concentrações de Na^+ e K^+ são mantidas por meio da bomba de sódio-potássio (Na^+K^+-ATPase), enquanto a bomba de cálcio (Ca^{2+}-ATPase) e o trocador Na^+-Ca^{2+} são responsáveis por manter o gradiente de Ca^{2+} durante o potencial de repouso.

Diferentemente do K^+, a concentração intracelular de Na^+ é bem menor que a concentração extracelular, o que facilita a passagem do Na^+ do meio extra para o meio intracelular. Entretanto, embora a permeabilidade da membrana ao Na^+ seja mais baixa do que ao K^+, este pequeno influxo de Na^+ já é o bastante para fazer o valor do potencial de repouso ser pouco menos negativo que o valor do potencial de equilíbrio do K^+ calculado pela equação de Nernst.

Potencial de ação dos átrios, fibras de Purkinje e ventrículos | Resposta rápida

Fase 0 | Despolarização

As células cardíacas necessitam de um valor mínimo (limiar) de variação de voltagem para que ocorra um potencial de ação, ou seja, qualquer estímulo capaz de alterar rapidamente o potencial de repouso para esse valor mínimo resulta em alterações significativas no estado elétrico da célula, o que leva a um potencial de ação. A velocidade de propagação do potencial de ação de resposta rápida varia de 1 a 5 m/s, sendo as maiores velocidades observadas nas fibras de Purkinje.

A fase 0 do potencial de ação de resposta rápida caracteriza-se por uma despolarização rápida, provocada principalmente pela corrente de Na^+ dependente de voltagem, ativada pelo aumento abrupto na condutância dos íons Na^+, promovendo um rápido e elevado influxo desse íon. A entrada do Na^+ na célula cardíaca ocorre com a abertura dos canais rápidos de Na^+ (canais de sódio dependente de voltagem) localizados na membrana. Existem dois tipos de comportas em cada canal, responsáveis por controlar esse fluxo de sódio. As comportas de ativação (comportas m) que atuam abrindo os canais, conforme a diferença de potencial, tornam-se menos negativas. Enquanto isso, as comportas de inativação (comportas h) atuam no fechamento dos canais.

No repouso, a diferença de potencial é cerca de –90 mV, condição em que as comportas m dos canais de Na^+ estão fechadas e as comportas h estão abertas. Tal fato colabora para que a membrana celular apresente pouca condutância ao Na^+ no potencial de repouso. Como resultado, o influxo de Na^+ é praticamente nulo. Qualquer estímulo capaz de fazer com que a diferença de potencial se torne menos negativa tende a abrir as comportas m, ativando os canais rápidos para o Na^+. Conforme o Na^+ entra na célula, a diferença de potencial torna-se cada vez menos negativa, e cada vez mais comportas m vão se abrindo, o que possibilita uma entrada cada vez maior de Na^+.

O influxo de Na⁺ continua até as comportas h se fecharem. Quando todas as comportas h estão fechadas, inativando os canais rápidos para Na⁺, a fase 0 chega ao fim. Até a fase 3, a célula permanecerá com as comportas h fechadas. Esse período recebe o nome de período refratário efetivo, quando a célula fica impossibilitada de responder a uma nova excitação.

Ao final da fase 0, o potencial de membrana é despolarizado para um valor aproximado de +20 mV.

Fase 1 | Repolarização inicial

Caracteriza-se por uma breve e parcial repolarização, que está associada ao fechamento dos canais rápidos de Na⁺ com a abertura de canais de K⁺ transientes de efluxo, ativados pela despolarização. Ao final da fase 0, o interior da célula encontra-se positivamente carregado, e a concentração de K⁺ no meio intracelular supera a concentração no meio externo, favorecendo a saída de íons K⁺ por meio dos canais. Observam-se portanto, um rápido aumento da condutância de K⁺ e um breve efluxo desse íon.

A rápida repolarização, característica da fase 1, é representada por uma incisura entre o fim da fase 0 e o início do platô (fase 2) do potencial de ação cardíaco. O perfil dessa incisura varia de acordo com o tipo celular. Nas fibras de Purkinje e nos miócitos das regiões epicárdica e média das paredes do ventrículo esquerdo, tal incisura é proeminente. Observa-se o contrário nos miócitos do endocárdio do ventrículo esquerdo, em que se nota uma incisura muito pequena (Figura 22.1).

Fase 2 | Platô

Durante a fase 2 do potencial de ação rápido, a membrana permanece despolarizada por cerca de 0,2 s, exibindo um platô. Na membrana das células cardíacas, existem vários tipos de canais para Ca²⁺ regulados por voltagem. Conforme o V_m se torna menos negativo durante a fase de ascensão do potencial de ação, esses canais são ativados, principalmente o canal para o Ca²⁺ do tipo L (canais lentos de cálcio). Com isso, imediatamente após a fase de ascensão, ocorre um aumento da condutância desses íons, o que facilita a entrada deles na célula. A entrada dos íons Ca²⁺ na célula favorecida pelo gradiente de concentração ativará o processo de contração do músculo cardíaco durante o platô.

As forças químicas e eletrostáticas favorecem o efluxo de K⁺ das células durante a fase 2. Entretanto, ao longo da fase de ascensão do potencial de ação (fase 0), à medida que V_m se torna positivo, a condutância ao K⁺ decresce bruscamente. Se não fosse por essa diminuição na condutância, haveria uma perda excessiva de K⁺ da célula durante a fase 2, e o platô não poderia ser mantido. Essa redução súbita na condutância ao K⁺, característica de muitas correntes de K⁺, é chamada de retificação para dentro. Na corrente retificada para dentro, a passagem de K⁺ é grande quando o V_m apresenta-se negativo até cerca de –70 mV e torna-se insignificante quando o V_m se mostra mais positivo que –30 mV.

Outro tipo de canal para K⁺ que contribui para a manutenção da baixa condutância ao K⁺ durante o platô é o canal retificador retardado (i_k). Este está fechado durante o potencial de repouso e ativa-se ao final da fase 0. Entretanto, durante a fase 2, a ativação desse tipo de canal é muito lenta, fazendo com que a condutância ao K⁺ aumente muito lentamente durante o platô. Existem canais i_k de ativação mais lenta (i_{ks}) e de ativação mais rápida (i_{kr}). O padrão de distribuição desses canais influencia a duração do potencial de ação nas células das diferentes regiões do miocárdio ventricular. O platô se mantém enquanto houver equilíbrio entre o efluxo de K⁺ e o influxo de Ca²⁺.

Fase 3 | Repolarização

Ocorre uma repolarização rápida final, que tem início quando a saída de K⁺ na célula cardíaca excede a entrada de Ca²⁺. A corrente de K⁺ com retificação para dentro (i_{k1}) não participa do início da repolarização, pois a condutância desses canais é muito baixa nos valores de V_m observados durante o platô. Por sua vez, a corrente com retificação retardada (i_k) e a corrente para fora transitória (i_{to}) contribuem significativamente para o início da repolarização. Por isso, são muito importantes na determinação da duração da fase 2 e no início da fase 3. Os miócitos atriais apresentam correntes de K⁺ mais intensas e, por conta disso, os potenciais de ação nessas células são mais curtos que nos miócitos ventriculares.

Após o início da fase 3, a corrente de K⁺ com retificação para dentro (i_{k1}) é essencial para determinar a velocidade de repolarização. Com a saída de íons carregados positivamente, o V_m torna-se cada vez mais negativo, aumentando a condutância dos canais de corrente i_{k1}. Conforme a condutância ao K⁺ aumenta, a saída destes íons é acelerada e, consequentemente, a velocidade de repolarização apresenta-se maior.

Fase 4 | Restabelecimento do gradiente iônico

Nessa fase, a bomba de Na⁺-K⁺ elimina o excesso de Na⁺ que entrou na célula ao longo do potencial de ação, por meio de sua capacidade de carregar 3 íons Na⁺ para fora da célula em

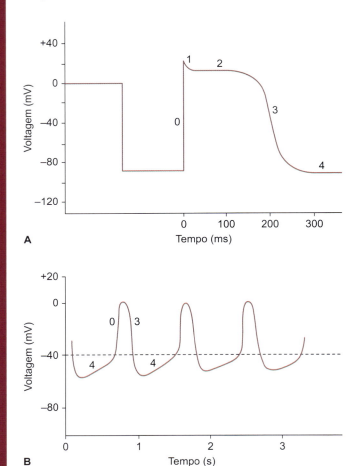

Figura 22.1 A. Registro do potencial de ação em uma célula ventricular: resposta rápida. **B.** Registro do potencial de ação no nó sinoatrial: resposta lenta. Os números correspondem às fases do potencial de ação.

troca de 2 íons K^+ para dentro. De maneira semelhante, grande quantidade do Ca^{2+} que entrou na célula é colocada para fora por meio da bomba de cálcio (Ca^{2+}-ATPase) e pelo trocador Na^+/Ca^{2+}. Este troca 3 Na^+ por 1 Ca^{2+}. Assim, ocorre novamente um equilíbrio entre as forças de influxo e efluxo, e as concentrações iônicas iniciais são restabelecidas.

Potencial de ação nos nós sinoatrial e atrioventricular | Resposta lenta

As fibras cardíacas do nó sinoatrial e atrioventricular apresentam a capacidade de automatismo (marca-passo), ou seja, são capazes de automaticamente gerar uma descarga rítmica e, consequentemente, determinar contrações rítmicas. Vale lembrar que, durante a fase de repouso, as fibras do NSA apresentam uma negatividade de, aproximadamente, –55 a –65 mV. Essa diferença de potencial de membrana com relação às outras fibras musculares cardíacas se dá pelo fato de as membranas das fibras sinusais serem naturalmente mais permeáveis aos íons Ca^{2+} e Na^+. Isso faz com que o influxo desses íons neutralize boa parte da negatividade do interior da célula.

Fase 0 | Despolarização

As células cardíacas dos nós SA e AV são fibras de resposta lenta. A despolarização nessas fibras ocorre pela entrada de Ca^{2+} por meio de canais de Ca^{2+} tipo L, e não pela entrada de Na^+ por canais rápidos de Na^+, como acontece nas fibras de resposta rápida. Os canais de cálcio tipo L apresentam uma cinética lenta, responsável pela baixa velocidade de despolarização da fase 0 do potencial de ação lento.

Fases 1 e 2

O potencial de ação cardíaco do tipo lento não apresenta as fases 1 e 2 características do potencial de ação de resposta rápida.

Fase 3 | Repolarização

Após alcançar o pico da fase 0, o potencial de ação entra direto na fase de repolarização (fase 3). Essa repolarização é mediada, principalmente, pela inativação de canais de Ca^{2+} do tipo L e pelo aumento na condutância ao K^+, pois a força eletroquímica favorece a saída de K^+ gerando correntes de efluxo de K^+. O K^+ continua saindo da célula bem depois da repolarização máxima, promovendo um estado de hiperpolarização.

Fase 4 | Potencial de repouso e geração espontânea do potencial de ação

Trata-se da fase mais duradoura do potencial de ação nas células marca-passo e responsável pela gênese espontânea do potencial de ação, ou seja, pelo automatismo das células do marca-passo cardíaco. O potencial de membrana nessa fase não é estável, alcançando o valor mínimo de –65 mV, definido como potencial diastólico. O fato de o potencial da membrana nessa fase não ser constante resulta do fechamento progressivo dos canais de K^+ e do vazamento lento dos íons Na^+, principalmente, e Ca^{2+} para o interior da célula.

Durante essa fase, o vazamento lento dos íons Na^+ decorre da abertura de canais específicos de Na^+, que diferem dos canais rápidos de Na^+, com consequente entrada desses íons na célula, gerando uma corrente de entrada de Na^+ chamada de *funny* (I_f). É importante notar que a ativação da I_f possibilita à célula alcançar novamente seu limiar de descarga de –40 mV,

reiniciando o novo potencial de ação, determinando a abertura dos canais de Ca^{2+} tipo L e, consequentemente, produzindo a corrente chamada de I_{Ca}. Esse ciclo permanece constante e interrupto durante toda a vida.

Assim, a regulação da frequência cardíaca (FC) é determinada pela velocidade com que a despolarização da fase 4 ocorre, ou seja, se a despolarização da fase 4 ocorrer mais rápido, o limiar nas células do NSA é alcançado mais rapidamente, e mais potenciais de ação são gerados no tempo e, consequentemente, a FC aumenta. Ao contrário, caso haja alentecimento na fase 4, mais lentamente será alcançado o limiar, e, portanto, menos potenciais de ação acontecerão por unidade de tempo nas células do NSA, levando a uma diminuição da FC.

O sistema nervoso autônomo influencia diretamente o automatismo cardíaco, uma vez que os neurotransmissores autonômicos interferem nas correntes iônicas que ocorrem pelas membranas das células sinusais durante a resposta lenta. A estimulação simpática aumenta a frequência de descargas nas fibras do NSA, aumentando a permeabilidade das fibras aos íons Na^+ e Ca^{2+}, facilitando as correntes I_f e I_{Ca} e levando ao aumento da inclinação da elevação do potencial de repouso da célula em direção ao limiar de excitabilidade. Isso acelera a despolarização e, portanto, aumenta a FC. Em contrapartida, a estimulação parassimpática pela inervação dos nervos vagos desacelera a FC. A liberação da acetilcolina pelas terminações vagais aumenta a permeabilidade da membrana ao K^+, causando maior efluxo desse íon nas células sinusais e ocasionando um estado de hiperpolarização, ou seja, tornando seu potencial de repouso mais negativo. Assim, o limiar de excitação da célula leva mais tempo para ser alcançado pelo influxo de cálcio e sódio decorrente das correntes I_f e I_{Ca}.

AUTOMATISMO E CONDUTIBILIDADE MIOCÁRDICA

Na constituição do coração, há células capazes de autoexcitação, as quais geram potenciais de ação que serão conduzidos e propagados por todo o tecido cardíaco. A seguir, serão abordados mais detalhadamente o automatismo e a condutibilidade miocárdica, demonstrando a importância dessas propriedades na determinação da atividade elétrica e da mecânica cardíaca.

Marca-passo cardíaco

Entre as células que constituem o tecido cardíaco, existem aquelas com capacidade de automatismo e ritmicidade, conhecidas como células marca-passo. Conforme definido anteriormente, o automatismo é a capacidade de gerar seu próprio potencial de ação, e a ritmicidade consiste na regularidade de disparo do potencial de ação. Considerando essas propriedades, conclui-se que as células marca-passo cardíacas são capazes de iniciar um potencial de ação sem qualquer estímulo externo e com intervalo de tempo relativamente constante entre os potenciais, ou seja, com ritmo.

O NSA, também conhecido como nó sinusal, o NAV, o feixe de His e as células de Purkinje apresentam automatismo (Figura 22.2). Contudo, a ritmicidade do coração é consideravelmente mais rápida no NSA, com velocidade de 80 a 110 disparos elétricos por minuto, em contrapartida às 40-60, 15-40 e 25-40 descargas elétricas no NAV, nas células de Purkinje e no feixe de His, respectivamente. Desse modo, o NSA é o principal marca-passo do coração, já que apresenta automatismo e determina o ritmo dos batimentos cardíacos em função de ter a maior frequência de geração de potenciais de ação.

O NSA é um pequeno grupamento de células (aproximadamente 8 mm de comprimento e 2 mm de espessura), localizado na junção da veia cava superior e do átrio direito, sendo constituído de dois tipos de células: pequenas e arredondadas, com poucas miofibrilas e organelas; e alongadas e delgadas. As células arredondadas são as que provavelmente constituem o marca-passo, enquanto as alongadas conduzem os impulsos elétricos gerados pelas células marca-passo para o interior do nó e para as suas bordas. Vale lembrar que a atividade marca-passo do NSA está associada ao influxo de íons de Na^+ e de Ca^{2+} e ao efluxo de íons de K^+, conforme discutido anteriormente na descrição do potencial de ação de resposta lenta.

Entretanto, em situações anormais, o NAV, que tem frequência intrínseca de disparo imediatamente inferior, pode assumir a função de marca-passo. Vale destacar, ainda, que outras regiões do coração têm propriedade de automatismo, podendo gerar potenciais de ação sob condições especiais, sendo denominadas focos ectópicos. Tais focos podem atuar, por exemplo, como um mecanismo de defesa em condições nas quais os outros marca-passos cardíacos normais falhem.

O automatismo também sofre influência de outros fatores, possibilitando que a frequência seja modificada diante de demandas diferentes. Assim, o sistema nervoso autônomo, por exemplo, por meio do simpático e do parassimpático, pode modular (aumentando e reduzindo, respectivamente) a frequência de disparos, da mesma maneira que a temperatura ou as mudanças na perfusão coronariana. Na verdade, o sistema nervoso autônomo modula a atividade marca-passo cardíaca a cada batimento. Isso pode ser facilmente comprovado em um indivíduo normal, que tem predomínio do tônus do vago sobre a atividade marca-passo. Isso determina que sua FC de repouso seja em torno de 60 a 70 bpm, em vez dos 80 a 110 bpm, a qual seria a estipulada pela frequência de geração de potenciais de ação no NSA. Assim, indivíduos pós-transplante cardíaco (coração desnervado) apresentam frequência de repouso em torno de 100 bpm. Estudos também evidenciam que a prática regular de atividade física pode modificar a frequência do marca-passo cardíaco, bem como a participação vagal e simpática na regulação da FC. Ela proporciona bradicardia de repouso e redução de risco cardiovascular.

Condução do potencial de ação

As células miocárdicas estão unidas entre si por meio de interdigitações chamadas discos intercalares, que apresentam *gap junctions* ou junções comunicantes. Tais junções são compostas por proteínas conexinas, que formam canais iônicos permitindo a comunicação entre o citoplasma de células adjacentes. Isso possibilita que o potencial de ação seja conduzido rapidamente por meio das células cardíacas. A quantidade de junções comunicantes nos discos intercalares e o tipo de conexina presente são características importantes para a determinação da velocidade do potencial de ação nos diferentes tecidos cardíacos.

A velocidade com que a condução acontece nas fibras de resposta rápida varia diretamente com a taxa de variação do potencial (dV_m/dt) durante a despolarização e com a amplitude do potencial de ação (diferença de potencial entre regiões despolarizadas e polarizadas). Outra característica determinante para a velocidade de propagação do impulso é o nível do potencial de repouso da membrana. Quanto menos negativo o valor de V_m, menor será a velocidade da condução do impulso elétrico nas fibras de resposta rápida. Isso acontece porque as comportas h nos canais rápidos para Na^+ dependem de voltagem e tendem a fechar quando o V_m é mais negativo, inativando os canais para Na^+.

Condução atrial

O potencial de ação cardíaco originado no NSA propaga-se para os átrios direito e esquerdo por meio das vias internodais atriais e das células miocárdicas atriais comuns. O feixe de Bachmann, também conhecido como faixa miocárdica interatrial anterior, é responsável pela condução direta do impulso do NSA até o átrio esquerdo, representando uma via de transmissão rápida do potencial de ação e possibilitando a sincronização da contração dos átrios (ver Figura 22.2). Simultaneamente, o potencial de ação propaga-se até alcançar o NAV, a única entrada do estímulo cardíaco no ventrículo.

Nó atrioventricular

O NAV está localizado posteriormente. Do lado direito do septo interatrial, há os mesmos tipos celulares que o NSA, mas as células delgadas e alongadas predominam nessa região, tendo dimensões de aproximadamente 22 mm de comprimento, 10 mm de largura e 3 mm de espessura em humanos adultos (Figura 22.2). A propagação do potencial de ação é consideravelmente mais lenta no NAV com relação a outras regiões do coração, o que causa um retardo de condução clinicamente relevante e de extrema importância funcional. Isso porque tal retardo entre os estímulos atrial e ventricular torna possível o total enchimento ventricular durante a contração atrial. É interessante notar que, em frequências de contração atriais muito elevadas (taquicardia atrial), ocorre a redução do tempo de enchimento ventricular, podendo haver comprometimento da quantidade de sangue bombeada pelos ventrículos. Nessas situações, pode acontecer o bloqueio de alguns impulsos cardíacos no NAV, em razão de sua menor velocidade de condução do potencial de ação, o que representa uma maneira de garantir o enchimento ventricular.

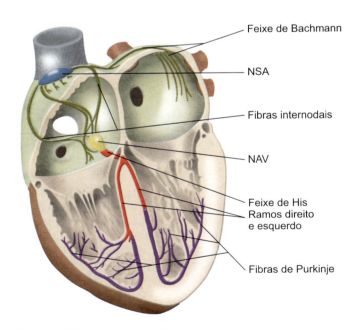

Figura 22.2 Estruturas responsáveis pelo automatismo e pela condução do potencial elétrico cardíaco. O potencial de ação é gerado no nó sinoatrial (NSA), sendo propagado para o átrio esquerdo – com o auxílio do feixe de Bachmann – e para o nó atrioventricular (NAV) com o auxílio das fibras internodais. O NAV é a primeira região dos ventrículos a receber o potencial de ação, o qual se propaga para a massa ventricular com o auxílio do feixe de His, que se ramifica em fibras de Purkinje.

Geralmente, o NAV e o feixe de His são as únicas vias de condução do potencial de ação cardíaco entre os átrios e os ventrículos. Na síndrome congênita de Wolff-Parkinson-White, uma via anômala de fibras miocárdicas funciona como acessória de condução entre átrios e ventrículos, levando ao fato de uma parte dos ventrículos ser excitada antes do restante da massa ventricular, o que pode ser detectado por alterações no complexo QRS do eletrocardiograma (ECG), mas normalmente sem comprometer a função cardíaca. No entanto, em alguns casos pode haver reentrada do estímulo, causando taquicardia supraventricular, que pode ser incapacitante. Isso porque não permite que ocorra o enchimento ventricular adequado, necessitando-se de intervenções clínicas, como a estimulação vagal (por meio de massagem dos barorreceptores carotídeos no pescoço) ou a infusão venosa de adenosina para bloqueio transitório do NAV.

A condução do NAV também sofre influência do sistema nervoso autônomo. O tempo de condução é prolongado do átrio ao feixe His ou do átrio ao ventrículo, quando sofre estímulo vagal. Tal fato resulta da ausência de despolarização no feixe de His gerada pelo estímulo vagal, que evita a condução de um segundo impulso elétrico atrial por meio do NAV. Por sua vez, o sistema nervoso simpático facilita a condução do NAV, por diminuir o tempo de condução e intensificar a ritmicidade do NAV.

Condução ventricular | Feixe de His e fibras de Purkinje

As células presentes no feixe de His são especializadas em condução rápida, pois têm diâmetros três vezes maiores que os cardiomiócitos atriais e ventriculares, maior densidade de *gap junctions* e menor resistência interna. Essa alta velocidade de condução do potencial de ação possibilita a rápida excitação de toda a superfície endocárdica ventricular. O potencial de ação nessas fibras é parecido com das células miocárdicas ventriculares.

O feixe de His divide-se em ramos direito, uma continuidade direta do feixe de His e que prossegue pelo lado direito do septo interventricular, e esquerdo, de maior calibre, que se origina de forma perpendicular ao feixe de His e atravessa o septo interventricular, prosseguindo pelo lado esquerdo. Os ramos do feixe de His dão origem às fibras de Purkinje, que se ramificam na superfície subendocárdica ventricular (ver Figura 22.2).

O septo interventricular e os músculos papilares constituem as primeiras estruturas a serem estimuladas nos ventrículos. A contração dos músculos papilares evita a eversão das válvulas atrioventriculares durante a sístole ventricular, e o estímulo elétrico espalha-se a partir do septo para o restante do endocárdio. Vale destacar que a contração da parede endocárdica do lado direito ocorre mais cedo que a do lado esquerdo, pelo fato de a parede ser ligeiramente mais fina do lado direito que a do lado esquerdo. O potencial de ação propaga-se também com o auxílio das sinapses elétricas entre as células ventriculares, já que estas são vias de baixa resistência. Em conjunto, a condução do potencial de ação pelos ventrículos é rápida, o que possibilita uma grande eficiência na ejeção ventricular.

As fibras de Purkinje conseguem bloquear excitações atriais prematuras com o propósito de evitar a contração antecipada dos ventrículos, por meio do longo período refratário do potencial de ação presente nessas fibras. Em FC mais baixas, essa proteção exercida pelas fibras de Purkinje é mais pronunciada, pois a duração do potencial de ação varia inversamente com o ritmo do batimento cardíaco. Assim, em FC baixas, o período refratário fica mais longo, facilitando o bloqueio de despolarizações atriais prematuras.

REGISTRO DA ATIVIDADE ELÉTRICA CARDÍACA | ELETROCARDIOGRAMA

O exame de ECG é um registro indireto da atividade elétrica das células miocárdicas, que compreendem a maior parte da massa cardíaca. Portanto, em um ECG, a atividade marca-passo e a transmissão do estímulo pelo sistema de condução geralmente não são vistas, já que não promovem alterações de voltagem suficientes para serem registradas. Para capturar os eventos elétricos cardíacos, é necessário colocar eletrodos na superfície do corpo e conectá-los a um voltímetro, que registra as ondas de despolarização e repolarização conforme estas passam através do coração.

O ECG padrão apresenta ondas e linhas básicas representativas dos eventos elétricos associados à contração e ao relaxamento cardíaco. No ECG normal, a primeira deflexão é a onda P, o registro da difusão da despolarização através dos átrios (Figura 22.3). Quando a despolarização dos átrios se completa, o ECG retoma sua linha de base, observando-se o intervalo P-Q – o intervalo entre a propagação do impulso nos átrios e o início do estímulo elétrico nos ventrículos. Tal intervalo também pode ser chamado de intervalo P-R, pois às vezes não há a onda Q. O aumento da duração do intervalo P-Q pode indicar bloqueio parcial da condução do impulso elétrico pelo NAV ou pelo feixe de His.

No ECG normal, após aproximadamente 0,1 s, a onda de despolarização sai do NAV e move-se rapidamente pela massa ventricular, iniciando o complexo QRS, representativo da despolarização dos ventrículos, a qual determinará a sístole ventricular (Figura 22.3). Vale enfatizar que a amplitude da onda do complexo QRS é bem maior que a da onda P, em função da maior massa ventricular com relação à atrial. No complexo QRS, a onda Q representa a despolarização do septo interventricular (que ocorre da esquerda para a direita). A onda R, que é o pico de voltagem, representa a despolarização dos ventrículos direito e esquerdo (tal deflexão representa muito mais a despolarização ventricular esquerda em função da maior massa). Por fim, a onda S representa a despolarização final dos ventrículos, na superfície epicárdica do ventrículo esquerdo.

Segue-se no ECG o segmento ST, o tempo desde o fim da despolarização até o começo da repolarização ventricular. A última deflexão observada no ECG é a onda T, que representa a repolarização ventricular (Figura 22.3). O intervalo Q-T inicia-se na onda Q (ou na onda R, quando a onda Q está ausente) e prolonga-se até o começo da onda T, incluindo, portanto, todos os eventos elétricos que ocorrem nos ventrículos, sendo proporcional à FC.

O princípio do ECG é relativamente simples: quando uma onda de despolarização que se propaga no coração está se movendo em direção ao eletrodo de registro, observa-se uma deflexão positiva. Enquanto isso, se a onda de despolarização se mover no sentido oposto ao do eletrodo, será registrada uma deflexão negativa (Figura 22.4 A). Pelo fato de o coração ser um órgão tridimensional, poucos eletrodos não são suficientes para registrar sua atividade elétrica de forma completa, indicando-se o uso de algumas combinações de posicionamento de eletrodos para observar diferentes regiões. Dessa maneira, para extrair o máximo de informações, atualmente o ECG padrão consiste em 12 derivações, sendo 6 precordiais (V$_1$, V$_2$, V$_3$, V$_4$, V$_5$, V$_6$), dispostas ao longo do tórax em um plano horizontal, e 6 de membros (DI, DII, DIII, aVL, aVF e aVR) – que acompanham o coração em um plano frontal (Figura 22.4 B).

É importante destacar que o ECG oferece informações sobre a orientação anatômica do coração e alterações hipertróficas ventriculares, os diversos distúrbios de condução e ritmo, a localização e a extensão de isquemias e/ou infartos do miocárdio e a influência de certos medicamentos, entre outras.

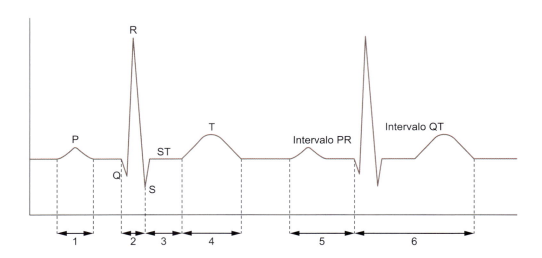

1. Despolarização atrial (onda P)
2. Despolarização ventricular (QRS)
3. Repolarização ventricular (segmento ST)
4. Repolarização ventricular (onda T)
5. Intervalo PR
6. Despolarização e repolarização ventricular (intervalo QT)

Figura 22.3 Eletrocardiograma normal destacando o significado das ondas, dos segmentos e dos intervalos.

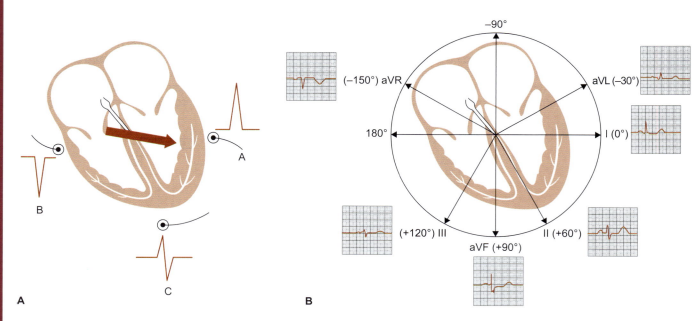

Figura 22.4 A. Onda de despolarização propagando-se pelo miocárdio. Observe que, em função da massa ventricular esquerda ser maior, o vetor (*seta*) aponta para uma direção entre 0° e 90° Como a onda de despolarização se move na direção do eletrodo A, este registra uma deflexão positiva, enquanto a despolarização se move na direção oposta do eletrodo B, o qual registra uma deflexão negativa. O eletrodo C registra uma deflexão bipolar porque a despolarização se move perpendicularmente ao eletrodo. **B.** As seis derivações de membros do ECG (DI, DII, DIII, aVL, aVF e aVR), em seus ângulos de orientação, possibilitam o registro da atividade elétrica cardíaca de diferentes posições. Ao lado de cada derivação, há um registro de um ECG normal. Observe que o complexo QRS é positivo nas derivações à esquerda (DI e DII), negativo em aVR e bipolar em aVF, em virtude do posicionamento desses eletrodos com relação ao vetor de despolarização do coração.

BIBLIOGRAFIA

Berne RM, Levy MN. Cardiovascular physiology. 8. ed. St. Louis: Mosby; 2001.

Bueno HM, Sartori M, Macedo HR, Moraes-Silva IC, Aletti F, Irigoyen MC, DE Angelis K. Bicycling for transportation improves heart rate variability in young adults. J Sports Med Phys Fitness. 2017;57(3):299-304.

Cranefield PF, Hoffman BF. The electrical activity of the heart and the electrocardiogram. J Electrocardiol. 1968;1(1):2-4.

Curi R, Araújo Filho JP. Fisiologia básica. Rio de Janeiro: Guanabara Koogan; 2009.

De Angelis K, Wichi RB, Jesus WR, Moreira ED, Morris M, Krieger EM, Irigoyen MC. Exercise training changes autonomic cardiovascular balance in mice. J Appl Physiol (1985). 2004;96(6): 2174-8

De Angelis KL, Oliveira AR, Dall'Ago P, Peixoto LR, Gadonski G, Lacchini S, et al. Effects of exercise training on autonomic and myocardial dysfunction in streptozotocin-diabetic rats. Braz J Med Biol Res. 2000;33(6):635-41.

Guyton AC, Hall JE. Tratado de fisiologia médica. 11. ed. Rio de Janeiro: Elsevier; 2006.

Irisawa H, Brown HF, Giles W. Cardiac pacemaking in the sinoatrial node. Physiol Rev. 1993;73(1):197-227.

McDonald TF, Pelzer S, Trautwein W, Pelzer DJ. Regulation and modulation of calcium channels in cardiac, skeletal, and smooth muscle cells. PhysiolRev. 1994;74(2):365-507.

Paes de Carvalho A. Excitação cardíaca. In: Krieger EM, editor. Fisiologia cardiovascular. Rio de Janeiro: Byk-Procienx; 1976.

Roden DM, Balser JR, George Jr AL, Anderson ME. Cardiac ion channels. Annu Rev Physiol. 2002;64(1):431-75.

Shih HT. Anatomy of the action potential in the heart. Tex Heart Inst J. 1994;21(1):30.

Snyders DJ. Structure and function of cardiac potassium channels. Cardiovasc Res. 1999;42(2):377-90.

Thaler MS. ECG Essencial – eletrocardiograma na prática diária. 7. ed. Porto Alegre: Artmed; 2013.

23
Contratilidade Miocárdica

Danilo Sales Bocalini • Eduardo Carvalho de Arruda Veiga • Leonardo dos Santos

Introdução, 246

Ultraestrutura do tecido cardíaco, 247

Acoplamento excitação-contração
no miocárdio, 250

Regulação da contratilidade miocárdica, 252

Remodelamento cardíaco e seus impactos sobre a
mecânica cardíaca, 256

Bibliografia, 258

INTRODUÇÃO

O miocárdio é constituído, em sua essência, por células musculares, do tipo estriadas. Entretanto, esse tecido tem algumas particularidades em relação ao músculo estriado esquelético, incluindo sua ultraestrutura e o papel do cálcio no processo de contração.

Estruturalmente, o coração é composto por espessa massa de músculo, variando em cerca de 1 a 2 cm no homem adulto, denominada miocárdio, que integra as paredes das cavidades atriais e ventriculares. O miocárdio está envolto externamente por uma estrutura sacular membranosa, denominada pericárdio, cujas funções são proteger o miocárdio e possibilitar o suave deslizamento das paredes durante sua ação mecânica por meio de um líquido lubrificante em seu interior. Internamente, o miocárdio é recoberto pelo endocárdio, que se constitui na membrana que fica em contato direto com o sangue, separando a musculatura do interior das cavidades do órgão, mas também exercendo papel importante na liberação de substâncias de ação parácrina sobre o miocárdio.

Várias populações de células formam o tecido cardíaco, incluindo, além da matriz extracelular, células nervosas, do tecido conjuntivo, células musculares, adiposas, fibroblastos e vasos sanguíneos e capilares. O tecido muscular pode ser separado em:

- Miocárdio formado por fibras musculares modificadas nas quais ocorrem geração e condução de estímulos
- Miocárdio formado por fibras musculares verdadeiras.

As fibras de geração e condução contraem-se muito pouco, mas têm outras características muito importantes para sua função, como a velocidade de condução variável, a ritmicidade e a autoexcitabilidade. Já as fibras musculares de trabalho, que formam a maior parte do coração (cerca de 75%), constituem um tecido especializado no encurtamento e na geração de força, semelhante à musculatura estriada esquelética. Como pode ser visto na Figura 23.1, o músculo apresenta características da musculatura lisa e da esquelética: o aspecto estriado, a formação dos sarcômeros em filamentos e as propriedades mecânicas lembram a musculatura esquelética. Já o tamanho menor de suas células, a maior parte das vezes com um núcleo só, conectadas elétrica e mecanicamente, lembra o do tecido muscular liso. Tal característica do miocárdio lhe dá a capacidade de funcionar como um sincício e, ainda, regular amplamente a geração de força e, consequentemente, a de pressão pelo coração.

ULTRAESTRUTURA DO TECIDO CARDÍACO

O tamanho e a forma dos cardiomiócitos nos ventrículos e nos átrios, e as organelas especializadas e a capacidade contrátil, são um pouco diferentes, mas, para efeito de simplificação, descreve-se como padrão as principais características das células ventriculares, as quais, por sua contração, conduzem a ejeção do sangue à circulação.

A célula muscular cardíaca é composta por uma membrana lipoproteica que recobre cada fibra. Tal membrana não difere essencialmente das membranas plasmáticas de outras células, mas, assim como nas demais células musculares, é conhecida como sarcolema. É bastante elástica para suportar as distorções que ocorrem nas fases de contração, relaxamento e estiramento do músculo. Uma característica especial do sarcolema consiste na formação de invaginações ao longo de toda a superfície, com uma rede de túbulos chamados túbulos transversais ou túbulos T. Os discos intercalados (Figura 23.1) compõem a região de contato entre as terminações de fibras miocárdicas vizinhas e consistem nas junções comunicantes, nas junções aderentes e nos desmossomos, que possibilitam que as células musculares cardíacas se comportem como um sincício funcional. As junções aderentes e os desmossomos garantem que a força mecânica gerada por cada célula individualmente seja transmitida através da rede miocárdica "mecanicamente" conectada. As junções comunicantes, ou *gap junctions*, possibilitam uma comunicação elétrica rápida e eficiente entre os cardiomiócitos vizinhos, unindo "eletricamente" essa rede. Essa conexão elétrica é garantida porque as junções comunicantes são, na verdade, poros iônicos que possibilitam uma comunicação entre o citoplasma dessas células vizinhas.

Apesar dos inúmeros componentes celulares, o maior volume da fibra muscular é composto pelas miofibrilas, estruturas cilíndricas, compridas e delgadas, orientadas no sentido longitudinal da fibra muscular e que preenchem quase completamente seu interior. São formadas por um agrupamento ordenado de filamentos grossos e finos paralelos entre si, cuja distribuição é responsável pela formação das estriações.

As miofibrilas mostram-se estriadas, quando observadas por meio de um microscópio eletrônico, e contêm faixas escuras e claras que, em intervalos regulares, se repetem. A banda A (anisotrópica sob luz polarizada) é a mais escura e densa e, quando observada ao microscópio eletrônico, evidencia miofilamentos grossos e finos. Enquanto isso, a banda I (isotrópica) é mais clara e contém somente filamentos finos. A banda I é dividida ao meio por uma linha transversal escura chamada linha Z, formada pelas extremidades dos filamentos finos dos sarcômeros, mas também, senão principalmente, por proteínas que fundeiam os filamentos finos e grossos à linha Z, e, consequentemente, cada sarcômero ao citoesqueleto e ao sarcolema.

A unidade estrutural repetitiva da miofibrila é o sarcômero, local onde ocorrem os eventos que constituem o ciclo de contração e relaxamento do músculo. Esquematicamente, o sarcômero é o segmento da miofibrila localizado entre duas linhas Z sucessivas, incluindo, portanto, uma banda A e duas metades de bandas I. Os comprimentos do sarcômero e da banda I variam de acordo com o estado de contração do músculo, enquanto a banda A permanece constante. No centro da banda A, encontra-se uma região escura formando a linha M, gerada, por sua vez, quando ocorrem alinhamento e organização dos filamentos grossos no sarcômero.

Os filamentos grossos são os principais constituintes da banda A (Figura 23.1) e determinam seu comprimento. Tais filamentos são compostos quase exclusivamente pela proteína miosina, sendo, por isso, também chamados de filamentos de miosina, mantidos em suas posições por conexões transversais delgadas que se localizam no centro da banda A (linha M). Já os filamentos finos são compostos, principalmente (mas não exclusivamente), pela proteína actina e estendem-se na direção da linha Z, constituindo a banda I. Os filamentos de actina penetram na banda A, na qual se interdigitam com os filamentos de miosina, variando o grau de penetração dos filamentos de actina na banda A com o estado de contração muscular.

As proteínas miosina e actina constituem grande parte do conteúdo proteico miofibrilar, sendo a porção restante formada por proteínas estruturais e pelas proteínas reguladoras da função muscular. As principais proteínas reguladoras, em ordem decrescente de abundância na miofibrila, são tropomiosina, troponina, proteínas da linha M (creatinoquinase, miomesina e proteína M), alfa-actinina, proteína C e beta-actinina.

A miosina constitui cerca de 50% do conteúdo miofibrilar. Sua molécula tem projeção globular dupla (chamada cabeça da miosina) em uma das extremidades. Os filamentos são formados por um arranjo antiparalelo de moléculas de miosina, de tal modo que a porção central é lisa e constituída apenas pela região em bastão das moléculas com as cabeças globulares projetando-se para fora, perto das extremidades das fibrilas (Figura 23.1). A molécula miosina pode ser dividida pela ação proteolítica da tripsina, que origina dois fragmentos chamados meromiosina leve e meromiosina pesada, a última contendo a cabeça da miosina (porção com ação ATPásica e onde se localiza o sítio de ligação com a actina).

A actina, a troponina e a tropomiosina são as três proteínas que formam o filamento fino. A actina está intimamente envolvida na contração, e a troponina e a tropomiosina na função regulatória. Os filamentos de actina (actina F) são polímeros de pequenas proteínas globulares (actina G, com 41 kDa) associados a duas correntes torcidas em hélice (Figura 23.1). Dímeros de tropomiosina, uma proteína alongada, apresentam-se sobre os filamentos de actina F sequencialmente a cada sete moléculas de actina G, cobrindo os sítios de alta afinidade pela miosina, ao longo de todo o filamento fino. A Figura 23.2 mostra a prática interação entre o cálcio, as proteínas troponina e tropomiosina e as proteínas contráteis actina e miosina. A troponina consiste em um complexo proteico de três subunidades (troponinas T, I e C) associadas a cada dímero de tropomiosina. A troponina C tem sítios de alta afinidade ao íon cálcio (Ca^{2+}), enquanto a troponina I é inibitória sobre a interação actina-miosina, auxiliando a tropomiosina por meio da ligação à troponina T na sua cobertura do sítio de ligação presente no filamento fino. No relaxamento cardíaco, durante a posição de repouso e sem Ca^{2+} para a contração, as troponinas I e T mantêm a tropomiosina, recobrindo a porção de actina com alta afinidade pela miosina. Porém, quando ocorrem a contração e, consequentemente, o aumento da concentração de Ca^{2+} no citoplasma, este se liga à subunidade C, que altera sua conformação e, com as demais subunidades da troponina, desloca a tropomiosina, possibilitando a interação entre os filamentos finos e grossos.

Outras estruturas celulares de extrema significância correspondem ao retículo sarcoplasmático e aos túbulos T. Ambos formam um sistema de canais e cisternas, delimitado por membranas, que se estende por todo o sarcoplasma e gera uma rede ao redor de cada miofibrila.

O retículo sarcoplasmático (RS) consiste na organela fundamental na regulação do Ca^{2+} intracelular nas células musculares, pois é o principal local de armazenamento e concentração desse íon. Entre as células da musculatura estriadas, o RS é menos denso e menos desenvolvido no músculo cardíaco, embora sua função seja primordial. As regiões juncionais do RS mantêm-se bastante próximas dos túbulos T e são conhecidas como cisternas terminais ou laterais. Nessas regiões, há uma íntima conexão entre as modificações no potencial de membrana no túbulo T e a liberação de uma grande quantidade de Ca^{2+} armazenada no RS. A junção de uma cisterna e o túbulo T na fibra cardíaca é chamada díade, diferente das tríades comumente presentes na musculatura esquelética (Figura 23.3). As outras regiões do RS, chamado de retículo não juncional,

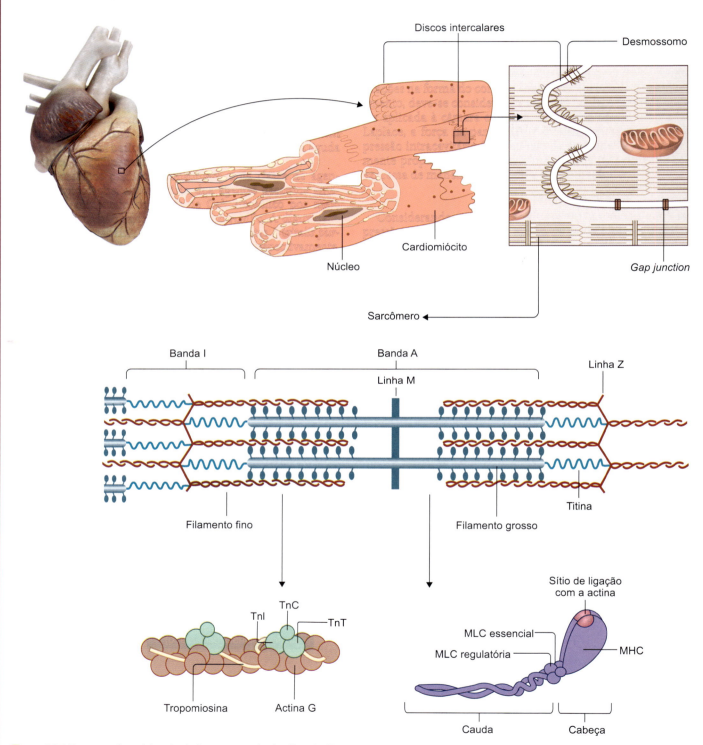

Figura 23.1 Esquema do tecido miocárdico mostrando detalhes da fibra e os componentes dos discos intercalares (desmossomos e *gap junctions*). Abaixo, as regiões que compõem o sarcômero na fibra cardíaca e o detalhamento dos filamentos finos e grossos. Também é mostrada a disposição das proteínas que compõem os filamentos finos: actina G, tropomiosina e as três subunidades da troponina (TnI, TnC e TnT). A porção da cauda e a cabeça da molécula de miosina são evidenciadas na parte inferior direita: cadeias leves (MLC) e pesadas (MHC). Adaptada de Silverthorn (2009).

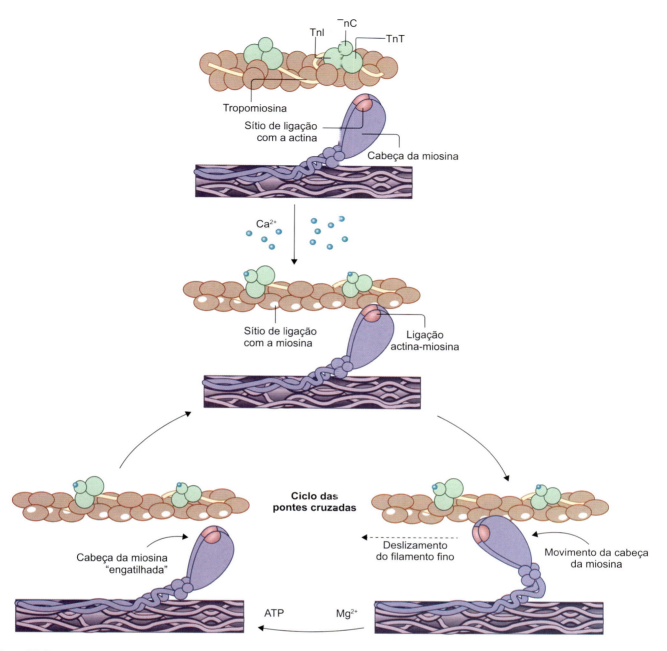

Figura 23.2 Dinâmica proposta para formação das pontes cruzadas. Quando há altas concentrações de Ca^{2+} no mioplasma, sua ligação com a subunidade C da troponina (TnC) desencadeia uma modificação da conformação das proteínas regulatórias, conduzindo a tropomiosina mais ao fundo no sulco do filamento de actina, o que expõe os sítios de ligação com a miosina. Com a ligação actina-miosina, a energia adquirida com a quebra do ATP é utilizada para movimentar a cabeça de miosina, deslizando o filamento fino no sentido da linha M do sarcômero. Para o desligamento da cabeça da miosina, uma nova molécula de ATP deve estar disponível, o que conduz a um novo estado armado ("engatilhado") da cabeça da miosina, possibilitando o novo ciclo de pontes cruzadas.

consistem em uma rede de túbulos cuja principal característica é a capacidade de recaptar ativamente o Ca^{2+} presente no sarcoplasma e, com isso, concentrá-lo no seu interior. Tal armazenamento é feito em toda a extensão do RS e potencializado por proteínas com alta capacidade de estoque, como a calsequestrina e a calreticulina. A recaptação de cálcio é feita por transporte ativo através de bombas de Ca^{2+} localizadas na membrana do RS. Esse processo de liberação e recaptação será detalhado mais adiante.

Assim como nas células musculares esqueléticas, há um sistema de túbulos T no músculo cardíaco (Figura 23.3). Como já mencionado, esses túbulos são invaginações do sarcolema que "invadem" o espaço intracelular, deixando os domínios extra e intracelulares o mais perto possível um do outro. Dessa maneira:

- Aumentam a superfície celular em 40%, facilitando a condução elétrica por meio da membrana
- Auxiliam o suprimento adequado de oxigênio e nutrientes até regiões profundas
- Contêm vários canais iônicos e proteínas trocadoras, principalmente canais para Ca^{2+} do tipo L sensíveis à voltagem que, como se verá adiante, é parte inicial e indispensável do processo contrátil da musculatura cardíaca por sua ligação funcional com o RS.

Em outras palavras, a díade, formada pela justaposição de uma cisterna terminal do RS à membrana do túbulo T, garante a eficiência do acoplamento entre a excitação e a contração das células do miocárdio, como será mostrado a seguir.

ACOPLAMENTO EXCITAÇÃO-CONTRAÇÃO NO MIOCÁRDIO

Após serem gerados, os potenciais de ação desencadeiam uma sequência de eventos moleculares nas células musculares cardíacas responsáveis pelo encurtamento dessas fibras. A esse processo, dá-se o nome de acoplamento excitação-contração. O evento-chave em tal processo é um grande aumento na concentração de Ca^{2+} livre no meio intracelular (enquanto a concentração desse íon no miócito em "repouso" é inferior a 0,1 μM, durante a ativação máxima alcança cerca de 10 μM). Dessa maneira, pode-se dizer que, semelhantemente ao que ocorre nos músculos esquelético e liso, o íon Ca^{2+} é imprescindível à contração do miocárdio.

Entretanto, o músculo cardíaco tem uma característica singular em um passo anterior nesse processo do acoplamento excitação-contração: uma total dependência do músculo cardíaco ao cálcio extracelular para iniciar a contração. Tal característica era suspeitada desde os primeiros experimentos do fisiologista Sidney Ringer no fim do século 19, quando se percebeu que o coração isolado e perfundido para de contrair-se na ausência de Ca^{2+} na solução de perfusão, mesmo com a manutenção do estímulo elétrico. Em contrapartida, no músculo esquelético podem ser observadas contrações ainda que na ausência total desse íon no meio extracelular.

Resumidamente, o acoplamento excitação-contração no músculo cardíaco (Figura 23.4) pode ser descrito conforme mostrado a seguir.

Influxo transarcolemal do íon cálcio. À medida que o potencial de ação é conduzido pelo sarcolema e pelos túbulos T, mais especificamente quando se alcança um potencial de membrana entre −55 e −35 mV, os íons Ca^{2+} entram para o meio intracelular via canais para Ca^{2+} sensíveis à voltagem, denominados canais lentos de Ca^{2+} (canal para Ca^{2+} do tipo L). Esse Ca^{2+} está normalmente ligado aos sítios aniônicos presentes no glicocálice da célula e encontra-se em equilíbrio com o Ca^{2+} livre presente no líquido extracelular. Dessa maneira, é natural esperar o aumento dessa corrente de Ca^{2+} ($I_{Ca,L}$) em condições que aumentem o $[Ca^{2+}]$ no meio extracelular ou modifiquem a quantidade desse íon ligado aos sítios aniônicos da membrana. Curiosamente, ao contrário do músculo esquelético, em que não há entrada de Ca^{2+} por esses canais, esse fluxo transarcolemal de Ca^{2+} no músculo cardíaco, apesar de pequeno, é essencial para desencadear uma liberação maciça desse mesmo íon pelo RS, fenômeno denominado liberação de Ca^{2+} induzida por Ca^{2+}. Por isso, embora ainda que seja possível iniciar o potencial de ação no miocárdio na ausência de Ca^{2+} extracelular, mesmo que este apresente uma menor duração, é impossível iniciar uma contração nessa condição.

Liberação de cálcio induzida por cálcio. No RS, uma grande quantidade de Ca^{2+} está armazenada e concentrada graças a um processo ativo de captação a partir do mioplasma por uma bomba, a SERCA (do inglês *sarco endoplasmic reticulum calcium ATPase*, mais precisamente a isoforma cardíaca SERCA2a). A liberação de Ca^{2+} para contração das células musculares pode ocorrer por diversos mecanismos, que variam de importância conforme o tipo celular. Para que aconteça a contração no músculo cardíaco, o Ca^{2+} acumulado no RS é liberado pela abertura de um tipo de canal iônico denominado receptor de rianodina (RyR). Este canal constitui um complexo macromolecular formado pelo próprio canal iônico, por proteínas fixadoras de Ca^{2+} na face interna ao RS e por sítios de ligação para segundos mensageiros e sítios de fosforilação por quinases na face externa. A quantidade de Ca^{2+} liberada pelo RS depende não somente daquilo contido no seu interior, mas também do

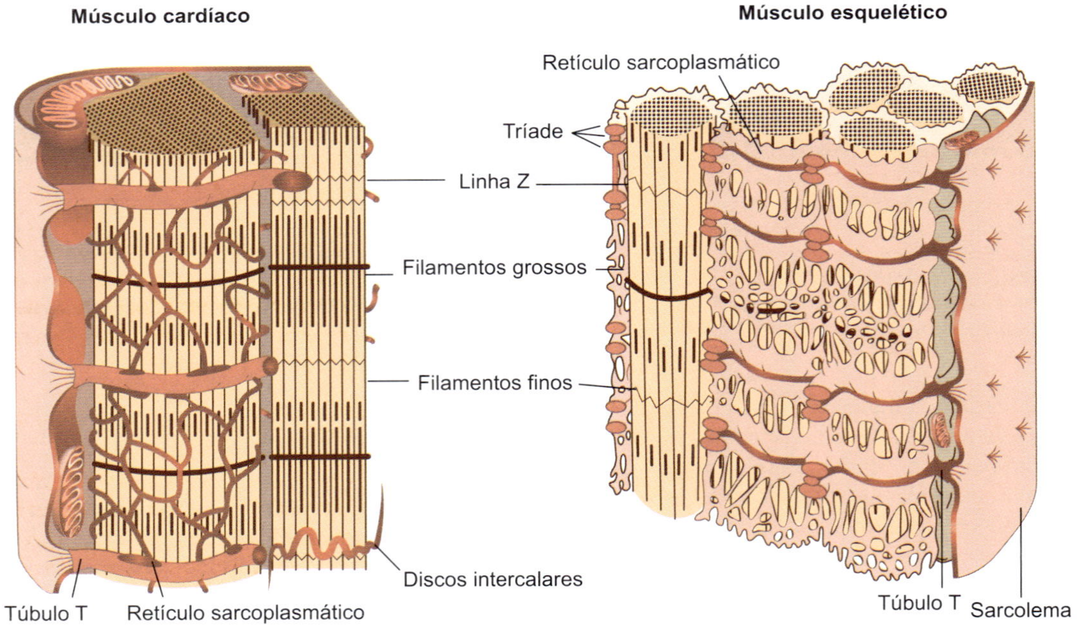

Músculo cardíaco — **Músculo esquelético**

Retículo sarcoplasmático · Tríade · Linha Z · Filamentos grossos · Filamentos finos · Discos intercalares · Túbulo T · Retículo sarcoplasmático · Túbulo T · Sarcolema

Figura 23.3 Anatomia microscópica dos músculos estriados cardíaco e esquelético, evidenciando um retículo sarcoplasmático mais extenso e a formação das tríades no músculo esquelético: conjunto formado por duas cisternas do retículo e pelo túbulo transverso (túbulo T). No músculo cardíaco, normalmente são observadas díades. Também são mostrados os discos intercalares entre fibras do músculo cardíaco. Note, em ambos os tipos musculares, a justaposição entre as miofibrilas e o sistema de túbulos T e retículo sarcoplasmático. Adaptada de Warwick e Williams (1973).

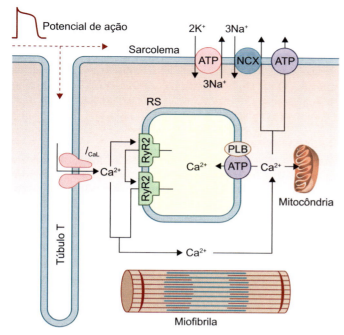

Figura 23.4 Acoplamento excitação-contração no cardiomiócito. Influxo transarcolemal de Ca^{2+} por canais do tipo L ($I_{Ca,L}$); canais de Ca^{2+} do retículo sarcoplasmático (RS) denominados receptores de rianodina (RyR2); Ca^{2+}-ATPase do RS (modulada pelo PLB); Ca^{2+}-ATPase do sarcolema; trocador Na^+/Ca^{2+} (NCX). Adaptada de Bers (2002).

estímulo e da condição presente, normalmente havendo ondas de cálcio (*calcium waves*), liberação maciça responsável pela ativação da contração. Entretanto, também podem ocorrer pequenas liberações de cálcio (*calcium sparks**), que, por sua vez, são fenômenos relacionados com a liberação de Ca^{2+} por apenas poucos canais.

Os dois tipos já descritos de receptores de rianodina (RyR1 e RyR2) são expressos em ambos os músculos estriados, mas com predominância do tipo 1 no músculo esquelético e do tipo 2 no cardíaco. Enquanto a ativação dos RyR1 é feita diretamente por uma alça polipeptídica do receptor di-hidropiridínico presente na membrana dos túbulos T (*dihydropyridine receptor*, DHPR ou Cav1.1, a subunidade α_1 dos canais lentos de Ca^{2+}), que no músculo esquelético não é permeável ao Ca^{2+}, os RyR2 predominantes no miocárdio precisam primordialmente ser ativados pelo Ca^{2+}. Este último adentra a célula através dos canais para Ca^{2+} do tipo L. Dessa maneira, reforça-se que, no cardiomiócito, o influxo primário de Ca^{2+} é essencial para induzir a liberação desse mesmo íon armazenado no RS, embora tal influxo transarcolemal também contribua, ainda que de modo relativamente pouco significativo para a ativação direta da interação entre actina-miosina. Embora predomine nas células musculares lisas, um terceiro tipo de canal permeável ao Ca^{2+} pode ser responsável pela liberação deste íon pelo RS, o receptor de IP_3. Como o próprio nome diz, esse canal pode ser ativado pelo segundo mensageiro IP_3, produzido na cascata de ativação de alguns receptores de membrana

---

* O fenômeno de *calcium spark* corresponde a uma pequena liberação de Ca^{2+} no espaço entre o retículo juncional e o túbulo T, que, por marcações fluorescentes, apresenta a aparência de algumas "fagulhas". Sabe-se que esse aumento focal do Ca^{2+} não influencia diretamente a concentração mioplasmática de Ca^{2+}, tampouco ativa a contração. Seu papel fisiológico primário parece estar relacionado com a abertura de canais para K^+ ativados por Ca^{2+}, modulando o potencial de membrana nas células musculares.

presentes no músculo cardíaco, embora tenham menor importância na modulação de força, se comparados com a ativação do RyR2.

Interação do íon cálcio com os miofilamentos contráteis. Quando em altas concentrações no mioplasma (> 1 μM), o Ca^{2+} participa ativamente no processo de formação das pontes cruzadas, ou seja, da interação entre filamentos de actina e miosina. Entretanto, tal interação requer energia a partir do ATP. No miocárdio em repouso, a hidrólise do ATP pela ATPase miosínica obtém energia para a movimentação da cabeça da miosina, "engatilhando-a". Entretanto, sua interação com os sítios na actina é inibida pela troponina e pela tropomiosina, proteínas regulatórias associadas ao filamento fino. É o Ca^{2+} então, em altas concentrações, que, ao se ligar à subunidade C da troponina (troponina C), leva a uma mudança conformacional. Esta, em última instância, remove a inibição dos sítios de ligação no filamento fino para a interação com a cabeça da miosina. Em seguida, a energia acumulada pela hidrólise do ATP movimenta a cabeça da miosina, agora ligada à actina, promovendo o deslizamento dos miofilamentos. Contanto que a concentração de Ca^{2+} permaneça elevada, e com disponibilidade de ATP para a ATPase miosínica, a formação das pontes cruzadas ocorre de maneira cíclica, levando ao encurtamento do sarcômero e ao desenvolvimento de força pelo músculo.

Recaptação dos íons cálcio pelo RS. Com tais organização e sequência lógica, o Ca^{2+} deve ser removido a partir do citosol para possibilitar o relaxamento, reduzindo sua concentração para os níveis presentes em repouso (aproximadamente 10^{-5} M). Em virtude da importância do RS para liberar o Ca^{2+} para a contração, esses íons devem ser majoritariamente recaptados para o RS e, em menor escala, removidos para o meio extracelular ou transportados para dentro das mitocôndrias. Tal predominância pode ser ilustrada por experimentos *in vitro* da contração em amostras de miocárdio em que, após uma curta pausa de estímulo elétrico, ao se retomar a estimulação, se nota uma contração mais vigorosa, em virtude da maior captação de cálcio pelo RS. Essa manobra experimental é denominada potenciação pós-pausa e tem papel fisiológico na potenciação pós-extrassistólica observada nesses tipos de arritmias cardíacas, como será discutido adiante. Em cardiomiócitos humanos, cerca de 75% do Ca^{2+} é ativamente removido pela SERCA, enquanto o trocador Na^+/Ca^{2+} sarcolemal (*Na+/Ca2+-Exchanger*, ou NCX) remove cerca de 25%; aproximadamente apenas 1% é removido pela bomba de Ca^{2+} sarcolemal ou para dentro das mitocôndrias. Em contraste, no miócito de pequenos roedores como ratos e camundongos, quase a totalidade do Ca^{2+} (aproximadamente 92%) é recaptada pela SERCA2a. Enquanto isso, apenas 7% é extraído pelo NCX e 0,5% pelos transportes restantes.

Dessa forma, é possível perceber que a participação individual de cada um desses componentes difere entre as principais espécies de mamíferos estudadas. Além disso, ainda pode mudar sob condições patológicas, como hipertrofia ou remodelamento miocárdico pós-infarto. É importante notar que a atividade da SERCA2a é normalmente inibida pelo fosfolambam, um polipeptídio integral da membrana do RS que se colocaliza com essa bomba de Ca^{2+} em uma associação física. O fosfolambam pode ser fosforilado em dois diferentes sítios e por diferentes quinases, condição na qual alivia a inibição sobre a SERCA2a. Sua fosforilação é considerada um mecanismo molecular fundamental na modulação da quantidade de Ca^{2+} armazenada pelo RS (influenciando a intensidade da contração muscular) e da velocidade de recaptação do Ca^{2+} durante o repouso (influenciando na eficiência do relaxamento muscular), como será visto adiante.

REGULAÇÃO DA CONTRATILIDADE MIOCÁRDICA

O músculo cardíaco é considerado um sincício funcional, visto que todas as fibras musculares sempre são ativadas na contração, em todos os batimentos cardíacos de uma vida inteira. Além disso, como o potencial de ação típico de uma célula ventricular dura aproximadamente o mesmo tempo que a contração, sendo bem mais longo (acima de 500 ms) que o da célula muscular esquelética (cerca de 10 ms), não é possível ocorrer a fusão de contrações sucessivas, com o surgimento de contrações mais intensas, denominadas contrações tetânicas. Dessa maneira, para o músculo cardíaco, não se pode regular a geração de força pelo recrutamento de mais fibras (somação espacial) ou, ainda, fundir contrações sucessivas (somação temporal), conforme ocorre no músculo esquelético.

Em última análise, a regulação da capacidade de geração de força no músculo cardíaco (denominada contratilidade, inotropismo ou estado inotrópico) só pode ser feita por alterações:

- Na disponibilidade do Ca^{2+} livre no mioplasma para interação com os filamentos contráteis
- Na sensibilidade desses miofilamentos ao Ca^{2+} disponível
- Na quantidade de pontes cruzadas formadas.

A partir de tal momento, o leitor deve partir do pressuposto de que, por conseguinte, qualquer meio de modulação do estado contrátil, seja um processo fisiológico, uma condição patológica ou uma intervenção terapêutica, atuará em um ou mais desses três mecanismos enumerados anteriormente. Além disso, qualquer evento ou condição que promova aumento da força e velocidade de contração será denominado por ter um efeito inotrópico positivo, enquanto a sua redução caracterizará um efeito inotrópico negativo.

Como o cálcio é o íon essencial envolvido tanto no processo de contração quanto no relaxamento miocárdico, naturalmente a interferência no seu ciclo entre os compartimentos extracelular, o RS e o mioplasma será um dos principais mecanismos de regulação do inotropismo. Diante do que se discutiu a respeito do acoplamento excitação-contração, depreende-se que o estado inotrópico será fortemente influenciado por agentes ou condições que tenham como alvo os diversos passos desse processo: entrada de Ca^{2+} através dos canais do tipo L; liberação de Ca^{2+} pelos RyR; ligação do Ca^{2+} à troponina C; atividade da miosina ATPase; função recaptadora da SERCA2a; ação inibitória do polipeptídio fosfolambam; e efluxo de Ca^{2+} por meio da membrana por seus diferentes transportadores.

Relação estiramento-tensão

A contração de um músculo depende da interação entre a miosina e a actina, sendo proporcional à quantidade de pontes cruzadas formadas. No coração hipertrofiado, ocorrem formação de novos sarcômeros e aumento na expressão das proteínas contráteis, aumentando o tamanho da célula. Isso tem como consequência o aumento da força gerada por cada cardiomiócito. Com o evento inicial que deflagra a hipertrofia, o músculo cardíaco precisa de tempo para que essas mudanças aconteçam adaptando-se a essas situações, sejam fisiológicas, sejam patológicas. Além do aumento da força de contração decorrente do processo hipertrófico, pode ocorrer um aumento do gasto de energia e da demanda de oxigênio e nutrientes.

No entanto, batimento a batimento, a força de contração do coração também varia pela modificação na quantidade de pontes cruzadas entre a miosina e a actina muito rapidamente, sem a produção de novos sarcômeros. Esse fenômeno está ligado ao grau de estiramento dos sarcômeros e à relação entre a tensão desenvolvida pelo cardiomiócito e seu estiramento. O estiramento do cardiomiócito aumenta a contração quando avaliado tanto *in vivo* quanto *in vitro*, sendo um mecanismo intrínseco para a regulação da contração cardíaca. Esse mecanismo envolve principalmente as interações actina-miosina, ou seja, no número de pontes cruzadas, bem como a variação da sensibilidade dos miofilamentos ao Ca^{2+} para que ocorra a contração (Figura 23.5).

As mudanças nas interações actina-miosina podem ser entendidas observando-se a Figura 23.5 A, que apresenta um esquema no qual o eixo Y (eixo vertical) exibe a porcentagem da força máxima e o eixo X (eixo horizontal), o comprimento do sarcômeros em micrômetros (μm). Acima, há a representação dessa justaposição entre os filamentos. Nessa figura, observa-se

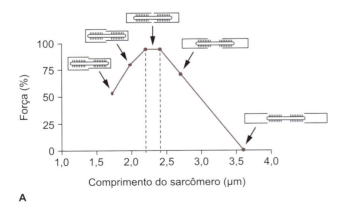 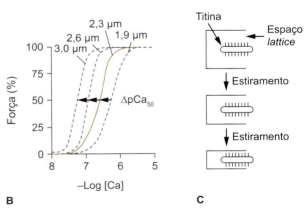

Figura 23.5 Relação tensão-comprimento na fibra miocárdica. **A.** O estiramento da fibra expõe seus sarcômeros a comprimentos crescentes, melhorando a disposição entre os miofilamentos até seu comprimento ideal (entre 2,05 e 2,25 μm), faixa em que há máxima sobreposição dos locais de ligação das pontes cruzadas. Quando a fibra é estirada além disso, menos locais de ligação no filamento fino ficam acessíveis às cabeças de miosina. **B.** O gráfico mostra curvas de contração de fibras miocárdicas descascadas (*skinned fibers*) em resposta a concentrações crescentes de cálcio sob diferentes comprimentos do sarcômero. O estiramento desloca as curvas para a esquerda: menores concentrações de Ca^{2+} são necessárias para conduzir a 50% da contração máxima (pCa$_{50}$), o que indica o aumento na sensibilidade dos miofilamentos. **C.** Hipótese de que o estiramento reduz a distância entre os miofilamentos (espaço *lattice*). Isso aumenta a possibilidade de formação das pontes cruzadas. Adaptada de Cazorla e Lacampagne (2011).

a faixa de comprimento ótimo para os sarcômeros (entre 2,05 e 2,25 μm), na qual há máxima interação entre a miosina e a actina. Isso forma um número máximo de pontes cruzadas e gera o máximo de força. Após 2,5 μm de comprimento dos sarcômeros, nota-se uma queda na geração de força máxima que aconteceria simplesmente porque o filamento grosso (miosina) não tem mais interação com o filamento fino (actina) e não estão mais sendo formadas as pontes cruzadas. Em outras palavras, em estiramentos excessivos há um menor contato entre os miofilamentos, o que reduz a força de contração.

Na Figura 23.5 B, observa-se que, quanto maior a concentração de Ca^{2+}, maior a contração do músculo cardíaco. Contudo, também se percebe que, quanto mais estirado (maior comprimento do sarcômero), menor é a concentração de Ca^{2+} necessária para alcançar 50% de sua contração máxima. Tal fato ilustra o aumento na sensibilidade nos miofilamentos ao Ca^{2+} disponível. Os exatos mecanismos moleculares subjacentes a essa mudança na sensibilidade derivada do estiramento ainda não são totalmente conhecidos, mas é possível haver envolvimento na fosforilação de proteínas contráteis e regulatórias e nas propriedades elásticas da titina. Finalmente, pode-se observar também que, conforme esquematizado na Figura 23.5 C, a redução do espaço *lattice*, que se dá com o estiramento das fibras, leva a um aumento na interação actina-miosina e à possibilidade de o Ca^{2+} se ligar à troponina C em determinada concentração desse íon. Ao considerar o conjunto, essa capacidade fundamental do coração é responsável pelo *mecanismo de Frank-Starling*, fenômeno essencial para a regulação do débito cardíaco. *In vivo*, a resposta do mecanismo de Frank-Starling ao estiramento pode ser observada principalmente nas condições de aumento do retorno venoso (como durante o exercício). Isso possibilita ao coração bombear qualquer volume de sangue recebido, batimento a batimento.

Alterações do ritmo e desenvolvimento de força

Além do estiramento, as alterações na frequência cardíaca podem modular a força de contração do músculo cardíaco, efeito que depende essencialmente das mudanças na $[Ca^{2+}]_i$. A relação entre o ritmo do coração e a contratilidade pode ser ilustrada por três situações: aumento da frequência de estímulos, contração após pausa no estímulo excitatório e depois de uma extrassístole.

Em situações fisiológicas, como o exercício físico, há um aumento da frequência cardíaca e, consequentemente, um aumento do bombeamento pelo coração. O mesmo pode ocorrer em elevações isoladas da frequência de estímulos, conforme percebido na Figura 23.6 A, após a ligação de um marca-passo para o coração de um cão. Esse fenômeno é denominado efeito escada (em inglês, *staircase effect*), efeito Treppe ou efeito Bowditch, descrito por Henry Bowditch em 1871.

No homem, a força desenvolvida pelo miocárdio pode facilmente ser duplicada ou mesmo triplicada em estados fisiológicos que aumentem a frequência de estímulos ao coração. A principal explicação pode residir no fato de que aumentos na frequência de despolarizações conduzem a um encurtamento da duração do ciclo contração-relaxamento, porém de maneira mais impactante sobre o período de relaxamento. Assim, há um maior influxo de Na^+ (fase 0 do potencial de ação cardíaco) e Ca^{2+} (fase 2) com relação a um menor tempo para a correção dessas mudanças por meio do transporte ativo do Na^+ e do Ca^{2+} para o meio extracelular (Na^+/K^+-ATPase e Ca^{2+}-ATPase no sarcolema, respectivamente).

Com o aumento na concentração intracelular de Na^+, reduz-se o gradiente para seu influxo, o que gerava força motriz para a troca entre o Na^+ extracelular e o Ca^{2+} intracelular (pelo trocador NCX) – isso contribui ainda mais para a elevação da $[Ca^{2+}]_i$. Entretanto, embora isso seja evidente em preparações isoladas do músculo cardíaco, nem sempre se pode notar essa relação tão evidente entre força-frequência no coração *in situ*. Isso decorre do fato de que grandes aumentos na frequência cardíaca reduzem de maneira significativa o tempo para o enchimento das câmaras ventriculares e, por conseguinte, para alcançar determinado volume ao fim da diástole. De acordo com a relação de Frank-Starling, isso reduz a geração de força, em razão do menor estiramento das fibras miocárdicas. O papel do aumento intracelular de Na^+ reduzindo a troca entre o Na^+ e o Ca^{2+} por meio do sarcolema sobre a geração de força pelo miocárdio também se evidencia em situações em que a função da bomba de sódio (Na^+-K^+-APTase) é reduzida.

Como demonstrado no gráfico da Figura 23.6 B, após curta interrupção do estímulo para a fibra cardíaca, nota-se no reestabelecimento do estímulo uma potenciação de sua contração. Esse fenômeno é comumente designado potenciação pós-pausa: nas células cardíacas normais, quanto maior o intervalo entre as contrações, maior é a contração pós-pausa. Isso ocorre por um aumento da concentração de Ca^{2+} recaptado pelo RS, durante a pausa, aumentando consequentemente a quantidade liberada para o mioplasma. Assim, na contração seguinte à pausa, a contratilidade é potencializada pela grande liberação de Ca^{2+} do RS.

As extrassístoles, como o próprio nome indica, são contrações adicionais, descompassadas, geralmente de menor intensidade, que surgem antes do tempo previsto para aquele determinado ritmo cardíaco. Embora o fenômeno do aumento da força contrátil que ocorre em batimento seguinte a uma extrassístole tenha sido observado há mais de 100 anos por Langendorff, somente Cooper, em 1993, denominou-o potenciação pós-extrassistólica. Sendo o período pós-extrassistólico em geral mais longo, o que possibilita maior enchimento ventricular, seria natural restringir a causa desse fenômeno ao mecanismo de Frank-Starling. Entretanto, como observado no gráfico da Figura 23.6 C, esse é um fenômeno também presente no miocárdio isolado e não depende exclusivamente do grau de estiramento das fibras (ou do enchimento ventricular). Como as extrassístoles acontecem quando o relaxamento e, consequentemente, a recaptação de Ca^{2+} para o RS ainda não foram completados, ocorre apenas uma menor saída desse íon (o que justifica a contração extrassistólica mais fraca). Por conseguinte, o Ca^{2+} residual no RS somado ao Ca^{2+} adicional recaptado durante o período mais longo até o próximo estímulo resulta em uma contração mais acentuada.

Regulação da contratilidade por mecanismos extrínsecos

Os mecanismos gerais de controle extrínseco da contratilidade envolvem modificações nos componentes ou nas características físico-químicas do meio que perfunde o miocárdio (p. ex.,

> O mecanismo de Frank-Starling demonstra que, quando ocorre aumento da pré-carga, como durante o exercício físico, que aumenta o retorno venoso, maior é a força contrátil do coração. Contudo, esse aumento ocorre até um limite, a partir do qual a força contrátil começa a decair, em função do distanciamento entre as proteínas contráteis nos sarcômeros dos cardiomiócitos que forem excessivamente distendidos por grande volume na câmara cardíaca, como o que ocorre em pacientes com insuficiência cardíaca que não mais conseguem ativar mecanismos de compensação.

mudanças no pH, hipoxia, hipopotassemia etc.) ou dependem da ligação de diferentes moléculas endógenas ou exógenas a seus respectivos receptores na membrana do cardiomiócito, que, em última instância, geram vias de modulação da cinética do Ca^{2+} (seja alterando sua disponibilidade, seja modificando a sensibilidade miofibrilar a esse íon).

Entre os principais mecanismos extrínsecos ao coração que regulam a contratilidade, pode-se dizer que a ação do tônus neural autonômico simpático sobre o miocárdio de trabalho merece especial destaque, tanto pela rapidez com que é feita quanto pela magnitude da sua resposta. A estimulação dos receptores beta-adrenérgicos acoplados a proteínas Gs (estimulatórias) pela norepinefrina liberada pela terminação simpática leva à ativação da enzima adenilato ciclase. O aumento citosólico do segundo mensageiro AMP cíclico (AMPc), produzido por essa enzima, ativa a proteína quinase A (PKA), que, por sua vez, fosforila inúmeros componentes importantes no acoplamento excitação-contração (canais para Ca^{2+} do tipo L, troponina I, fosfolambam e outros). A fosforilação dos canais do tipo L aumenta sua permeabilidade ao Ca^{2+}, contribuindo para maior liberação do Ca^{2+} estocado, enquanto a fosforilação do fosfolambam libera sua inibição sobre a SERCA2a. Isso possibilita que mais Ca^{2+} seja recaptado, estocado e, consequentemente, liberado na próxima contração.

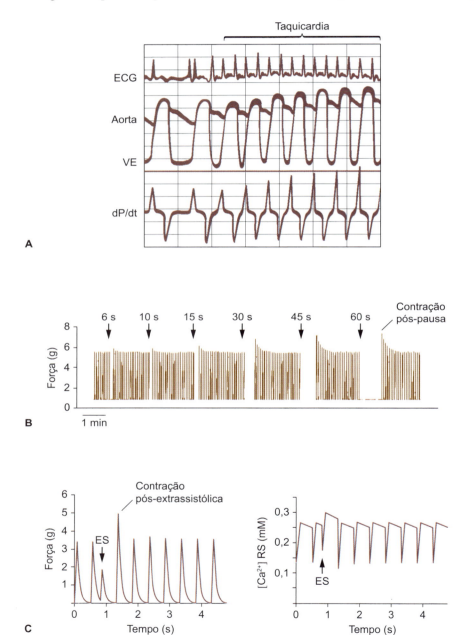

Figura 23.6 A. Registro obtido em cão que teve um eletrodo de marca-passo inserido no átrio direito para emitir estímulos elétricos entre os batimentos cardíacos espontâneos do animal (dobrando a frequência cardíaca). Foram avaliados o eletrocardiograma (ECG), as pressões aórticas e do ventrículo esquerdo (VE) e a taxa de variação de temporal da pressão (dP/dt), indicador do inotropismo miocárdico. Nota-se um aumento da dP/dt durante a instalação da taquicardia, o que caracteriza o efeito inotrópico positivo (efeito escada). **B.** Força isométrica desenvolvida por papilares de ratos em que o estímulo elétrico era desligado por períodos crescentes (pausas de 6 a 60 s). Nota-se que a contração após a pausa de estímulos é potencializada. O mesmo ocorre em **C**, para a contração avaliada após um estímulo adicional para indução da extrassístole (ES). Nota-se que a queda na concentração de Ca^{2+} no retículo sarcoplasmático (RS) é menor para a ES. Enquanto isso, uma maior quantidade deste íon é recaptada e liberada na contração extrassistólica. Adaptada de Franchini et al. (2008); Bocalini et al. (2012); Iribe (2006).

Em conjunto, esses eventos aumentam a força de contração, evidenciando o efeito inotrópico positivo da estimulação beta-adrenérgica. Enquanto isso, a fosforilação da troponina leva a modificações alostéricas, reduzindo a afinidade da subunidade C ao Ca^{2+}. Isso, somado a maior atividade da SERCA2a, acelera o relaxamento, caracterizando o efeito lusitrópico positivo também presente nessa estimulação.

Vale mencionar que, embora menos importante que a estimulação beta-adrenérgica, a noradrenalina pode interagir também com os receptores alfa-adrenérgicos cardíacos, que, por estarem acoplados a proteínas Gq, estimulam a fosfolipase C a produzir o segundo mensageiro IP_3 a partir de fosfolipídios da membrana. O aumento de IP_3 conduz à ativação de canais para Ca^{2+} dos RS sensíveis ao IP_3, com consequente estímulo inotrópico positivo, embora mais discreto e sem o efeito lusitrópico positivo da estimulação do receptor do tipo beta. Com relação aos efeitos do tônus vagal (parassimpático) sobre o coração, ainda que a ligação do seu neurotransmissor acetilcolina aos receptores muscarínicos expressos no miócito cardíaco possa ter efeito inotrópico negativo por reduzir a quantidade de AMPc (via proteína G inibitória), o efeito da estimulação parassimpática diretamente sobre a contratilidade é desprezível. Isso porque a inervação vagal é praticamente restrita aos nódulos sinusal e atrioventricular e ao miocárdio atrial. Entretanto, deve-se lembrar que as mudanças na frequência cardíaca promovidas por maior ou menor tônus vagal podem, indiretamente, influenciar a contratilidade.

Além da estimulação beta-adrenérgica e do estiramento (mecanismo de Frank-Starling), outros eventos fisiológicos ou fisiopatológicos podem afetar a contratilidade por modificar a responsividade dos miofilamentos ao Ca^{2+}, como no caso das alterações no fosfato inorgânico (Pi) e do pH intracelular. Os níveis intracelulares de Pi são mantidos baixos em condições normais, mesmo que sejam produtos contínuos de todas as ATPases presentes na célula. Esse controle é feito principalmente por sua utilização para a produção de ATP na fosforilação oxidativa pelas mitocôndrias. Em situações em que o Pi se acumula, seja por produção exacerbada, seja por redução da fosforilação oxidativa (p. ex., na hipoxia), há um significativo déficit na produção de força para uma dada $[Ca^{2+}]_i$. A principal hipótese para esse fenômeno é que, como a geração de força frente ao aumento de Ca^{2+} sarcoplasmático depende da formação das pontes cruzadas, e a ligação da cabeça de miosina com a actina segue com a liberação do ADP e Pi, a elevada concentração de Pi inibe tal sentido da reação química (actina + miosina-ADP-Pi → actomiosina + ADP + Pi). Assim, reduz o número de pontes cruzadas formadas. Além disso, as situações em que o pH intracelular se reduz (p. ex., acidose ou isquemia miocárdica) cursam com diminuição da responsividade dos miofilamentos ao Ca^{2+}. Tal fato ocorre não só por diminuir o número de pontes cruzadas mas também por reduzir a força média produzida pelas pontes. Em última análise, para uma mesma quantidade de Ca^{2+} livre e/ou APT consumido, menor força é gerada. Evidências indicam que pelo menos parte do mecanismo depende do fato de o H^+ competir pelo Ca^{2+} pelo mesmo sítio da TnC.

Com relação aos hormônios circulantes com efeitos inotrópicos, destacam-se as catecolaminas, a angiotensina II, a endotelina-1 e o hormônio tireoidiano. Tanto a norepinefrina quanto a epinefrina liberadas pela medula adrenal frente à estimulação simpática são capazes de se ligar a receptores alfa e beta-adrenérgicos no miocárdio, produzindo os efeitos inotrópicos positivos já descritos. Ademais, os principais receptores cardíacos para a angiotensina II e a endotelina-1 estão acoplados à proteína Gq, que,

por sua vez, assim como a ativação alfa-adrenérgica, tem efeito inotrópico positivo principalmente por aumentar o influxo transarcolemal de Ca^{2+} e sua liberação pelo RS por meio dos receptores de IP_3. Assim como mencionado para a estimulação alfa-adrenérgica, esses agentes também exercem menores efeitos inotrópicos positivos que a estimulação beta-adrenérgica, pois a importância do receptor de IP_3 comparada com o RyR é bem menor, além de não terem efeito lusitrópico. Finalmente, vale destacar a ação dos hormônios tireoidianos que, quando em altas concentrações, aumentam o tônus simpático sobre o coração, bem como, por vias genômicas (expressão de proteínas) e não genômicas (ativação de quinases), conduzem a estímulo inotrópico. Isso altera a atividade da SERCA2a e do NCX e a expressão da isoforma α da cadeia pesada da miosina (de maior atividade ATPásica).

Ação de substâncias com efeito inotrópico positivo | Agentes inotrópicos

De maneira simplificada, um agente inotrópico é qualquer medicamento capaz de aumentar a geração de força pelo miocárdio, sendo que na prática clínica três grandes classes de fármacos exercem esses efeitos: as catecolaminas de ação cardiotônica, os inibidores seletivos da fosfodiesterase e os glicosídeos cardíacos. A estimulação farmacológica do estado inotrópico tem sido amplamente utilizada para tratar a disfunção cardíaca aguda e crônica, com o objetivo de aumentar a ejeção de sangue para a circulação sistêmica ou mesmo manter sustentada a pressão arterial em níveis mínimos compatíveis com a homeostase circulatória. Em situações hemodinamicamente instáveis, mesmo com algum grau de doença cardíaca estrutural, o suporte pressórico que os agentes inotrópicos positivos podem exercer é imprescindível na manutenção da perfusão tecidual. De maneira geral, os agentes inotrópicos atuam essencialmente pelos mecanismos já descritos anteriormente.

As catecolaminas e os simpatomiméticos* sintéticos representam os principais agentes de escolha no suporte inotrópico e vasomotor, por meio de sua interação com receptores adrenérgicos. Evidentemente, para seus efeitos cardíacos, os receptores do tipo beta são os mais importantes. Suas formas endógenas (dopamina, adrenalina e noradrenalina) são liberadas como hormônios ou neurotransmissores, mas também administradas como fármacos, influenciando uma infinidade de funções fisiológicas. Entretanto, as formas sintéticas (dobutamina e isoproterenol) foram projetadas para atingir receptores específicos que resultem em efeitos principalmente hemodinâmicos. Empregadas no tratamento do choque e da disfunção miocárdica, principalmente nas unidades de terapia intensiva, a heterogeneidade dos efeitos resulta das diferenças na estrutura molecular com maior especificidade para os diferentes tipos de receptores sensíveis às catecolaminas: receptores alfa-adrenérgicos, beta-adrenérgicos e dopaminérgicos. A rigor, o aumento do inotropismo cardíaco decorrente do aumento do AMPc deve ser acompanhado também, conforme o agente inotrópico e os receptores sensíveis a ele, de vasodilatação periférica pelo efeito relaxante que a elevação do AMPc causa no músculo liso vascular. Isso porque, como será observado no estudo dos determinantes do débito cardíaco, a vasodilatação periférica reduz a carga de trabalho para o coração, o que contribui ainda mais para facilitar sua função de bomba. Em contrapartida, em casos de disfunção cardíaca acompanhada de choque vasomotor e hipotensão, um agente

---

* Os agentes simpatomiméticos são substâncias, endógenas ou não, capazes de mimetizar os efeitos produzidos pela estimulação simpática por agirem nos receptores α e/ou β presentes nas células-alvo.

inotrópico ideal deveria remeter tanto a um efeito inotrópico quanto a um vasopressor.

As bipiridinas, ou inibidores seletivos da fosfodiesterase, são uma classe de agentes inotrópicos positivos com propriedades vasodilatadoras que surgiram na década de 1980 indicados para disfunção cardíaca. O mecanismo de ação baseia-se na inibição da hidrólise do AMPc mediada pela fosfodiesterase III, o que aumenta sua biodisponibilidade, conduzindo ao efeito inotrópico no músculo cardíaco e ao relaxamento do músculo liso vascular. Uma vantagem dessa classe com relação às catecolaminas reside no fato de a estimulação prolongada dos receptores beta-adrenérgicos pelas catecolaminas pode levar à redução da densidade deles (*downregulation*) e à consequente redução dos efeitos desejados. Já com os inibidores de fosfodiesterase esse fenômeno não seria observado. Todavia, o entusiasmo inicial na utilização terapêutica de tais agentes foi atenuada por estudos que demonstraram ausência de eficácia e segurança em seu uso a longo prazo. Atualmente, algumas formulações têm sido boas escolhas basicamente na insuficiência cardíaca aguda ou crônica descompensada e na terapia intensiva.

Os glicosídeos cardíacos constituem uma classe de agentes inotrópicos que, ao contrário dos agentes descritos anteriormente, aumentam os níveis de Ca^{2+} citosólico por meio de mecanismos não relacionados com o AMPc. A digoxina, a digitoxina e a ouabaína são extraídas das plantas *Digitalis purpurea*, *Digitalis lanata* e *Acokantera ouabaia*, respectivamente, e capazes de reduzir o bombeamento de Na^+ para o meio extracelular pela Na^+/K^+-ATPase. Assim como para os aumentos de frequência cardíaca, o acúmulo intracelular de Na^+ reduz a troca Na^+/Ca^{2+} com consequente permanência desse íon no interior da célula, o qual pode ser recaptado para o RS e participar do aumento da geração de força. Há mais de dois séculos os glicosídeos cardíacos são utilizados no tratamento da disfunção cardíaca, sendo a digoxina o digitálico mais comum na prática clínica. Entretanto, curiosamente a dose de que se obtém efeitos benéficos é inferior ao nível necessário para promoção do efeito inotrópico direto. Isso ocorre porque esses fármacos também são capazes de aumentar a sensibilidade dos barorreceptores periféricos e estimular diretamente os centros vagais no sistema nervoso central, provavelmente corrigindo a disfunção autonômica característica nesses pacientes.

REMODELAMENTO CARDÍACO E SEUS IMPACTOS SOBRE A MECÂNICA CARDÍACA

O remodelamento miocárdico é o conjunto de modificações gênicas, moleculares, celulares e intersticiais que ocorrem no miocárdio e se expressam por alterações do tamanho, da forma e da função do coração submetido a determinado estresse ou sobrecarga de trabalho. Para entender o impacto de modificações na forma do coração sobre sua capacidade de bombeamento, deve-se considerar que a lei de Laplace também pode ser aplicada à câmara cardíaca. De acordo com a relação de Laplace, a força na parede (F) é diretamente proporcional à pressão intracavitária (P) e ao raio da cavidade (R) e inversamente proporcional à espessura da parede (h), podendo ser expressa de maneira simplificada pela equação:

$$F = P \times R/2\,h.$$

Considerando que a função primordial do coração é gerar pressão a fim de promover ejeção de sangue para a circulação, quaisquer modificações na capacidade de proporcionar força, ou, ainda, no raio e na espessura das suas cavidades, conduzirão a mudanças para gerar pressão. Então, com o insulto cardíaco ou sob regimes de sobrecarga, podem ocorrer alterações no raio da cavidade e da espessura da parede por hipertrofia, e consequentemente a relação de Laplace é modificada. A hipertrofia miocárdica é a base estrutural do sinal clínico do remodelamento mais facilmente detectável na prática médica: a cardiomegalia. Dependendo do estímulo para o remodelamento, percebe-se uma modificação típica do padrão de hipertrofia cardíaca (Figura 23.7): as sobrecargas

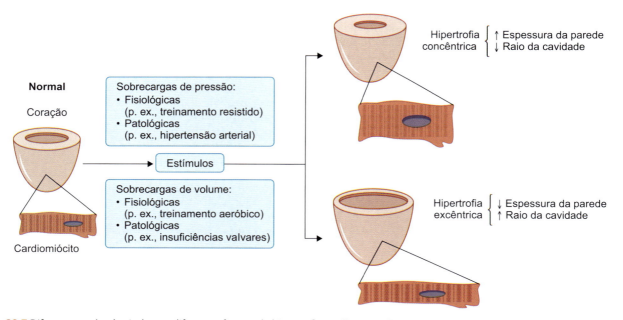

Figura 23.7 Diferentes estímulos induzem diferentes formas de hipertrofia cardíaca. A sobrecarga de pressão causa espessamento da parede do ventrículo esquerdo pela adição de sarcômeros em paralelo e resulta em hipertrofia concêntrica. A sobrecarga de volume induz um aumento na massa muscular por meio da adição de sarcômeros em série e resulta em hipertrofia excêntrica. Utilizando-se a lei de Laplace e transpondo-se seus termos, pode-se compreender que uma cavidade dilatada (raio aumentado) é pouco eficiente, ou muito onerosa, na geração de pressão. Por sua vez, a redução de raio e o aumento da espessura na hipertrofia concêntrica, *a priori*, caracterizam-se como uma adaptação benéfica para a ejeção ventricular. Adaptada de Bernardo *et al.* (2010).

de pressão conduzem à maior espessura da parede miocárdica e à redução relativa da cavidade, comumente denominada hipertrofia concêntrica. Enquanto isso, as sobrecargas de volume conduzem à dilatação da cavidade, denominada hipertrofia excêntrica. Novamente observando os componentes da relação de Laplace, tais circunstâncias caracterizadas por aumento/redução da espessura da parede ou da cavidade carreiam implicações funcionais que podem favorecer ou prejudicar, de forma crítica, a capacidade de os ventrículos gerarem pressão. Assim, vale relembrar que o remodelamento cardíaco pode ser benéfico, ou seja, tendo efeito compensatório sobre o estado de maior exigência, como aquele representado pelas mudanças importantes de tamanho, estrutura e função no desenvolvimento gestacional do sistema cardiovascular ou a hipertrofia cardíaca consequente ao exercício físico. Contudo, tais alterações e rearranjos das estruturas cardíacas também podem ter efeito adverso ou mal adaptado, levando à deterioração da função de bomba, como nos casos de remodelamento após infarto, na hipertensão arterial crônica, nas valvulopatias e na doença de Chagas.

Vias hipertróficas fisiológicas e patológicas

Após o evento que o engatilha, o processo de remodelamento ocorre em nível celular e subcelular, com modificações significativas no fenótipo das células do tecido cardíaco, mas de forma mais extraordinária na sua célula fundamental, o cardiomiócito. Essas alterações podem ser no tamanho e na forma da célula, refletidos pela hipertrofia miocitária, no seu metabolismo energético, nos mecanismos envolvidos na contração e relaxamento e na regulação da sobrevida e da renovação celular. Em última análise, todos esses aspectos levarão a impactos sobre a função mecânica da câmara cardíaca e são mostrados em resumo no esquema da Figura 23.8.

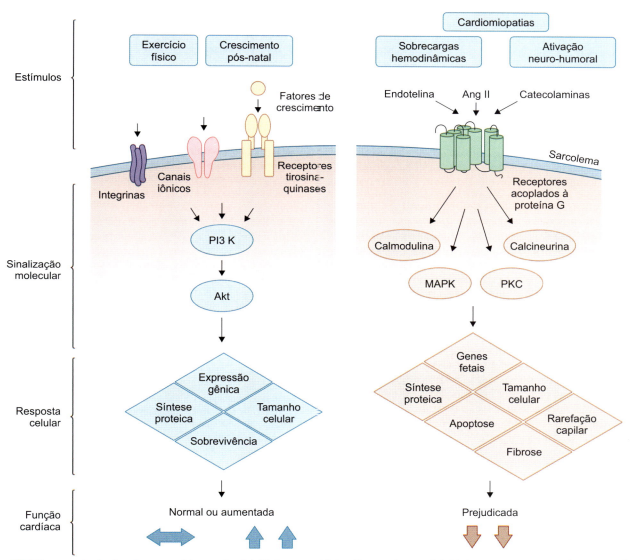

Figura 23.8 Cascatas de sinalização para as hipertrofias fisiológica e patológica. No crescimento fisiológico, que ocorre normalmente no desenvolvimento pós-natal ou por treinamento físico, tem-se a ativação da fosfatidilinositol-3 quinase (PI3 K) seguida de Akt, e as respostas celulares são maior expressão gênica, síntese de proteínas e aumento do tamanho celular com função cardíaca normal ou aumentada. Já no crescimento patológico, o estímulo inicial conduz à liberação de angiotensina II (Ang II), endotelina ou catecolaminas e seus efeitos através dos respectivos receptores acoplados à proteína G. As cascatas ativadas contemplam a ação de mediadores, como as proteínas quinases ativadas por mitógeno (MAPK), a proteína quinase C (PKC), a calmodulina e a calcineurina. Nas respostas celulares, ocorrem síntese alterada de proteínas, aumento do tamanho da célula, expressão de genes fetais, morte celular e fibrose tecidual, associados normalmente a um prejuízo da função cardíaca. Adaptada de Bernardo et al. (2010).

Nas alterações moleculares associadas ao remodelamento e à hipertrofia cardíaca, tem destaque a via de sinalização ativada durante o crescimento do coração em processos benéficos: a PI3 K-Akt. Essa cascata, que pode ser iniciada pela ligação do IGF1 (fator de crescimento 1 derivado da insulina) ao seu receptor, estimula a PI3 K (fosfatidilinositol-3 quinase). Esta, por sua vez, ativa a Akt (também denominada PKB ou proteinoquinase B) e é a via da hipertrofia chamada fisiológica (p. ex., ativada pelo treinamento físico). Sabe-se que a família Akt está envolvida em vários processos celulares, como sobrevida, ciclo celular, metabolismo e síntese de proteínas. Estudos em camundongos *knockout* para o gene *Akt1* sugerem que a Akt1 é necessária para a hipertrofia fisiológica, mas não para o crescimento cardíaco patológico. Isso porque os camundongos AKt1-*knockout* não desenvolveram hipertrofia por exercício após o treinamento por natação, mas sofreram hipertrofia cardíaca frente à sobrecarga de pressão. Todavia, existem evidências sugerindo que essa via também pode ser ativada durante a fase compensada da hipertrofia em resposta a um insulto patológico. De qualquer maneira, esse padrão de sinalização tem sido demonstrado primordialmente como cardioprotetor em resposta ao estresse por numerosos mecanismos, incluindo promoção do crescimento adaptativo do cardiomiócito, proteção contra disfunção mitocondrial e geração de espécies reativas de oxigênio, sobrevida e redução de apoptose no cardiomiócito, além de angiogênese e atenuação da fibrose para o tecido miocárdico.

Por sua vez, a hiperestimulação de outras vias, em destaque aquelas que dependem do aumento de Ca^{2+} (calcineurina, calmodulina e proteína quinase C) e das proteínas quinases ativadas por mitógenos (MAPK), tem ação no desenvolvimento da hipertrofia cardíaca no remodelamento adverso, conhecida como hipertrofia patológica. Na hipertrofia patológica, os estímulos iniciais podem ser por cardiomiopatias, sobrecargas hemodinâmicas ou mesmo ativação neuro-humoral, presente em situações patológicas que levam à liberação supranormal de angiotensina II, endotelina-1 e norepinefrina (NE). Ao se ligarem a seus respectivos receptores acoplados a proteína G, ativam determinados segundos mensageiros, a maioria deles relacionados com o Ca^{2+} intracelular. De fato, o Ca^{2+} tem papel central no controle da função contrátil e no crescimento cardíaco. As melhores descrições de proteínas de sinalização dependente de Ca^{2+} são a calcineurina e a proteína quinase dependente de Ca^{2+}/calmodulina (CaMKII). A calcineurina desfosforila o fator de transcrição de células T ativadas pelo fator nuclear (NFAT), que promove a translocação nuclear e a ativação de transcrição gênica. A calcineurina é uma proteína conhecidamente ativada em pacientes com hipertrofia e insuficiência cardíaca. A CaMKII é ativada pelo estresse oxidativo e induz hipertrofia cardíaca e disfunção mitocondrial e tem papel na transição do coração hipertrofiado para o coração insuficiente. Em geral, os efeitos finais das vias ativadas durante as condições patológicas são hipertrofia do músculo cardíaco não acompanhada de crescimento vascular (relativa redução da densidade capilar), reativação de genes fetais e mudança no padrão de expressão de proteínas importantes no acoplamento excitação-contração e na eletrofisiologia do cardiomiócito, ativação de apoptose e alterações no metabolismo celular, disfunção mitocondrial e fibrose intersticial.

BIBLIOGRAFIA

Bernardo BC, Weeksa KL, Pretoriusa L, McMullen JR. Molecular distinction between physiological and pathological cardiac hypertrophy: experimental findings and therapeutic strategies. Pharmacol Ther. 2010;128:191-227.

Bers DM. Cardiac excitation-contraction coupling. Nature. 2002; 415:198-205.

Bocalini DS, Santos L, Antonio EL, Santos AA, Davel AP, Rossoni LV, et al. Remodelamento miocárdico após grandes infartos converte potenciação pós-pausa em decaimento da força em ratos. Arq Bras Cardiol. 2012;98(3):243-51.

Cazorla O, Lacampagne A. Regional variation in myofilament length-dependent activation. Pflügers Arch. 2011;462(1):15-28.

Franchini KG, Santos L, Tucci PJF. Patogenia e Fisiopatologia da Hipertrofia Cardíaca. In: Serrano Jr. CV, Timerman A, Stefanini E, organizadores. Tratado de cardiologia Socesp. 2. ed. v. 1. São Paulo: Manole; 2008. p. 190-204.

Francis GS. Pathophysiology of chronic heart failure. Am J Med 2001;110 (Suppl) 7A:37S-46S.

Iribe G, Kohl P, Noble D. Modulatory effect of calmodulin-dependent quinase II (CaMKII) on sarcoplasmic reticulum Ca2+ handling and interval–force relations: a modelling study. Philos Trans A Math Phys Eng Sci. 2006.15;364(1842):1107-33.

Klabunde RE. Cardiovascular physiology concepts. 2. ed. Philadelphia: Lippincott Williams & Wilkins; 2012.

Latifi S, Lidsky K, Blumer JL. Pharmacology of inotropic agents in infants and children. Prog Pediatr Cardiol. 2000;12(1):57-79.

Opie LH. Heart physiology: from cell to circulation. 4. ed. Philadelphia: Lippincott Williams & Wilkins; 2013.

Silverthorn DU. Human physiology: an integrated approach. London: Pearson; 2009.

Tham YK, Bernardo BC, Oii JYY, Weeks KL, McMullen JR. Pathopysiology of cardiac hypertrophy and heart failure: signaling pathways and novel therapeutic targets. Arch Toxicol. 2015:89;1401-38.

Vassallo DV, Lima EQ, Campagnaro P, Faria AN, Mill JG. Mechanisms underlying the genesis of post-extrasystolic potentiation in rat cardiac muscle. Braz J Med Biol Res. 1995;28(3):377-83.

Warwick R, Williams PL, editors. Gray's anatomy. 35. ed. Philadelphia: W.B. Saunders; 1973.

24
Eletrocardiograma

Adriano Meneghini • Neif Murad • Antonio Carlos Palandri Chagas

Introdução, 259

Willem Einthoven e o galvanômetro de corda, 260

Ativação elétrica do coração, 260

Doze derivações convencionais
do eletrocardiograma, 262

Sistema hexaial das derivações
do plano frontal, 264

Análise do eletrocardiograma normal, 264

Cálculo da frequência cardíaca, 266

Arritmia sinusal ou arritmia respiratória, 267

Bibliografia, 268

INTRODUÇÃO

Embora o médico e físico italiano Luigi Galvani (1737-1798) e o também físico italiano Alessandro Volta (1745-1827) tenham realizado importantes contribuições para o conhecimento da bioeletricidade e da eletricidade, respectivamente, no fim do século 18, foi apenas no início do século 19 que se iniciaram os estudos da eletrofisiologia humana. Coube ao físico e neurofisiologista italiano Carlo Matteucci (1811-1868) em 1842, utilizando uma preparação experimental de nervo/músculo de pernas de sapos conhecida como *rheoscopic frog*, demonstrar que uma corrente elétrica aplicada na superfície de um músculo era capaz de provocar a contração de todos os músculos que estivessem em contato com o músculo estimulado. Tal fato foi observado também no músculo cardíaco. Em 1843, o fisiologista alemão Emil Du Bois-Reymond (1811-1868), aprimorando os achados das pesquisas de Matteucci, registrou a existência de uma corrente elétrica de repouso em células musculares. Assim, demonstrou que esta corrente diminuía quando o músculo era estimulado. A essa variação elétrica negativa, Du Bois-Reymond chamou de potencial de ação muscular.

Em 1856, o fisiologista suíço Rudolph Von Köelliker (1817-1905), com o fisiologista alemão Heinrich Müller (1820-1864), demonstrou que tais flutuações de corrente de repouso podiam ser registradas no coração de sapos vivos, provando que cada contração cardíaca era precedida de uma flutuação negativa da corrente elétrica. Seus achados possibilitaram concluir que a ativação elétrica precedia a contração ventricular, o que reforça os achados iniciais de Reymond.

Em 1878, o fisiologista inglês Sir John Scott Burdon Sanderson (1829-1905), com o químico inglês Frederick J. M. Page (1848-1907), utilizando o eletrômetro capilar de mercúrio, inventado por Gabriel Lippmann (1845-1921) em 1873, para registrar a atividade elétrica em corações de sapo, descreveu que cada contração cardíaca era acompanhada de uma variação elétrica que consistia em duas fases. A primeira era uma alteração inicial de curta duração, em que o ápice se torna positivo. Já na segunda fase, mais longa, o ápice tende à negatividade. Esta é considerada a primeira descrição dos fenômenos de despolarização e repolarização ventricular. Anos mais tarde, Sanderson e Page publicaram vários traçados da atividade elétrica do coração de sapos, registrados por meio do eletrômetro capilar de mercúrio e que mostravam as ondulações positivas e negativas anteriormente descritas.

Em 1887, o fisiologista inglês Augustus Desiré Waller (1856-1922), utilizando o eletrômetro capilar de mercúrio, fez o primeiro registro eletrocardiográfico em humanos com eletrodos colocados na superfície corporal em seu laboratório localizado no Saint Mary Hospital em Londres.

Ao ligar eletrodos colocados nas faces anterior e posterior do tórax de um homem ao eletrômetro capilar, Waller demonstrou que cada batimento cardíaco era acompanhado de uma variação elétrica. Ele também mostrou que a atividade elétrica do coração precedia a contração cardíaca, excluindo a possibilidade de que a gravação fosse um artefato causado por "uma forma de alteração mecânica de contato entre os eletrodos e a parede torácica causada pelo impulso cardíaco". Waller passou mais de 1 ano analisando seus estudos sobre a eletrocardiografia humana antes de relatar seus resultados em 1887. Como seria de se esperar de um fisiologista, Waller focou sua atenção nos aspectos teóricos da eletrocardiografia, mostrando pouco interesse em usar a técnica clinicamente. Na verdade, enquanto reconhecia o avanço tecnológico do eletrômetro capilar como um instrumento de pesquisa, ele postulou que "as dificuldades técnicas para a realização do eletrocardiograma são tão grandes que torna proibitiva sua utilização na prática clínica" (Besterman, 1979).

Os estudos de Waller foram fundamentais para o desenvolvimento da eletrocardiografia. Uma de suas observações mais interessantes foi que não era necessário aplicar os eletrodos no tórax do paciente: "se as duas mãos ou uma mão e um pé forem imersos em dois recipientes cheios de solução salina e estes forem ligados aos dois lados do eletrômetro capilar, a coluna de mercúrio mover-se-á a cada contração do coração" (Waller, 1887) – embora o registro apresentasse menor amplitude do que quando os eletrodos eram conectados ao tórax.

WILLEM EINTHOVEN E O GALVANÔMETRO DE CORDA

O médico e fisiologista alemão Willem Einthoven (1860-1927) observou Waller demonstrar sua técnica de registro do impulso elétrico do coração no Primeiro Congresso Internacional de Fisiologia, realizado na Basileia, na Suíça, em 1889. Os achados de Waller estimularam Einthoven e outros fisiologistas a prosseguirem nessa linha de pesquisa. Três anos após a demonstração de Waller, os fisiologistas ingleses Sir William Maddock Bayliss (1860-1924) e Ernest Henry Starling (1866-1927), da University College, em Londres, publicaram o resultado de suas pesquisas sobre a atividade elétrica do coração registrada pelo eletrômetro capilar de Lippmann. Com o uso de um poderoso microscópio de projeção, conseguiram identificar três deflexões separadas (mais tarde denominadas P, QRS e T) nos seus traçados, enquanto Waller havia identificado apenas duas.

Durante o ano de 1890, Einthoven concentrou suas pesquisas sobre a atividade elétrica do coração. Reconhecendo a limitada frequência de resposta do eletrômetro capilar de Lippmann, utilizou fórmulas matemáticas e físicas complexas para melhorar a qualidade dos seus registros. Einthoven foi bem-sucedido na obtenção de gravações de frequência mais elevadas registradas pelo eletrômetro e concluiu que cada contração cardíaca apresentava cinco desvios elétricos distintos. Em seu primeiro artigo sobre o assunto, publicado em 1895, Einthoven incluiu desenhos desses desvios que ele mesmo chamou de deflexões P, Q, R, S e T. Sua escolha por essas letras não foi arbitrária: obedecia a uma tradição matemática herdada do século 17, iniciada pelo físico e matemático francês René Descartes (1596-1650), que em 1637 se tornou o primeiro matemático a utilizar letras para representar números e pontos em cálculos, criando o conceito de geometria analítica. Em seus trabalhos, Descartes utilizou as séries de letras A-B-C, G-H-I, K-L-M-N e P-Q-R para ilustrar seus diagramas sobre a refração da luz.

Apesar das várias tentativas de melhorar a qualidade dos registros obtidos com o eletrômetro capilar Lippmann, Einthoven concluiu que o instrumento tinha frequência precária, o que limitava sua utilização para o estudo da eletrofisiologia cardíaca, mesmo tendo registrado os eletrocardiogramas de vários voluntários por meio dessa técnica (Figura 24.1). Einthoven voltou, então, sua atenção para um instrumento que poderia ser mais adequado para sua pesquisa. Em 1901, ele aprimorou, de modo independente, o galvanômetro de corda inventado em 1897 pelo engenheiro francês Clément Ader (1841-1925). O dispositivo de Einthoven não só apresentava características próprias, como também superioridade técnica com relação ao aparelho inventado por Ader, sendo o primeiro a relatar seu uso em eletrocardiografia nos anos seguintes. Seu artigo publicado em 1902, citado em um livro do médico holandês Samuel Siegmund Rosenstein (1832-1906), incluía o primeiro eletrocardiograma registrado com a utilização do galvanômetro de corda, dando início à eletrocardiografia moderna.

ATIVAÇÃO ELÉTRICA DO CORAÇÃO

Para entender os registros eletrocardiográficos, são necessários alguns conceitos de eletrofisiologia cardíaca. O eletrocardiograma (ECG) representa o registro da atividade elétrica do coração no domínio do tempo. No sistema cartesiano de registro do ECG, o tempo está representado no eixo X, em milésimos de segundo (ms), e a magnitude (amplitude elétrica) no eixo Y, em milésimos de volts (mV). A atividade elétrica do coração é registrada considerando-se dois planos elétricos ortogonais, o frontal e o horizontal. No plano frontal, o conjunto de derivações utilizado para registro do ECG é formado pelas derivações bipolares DI, DII e DIII, que revelam a diferença de potencial entre dois polos exploradores (polo positivo e negativo) especificamente: a diferença de potencial entre o braço direito e o braço esquerdo (DI), entre o braço

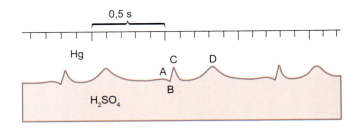

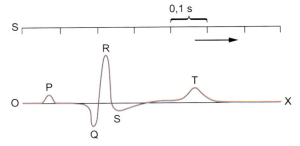

Figura 24.1 Registro eletrocardiográfico obtido por Einthoven. Fonte: Einthoven (1903).

esquerdo e a perna esquerda (DII), entre a perna esquerda e o braço esquerdo (DIII) e pelas derivações unipolares do braço esquerdo (aVL), do braço direito (aVR) e da perna esquerda (aVF), que indicam o potencial elétrico (polo positivo) a partir de pontos localizados nas extremidades dos membros (Figuras 24.2 e 24.3).

No plano horizontal, as derivações são exclusivamente unipolares. Os eletrodos exploradores (polo positivo) são colocados na face anterior do tórax e registram a atividade elétrica a partir de pontos específicos, denominados V1, V2, V3, V4, V5 e V6 (Figura 24.4).

A ativação elétrica do coração é representada por um vetor cuja ponta (seta) representa a carga positiva e a cauda a carga negativa. Quando o vetor de ativação celular apontar para o polo positivo de uma derivação (eletrodo explorador), este inscreverá uma deflexão positiva no traçado eletrocardiográfico. Quando o vetor de ativação apontar para o polo negativo, inscreverá uma deflexão negativa no traçado. No registro eletrocardiográfico, quanto maior a amplitude da deflexão registrada (positiva ou negativa), maior será a massa ventricular ativada pelo vetor de despolarização e, quanto maior a duração de cada deflexão, maior será o tempo necessário para o estímulo percorrer as estruturas musculares relacionadas (Figura 24.5).

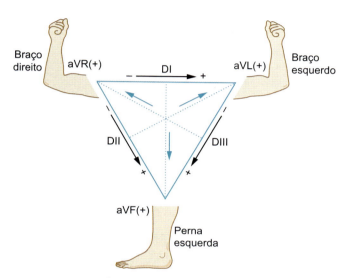

Figura 24.2 Derivações do plano frontal (triângulo de Einthoven).

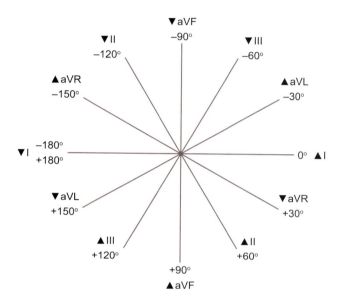

Figura 24.3 Sistema hexaxial de derivações no plano frontal.

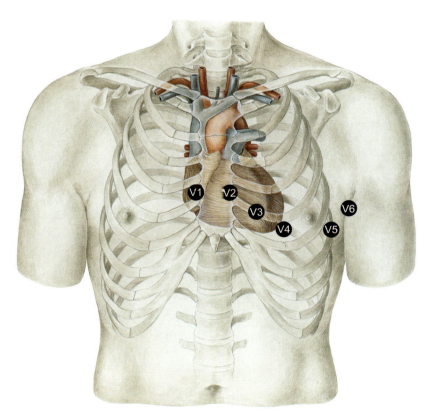

Figura 24.4 Derivações do plano horizontal.

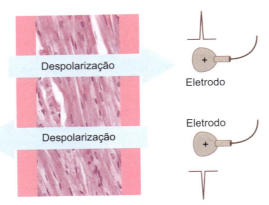

Figura 24.5 Registro da ativação cardíaca.

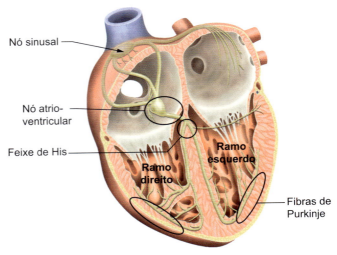

Figura 24.6 Sistema de condução cardíaco.

Entre a origem da ativação cardíaca nas células especializadas do nó sinusal (NS) e a contração ventricular propriamente dita, existe um atraso fisiológico, a fim de possibilitar que as estruturas contráteis realizem suas atividades de maneira organizada e sinérgica. O NS, localizado no átrio direito, próximo à desembocadura da veia cava superior, tem a função de ser um marca-passo cardíaco fisiológico. Os estímulos oriundos do NS, responsáveis pelo início da ativação elétrica do coração, percorrem três vias preferenciais, o feixe internodal anterior (FIA), o feixe médio (FIM) e o feixe posterior (FIP), na direção do nó atrioventricular (NAV); e o feixe de Bachman (FB), derivado do feixe internodal anterior, localizado entre a veia cava superior (VCS) e a aorta ascendente (AO-ASC), considerado a principal via de ativação do átrio esquerdo. A ativação dos átrios inscreve a onda P no ECG de superfície.

O estímulo elétrico chega então ao NAV, responsável pelo retardo fisiológico da ativação elétrica do coração, inscrevendo o intervalo PR no traçado eletrocardiográfico. O intervalo que compreende a inscrição da onda P e o segmento PR é chamado de intervalo PRi. Uma vez superado o NAV, o estímulo elétrico percorre o feixe de His comum e seus sub-ramos, direito e esquerdo. A ativação dos ventrículos inicia-se pelo ramo esquerdo (RE), particularmente pelo fascículo anterossuperior do ramo esquerdo (FAS-E), seguida da ativação do ramo direito (RD), do fascículo anteromedial esquerdo (FAM-E) e do fascículo posteroinferior esquerdo (FPI-E). Em seguida, alcança as fibras de Purkinje (FP) dispostas no endocárdio ventricular (Figura 24.6). O registro elétrico dessa complexa sequência de despolarização ventricular caracteriza o complexo QRS. A repolarização atrial está inserida dentro do intervalo PR, não sendo possível seu registro no ECG de superfície. A repolarização ventricular é registrada pelo segmento ST, linha de base que se segue ao complexo QRS e pela onda T no registro eletrocardiográfico de superfície.

A ativação elétrica dos cardiomiócitos ocorre no sentido longitudinal da membrana celular, de célula para célula no sentido do endocárdio para o epicárdio, promovendo o processo excitação-contração por meio do acoplamento dos filamentos de actina e miosina na presença do íon cálcio, no interior do sarcômero. Essa sequência é captada de maneira relativamente simples utilizando-se o ECG de superfície (Figura 24.7).

O traçado eletrocardiográfico (ECG) normal é formado pela onda P, pelo intervalo PR, pelo complexo QRS, pelo segmento ST e pela onda T. A onda P representa a ativação de ambos os átrios; e o intervalo PR, o atraso fisiológico pelo NAV.

O complexo QRS representa a ativação de ambos os ventrículos. A onda Q representa a ativação do septo interventricular e do ventrículo direito; a onda R, a ativação da parede livre; e a onda S, a ativação da região basal do ventrículo esquerdo. A onda T representa a repolarização ventricular, tendo a mesma orientação espacial do complexo QRS. Assim, o registro eletrocardiográfico de superfície possibilita analisar a ativação elétrica do coração desde o NSA até as FP e a repolarização.

DOZE DERIVAÇÕES CONVENCIONAIS DO ELETROCARDIOGRAMA

A resultante dos fenômenos elétricos em determinado momento pode ser definida por uma grandeza vetorial cuja representação gráfica consiste em um vetor no qual a "seta" aponta para a região com cargas positivas e a "cauda" para aquela com cargas negativas. Entre elas, existe um faixa de carga nula denominada "plano zero". A atividade elétrica do coração pode ser registrada em qualquer ponto da superfície corporal. Daí a necessidade de os pesquisadores convencionarem pontos para que os registros eletrocardiográficos pudessem ser homogêneos e comparáveis.

No eletrocardiógrafo originalmente descrito por Einthoven, os eletrodos periféricos eram representados por três grandes recipientes cheios de solução salina, onde eram imersos o braço direito, o braço esquerdo e a perna esquerda, enquanto a perna direita era usada como terra. Pelos eletrodos, era

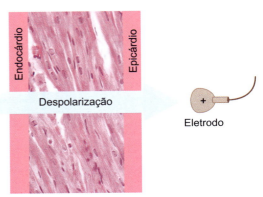

Figura 24.7 Sentido da ativação elétrica cardíaca.

possível registrar as diferenças de potencial elétrico entre dois pontos de cada um dos membros. Os eletrodos eram rudimentares e com baixa sensibilidade, de modo que os traçados eram tênues e de difícil interpretação.

Inicialmente, Einthoven descreveu as três derivações bipolares do plano frontal, DI, DII e DIII, dispostas na face anterior do tórax, de modo a formar um triângulo equilátero – o triângulo de Einthoven. Dessa maneira, a primeira derivação (DI) estuda a diferença de potencial entre o braço esquerdo e o braço direito; a segunda derivação (DII), a diferença de potencial entre o braço direito e a perna esquerda; e a terceira derivação (DIII), a diferença de potencial entre a perna esquerda e o braço esquerdo. Com o desenvolvimento de eletrodos mais modernos, de transdutores de alta sensibilidade e do auxílio da amplificação, pode-se obter excelentes registros eletrocardiográficos.

Em 1934, o médico norte-americano Frank Norman Wilson (1890-1952) demonstrou a possibilidade do registro da atividade elétrica em pontos específicos, localizados nas extremidades dos membros, a partir da definição de um ponto de potencial teoricamente zero, atingido com a união dos três eletrodos das derivações bipolares de Einthoven – terminal central de Wilson (TCW). Desse modo, o eletrodo indiferente (polo negativo) era ligado ao terminal central e o eletrodo explorador (polo positivo) ao braço direito, ao braço esquerdo e à perna esquerda sucessivamente, determinando as derivações unipolares dos membros VR, VL e VF.

Com base nos estudos de Wilson, a American Heart Association e a Cardiac Society of Great Britain and Ireland publicaram em 1938 a Normatização para Utilização das Derivações Unipolares Precordiais no Eletrocardiograma de Superfície. Para tanto, determinaram a utilização de eletrodos exploradores (polo positivo) unipolares na superfície anterior do tórax, tendo como polo negativo o TCW. Nessa publicação, foram determinados os locais onde os eletrodos exploradores deveriam ser colocados e a nomenclatura que deveria ser utilizada a partir de então. As derivações unipolares precordiais foram identificadas pela letra V seguida dos números 1, 2, 3, 4, 5 e 6. A posição dos eletrodos precordiais para registro das derivações unipolares – usada até hoje – era a seguinte:

- V1: eletrodo colocado no 4º espaço intercostal direito (EID) na linha paraesternal
- V2: eletrodo colocado no 4º espaço intercostal esquerdo (EIE) na linha paraesternal
- V3: eletrodo colocado no ponto médio entre V2 e V4
- V4: eletrodo colocado no 5º EIE na linha médio-clavicular
- V5: eletrodo colocado no 5º EIE na linha axilar anterior
- V6: eletrodo colocado no 5º EIE na linha axilar média.

Em 1942, o médico norte-americano Emanuel Goldberger (1913-1994), estudando maneiras de melhorar a amplitude dos registros das derivações unipolares do plano frontal, descritas por Wilson, teorizou a possibilidade de registrar derivações unipolares aumentadas. Em seus estudos, verificou que, quando o eletrodo explorador (polo positivo) era desligado do terminal central e os demais mantidos conectados (polo negativo) – terminal central de Goldberger (TCG), havia o ganho de cerca de 50% na amplitude da derivação periférica explorada. A tais formas amplificadas de registro das derivações unipolares no plano frontal, chamou de aVR, aVL e aVF. Com a incorporação dessas novas derivações, o ECG de superfície passa a ser registrado em 12 derivações diferentes, sendo três bipolares e nove unipolares. O conjunto de derivações para registro eletrocardiográfico – DI, DII, DIII, aVR, aVL, aVF, V1, V2, V3, V4, V5 e V6 – mantém-se o mesmo até os dias atuais.

A partir de então, o ECG de 12 derivações passou a possibilitar a observação da atividade elétrica do coração de 12 pontos localizados na superfície do corpo referentes a um ponto dentro do coração (Figura 24.8).

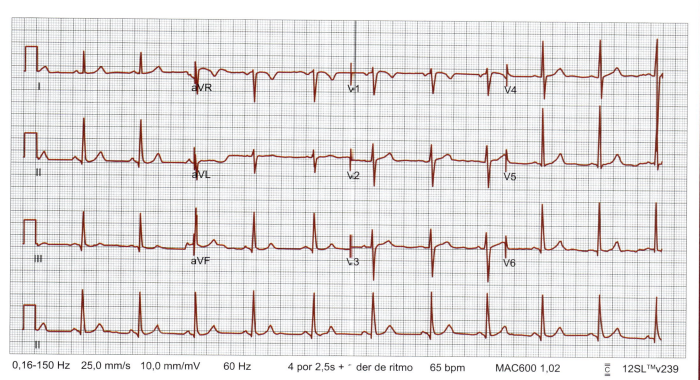

Figura 24.8 Eletrocardiograma de 12 derivações.

SISTEMA HEXAXIAL DAS DERIVAÇÕES DO PLANO FRONTAL

Considerando o plano frontal de registro eletrocardiográfico e utilizando o triângulo de Einthoven, no qual cada lado corresponde às linhas das derivações bipolares (DI, DII e DIII) e deslocando cada linha para o ponto central do triângulo, obtém-se um sistema triaxial de linhas, cada uma separada por um ângulo de 60°. Somando a esse sistema as três linhas apicais representadas pelas derivações unipolares aumentadas descritas por Goldberger (aVR, aVL e aVF), obtém-se o sistema hexaxial de linhas, cada uma separada por um ângulo de 30°.

Todas as linhas apresentam diferentes polaridades e orientações, definidas por uma convenção de que, quando colocadas na forma hexaxial, possibilitam a localização espacial do vetor de despolarização ventricular, permitindo calcular sua orientação no plano frontal. A partir da derivação DI (horizontal), pode-se determinar o eixo elétrico do coração quanto à sua positividade ou negatividade, observando se está para cima ou para baixo de DI. Os valores angulares obtidos com o sistema hexaxial possibilitam considerar eixos positivos (entre 0° e +180°) quando localizados inferiormente à derivação DI e eixos negativos (entre 0° e –180°) quando localizados superiormente à derivação DI. Para a determinação do eixo elétrico do coração no plano frontal, convém conhecer algumas regras gerais das derivações no plano frontal:

- Todo vetor perpendicular a uma derivação bipolar é paralelo a uma derivação unipolar – assim, um vetor isodifásico em DI será paralelo à aVF, um vetor isodifásico em DII será paralelo à aVL e um vetor isodifásico em DIII será paralelo à aVR, sendo o inverso também verdadeiro
- Quando um vetor é isodifásico em uma derivação de um grupo (unipolares ou bipolares), ele terá as mesmas magnitude e orientação nas demais derivações do grupo
- Quando um vetor é paralelo a uma derivação de um grupo (unipolares ou bipolares), ele apresentará a magnitude máxima nessa derivação e magnitude menor nas demais derivações do mesmo grupo.

Embora possa haver críticas sobre as orientações angulares do sistema hexaxial (Figura 24.9), deve-se determinar eixo elétrico do coração por esse método em todos os traçados eletrocardiográficos.

ANÁLISE DO ELETROCARDIOGRAMA NORMAL

A despolarização e a repolarização ventricular não acontecem no mesmo sentido, embora a polaridade das ondas de despolarização e repolarização registradas pelo ECG tenham a mesma orientação espacial. A despolarização ventricular ocorre do endocárdio para o epicárdio, e a repolarização ventricular do epicárdio para o endocárdio. No entanto, os vetores de despolarização e repolarização apresentam a mesma orientação espacial.

O ECG de superfície registra a atividade elétrica do coração responsável por desencadear a atividade mecânica, a contração e o relaxamento, o batimento a batimento. A atividade elétrica do NS não pode ser registrada no ECG de superfície. A onda P é a primeira atividade elétrica registrada, que coincide com a despolarização atrial e representa a ativação de ambos os átrios. Após a inscrição da onda P, segue-se um intervalo isoelétrico (sem polaridade) que, somado à duração da onda P, configura o intervalo PR. Na sequência, observa-se a inscrição de uma sequência de deflexões positivas e/ou negativas, denominadas complexo QRS, que coincide com a despolarização ventricular e representa a ativação de ambos os ventrículos. Em seguida, há um novo intervalo isoelétrico denominado segmento ST. Por fim, observa-se a inscrição da onda T, que coincide com a repolarização ventricular, caracteristicamente assimétrica, inicialmente lenta e, por fim, rápida, que, em geral, apresenta a mesma orientação espacial do complexo QRS e indica a repolarização ventricular. A repolarização atrial não pode ser registrada no ECG de superfície, estando inserida dentro do complexo QRS (Figura 24.10).

Onda P

Primeira onda registrada pelo ECG de superfície, como citado anteriormente, representa a ativação elétrica do átrio direito e do átrio esquerdo, a fim de proporcionar a contração atrial responsável pela fase de enchimento lento dos ventrículos. É mais bem observada nas derivações DII e V1.

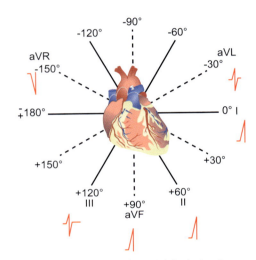

Figura 24.9 Sistema hexaxial de derivações.

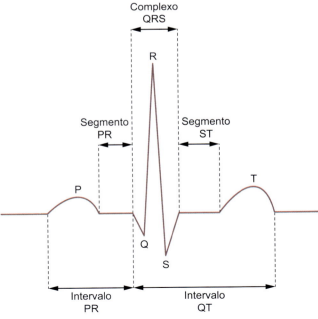

Figura 24.10 Registro eletrocardiográfico.

Em DII, é representada pela primeira deflexão positiva registrada, normalmente com formato arredondado e simétrico, podendo apresentar pequenos entalhes de duração menor que 30 ms. A duração normal da onda P é de 80 a 110 ms, podendo variar de acordo com a idade e a frequência cardíaca (FC). A amplitude normal da onda P é de 0,25 a 0,39 mV, e a orientação espacial do vetor de despolarização atrial (SÂP) varia entre +30° e +70°. Tal disposição espacial possibilita afirmar que o ritmo sinusal normal inscreverá ondas P positivas nas derivações DI, DII e AVF, sendo sempre negativa em aVF. Em V1, a inscrição da onda P apresenta característica isodifásica ("plus-minus"), em que a fase positiva da onda (plus) deve ser menor que 0,15 mV e a fase negativa (minus), menor que 0,1 mV (Figura 24.11).

Intervalo PR

O intervalo PR (PRI) deve ser medido, preferencialmente, nas derivações DII ou V1, e representa a passagem do estímulo elétrico pelos átrios e pelo NAV. O PRI normal em indivíduos adultos varia de 120 a 200 ms. O PRI pode variar de acordo com a idade e a FC, sendo mais curto em crianças e nas taquicardias (FC > 100 bpm) e mais longo em idosos e nas bradicardias (FC < 50 bmp; Figura 24.12).

Complexo QRS

Representa a ativação ventricular (ventrículos direito e esquerdo) e é composto por uma sequência de ondas pontiagudas e rápidas, podendo apresentar apenas uma onda (monofásico), duas ondas (bifásico) ou três ondas (trifásico), conforme a derivação em que a atividade elétrica é registrada.

A primeira onda negativa registrada no complexo QRS é chamada de onda Q e representa a ativação do septo interventricular e do ventrículo direito. A primeira onda positiva do complexo QRS chama-se onda R e representa a ativação da parede livre dos ventrículos. Já a segunda onda negativa do complexo QRS é chamada de onda S e representa a ativação das regiões basais dos ventrículos. A duração do complexo QRS é medida a partir da primeira onda registrada (Q ou R) até o fim da última onda registrada. A duração normal do complexo QRS é de 50 a 110 ms. Semelhantemente ao que ocorre com o registro da onda P, a duração do QRS varia com a idade e a FC. Em indivíduos normais, a amplitude do complexo QRS pode variar de acordo com a constituição física e as características anatômicas do tórax.

Consideram-se complexos QRS de baixa voltagem quando nenhuma derivação registra amplitude maior que 0,5 mV. A sequência de ativação ventricular no plano horizontal, predominantemente influenciada pelo ventrículo esquerdo, direciona o vetor de ativação ventricular da frente para trás, da direita para a esquerda, e de cima para baixo. Os traçados eletrocardiográficos mostram complexos QRS predominantemente negativos nas derivações direitas (V1 e V2), difásicos nas derivações do plano médio (V3 e V4) e predominantemente positivos nas derivações esquerdas (V5 e V6). No plano frontal, a orientação espacial do vetor de despolarização ventricular é de cima para baixo, de trás para a frente e de direita para a esquerda, com ângulo entre −30° e +120°, podendo variar com a idade e o tipo físico. Na maioria dos adultos, o ângulo do QRS está localizado entre +30° e +60° (Figura 24.13).

Segmento ST

É registrado desde o fim da ativação até o início da repolarização ventricular. O término da ativação ventricular é marcado pelo ponto J, registrado no momento em que a rampa ascendente da onda S muda de direção com relação à linha isoelétrica, representando o fim da ativação e o início da repolarização ventricular. A partir da identificação do ponto J, somam-se 80 ms (2 quadrados de 1 mm) e determina-se o ponto Y. O segmento formado na junção dos pontos J e Y é chamado de segmento ST. Em indivíduos normais, o segmento ST é isodifásico ou apresenta discreto desnivelamento negativo (infradesnivelamento) de no máximo 0,1 mV. O segmento ST também pode apresentar discreto desnivelamento para cima (supradesnivelamento), seguido de onda T positiva, sobretudo nas derivações D1, D2, V3 V4 e V5, principalmente em homens com boa capacidade atlética (denominado "padrão de repolarização ventricular precoce") (Figura 24.14).

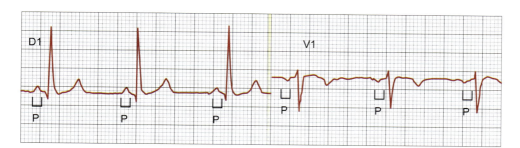

Figura 24.11 Registro da onda P em DI e V1.

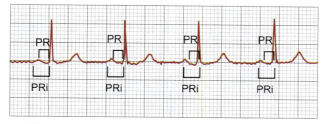

Figura 24.12 Registro do segmento PR e do intervalo PR.

Onda T

Representa a repolarização de ambos os ventrículos, é arredondada e assimétrica, e sua orientação acompanha a polaridade da ativação ventricular, com exceção das derivações precordiais direitas. Apresenta a porção inicial ascendente e lenta e a final descendente e rápida. A onda T é mais longa e menos ampla que a onda R, pelo fato de a repolarização ventricular não ser tão sincronizada quanto a despolarização. Tal heterogeneidade deve-se à existência das células M, constituintes do miocárdio, localizadas entre as células epicárdicas e as endocárdicas. O fim da repolarização das células epicárdicas corresponde ao pico da onda T. Enquanto isso, o fim da repolarização das células M corresponde ao fim da onda T. O vetor soma da onda T (SÂT) orienta-se da direita para a esquerda, de trás para a frente e de cima para baixo. Em geral, a duração da onda T não é medida isoladamente, estando incluída na medida do intervalo QT. A orientação espacial do vetor de repolarização ventricular (SÂT) varia de 0° a +130°, em média 40° no plano frontal, semelhantemente ao que acontece com o SÂQRS (Figura 24.15).

Intervalo QT

Representa a sístole elétrica ventricular e é medido do início do complexo QRS até o fim da onda T. Geralmente, é mais bem observado nas derivações precordiais V2 e V3. O intervalo QT é influenciado pelo envelhecimento, varia inversamente com a FC e é maior em mulheres do que em homens. Normalmente, o intervalo QT tem duração entre 300 ms e 460 ms. Devido ao elevado número de fatores que influenciam o intervalo QT, foram desenvolvidas fórmulas matemáticas para a correção desse período, principalmente pelas variações da FC. A fórmula para correção do intervalo QT mais conhecida é a descrita por Bazett, que, em 1920, estudando variações da pressão arterial, concluiu ser necessário determinar a duração da sístole ventricular para diferentes FC. Embora seja indicada para corrigir o intervalo QT em FC entre 60 e 110 bpm, é a mais utilizada até os dias de hoje. A equação proposta por Bazett para a correção do intervalo QT é:

$$QTc = QT/\sqrt{(R\text{-}R)}$$

Em que:

- QTc: intervalo QT corrigido
- QT: intervalo medido entre o início da onda Q e o final da onda T
- (R-R): intervalo entre duas ondas R consecutivas, medidos em ms (Figura 24.16).

Onda U

Pode estar inscrita logo após a onda T, sendo observada principalmente nas derivações precordiais do plano médio (V3 e V4). Seu vetor está direcionado de cima para baixo, de trás para a frente e da direita para a esquerda, tal como acontece com a onda T. A gênese da onda U pode estar relacionada com a existência de pós-potenciais ventriculares ou a repolarização das fibras de Purkinje. É mais observada em atletas e indivíduos que apresentam FC baixa (< 50 bmp; Figura 24.17).

CÁLCULO DA FREQUÊNCIA CARDÍACA

Método do 300

Para calcular a FC por esse método, deve-se contar o número de quadrados grandes (quadrados de 5 mm) entre duas ondas R consecutivas e dividir 300 pelo número encontrado (Figura 24.18).

Método do 1.500

Para calcular a FC por esse método, conta-se o número de quadrados pequenos (quadrados de 1 mm) entre duas ondas R consecutivas e divide-se 1.500 por este número (Figura 24.19).

Método de 6 segundos

Para calcular a FC por esse método, deve-se contar o número de ondas R existentes em um intervalo de 6 s (30 quadrados

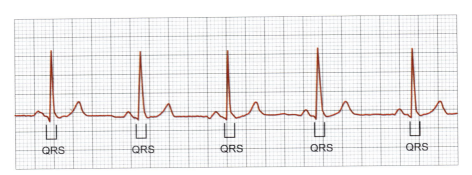

Figura 24.13 Registro dos complexos QRS.

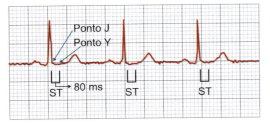

Figura 24.14 Registro do segmento ST.

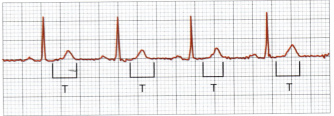

Figura 24.15 Registro da onda T.

de 5 mm) e multiplicar este número por 10. Tal método é indicado, principalmente, para o cálculo da FC em traçados com intervalos RR irregulares (Figura 24.20).

ARRITMIA SINUSAL OU ARRITMIA RESPIRATÓRIA

Em alguns indivíduos, o reflexo de Hering-Breuer mostra-se extremamente ativo, de modo que durante o ciclo inspiração-expiração existe nítida variação da FC. Ocorre variação fisiológica da frequência do ritmo sinusal, denominada arritmia sinusal. Pode ser fásica (relacionada com a respiração) ou não fásica (sem relação com a respiração). É mais comum em indivíduos jovens e costuma não ter significado clínico. Essa variação fisiológica da FC deve ser distinguida das arritmias cardíacas com substrato estrutural que caracterizam doença cardíaca (Figura 24.21).

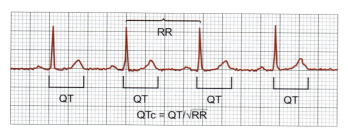

Figura 24.16 Registro do intervalo QT.

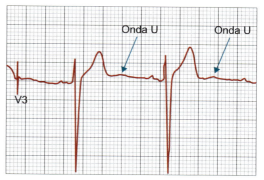

Figura 24.17 Registro da onda U.

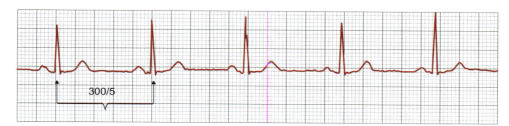

Figura 24.18 Cálculo da frequência cardíaca pela regra de 1 s (cinco quadrados grandes – 0,2 s/quadrado).

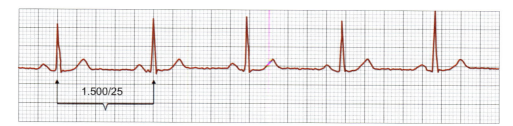

Figura 24.19 Cálculo da frequência cardíaca pela regra de 1.000 ms (25 quadrados pequenos – 0,04 s/quadrado).

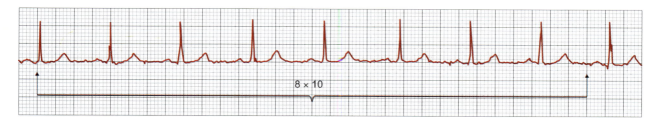

Figura 24.20 Cálculo da frequência cardíaca pela regra de 6 s (30 quadrados grandes).

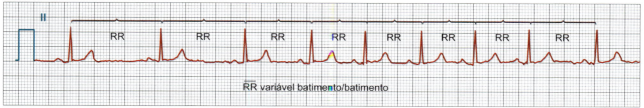

Figura 24.21 Arritmia sinusal. Notar a variabilidade RR de batimento a batimento.

BIBLIOGRAFIA

American Heart Association – Committee of the American Heart Association for the standardization of precordial leads. Second supplementary report. JAMA. 1943;121:1349-51.

Bayliss W, Starling E. On the electromotive phenomena of the mammalian heart. Pr Soc London. 1891;50:211-4.

Bazzet W, Starling E. An analysis of the time-relations of electrocardiograms. Heart. 1920;7:353-70.

Besterman E, Creese R. Waller – pioneer of electrocardiography. Br Heart J. 1979;42:61-4.

Borell M. Extending the senses: the graphic method. Med Herit. 1986;2(2):114-21.

Burchell HB. Did Einthoven invent a string galvanometer? Br Heart J. 1987;57:190-3.

Einthoven W, FahrR G, De Waart A. Über die Richtung und die Manifeste grosse der potentialschwankunchen herzen und über den einfluss der herzlage auf die form des elektrokardiogramms. Pflügers Arch Ges Physiol. 1913; 150:275. Translated by Hoff HE, Sekelj P. Am Heart J. 1950;40:163.

Einthoven W. Die galvanometrische registerung des menschlichen elektrocardigramms, zugleich eine beurtheilung der anwedung des kapillar-electrometers in physiologie. Pflugers Arch. 1903;99:472.

Einthoven W. Galvanometrische registratie van het menschelijk electrocardiogram. In: Herinneringsbundel Prof. S.S. Rosenstein. Leiden: Edward Ijdo; 1902. p. 101-6.

Einthoven W. Über die form des menschlichen Electrocardiogramms. Pflügers Arch Ges Physiol. 1895;60:101-23.

Frank RG. The telltale heart: physiological instruments, graphic methods, and clinical hopes, 1854-1914. In: Coleman W, Holmes FL, editors. The investigative enterprise: experimental physiology in nineteenth-century medicine. Berkeley/Los Angeles: University of California Press; 1988. p. 211-90.

Goldberger E. A simple, indifferent, electrocardiographic electrode of zero potential and a technique of obtaining augmented, unipolar, extremity leads. Am Heart J. 1942;23(4):483-92.

Henson JR. Descartes and the ECG lettering series. J Hist Med Allied Sci. 1971;2:181-6.

Katz LN, Hellerstein HK. Electrocardiography. In: Fishman AP, Richards DW, editors. Circulation of the blood: men and ideas. New York: Oxford University Press; 1964. p. 265-351.

Koyré AR. Descartes. Discours de la méthode, plus la dioptrique, les météores et la géométrie et de l'Académie des Sciences de le URSS. In: Revue d'histoire des sciences et de leurs applications, tome 9, n°2. [France] 1956. p. 181-3. [Acesso em 1 out de 2016] Disponível em: http//www.persee.fr/issue/rhs_0048-7996_1956_9_2.

Moffa PJ. Derivações eletrocardiográficas. In: Ramires JAF, Olivera AS, editores. Eletrocardiograma: normal e patológico. São Paulo: Roca; 2001. p. 73-98.

Rivera-Ruiz M, Cajavilca C, Varon J. Einthoven's string galvanometer – The first electrocardiograph. Tex Heart Inst J. 2008;35(2):174-8.

Rowbottom M, Susskind C. Electricity and medicine: history of their interaction. San Francisco: San Francisco Press; 1984.

Sanderson BJ, Page FJM. Experimental results relating to the rhythmical and excitatory motions of the ventricle of the heart of the frog, and of the electrical phenomena, which accompany them. Pr Soc London. 1878; 27:410-4.

Waller A. Demonstration on man of electromotive changes accompanying the heart's beat. J Physiol. 1887;8(5):229-34.

Waller A. Report on experiments and observations relating to the process of fatigue and recovery. Brit Med J. 1886;2(1333):101-3.

Wilson FN, Johnston FD; Rosenbaum FF, Barker OS. On Einthoven's triangle, the theory of unipolar electrocardiographic leads, and the interpretation of the precordial electrocardiogram. Am Heart J. 1946;32(3):277-310.

25

Aspectos Hemodinâmicos da Circulação Sanguínea

Gustavo Rodrigues Pedrino • Marcos Luiz Ferreira-Neto • James Oluwagbamigbe Fajemiroye • Elaine Fernanda da Silva

Introdução, 269

Características físicas e funcionais
dos vasos sanguíneos, 269

Fluxo sanguíneo, 270

Resistência ao fluxo de sangue, 272

Pressão arterial, 273

Viscosidade do sangue, 275

Estresse de cisalhamento, 275

Trocas capilares, 275

Sistema linfático, 277

Formação de edema, 278

Lei de LaPlace e suas implicações clínicas, 278

Bibliografia, 279

INTRODUÇÃO

As funções do sistema cardiovascular são transportar nutrientes, oxigênio e hormônios até os tecidos corporais e eliminar os produtos do metabolismo, mantendo as condições apropriadas para as células sobreviverem e funcionarem adequadamente. Essas necessidades são supridas por um fluxo sanguíneo tecidual altamente regulado.

A manutenção do fluxo sanguíneo adequado é de grande importância, uma vez que a não movimentação ou a inapropriada distribuição de sangue aos leitos capilares comprometeriam a perfusão tecidual e, consequentemente, a distribuição de oxigênio e a nutrição celular, ocasionando a morte das células.

A hemodinâmica estuda o movimento do sangue dentro dos vasos. Assim, sabendo que o sangue se comporta como um fluido dentro de tubos distensíveis – os vasos sanguíneos –, a aplicação das leis físicas que regem a movimentação de fluidos ajuda a entender a hemodinâmica do sistema cardiovascular. Neste capítulo, serão apresentados os fatores determinantes do fluxo sanguíneo e discutidas as inter-relações entre este, a pressão sanguínea e a resistência vascular periférica.

CARACTERÍSTICAS FÍSICAS E FUNCIONAIS DOS VASOS SANGUÍNEOS

O sistema cardiovascular de mamíferos constitui-se de uma rede de tubos fechados (os vasos), no interior dos quais o sangue é transportado, sem que haja escape para os tecidos circundantes. Os diferentes vasos que compõem o sistema cardiovascular são dotados de características físicas específicas, adequadas à pressão e ao volume de sangue conduzido (Figura 25.1). No interior dos vasos, o movimento do sangue é impulsionado pelo batimento intermitente do coração e pelo gradiente de pressão entre os diferentes segmentos do sistema circulatório.

Vasos sanguíneos

As artérias transportam o sangue, a elevadas pressões, do coração para os vários leitos capilares. Têm paredes fortes, constituídas por grande quantidade de elastina e colágeno. Nas grandes artérias, a elastina e o colágeno compõem aproximadamente 50% do peso seco. Em elevada concentração, essas fibras tornam as artérias

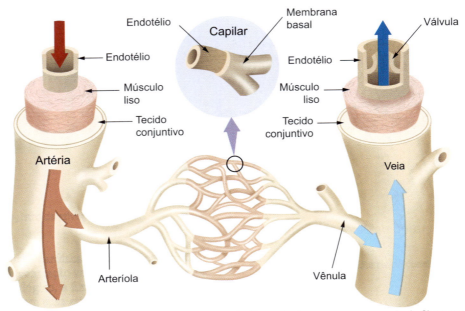

Figura 25.1 Estrutura dos vasos sanguíneos. As artérias são vasos dotados de fibras elásticas e espessa camada de fibras musculares lisas, adaptadas à condução de sangue em elevadas pressões. Os capilares são constituídos basicamente por membrana basal e camada única de células endoteliais. Trocas de nutrientes e metabólitos entre o plasma e o interstício ocorrem na microcirculação, nos capilares. Por fim, o tecido muscular liso compõe a parede das veias, as quais são altamente complacentes e atuam como grandes reservatórios de sangue.

estruturas muito distensíveis, ou seja, complacentes. Tal distensibilidade é importante para amortecer a natureza pulsátil do bombeamento cardíaco durante a sístole e impulsionar o fluxo de sangue ao se retrair na diástole.

As arteríolas são as ramificações finais do sistema arterial, atuando como vasos de resistência e regulando a distribuição do fluxo de sangue para os tecidos. Têm parede muscular capaz de se contrair ou relaxar intensamente, alterando o diâmetro interno e, assim, regular o fluxo sanguíneo local de acordo com as necessidades do tecido.

Os capilares realizam as trocas de nutrientes, gases e metabólitos entre o sangue e os tecidos. São vasos constituídos por paredes altamente delgadas, com minúsculos poros permeáveis a água e outras moléculas pequenas.

As vênulas coletam o sangue dos capilares, conduzindo-o às veias. As veias transportam o sangue de volta ao coração. Em virtude da alta complacência, elas podem atuar como reservatório de sangue. As paredes são finas, porém com tecido muscular capaz de se contrair ou relaxar e, assim, regular o volume de sangue armazenado.

Volume de sangue nos vasos sanguíneos

O volume total de sangue do sistema circulatório corresponde a 8% da massa corporal. Assim, uma pessoa com 72 kg tem em torno de 5,8 ℓ de sangue. Do volume sanguíneo total, 75% estão distribuídos na circulação sistêmica, sendo: 2% no ventrículo esquerdo; 10% nas artérias; 6% nas arteríolas e capilares; 55% nas veias e no átrio direito; e 2% no ventrículo direito. Os restantes 25% do volume de sangue fluem pelos pulmões. Vale notar que aproximadamente 80% do volume total de sangue está contido nas veias sistêmicas e nos vasos pulmonares, considerados os reservatórios sanguíneos.

Pressões nos vasos sanguíneos

No ventrículo esquerdo, são encontrados valores elevados de pressão (cerca de 120 mmHg) durante a fase de contração ventricular (sístole), precedente à abertura da valva aórtica e ao início da ejeção de sangue (Figura 25.2). No relaxamento ventricular (diástole), a pressão ventricular reduz para valores inferiores a 10 mmHg. A pressão originada no ventrículo esquerdo é transmitida para a aorta ascendente. Assim, a pressão na aorta alcança valores similares aos do ventrículo esquerdo durante a sístole – cerca de 120 mmHg (pressão arterial sistólica). Após o fechamento da valva aórtica, durante o relaxamento ventricular, a pressão na aorta reduz progressivamente para valores em torno de 80 mmHg (pressão arterial diastólica).

À medida que o sangue flui pelo sistema arterial, a pressão cai progressivamente e perde o caráter pulsátil, em razão do amortecimento da onda de pressão pela distensibilidade aórtica e da resistência arteriolar. Nas arteríolas, a pressão reduz cerca de 60 mmHg. Ocorre queda adicional de 25 mmHg ou mais nos capilares, alcançando 7 mmHg nas vênulas e 0 mmHg na porção final das veias cavas, próximo ao átrio direito.

Na circulação pulmonar, os valores máximos de pressão e o gradiente de pressão são menores, se comparados com a circulação sistêmica. No ventrículo direito, a pressão alterna entre 22 mmHg na sístole e 0 mmHg na diástole, e entre 22 e 8 mmHg na artéria pulmonar durante a sístole e a diástole, respectivamente. Nas veias pulmonares, a pressão é de aproximadamente 4 mmHg. A menor resistência vascular encontrada na circulação pulmonar possibilita que o fluxo de sangue que perfunde os pulmões seja essencialmente o mesmo da circulação sistêmica.

FLUXO SANGUÍNEO

Representa o volume de sangue que percorre determinado ponto da circulação por intervalo de tempo, expresso em unidade por mℓ/min ou ℓ/min. Os fatores que determinam o fluxo sanguíneo em um vaso são: a diferença de pressão entre as porções inicial e final de um vaso, também chamada de gradiente de pressão; e a oposição imposta ao fluxo sanguíneo,

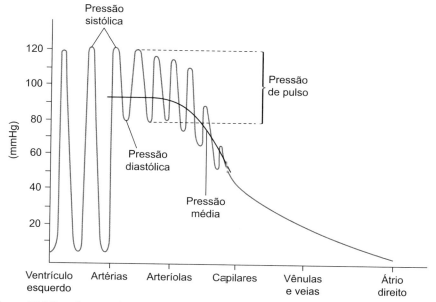

Figura 25.2 Pressão sanguínea nas diferentes partes da circulação sistêmica durante o repouso.

ou resistência vascular, a qual decorre do atrito entre as moléculas do sangue e o endotélio vascular.

A Lei de Poiseuille, concebida pelo físico e médico francês Jean-Léonard-Marie Poiseuille (1797 a 1869), comanda o fluxo de fluidos em tubos cilíndricos. Considerando que o sangue é um fluido e os vasos são tubos distensíveis, têm-se:

$$Q = \frac{\pi (P_i - P_0) r^4}{8\eta L} \quad [1]$$

Em que:
- Q: fluxo de sangue
- $P_i - P_0$: gradiente de pressão entre o início e o final do tubo
- r: raio do vaso
- η: viscosidade do sangue
- L: comprimento do vaso.

De acordo com a equação de Poiseuille, o fluxo de sangue é diretamente proporcional ao gradiente de pressão e ao raio do vaso, e inversamente proporcional à viscosidade do líquido e do comprimento do tubo. Portanto, o aumento no gradiente de pressão e no calibre do vaso eleva o fluxo sanguíneo. Em contrapartida, o aumento na viscosidade do sangue e no comprimento do vaso reduz o fluxo sanguíneo. Entre esses fatores, o diâmetro do vaso é o fator mais importante para a determinação do fluxo sanguíneo, visto que é proporcional à quarta potência do raio do vaso.

> Durante o repouso, o débito cardíaco (ou fluxo total do coração) em um indivíduo adulto é de aproximadamente 5 ℓ/min. Do volume total de sangue bombeado pelo coração durante o repouso, aproximadamente 15% são destinados ao cérebro, 25% aos rins, 25% ao trato gastrintestinal e aos órgãos acessórios, 20% à musculatura esquelética e 10% à circulação cutânea.

Fluxos de sangue no sistema cardiovascular

De acordo com a física, a velocidade significa a distância percorrida por uma partícula de fluido com relação ao tempo, expressa, por exemplo, como cm/s. Em consonância, o fluxo consiste no volume de sangue deslocado por unidade de tempo (mℓ/s ou ℓ/min). Assim, em um tubo, o fluxo é dado pela inter-relação entre a velocidade e a área transversa de um tubo, conforme a equação a seguir:

$$Q = V \times A \quad [2]$$

Em que:
- Q: fluxo
- V: velocidade
- A: área transversa do tubo.

O fluxo de sangue dentro de um vaso obedece ao princípio da conservação da massa, o qual requer a constância no escoamento de um líquido em um tubo, independentemente de variações nas dimensões do tubo. Em consequência, a velocidade varia inversamente à área de secção transversa. Assim, a velocidade do líquido é maior na parte do tubo com menor diâmetro, e vice-versa, como mostrado na Figura 25.3.

A área de secção transversal na aorta é a menor do corpo, com aproximadamente 4,5 cm². Nas arteríolas e nos capilares, a área total de secção transversal aumenta para 400 cm² e 4.500 cm², respectivamente. Nas veias, a área de secção transversal reduz para cerca de 18 cm². Portanto, a aorta apresenta a menor área de secção transversal. Desse modo, obedecendo ao princípio de conservação da massa, as maiores velocidades de escoamento do sangue são encontradas na aorta ascendente (cerca de 185 mm/s ao nível da valva aórtica). A velocidade reduz à medida que o sangue percorre o sistema arterial, alcançando valores próximos a 2,1 mm/s nas arteríolas e 0,19 mm/s nos capilares. A baixa velocidade do fluxo de sangue nos capilares proporciona trocas eficientes de O_2 e CO_2 entre o sangue e os tecidos. Quando o sangue alcança o sistema venoso e direciona-se de volta para o coração, a velocidade do fluxo aumenta, podendo alcançar cerca de 46 mm/s.

Fluxo sanguíneo laminar e turbulento

Em vasos longos e com paredes uniformes, o sangue escoa em fluxo laminar, ou seja, em várias camadas paralelas ao eixo do vaso e com agitação mínima entre elas (Figura 25.4 A).

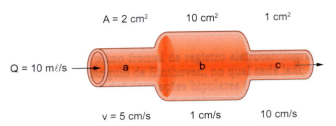

Figura 25.3 De acordo com o princípio de conservação da massa, o fluxo de um líquido é mantido constante, variando a velocidade inversamente à área de secção transversa. Nota: 1 mℓ equivale a 1 cm³.

A camada mais externa em contato com a parede vascular adere-se ao endotélio e praticamente não se move. Nas lâminas adjacentes à camada externa, ocorre cisalhamento, ou seja, atrito do sangue contra a parede vascular e, consequentemente, a camada de sangue move-se lentamente. Conforme as camadas se distanciam da parede vascular em direção ao centro do vaso, a velocidade do fluxo aumenta, sendo máxima no centro do vaso; isso promove um perfil parabólico da velocidade longitudinal do fluxo sanguíneo laminar.

Redução na viscosidade do sangue, aumento na velocidade do fluxo sanguíneo e obstrução no lúmen do vaso tornam o fluxo de sangue turbulento. Nessas condições, o sangue flui desordenadamente no interior dos vasos, movendo-se nas direções longitudinal e perpendicular ao eixo do vaso, em uma mistura radial rápida, como mostrado na Figura 25.4 B. Em virtude do maior contato dos elementos do sangue com as paredes dos vasos, a resistência ao fluxo de sangue é bem maior no fluxo turbulento. Dessa maneira, para manter o fluxo sanguíneo, o trabalho cardíaco aumenta consideravelmente.

A tendência ao turbilhonamento do fluxo sanguíneo é determinada pelo número de Reynolds (N_R), representado pela equação a seguir:

$$N_R = \frac{vD\rho}{\eta} \quad [3]$$

Em que:

- v: velocidade média do fluxo sanguíneo
- D: diâmetro do vaso
- ρ: densidade do sangue
- η: viscosidade.

De modo geral, a tendência ao turbilhonamento é proporcional à velocidade do fluxo sanguíneo, ao diâmetro do vaso e à densidade do sangue e inversamente proporcional à viscosidade do sangue.

Para valores de N_R abaixo de 2.000, o fluxo sanguíneo será geralmente laminar, podendo ocorrer turbilhonamento nas grandes artérias e em alguns ramos dos vasos com ângulo fechado ou superfície áspera. Contudo, para N_R acima de 2.000, o fluxo de sangue será sempre turbulento em vasos retos e lisos. Verifica-se acentuada turbulência na porção proximal da aorta e da artéria pulmonar durante a fase de ejeção ventricular. Isso ocorre pelo aumento na velocidade do fluxo sanguíneo e do diâmetro do vaso e pela natureza pulsátil do fluxo, fatores que elevam consideravelmente o N_R nessas regiões.

RESISTÊNCIA AO FLUXO DE SANGUE

Na física, define-se resistência elétrica como a capacidade de um condutor opor-se e dificultar a passagem de corrente elétrica, mesmo quando há diferença de potencial elétrico. A Lei de Ohm determina que a resistência (R) em um circuito elétrico é dada pela razão entre a tensão ou a diferença de potencial elétrico (V) e a intensidade da corrente elétrica (I). Logo:

$$R = \frac{V}{I} \quad [4]$$

O sistema cardiovascular pode ser considerado análogo ao circuito elétrico. Desse modo, a resistência vascular (R), ou oposição imposta à passagem do fluxo de sangue, pode ser definida como a razão entre o gradiente de pressão ($P_i - P_0$) e o fluxo (Q), como mostrado na Equação 5:

$$R = \frac{(P_i - P_0)}{Q} \quad [5]$$

Aplicando a Lei de Poiseuille para o fluxo sanguíneo à equação da resistência dada pela Lei de Ohm, obtém-se os elementos físicos da resistência ao fluxo sanguíneo laminar, mostrados a seguir:

$$R = \frac{8\eta L}{\pi r^4} \quad [6]$$

Em que:

- R: resistência
- r: raio do vaso
- n: viscosidade do sangue
- L: comprimento do vaso.

A resistência à passagem de sangue por um vaso é determinada pelas dimensões físicas do vaso e pelos constituintes do sangue. O raio do vaso influencia consideravelmente a resistência vascular, a qual varia inversamente com relação à quarta potência do raio. Os vasos sanguíneos são tubos elásticos, o que os torna suscetíveis a alterações no calibre, aumentando ou diminuindo o diâmetro, e, consequentemente, variando a resistência vascular. Pequenas alterações no raio dos vasos mudam consideravelmente a resistência, o que resulta em efeitos diretos sobre o fluxo sanguíneo.

Para entender isso, basta recorrer aos princípios que regem o fluxo de sangue laminar. Em vasos com diâmetros maiores, as camadas de sangue mais externas mantêm contato com o endotélio vascular. O sangue não flui, ou flui lentamente,

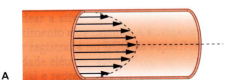
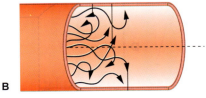

Figura 25.4 A. Fluxo sanguíneo laminar. O sangue move-se em camadas paralelas à parede do vaso. A velocidade máxima do fluxo de sangue ocorre no centro do vaso, o que dá um efeito parabólico ao fluxo de sangue. **B.** Fluxo de sangue turbulento. Os elementos do sangue movem-se irregularmente em várias direções.

nessas camadas. As camadas mais centrais deslizam sobre as externas, e o sangue flui com maior rapidez. Já em vasos com calibre reduzido, praticamente todo o sangue movimenta-se rente à parede vascular, de modo que não há corrente central de fluxo sanguíneo. Assim, o fluxo sanguíneo é extremamente lento. Portanto, o aumento de resistência, por contração do vaso, implica consideráveis efeitos sobre o fluxo de sangue.

> As arteríolas, conhecidas como vasos de resistências, apresentam diâmetro interno entre 4 e 25 μm, o qual pode alterar-se consideravelmente, em até quatro vezes, em resposta às necessidades teciduais locais. O aumento em quatro vezes do diâmetro das arteríolas pode aumentar o fluxo sanguíneo em até 256 vezes (ver Figura 25.6 mais adiante). Em outro extremo, a contração arteriolar pode interromper, quase totalmente, o fluxo sanguíneo.

Resistências dos vasos em série e em paralelo

No sistema cardiovascular, os vasos sanguíneos estão dispostos em série ou em paralelo, conforme mostrado no esquema representativo da Figura 25.5. A maioria dos vasos está distribuída em paralelo um com o outro. Entretanto, nas vasculaturas renal e esplâncnica encontram-se capilares alinhadas em série.

Resistência em série

Quando os vasos sanguíneos estão alinhados em série, o gradiente de pressão total iguala-se à soma da diferença de pressão em cada elemento individual em série. Considerando que o fluxo sanguíneo deve ser o mesmo nas diferentes seções transversas, logo:

$$\frac{(P_i - P_0)}{Q} = \frac{(P_i - P_1)}{Q} + \frac{(P_1 - P_2)}{Q} + \ldots + (P_n - P_0) \quad [7]$$

De acordo com a Lei de Ohm aplicada à resistência vascular (Equação 5), a resistência total é igual ao somatório de cada resistência individual em série. Assim:

$$R_T = R_1 + R_2 + \ldots + R_n \quad [8]$$

Resistência em paralelo

Nos vasos arranjados em paralelo, o fluxo de sangue total equivale ao somatório de todos os constituintes em paralelo. Cada termo da equação pode ser dividido pelo gradiente de pressão, uma vez que o gradiente de pressão é o mesmo para todos os componentes em paralelo. Logo:

$$\frac{QT}{(P_i - P_0)} = \frac{Q_1}{(P_i - P_0)} + \frac{Q_2}{(P_i - P_0)} + \ldots + \frac{Q_n}{(P_i - P_0)} \quad [9]$$

Aplicando a definição de resistência dada pela Lei de Ohm (Equação 5), a equação final para a resistência em paralelo ao fluxo sanguíneo é expressa como:

$$\frac{1}{RT} = \frac{1}{R_1} + \frac{1}{R_2} + \frac{1}{R_3} \quad [10]$$

A resistência em paralelo total é menor que a resistência de um elemento individual. Assim, o fluxo de sangue será maior em um sistema de vasos em paralelo do que em qualquer vaso isolado.

Resistência periférica total ao fluxo de sangue

Definida como o impedimento ao fluxo de sangue nos vasos, a resistência vascular é basicamente determinada pelas características dimensionais dos vasos e pelos componentes do sangue (viscosidade). De acordo com a Lei de Ohm, a resistência periférica total pode ser calculada pela proporcionalidade entre a pressão (P) e o débito cardíaco (DC) [$R = P/DC$]. Isso porque a intensidade do fluxo sanguíneo é igual à do sangue bombeado pelo coração. A unidade de resistência periférica é definida como URP.

A resistência periférica total é aumentada pela soma das resistências ao fluxo de sangue em vasos dispostos em série. Entretanto, a adição das resistências de vasos arranjados em paralelo reduz a resistência periférica total, pois, neles, a resistência do sistema é proporcional à recíproca das resistências. Considerando que a maioria das circulações está organizada em paralelo, a resistência vascular calculada em órgãos individuais é maior que a resistência periférica total.

Condutância vascular

Expressa o fluxo sanguíneo por um vaso, sob determinada diferença de pressão, em unidades de mℓ/s/mmHg ou ℓ/s/mmHg. Em termos gerais, a condutância (C) indica a facilidade com que o sangue passa por dado leito vascular, sendo a proporção inversa da resistência (R), conforme mostrado na Equação 11:

$$C = \frac{1}{R} \quad [11]$$

Quanto menor a resistência em um vaso, maior será a condutância. Como a resistência está estritamente relacionada com o calibre do vaso, pequenas variações no raio repercutem em grandes alterações na capacidade de conduzir sangue, como se pode observar na Figura 25.6, na qual os tubos estão sob o mesmo gradiente de pressão (100 mmHg), porém têm diâmetros diferentes. Embora a diferença entre os raios não seja grande, os fluxos pelos tubos variam consideravelmente, mostrando que pequenas alterações no calibre dos vasos refletem expressivas consequências na condutância.

PRESSÃO ARTERIAL

A pressão sanguínea arterial resulta da interação entre a ejeção ventricular esquerda, a capacidade de distensibilidade da

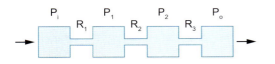
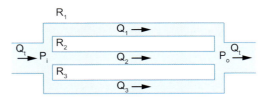

Figura 25.5 Esquema representando o arranjo dos vasos em série (**A**) e em paralelo (**B**). P: pressão; R: resistência; Q: fluxo de sangue.

aorta e a resistência vascular mantida pelas pequenas artérias e arteríolas, representada na Figura 25.7.

A natureza pulsátil da pressão arterial é promovida pelos batimentos cardíacos intermitentes, gerando uma onda de pressão que oscila entre valores máximos e mínimos, de acordo com a Figura 25.8. Os valores máximos de pressão (cerca de 120 mmHg) são alcançados durante a sístole ventricular, e os valores mínimos (cerca de 80 mmHg) durante a diástole, conhecidos como pressão arterial sistólica e diastólica, respectivamente. Durante a sístole, o volume de sangue ejetado do coração para a aorta ascendente é de aproximadamente 80 mℓ. A resistência imposta ao fluxo sanguíneo pelos vasos de resistências – pequenas artérias e arteríolas – contrapõe-se ao escoamento do sangue. Entretanto, a capacidade elástica da aorta torna possível que o volume adicional de sangue se acomode e a dilate. O aumento da pressão intra-aórtica e a queda na pressão intraventricular invertem o fluxo de sangue, fechando a valva aórtica. Em seguida, a retração da parede da aorta e a volta ao estado não dilatado, durante a diástole, impulsionam o escoamento de sangue para os tecidos. Desse modo, a pressão arterial na aorta reduz-se lentamente.

Sabendo dos efeitos da ejeção ventricular e da resistência vascular na pressão arterial, operacionalmente, esta pode ser determinada pela Lei de Ohm. Assim, a pressão arterial (PA) é proporcional ao DC e à resistência periférica (RP), de acordo com a Equação 12:

$$PA = DC \times RP \quad [12]$$

A resistência ao fluxo sanguíneo no sistema arterial é determinada basicamente pelo diâmetro das arteríolas e pela viscosidade do sangue. Aplicando os fatores determinantes da resistência vascular (Equação 6) à equação da pressão arterial, têm-se:

$$PA = DC \times \frac{8\eta L}{\pi r^4} \quad [13]$$

O DC é proporcional ao volume sistólico (VS) – o qual representa o volume de sangue ejetado pelo coração a cada batimento – e à frequência cardíaca (FC). Desse modo:

$$PA = (VS \times FC) \times \frac{8\eta L}{\pi r^4} \quad [14]$$

> O calibre das arteríolas é um fator de grande relevância para determinar a resistência periférica e, consequentemente, a pressão arterial. As células musculares lisas da parede das arteríolas encontram-se em um estado contrátil tônico, fator importante para garantir a perfusão tecidual adequada. Sem esta contração tônica, o DC não seria suficiente para manter a circulação periférica e haveria colapso dos vasos da microcirculação. Inervação simpática tônica, substâncias vasoativas endógenas e atividade contrátil intrínseca do músculo liso vascular mantêm a contração tônica das arteríolas.

Pressão arterial média

A pressão arterial média (PAM) representa a média aritmética da pressão de pulso em cada ciclo cardíaco em determinado período. Tal estimativa reduz a variabilidade oscilatória da pressão arterial, sendo conveniente para a clínica e os estudos experimentais. A PAM pode ser obtida a partir do traçado da pressão de pulso, mensurando a área sob a curva de pressão e dividindo-a pelo tempo de integração. Alternativamente, a PAM pode ser calculada tomando-se os valores de pressão arterial sistólica (PAS) e diastólica (PAD), por meio da Equação 15:

$$PAM = PAD + \frac{1}{3}(PAS - PAD) \quad [15]$$

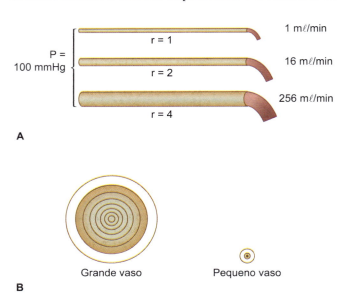

Figura 25.6 Efeito do raio (r) do vaso sobre o fluxo de sangue. Quanto maior o diâmetro do vaso, maior é o fluxo de sangue, o qual aumenta em proporção à quarta potência do raio.

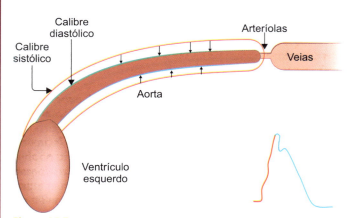

Figura 25.7 Representação esquemática dos elementos responsáveis por gerar a pressão arterial. O coração, a bomba intermitente, ejeta o sangue na aorta ascendente, aumentando o volume deste no vaso. O sangue encontra a resistência imposta pelas arteríolas ao escoamento, distendendo a parede da aorta.

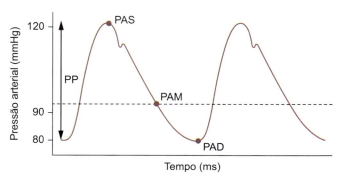

Figura 25.8 Representação da onda de pressão arterial na aorta. PP: pressão de pulso; PAS: pressão arterial sistólica; PAD: pressão arterial diastólica; PAM: pressão arterial média.

Medidas de pressão arterial

A pressão arterial é expressa em unidades de milímetros de mercúrio (mmHg). Utilizada desde a Antiguidade, tal unidade indica a pressão necessária para mover a coluna de mercúrio contra a gravidade em um monômetro. Na clínica, a pressão arterial é mensurada utilizando-se manguito, esfigmomanômetro e estetoscópio. O manguito, acoplado ao esfigmomanômetro, é posicionado em torno do braço e inflado até obstruir totalmente a artéria braquial, o que interrompe o fluxo de sangue. Em seguida, o manguito é lentamente desinflado, possibilitando, com o auxílio do estetoscópio localizado na fossa antecubital, auscultar o primeiro ruído provocado pela passagem de sangue durante a sístole. O valor de pressão correspondente é indicado no esfigmomanômetro. À medida que a pressão no manguito diminui, os ruídos tornam-se abafados e desaparecem abruptamente. Nesse momento, o valor observado no esfigmomanômetro corresponde à pressão diastólica.

Para mensurar variações rápidas na pressão arterial, frequente em pesquisas experimentais, utilizam-se, comumente, transdutores eletrônicos de pressão. Esses equipamentos são constituídos por finas membranas metálicas bem esticadas, em uma câmara com líquido. Os pulsos de pressão e as rápidas alterações de pressão abalam a membrana metálica, tornando-a ligeiramente convexa quando a pressão aumenta. Tais abalos mecânicos são convertidos em sinais elétricos, amplificados e registrados em computadores por meio de *softwares* adequados. Esse método fornece o registro direto da pressão arterial, pois, por meio de cateterização vascular, os transdutores ficam conectados ao interior das artérias.

VISCOSIDADE DO SANGUE

Trata-se de um fator que contribui para a resistência ao fluxo sanguíneo nos vasos. A Lei de Poiseuille (Equação 1) mostra que o fluxo sanguíneo é inversamente proporcional à viscosidade do sangue. Caso os demais determinantes do fluxo sanguíneo permaneçam constantes e a viscosidade se eleve, consequentemente, menor será o fluxo sanguíneo.

A viscosidade do sangue é atribuída à elevada concentração de eritrócitos, ou seja, células vermelhas no sangue. A Figura 25.9 mostra que a viscosidade do sangue aumenta progressivamente à medida que a concentração de eritrócitos (ou seja, hematócrito) se eleva. A viscosidade do sangue total e do plasma sanguíneo é em torno de 3 e 1,3 vezes maior que a da água, respectivamente. Outros fatores como a concentração e o tipo de proteínas plasmáticas afetam a viscosidade do sangue. Entretanto, seus efeitos são efetivamente menos potentes que os do hematócrito. Normalmente, o hematócrito é, em média, 42% para homens e 38% para mulheres. Tais valores são variáveis, podendo ser alterados em condições de anemia, desidratação ou altitudes elevadas.

ESTRESSE DE CISALHAMENTO

O fluxo de sangue dentro dos vasos causa atrito (*i. e.*, cisalhamento) entre as moléculas do sangue em movimento e a parede dos vasos. A tensão tangencial (T) produzida contra a parede vascular é proporcional à viscosidade (η) e ao fluxo de sangue (Q) e inversamente proporcional ao raio do vaso (r):

$$T = \frac{4\eta Q}{\pi r^3} \quad [16]$$

Os efeitos da tensão tangencial são observados principalmente nas células endoteliais, como mostrado na Figura 25.10.

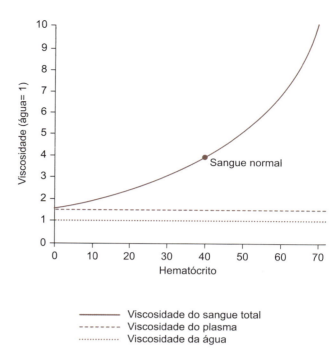

Figura 25.9 Efeito do hematócrito sobre a viscosidade do sangue. À medida que o hematócrito se eleva, as forças viscosas do sangue aumentam. A viscosidade da água é 1.

Essas células são maleáveis às forças do fluxo sanguíneo, indicando, geralmente, a direção da tensão tangencial. Mudanças conformacionais costumar ocorrer nas macromoléculas das células endoteliais em consequência da tensão tangencial. Desse modo, as células podem alterar a estrutura e as propriedades mecânicas para se adaptar às variações de fluxo.

TROCAS CAPILARES

As funções primordiais do sistema cardiovascular para a homeostasia tecidual ocorrem na microcirculação. Nos capilares, as necessidades de O_2 e nutrientes das células teciduais são repostas; e os produtos metabólitos (incluindo o CO_2), liberados no plasma. Os capilares podem diferir entre si no comprimento (geralmente entre 500 e 1.000 μm), no fluxo sanguíneo e no hematócrito. Adaptações no fluxo sanguíneo local (aumento ou diminuição) ocorrem de acordo com a demanda momentânea dos tecidos, pela constrição espontânea

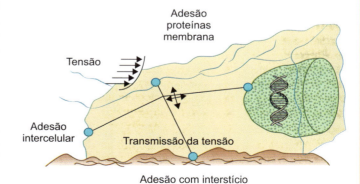

Figura 25.10 Efeito mecânico da tensão tangencial nas células endoteliais. A tensão tangencial atinge a superfície luminal das células endoteliais e causa tensões internas. Como as células endoteliais estão ancoradas no interstício e conectadas a outras células vizinhas, a tensão tangencial causa deformações estruturais. Amarelo: célula.

ou reativa das arteríolas terminais. Em capilares bem perfundidos, o fluxo sanguíneo escoa a velocidades que variam de 300 a 1.000 μm/s, com 0,5 a 2 s de tempo de trânsito, o qual pode reduzir-se para 0,25 s durante o exercício físico.

Os mecanismos básicos da passagem de água, soluto e gases sanguíneos através da parede dos capilares são a difusão e a filtração. A água cruza com facilidade a parede capilar em movimento bidirecional (do plasma para o interstício, e vice-versa), sem que haja fluxo resultante em determinado sentido. Os nutrientes de baixo peso molecular, como a glicose, o oxigênio e o dióxido de carbono, atravessam a parede dos capilares por difusão, impulsionados pela diferença de concentração (também chamado de gradiente de concentração) entre os compartimentos intra e extravascular.

Difusão

O processo de difusão é determinado pela Lei de Fick:

$$FD = K \times A \times (C_2 - C_1) \qquad [17]$$

Em que:

- FD: fluxo por difusão
- K: coeficiente difusional da molécula (inversamente proporcional à raiz quadrada do peso molecular)
- A: área de superfície do endotélio vascular
- C: concentração da molécula nos lados intravascular (C1) e intersticial (C2).

De acordo com a Lei de Fick, a difusão de um soluto é determinada pela área de superfície do capilar, coeficiente de difusão e diferença de concentração do soluto. Portanto, quanto maior a diferença de concentração do soluto entre os compartimentos intravascular e extravascular, a superfície de difusão e a capacidade difusional da molécula, maior será o fluxo através da parede do capilar.

Além desses fatores, quando um soluto difunde-se através da membrana, a permeabilidade da membrana deve ser considerada. Como a membrana plasmática das células é constituída por bicamada lipídica, a lipossolubilidade de uma molécula torna-se um fator importante no processo de difusão. Os solutos lipossolúveis, como os gases da respiração e os anestésicos, atravessam rapidamente a parede vascular. Tais moléculas difundem-se diretamente pela membrana das células endoteliais. As substâncias hidrofílicas pequenas (p. ex., íons, água, glicose, aminoácidos) difundem-se por meio de canais aquosos entre as células intercelulares. Como os poros ocupam uma pequena porção da área de superfície capilar, a difusão desses solutos é mais vagarosa. As moléculas hidrofílicas grandes, como as proteínas, cruzam a parede capilar bem lentamente, por meio de canais transendoteliais ou transporte vesicular (Figura 25.11).

> No cérebro, as junções intercelulares dos capilares são bastante ocludentes. O transporte de aminoácidos e glicose ocorre, então, por meio de proteínas transportadoras da membrana das células endoteliais. Tal processo acontece sem gasto de energia e recebe o nome de *difusão facilitada*.

Filtração

O movimento de fluido é, em grande parte, determinado pelo equilíbrio entre as pressões que atuam dos dois lados da parede capilar. Enquanto a pressão sanguínea capilar impulsiona o fluido no sentido do tecido, a pressão osmótica das proteínas plasmáticas promove a absorção a partir dos tecidos para o sangue. Definida por Ernest Starling, a pressão oncótica (ou pressão coloidosmótica) refere-se à pressão, ou absorção, osmótica promovida pelos agentes coloides do plasma (as proteínas). Em experimentos realizados há mais de 100 anos, Starling mostrou que a pressão oncótica consegue contrabalançar o processo de filtração induzido pela pressão sanguínea capilar e causar a absorção.

De acordo com Starling, o movimento resultante do fluido (J_v) é dado pela equação a seguir:

$$J_v = (P_C - P_i) - (\pi p - \pi i) \qquad [18]$$

Em que:

- P_C: pressão hidrostática capilar
- P_i: pressão hidrostática intersticial
- π_p: pressão oncótica no plasma
- π_i: pressão oncótica do fluido intersticial.

Desse modo, a pressão de filtração resultante é definida pela diferença entre as pressões hidrostáticas, subtraída pela diferença entre as pressões oncóticas através da parede do capilar (Figura 25.12).

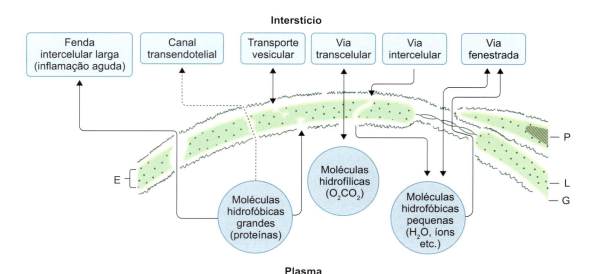

Figura 25.11 Principais vias de transporte de substâncias por meio da parede capilar.

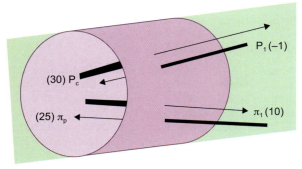

Figura 25.12 Representação esquemática de aplicação da Lei de Starling ao movimento de fluidos por uma membrana semipermeável. De modo simples, a taxa de filtração é determinada pela diferença entre a força hidráulica e a sucção osmótica. P_C: pressão capilar, P_i: pressão intersticial; π_p: pressão osmótica das proteínas plasmáticas; π_i: pressão osmótica das proteínas do interstício. Os números indicam os valores de pressão (em mmHg).

Entretanto, a área de superfície (S) e a condutância hidráulica da parede vascular (L_p) também influenciam o movimento do fluido. Assim:

$$J_v = S \times L_p[(P_C - P_i) - (\pi_p - \pi_i)] \quad [19]$$

O efeito da pressão oncótica é apenas parcialmente exercido, pois a parede capilar não constitui uma membrana semipermeável e apresenta leve permeabilidade a proteínas plasmáticas.

Desse modo, a taxa de pressão osmótica é dada pelo coeficiente de reflexão (σ). Considerando todos os fatores que influenciam a taxa e o sentido resultante do movimento do fluido através da parede dos vasos de troca, tem-se a equação de Starling:

$$J_v = S \times L_p[(P_C - P_i) - \sigma(\pi_p - \pi_i)] \quad [20]$$

SISTEMA LINFÁTICO

Constituído basicamente por uma rede de vasos e pequenas estruturas chamada nódulos linfáticos (linfonodos) (Figura 25.13), tem por função regular o equilíbrio dos fluidos teciduais, além de se tratar de um importante componente do sistema imunológico. Especificamente, o sistema linfático promove a remoção dos fluidos em excesso dos tecidos, facilita o transporte de proteínas para o sistema circulatório e produz células de defesa (linfócitos, monócitos e plasmócitos).

O movimento do fluido plasmático para o interstício é impulsionado pela pressão sanguínea dentro do capilar. Tal processo é contrabalanceado pela pressão oncótica gerada pelas proteínas plasmáticas, que promovem a "sucção" ou a absorção do fluido de volta para o sangue. Entretanto, o fluido e as macromoléculas excedentes nos tecidos são coletados pelos vasos linfáticos e retornam à circulação sanguínea. Em condições patológicas, o comprometimento do sistema linfático pode ocasionar edema, caracterizado pelo excesso de fluidos nos tecidos.

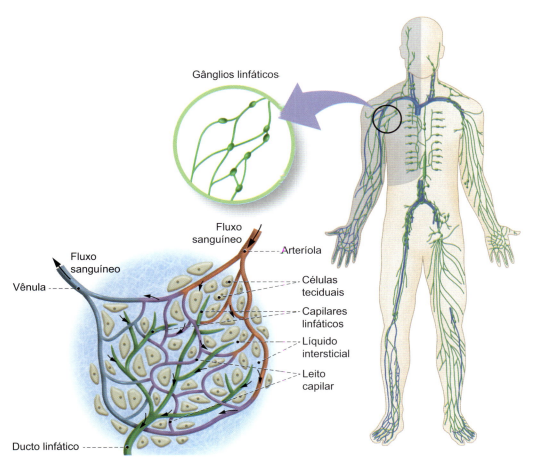

Figura 25.13 Sistema linfático em humanos. Os esquemas ampliados mostram os nódulos linfáticos (ou gânglios linfáticos), assim como a distribuição espacial entre vasos sanguíneos, vasos linfáticos e interstício.

Estruturalmente, os vasos linfáticos são terminações cegas, constituídos por apenas uma camada de células endoteliais. Os vasos linfáticos são adaptados à captação de macromoléculas, fluidos e células presentes no interstício. O ultrafiltrado coletado pelos vasos linfáticos retorna à corrente sanguínea em maior quantidade nas veias, no nível do pescoço. Em menor quantidade, o ultrafiltrado é devolvido ao sangue ao nível dos linfonodos. Além de preservar o equilíbrio dos fluidos teciduais, o transporte linfático desempenha função nutricional (absorvendo gordura na forma de quilomícrons no intestino e transportando ao plasma sanguíneo) e imunológica (ao transportar antígenos solúveis e bactérias até os linfonodos, onde são fagocitados).

Formação da linfa

A linfa é constituída por líquido intersticial que flui para o interior dos vasos linfáticos a partir das áreas adjacentes. A drenagem do fluido intersticial ocorre por meio do esvaziamento dos vasos linfáticos (por meio da compressão promovida pelos tecidos que os circundam) e posterior expansão (por sua característica elástica), o que promove a queda temporária da pressão dentro do capilar linfático para valores abaixo da pressão do líquido intersticial. Dessa maneira, o gradiente de pressão gerado torna-se favorável à entrada do fluido nos vasos linfáticos.

Mecanismos intrínsecos e extrínsecos promovem o movimento da linfa. Além do bombeamento da linfa causado pela capacidade intrínseca de contração rítmica das células musculares lisas presentes nos vasos linfáticos, fatores externos que comprimam intermitentemente os vasos linfáticos podem promover a movimentação da linfa, como: contração dos músculos esqueléticos circundantes; compressão ou massagem dos tecidos adjacentes; pulsações das artérias adjacentes; e pressão intratorácica negativa. A existência de válvulas em todos os vasos linfáticos assegura o fluxo unidirecional da linfa (Figura 25.14).

A importância do funcionamento adequado do sistema linfático para a homeostase do volume de fluido no compartimento extracelular é notada ao saber que, em um indivíduo com DC de 6 ℓ/min, a circulação linfática retorna aproximadamente 4 ℓ/dia de fluido intersticial drenado à corrente sanguínea. Ademais, em condições de perda no volume plasmático, como ocorre durante a hemorragia, o fluido intersticial pode ser reabsorvido para recuperar o volume de plasma. Ao contrário, o aumento no volume plasmático pode elevar a quantidade de fluido intersticial, ocasionando, consequentemente, a formação de edema. Por sua vez, o edema pode retardar a troca de nutrientes e metabólitos (pelo aumento na distância difusional) entre o tecido e o plasma.

FORMAÇÃO DE EDEMA

O edema desenvolve-se quando a taxa de filtração capilar ultrapassa a taxa de drenagem linfática, ou seja, quando há aumento na taxa de filtração capilar ou redução na captação linfática. De acordo com a equação de Starling (ver Equação 20), os fatores que determinam o aumento na taxa de filtração capilar são a elevação na pressão capilar, a redução na pressão oncótica plasmática e o aumento na permeabilidade capilar.

Patologicamente, o aumento na pressão hidrostática capilar pode estar associado à insuficiência cardíaca. Em indivíduos com insuficiência cardíaca, é comum a ocorrência de edema. A elevação crônica da pressão venosa, decorrente do acúmulo de sangue no leito venoso, pode aumentar a pressão capilar, levando à formação de processo edematoso.

A queda na concentração plasmática de proteína (hipoproteinemia) reduz a pressão oncótica plasmática, o que resulta na elevação na taxa de filtração capilar. Má nutrição, má absorção intestinal, perda excessiva de proteínas pela urina e insuficiência hepática levam a hipoproteinemia. Ademais, processos inflamatórios que afetam a permeabilidade capilar podem alterar a taxa de filtração e formar o edema.

Além dos fatores descritos pela equação de Starling, deficiências na drenagem linfática causam acúmulo de fluido e proteínas no interstício, ocasionando o desenvolvimento de linfedemas. Entre os fatores desencadeadores de insuficiência linfática, a infestação dos vasos linfáticos dos membros inferiores por nematoido transmitido por mosquito provoca a doença denominada elefantíase (ou filariose). Nos indivíduos portadores de tal enfermidade, a perna contaminada torna-se demasiadamente inchada, semelhantemente à perna de um elefante.

LEI DE LAPLACE E SUAS IMPLICAÇÕES CLÍNICAS

Pierre-Simon, Marquês de Laplace (matemático, astrônomo e físico), descreveu uma equação capaz de explicar comportamentos em vários campos da ciência, entre eles a mecânica de fluidos. A pressão através da parede de um tubo cilíndrico flexível (pressão transmural) tende a estendê-lo e aumenta a tensão da parede. Essa tensão desenvolvida nas paredes dos vasos sanguíneos (artérias e veias) do corpo humano é um exemplo clássico da aplicação da Lei de LaPlace (Figura 25.15 A).

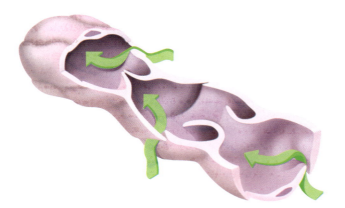

Figura 25.14 No interior dos vasos linfáticos, a linfa move-se em sentido único direcionado por válvulas.

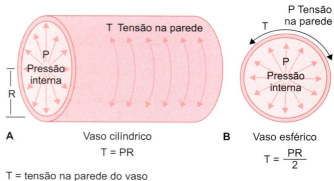

Figura 25.15 Demonstração da aplicação da Lei de Laplace em modelo de tubo cilíndrico e esférico.

Assim, para uma determinada pressão transmural, a tensão da parede no vaso aumenta à medida que o raio aumenta. Desse modo, para grandes artérias, onde a pressão sanguínea é mais elevada e a estrutura de parede é mais forte, uma artéria com o dobro do raio deve suportar duas vezes a tensão da parede.

As artérias são estruturas reforçadas por lâminas elásticas dispostas concentricamente e de músculo liso, o que as fortalece contra os riscos de uma dilatação anormal e localizada (aneurisma). Observa-se também na descrição da Lei de Laplace que a tensão dependerá das características dos vasos sanguíneos – se cilíndricos ou esféricos. Por exemplo, para um vaso com determinado raio e pressão interna e de formato esférico, a tensão será a metade um vaso com características cilíndricas (Figura 25.15 B).

Por que a Lei de Laplace explica o perigo dos aneurismas?

Doenças como aterosclerose, diabetes, hipertensão e hipercolerostemia podem ser causas de dilatação em alguma parte dos vasos sanguíneos, provocando uma expansão e tornando esse ponto específico da artéria enfraquecido – este é o conceito de aneurisma. Pode parecer que a dilatação seria um fator positivo, em virtude de outras características já apresentadas neste capítulo, mas neste caso não. Uma dilatação em pontos específicos do vaso sanguíneo submeteria essa região a uma tensão elevada. E, se essa expansão continua aumentando, ocorre o risco de ruptura. Assim, os aneurismas são patologias graves e requerem atenção médica imediata.

Do ponto de vista da aplicação da Lei de LaPlace, essa condição de modificação das características cilíndricas para esféricas seria a explicação para o aumento da tensão e, consequentemente, para a possibilidade de ruptura do vaso (Figura 25.16).

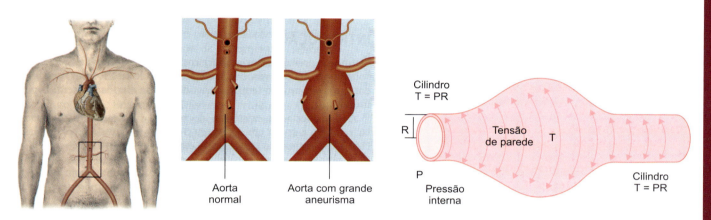

Figura 25.16 Modificação das características dos vasos – de cilíndricos para esféricos.

BIBLIOGRAFIA

Berne RM, Koeppen BM, Stanton BA. Physiology. 4.ed. St. Louis: Mosby; 1998.

Blum KS, Karaman S, Proulx ST, Ochsenbein AM, Luciani P, Leroux JC et al. Chronic high-fat diet impairs collecting lymphatic vessel function in mice. PLoS One. 2014; 9:e94713.

Boron WF, Boulpaep EL. Medical physiology. 2.ed. Philadelphia: Saunders; 2012.

Doyle BJ, Callanan A, McGloughlin TM. A comparison of modelling techniques for computing wall stress in abdominal aortic aneurysms. BioMed Eng OnLine. 2007;6(38).

Franke RP, Gräfe M, Schnittler H, Seiffge D. Induction of human vascular endothelial stress fibres by fluid shear stress. Nature. 1984;307:648-9.

Jacob M, Chappell D, Becker BF. Regulation of blood flow and volume exchange across the microcirculation. Crit Care. 2016;20(319).

Karaman S, Detmar M. Mechanisms of lymphatic metastasis. J Clin Invest. 2014; 124:922-8.

Li JK. Review of "Dynamics of the Vascular System". Series on Bioengineering & Biomedical Engineering. v.1. New Jersey: World Scientific; 2004.

Li JK. The arterial circulation: physical principles and clinical applications. New Jersey: Humana Press; 2000.

Magder S. Is all on the level? Hemodynamics during supine versus prone ventilation. Am J Respir Crit Care Med. 2013;188(12):1390-1.

Magder S. The meaning of blood pressure. Crit Care. 2018;22(257).

Magder SA. Pressure-flow relations of diaphragm and vital organs with nitroprusside-induced vasodilation. J Appl Physiol. 1986; 61:409-16.

Maurer MS, Kronzon I, Burkhoff D. Ventricular pump function in heart failure with normal ejection fraction: insights from pressure-volume measurements. Prog Cardiovasc Dis. 2006;49: 182-95.

Monge Garcia MI, Gil Cano A, Gracia Romero M. Dynamic arterial elastance to predict arterial pressure response to volume loading in preload-dependent patients. Crit Care. 2011;15(1):R15.

Rizzoni D, De Ciuceis C, Salvetti M, Paini A, Rossini C, Agabiti-Rosei C et al. Interactions between macro- and micro-circulation: are they relevant? High Blood Press Cardiovasc Prev. 2015;22:119-28.

Sadler S, Hawke F, Sonter J, Chuter V. Toe brachial blood pressure measurement after 5, 10, and 15 minutes of rest. J Foot Ankle Res. 2013;6:O33.

Salivar E, Cabrales P, Tsai AG, Intaglietta M. Microcirculatory changes during chronic adaptation to hypoxia. Am J Physiol Heart Circ Physiol. 2003;285:H2064-71.

Secomb TW. Theoretical models for regulation of blood flow. Microcirculation. 2008;15:765-75.

Shrier I, Magder S. Response of arterial resistance and critical closing pressure to change in perfusion pressure in canine hindlimb. Am J Physiol. 1993;265:H1939-45.

Small DM, Bond MG, Waugh D, Prack M, Sawyer JK. Physicochemical and histological changes in the arterial wall of nonhuman primates during progression and regression of atherosclerosis. J Clin Invest. 1984;73:1590-605.

Tello K, Dalmer A, Axmann J, Vanderpool R, Ghofrani HA, Naeije R et al. Reserve of right ventricular-arterial coupling in the setting of chronic overload. Circ Heart Fail. 2019;12:e005512.

Van de Graaff K, Rhees RW, Palmer S, Rhees R, Palmer SL. Human anatomy and physiology. New York: McGraw-Hill; 2009.

Weil FGP, Fang JC. Pressure volume system for management of heart failure and valvular heart disease. Curr Cardiol Rep. 2019;21:153.

Zamir M. The Physics of pulsatile flow. New York: Springer; 2000.

participariam da manutenção do tônus vasomotor. A administração tópica de ácido gama-aminobutírico (GABA) e de glicina na superfície ventral do bulbo de gatos provocava acentuada queda da PA. Esses estudos possibilitaram determinar mais precisamente as regiões do bulbo ventrolateral responsáveis pela manutenção da PA, voltando-se, ao conceito da existência de um centro vasomotor delimitado.

A partir dos estudos de Guertzenstein *et al.*, diferentes grupos de pesquisa começaram a elucidar os circuitos neurais envolvidos no controle cardiovascular. Os mecanismos neurais de regulação da PA, assim como outros tipos de reflexos existentes no organismo, envolveram alguns componentes:

- Estimulação de receptores sensoriais
- Integração no SNC
- Sinalização de eferências que produzem uma resposta ao promover os ajustes perifericamente (Figura 26.2).

Existem diferentes reflexos cardiovasculares que promovem a regulação da PA, entre os quais estão o barorreflexo, o quimiorreflexo, o reflexo cardiopulmonar, o reflexo de Bainbridge e o reflexo de Cushing. Cada um dos reflexos cardiovasculares será descrito em detalhes a seguir.

Barorreflexo

Também conhecido como reflexo pressorreceptor, é um mecanismo que atua momento a momento para promover a regulação da PA. Trata-se de um reflexo responsável por manter a PA dentro de limites normais em períodos de segundos a minutos. A rapidez desse sistema regulatório é obtida por meio de um circuito bulbar que promove ajustes pelo sistema nervoso autônomo.

Nos homens, assim como em outros mamíferos, os receptores sensoriais que detectam a PA a cada momento são as terminações sensoriais dos barorreceptores, localizados na camada adventícia das artérias aorta e carótidas. Na realidade, os terminais barorreceptores não são estimulados pela PA por si só, pois são um tipo especial de mecanorreceptores, que detectam alterações no estiramento da parede arterial causadas pelas alterações de PA no vaso sanguíneo. Quando ocorre estiramento da parede das artérias aórtica e carótidas, a deformação mecânica leva à abertura de canais mecanodependentes da família das degenerinas/canais epiteliais da membrana das terminações barorreceptoras. Isso leva à entrada de íons Na^+ e Ca^{2+} através da membrana, que despolarizam essas terminações de modo proporcional ao grau de distensão (Figura 26.3). Quando se alcança o limiar de disparo do potencial de ação nos terminais barorreceptores, o potencial de ação gerado será consequentemente conduzido ao longo das aferências, que podem ser mielinizadas ou amielinizadas.

Quanto maior o valor da PA, maior será o estiramento da parede das artérias aorta e carótidas, conduzindo ao aumento da frequência de disparos de potenciais de ação nos aferentes barorreceptores (Krauhs, 1979; Chapleau *et al.*, 2001), conforme demonstrado na Figura 26.4 para diferentes níveis de PA. Vale ressaltar que, em condições basais, somente a pressão sistólica consegue promover o estiramento das artérias aorta e carótidas para disparar potenciais de ação nos barorreceptores. A deformação diastólica não é suficiente para provocar um estiramento da parede arterial para que os barorreceptores disparem potenciais de ação. Assim, em situações basais durante o ciclo cardíaco, existe um sincronismo da pressão sistólica, causando o estiramento das artérias aorta e carótidas com o aparecimento de vários disparos de potenciais de ação nos barorreceptores existentes na camada adventícia destas. Existem uma pressão mínima e uma deformação vascular mínima capazes de gerar potenciais de ação nos barorreceptores, considerado o limiar de ativação dos barorreceptores (Figura 26.4), abaixo do qual não há distensão da parede vascular suficiente para promover a abertura de canais mecanodependentes que possibilitem o disparo dos potenciais de ação. Assim, o SNC é informado sobre os diferentes níveis de PA com base no grau de distensão da parede dos barorreceptores aórticos e carotídeos, que dispararão um maior número de potenciais de ação, quando a pressão sofre elevação, e um menor número, quando ocorre redução da PA. Os aferentes barorreceptores mielinizados e amielinizados apresentam similaridades na relação de disparos potenciais de ação em função da PA. No entanto, os aferentes amielinizados apresentam maior limiar de disparo de potenciais de ação. Por isso, os aferentes barorreceptores amielinizados são intensamente ativados quando ocorre grande elevação da PA, somando-se à ativação dos aferentes barorreceptores mielinizados. Isso contribui para que haja a saturação dos barorreceptores (Figura 26.4).

As informações dos barorreceptores aórticos constituem as terminações de neurônios pseudounipolares, cujos corpos celulares estão concentrados nos gânglios nodoso e petroso, respectivamente. Os aferentes que partem do arco da aorta são conduzidos pelo nervo depressor aórtico e os dos barorreceptores carotídeos pelo nervo do seio carotídeo. As informações desses aferentes são incorporadas nos nervos vago e glossofaríngeo, respectivamente, e conduzidas até o bulbo (Figura 26.5). Mais especificamente, o núcleo do trato solitário (NTS), localizado na porção dorsal do bulbo, constitui o sítio primário no SNC para o qual se projetam as aferências dos barorreceptores. O L-glutamato é o mediador químico liberado pelas aferências dos barorreceptores sobre os neurônios do NTS. A partir do NTS, partem neurônios que se projetam para a região caudoventrolateral do bulbo (CVL) e liberam L-glutamato sobre os neurônios do CVL. Os neurônios do CVL, por sua vez, projetam-se para a região rostroventrolateral do bulbo (RVL), liberando GABA como mediador químico na sinapse com os neurônios pré-motores simpáticos do RVL. Estes últimos neurônios também sofrem excitação tônica por projeções provenientes do hipotálamo e de subnúcleos do NTS. Os neurônios pré-motores simpáticos do RVL projetam-se para a região intermediolateral da medula espinal, fazendo sinapse com os neurônios pré-ganglionares simpáticos, localizados entre os segmentos T1 a L3 da medula espinal. Os neurônios pré-ganglionares simpáticos realizam sinapse nos gânglios autonômicos com os neurônios pós-ganglionares, que inervam os vasos sanguíneos e o coração. Quando os neurônios pós-ganglionares simpáticos

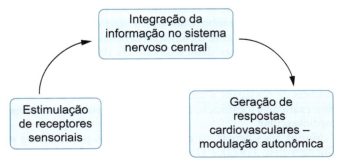

Figura 26.2 Representação esquemática dos componentes gerais existentes nos reflexos cardiovasculares.

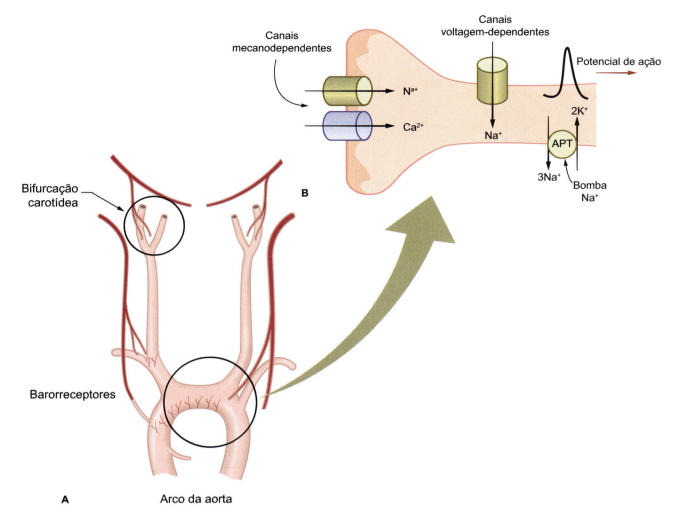

Figura 26.3 A. Localização dos barorreceptores aórticos e carotídeos. **B.** Membrana de um barorreceptor demonstrando a abertura de canais de sódio (Na^+) e de cálcio (Ca^{2+}) promovida pelo estiramento da membrana que depende da pressão arterial sistólica. Se o limiar de disparo for alcançado, será deflagrado o potencial de ação. A abertura de canais de Na^+ dependentes de voltagem possibilitará a condução do potencial de ação pelos aferentes barorreceptores.

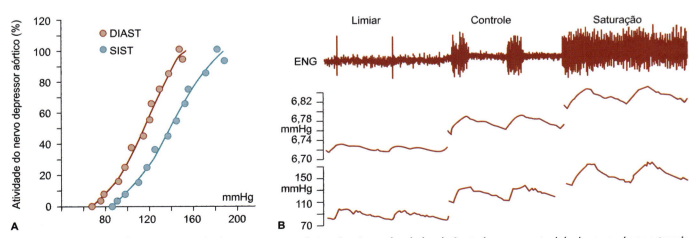

Figura 26.4 A. Faixa de funcionamento dos barorreceptores aórticos (conjunto dos dados de 8 ratos) em percentual de descarga demonstrando sua atividade para os valores de pressão sistólica e diastólica (que determina o limiar de ativação dos barorreceptores) até a pressão em que ocorre a saturação dos barorreceptores (100% de descarga). **B.** Registros simultâneos da atividade do nervo depressor aórtico (eletroneurografia, ENG), calibre pulsátil (mm) e pressão arterial de um rato normotenso na situação-controle, durante a queda (limiar) e a elevação (saturação) da pressão arterial.

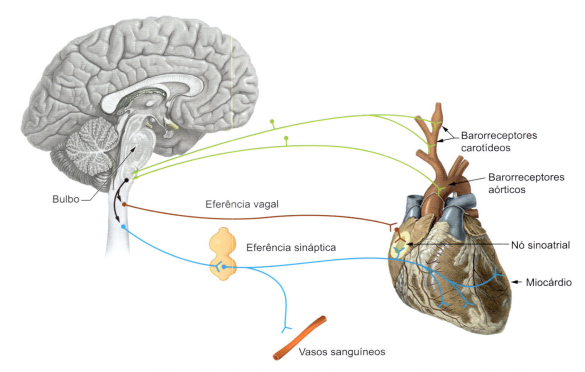

Figura 26.5 Representação esquemática do barorreflexo. As informações dos barorreceptores aórticos e carotídeos são conduzidas ao bulbo pelos nervos vago (X) e glossofaríngeo (IX), respectivamente. Após a integração das informações aferentes no circuito bulbar, as eferências do simpático e parassimpático (vagal) serão responsáveis por promover os ajustes cardiovasculares nos vasos sanguíneos e no coração.

fazem sinapse com os vasos sanguíneos e o coração, ocorre liberação de norepinefrina, que ativa, respectivamente, os receptores alfa-1 adrenérgicos nos vasos sanguíneos (viscerais) e beta-1 adrenérgicos no coração (células marca-passo e miocárdio). Assim, os barorreceptores são capazes de modular tonicamente o controle do tônus vasomotor. Além do componente simpático do barorreflexo, o circuito bulbar pode controlar o ramo parassimpático do sistema nervoso autônomo. Os neurônios do NTS, que recebem as informações dos aferentes barorreceptores, projetam-se também para o núcleo ambíguo (NA), onde fazem sinapse com os neurônios pré-ganglionares parassimpáticos. Nessa sinapse dentro do NA, o mediador químico liberado é o L-glutamato. Os neurônios pré-ganglionares parassimpáticos, por sua vez, fazem sinapse no gânglio parassimpático com os neurônios pós-ganglionares parassimpáticos nas proximidades do coração. O mediador químico liberado pelos neurônios pós-ganglionares parassimpáticos, principalmente sobre as células marca-passo, é a acetilcolina, que se liga a receptores muscarínicos do subtipo M2 (Figura 26.6). Além das projeções dos neurônios do NTS para o NA, existem projeções do NTS para o núcleo dorsal motor do vago (DMV), situado ventralmente ao NTS. Recentemente, demonstrou-se que os neurônios pré-ganglionares parassimpáticos, cujos corpos celulares se encontram no DMV, fariam sinapse com neurônios pós-ganglionares parassimpáticos. Estes estariam mais envolvidos com o controle da diminuição da força contrátil do miocárdio.

De cada uma dessas áreas e desses núcleos bulbares, existem neurônios que se projetam para áreas e núcleos mais rostrais do SNC, como o hipotálamo, levando informações cardiovasculares. Dessas regiões rostrais, partem projeções reciprocamente para as regiões bulbares e projeções diretas para os neurônios da coluna intermediolateral da medula espinal, que também realizam o controle da PA.

Em suma, o barorreflexo participa de modo fundamental na manutenção da homeostase hemodinâmica, visto que é capaz de controlar os tônus simpático e parassimpático, regulando os vasos sanguíneos e o coração. Assim, quando ocorre aumento da PA acima dos valores basais, há maior distensão da parede das artérias aorta e carótidas, que farão com que os barorreceptores aórticos e carotídeos disparem um número maior de potenciais de ação. Isso faz os neurônios do NTS serem mais estimulados. Este, por sua vez, fará com que os seus neurônios, que se projetam para o RVL, inibam mais intensamente os neurônios pré-motores simpáticos. Além disso, os neurônios do NTS, mais estimulados nessa situação, estimularão mais os neurônios do núcleo ambíguo. Consequentemente, haverá redução reflexa da atividade simpática para o coração e os vasos sanguíneos e aumento da atividade vagal para o coração, levando ao aparecimento de dilatação arteriolar, venodilatação, bradicardia e redução da contratilidade miocárdica (Figuras 26.7 e 26.8). Com a redução da FC, que consequentemente diminui o DC, além da menor resistência vascular periférica, a PA inicialmente elevada se minimizará até retornar aos níveis basais. Por outro lado, quando ocorre queda da PA, os barorreceptores aórticos e carotídeos são menos estimulados, o que fará com que menos potenciais de ação sejam gerados e conduzidos ao NTS. Desse modo, os neurônios do NTS não estimularão menos os neurônios do CVL. Por sua vez, estes inibirão menos os neurônios pré-motores simpáticos do RVL. Além disso, quando os neurônios do NTS são menos estimulados nessa situação, os neurônios do NTS que se projetam para o núcleo ambíguo serão menos estimulados, fazendo com que ocorra menor estimulação dos neurônios pré-ganglionares parassimpáticos. Assim, o aumento da atividade simpática e a diminuição da atividade vagal ocorrerão reflexamente, levando consequentemente a constrição arteriolar, venoconstrição, taquicardia e aumento da força contrátil miocárdica (Figuras 26.7 e 26.8). Com o aumento da FC e do VS, haverá aumento do DC e, adicionalmente, com o aumento da resistência vascular periférica, a PA que inicialmente se encontrava diminuída pode sofrer elevação até retornar aos níveis basais.

O barorreflexo apresenta grande eficiência em controlar a variabilidade da PA, o que pode ser demonstrado pela labilidade da PA que se segue à desnervação sinoaórtica experimental (Figura 26.8), ou após a interrupção no funcionamento do barorreflexo. Esta é uma síndrome que, embora rara, pode acometer pacientes submetidos a cirurgia no pescoço, quimioterapia, infarto no bulbo, tumores no corpo carotídeo ou, às vezes, após cirurgia de endarterectomia carotídea para eliminação de placa aterosclerótica.

Controle barorreflexo na hipertensão arterial

A hipertensão arterial representa uma doença com alta prevalência que afeta 20 a 30% dos adultos e aproximadamente 50% dos idosos. Constitui importante fator de risco para outras doenças, como insuficiência cardíaca, doenças coronarianas, acidente vascular encefálico e insuficiência renal crônica. Embora os barorreceptores continuem realizando a regulação momento a momento da PA em hipertensos crônicos, eles estão adaptados a uma faixa mais elevada de valores da PA, ou seja, ocorre uma mudança no *set point* dos barorreceptores (Figura 26.9).

Pacientes com hipertensão arterial e animais experimentais com hipertensão arterial, como os ratos espontaneamente hipertensos (SHR), apresentam atenuação importante da sensibilidade do barorreflexo. O grau de diminuição da sensibilidade do barorreflexo para o controle da FC é bem maior que para o controle da resistência vascular na hipertensão primária ou experimental (Figura 26.10). As respostas reflexas de FC estão atenuadas não apenas para as alterações breves, mas também para as alterações mais longas de PA induzidas por infusão de fármacos vasoativos. O grau de atenuação do barorreflexo nas diferentes formas de hipertensão primária ou secundária tem correlação importante com a gravidade da hipertensão. Todavia, também pode ser observada em pacientes com alteração inicial da PA, como a que ocorre na hipertensão limítrofe. A sensibilidade do barorreflexo pode ainda variar de acordo com o período dia/noite e é sistematicamente maior durante a noite

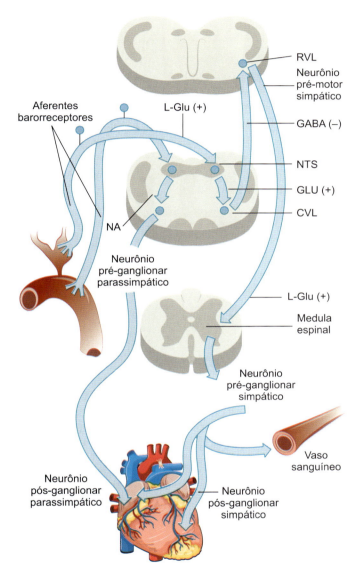

Figura 26.6 Circuito do barorreflexo. As informações dos barorreceptores aórticos e carotídeos são conduzidas por aferências ao bulbo, fazendo a primeira sinapse no núcleo do trato solitário (NTS). O mediador químico liberado por essas aferências é o L-glutamato. Os neurônios do NTS projetam-se para a região caudoventrolateral do bulbo (CVL) e realizam sinapse, liberando L-glutamato. Os neurônios do CVL, por sua vez, projetam-se para a região rostroventrolateral do bulbo (RVL), liberando GABA sobre os neurônios pré-motores simpáticos que se projetam para a coluna intermediolateral da medula espinal. Os neurônios pré-motores simpáticos realizam sinapse com os neurônios pré-ganglionares simpáticos da medula espinal, que, por sua vez, realizam sinapse com neurônios pós-ganglionares simpáticos. Estes inervam os vasos sanguíneos e o coração. Os neurônios do NTS também apresentam projeções para o núcleo ambíguo (NA), onde realizam sinapse glutamatérgica com neurônios pré-ganglionares parassimpáticos. Estes, por sua vez, realizam sinapse com neurônios pós-ganglionares parassimpáticos que inervam o coração.

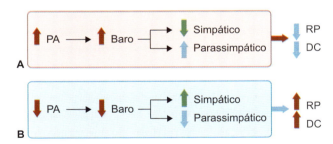

Figura 26.7 Representação esquemática da atividade dos barorreceptores (baro) aórticos e carotídeos durante aumento ou queda da pressão arterial (PA) e, consequentemente, regulação dos componentes simpático e parassimpático do barorreflexo. **A.** Quando há aumento da PA, ocorre aumento da estimulação dos barorreceptores e, reflexamente, diminuição da atividade do simpático e aumento da atividade do parassimpático. A maior inibição simpática causará vasodilatação e diminuição da frequência cardíaca (FC) e da força contrátil do coração, enquanto a maior ativação parassimpática contribuirá também para a redução da FC. Com isso, haverá diminuição da resistência periférica (RP) e do débito cardíaco (DC). **B.** Quando ocorre queda da PA, haverá menor estimulação dos barorreceptores e, reflexamente, aumento da atividade do simpático e diminuição da atividade do parassimpático. A maior ativação simpática promoverá vasoconstrição e aumento da FC e da força contrátil do coração, e a diminuição da atividade do parassimpático no coração será importante para o predomínio simpático nele. Consequentemente, haverá aumento da RP e do DC.

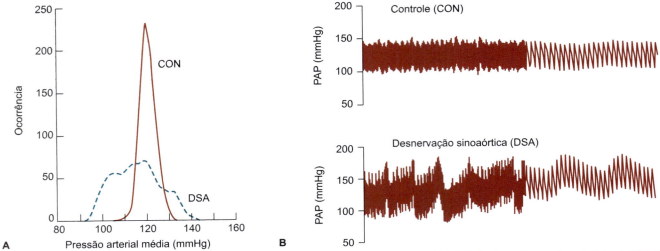

Figura 26.8 A. Pressão arterial média em rato controle (CON) e com desnervação sinoaórtica (DSA). **B.** Registro da pressão arterial pulsátil (PAP) em rato controle (CON) e com desnervação sinoaórtica (DSA). A desnervação sinoaórtica produziu intensa labilidade da pressão arterial. Adaptada de Krieger *et al*. (1982).

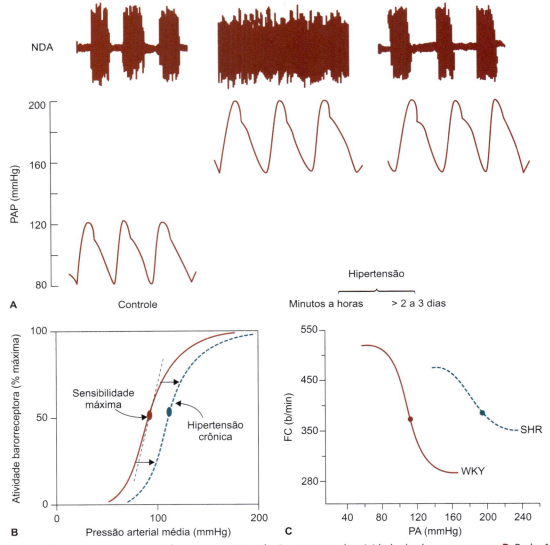

Figura 26.9 A. Fase tardia da hipertensão arterial, em que ocorre redução marcante da atividade dos barorreceptores. **B.** Redução da sensibilidade dos barorreceptores carotídeos na hipertensão crônica (*linhas tracejadas*), em comparação à situação-controle (*linha contínua*). Nota-se um deslocamento da curva para a direita na hipertensão crônica com mudança do *set point* dos barorreceptores. **C.** Diferenças na regulação reflexa da frequência cardíaca (FC) em ratos espontaneamente hipertensos (SHR) e normotensos Wistar-Kyoto (WKY) frente a variações similares da pressão arterial (PA) a partir do basal indicado pelo ponto central. Os SHR apresentam controle reflexo da frequência cardíaca prejudicado com relação aos WKY com redução visível da bradicardia e da taquicardia reflexas. Adaptada de Krieger *et al*. (1982).

em indivíduos normais. Contudo, pacientes hipertensos apresentam atenuação da sensibilidade barorreflexa em todas as horas do dia, não apresentando aumento da sensibilidade durante o período noturno. Assim, pacientes hipertensos apresentam maior variabilidade da PA, e os barorreceptores têm uma menor capacidade tamponante das flutuações da PA que os indivíduos normais.

Além da hipertensão arterial, a diminuição da sensibilidade dos barorreceptores é observada em outras doenças cardiovasculares, como após o infarto do miocárdio. Pacientes com redução da fração de ejeção do ventrículo esquerdo e taquicardia ventricular não sustentada apresentaram redução da sensibilidade barorreflexa (< 3 ms/mmHg), o que representa um importante preditor de mortalidade, independentemente da idade (Figura 26.10).

BARORREFLEXO E EXERCÍCIO FÍSICO

No exercício físico aeróbio, ocorre elevação moderada da PA (cerca de 10 a 20 mmHg acima dos valores basais), necessária para a adequada perfusão tecidual da musculatura esquelética e a redistribuição do fluxo sanguíneo nos diferentes territórios. Diante do conhecimento sobre o funcionamento do barorreflexo frente a elevações de PA, seria esperado que reflexamente surgissem hipotensão e bradicardia, uma vez que a estimulação dos barorreceptores incidiria mais ainda nos neurônios do NTS e, por fim, os neurônios do RVL seriam mais inibidos, causando simpatoinibição. Enquanto isso, o núcleo ambíguo seria mais estimulado, levando ao predomínio do componente cardiovagal. Entretanto, observa-se que, durante o exercício físico, não ocorre o aparecimento de bradicardia reflexa, e sim de intensa taquicardia, importante para a manutenção do DC elevado (Michelini e Bonagamba, 1988). Esse padrão de resposta cardiovascular ocorre tanto em normotensos quanto em hipertensos, e os mecanismos envolvidos para sua ocorrência se devem não apenas aos circuitos bulbares, mas também a outras áreas cerebrais.

É conhecido de longa data que o córtex cerebral, o sistema límbico e o hipotálamo recebem também as informações cardiovasculares que ascendem ao NTS e a outras bulbares com o objetivo de modular seu funcionamento. O hipotálamo, particularmente, constitui uma estrutura no SNC que participa da integração e da modulação de respostas autonômicas, comportamentais e endócrinas. Assim, o hipotálamo é importante não apenas para auxiliar na homeostasia do sistema cardiovascular, como também apresenta relevância na geração de padrões motores do exercício (Michelini e Bonagamba, 1988).

Estudos utilizando técnicas de imuno-histoquímica e transporte axonal demonstraram a existência de projeções do NTS e de outras regiões bulbares envolvidas no controle cardiovascular para áreas mesencefálicas, diencefálicas (especialmente para os núcleos paraventricular e supraóptico do hipotálamo) e prosencefálicas por neurônios catecolaminérgicos. Essa via ascendente possibilita que informações de barorreceptores, receptores cardiopulmonares e outros aferentes periféricos cheguem ao hipotálamo (Dampney, 1994). O núcleo paraventricular (PVN) do hipotálamo tem neurônios vasopressinérgicos e ocitocinérgicos magnocelulares e parvocelulares. Os neurônios magnocelulares projetam-se para a neuro-hipófise e estão envolvidos na liberação de vasopressina e ocitocina para o plasma. Por sua vez, os neurônios parvocelulares projetam-se para as áreas de regulação cardiovascular, como NTS, núcleo dorsal motor do vago, núcleo ambíguo e áreas ventrolaterais do bulbo. As projeções recíprocas entre o NTS e o PVN proporcionam um rápido e importante sistema de controle, que possibilita o PVN modular a regulação cardiovascular exercida pelas áreas bulbares. Durante o exercício físico, a ativação de projeções vasopressinérgicas do PVN ao NTS desloca o controle reflexo da FC para níveis mais elevados, facilitando o tônus simpático. Assim, durante o exercício, o aumento mantido de 10 a 15 mmHg não é capaz de ativar a redução reflexa da FC (Michelini e Bonagamba, 1988; Michelini, 1998; Michelini e Morris, 1999; Michelini e Stern, 2009).

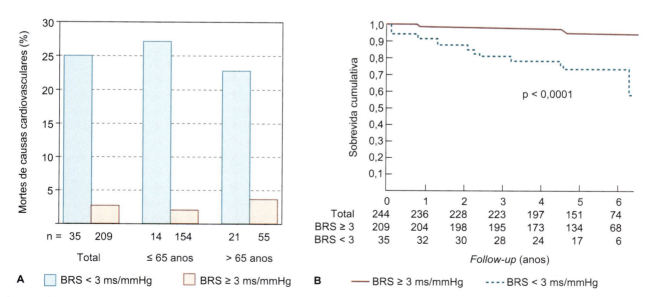

Figura 26.10 A. Percentual de mortes por doenças cardiovasculares em pacientes com sensibilidade dos barorreceptores (BRS) < 3 ms/mmHg (*barras escuras*) e > 3 ms/mmHg (*barras claras*) em diferentes faixas etárias. **B.** Curvas de Kaplan-Meier demonstrando a sobrevida relativa de dois grupos de pacientes que sofreram infarto com preservação da função ventricular esquerda em um *follow-up* (observação) de 6 anos. O grupo com linha contínua apresentava sensibilidade barorreflexa preservada, e aquele com linha pontilhada mostrava sensibilidade barorreflexa diminuída. No eixo das abscissas, são apresentados em cada ano o número total de pacientes avaliados e o número de pacientes com sensibilidade de barorreflexa preservada (BRS ≥ 3) e com sensibilidade deprimida (BRS ≤ 3). Adaptada de De Ferrari *et al*. (2007).

QUIMIORREFLEXO

O quimiorreflexo periférico, assim como o quimiorreflexo central, apresenta função essencial no controle da ventilação alveolar com o intuito de manter as trocas gasosas nos pulmões adequadas à demanda metabólica pela captação de O_2 e remoção de CO_2. Apesar de constituir um reflexo muito mais conhecido pelos ajustes ventilatórios, o quimiorreflexo periférico também promove ajustes cardiovasculares para regular o fluxo sanguíneo e, consequentemente, as trocas gasosas em nível tecidual. Uma resposta de grande importância no quimiorreflexo consiste no aumento da atividade simpática que ocorre nos leitos vasculares. Esse componente é responsável por ajudar na manutenção da PA frente à hipoxemia ou à hipercapnia, garantindo a diferença de pressão adequada para o fluxo sanguíneo e a troca gasosa nos tecidos.

Os quimiorreceptores periféricos estão localizados no corpúsculo carotídeo, onde se encontram as chamadas células glômicas, assim como em pequenos corpúsculos espalhados entre o arco aórtico e a artéria pulmonar (quimiorreceptores aórticos), sendo irrigados por sangue arterial por pequenos ramos que se originam a partir das carótidas externa e aorta, respectivamente (Figura 26.11). As células quimiorreceptoras estão intimamente associadas aos capilares sanguíneos, sendo aproximadamente 25% do volume total do corpúsculo carotídeo ocupado por capilares e vênulas, havendo uma vascularização cerca de 5 a 6 vezes maior que a do cérebro. Nem todas as espécies apresentam os quimiorreceptores aórticos realmente funcionais. Os quimiorreceptores periféricos são sensores capazes de detectar alterações da pressão parcial de oxigênio (PO_2), da pressão parcial de dióxido de carbono (PCO_2) e da concentração hidrogeniônica (pH) do sangue arterial, mas os quimiorreceptores periféricos mostram-se muito mais sensíveis para detectar situações de hipoxia.

Durante a hipoxemia, os quimiorreceptores periféricos são rapidamente estimulados, e suas informações conduzidas pelo nervo glossofaríngeo ao bulbo (Figura 26.12), mais especificamente para o núcleo do trato solitário. Um dos prováveis mediadores

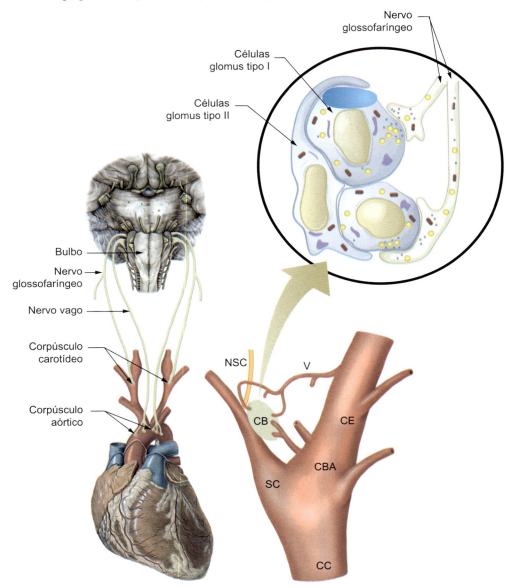

Figura 26.11 Localização dos quimiorreceptores periféricos no corpúsculo carotídeo e no corpúsculo aórtico (*à esquerda*). No corpúsculo carotídeo (CB), existem as células glômicas dos tipos I e II (*à direita*), que exercem a função quimiorreceptora e cujas informações são conduzidas pelo nervo glossofaríngeo ao bulbo. CC: artéria carótida comum; CE: artéria carótida externa; CBA: artéria do corpúsculo carotídeo; SC: seio carotídeo; NSC: nervo do seio carotídeo; V: veia. Adaptada de Franchini e Krieger (1992).

químicos liberados pelas aferências dos quimiorreceptores no NTS seria o L-glutamato, que estimularia neurônios que se projetam diretamente para a região rostroventrolateral do bulbo (RVL) (Figura 26.12). Desse modo, neurônios pré-motores simpáticos do RVL seriam excitados, promovendo, consequentemente, aumento da atividade simpática, sobretudo para os leitos vasculares. Dependendo do tempo de hipoxia, as respostas cardíacas podem variar. Durante hipoxia de mais curta duração, as aferências dos quimiorreceptores, que levam a informação para o SNC, tenderão a estimular neurônios do NTS que se projetam para o núcleo ambíguo (NA), ativando neurônios pré-ganglionares parassimpáticos (Figura 26.12). Assim, uma vez ativado o componente cardiovagal, será observado o aparecimento de bradicardia. Durante hipoxia mais prolongada, verifica-se comumente o surgimento de taquicardia. Isso sugere que o componente simpatoexcitatório cardíaco predomina sobre o componente cardiovagal do quimiorreflexo.

Heymans e Bouckaert (1930) foram os primeiros a demonstrar, por meio de estudos fisiológicos, que a região da bifurcação carotídea representa uma área reflexogênica sensível à hipoxia. Em seus experimentos de circulação cruzada, observou-se que a perfusão in situ do seio carotídeo com sangue de um animal doador, submetido à hipoventilação, levava o animal receptor a uma resposta reflexa de hiperventilação. Tal fato sugeriu que a composição química do sangue na região da bifurcação carotídea influenciava reflexamente a atividade dos centros respiratórios. Desse modo, a ativação dos quimiorreceptores periféricos resulta em ajustes ventilatórios, aumentando o volume corrente, a frequência respiratória e o volume minuto respiratório e exercendo, por isso, importante função no controle reflexo da ventilação. Além disso, a estimulação dos quimiorreceptores periféricos modificou reflexamente os valores da PA. Bernthal (1938) e Winder et al. (1938) demonstraram que a estimulação dos quimiorreceptores carotídeos, com cianeto de sódio ou isquemia localizada do corpúsculo carotídeo em cães, promoveu taquipneia, vasoconstrição periférica e hipertensão arterial reflexamente.

Assim, os quimiorreceptores periféricos fisiologicamente seriam importantes para promover não apenas ajustes ventilatórios, mas também cardiovasculares, visando a manter a composição química do sangue em níveis ideais, bem como uma pressão de perfusão sanguínea adequada para todos os tecidos, incluindo o SNC.

A ativação dos quimiorreceptores periféricos promove também uma importante resposta comportamental, além de respostas ventilatórias e cardiovasculares, que envolvem a ativação coordenada e integrada de diferentes áreas hipotalâmicas. Isso produz um padrão de respostas que dependem de ajustes autonômicos e somáticos, os quais caracterizam a chamada reação de defesa. Além disso, a estimulação das áreas hipotalâmicas de defesa facilita a resposta simpatoexcitatória induzida pelo quimiorreflexo. Portanto, parece existir uma interação facilitatória mútua entre o quimiorreflexo e a reação de defesa.

Possível influência dos quimiorreceptores na manutenção da pressão arterial basal

Diferentes estudos têm sugerido que os quimiorreceptores periféricos apresentam uma influência tônica no controle cardiovascular, contribuindo para a manutenção dos níveis basais da PA e de parte da RP total. Guazzi et al. (1968) demonstraram que a remoção dos corpúsculos carotídeos por termocoagulação promove hipotensão de maior magnitude durante o sono dessincronizado em gatos. Tal fato sugere que a hipotensão ocorrida durante o sono dessincronizado sofreria um tamponamento via influência dos quimiorreceptores carotídeos. Outros estudos em ratos mostraram também que, em situações agudas de hiperóxia, na qual ocorre desativação dos quimiorreceptores periféricos, observou-se queda transitória da PA e da atividade simpática (Marshall, 1987; Fukuda et al., 1989). Além disso, a desnervação carotídea em ratos leva a uma redução significativa da atividade do nervo simpático renal. Isso sugere que se trate de um efeito dependente da remoção dos quimiorreceptores carotídeos (Irigoyen et al.,

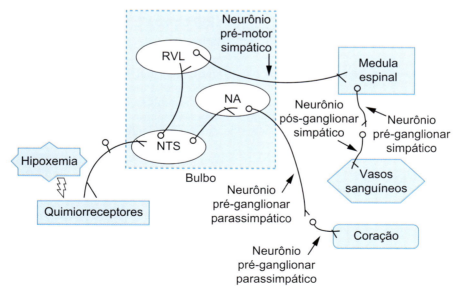

Figura 26.12 Representação da via do quimiorreflexo. Durante condições de hipoxemia, as informações dos quimiorreceptores periféricos são conduzidas ao bulbo, realizando a primeira sinapse no núcleo do trato solitário (NTS). Neurônios do NTS projetam-se diretamente para a região rostroventrolateral (RVL) do bulbo, estimulando os neurônios pré-motores simpáticos que se projetam para a medula espinal. Isso causará simpatoexcitação para os vasos sanguíneos, promovendo vasoconstrição. Em situações de hipoxemia de curta duração, os neurônios do NTS também estimularão os neurônios do núcleo ambíguo (NA), o que estimulará os neurônios pré-ganglionares parassimpáticos, provocando estimulação vagal do coração e causando a bradicardia.

1991). De modo similar, estudos de Franchini e Krieger (1992) demonstraram que a remoção seletiva da atividade dos quimiorreceptores carotídeos, por meio da ligadura da artéria que irriga o corpúsculo carotídeo, produziu redução de pequena magnitude dos níveis basais de PA. No entanto, a diminuição era mantida cronicamente. Todas essas evidências vieram a sugerir que os quimiorreceptores periféricos poderiam exercem uma influência tônica excitatória na manutenção da PA.

Quimiorreflexo e condições fisiopatológicas

Inicialmente, a hipótese de que o quimiorreflexo pode contribuir para a manutenção da atividade simpática de repouso era pouco aceita, pois o quimiorreflexo não seria ativado no repouso em condições de normóxia e isocapnia. Por isso, acreditava-se que os quimiorreceptores periféricos teriam pequena influência no tônus simpático em condições fisiológicas. Entretanto, evidências mostraram que em indivíduos normais em repouso, submetidos à hiperóxia, a qual inibe a atividade de quimiorreceptores periféricos, há diminuição da atividade nervosa simpática (Seals et al., 1991). Por sua vez, indivíduos com apneia do sono têm maior atividade quimiorreflexa em condições de normóxia. Desse modo, sugere-se que os quimiorreflexos contribuem para maior tônus simpático na insuficiência cardíaca, mesmo sem hipoxia (Schutz e Sun, 2000).

Quimiorreflexo e hipertensão arterial

Quimiorreceptores periféricos apresentam a singularidade de atuar como sensores capazes de iniciar ajustes ventilatórios e cardiovasculares integrados. Por causa disso, os estudos da hipertensão arterial relacionada com a apneia do sono têm evidenciado que características funcionais dos quimiorreceptores merecem atenção quanto aos mecanismos envolvidos na hipertensão. Pacientes com apneia noturna apresentam elevação aguda da PAS e da PAM (Coccagna et al., 1972). Em consonância com tais observações, outros estudos mostraram que a hipertensão crônica observada em indivíduos com síndrome da apneia do sono pode ser revertida pelo tratamento da apneia (Guilleminault, 1975). Contudo, estudos experimentais demonstraram que ratos expostos cronicamente a breves períodos de hipoxia apresentavam elevação da PA, o que não foi observado naqueles submetidos à desnervação do seio carotídeo (Fletcher et al., 1992).

Estudos em diferentes espécies animais têm demonstrado que, na hipertensão arterial crônica, os quimiorreceptores periféricos, particularmente os carotídeos, apresentam alterações morfológicas, bioquímicas e funcionais, as quais poderiam estar correlacionadas com a gênese da hipertensão arterial (Habeck, 1991; Trzebski, 1992). O aumento da atividade quimiorreflexa em modelos experimentais de hipertensão foi inicialmente sugerido quando a composição dos gases sanguíneos de ratos espontaneamente hipertensos foi comparada com a de animais normotensos (Przybylski, 1978). Nesse estudo, observou-se que animais hipertensos jovens apresentavam aumento da PO_2, aumento do pH e redução da PCO_2 sanguíneas, quando comparados com os normotensos. Além disso, outros estudos mostraram que ratos adultos espontaneamente hipertensos (SHR) apresentam maior volume-minuto respiratório que ratos Wistar normotensos (Przybylski et al., 1982; Huckstorf et al., 1990). Essas evidências sugerem que as alterações da composição química do sangue de animais hipertensos resultariam da hiperventilação, possivelmente decorrente da hiperatividade dos quimiorreceptores periféricos nesses animais. Registros da atividade do nervo do seio carotídeo de ratos adultos demonstraram

que a sensibilidade dos quimiorreceptores carotídeos à hipoxia é maior em SHR quando comparada com os animais normotensos (Fukuda et al., 1987). Esses mesmos achados foram observados em humanos com hipertensão primária ou hipertensão limítrofe, mas não, curiosamente, em animais com hipertensão renal (Trzebski et al., 1982; Angell-James et al., 1985; Somers et al., 1988).

As aferências dos quimiorreceptores projetam-se em grande parte para o subnúcleo caudal do núcleo do trato solitário, conhecido como NTS comissural. Os neurônios desse subnúcleo projetam-se para a região rostroventrolateral (RVL) do bulbo, onde se localizam os neurônios pré-motores simpáticos, que podem então modular a atividade nervosa simpática. Ao contrário dos barorreceptores arteriais, que facilmente se adaptam às alterações mantidas da PA, os quimiorreceptores periféricos têm sua atividade facilitada quando expostos a períodos prolongados de estimulação (Barnard, 1987). Surpreendentemente, durante muitos anos considerou-se irrelevante o quimiorreflexo nos estudos da hipertensão arterial, diferentemente dos barorreceptores, os quais foram exaustivamente estudados. Contudo, no início dos anos 2000, evidências experimentais mostram que, em SHR, a lesão eletrolítica do NTS comissural, que abole o quimiorreflexo, levou à redução da PA desses animais hipertensos para níveis próximos aos da normalidade cronicamente (Sato et al., 2001). Além disso, a inibição dos neurônios do NTS comissural dos SHR diminui a atividade nervosa simpática do nervo esplâncnico imediatamente antes da queda da PA (Sato et al., 2002). Tais achados levaram a sugerir que neurônios do NTS comissural representam uma fonte de excitabilidade tônica dos neurônios do RVL e, muito possivelmente, a atividade aumentada desses neurônios seria decorrente da atividade quimiorreceptora alterada nos SHR. Assim, apesar das diferentes evidências sugerindo o envolvimento dos quimiorreceptores periféricos na gênese da hipertensão, estudos adicionais são ainda necessários para a melhor compreensão do envolvimento desses sensores na fisiopatogenia da hipertensão arterial.

REFLEXO CARDIOPULMONAR (REFLEXO DE BEZOLD-JARISCH)

O reflexo cardiopulmonar remonta ao conceito de reflexos depressores originários do coração e dos pulmões, introduzido por von Bezold e Hirt, em 1867, que observaram o efeito de hipotensão e bradicardia promovido pela injeção intravenosa de alcaloides do veratrum, abolida com a secção do nervo vago. Por muitos anos, tal achado foi ofuscado pela descoberta dos nervos depressores aórticos e do reflexo do seio carotídeo. A importância do coração como um órgão reflexogênico somente foi revivida muitos anos depois quando Jarisch e Richter (1939) investigaram a via aferente do reflexo cardiopulmonar em gatos. Posteriormente, Jarisch e Zotterman (1948) demonstraram que a via do reflexo de Bezold dependia da inervação vagal. Já Dawes (1947) e Dawes e Comroe (1954) demonstram a existência de receptores sensoriais inibitórios no ventrículo esquerdo. Desde as descobertas de Jarisch e Dawes, a existência de reflexos originários no coração não foi significantemente desacreditada.

Os receptores cardiopulmonares são, na realidade, representados por vários subtipos de receptores localizados nas câmaras cardíacas (junção das veias cavas com átrio direito, junção das veias pulmonares com átrio esquerdo e nos ventrículos), ao longo das coronárias e na artéria pulmonar. Eles são responsáveis por detectar a pressão de enchimento das câmaras cardíacas e a pressão de perfusão coronariana, bem como os estímulos químicos capazes de afetar o funcionamento da bomba cardíaca. Por isso, os receptores cardiopulmonares podem responder tanto a estímulos mecânicos quanto químicos. Acredita-se haver um espectro de receptores cardíacos variando de quimicamente sensíveis puros até mecanicamente sensíveis.

As informações dos receptores cardiopulmonares são conduzidas ao bulbo por aferentes vagais não mielinizados, ou por aferentes espinais, que ascendem pela medula espinal acompanhando o trajeto de nervos simpáticos (Shepherd e Vanhoutte, 1979; Bishop *et al.*, 1983; Shepherd, 1992); (Figura 26.13).

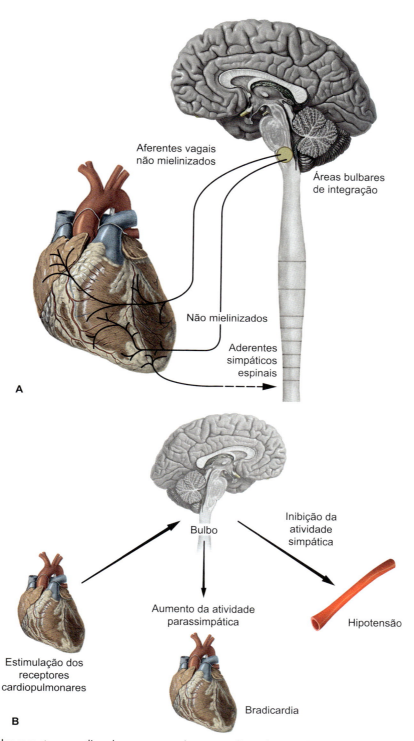

Figura 26.13 A. Localização dos receptores cardiopulmonares nas câmaras cardíacas (junção das veias cavas com átrio direito, junção das veias pulmonares com átrio esquerdo e nos ventrículos). As informações dos receptores cardiopulmonares são conduzidas ao bulbo por aferentes vagais não mielinizados, ou por aferentes espinais, que ascendem pela medula espinal acompanhando o trajeto dos nervos simpáticos. **B.** No reflexo cardiopulmonar (Bezold-Jarisch), a estimulação dos receptores cardiopulmonares (mecânica ou quimicamente) faz com que os aferentes levem a informação do bulbo e promovam a inibição da atividade do simpático e o aumento da atividade do parassimpático, provocando o aparecimento de hipotensão e bradicardia. Adaptada de Shepherd (1992).

Os receptores cardiopulmonares, cujas informações são conduzidas por aferentes não mielinizados, apresentam pequena dimensão e encontram-se espalhados pelas câmaras cardíacas, como uma rede difusa por todo o miocárdio (ver Figura 26.13). A maioria desses receptores é mecanossensível, mas existem também terminações quimiossensíveis. Os aferentes vagais não mielinizados que conduzem a informação dos receptores cardiopulmonares exibem baixa velocidade de condução (cerca de 2,5 m/s) e representam cerca de 75% dos aferentes cardíacos.

Em condições de repouso, os receptores cardiopulmonares mecanossensíveis são silentes ou podem apresentar atividade irregular e de baixa frequência. São estimulados por distensão mecânica durante ou após o enchimento cardíaco, seja pelo estiramento atrial quando os receptores forem atriais, seja pela pressão diastólica final dos ventrículos no caso dos receptores ventriculares.

Assim, quando os receptores cardiopulmonares mecanossensíveis são ativados por maior distensão atrial ou ventricular, os aferentes vagais serão mais estimulados, e reflexamente haverá aumento do tônus vagal ao coração e redução do tônus simpático para o coração e os vasos sanguíneos. Isso resulta no aparecimento de hipotensão e bradicardia. Acredita-se, ainda, que as vias neurais de integração bulbar envolvidas no reflexo cardiopulmonar sejam as mesmas dos barorreceptores aórticos e carotídeos – a primeira sinapse dos aferentes cardiopulmonares ocorre no núcleo do trato solitário (NTS). Os receptores cardiopulmonares mecanossensíveis, de modo geral, participam do controle da PA qualitativamente de modo semelhante aos barorreceptores arteriais. No entanto, por serem menos homogêneos e situarem-se, principalmente, dentro de um sistema de baixa pressão, realiza-se sua estimulação muito mais por expansão de volume sanguíneo do que por alterações de pressão (Grassi e Mancia, 1994).

A hipotensão observada durante a ativação do reflexo cardiopulmonar resulta da retirada do tônus simpático alfa-adrenérgico. Tal fato sugere que uma parte da via eferente é simpática. Outro fator contribuinte para a redução de PA é a venodilatação periférica, o que reduz a pré-carga e o DC. Já o componente de bradicardia do reflexo cardiopulmonar pode ser atenuado por bloqueio muscarínico. Isso indica que o ramo eferente do reflexo tem componente vagal.

Em condições fisiológicas, a contribuição dos aferentes vagais não mielinizados para a regulação da PA é menor que a dos barorreceptores arteriais, os quais atuam momento a momento nos ajustes dos parâmetros cardiovasculares. No entanto, sua importância relativa pode variar de um território vascular para outro, visto que os aferentes vagais não mielinizados têm relevância na regulação da resistência vascular e do fluxo sanguíneo renal.

Os receptores cardiopulmonares quimiossensíveis (não mielinizados) estão distribuídos predominantemente na região do miocárdio próximo ao epicárdio. Em condições de repouso, apresentam atividade irregular ou de baixa frequência. Todavia, podem ser ativados por substâncias produzidas localmente no miocárdio em situações de aumento de demanda metabólica, isquemia ou infarto do miocárdio, como prostaciclina (PGI2), mas também por outras endógenas, como bradicinina, substância P, serotonina, acetilcolina e ácido araquidônico, sendo ainda sensibilizados por prostaglandinas (PGE2 e PGF2α). Experimentalmente, é possível ativar os receptores cardiopulmonares quimiossensíveis com administração sistêmica ou local de veratridina (alcaloide), nicotina, capsaicina ou fenilbiguanida (agonista serotoninérgico). A estimulação dos aferentes cardiopulmonares quimiossensíveis causa o aparecimento de bradicardia e redução da pós-carga, poupando o trabalho cardíaco. Portanto, tem-se sugerido que os receptores cardiopulmonares quimiossensíveis (não mielinizados) estariam mais envolvidos com a proteção miocárdica do que com a regulação reflexa da circulação.

A ativação do reflexo de Bezold-Jarisch parece estar associada à alta incidência de náuseas e vômito em pacientes com infarto da porção inferoposterior do ventrículo. Estudos em animais demonstraram que a estimulação de aferentes vagais cardiopulmonares produz reflexo gástrico mediado por eferentes vagais não adrenérgicos e não colinérgicos (Abrahamson e Thoren, 1973; Johansen *et al.*, 1981). Portanto, a mediação química dos eferentes vagais em nível gástrico seria diferente dos eferentes vagais que liberam acetilcolina sobre o coração durante o reflexo de Bezold-Jarisch.

REFLEXO DE BAINBRIDGE (REFLEXO ATRIAL)

Em 1915, Bainbridge relatou que a infusão de sangue ou de solução salina em cães produzia taquicardia. Tal aumento da FC não estaria relacionado com a PA, visto que a taquicardia ocorria independentemente de a PA variar ou não. Bainbridge ainda observou que a FC aumentava sempre que a pressão venosa central se elevava a ponto de causar distensão do lado direito do coração. Esse efeito era abolido após a transecção vagal bilateralmente.

Assim, o reflexo de Bainbridge, também conhecido como reflexo atrial, depende da ativação de receptores atriais localizados nas junções venoatriais (no átrio direito na junção com as veias cavas e no átrio esquerdo na junção com as veias pulmonares), cujas informações são conduzidas por aferentes mielinizados com alta velocidade de condução (8 a 30 m/s). Há dois tipos de receptores atriais: tipo A, que estão em série com a musculatura, disparando durante a sístole atrial; e tipo B, em paralelo com a musculatura, disparando durante o enchimento atrial. Os receptores atriais são espontaneamente ativos e descarregam durante a sístole ou a diástole atrial e sinalizam, respectivamente, a tensão ou o enchimento dos átrios, levando ao SNC (tronco encefálico), a cada ciclo cardíaco, informações sobre a frequência e a pressão venosa. Os sinais eferentes provenientes do tronco encefálico influenciam o Nó sinoatrial por fibras das duas divisões autonômicas. Vale notar, ainda, que a resposta observada no reflexo de Bainbridge é seletiva para modular o ritmo cardíaco, não sendo acompanhado por alterações significativas da contratilidade miocárdica nem nas arteríolas perifericamente.

REFLEXO DE CUSHING

Trata-se de uma resposta vasopressora inicialmente demonstrada nos experimentos de Harvey Cushing na Europa entre os anos de 1901 e 1902. Cushing realizou experimentos em cães injetando solução salina no espaço subaracnóideo, o que levava ao aumento da pressão do fluido cerebroespinal (líquor) de modo controlado. Nessa condição experimental, Cushing observou que o grau de elevação da PA sistemicamente tendia a ocorrer de acordo com o grau de compressão das áreas bulbares, ou seja, a PA tendia a se manter pelo menos 25 mmHg acima da pressão intracraniana aplicada. Além disso, Cushing observou que a bradicardia nessa condição experimental era aguda e não sustentada.

O reflexo de Cushing, portanto, é desencadeado por aumento da pressão intracraniana, que pode ocorrer, por exemplo, após traumatismo cranioencefálico, edema cerebral, hemorragia cerebral no espaço subdural ou hematoma cerebral (Figura 26.14).

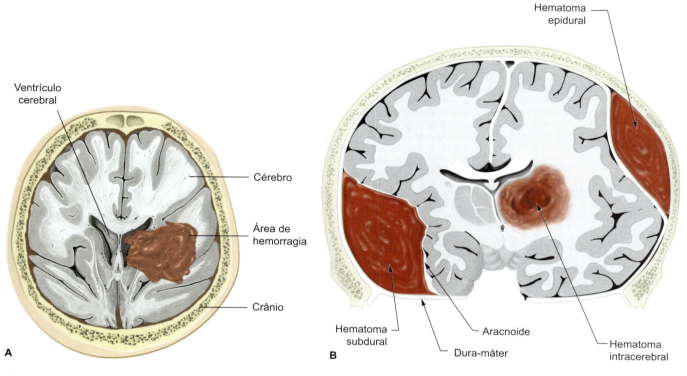

Figura 26.14 A. Hemorragia cerebral. **B.** Esquema de hematoma subdural, hematoma epidural e hematoma intracerebral, que podem aumentar a pressão intracraniana e desencadear o reflexo de Cushing.

Tais condições levam ao aumento da pressão intracraniana, que, consequentemente, pode comprometer de modo fatal o suprimento sanguíneo para as áreas vasomotoras, gerando hipoxia e hipercapnia local. O aumento da pressão intracraniana caracteristicamente leva a aumento da pressão sistólica, aumento da pressão de pulso (diferencial entre a pressão sistólica e diastólica) com bradicardia e irregularidade respiratória.

Fisiologicamente, o reflexo de Cushing, que promove elevação da PAS, teria o intuito de melhorar a perfusão central, a qual estaria comprometida pelo aumento da pressão intracraniana. Com isso, visaria impedir a hipoxia e a consequente morte neuronal. Por esse motivo, pacientes com aumento de pressão intracraniana que estejam com hipertensão arterial desencadeada pelo reflexo de Cushing não devem receber tratamento anti-hipertensivo, já que pode prejudicar a perfusão central nessa condição.

BIBLIOGRAFIA

Abrahamsohn H, Thoren P. Vomiting and reflex vagal relaxation of the stomach elicited from heart receptors in the cat. Acta Physiol Scand. 1973;88:433-9.
Alexander RS. Tonic and reflex functions of medullary sympathetic cardiovascular centers. J Neurophysiol.1946;9:205-7.
Angell-James JE, Clarke JA, Daly de Burgh M, Taton A. Respiratory and cardiovascular responses to hyperoxia, hypoxia and hypercapnia in the renal hypertensive rabbits: role of the carotid body chemoreceptors. J Hypert. 1985;3(3):213-23.
Barnard P, Andronikon S, Pokorski M, Smatresk N, Mokashi A, Lahiri S. Time dependent effect of hypoxia on chemoreceptor body chemosensory function. J Appl Physiol. 1987; 63: 685-91.
Bayliss WM. On the origin from the spinal cord of the vaso-dilator fibres of the hind-limb, and on the nature of these fibres. J Physiol. 1901;26:173-209.

Bernthal T. Chemo-reflex control of vascular reactions through the carotid body. Am J Physiol. 1938;121(1):1-19.
Bezold A von, Hirt L. Uber die physiologischen Wirkungen des essigsauren Veratrins. Unters. Physiol. Lab. Wurzburg 1867;1:75-156.
Bishop VS, Malliani A, Thorén P. Cardiac mechanoreceptors. In: Shephers JT, Abboud FM, editors. Handbook of physiology: the cardiovascular system. Peripheral circulation and organ blood flow. Bethesda. Am Physiol Soc. 1983;2(3):497-555.
Campagnole-Santos MJ, Haibara AS. Reflexos cardiovasculares e hipertensão arterial. Rev Bras Hipertens. 2001;8(1):30-40.
Chapleau MW, Li Z, Meyrelles SS, Ma X, Abboud FM. Mechanisms determining sensitivity of baroreceptors afferents in health and disease. Ann N Y Acad Sci. 2001;940:1-19.
Coccagna G, Mantovani M, Brignani F, Parchi C, Lugaresi E. Continous recording of the pulmonary and systemic arterial pressure during sleep in syndromes of hypersomnia and with periodic breathing. Bull Eur Physiopathol. 1972;Respir 8:1159-72.
Colombari E, Sato MA, Cravo SL, Bergamaschi CT, Campos RR Jr., Lopes OU. Role of the medulla oblongata in hypertension. Hypertension. 2001;38:549-54.
Cushing H. Concerning a definite regulatory mechanism of the vasomotor centre which controls blood pressure during cerebral compression. Bull Johns Hopkins Hosp. 1901;12:290-2.
Daly BM, Hazzldine JL, Howe A. Reflex respiratory and peripheral vascular responses to stimulation of the isolated perfused aortic arch chemoreceptors of the dog. J Physiol 1965;177:300-22.
Dampney RAL. Functional organization of central pathways regulating the cardiovascular system. Physiol Rev. 1994;74(2): 323-64.
Dawes GS, Comroe Jr. JH. Chemoreflexes from the heart and lungs. Physiol Rev. 1954;34:167-201.
Dawes, GS. Studies on veratrum alkaloids. VII. Receptor areas in the coronary arteries and elsewhere as revealed by the use of veratridine. J Pharmacol Exp Ther. 1947;89:325-42.
De Ferrari GM, Sanzo A, Bertoletti A, Specchia G, Vanoli E, Schwartz PJ. Baroreflex sensitivity predicts long-term cardiovascular

mortality after myocardial infarction even patients with preserved left ventricular function. J Am Coll Cardiol. 2007;50:2285-90.

Dickson CJ. Reappraisal of the Cushing reflex: the most powerful neural blood pressure stabilizing system. Clinical Sci. 1990;79:543-50.

Dittmar C. Ueber die Lage des sogenannten Gefässcentrums in der Medulla ablongata. Ber Verh sächs Gesellsch Wiss Leipzig Math-Phys CI. 1873;25:449-69.

Eckberg DL. Carotid baroreflex function in young men with borderline blood pressure elevation. Circulation. 1979;59:632-36.

Feldberg W, Guertzenstein PG. A vasodepressor effect of pentobarbitone sodium. J Physiol. 1972;224:83-103.

Feldberg W, Guertzenstein PG. Vasodepressor effects obtained by drugs acting on the ventral surface of the brain stem. J Physiol. 1976;258:337-55.

Fletcher EC, Lesske J, Qian W, Millar CC, Unger T. Repetitive, episodic hypoxia causes diurnal elevation of blood pressure in rats. Hypertension. 1992;19:555-61.

Franchini KG, Krieger EM. Carotid chemoreceptors influence arterial pressure in intact and aortic denervated rat. Am J Physiol. 1992;262:R677-83.

Fukuda Y, Sato A, Suzuki A, Trzebski A. Autonomic nerve and cardiovascular responses to changing blood oxygen and carbon dioxide levels in the rat. J Auton Nerv Syst. 1989;28:61-74.

Fukuda Y, Sato A, Trzebski A. Carotid chemoreceptor discharge responses to hypoxia and hypercapnia in normotensive and spontaneously hypertensive rats. J Auton Nerv Syst. 1987;19:1-11.

Gonzales C, Almaraz L, Obeso A, Rigual R. Carotid body chemoreceptors: from natural stimuli to sensory discharges. Physiol Rev. 1994;74(4):829-98.

Grassi G, Mancia G. Arterial baroreflexes and other cardiovascular reflexes in hypertension. In: Swales JD, editor. Textbook of hypertension. Oxford: Blackwell Sci Pub. 1994. p. 397-408.

Guazzi M, Bacceli G, Zanchetti A. Reflex chemoceptive regulation of arterial pressure during natural sleep in the cat. Am J Physiol. 1968;214(5):969-78.

Guertzenstein PG, Lopes OU. Cardiovascular responses evoked from the nicotine-sensitive area on the ventral surface of the medulla oblongata in the cat. J Physiol. 1984;347:345-60.

Guertzenstein PG. Blood pressure effects obtained by drugs apllied to the ventral surface of the brain stem. J Physiol. 1973;229:395-408.

Guertzenstein PG. Vasodepressor and pressor responses by drugs topically apllied to the ventral surface of the brain stem. J Physiol. 1972;224:84-85.

Guertzenstein PG, Silver A. Fall in blood pressure produced from discrete regions of the ventral surface of the medulla by glycine and lesions. J Physiol. 1974;242:489-503.

Guilleminault C, Eldridge FL, Simmons FB, Dement WC. Sleep apnea syndrome: can it induce hemodynamic changes? West J Med. 1975;123:7-16.

Guimarães GV, Belli JFC, Bacal F, Bocchi EA. Comportamento dos quimiorreflexos central e periférico na insuficiência cardíaca. Arq Bras Cardiol. 2011;96(2):161-7.

Habeck JO. Peripheral arterial chemoreceptor and hypertension. J Auton Nerv Syst. 1991;34:1-8.

Haibara AS, Bonagamba LG, Machado BH. Sympathoexcitatory neurotransmission of the chemoreflex in the NTS of awake rats. Am J Physiol. 1999;276 (1 Pt 2):R69-80.

Heymans C, Bouckaert JJ. Sinus carotidien et réflexes respiratoires. C R Soc Biol. 1930;103:498-500.

Huckstorf C, Ruckborn K, Gerber B, Habeck JO. Ventilatory and blood pressure reactions to acute hypoxia and hyperoxia in chemoreceptor denervated NWR and SHR. In: Chemoreceptor and chemoreceptor reflexes. Acker H, Trzebski A, O'Reagan RG, editors. New York: Plenum; 1990. p. 383-91.

Irigoyen MC, Moreira ED, Cestari IA, Krieger EM. The relationship between renal sympathetic nerve activity and arterial pressure after selective denervation of baroreceptors and chemoreceptors. Braz J Med Biol Res. 1991;24:219-22.

Jarisch A, Richter H. Die kreislaufwirkung des veratrins. Naunyn Schmiedebergs Arch Exp Path Pharmak.1939;193:347-54.

Jarisch A, Zotterman Y. Depressor reflexes from the heart. Acta Physiol Scand. 1948;16:31-51.

Johannsen UJ, Summers R, Mark AL. Gastric dilation during stimulation of cardiac sensory receptors. Circulation. 1981;63:960-4.

Korner PI, West MJ, Shaw J Uther JS. Steady-state properties of the baroreceptor-heart rate reflex in essential hypertension in man. Clin Exp Pharmacol Physiol. 1974;1:65-76.

Koshiya N, Guyenet PG. NTS neurons with carotid chemoreceptor inputs arborize in the rostral ventrolateral medulla. Am J Physiol. 1996;270 (6 Pt 2):R1273-78.

Krauhs JM. Structure of rat aortic baroreceptors and their relationship to connective tissues. J Neurocytol. 1979;8:401-14.

Krieger EM, Salgado HC, Michelini LC. Ressetting of the baroreceptors. In: Guyton AC, Hall JE, editors. Cardiovascular physiology IV. International Review of Physiology. v. 26. Baltimore: University Park Press; 1982. p. 119-46.

Krieger EM. Time course of baroreceptor resetting in acute hypertension. Am J Physiol. 1970;218:486.

Machado BH. Neurotransmission of the cardiovascular reflexes in the nucleus tractus solitarii of awake rats. Ann N Y Acad Sci. 2001;940:179-96.

Machhada A, Marina N, Korsak A, Stuckey DJ, Lythgoe MF, Gourine AV. Origins of the vagal drive controlling left ventricle contractility. J Physiol. 2016;594 (14):4017-30.

Mark AL, Mancia G. Cardiopulmonary baroreflexes in human. Handbook of physiol. The cardiovascular system III, peripheral circulation and organ blood flow. Am Physiol Soc. 1983; 795-813.

Marshall JM. Analysis of cardiovascular responses evoked following changes in peripheral chemoreceptor activity in the rat. J Physiol. 1987;394:393- 414.

McCubbin JW, Green JH, Page IH. Baroreceptor function in chronic renal hypertension. Circ Res. 1956;4:205-11.

Michelini LC, Bonagamba LGH. Baroreceptor reflex modulation by vasopressin microinjected into the nucleus tractus solitaries. Hypertension. 1988;11 (Suppl. I):175-9.

Michelini LC, Morris M. Endogenous vasopressin modulates the cardiovascular responses to exercise. Ann N Y Acad Sci. 1999;897:198-211.

Michelini LC, Stern JE. Exercise-induced neuronal plasticity in central autonomic networks: role in cardiovascular control. Exp Physiol. 2009;94:947-60.

Michelini LC. Endogenous vasopressin and the central control of heart rate during dynamic exercise. Braz J Med Biol Res. 1998;31:1185-95.

Owsjannikow P. Die tonischen und reflectorischen Centren der Gef.ssnerven. Ber d Akad Wiss Leipzig Math-Phys. 1871; C123:135-47.

Paton JF, Dickinson CJ, Mitchell G. Harvey Cushing and the regulation of blood pressure in giraffe, rat and man: introducing 'Cushing's mechanism'. Exp Physiol. 2009; 94:11-17.

Przybylski J, Trzebski A, Czyzewski T, Jodkowski J. Responses to hyperoxia, hypoxia; hypercapnia and almitrine in spontaneously hypertensive rats. Bull Eur Physiopath Resp. 1982;8:145-54.

Reis DJ, Ruggiero DA, Morrison SF. The C1 area of the rostral ventrolateral medulla oblongata. A critical brainstem region for control of resting and reflex integration of arterial pressure. Am J Hypertens.1989;2(12 Pt 2):363S-74S.

Robertson D, Hollister AS, Biaggioni I, Netterville JL, Mosqueda-Garcia R, Robertson RM. The diagnosis and treatment of baroreflex failure. N Engl J Med. 1993;329:1449-55.

Sato MA, Colombari E, Morrison SF. Inhibition of neurons in commissural nucleus of solitary tract reduces sympathetic nerve activity in SHR. Am J Physiol. 2002;282(5):H1679-84.

Sato MA, Menani JV, Lopes OU, Colombari E. Enhanced pressor response to carotid occlusion in commNTS-lesioned rats: possible efferent mechanisms. Am J Physiol. 2000;278(5):1258-66.

Sato MA, Menani JV, Lopes OU, Colombari E. Lesions of the commissural nucleus of the solitary tract reduce arterial pressure in spontaneously hypertensive rats. Hypertension. 2001; 38(3):560-64.

Schultz HD, Sun SY. Chemoreflex function in heart failure. Heart Fail Rev. 2000;5(1):45-56.

Seals DR, Johnson DG, Fregosi RF. Hyperoxia lowers sympathetic nerve activity at rest but not during exercise in humans. Am J Physiol. 1991;260 (5 Pt 2):R873-78.

Shepherd JT, Mancia G. Reflex control of the human cardiovascular system. Rev Physiol Biochem Pharmacol. 1986;105:3-100.

Shepherd JT, Vanhoutte PM. The human cardiovascular system. Facts and concepts. New York: Raven Press; 1979.

Shepherd JT. Cardiac mechanorecptors. In: Fozzard HA, Haber E, Jennings RB, Katz AM, Morgan HE, editors. The heart and cardiovascular system. 2. ed. New York: Raven Press; 1992. p. 1481-504.

Silva-Carvalho L, Dawid-Milner MS, Goldsmith GE, Spyer KM. Hypothalamic-evoked effects in cat nucleus tractus solitarius facilitating chemoreceptor reflexes. Exp Physiol. 1993; 78: 425-28.

Somers VK, Mark AL, Abboud FM. Potentiation of sympathetic nerve responses to hypoxia in bordeline hypertensive subjects. Hypertension. 1988;11:608-12.

Talman WT, Perrone MH, Reis DJ. Evidence for L-glutamate as the neurotransmitter of baroreceptor afferent nerve fibers. Science. 1980;209(4458):813-5.

Trzebski A, Tafil M, Zoltomski M, Przybylski J. Increased sensitivity of arterial chemoreceptor drive in young men with mild hypertension. Cardiovasc Res. 1982;16:163-72.

Trzebski A. Arterial chemoreceptor reflex and hypertension. Hypertension. 1992;19:562-6.

Winder CV, Bernthal T, Weeks WF. Reflex hyperpnea and vasoconstriction due to ischemic excitation of the carotid body. Am J Physiol. 1938;124:238-42.

27

Regulação Humoral da Pressão Arterial

Vera Farah • Patrícia Fiorino • Anna Laura Viacava Américo • Cynthia R. Muller

Introdução, 296

Catecolaminas | Norepinefrina e epinefrina, 296

Sistema renina-angiotensina-aldosterona, 297

Vasopressina, 298

Peptídio natriurético atrial, 299

Óxido nítrico, 299

Endotelina, 300

Bibliografia, 300

INTRODUÇÃO

A perfusão tecidual adequada para todos os órgãos, exceto para os pulmões, depende diretamente da manutenção de um nível adequado da pressão arterial (PA), responsável pela força motriz da circulação. Assim, o controle da PA constitui um fator decisivo para garantir o fluxo sanguíneo adequado para esses órgãos em qualquer situação, como durante a prática de exercício físico, quando se necessita de maior aporte de nutrientes e O_2 para a musculatura esquelética.

A pressão arterial média é produto de dois fatores: débito cardíaco (DC) e resistência periférica total (RPT), uma vez que são os responsáveis pelo volume de sangue na circulação a todo momento, interferindo diretamente na geração da PA. Por esse motivo, fatores que influenciem essas variáveis, consequentemente, incidirão nos valores da PA média.

Sabe-se que os fatores que interferem na regulação, a curto prazo, da PA, ou seja, os que controlam momento a momento a PA, são determinados pelo balanço autonômico, ajustando constantemente o DC e/ou a resistência periférica total. Esses fatores decorrem da ação do sistema nervoso que, por mecanismos reflexos, respondem rapidamente, em questão de segundos, às alterações da PA, como o reflexo barorreceptor. Entretanto, existem outros mecanismos de controle da PA que evocam respostas significativas apenas após alguns minutos, como é o caso dos fatores humorais liberados na circulação em resposta às alterações mais duradouras da PA, os quais serão abordados neste capítulo (Figura 27.1).

CATECOLAMINAS | NOREPINEFRINA E EPINEFRINA

A medula da suprarrenal, a camada mais interna da glândula suprarrenal, é um gânglio simpático modificado, composto por grupamentos celulares, as chamadas células cromafins, derivadas de neurônios pós-ganglionares simpáticos e inervadas pelo sistema nervoso autônomo. As células cromafins são as responsáveis em produzir e secretar as catecolaminas plasmáticas, cujos principais representantes são a epinefrina, também chamada de adrenalina, e a norepinefrina (ou noradrenalina), consideradas importantes agentes hipertensores e secretadas na corrente circulatória durante a diminuição sustentada da PA, principalmente em resposta à estimulação simpática.

De maneira geral, as catecolaminas, quando secretadas, causam o aumento da PA sistólica e diastólica, uma vez que, no sistema cardiovascular, elas atuam no coração e nos vasos. No coração,

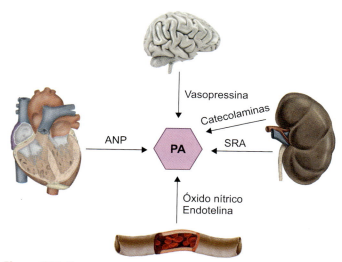

Figura 27.1 Representação esquemática da regulação humoral da pressão arterial. I. NAP: peptídeo natriurético atrial; PA: pressão arterial; SRA: sistema renina-angiotensina.

aumentam o DC, por meio da ativação dos receptores alfa-1 adrenérgicos que tornam maiores a contratilidade cardíaca e a frequência cardíaca (FC). Nos vasos sanguíneos, ligam-se preferencialmente aos receptores alfa-1 adrenérgicos, causando vasoconstrição.

Além disso, nos vasos coronarianos e da musculatura esquelética, a epinefrina liga-se preferencialmente aos receptores beta-2 adrenérgicos, o que causa vasodilatação e possível queda da resistência periférica, levando ao aumento da pressão diastólica. Vale destacar que as catecolaminas também interferem na PA, por estimularem o crescimento da parede vascular, influenciando a espessura da musculatura vascular e alterando estruturalmente o calibre dos vasos sanguíneos e a PA.

É importante salientar que as catecolaminas exercem os mesmos efeitos fisiológicos provenientes da estimulação simpática direta no organismo. Além disso, a ativação do sistema nervoso simpático, em resposta ao exercício físico ou ao estresse, causa imediata secreção de norepinefrina com a secreção das catecolaminas pela medula suprarrenal, promovendo os ajustes hemodinâmicos necessários para a realização do exercício físico, como o aumento do DC e da PA.

A participação das catecolaminas no controle da PA tem sido amplamente estudada tanto em estudos clínicos quanto experimentais, uma vez que inúmeras evidências sugerem uma participação das catecolaminas por meio da ativação do sistema nervoso simpático na hipertensão arterial. Por exemplo, o aumento pressórico induzido por estresse em camundongos foi abolido com o uso de um bloqueador específico dos receptores alfa-adrenérgicos. Mais recentemente, demonstrou-se que o aumento pressórico induzido por uma sobrecarga salina em ratos foi acompanhado pelo aumento da atividade simpática na vasculatura. Ademais, alguns estudos mostram uma relação direta entre o aumento da PA e as alterações na atividade simpática em modelos de obesidade e de intolerância à glicose. Isso sugere uma participação das catecolaminas na gênese da hipertensão.

SISTEMA RENINA-ANGIOTENSINA-ALDOSTERONA

O sistema renina-angiotensina-aldosterona (SRAA) é uma cascata coordenada de proteínas e hormônios peptídicos, reconhecido como um poderoso determinante da homeostase e da hemodinâmica cardiovascular, com atuação fundamental na regulação da PA e no equilíbrio de fluidos e eletrólitos.

A renina é preferencialmente sintetizada no aparelho justaglomerular, na forma de pré-pro-renina, clivada em pró-renina e, posteriormente, em renina. Acreditava-se que a pró-renina era uma forma inativa, pois sua conformação não possibilita a interação com o substrato angiotensinogênio. Entretanto, atualmente sabe-se que a pró-renina pode se ligar ao receptor de renina e ter efeito fibrótico no coração.

Segundo a visão clássica do SRAA, o angiotensinogênio é sintetizado no fígado e a angiotensina II (Ang II) (substância efetora fundamental) deriva da reação catalítica da renina em seu substrato (angiotensinogênio), que ocorre no plasma. Tal reação dá origem a um peptídeo intermediário e inativo: a angiotensina I (Ang I), que será clivada pela enzima conversora de angiotensina (ECA) no pulmão, dando origem à Ang II. Além de sua ação enzimática sobre a Ang I formando Ang II, a ECA é responsável pela degradação da bradicinina, um potente vasodilatador, inclusive pela estimulação da eNOS.

A maioria das ações da Ang II nos sistemas cardiovascular e renal é mediada pelo receptor AT1 (eixo ECA/Ang II/AT1) promovendo vasoconstrição, retenção de sódio e água, liberação de aldosterona, ativação do sistema nervoso simpático e liberação de vasopressina, contração de músculo liso vascular. Todos esses efeitos levarão ao aumento da PA. O aumento exacerbado e crônico desse eixo clássico do sistema renina-angiotensina terá efeitos deletérios, como hipertensão arterial (HA), fibrose cardíaca e renal e estresse oxidativo.

A Ang II ligada ao receptor AT1 estimula as células do córtex da suprarrenal sintetizando um mineralocorticoide chamado aldosterona. Entretanto, estudos experimentais sugerem que outras células também podem promover a síntese de aldosterona. A aldosterona é um hormônio esteroide que atua nas células do final do túbulo contorcido distal e início do ducto coletor recrutando mais canais de sódio, aumentando, portanto, a retenção de sódio e, consequentemente, água. Isso resultará em uma expansão do volume plasmático e, por fim, aumentará a PA.

Por sua importância para o controle da PA, o eixo ECA/AngII/AT1 (Figura 27.2) é classicamente alvo de tratamento farmacológico de HA, sobretudo com o uso de inibidores da ECA. Portanto, evita a formação do principal peptídeo ativo e o aumento patológico da PA. Além disso, estudos mais recentes mostraram que o treinamento físico aeróbio é capaz de reduzir a formação da Ang II evitando o aumento ou reduzindo a PA. Por isso, torna-se uma importante ferramenta não farmacológica para o tratamento e/ou a prevenção da hipertensão arterial.

Atualmente, sabe-se que, além da via clássica (ECA/Ang II), a formação da Ang II apresenta vias alternativas, como a via enzima quinase, que hidrolisará a Ang I em Ang II. O sistema renina-angiotensina também apresenta outros peptídeos ativos, como a Ang 1-7, que contrapõe o eixo clássico. Além da cascata sistêmica já descrita, diferentes tecidos podem produzir os componentes do sistema renina-angiotensina, como coração, rins, tecido adiposo branco e sistema nervoso. Desse modo, o sistema renina-angiotensina produzido localmente pode apresentar ações parácrinas. Por exemplo, a Ang II levará a hipertrofia e aumento da proliferação celular.

A Ang 1-7 é um hectapeptídeo que tem ações antagônicas à Ang II. Sua principal formação se dá por intermédio da enzima conversora de angiotensina 2 (ECA2), a qual hidrolisa a Ang II em Ang 1-7, que, por sua vez, atuará em um receptor denominado MAS (eixo ECA2/Ang 1-7/MAS) (Figura 27.2). Outras enzimas podem formar Ang 1-7, como a neprilisina, que transformará a Ang I diretamente em Ang 1-7 – portanto, sem passar pela forma de Ang II. Ao se ligar ao receptor MAS a Ang 1-7 promoverá diurese e natriurese, facilitação do barorreflexo e vasodilatação, o que levará à diminuição da PA.

Muitos estudos são desenvolvidos atualmente no sentido de encontrar fármacos que estimulem o eixo ECA2/Ang 1-7/MAS para ser usado como tratamento anti-hipertensivo. Entretanto, não há nenhum disponível no mercado até o momento. Contudo, estudos experimentais têm demonstrado que o treinamento físico aeróbio (TFA) é capaz de ativar esse eixo, trazendo novas perspectivas do uso do TFA como tratamento não farmacológico para a HA. Assim, atualmente sabe-se que a regulação da PA pelo sistema renina-angiotensina se dá pelo equilíbrio entre os eixos ECA/AngII/AT1 e ECA2/Ang 1-7/MAS.

VASOPRESSINA

O hormônio arginina vasopressina (VP), também conhecido como hormônio antidiurético (HAD), é um pequeno peptídio com nove aminoácidos, sintetizado no hipotálamo, pelos neurônios magnocelulares, dos núcleos paraventriculares e supraópticos, sendo secretado pelas células da neuro-hipófise. São descritos dois receptores principais, acoplados à proteína G, para a ação da VP, receptor do tipo V1, que medeia suas ações vasoconstritoras, e do tipo V2, o qual medeia seus efeitos antidiuréticos. O receptor tipo V1 apresenta duas subunidades, o receptor tipo V1a, localizado em diversos tecidos, como o cérebro e o córtex suprarrenal, além da musculatura lisa vascular; e o receptor do tipo V1b, distribuído principalmente no pâncreas, no tecido adiposo branco, na adeno-hipófise e na medula suprarrenal. Os receptores do tipo V2 estão nos rins, tendo como resposta o aumento da inserção dos canais de água denominados aquaporinas II na membrana luminal dos ductos coletores. Isso facilita a reabsorção de água e, portanto, produz uma urina concentrada e de menor volume.

O estímulo mais sensível para sua liberação é o aumento da osmolaridade sérica. Os neurônios magnocelulares são despolarizados diante de condições de hiperosmolaridade plasmática e, inversamente, hiperpolarizados em situações de hipoosmolaridade. Esse sistema é extremamente sensível. Variações de somente 2% da osmolaridade são suficientes para desencadear a liberação da vasopressina. Entretanto, quedas acentuadas do volume sanguíneo e da PA também podem influenciar em sua secreção, uma vez que seu efeito vasoconstritor é mais intenso que o da angiotensina II. O hormônio VP também apresenta importante função na regulação a longo prazo da PA por meio de sua ação renal, aumentando a reabsorção de água. Além desses, há outros estímulos hormonais e de substâncias endógenos, como os de catecolaminas, acetilcolina, histamina, nicotina, dopamina, citocinas e angiotensina II; e exógenos, como dor, náuseas ou estresse.

Na regulação momento a momento da PA, a VP parece não exercer um papel importante na manutenção da PA, uma vez que apenas pequenas quantidades são secretadas diariamente no organismo, com níveis séricos mantendo-se abaixo de 4 pg/mℓ. Entretanto, quando é necessário seu efeito vasoconstritor, em situações de quedas da PA, a vasopressina pode alcançar valores de 10 a 200 pg/mℓ, que, por meio dos seus receptores do tipo V1a, aumentará a resistência periférica, causando um aumento da PA. Entretanto, convém ressaltar que essa resposta é rapidamente contrabalanceada por meio da ação reflexa do sistema nervoso autônomo via reflexo barorreceptor. Tal fato não possibilita um aumento expressivo da PA. Contudo, estudos demonstraram sua importância em aumentar a PA em situações de grandes perdas de volume sanguíneo. Além disso, a depleção de vasopressina, por liberação intensa durante o choque séptico, pode fazer com que não seja possível sustentar a pressão arterial em níveis adequados, diante da intensa vasodilatação induzida pelo choque.

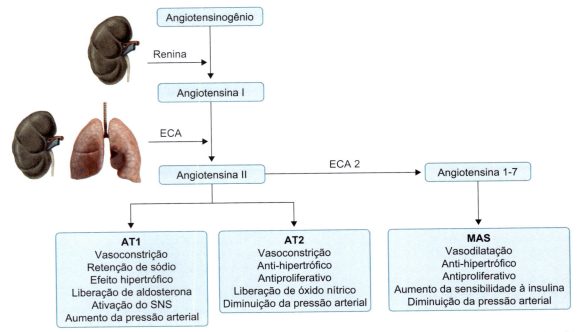

Figura 27.2 Representação esquemática do sistema renina-angiotensina-aldosterona (SRAA). SNS: sistema nervoso simpático.

PEPTÍDIO NATRIURÉTICO ATRIAL

O peptídio natriurético atrial (ANP) foi descoberto no início dos anos 1980, mostrou que o coração, além de ser a bomba mecânica que impulsiona o sangue no sistema circulatório, também se destaca como um importante órgão endócrino. O ANP é um peptídio com 28 aminoácidos sintetizado pelos cardiomiócitos especializados atriais e secretado em resposta ao aumento do enchimento e do estiramento atrial associado ao aumento do volume plasmático.

Além do ANP, a literatura apresenta o peptídio natriurético cerebral (BNP), produzido pelas cavidades ventriculares cardíacas, também estimulado e liberado na circulação sanguínea em resposta à distensão do músculo cardíaco. Tanto o ANP quanto o BNP causam relaxamento da musculatura lisa vascular, ocasionando vasodilatação, natriurese e inibição da ativação simpática e do SRAA.

Os efeitos do ANP na PA estão relacionados com mecanismos diretos e indiretos que levam à redução da PA. O mecanismo indireto está associado à natriurese e à diurese induzida pela sua secreção, o que acarreta aumento da excreção de sódio e água pelos rins, promovendo uma marcante redução da volemia e consequentemente diminuição da PA. Seu efeito direto está associado ao seu efeito de causar vasodilatação renal, que diminui a resistência periférica, além de agir no coração reduzindo o DC. Isso porque esse peptídio é capaz de reduzir tanto a contratilidade quanto a FC. Além disso, sabe-se que ANP suprime o sistema renina-angiotensina, reduz a atividade simpática cardíaca e inibe a secreção de endotelinas. Assim, tanto as ações renais, diminuindo o volume sanguíneo, quanto suas ações vasculares e cardíacas contribuem para a redução da PA, o que ressalta seu importante papel para a manutenção da PA.

ÓXIDO NÍTRICO

O endotélio vascular age como um órgão endócrino capaz de secretar e sintetizar substâncias que participam ativamente da manutenção da homeostase vascular pelo equilíbrio entre substâncias vasodilatadoras e vasoconstritoras, sendo o maior representante vasodilatador o óxido nítrico (NO).

Em 1980, Furchgott e Zawadzki foram os primeiros a demonstrar o papel vasodilatador do endotélio por meio de um experimento com artérias isoladas. Eles mostraram que a remoção da camada endotelial dessas artérias promovia prejuízo na resposta vasodilatadora à acetilcolina. Posteriormente, eles provaram que as células endoteliais produziam uma molécula ainda desconhecida que proporcionava o relaxamento das células do músculo liso vascular, a qual foi denominada *fator de relaxamento derivado do endotélio* (EDRF). Em 1987, Ignarro *et al.* estabeleceram o fato de que o EDRF era realmente o NO.

O NO é sintetizado por três isoformas da enzima constitutiva óxido nítrico sintase (NOS): NOS endotelial (eNOS), NOS neuronal (nNOS) e NOS induzível (iNOS). Todas as isoenzimas da NOS utilizam como substrato a L-arginina, o oxigênio e a forma reduzida de fosfato de dinucleotídio de nicotinamida e adenina (NADPH) e, como cofator, 6R-5,6,7,8-tetra-hidro-L-biopterina (BH4). No endotélio, a ativação da eNOS se dá a partir de estímulos mecânicos, neurais e humorais. Vários agonistas endógenos, como acetilcolina, bradicinina e fator de crescimento endotelial vascular, bem como o estresse mecânico induzido pelo fluxo sanguíneo, podem ativar a eNOS. Outro mecanismo envolvido na produção de NO derivado de eNOS é a ativação dos receptores beta-adrenérgicos, em resposta ao aumento de catecolaminas em condições de estresse oxidativo associado a disfunção endotelial (Figura 27.3).

No sistema cardiovascular, o NO apresenta funções importantes para a manutenção de sua constância, modulando o fluxo de sangue e o tônus vascular. A ação vasodilatadora do NO depende da biodisponibilidade do NO (produção *vs.* degradação) e ocorre a partir do estímulo da guanilatociclase solúvel nos músculos lisos vasculares. Isso resulta no aumento da conversão de guanosina trifosfato (GTP) em guanosina monofosfato cíclica (GMPc), a qual diminui a concentração de cálcio intracelular e promove o relaxamento da musculatura lisa (Figura 27.3).

A importância do papel do NO no sistema cardiovascular pode ser demonstrada pela inibição aguda e crônica da NOS por meio do uso de análogos farmacológicos da L-arginina, como o L-nitro-arginina-metil-éster (L-NAME). Vale lembrar

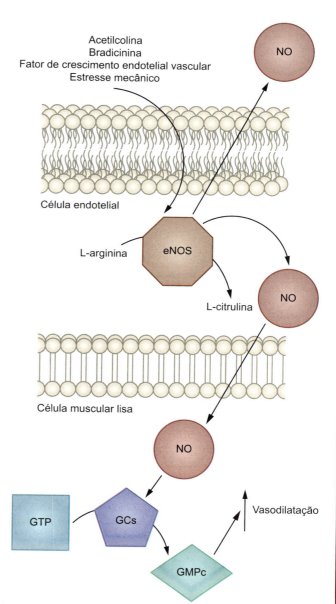

Figura 27.3 Representação esquemática da ativação da eNOS por diferentes mecanismos e síntese de óxido nítrico. GCs: guanilil ciclase solúvel.

que a administração crônica de L-NAME provoca hipertensão sustentada conforme a dose e o tempo. Estudos experimentais mostram que animais tratados cronicamente com L-NAME apresentam hipertensão arterial.

Atualmente, sabe-se que a obesidade leva a uma diminuição da biodisponibilidade do NO, favorecendo o quadro hipertensivo observado em pacientes obesos. Além disso, estudos experimentais indicaram que animais submetidos a uma dieta hiperlipídica ou hipercalórica diminui a síntese de NO quando há prejuízos no transporte de seu substrato L-arginina. Assim, além da diminuição do papel vasodilatador do NO, a redução de sua síntese associada à obesidade pode resultar no aumento do estresse oxidativo, da ativação do sistema nervoso simpático e do SRAA, intensificando efeitos pró-hipertensivos e culminando em um ciclo vicioso que conduz à hipertensão.

ENDOTELINA

O produto inicial do gene da endotelina (ET) é a pré-pró-ET, um peptídio de 212 aminoácidos convertido por uma protease em uma big-ET, de 38 aminoácidos. Esta, por sua vez, é processada em ET pelas enzimas de conversão da endotelina – ECE-1, ECE-2 e ECE-3 –, cada uma delas com diversas isoformas, gerando três isoformas: a endotelina-1 (ET-1), a endotelina-2 (ET-2) e a endotelina-3 (ET-3). A ET-1 é a isoforma predominante no sistema cardiovascular humano, sendo capaz de promover vasoconstrição de maneira lenta e sustentada, modulando o tônus vascular, além de aumentar a atividade central e periférica do sistema nervoso simpático, estimular o SRAA e causar natriurese. A ET-2 é produzida predominantemente nos rins e no intestino e em pequenas quantidades no miocárdio, na placenta e no útero, sendo o vasoconstritor o mais potente dos três peptídios, embora seu papel no ser humano não esteja bem esclarecido. A ET-3 é encontrada em altas concentrações no cérebro e em menor quantidade no trato gastrintestinal, nos pulmões e nos rins. Acredita-se que essa endotelina regule importantes funções dos neurônios e dos astrócitos.

Todas as ET agem nos tecidos-alvo por meio de dois receptores, o receptor do tipo A (ET-A) e o receptor do tipo B (ET-B), pertencentes à superfamília dos receptores da proteína G da membrana plasmática, com afinidades distintas. O receptor ET-A liga-se à ET-1 e à ET-2 com maior afinidade do que a ET-3, enquanto o receptor ET-B liga-se às três isoformas com igual afinidade.

Esse peptídio tem meia-vida plasmática de 4 a 7 min e sofre metabolização de primeira passagem (80 a 90%) nos pulmões.

A ET-1, produzida pelas células endoteliais, contribui na manutenção da PA, por meio de sua ação no endotélio vascular, modificando seu tônus, e no coração, com efeitos inotrópicos e cronotrópicos, alterando a força de contração e a FC. Tal peptídio é produzido e liberado pelo endotélio vascular em condições de aumento da tensão de cisalhamento na parede dos vasos, hipoxia, Ang II e espécies reativas de oxigênio. Enquanto isso, substâncias vasodilatadoras, como o NO e as prostaciclinas, inibem sua produção. Quando ligados aos seus receptores ET-A e ET-B localizados no músculo liso vascular, a endotelina causa vasoconstrição e proliferação celular, contribuindo para o aumento da PA. Entretanto, ao se ligar aos receptores localizados nas células endoteliais, a endotelina estimula a produção de NO e prostaciclina, induzindo uma vasodilatação. Assim, a força de sua resposta contrátil depende do equilíbrio entre as ações da endotelina em seus receptores da musculatura lisa vascular e endoteliais. É importante salientar que a ET-1 também potencializa a vasoconstrição causada pela norepinefrina e pela epinefrina, as quais, por sua vez, são capazes de estimular a produção de ET-1. Portanto, a ET-1 tem importante relevância clínica, com evidências de seu envolvimento na fisiopatologia de muitas doenças cardiovasculares, como a hipertensão arterial secundária (durante pré-eclâmpsia), a insuficiência cardíaca e o infarto agudo do miocárdio.

BIBLIOGRAFIA

Araujo IC, Andrade RP, Santos F, Soares ES, Yokota R, Mostarda C, et al. Early developmental exposure to high fructose intake in rats with NaCl stimulation causes cardiac damage. Eur J Nutrition. 2015;1:1-8.

Birnbaumer M. Vasopressin receptors. Trends Endocrinol Metab; 2000;11:406-10.

De Bold AJ, Borenstein HB, Veress AT, Sonnenberg H. A rapid and potent natriuretic response to intravenous injection of atrial myocardial extract in rats. Life Sci. 1981;28:89-94.

Delmas A, Leone M, Rousseau S, Albanèse J, Martin C. Clinical review: vasopressin and terlipressin in septic shock patients. Crit Care. 2005;9:212-22.

Farah VMA, Angelis KLD, Joaquim LF, Candido GO, Bernardes N, Fazan JRR, et al. Autonomic modulation of arterial pressure and heart rate variability in hypertensive diabetic rats. Clinics. 2007; 62:477-82.

Farah VMA, Elased KM, Chen Y, Key MP, Cunha TS, Irigoyen MC, Morris M. Nocturnal hypertension in mice consuming a high fructose diet. Auton Neurosci. 2006;130:41-50.

Farah VMA, Joaquim LF, Morris M. Stress cardiovascular/autonomic interactions in mice. Physiol Behav. 2006;89:569-75.

Fernandes T, Hashimoto NY, Magalhães FC, Fernandes FB, Casarini DE, Carmona AK, et al. Aerobic exercise training–induced left ventricular hypertrophy involves regulatory microRNAs, decreased angiotensin-converting enzyme-angiotensin II, and synergistic regulation of angiotensin-converting enzyme 2-angiotensin (1-7). Hypertension. 2011;58:182-9.

Fiorino P, Américo ALV, Muller CR, Evangelista FS, Santos F, Leite APO, Farah V. Exposure to high-fat diet since post-weaning induces cardiometabolic damage in adult rats. Life Sci. 2016;160: 12-17.

Fiorino P. Participação dos nervos renais no curso temporal da hipertensão induzida pelo bloqueio da síntese do óxido nítrico: avaliações hemodinâmicas, bioquímicas e moleculares [tese de doutorado]. São Paulo: Escola Paulista de Medicina, Universidade Federal de São Paulo; 2004.

Forte M, Conti V, Damato A, Ambrosio M, Puca AA, Sciarretta S, et al. Targeting nitric oxide with natural derived compounds as a therapeutic strategy in vascular diseases. Oxid Med Cell Longev. 2016;2016:7364138.

Furchgott, RF, Zawadzki, JV. The obligatory role of endothelial cells in the relaxation of arterial smooth muscle by acetylcholine. Nature. 1980;288(27):373-6.

Gaggin HK, Januzzi JL Jr. Natriuretic peptides in heart failure and acute coronary syndrome. Clin Lab Med. 2014;34(1):43-58.

Holmes CL, Patel BM, Russel JA, Walley KR. Physiology of vasopressin relevant to management of septic shock. Chest. 2001;120(3):989-1002.

Hopfner RL, Gopalakrishnan V. Endothelin: emerging role in diabetic vascular complications. Diabetologia.1999;42(12):1383-94.

Ignarro LJ, Buga GM, Wood KS, Byrns RE, Chaudhuri G. Endothelium-derived relaxing factor produced and released from artery and vein is nitric oxide. Proc Natl Acad Sci. 1987;84(24):9265-9269.

Landry DW, Levin HR, Gallant EM, Ashton RC Jr, Seo S, D'Alessandro D, et al. Vasopressin deficiency contributes to the vasodilation of septic shock. Circulation. 1997; 95:1122-5.

Lee J, Bae EH, Ma SK, Kim SW. Altered nitric oxide system in cardiovascular and renal diseases. Chonnam Med J. 2016;52:81-90.

Levin ER. Endothelins. N Engl J Med. 1995;333:356-63.

Lu H, Cassis LA, Kooi CWV, Daugherty A. Structure and functions of angiotensinogen. Hypertens Res. 2016;39:492-500.

Meyer-Lindenberg A, Domes G, Kirsch F, Heinrichs M. Oxytocin and vasopressin in the human brain: social neuropeptides for translational medicine. Nat Rev Neurosci. 2012;12:524-38.

Moncada S, Higgs A. The L-arginine-nitric oxide pathway. New Engl J Med. 1993;339(27):2002-12.

Mostarda C, Moraes-Silva IC, Salemi VMC, Machi JF, Rodrigues B, Angelis K, et al. Exercise training prevents diastolic dysfunction induced by metabolic syndrome in rats. Clinics. 2012;67:815.

Santos, RA, Fagundes-Moura CR, Silva ACS. Efeitos cardiovasculares e renais do sistema renina-angiotensina. Rev Bras Hipertens. 2000;3:227-36.

Santos, RA. Angiotensin (1-7). Hypertension. 2014;63:1138-47.

Van D, Crijns HJ, Van V, Van G, De K, Lie KI. Atrial natriuretic peptide in patients with heart failure and chronic atrial fibrillation: role of duration of atrial fibrillation. Am Heart J. 1998;135:242-4.

Wilkins MR, Redondo J, Brown LA. The natriuretic-peptide family. Lancet. 1997;349:1307-10.

28
Endotélio Vascular

Alexandre Cesar Fioretti

Introdução, 302

Tônus vascular, 302

Óxido nítrico, 302

Prostaciclina, 303

Fator hiperpolarizante derivado do endotélio, 303

Fator ativador plaquetário, 303

Endotelina, 303

Angiotensina II, 303

Angiogênese, 304

Coagulação, 304

Inflamação, 305

Bibliografia, 305

INTRODUÇÃO

O endotélio consiste em uma camada de células única que cobre a superfície interna do vaso sanguíneo, das válvulas cardíacas e de várias cavidades do corpo. Pode responder a sinais químicos e físicos locais, o que leva à produção de um grande número de fatores químicos.

Se todas as células endoteliais (CE) de um humano adulto fossem contabilizadas, representariam aproximadamente 1 a 6 × 1.013 células, podendo apresentar peso de cerca de 1 kg.

O endotélio é fundamental para a regulação de diversos mecanismos para a homeostase vascular. O endotélio é fundamental para a regulação de diversos mecanismos vasculares. Quando saudável, produz fatores vasoconstritores e vasodilatadores que regulam o tônus vascular, além de controlar a aderência de células do sangue na parede do vaso, as quais regulam a formação de trombos. Fisiopatologicamente, o endotélio está envolvido com a proliferação de células musculares lisas da camada média das artérias e inflamação da parede vascular.

O adequado funcionamento vascular depende do equilíbrio entre condições que determinam o relaxamento endotelial e os fatores vasoconstritores. Quando esse equilíbrio se rompe, há uma tendência a vasoconstrição, aderência de leucócitos, ativação plaquetária, mitogênese, pró-oxidação, trombose, inflamação vascular e aterosclerose.

TÔNUS VASCULAR

O endotélio produz fatores que podem promover o relaxamento ou a constrição do vaso, assim como responder a substâncias vasoativas circulantes na corrente sanguínea, como bradicinina e trombina. Os principais fatores relaxantes derivados do endotélio são o óxido nítrico (NO), o fator hiperpolarizante derivado de endotélio (EDHF) e a prostaciclina. Entre os fatores contráteis, os principais são a prostaglandina H_2, a angiotensina II (Ang II), a endotelina-1 (ET-1) e os ânions superóxidos ou espécies reativas de oxigênio (ROS; Tabela 28.1). Em condições fisiológicas, a produção de fatores relaxantes é mais importante, sobrepondo-se aos efeitos dos fatores constritores.

ÓXIDO NÍTRICO

Em 1980, Salvador Moncada demonstrou que o endotélio liberava um fator que produzia relaxamento da musculatura lisa. Mais tarde, ele foi identificado por Furchgott como óxido nítrico (NO). Considera-se o NO o elemento mais importante na regulação do tônus vascular, que é responsável por promover vasodilatação.

Tabela 28.1 Substâncias vasodilatadoras sintetizadas pelo endotélio.

Substância	Principal efeito	Outros efeitos	Componente precursor
NO (óxido nítrico)	Vasodilatação	Mantém o tônus basal do vaso, inibe a adesividade plaquetária e de leucócitos, inibe a proliferação e a migração de células musculares lisas	L-arginina
PGI$_2$ (prostaciclina)	Vasodilatação	Retarda a agregação e a deposição plaquetária	Ácido araquidônico
PAF (fator ativador plaquetário)	Vasoconstrição	Promove a adesividade de leucócitos na superfície celular	Ácido araquidônico
ET-1 (endotelina-1)	Vasoconstrição	Mitogênese de células musculares lisas	Pré-pró-endotelina-1

O NO é produzido a partir de L-arginina pela ação da NO sintetase endotelial (eNOS), uma enzima ativada pelo aumento da concentração de cálcio dentro da célula. Por sua vez, este é induzido por agonistas como a acetilcolina, as catecolaminas, o ATP, a bradicinina, a trombina, a histamina, a substância P, a Ang II e os estímulos físicos, como o estresse de cisalhamento (*shear stress*).

Por seu tamanho molecular, o NO consegue se difundir pela célula muscular lisa, onde estimula a guanilato ciclase que leva à produção de GMP cíclico. Este estimula a quinase dependente de GMPc (PKG). A enzima PKG diminui a sensibilidade da maquinaria contrátil ao Ca^{2+}, ou seja, leva à hiperpolarização da membrana pela abertura de canais de K^+ dependentes de ATP. Com isso, ocorre, ao final, a diminuição da concentração de cálcio no citosol, promovendo relaxamento da célula muscular lisa vascular.

PROSTACICLINA

A prostaciclina apresenta uma contribuição pequena na vasodilatação dependente de endotélio, pois sua ação depende de receptores na superfície de células musculares lisas vasculares. Ela deriva do ácido araquidônico e é sintetizada a partir de estímulos humoral e mecânico. Uma vez produzida, apresenta meia-vida curta, o que também é um fator limitante para a magnitude de seu sinal.

Quando a prostaciclina se liga ao receptor, ativa a cascata molecular dependente de adenilato ciclase, que levará ao aumento de AMP cíclico intracelular, o qual estimulará a proteinoquinase dependente de AMPc (PKA) no músculo liso. De modo semelhante à PKG, a PKA leva à diminuição de Ca^{2+} no citosol e, consequentemente, inibe a contração.

FATOR HIPERPOLARIZANTE DERIVADO DO ENDOTÉLIO

Além do NO e da prostaglandina, o endotélio produz um terceiro fator relaxante que não sofre efeito dos inibidores da ciclo-oxigenase e de NO. No caso, não há aumento nem de AMPc nem de GMPc na célula muscular lisa. Apesar de se conhecer seu efeito, ainda não foi identificado quimicamente. Alguns estudos apontam para os ácidos epoxieicosatrienoicos, metabólitos do ácido araquidônico derivados da citocromo P450 mono-oxigenase.

O efeito vasodilatador do fator hiperpolarizante derivado do endotélio (EDHF) é mediado pela ativação de canais de K^+ na musculatura lisa vascular, que hiperpolariza a membrana e diminui a concentração Ca^{2+} no interior da célula.

A ação do EDHF parece ser mais importante em vasos de resistência que em vasos de condução (grandes artérias).

FATOR ATIVADOR PLAQUETÁRIO

O fator ativador plaquetário (PAF) deriva de um fosfolipídio e apresenta meia-vida curta. É expresso na superfície celular, especializada em se ligar com leucócitos. A incorporação do PAF para o interior da célula pode provocar vasodilatação ou vasoconstrição, dependendo da concentração e do leito vascular específico.

ENDOTELINA

Em 1988, um peptídio derivado de endotélio, com 21 aminoácidos, com capacidade vasoconstritora foi isolado no sobrenadante de cultura de células endoteliais de porcos.

Existem três isoformas de endotelina (ET) identificadas, ET-1, ET-2 e ET-3, e vários são os estímulos que aumentam a síntese de pré-pró-peptídio ET1 em células endoteliais: trombina, epinefrina, Ang II, bradicinina, hipoxia, lipoproteínas de alta e baixa densidade, insulina, isquemia, *shear stress* e fatores de crescimento. O endotélio produz somente a ET-1.

Na vasculatura, a pró-endotelina pode ser liberada pelo endotélio na superfície luminal e convertido em endotelina extracelularmente pela enzima conversora de endotelina, que está ligada à superfície celular. Há três subtipos de receptores para ET: ET_A, ET_B e ET_C, sendo o subtipo ET_A o que apresenta maior afinidade para ET-1, alguma para ET-2 e nenhuma para ET-3. Sua maior expressão é em células musculares lisas de vasos e células do miocárdio. Enquanto isso, a ET_B apresenta afinidade para três isoformas de ET e é expressa em um endotélio localizado no rim e em células musculares lisas de vasos.

O receptor de ET é acoplado aos mecanismos de sinalização intracelular pela proteína G que, quando estimulada, aumenta o Ca^{2+} intracelular e induz a contração muscular. Diferentemente do NO, o efeito da ET-1 ainda persiste mesmo após sua dissociação com receptor, pois ainda mantém alta concentração de Ca^{2+} intracelular.

A ET-1 é o mais potente vasoconstritor descrito até o momento tanto para macro quanto para microcirculação, ao estimular o receptor ET_A. Já o estímulo sobre a ET_B produz vasodilatação, em razão da reação cruzada com NO e PGI$_2$. Isso explica a momentânea vasodilatação precedendo a vasoconstrição.

ANGIOTENSINA II

Na via clássica do sistema angiotensina (SRA), o angiotensinogênio produzido no fígado é lançado na circulação e clivado pela enzima renina, produzida nos rins e também lançada na circulação, levando à formação de angiotensina I (Ang I). A Ang I sofre a ação da enzima conversora de angiotensina (ECA) presente nas células endoteliais dos vasos pulmonares, gerando a angiotensina II (Ang II). Além dessa via clássica que ocorre no plasma, existe também o SRA local em vários locais, como cérebro, glândulas adrenais, ovários, rins, músculo liso vascular e células endoteliais.

Existem três subtipos de receptores de Ang II: AT_{1A}, AT_{1B} e AT_2. O efeito fisiológico da Ang II ocorre quando esta se liga ao receptor AT_1, ao passo que a ativação do receptor AT_2 parece mostrar efeitos contrários ao AT_1.

Os receptores para Ang II estão acoplados à família da proteína G que, ao serem estimulados, ativam a PLC. Por sua vez, a PLC aumenta os níveis de diacilglicerol (DAG) e inositol trifosfato (IP_3), os quais aumentarão a concentração de Ca^{2+} no interior da célula. A Ang II é capaz de produzir contração e crescimento de células musculares lisa nos vasos, aumentar a contratilidade e a indução de hipertrofia miocárdica, estimular a ação da aldosterona e da vasopressina, aumentar a descarga do sistema nervoso simpático e inibir a liberação de renina, entre outros mecanismos.

ANGIOGÊNESE

Define-se angiogênese como a formação de novos microvasos, envolvendo uma ação direta do endotélio. A taxa de proliferação das células endoteliais é muito baixa. O crescimento de novos vasos ocorre fisiologicamente apenas em situações de reprodução celular, como nos casos de proliferação endometrial e cicatrização de feridas, e patologicamente em neoplasias e doenças inflamatórias.

Para a formação dessa nova rede de vasos, são necessários diferentes passos, como a liberação de proteases para a "ativação" endotelial com subsequente degradação da membrana basal e a migração de células endoteliais para o espaço intersticial, com posteriores proliferação das células endoteliais e diferenciação para vasos sanguíneos maduros.

Esses processos são mediados por vários indutores angiogênicos, como fatores de crescimento, citocinas, enzimas angiogênicas, receptores endoteliais específicos e moléculas de adesão. O estímulo inicial que desencadeia toda a cascata pode ser uma resposta imunoinflamatória, mutações genéticas e estresse metabólico (hipoxia), sendo este último o mais importante.

Após um estímulo angiogênico, a célula endotelial, geralmente de uma vênula, inicia sua migração com posterior proliferação, levando à formação de brotos e tubos, os quais são "embebidos" por substâncias secretadas pela lâmina basal, que provoca a comunicação do lúmen de tais tubos.

Experimentalmente, foi demonstrado que o controle do crescimento desses neovasos pode ser influenciado por substâncias inibidoras da eNOS, como o L-NAME, fazendo com que ocorra menor produção de NO. Consequentemente, há menor inibição do crescimento de células musculares lisas, que pode ser induzido pela ET-1, capaz de causar crescimento/mitogênese vascular em condições específicas.

A ET-1 também influencia a deposição de matriz extracelular por estimular a atividade de colagenases e metaloproteinases e regular a migração e a adesão celular por meio da indução de moléculas de adesão. A Ang II atua como mitógeno em células de músculo liso; por isso, age de forma diferente do interferon-gama e dos fatores de crescimento beta liberados por plaquetas. Dessa maneira, o NO mostra-se também capaz de inibir o crescimento de células musculares lisas.

COAGULAÇÃO

Uma função muito importante do endotélio é facilitar o fluxo sanguíneo promovendo uma superfície antitrombótica que inibe a adesão plaquetária e a formação de coágulo. Entretanto, quando o endotélio é alterado por forças físicas ou por fatores químicos, sofre modificações bioquímicas, o que leva a uma superfície pró-trombótica (Quadro 28.1).

Quadro 28.1 Controle do sistema de coagulação pela célula endotelial.

Controle da coagulação
Ligação com a antitrombina III
Expressão de trombomodulina e ativação de proteína C
Liberação de fator inibidor de fator tecidual
Indução de fator tecidual
Controle da adesão plaquetária e ativação
Produção e liberação aguda de vWF
Repulsão elétrica por carga negativa do sulfato de heparina
Redução da ativação de plaquetas pela liberação de NO e PGI_2
Fibrinólise
Produção e liberação de t-PA
Indução de PAI-1

Mecanismos pró-coagulantes

A transformação de um estado anticoagulante para pró-coagulante no endotélio depende da indução do fator tecidual (FT). O FT, no adulto, não é expresso pelo endotélio em condições normais. Entretanto, sua produção pode ser induzida pela lesão da parede do vaso e em casos de endotoxemia, causada pelo lipopolissacarídio. O fator tecidual é um cofator para o fator VIIa e o complexo FT:FVIIa pode iniciar a cascata de coagulação.

Quando a célula endotelial passa a expressar o FT para o plasma e forma-se o complexo FT:FVIIa, este ativa a protrombina e a produção de fibrina na superfície da célula. Isso implica que a CE expressa sítios de ligações para fatores IX, IXa, X e Xa, além de trombina e fibrina.

Mecanismos anticoagulantes

O controle da geração de trombina é fundamental para o balanço entre os fatores anti e pró-coagulante do endotélio. A trombina consiste em uma serina protease com diversas funções na coagulação, como ativação de plaquetas e de vários fatores de coagulação, além de servir como cofator para algumas reações. A matriz extracelular na superfície do endotélio é constituída por heparan sulfato e glicosaminoglicano, responsável pela ação da célula/matriz associada à antitrombina III (AT III). Além disso, no subendotélio, há o dermatan sulfato, que promove a ação antitrombina.

A célula endotelial também libera o inibidor do fator tecidual (IFT), o qual se liga ao fator Xa do complexo Xa/VIIa/FT. A AT III e o IFT contribuem para o equilíbrio vascular e conseguem depletar estados trombóticos adquiridos.

O endotélio também ajuda a conter a ação da trombina, pela ação da trombodulina, que é expressa na superfície das células endoteliais. Com isso, a trombodulina pode reduzir a coagulação do sangue ao converter a enzima pró-coagulante em uma forma anticoagulante. A trombomodulina é uma proteína da superfície celular do endotélio, responsável por catalisar a ação da trombina sobre a proteína C-reativa, ativando-a e tornando-a capaz de inibir os fatores Va e VIIIa pela proteólise. Ela pode ser inibida indiretamente pela atividade da protrombinase, que se liga ao fator Xa. Quando a trombomodulina liga-se à trombina, esses fatores rapidamente são endocitados e degradados.

O endotélio também consegue ter atividade anticoagulante pela ação sobre as plaquetas. A célula endotelial secreta muitos agentes antiplaquetários, entre eles o PGI_2 e o NO. Ambos são capazes de aumentar o AMPc contido na plaqueta evitando a agregação. A prostaglandina e o NO também aumentam em resposta a agentes pró-coagulantes (trombina e bradicinia), o que modula a extensão da formação do trombo.

Fibrinólise

A superfície endotelial é profibrinolítica, o que ajuda a manter a fluidez do sangue. A célula endotelial secreta substâncias que participam na via de degradação do coágulo.

O ativador de plasminogênio tecidual (t-PA), após estímulos como trombina e *shear stress*, leva à formação de plasminogênio em plasmina, a qual degrada a trombina pela digestão da rede de fibrina. O t-PA é constantemente liberado. Enquanto isso, a uroquinase é sintetizada pela célula endotelial ativa.

O endotélio também produz o inibidor do ativador do plasminogênio tipo 1 (PAI-1). Como o próprio nome diz, inibe t-PA levando a um estado de pró-coagulação, e sua produção é estimulada pela ação de trombina, citocinas e endotoxinas.

Agregação plaquetária

As plaquetas não aderem à célula endotelial intacta em virtude da ação inibitória de PGI_2 e NO, mas aderem à membrana basal (MB) desnuda de célula endotelial ou ao estroma pela ruptura da MB. Sob certas circunstâncias, a plaqueta poderá aderir à célula endotelial lesada, mesmo sem exposição da MB.

A adesão à MB ocorre pela interação do fator de von Willebrand (vWF) com o complexo de glicoproteína Ib-IX-V da plaqueta.

O endotélio produz e secreta vWF, o qual é liberado sob o efeito da trombina. O vWF é um dímero secretado no plasma e na matriz subendotelial e estocado nas células em grânulos chamados corpúsculos de Weibel-Palade, que são rapidamente mobilizados quando existe estimulação.

Quando há aderência plaquetária, esta produz a agregação e a degranulação em ondas de várias substâncias, como ADP, ATP, fator plaquetário 4 (PF4), tromboxano A2 e fator de crescimento derivado de plaqueta (PDGF) etc. Assim, a plaqueta fica aderida mais firmemente ao subendotélio. O PF4 bloqueia a aceleração da ATIII pela célula endotelial, levando a um estado pró-coagulante (*award articles*).

INFLAMAÇÃO

Trata-se de uma resposta protetiva localizada, iniciada por lesão ou destruição de tecidos no intuito de diluir ou murar o agente causador ou o tecido danificado. Caracteriza-se, na sua forma aguda, por sinais clássicos de dor, calor, rubor e edema.

Microscopicamente, a inflamação está envolvida em uma série de eventos complexos, como: dilatação de arteríolas, capilares e vênula com aumento da permeabilidade e fluxo de sangue; exsudação de fluidos; e migração de leucócitos até o local inflamatório. Os leucócitos e o endotélio são os principais agentes no desenvolvimento de todo o processo, além de numerosos mediadores envolvidos na regulação de cada diferente passo da reação inflamatória. A célula endotelial coordena o recrutamento de células inflamatórias para o local de lesão tecidual ou de infecção e produz e libera citocinas e fatores de crescimento que servem como sinal de comunicação para leucócitos.

Resposta endotelial para citocinas

As citocinas são proteínas de baixo peso molecular, secretadas pelas células que participam da resposta imune. Servem como mensageiros entre os leucócitos, o endotélio e o fibroblasto.

O endotélio, uma vez estimulado por fator de necrose tumoral alfa (TNF-α), lipopolissacarídio (LPS) ou interleucina-1 (IL-1), responde com a síntese e a liberação de citocinas e fatores de crescimento, cuja ação é parácrina. Essas citocinas induzem um fenômeno pro-inflamatório com agregação plaquetária e adesão de neutrófilos.

Mecanismo molecular que controla o extravasamento de leucócitos

As moléculas de adesão celular envolvidas nesse processo provêm de três famílias: as selectinas, as integrinas e as imunoglobulinas. A captura, a aderência inicial e a remoção de leucócitos do fluxo sanguíneo resultam da ligadura reversível de glicoproteínas transmembrana chamadas selectinas, achadas tanto em leucócitos quanto em células endoteliais.

A aderência firme se dá depois pela ação das integrinas, que também são glicoproteínas transmembrana, armazenadas em grânulos nos leucócitos e rapidamente liberadas quando estes são ativados. O leucócito, uma vez aderido, consegue rolar sobre a célula endotelial até suas junções e, por movimentos ameboides, transmigra para o tecido. Isso também ocorre com a ajuda das integrinas.

BIBLIOGRAFIA

Antoniak S, Mackman N. Tissue factor expression by the endothelium: coagulation or inflammation. Trends Cardiovasc Med. 2016;26(4):304-5.

Carvalho MHC, Nigro D, Lemos VS, Tostes RDCA, Fortes ZB. Hipertensão arterial: o endotélio e suas múltiplas funções. Rev Bras Hipertens. 2001;8:76-88.

Cines DB, Pollak ES, Buck CA, Loscalzo J, Zimmerman GA, McEver RP, et al. Endothelial cells in physiology and in the pathophysiology of vascular disorders. Blood. 1998;91:3527-61.

Deanfield JE, Halcox JP, Rabelink TJ. Endothelial function and dysfunction testing and clinical relevance. Circulation. 2007;115:1285-95.

Fajarco LF. Special report the complexity of endothelial cells: a review. Am J Clin Pathol. 1989;92:241-50.

Furchgott RF, Zawadzki JV. The obligatory role of endothelial cells in the relaxation of arterial smooth muscle by acetylcholine. Nature. 1980;288:373-6.

Galley H, Webster N. Physiology of the endothelium. Br JAnaesth. 2004;93:105-13.

Goodfriend TL, Elliott ME, Catt KJ. Angiotensin receptors and their antagonists. New England Journal of Medicine. 1996;334:1649-55.

Inoue A, Yanagisawa M, Kimura S, Kasuya Y, Miyauchi T, Goto K, Masaki T. The human endothelin family: three structurally and pharmacologically distinct isopeptides predicted by three separate genes. Proc Natl Acad Sci. 1989;86:2863-67.

Johansson PI and Ostrowski SR. The Endothelium Trauma Induced Coagulopathy: Springer; 2016. p. 115-24.

Krieger E, Santos R. Angiotensinas: aspectos fisiológicos. Hipertensão. 1998;1:7-10.

Mendelsohn M, O'Neill S, George D, Loscalzo J. Inhibition of fibrinogen binding to human platelets by S-nitroso-N-acetylcysteine. J Bio Chem. 1990;265:19028-34.

Michiels C. Endothelial cell functions. J Cell Physiol. 2003;196:430-43.

Poredos P, Jezovnik MK. Testing endothelial function and its clinical relevance. J Atheroscler Thromb. 2013;20:1-8.

Ross R. Atherosclerosis-an inflammatory disease. N Engl J Med. 1999;340:2115-26.

Seals DR, Kaplon RE, Gioscia-Ryan RA, LaRocca TJ. You're only as old as your arteries: translational strategies for preserving vascular endothelial function with aging. Physiology. 2014;29:250-64.

van Hinsbergh VW. Endothelium – role in regulation of coagulation and inflammation. Semin Immunopathol. 2012;34:93-106.

Verma S, Anderson TJ. Fundamentals of endothelial function for the clinical cardiologist. Circulation. 2002;105:546-9.

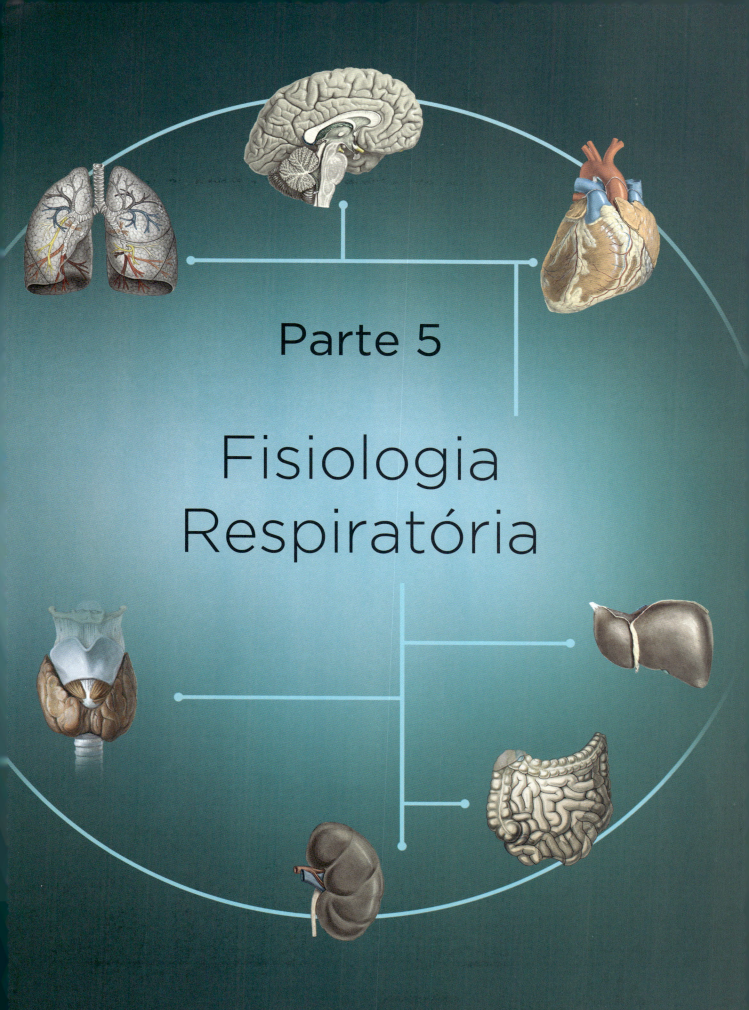

Parte 5

Fisiologia Respiratória

29
Características Gerais do Sistema Respiratório

Mirela Barros Dias

Introdução, 309

Estrutura do sistema respiratório, 309

Alvéolos e membrana alveolocapilar, 310

Mecanismos de filtração do ar
e limpeza das vias respiratórias, 312

Circulação sanguínea pulmonar, 313

Bibliografia, 313

INTRODUÇÃO

Respirar consiste em um pré-requisito para a vida e, portanto, o estudo da fisiologia do sistema respiratório é de extrema importância para todas as especialidades médicas. O sistema respiratório exerce um papel fundamental que o torna indispensável para a sobrevivência de toda e qualquer célula do corpo: é responsável pela captação de oxigênio (O_2) a partir da atmosfera para o sangue e pela remoção de dióxido de carbono (CO_2) do sangue para o meio externo. Dá-se o nome de trocas gasosas a esse processo de troca de CO_2 por O_2, que, sem dúvida, é a principal função do sistema respiratório. Por meio dessa função, são garantidos o aporte de O_2 para o metabolismo aeróbico e a eliminação de todo excesso de CO_2, subproduto do metabolismo celular. No entanto, embora a função primária do sistema respiratório constitua a troca gasosa, outras funções lhe são atribuídas, como:

- Manutenção do equilíbrio ácido-básico: a eliminação de maior ou menor quantidade de CO_2 pela respiração pode corrigir ou minimizar alterações do pH arterial. Tal função baseia-se na seguinte reação:

$$CO_2 + H_2O \overset{AC}{\rightleftarrows} H_2CO_3 \rightleftarrows H^+ + HCO_3$$

- Vocalização: a emissão de sons, como a que ocorre durante a fala e o canto, depende da ativação de músculos respiratórios e da consequente geração de fluxo de ar pelas vias respiratórias, o qual faz vibrar as cordas vocais
- Defesa contra agentes invasores inalados: substâncias potencialmente nocivas ou irritantes ao organismo, como poeira, partículas em suspensão no ar e micro-organismos, podem ser retidas ao longo das vias respiratórias e posteriormente eliminadas por mecanismos de defesa pulmonar
- Biossíntese e metabolismo: os pulmões estão envolvidos na síntese e na conversão de vários compostos biologicamente ativos
- Termorregulação: conforme o ar inspirado flui pelas vias respiratórias, é aquecido e, dessa forma, sua eliminação na expiração promove perda de calor, o que contribui para o controle da temperatura corporal.

ESTRUTURA DO SISTEMA RESPIRATÓRIO

O sistema respiratório é formado por diversos componentes que funcionam de maneira interdependente: os pulmões, as vias respiratórias, a caixa torácica, os músculos respiratórios e os grupos de neurônios controladores desses músculos.

Cada pulmão é revestido externamente por uma membrana dupla – a pleura –, formada por dois folhetos: a pleura visceral, que reveste os pulmões; e a pleura parietal, que reveste a face interna da caixa torácica (Figura 29.1). Entre a pleura visceral e a pleura parietal, existe um espaço teoricamente nulo preenchido com poucos mililitros de líquido, o líquido pleural, o qual facilita o deslizamento entre as pleuras durante os movimentos respiratórios e propicia a coesão entre pulmões e caixa torácica.

As portas de entrada do ar para o sistema respiratório são a cavidade nasal ou a boca. Em seguida, o ar passa pela nasofaringe (ou orofaringe, no caso da respiração bucal), pela glote e pela laringe, entrando na árvore traqueobrônquica. Denominam-se vias respiratórias superiores aquelas que vão até a laringe. As unidades a partir da traqueia são chamadas coletivamente de vias respiratórias inferiores.

A partir da traqueia, as vias respiratórias sofrem dicotomia, ou seja, dividem-se em duas unidades menores tanto em calibre quanto em comprimento. Dessa maneira, a traqueia divide-se em dois brônquios principais, os quais se dividem em dois brônquios lobares que, em seguida, originam dois brônquios segmentares – e assim por diante. Cada divisão dá origem a uma nova geração de vias respiratórias, sendo a traqueia considerada a geração 0 (zero). No homem, o ar percorre 23 gerações de vias respiratórias até chegar aos sacos alveolares.

Até a 16ª geração de vias respiratórias, que correspondem aos bronquíolos terminais, não ocorrem trocas gasosas. Por isso, essa região é denominada "espaço morto anatômico" ou "zona de condução". A inabilidade de realizar trocas gasosas justifica-se pelo fato de essas vias respiratórias serem desprovidas de alvéolos. No entanto, outras funções são atribuídas à zona de condução, como limpeza/depuração do ar inalado, condução do ar em direção à região de troca gasosa, umidificação e aquecimento do ar. Dessa maneira, a zona de condução assegura que, independentemente das características e da composição inicial do ar inspirado, ele chegará aos alvéolos úmido, aquecido e praticamente livre e de partículas. A umidificação e o aquecimento do ar são realizados por toda a extensão da zona de condução, mas a maior parte dessa função ocorre nas porções iniciais das vias respiratórias superiores. Portanto, um paciente sob ventilação por meio de cânula endotraqueal ou traqueostomia pode apresentar problemas na umidificação e no aquecimento do ar, uma vez que o ar é introduzido diretamente na traqueia, perpassando as vias respiratórias superiores. Por isso, a utilização de sistemas de umidificação e aquecimento adequado dos gases é imprescindível para evitar lesões alveolares, bem como do epitélio ciliar respiratório, garantindo a manutenção da função mucociliar.

Os alvéolos começam a surgir a partir da 17ª geração e, portanto, a partir dessas unidades – denominadas bronquíolos respiratórios –, as trocas gasosas começam a ocorrer. Toda a região a partir dos bronquíolos respiratórios até os sacos alveolares é denominada anatomicamente de ácino (Figura 29.2) e constitui a chamada "zona respiratória" (Figura 29.3A). Existem três gerações de bronquíolos respiratórios (17ª a 19ª geração), nos quais os alvéolos surgem inicialmente de modo esparso. Os alvéolos aumentam em número, gradativamente, ao longo dessas três gerações. Como essa região ainda não é completamente revestida de alvéolos, costuma ser referida como "zona de transição". Na sequência, os bronquíolos respiratórios originam os ductos alveolares, e cada bronquíolo respiratório gera 2 a 10 ductos alveolares. Estes, por sua vez, abrem-se nos chamados sacos alveolares, os quais são as últimas estruturas da árvore traqueobrônquica, basicamente formados por um agrupamento de alvéolos. O pulmão humano tem cerca de 300 milhões de alvéolos, o que fornece uma vasta área disponível para trocas gasosas.

Apesar de ocorrer a diminuição progressiva do diâmetro das vias respiratórias a cada geração, observa-se que a área de secção transversa total altera-se relativamente pouco até a 16ª geração, ou seja, até os bronquíolos terminais. No entanto, daí em diante, a área de secção transversa aumenta de modo extraordinário, o que é muitas vezes referido como "efeito funil" (Figura 29.3B). Como resultado dessa rápida mudança na área, ocorre uma alteração considerável no fluxo aéreo. Até esse ponto, o fluxo surge por convecção, com alta velocidade e de modo turbulento, mas a partir das gerações subsequentes, pelo aumento de área, a velocidade do fluxo diminui consideravelmente. Como consequência, o fluxo passa a ter uma característica laminar e a difusão passa a ser o modo dominante de transporte de gás pelas vias respiratórias. Uma implicação dessa alteração de fluxo é o fato de muitas partículas inaladas que penetram na região dos bronquíolos terminais não avançarem nas gerações seguintes, pois as partículas maiores, por sua massa maior, têm pouco potencial de difusão. Portanto, sofrem deposição por sedimentação na parede dos bronquíolos terminais, o que torna essa região particularmente suscetível aos efeitos de poluentes atmosféricos e demais partículas inaladas.

ALVÉOLOS E MEMBRANA ALVEOLOCAPILAR

Os alvéolos são as unidades funcionais das trocas gasosas. Eles correspondem a minúsculos sacos de paredes extremamente finas, preenchidos por ar e recobertos por capilares. As paredes dos alvéolos são formadas por um epitélio simples constituído por células que realizam importantes funções: as células alveolares (ou *pneumócitos*) do tipo I e do tipo II (Figura 29.4).

Os pneumócitos do tipo I, por serem células pavimentosas, têm uma pequena espessura que facilita as trocas gasosas por difusão para o sangue. Intercaladas entre os pneumócitos do

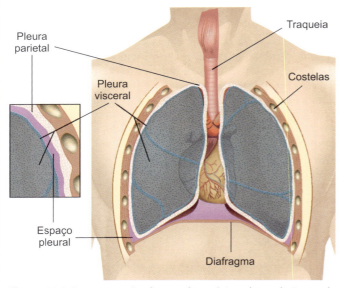

Figura 29.1 Representação da parede torácica, dos pulmões e da membrana pleural.

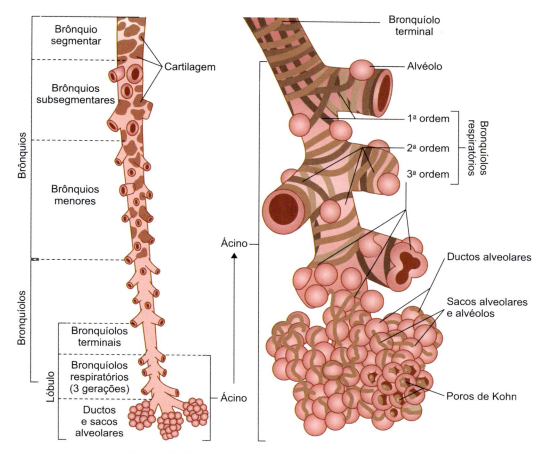

Figura 29.2 Visão geral das subdivisões das vias respiratórias.

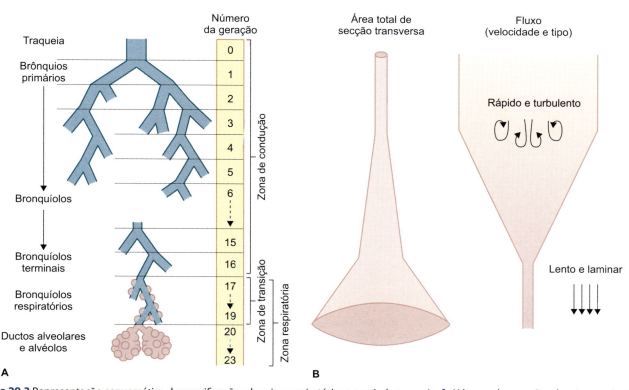

Figura 29.3 Representação esquemática das ramificações das vias respiratórias a partir da traqueia. **A.** Número de gerações das vias respiratórias e a classificação em zona de condução e zona respiratória. **B.** "Efeito funil" nas alterações de área total de secção transversa e fluxo respiratório. Adaptada de Weibel (1963).

tipo I, estão os pneumócitos do tipo II, células cúbicas especializadas na produção do surfactante pulmonar, um complexo lipoproteico exocitado da célula para recobrir a superfície interna alveolar. Ele diminui a tensão superficial alveolar e contribui para a estabilidade dos alvéolos, impedindo seu colapso. Um terceiro tipo de célula encontrado nos alvéolos são os macrófagos alveolares, os quais se movem livremente pela superfície alveolar fagocitando materiais que eventualmente alcançam os alvéolos. Os alvéolos adjacentes, em um mesmo lobo pulmonar, são conectados por microscópicas passagens chamadas *poros de Kohn*, que possibilitam a transferência de gás entre alvéolos vizinhos, garantindo melhor distribuição do gás alveolar e prevenindo ou minimizando o colapso de unidades alveolares com prejuízo na ventilação, em virtude, por exemplo, de doenças que causam a obstrução de vias respiratórias as quais suprem tais unidades.

O O_2 alveolar, para difundir-se para o sangue, deve atravessar o pneumócito tipo I e sua membrana basal, o interstício, a membrana basal capilar e o endotélio capilar. O ar nos alvéolos é, portanto, separado do sangue, nos capilares, por estruturas denominadas coletivamente de membrana alvéolo-capilar, muitas vezes referida como barreira alvéolo-capilar. No entanto, tal "barreira" não oferece, normalmente, um impedimento às trocas gasosas, pois é extremamente delgada (cerca de 0,2 μm), o que faz com que o ar no alvéolo esteja em contato praticamente direto com o sangue capilar.

MECANISMOS DE FILTRAÇÃO DO AR E LIMPEZA DAS VIAS RESPIRATÓRIAS

As vias respiratórias superiores desempenham importante papel na filtração do ar. Logo na entrada das narinas, a passagem de grandes partículas é bloqueada pela presença de pelos. Prosseguindo, a cavidade nasal contém inúmeras dobras chamadas conchas nasais, que forçam o ar a turbilhonar, causando a precipitação de poeira inalada. Normalmente, as partículas maiores que 10 μm são completamente removidas do ar pelo nariz. Aquelas que ultrapassam essas barreiras iniciais geralmente são aprisionadas na superfície epitelial das vias respiratórias, ao longo de toda a sua extensão, por aderir à camada de muco que a reveste, de tal maneira que somente partículas menores que 2 μm podem alcançar os alvéolos. Ali, são engolfadas pelos macrófagos alveolares ou eliminadas como aerossol no ar expirado.

As partículas aprisionadas nas paredes das vias respiratórias são removidas por um sistema de depuração normalmente conhecido como "escada mucociliar". Esse sistema depende da secreção de muco e da atividade ciliar no epitélio respiratório. O muco é continuamente produzido por células secretoras das vias respiratórias, formando uma superfície líquida na parede das vias respiratórias composta por duas camadas: uma camada aquosa chamada camada periciliar e uma camada de muco localizada no topo da camada periciliar, que cobre os cílios do epitélio ciliar das vias respiratórias (Figura 29.5). Os cílios, por sua vez, são dotados de mecanismos contráteis que resultam em batimentos ciliares no sentido cefálico. Dessa maneira, a camada de muco, com as partículas aprisionadas, é deslocada, pelo movimento ciliar ascendente, em direção à faringe, para ser deglutida ou eliminada por meio da tosse. Estima-se que cerca de 30 mℓ de muco seja expectorado ou deglutido diariamente. Quando há uma disfunção da escada mucociliar, os mecanismos de defesa do sistema respiratório ficam extremamente enfraquecidos, o que resulta em doença pulmonar. A função ciliar é prejudicada por vários fatores, como desidratação, tabagismo, infecções recorrentes, anestésicos inalatórios e exposição crônica ao álcool.

Na fibrose cística, uma mutação genética leva a alterações em canais de cloreto expressos na membrana apical de diversos epitélios, como o epitélio das vias respiratórias, resultando em hiper-reabsorção de fluido com a subsequente

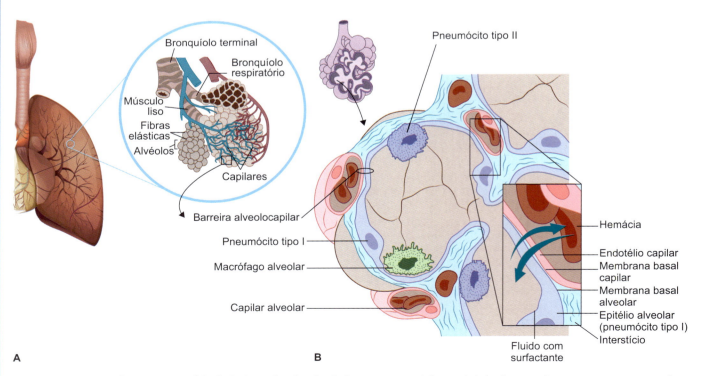

Figura 29.4 Estrutura da zona respiratória. **A.** Rede capilar alveolar. **B.** Corte transversal de um alvéolo, destacando as estruturas que compõem sua parede, a relação dos alvéolos com os capilares e, em maior escala, a barreira alveolocapilar.

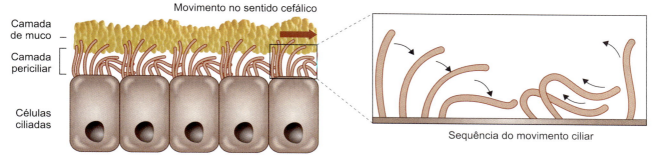

Figura 29.5 Representação esquemática do sistema de depuração conhecido como "escada mucociliar". Adaptada de Tilley *et al.* (2015).

desidratação da parede. Por sua vez, isso resulta em um muco demasiadamente espesso e denso. A partir de então, inicia-se uma cascata de obstrução, infecção bacteriana crônica e inflamação que resulta em complicações pulmonares. Estas representam a maior causa de morbidade e mortalidade de pacientes com fibrose cística.

CIRCULAÇÃO SANGUÍNEA PULMONAR

Os pulmões apresentam duas circulações distintas: a pulmonar e a brônquica.

A circulação pulmonar tem a finalidade de trocar gases. Para isso, direciona todo o débito cardíaco do lado direito do coração aos pulmões. A artéria pulmonar recebe o sangue do ventrículo direito e divide-se em artérias pulmonar direita e esquerda, as quais suprem o pulmão direito e esquerdo, respectivamente. A divisão continua dando origem às arteríolas que, gradativamente vão se tornando cada vez menores em diâmetro, até finalmente constituir os capilares pulmonares, os quais têm um raio de cerca de 5 a 7 μm formando um envoltório de sangue ao redor das paredes alveolares, onde ocorrem as trocas gasosas. A partir de então, o sangue oxigenado é coletado pelo sistema venoso, passando por vênulas e veias que em certo ponto unem-se para formar as quatro veias pulmonares que deságuam no átrio esquerdo.

A circulação brônquica, por sua vez, origina-se a partir da circulação sistêmica e, portanto, leva sangue oxigenado aos pulmões com a finalidade de nutrir o tecido pulmonar e as pleuras. Além disso, cabe à circulação brônquica fornecer água para umedecer o ar inspirado conforme este flui pelas vias respiratórias. As artérias brônquicas são formadas a partir das artérias intercostais e da aorta torácica descendente e perfundem a parede das vias respiratórias até o nível dos bronquíolos terminais. A drenagem do sangue da circulação brônquica ocorre tanto no sangue venoso sistêmico, por meio da veia ázigos, quanto na circulação pulmonar. Parte desse sangue que deságua na circulação pulmonar é adicionada a leitos pós-capilares, o que resulta na mistura de sangue desoxigenado com o sangue que acabou de ser oxigenado nos alvéolos. Isso contribui para o chamado *shunt anatômico*, termo utilizado para designar o sangue que entra na circulação arterial sistêmica sem antes passar por áreas de trocas gasosas pulmonares, em virtude de uma característica inerente à anatomia de alguns sistemas vasculares, como é o caso da circulação brônquica.

BIBLIOGRAFIA

Comroe Jr JH. Physiology of respiration. 2. ed. Chicago: Year Book Medical Publishers; 1966.

Ehre C, Ridley C, Thornton DJ. Cystic fibrosis: an inherited disease affecting mucin-producing organs. Int J Biochem Cell Biol 2014;52:136-45.

Hlastala MP, Berger AJ. Physiology of respiration. New York: Oxford University Press; 1996.

Levitzky MG. Fisiologia pulmonar. 6. ed. São Paulo: Manole; 2004.

Mason RJ, Ernst JD, King Jr. TE, Lazarus SC, Murray JF, Nadel, JA, Slutsky AS. Murray & Nadel's textbook of respiratory medicine. 6. ed. Philadelphia: Elsevier; 2016.

Schwartzstein RM, Parker MJ. Respiratory physiology: a clinical approach. Philadelphia: Lippincott Williams & Wilkins; 2006.

Tilley AE, Walters MS, Shaykhiev R, Crystal RG. Cilia dysfunction in lung disease. Annu Rev Physiol. 2015;77:379-406.

West JB. Fisiologia respiratória moderna. 5. ed. São Paulo: Manole; 1996.

30
Mecânica Respiratória

Daniel B. Zoccal • Marlusa Karlen Amarante

Introdução, 314

Músculos respiratórios e a respiração, 314

Volumes pulmonares, 318

Fatores determinantes da
expansão pulmonar, 318

Interação pulmão-caixa torácica e geração do
fluxo de ar, 320

Anatomia da porção traqueobrônquica, 323

Bibliografia, 324

INTRODUÇÃO

A função primária do sistema respiratório é tornar possível a troca gasosa entre os meios externo (ar) e interno (sangue), suprindo o organismo com oxigênio (O_2) e removendo o excesso de gás carbônico (CO_2) oriundo do metabolismo. Tal função acontece ao longo de toda a vida, sendo essencial para o suporte metabólico de todas as funções fisiológicas do organismo. Em mamíferos, a troca gasosa depende da entrada e da saída de ar dos pulmões. O ato mecânico da ventilação pulmonar requer a contração rítmica e coordenada de músculos respiratórios, a qual gerará uma diferença de pressão entre os pulmões e o ambiente externo, possibilitando a entrada ou a saída de ar dos pulmões. Neste capítulo, serão explorados os movimentos respiratórios e as propriedades mecânicas do pulmão e da parede torácica, de modo a compreender as forças e os fatores que comandam a entrada e a saída de ar dos pulmões. Os princípios que determinam a resistência à passagem do ar pelas vias respiratórias também serão considerados. A compreensão da mecânica respiratória será importante para entender o trabalho pulmonar em condições fisiológicas e em casos de patologias que prejudicam as trocas gasosas por afetarem as propriedades mecânicas do pulmão e da caixa torácica.

MÚSCULOS RESPIRATÓRIOS E A RESPIRAÇÃO

Do ponto de vista mecânico, a respiração pode ser dividida em duas fases: inspiração, na qual há a entrada de ar nos pulmões; e expiração, quando há o movimento da saída do ar dos pulmões (Figura 30.1). Para que o ar se movimente para dentro e para fora dos pulmões, é necessária uma diferença de pressão entre o espaço alveolar e o ar atmosférico, a qual é gerada por meio da contração e do relaxamento de músculos respiratórios, promovendo modificações dos volumes da caixa torácica e dos pulmões. Os músculos respiratórios são músculos estriados esqueléticos que se diferenciam dos outros músculos estriados esqueléticos periféricos, por apresentarem maior capacidade oxidativa, maior resistência à fadiga, maior densidade vascular e maior fluxo sanguíneo. Os músculos respiratórios são funcionalmente classificados como inspiratórios e expiratórios.

Músculos respiratórios
Diafragma

O diafragma é conhecido como o principal músculo motor da respiração. Do grego *diáphragma* (que significa barreira), esse músculo

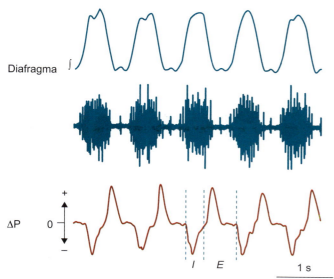

Figura 30.1 Registros da atividade do diafragma (original e integrado, ∫) e da variação de pressão (ΔP) da árvore traqueobronquiolar durante a respiração em um rato anestesiado. Nesse traçado, é possível notar uma fase em que a pressão do sistema respiratório reduz (torna-se negativa em relação à pressão atmosférica) e na qual ocorre a entrada do ar para os pulmões (inspiração, I). Na sequência, há outra fase com aumento da pressão e saída do ar (expiração, E).

das fibras musculares do diafragma representa uma importante característica biomecânica, mostrando maior eficiência contrátil para a geração dos movimentos respiratórios. Além disso, o diafragma tem orifícios que possibilitam a passagem da artéria aorta, da veia cava e do esôfago.

A inervação motora do músculo diafragma é dada pelos nervos frênicos esquerdo e direito, que se originam bilateralmente dos ramos ventrais dos segmentos das vértebras cervicais (C3 a C5). Tais nervos são responsáveis por todo o suprimento motor ao diafragma, além de conterem fibras sensitivas para dor e propriocecpção. Por se tratar de um músculo de intensa atividade, o suprimento sanguíneo do diafragma é mantido pela artéria frênica superior (derivada da artéria mamária interna), pela artéria frênica inferior (derivada da aorta abdominal), pela artéria mediastinal posterior (derivada da aorta torácica) e pelos ramos da artéria músculo-frênica, além do sistema venoso formado pelas veias cava inferior e mamárias internas.

Músculos intercostais

Os músculos intercostais podem ser divididos em internos e externos. Tais músculos localizam-se entre as costelas e se caracterizam por serem curtos, delgados e tendinosos. Os músculos intercostais externos originam-se na borda inferior externa da costela e inserem-se na margem superior da costela subjacente. Enquanto isso, as fibras musculares dos intercostais internos cruzam obliquamente no sentido contrário, formando um "X" (Figura 30.2). Por apresentarem essa disposição, a contração dos músculos intercostais externos (durante a inspiração) promove a elevação do gradil costal, enquanto a contração dos músculos intercostais internos (durante a expiração) traciona as costelas para baixo e em direção ao eixo central. Os músculos intercostais são inervados pelos nervos intercostais motores anteriores que se originam do primeiro ao 12º segmento torácico da medula espinal (Figura 30.3).

Músculos escalenos

Os músculos escalenos (anterior, posterior e médio) inserem-se nas últimas vértebras cervicais e na borda superior da primeira e da segunda costelas. Apesar de terem sido por

é uma lâmina musculotendínea, em formato de cúpula, que separa a caixa torácica da cavidade abdominal. O diafragma é formado por uma porção muscular periférica e uma porção tendínea central e não contrátil. A porção muscular é composta por três partes que se diferenciam por sua origem muscular: porção vertebral, porção central e porção esternal. A porção vertebral forma os pilares do diafragma e origina-se nas primeiras vértebras lombares. A porção central compõe toda a região lateral do diafragma e tem origem face interna das 10ª, 11ª e 12ª costelas. A porção esternal é constituída por feixes musculares originados na face posterior do processo xifoide. O encontro da inserção dos tendões do feixe muscular forma o centro tendíneo, que ocupa a porção central do diafragma. A disposição

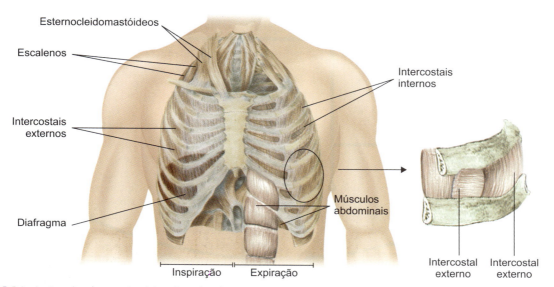

Figura 30.2 Principais músculos respiratórios. Os músculos inspiratórios estão mostrados à esquerda. Enquanto isso, os músculos expiratórios estão no lado direito. O detalhe da figura mostra a disposição anatômica das fibras musculares dos músculos intercostais internos e externos.

muito tempo considerados músculos acessórios da inspiração forçada, estudos recentes mostraram a importância da ação deste músculo durante a respiração em repouso. A contração do escaleno eleva as duas primeiras costelas e o esterno, auxiliando na expansão da caixa torácica em conjunto com os outros músculos inspiratórios (ver Figura 30.2).

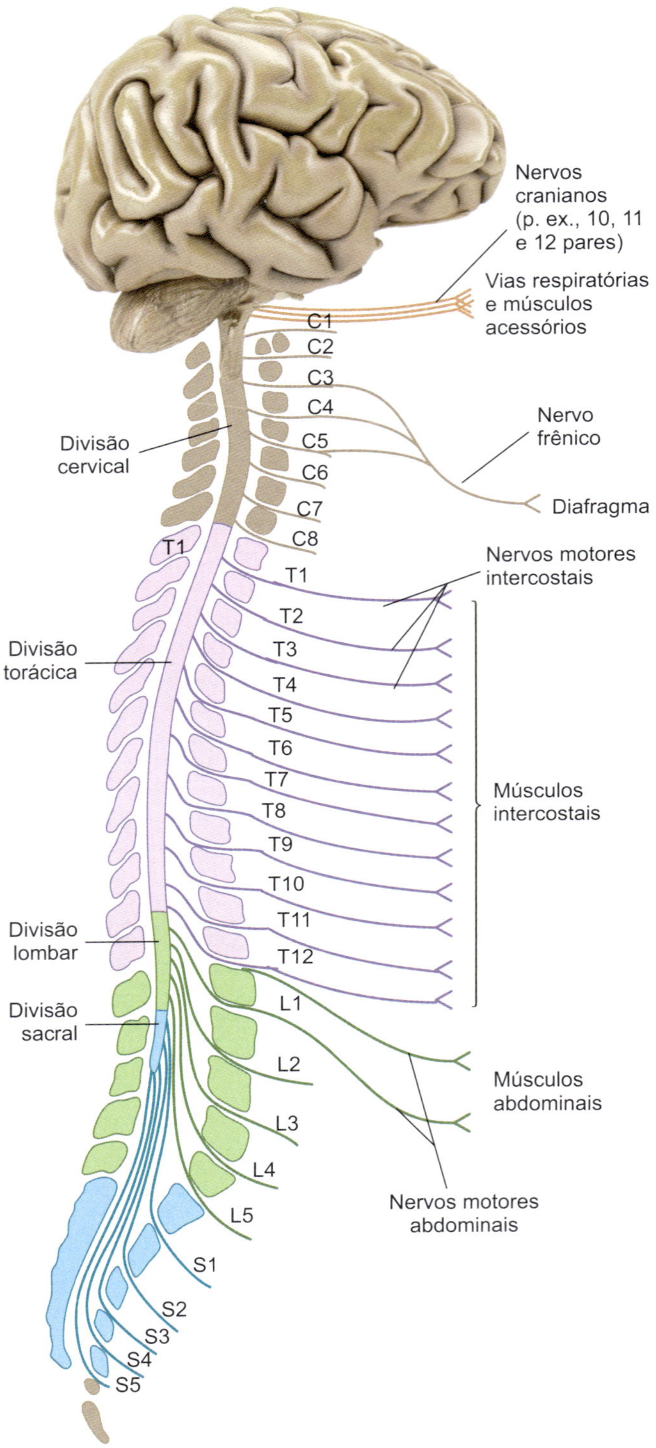

Músculos abdominais

Os músculos da parede abdominal (ver Figura 30.2), como o retroabdominal, o transverso e os oblíquos externos e internos, são os principais músculos respiratórios envolvidos com a expiração e alguns comportamentos específicos, como a tosse, a defecação e o vômito. Os músculos oblíquo externo e retroabdominal constituem uma camada abdominal superficial. Já os músculos oblíquo interno e transverso formam a camada abdominal interna e circundam o abdome. Sobre a origem e a inserção desses músculos:

- O reto abdominal origina-se no esterno e na cartilagem das 5ª, 6ª e 7ª costelas e insere-se no púbis
- O músculo oblíquo externo origina-se nas últimas costelas e insere-se na crista ilíaca e no tubérculo púbico
- O músculo oblíquo interno origina-se na fáscia toracolombar e insere-se no púbis e na cartilagem das três últimas costelas
- O músculo transverso abdominal origina-se na face interna das seis últimas costelas, na fáscia lombar e nas fibras costais do diafragma e insere-se na aponeurose ventral.

A inervação motora dos músculos abdominais é feita pelos nervos motores da porção torácica final e da porção lombar da medula espinal. A contração dos músculos abdominais promove a compressão do conteúdo abdominal e o deslocamento do diafragma em direção à parte interna do tórax. Paralelamente, a contração dos músculos abdominais também movimenta o gradil costal para baixo e para dentro.

Músculos das vias respiratórias superiores

Durante a respiração, há uma atividade coordenada de músculos presentes na faringe e na laringe, importantes para a estabilidade e o controle do diâmetro das vias respiratórias superiores. O genioglosso é um músculo extrínseco da língua, e sua contração promove a protusão e o rebaixamento da língua, aumentando o diâmetro da faringe e reduzindo a resistência à passagem do ar. Sua atividade é controlada pelo nervo hipoglosso (12ª par de nervos cranianos; ver Figura 30.3). Há também músculos constritores (p. ex., músculo tiroaritenoide) e dilatadores laríngeos (p. ex., músculo cricoaritenoide), que promovem, respectivamente, a adução ou a abdução da laringe durante a respiração. Tais músculos recebem inervação motora do nervo laríngeo recorrente, o qual constitui um ramo do nervo vago (10º par de nervos cranianos; ver Figura 30.3). Além da respiração, tais músculos são essenciais para o controle do fluxo de ar durante a vocalização e a deglutição.

Músculos acessórios da respiração

Os músculos acessórios são os recrutados em situações em que a demanda ventilatória ultrapassa a capacidade dos músculos respiratórios primários ou em condições de disfunção desses. O músculo esternocleidomastóideo (ver Figura 30.2) origina-se no processo mastoide do osso occipital e insere-se no manúbrio do esterno e na porção medial das clavículas. A contração desse músculo eleva o esterno e expande o gradil costal superior, promovendo o aumento dos volumes pulmonares. Sua inervação motora ocorre por meio do nervo acessório (11º par de nervos cranianos; Figura 30.3). Em pacientes com lesão medular alta (tetraplegia), tal músculo é preservado, tornando-se o músculo primário da inspiração. Outros

Figura 30.3 Inervação motora dos principais músculos respiratórios. Os nervos cranianos (hipoglosso, acessório e vago) inervam músculos das vias respiratórias e músculos acessórios da respiração. O nervo frênico inerva o diafragma. Os nervos intercostais inervam os músculos intercostais (internos e externos) e os nervos motores abdominais (principalmente os nervos ílio-hipogástrico e o ilioinguinal) inervam os músculos abdominais (transverso, retroabdominal e oblíquos interno e externo).

músculos acessórios da inspiração, recrutados em situações de aumento da demanda metabólica, são: peitoral maior, peitoral menor, trapézio e serrátil anterior.

Contração muscular durante a inspiração e a expiração

Inspiração

Durante a inspiração, o diafragma contrai-se, retifica-se e abaixa-se em direção à cavidade abdominal (Figura 30.4). Na respiração em repouso, a amplitude do movimento do diafragma é de, aproximadamente, 1 cm. Concomitantemente à contração do diafragma, os músculos escalenos e intercostais externos contraem-se, elevando o esterno e tracionando as costelas para cima e para fora, o que aumenta a dimensão anteroposterior da caixa torácica. Tal movimento das costelas durante a inspiração é chamado de braço de bomba, pois lembra o movimento de uma bomba de água manual mexendo-se para cima e para longe da bomba (Figura 30.4).

O aumento do diâmetro lateral das costelas durante a inspiração é comparado com a alça de balde que se ergue, afastando-se da lateral do balde (Figura 30.4). Dessa maneira, a contração dos músculos inspiratórios promove o aumento do volume torácico, tornando possível a entrada de ar para os pulmões. Em situações de esforço respiratório, como no exercício físico, a amplitude dos movimentos do diafragma pode alcançar até 10 cm. Além disso, os músculos acessórios da inspiração são recrutados a fim de promover uma otimização da ventilação e, consequentemente, melhorar a ventilação pulmonar.

Concomitantemente à expansão da caixa torácica durante a inspiração, ocorrem a abertura da glote e a contração dos músculos dilatadores da faringe (genioglosso) e da laringe (músculos laringeais abdutores). A contração desses músculos antecede, ligeiramente, a contração do diafragma e persiste durante toda a inspiração, diminuindo a resistência das vias respiratórias superiores e o esforço respiratório.

Expiração

Na respiração em repouso, a saída do ar dos pulmões é impulsionada de modo passivo. Ao final da expansão torácica, a atividade dos nervos motores inspiratórios é cessada, promovendo o relaxamento dos músculos inspiratórios. Assim, o diafragma eleva-se, e os pulmões e a caixa torácica retornam à posição inicial de repouso de modo gradual, devido às forças elásticas de recolhimento dos tecidos distendidos durante a inspiração (Figura 30.4). Além disso, no início da fase expiratória, os músculos constritores das vias respiratórias superiores contraem de modo a aumentar, transitoriamente, a resistência à passagem do ar e, assim, reduzir a velocidade do fluxo expiratório. Essa diminuição transitória da velocidade

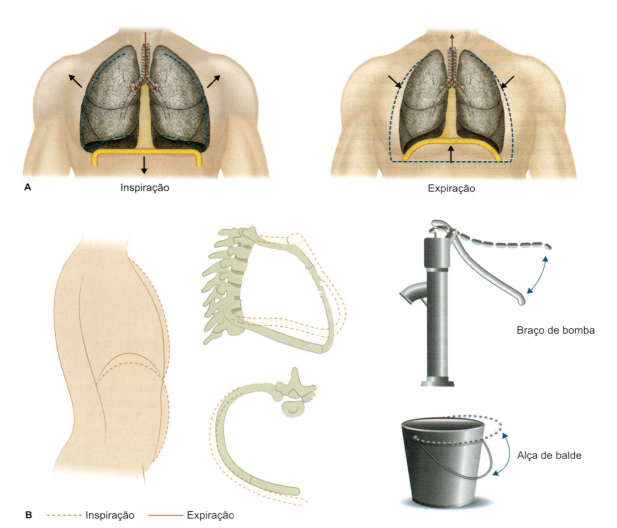

Figura 30.4 A. Movimentos de expansão e retração do diafragma e da parede torácica durante a respiração. **B.** Movimentos das costelas de "braço de bomba" e "alça de balde" durante a respiração.

do fluxo expiratório durante a fase inicial da expiração também é acompanhada pela redução gradual da contração do diafragma (ver Figura 30.1). A duração da expiração é, em média, de 1,5 a 2 vezes maior que a fase inspiratória.

A expiração pode se tornar um processo ativo em situações de aumento da demanda metabólica, conforme observado durante a atividade física ou em situações de asfixia. Nessas condições, os músculos intercostais internos e abdominais são recrutados e participam da ventilação pulmonar (Figura 30.5). A contração dos músculos intercostais internos traciona as costelas para dentro, em direção ao centro, diminuindo o diâmetro lateral da caixa torácica e o volume pulmonar. A contração dos músculos abdominais traciona as costelas para baixo (de modo complementar aos intercostais internos) e promove o aumento da pressão intra-abdominal, empurrando o diafragma para o interior do tórax e diminuindo o volume pulmonar. Pela contração dos músculos expiratórios, o deslocamento do conteúdo abdominal é um estímulo proprioceptivo para uma nova contração do diafragma, iniciando a inspiração.

VOLUMES PULMONARES

A função e a mecânica pulmonar podem ser estudadas por meio da avaliação dos volumes e das capacidades pulmonares (Figura 30.6). Tal avaliação é importante, pois possibilita detectar e diagnosticar disfunções pulmonares obstrutivas ou restritivas, verificar a evolução clínica de patologias e analisar a eficiência de medidas terapêuticas. Os volume e as capacidades pulmonares podem ser avaliados pela técnica da espirometria (do latim *spiro* = "respirar"; e *metrum* = "medida"). Tal técnica utiliza o espirômetro – aparelho conectado na boca do paciente que possibilita a medição do volume e da velocidade do ar respirado. Os espirômetros antigos consistiam em uma campânula contendo ar e submersa em um recipiente com água, cujo descolamento é proporcional ao volume de ar respirado. Atualmente, os espirômetros são construídos à base de sensores de fluxo, como os sensores de pressão diferencial (pneumotacógrafo). Os volumes pulmonares são determinados por meio de manobras simples, como respiração normal, inspiração máxima e expiração máxima:

- Volume corrente: volume de ar movido a cada inspiração e expiração espontânea. Em repouso, o volume corrente de um adulto em repouso é de, aproximadamente, 500 mℓ
- Volume de reserva inspiratório: o volume de ar movido durante uma inspiração máxima voluntária, avaliado a partir de uma inspiração espontânea
- Volume de reserva expiratório: o volume de ar movido durante uma expiração máxima voluntária, avaliado a partir de uma expiração espontânea
- Volume de residual: o volume de ar que permanece nos pulmões, mesmo após a expiração máxima.

A técnica de espirometria simples não torna possível a avaliação do volume residual. Para tanto, pode-se utilizar a técnica de espirometria por diluição do gás, a qual se utiliza um espirômetro de sistema fechado, contendo concentração (Ci) e volumes (Vi) conhecidos de um gás inerte, não encontrado nos pulmões, insolúvel no sague e que não atravessa a barreira alveolocapilar. Os gases mais utilizados para essa técnica são o hélio e o hidrogênio. Tal sistema fechado é conectado ao indivíduo, e, após alguns ciclos respiratórios, determina-se a concentração do gás no ar exalado (Cf). A variação na concentração do gás é diretamente relacionada com o volume pulmonar (Vf) e pode ser mensurado pela seguinte fórmula:

$$Ci \times Vi = Cf \times (Vi + Vf)$$

Também é possível avaliar o volume residual pela técnica de pletismografia de corpo inteiro, que consiste em colocar um indivíduo dentro de um local hermeticamente fechado e de volume conhecido, conectado a um pneumotacógrafo. Ao final da expiração, solicita-se que o indivíduo respire por meio de um bocal fechado. Dessa maneira, a cada tentativa de inspiração, o volume pulmonar aumenta, enquanto a pressão do local fechado aumenta. Com base no conceito da Lei de Boyle* (na qual a relação pressão-volume de um gás é constante, como discutido em detalhes mais adiante), determina-se o volume pulmonar.

As capacidades pulmonares são estimadas a partir dos volumes pulmonares descritos anteriormente. Dessa maneira, as capacidades pulmonares são:

- Capacidade inspiratória: volume inspiratório máximo a partir de uma expiração espontânea. Corresponde à soma dos volumes correntes e do volume de reserva inspiratório
- Capacidade residual funcional: volume de ar existente nos pulmões após uma expiração espontânea. É determinada pela soma dos volumes de reserva expiratório e volume residual
- Capacidade vital: volume de ar mobilizado entre a inspiração e a expiração máximas, correspondendo à soma dos volumes de reserva inspiratório, corrente e de reserva expiratório
- Capacidade pulmonar total: quantidade total de ar existente nos pulmões após uma inspiração máxima. Equivale à soma de todos os volumes pulmonares.

FATORES DETERMINANTES DA EXPANSÃO PULMONAR

Durante a inspiração e a expiração, a contração e o relaxamento dos músculos respiratórios promovem, respectivamente, a entrada e a saída de ar nos pulmões. Determina-se o volume de ar nos pulmões pelo grau de estiramento do sistema respiratório, ou seja, pulmões e caixa torácica. O parênquima pulmonar apresenta fibras elásticas que estiram durante a inspiração, de

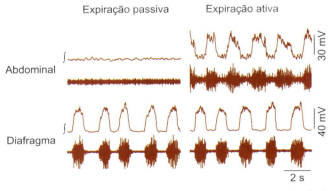

Figura 30.5 Registros eletromiográficos originais e integrados (∫) do diafragma e dos músculos abdominais oblíquos, obtidos de um rato anestesiado. Isso ilustra o padrão de atividade abdominal durante a expiração passiva (repouso) e a expiração ativa (p. ex., exercício físico).

---

* Robert Boyle foi um pesquisador britânico, nascido no século 17, considerado uma das principais figuras intelectuais da sua época e um dos fundadores da química moderna. A descoberta da relação entre a pressão e o volume de um gás (Lei de Boyle), publicada na década de 1660, foi uma de suas maiores contribuições.

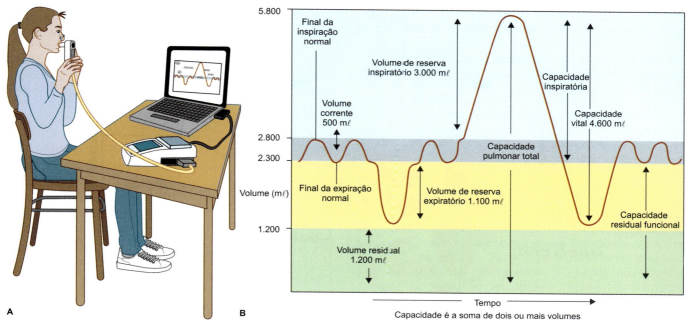

Figura 30.6 Volume e capacidade pulmonares. **A.** Representação esquemática da espirometria simples – aparelho utilizado para medir o volume e a velocidade e ar respirado. **B.** Volume e capacidades pulmonares de um indivíduo adulto saudável.

modo proporcional à força de contração muscular. Isso resulta no aumento do volume pulmonar. Durante a expiração, o volume pulmonar diminui passivamente, quando a força é removida, em virtude do recolhimento elástico dos pulmões. De maneira semelhante, a caixa torácica (a qual se pode entender como todas as estruturas que se movem durante a respiração, exceto os pulmões) também apresenta fibras elásticas que se estiram e se retraem durante o ciclo respiratório, influenciando o volume pulmonar. Dessa maneira, os volumes pulmonares são determinados pelo equilíbrio das propriedades elásticas do sistema respiratório, como também pela interação entre pulmões e parede torácica (Figura 30.7).

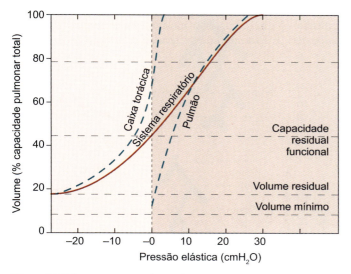

Figura 30.7 Curva pressão-volume do tecido pulmonar, da caixa torácica e do sistema respiratório (pulmões + caixa torácica). Para determinação das curvas, o indivíduo inspira (ou expira) a partir de um espirômetro. Depois, relaxa os músculos respiratórios para que a pressão seja determinada. A curva do sistema respiratório (pulmões + caixa torácica) pode ser explicada pela soma das curvas individuais dos pulmões e da caixa torácica.

O volume pulmonar modifica-se proporcionalmente à pressão elástica aplicada sobre os pulmões e a parede torácica. A mudança de volume por unidade de pressão é denominada complacência. A complacência do sistema respiratório é dada pela complacência pulmonar (Cp) e pela complacência da caixa torácica.

A complacência do sistema respiratório é mais bem avaliada de forma estática, ou seja, aplicando-se pressões sem fluxo de ar na árvore brônquica e com os músculos respiratórios relaxados (indivíduos sedados e paralisados). Por questões de facilidade técnica, na prática clínica a complacência do sistema respiratório é medida de modo dinâmico, em que o indivíduo respira espontaneamente, e o volume mobilizado e a pressão utilizada são avaliados. Experimentalmente, a complacência pulmonar é determinada em preparações de pulmão isolado. Nessas preparações, aplicam-se pressões conhecidas para promover a expansão pulmonar, e as variações de volume são avaliadas utilizando um espirômetro. Assim, é possível plotar uma curva pressão-volume (Figura 30.8). Na Figura 30.8A, a curva pressão-volume durante a inflação e a deflação é diferente. Esse fenômeno, denominado histerese pulmonar, é determinado pelas propriedades elásticas pulmonares e pela existência de líquido nos alvéolos (conforme discutido adiante).

Propriedades elásticas dos pulmões

Na curva pressão-volume de um pulmão isolado, a complacência pulmonar (Cp) pode ser avaliada pelo cálculo da inclinação da curva (Cp = $\Delta V/\Delta P$; mℓ ou ℓ/cm H_2O). A Cp é determinada pelos componentes elásticos do tecido pulmonar (fibras de elastina e colágeno, principalmente) e pelas estruturas desse tecido (vasos sanguíneos, bronquíolos, alvéolos, nervos etc.). A Cp elevada condiz com um pulmão facilmente distensível. Por sua vez, a Cp reduzida indica um pulmão rígido e com dificuldade de distensão. Tais modificações na Cp podem ser notadas por meio do deslocamento da curva pressão-volume para a esquerda ou a direita. O aumento da Cp ocorre, naturalmente, com o avanço da idade. No entanto, pode estar associado a quadros patológicos, conforme observado no enfisema pulmonar. As reduções na Cp estão associadas ao aumento da quantidade de tecido fibroso nos pulmões (como no caso da fibrose cística), assim como à existência de edema alveolar. Na prática clínica, a capacidade elástica pulmonar é comumente referida como elastância, que corresponde ao inverso da complacência (1/Cp).

Além dos tecidos elásticos, outro fator importante que determina a Cp é a tensão superficial da fina camada de líquido nos alvéolos, que se refere à força de atração entre moléculas presentes na camada superficial do líquido. Dessa maneira, as moléculas do líquido alveolar tendem a se aproximar, reduzindo a área alveolar. As primeiras observações sobre a influência da tensão superficial do líquido alveolar na Cp foram obtidas em experimentos, nos quais que os pulmões inflados com solução fisiológica (NaCl 0,9%) apresentam Cp bem maior que os pulmões inflados com ar (Figura 30.8 B). Tal fato acontece porque o preenchimento total do pulmão com solução fisiológica abole a tensão superficial, porém sem afetar, de maneira expressiva, as forças elásticas pulmonares. Durante a respiração, a tensão superficial varia de acordo com a expansão pulmonar, por modificar a disposição das moléculas do líquido alveolar. No início da inspiração, quando os pulmões estão desinflados, a tensão superficial é maior em comparação com o início da expiração, pelo fato de as moléculas do líquido estarem mais próximas. Tal característica contribui para o deslocamento para a direita da curva pressão-volume durante a inspiração (histerese pulmonar). Portanto, o aumento da tensão superficial do líquido alveolar pode limitar a ventilação pulmonar.

As células alveolares especializadas (pneumócitos granulares do tipo II) secretam uma substância que reduz, eficientemente, a tensão superficial do líquido alveolar, aumentando a Cp e promovendo a estabilização alveolar. Tal substância é denominada surfactante. O surfactante é um fosfolipídio produzido a partir dos ácidos graxos provenientes, principalmente da circulação sanguínea. Seus principais constituintes são a dipalmitoilfosfatidilcolina (DPPC), a fosfatidilcolina monoenoica e o fosfatidilglicerol. Sua produção inicia-se na fase final da vida fetal, por volta da 20ª semana, tendo um grande aumento na produção nas duas últimas semanas antes do nascimento. Bebês prematuros podem apresentar dificuldade respiratória grave decorrente da falta ou inadequada produção de surfactante, o que leva à redução ou ao colapso do espaço alveolar (atelectasia adesiva).

Propriedades elásticas da caixa torácica

Assim como o pulmão, a parede torácica, composta por tórax, diafragma, parede abdominal e mediastino, apresenta fibras elásticas que determinam sua capacidade de expansão e retração (ver Figura 30.7). Em condições de repouso, a parede torácica tende a se expandir. Tal força é importante para se contrapor à força de recolhimento pulmonar, o que evita o colapso alveolar. Condições como cifoescoliose acentuada, obesidade, distúrbios na musculatura abdominal ou volume excessivo das mamas podem alterar a complacência da parede torácica e, assim, prejudicar a ventilação pulmonar.

INTERAÇÃO PULMÃO-CAIXA TORÁCICA E GERAÇÃO DO FLUXO DE AR

Para que o ar possa entrar e sair dos pulmões, é necessário que exista um gradiente de pressão favorável entre o espaço alveolar e o ar ambiente (ver Figura 30.1). Durante a inspiração, a pressão do ar dentro dos pulmões precisa ser menor que a pressão atmosférica. Por sua vez, durante a expiração, a pressão do ar nos pulmões necessita ser maior que a pressão atmosférica. Tais gradientes de pressão são gerados a partir de modificações no volume da caixa torácica e dos pulmões, seguindo o conceito da Lei de Boyle.

A Lei de Boyle postula que a pressão exercida por um gás contido em um sistema fechado, sob temperatura constante, é inversamente proporcional ao volume do recipiente (Figura 30.9). Em outras palavras, se o volume de um recipiente diminuir, a pressão do gás aumentará proporcionalmente (pressão × volume = constante); sendo o inverso também verdadeiro. Portanto, modificações no volume pulmonar e da caixa torácica são essenciais para gerar um gradiente favorável de pressão para que o ar possa entrar ou sair dos pulmões. Para entender essa dinâmica, é necessário compreender o que são as pressões intrapulmonar e intrapleural.

Pressão intrapulmonar

A pressão intrapulmonar, ou pressão interalveolar, representa a pressão que o ar exerce dentro do espaço alveolar. Em um pulmão estático, a pressão intrapulmonar é igual à pressão atmosférica. Durante a inspiração, a contração muscular e a

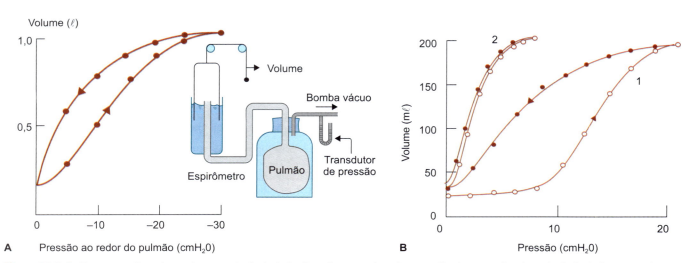

Figura 30.8 A. Curva pressão-volume de um pulmão isolado. Pressões negativas foram aplicadas ao redor do pulmão isolado; e os volumes, avaliados. As curvas de inflação e deflação são diferentes, caracterizando a *histerese*. **B.** Curva pressão-volume de um pulmão isolado em duas situações: inflado com ar (1) e inflado com solução fisiológica (2). As curvas foram obtidas a partir do volume mínimo até a insuflação máxima. O pulmão inflado com solução fisiológica apresenta maior complacência e menor histerese em comparação com o pulmão inflado com ar.

expansão da caixa torácica promovem o aumento do volume pulmonar. De acordo com a Lei de Boyle, o aumento do volume alveolar reduz a pressão intrapulmonar para valores abaixo da pressão atmosférica (−1 mmHg), gerando, então, um gradiente de pressão favorável à entrada de ar nos pulmões. À medida que o ar preenche o espaço alveolar, a pressão intrapulmonar tende a se igualar à pressão atmosférica, cessando o fluxo de ar. Com o início da expiração, o relaxamento dos músculos respiratórios e as forças de recolhimento dos pulmões e parede torácica promovem uma redução do volume pulmonar. Novamente de acordo a Lei de Boyle, a redução do espaço alveolar aumenta a pressão intrapulmonar para valores acima da pressão atmosférica (+ 1 mmHg), gerando um gradiente favorável para a saída do ar. À medida que o ar é exalado, a pressão intrapulmonar reduz e iguala-se à pressão atmosférica. A dinâmica da pressão intrapulmonar e sua relação com o fluxo de ar podem ser visualizadas na Figura 30.10.

Pressão intrapleural

Os pulmões são recobertos por um tecido conjuntivo que os protegem, chamado de pleura visceral. A caixa torácica, por sua vez, é também internamente revestida por uma camada de tecido conjuntivo denominada pleura parietal. O espaço compreendido entre a pleura parietal e a visceral é chamado de espaço intrapleural, o qual contém uma fina lâmina de líquido intrapleural que mantém as pleuras unidas e lubrificadas, possibilitando seu deslizamento durante os movimentos respiratórios. No nível da capacidade residual, as forças elásticas do parênquima pulmonar tendem a retrair os pulmões. Enquanto isso, a caixa torácica tende a se expandir. Apesar de existirem essas forças opostas, é graças ao líquido intrapleural, presente em um espaço intrapleural fechado, que as pleuras permanecem unidas (de modo semelhante ao que uma gota de água mantém unidas duas placas de vidros). Isso torna possível o movimento sinérgico dos pulmões com a caixa torácica, uma vez que os pulmões não são capazes de se contrair. A pressão do líquido intrapleural, em ponto de equilíbrio estático, é de −4 mmHg com relação à pressão atmosférica. Tal pressão intrapleural negativa resulta das forças de expansão da caixa torácica e retração pulmonar, o que indica uma tendência de expansão do espaço intrapleural (Figura 30.11).

A manutenção da pressão intrapleural subatmosférica é extremamente importante para se contrapor às forças de retração pulmonar, evitando o colapso alveolar (atelectasia). Em caso de acidente no qual ocorra perfuração das superfícies pleurais, uma comunicação será estabelecida entre o meio externo e o espaço intrapleural. Em virtude de um gradiente de pressão favorável, o ar fluirá para dentro do espaço intrapleural, fazendo com que a pressão do líquido pleural se torne igual à pressão atmosférica. Nesse momento, haverá a retração dos pulmões (semelhante a um balão murcho), enquanto a parede torácica tenderá à expansão. Essa condição é chamada de pneumotórax e resulta em um pulmão com incapacidade funcional (Figura 30.11). Clinicamente, o pneumotórax está associado a fraturas de costelas e ferimentos com materiais perfurantes, como facas. Os procedimentos para a reversão desse quadro são a sucção do ar na cavidade pleural e o fechamento do orifício para o restabelecimento da reinsuflação pulmonar.

Durante a inspiração, como visto anteriormente, a contração dos músculos inspiratórios promove a expansão da caixa torácica. Nesse momento, a pleura parietal acompanha o movimento do tórax e traciona a pleura visceral, fazendo a pressão intrapleural tornar-se mais negativa, em torno de −6 mmHg (podendo chegar até −8 mmHg durante o exercício). Consequentemente, há uma força resultante que promove a expansão dos espaços alveolares, propiciando a entrada de ar. Ao cessar a inspiração, os músculos inspiratórios relaxam-se, e a caixa torácica retorna à sua posição de repouso, fazendo a pressão intrapleural retornar aos seus valores iniciais (−4 mmHg). Como resultado, os alvéolos retraem-se, devido às forças elásticas pulmonares, impulsionando a saída do ar dos pulmões. Portanto, durante a respiração normal, a pressão intrapleural sempre será negativa com relação à pressão atmosférica, e variações nos valores são essenciais para promover a expansão e a retração pulmonar (Figura 30.10). Em algumas situações em que há a necessidade de diminuir de modo abrupto ou forçado o volume pulmonar, a pressão intrapleural pode assumir valores positivos, como é o caso da tosse,

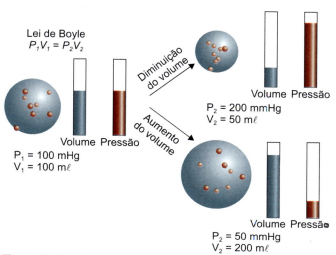

Figura 30.9 Lei de Boyle: quando a temperatura e o número de moléculas são constantes, variações no volume promovem alterações na pressão do gás contido em um recipiente fechado de modo proporcional ($P_1 \cdot V_1 = P_2 \cdot V_2$).

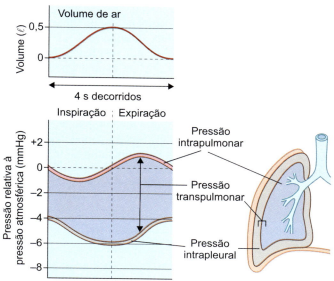

Figura 30.10 Modificações na pressão intrapulmonar e na pressão intrapleural durante a respiração. A diferença entre as pressões intrapulmonar e intrapleural é denominada pressão transpulmonar (ou transmural). Por motivos didáticos, nesta figura os tempos inspiratório e expiratório são apresentados iguais.

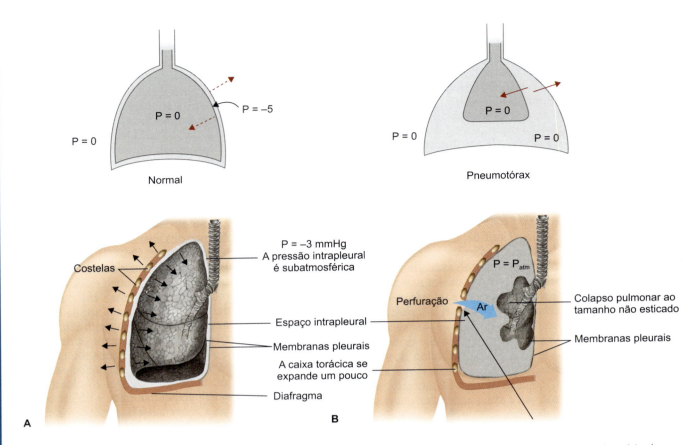

Figura 30.11 Interação entre as pleuras parietal (tórax) e visceral (pulmões) e o espaço intrapleural. A pressão no espaço intrapleural é subatmosférica e determinante para manter os pulmões inflados (**A**). Quando a pressão intrapleural se iguala à pressão atmosférica, ocorre a retração do tecido pulmonar (pneumotórax, **B**).

do espirro e da defecação; ou em ocasiões nas quais o paciente está sob terapia de ventilação mecânica, com o ar fluindo pelas vias respiratórias mediante pressão positiva.

Resistência à passagem do ar

O deslocamento de ar por um tubo depende não somente da diferença de pressão entre as extremidades deste, mas também da resistência que ele impõe sobre a passagem do ar. Segundo os conceitos de mecânica dos fluidos, a resistência de um sistema é influenciada, principalmente, pelo comprimento e pelo raio do tubo e pela viscosidade da substância. Dessa maneira, a condução do ar para os alvéolos é determinada pelo gradiente de pressão entre o espaço alveolar e o ar atmosférico, assim como pela resistência imposta pelas vias respiratórias. Segundo a equação de Hagen-Poiseuille, o fluxo de uma substância (Q) de baixa viscosidade através de um tubo circular constante pode ser calculado considerando a diferença de pressão entre os extremos do tubo (P), o comprimento do tubo (l), a viscosidade do fluido (n) e o raio do tubo (r):

$$Q = \frac{P\pi r^4}{8nl}$$

Considerando que o comprimento do sistema respiratório é constante, e a viscosidade do ar não sofre significativas alterações ao longo do sistema respiratório, a principal variável para determinar a resistência à passagem do ar é o raio/diâmetro das vias respiratórias. Considerando-se que a resistência pode ser calculada dividindo pressão pelo fluxo, têm-se:

$$R = \frac{8nl}{\pi r^4}$$

Assim, quanto menor o raio, maior será a resistência e menor o fluxo de ar. É importante destacar que a relação entre o raio do tubo e a resistência do sistema é inversa e exponencial. Portanto, se o raio de um tubo reduzir pela metade, a resistência aumentará em 16 vezes. Contudo, ao dobrar o comprimento do tubo, a resistência aumentará em duas vezes.

Outro aspecto importante a ser considerado refere-se ao padrão do fluxo de ar no trato respiratório ao longo do trajeto percorrido até sua chegada aos alvéolos. Em um tubo reto, o fluxo de ar desenvolve um padrão chamado de laminar, quando as moléculas fluem paralelamente às paredes do tubo e as moléculas próximas da parede se aderem a ela e não se movem (Figura 30.12). Quanto maior a distância percorrida pelo fluxo laminar dentro do tubo, maior é sua velocidade ao centro do tubo, uma vez que, nesse ponto, as forças viscosas são desprezíveis e a força inercial é equilibrada pela diferença de pressão. Tal variação de velocidade é chamada de "perfil de velocidade". Um fluxo laminar pode ser modificado pela diferença de pressão entre as extremidades do tubo e a viscosidade do ar. Seguindo a equação de Poiseuille, para manter-se o padrão de fluxo laminar é necessária uma maior pressão se houver uma redução no tamanho do raio do tubo pelo qual o fluxo passa, pois essas duas variáveis são inversamente proporcionais. Uma vez o padrão laminar sendo alterado pelo aumento do fluxo de ar ao longo do tubo, este perde a conformação de correntes paralelas, e as moléculas formam um fluxo completamente desorganizado, denominado turbilhonar (Figura 30.12). Para esse padrão, a equação de Poiseuille não é aplicada, pois a densidade do gás interfere no fluxo de ar. Assim, quando um fluxo é turbilhonar, a pressão de propulsão varia com o quadrado do fluxo.

No trato respiratório, o principal padrão de fluxo observado é o transicional, no qual se encontram componentes dos padrões de fluxo laminar e turbilhonar (Figura 30.12). Tal padrão é comumente observado em altos fluxos de ar associado a pontos de ramificação tubular. Dessa maneira, para melhor diferenciar os padrões de fluxo de ar, utiliza-se o *número de Reynolds* (Re), o qual leva em consideração o fluxo de ar, a geometria da árvore respiratória e as propriedades físicas do gás, que pode ser calculado pela seguinte fórmula:

$$Re = \frac{pvD}{\mu}$$

Em que:

- p: massa do gás
- v: velocidade do gás
- D: diâmetro do tubo
- μ: viscosidade do gás.

Para determinado fluxo laminar, os valores de Re podem variar entre 0 e 2.000, sendo considerado crítico quando se encontra entre 2.000 e 4.000. Para fluxo transicional, os valores variam entre 4.000 e 10.000. Para o fluxo turbilhonar, verificam-se valores acima de 10.000. Em uma complicada rede de tubos, assim como a árvore brônquica, com diferentes calibres, várias ramificações e paredes irregulares, a aplicação dos conceitos acima é difícil. Na prática, o fluxo laminar ocorre principalmente nas pequenas vias respiratórias, em que a Re é menor. Na árvore brônquica, o fluxo é, basicamente, transicional, podendo tornar-se turbilhonar na traqueia, sobretudo durante a execução de exercício físico, quando há um grande aumento do fluxo do ar.

À medida que as vias respiratórias penetram em direção aos alvéolos, o número de ramificações aumenta, enquanto o diâmetro individual de cada tubo reduz-se significativamente (Figura 30.13 A). Com base na Lei de Hagen-Poiseuille, seria natural pensar que a resistência à passagem do ar aumentaria ao longo do trajeto até chegar aos alvéolos, e que o principal ponto de resistência seria nas vias estreitas (bronquíolo terminal). Entretanto, medidas diretas mostram que o maior ponto de resistência à passagem do ar encontra-se nos brônquios calibrosos, e que as vias estreitas contribuem, relativamente, muito pouco para a resistência total das vias respiratórias. Alguns fatores contribuem para essa característica, como a anatomia da porção traqueobrônquica, o volume pulmonar, a densidade e a viscosidade do gás inalado e o tônus da musculatura lisa das vias respiratórias.

ANATOMIA DA PORÇÃO TRAQUEOBRÔNQUICA

É importante lembrar que a velocidade de condução é calculada pela distância percorrida por determinado fluido em um dado tempo, expresso em centímetros por segundo (cm/s). A velocidade de um fluido que se move através de um tubo com fluxo constante é inversamente proporcional à área transversal disponível. Com relação à anatomia da árvore brônquica, a resistência das vias respiratórias na periferia do pulmão é menor, pois, apesar de estas serem mais estreitas, são mais numerosas. Isso leva a uma área de secção transversal maior (Figura 30.13 B). O fluxo de ar nas vias respiratórias periféricas apresenta um padrão laminar, uma vez que a redução do raio do tubo pela metade promove a redução do fluxo em 16 vezes. Com isso, há redução na velocidade de condução. Em contrapartida, aproximadamente 80% da resistência ao fluxo aéreo ocorre entre a traqueia e os brônquios (com diâmetro superior a 2 mm), seguidos pelos brônquios segmentares e subsegmentares. A resistência das vias respiratórias com diâmetro inferior a 2 mm (acima da 12ª geração) representa 10% da resistência total (Figura 30.13 C).

Volume pulmonar

O volume pulmonar tem um importante efeito sobre a resistência das vias respiratórias. Os bronquíolos são sustentados pela tração radial dos tecidos que circundam o tecido pulmonar. Dessa maneira, seu diâmetro aumenta durante a inspiração, pela expansão da parede torácica e dos pulmões, causando uma redução da resistência à passagem do ar. Em contrapartida, durante a expiração, a resistência das vias respiratórias aumenta rapidamente, pela retração pulmonar e pela redução do diâmetro dos bronquíolos. Com volumes pulmonares muito reduzidos, as vias respiratórias estreitas, especialmente na base pulmonar, estão praticamente colapsadas.

Densidade e viscosidade do gás

Tais fatores influenciam diretamente a resistência à passagem do gás. Em ambientes com alta umidade, as gotas de água tornam o ar mais viscoso e aumentam a resistência ao fluxo. Por outro lado, em casos de reduções na densidade do ar, como quando se respira uma mistura de oxigênio-hélio, a resistência encontra-se reduzida.

Musculatura lisa dos brônquios

O tônus da musculatura lisa dos brônquios está sob o controle do sistema nervoso autônomo, promovendo broncoconstrição

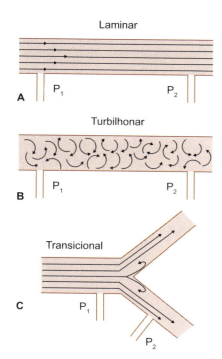

Figura 30.12 Padrões de fluxo de ar por um tubo. Em **A**, o fluxo é laminar; em **B**, o fluxo é turbilhonar; e, em **C**, o fluxo é transicional. P_1 e P_2 representam as medidas de pressões nas extremidades do tubo ($P_2 > P_1$).

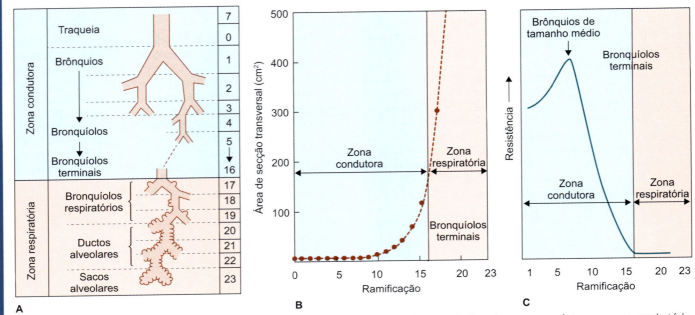

Figura 30.13 A. Representação do número de ramificação (z) da árvore tranqueobrônquica, indicando a zona condutora e a zona respiratória.
B. Diagrama ilustrando o aumento acentuado da área de secção transversal com o aumento do número de ramificações da rede respiratória.
C. Diagrama ilustrando a variação da resistência da árvore traqueobrônquica à passagem do ar. O ponto de maior resistência encontra-se na região dos brônquios de tamanho médio.

(contração) ou broncodilatação (relaxamento), dependendo do estímulo. A estimulação parassimpática e a liberação de acetilcolina por terminações vagais promovem a contração das células musculares lisas, via ativação dos receptores muscarínicos, aumentando a resistência das vias respiratórias. Tal ativação pode acontecer em razão da estimulação de receptores sensoriais, presentes na traqueia e nos brônquios, por agentes irritantes, como fumaça de cigarro, poeira ou ar frio. Contudo, a estimulação simpática, vista em situações de exercício físico, proporciona o relaxamento das células musculares lisas dos brônquios, reduzindo a resistência das vias respiratórias. Tal efeito depende da ação da norepinefrina em receptores adrenérgicos do tipo beta-2. Os agonistas seletivos beta-2 adrenérgicos são comumente utilizados na prática clínica no tratamento de doenças que causam broncoconstrição, como a asma.

Mediadores liberados durante situações inflamatórias ou reações alérgicas podem também alterar a resistência das vias respiratórias. Agentes como tromboxano A2, prostaglandina F2, leucotrienos e histamina são liberados por mastócitos, neutrófilos ou eosinófilos nas vias respiratórias e atuam diretamente sobre as células musculares lisas, causando broncoconstrição. Com o aumento da resistência à passagem do ar, o fluxo torna-se turbulento. Quando essa condição está associada a secreção de muco e edema do lúmen traqueobrônquico, pode-se auscultar sons característicos variáveis (roncos, sibilos e estertores).

BIBLIOGRAFIA

Dutschmann M, Jones SE, Subramanian HH, Stanic D, Bautista TG. The physiological significance of postinspiration in respiratory control. Prog Brain Res. 2014;212:113-30.

Faffe DS, Zin WA. Lung parenchymal mechanics in health and disease. Physiol Rev. 2009;89:759-75.

Jenkin SE, Milsom WK. Expiration: breathing's other face. Prog Brain Res. 2014; 212:131-47.

Kapanji AI. Fisiologia articular, volume 3: tronco e coluna vertebral. 5.ed. São Paulo: Panamericana; 2000.

Lemes EV, Zoccal DB. Vagal afferent control of abdominal expiratory activity in response to hypoxia and hypercapnia in rats. Respir Physiol Neurobiol. 2014;203:90-7.

Mead J. Mechanical properties of the lungs. Physiol Rev. 1961;41:281-330.

Paré PD, Mitzner W. Airway-parenchymal interdependence. Compr Physiol. 2012; 2:1921-35.

Sieck GC, Ferreira LF, Reid MB, Mantilla CB. Mechanical properties of respiratory muscles. Compr Physiol. 2013;3:1553-67.

West JB. Respiratory physiology: the essentials. 8. ed. Philadelphia: Lippincott Williams & Wilkins; 2008.

West JB. Robert Boyle's landmark book of 1660 with the first experiments on rarified air. J Appl Physiol. 2005;1:31-9.

Zin WA, Rocco PRM, Faffe DS. Volumes e capacidades pulmonares/espirometria. In: Aires MM, editora. Fisiologia. 4. ed. Rio de Janeiro: Guanabara Koogan; 2012. p. 620-30.

31

Troca Gasosa e Transporte de Gases

Glauber S. F. da Silva • Luciane H. Gargaglioni Batalhão

Introdução, 325

Princípios gerais, 325

Difusão de gases nos pulmões, 327

Relação ventilação–perfusão, 330

Transporte de gases no sangue, 334

Bibliografia, 338

INTRODUÇÃO

A maioria dos animais com metabolismo ativo deve respirar para sobreviver. As mitocôndrias das células precisam de um fornecimento constante de oxigênio (O_2) para gerar ATP. O O_2 atua como aceptor final de elétrons da cadeia respiratória. A respiração não é necessária somente para a captação de O_2, mas também para a eliminação do dióxido de carbono (CO_2), o principal produto do metabolismo celular. Esse gás deve ser rapidamente removido, pois sua alta concentração nas células é um narcótico que provoca alterações da atividade neural e mudanças do pH celular, o que, por sua vez, altera os níveis de atividade de todas as proteínas funcionais (enzimas, receptores, proteínas de transporte etc.). Dessa maneira, a função primária do sistema respiratório é efetuar a troca gasosa, ou seja, suprir o organismo com o O_2 necessário para as atividades metabólicas e remover o CO_2 do organismo para o ambiente. E, por meio da eliminação do CO_2, o sistema respiratório também atua na manutenção do equilíbrio ácido-base do organismo.

Em organismos unicelulares, a troca gasosa (captação de O_2 e eliminação de CO_2) é realizada simplesmente por meio da membrana plasmática por simples difusão. Para grandes organismos multicelulares, no entanto, a troca gasosa não envolve somente a difusão, devido à grande distância entre o ambiente e as mitocôndrias, mas, sim, uma série de passos pela qual o O_2 do ar ambiente chegará a seu destino final: as células (e o oposto para CO_2, da eliminação das células ao ar ambiente). Essa série de etapas é conhecida como cascata de transporte de gases (Figura 31.1).

A troca de gases realiza-se, principalmente, em duas áreas do corpo. A primeira troca ocorre entre os alvéolos e os capilares pulmonares. O O_2 dos pulmões difunde-se para o sangue, e o CO_2 do sangue, para os pulmões. Na segunda troca entre os capilares sanguíneos e os tecidos, o sangue disponibilizará O_2 aos tecidos e transportará o CO_2 para ser eliminado pelos pulmões. Neste capítulo, serão abordados os principais fatores que determinam a eficiência dos pulmões nos processos de troca gasosa. Estes podem ser separados em dois componentes principais: difusão e relação ventilação-perfusão. Antes disso, alguns princípios gerais serão discutidos.

PRINCÍPIOS GERAIS

O ar costuma conter cerca de 78% de nitrogênio (N_2), 21% de O_2 e menos que 1% de dióxido de carbono CO_2 e outros gases. Uma mistura gasosa é constituída por moléculas que colidem entre si e exercem pressão. Cada gás na mistura exerce individualmente uma pressão denominada *pressão parcial* de um gás, sendo representada

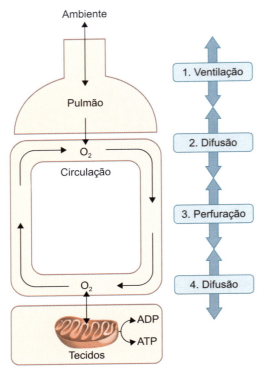

Figura 31.1 Cascata de transporte de oxigênio entre o ambiente e as mitocôndrias. Nesse processo, existem quatro etapas: (1) ventilação para deslocar o gás para dentro e para fora dos pulmões; (2) difusão do oxigênio para o sangue; (3) perfusão ou transporte de sangue do coração para os tecidos; e (4) difusão de oxigênio do sangue dos capilares teciduais para a mitocôndria das células. O transporte de CO_2 das células para o meio ambiente funciona de maneira inversa.

pela letra P (maiúscula), seguida da designação química do gás. Portanto, as pressões parciais dos gases do ar atmosférico são designadas pelos termos PO_2, PCO_2, PN_2 e PH_2O, referindo-se respectivamente às pressões parciais do oxigênio, do dióxido de carbono, do nitrogênio e do vapor d'água. A Tabela 31.1 apresenta a concentração e a pressão parcial dos gases no ar atmosférico e alveolar.

O somatório das pressões parciais dos gases em uma mistura forma a pressão barométrica (Pb).

Lei de Dalton: a pressão total em uma mistura gasosa é igual à soma das pressões parciais de seus gases:

$$Pb = PO_2 + PCO_2 + PN_2$$

Tal pressão (Pb) é maior quanto mais próximo do nível do mar, caindo com o aumento da altitude. A unidade de medida é frequentemente em milibares (mb) ou libras por polegada quadrada (psi), mas em estudos clínicos costuma ser expressa como milímetros de mercúrio (mmHg) ou Pascal (Pa; quilopascal: kPa). Ao nível do mar, a pressão atmosférica é de 760 mmHg – a pressão gerada pelo peso de uma coluna de ar descendente a partir da atmosfera para a superfície da Terra suficiente para suportar uma coluna vertical de mercúrio a 760 mm de altura.

A pressão parcial de oxigênio (PO_2) no ar ambiente, assim como outros gases, depende da sua concentração fracional e da pressão barométrica. Ao nível do mar, o O_2 equivale a 20,95% da pressão total de 760 mmHg exercida pela mistura de ar. Isso significa que o O_2 exerce uma pressão parcial de 159 mmHg:

$$PO_2 = Pb \times FO_2$$
$$760 \text{ mmHg} \times 0,2095 = 159 \text{ mmHg}$$

Em que:

- Pb: pressão barométrica
- FO_2: concentração fracional de O_2.

O dióxido de carbono exerce uma pressão de 0,3 mmHg; e o nitrogênio, a maior pressão (760 mmHg × 0,7809 = 593 mmHg). Os seres humanos não sobrevivem por muito tempo em altitudes muito elevadas. A composição de ar no topo do Monte Everest é a mesma que no nível do mar, mas, com a redução da Pb, as pressões parciais de cada um dos gases estão reduzidas para cerca de um terço das pressões ao nível do mar. Por exemplo, a PO_2 será 52 mmHg (251 mmHg × 0,2095).

Conforme o ar ambiente entra no trato respiratório, torna-se saturado com vapor d'água, diluindo o ar inspirado. À temperatura do corpo, a pressão parcial das moléculas de água (PH_2O) no ar umidificado é igual a 47 mmHg, valor que deve ser subtraído de 760 mmHg (760 – 47 = 713 mmHg). Isso significa que a pressão parcial do oxigênio do ar ambiente a 159 mmHg é diminuída na traqueia (713 mmHg × 0,2093) para 149 mmHg.

Isso não é um problema, porque a PO_2 nos capilares pulmonares é de cerca de 40 mmHg em repouso. Portanto, ainda existe uma diferença de pressão considerável para assegurar que o oxigênio deixe os alvéolos entre no sangue. Conforme mencionado, o gás inspirado alcança os alvéolos, onde o O_2 se difunde para o capilar e o CO_2, para o interior alveolar. Ao final da inspiração, com a glote aberta, o fluxo de ar é inexistente e a pressão é igual à atmosférica. Assim, é possível calcular as pressões dos gases alveolares, nas quais:

$$PAO_2 = P_IO_2 - (PACO_2/R) + F \quad [1]$$
$$PACO_2 = \dot{V}CO_2/\dot{V}_A \quad [2]$$

Em que:

- PAO_2: pressão parcial do O_2 alveolar
- PIO_2: pressão parcial do ar inspirado

Tabela 31.1 Concentração e pressão parcial dos gases no ar atmosférico e no ar alveolar na pressão barométrica ao nível do mar (Pb = 760 mmHg).

Gases	Concentração (%) de ar atmosférico	Pressão parcial (mmHg) de ar atmosférico	Pressão parcial (mmHg) de ar alveolar
Nitrogênio (N_2)	78,09	593	569
Oxigênio (O_2)	20,95	159	104
Dióxido de carbono (CO_2)	0,03	0,25	40
Outros gases e vapor d'água (H_2O)	0,93	7,75	47
Total	100	760	760

- PACO$_2$: pressão parcial de CO$_2$ alveolar
- V̇CO$_2$: eliminação de CO$_2$
- V$_A$: ventilação alveolar
- R: razão de troca respiratória (V̇CO$_2$/V̇O$_2$), denominado também por quociente respiratório
- F: fator de correção (que, nesse contexto, pode ser desprezível).

Para informações detalhadas sobre as equações dos gases alveolares, ver Stickland *et al.* (2013).

Em repouso, a composição do ar alveolar é relativamente constante, sendo saturado com vapor d'água e contendo uma maior concentração de dióxido de carbono que a do ar atmosférico (ver Tabela 31.1). A PO$_2$ alveolar é cerca de 100 mmHg e a PCO$_2$, 40 mmHg, podendo variar de 2 a 3 mmHg de uma parte do ciclo respiratório para outra. O sangue venoso que chega aos capilares alveolares tem uma PO$_2$ de 40 mmHg, contra, aproximadamente, 100 mmHg no alvéolo, gerando um gradiente alvéolo-capilar de cerca de 60 mmHg.

Já a PCO$_2$ é de 46 mmHg, gerando um gradiente de apenas 6 mmHg. Entretanto, por sua maior solubilidade, a transferência do CO$_2$ pela membrana alveolocapilar é 20 vezes maior que o O$_2$. Dessa maneira, pacientes com problemas de difusão apresentam maiores dificuldades com a difusão de O$_2$ na barreira hematogasosa antes de ocorrer uma retenção de CO$_2$. Apesar de os gradientes de PO$_2$ e PCO$_2$ através da membrana respiratória serem mantidos relativamente constantes, em algumas situações podem estar alterados, como em indivíduos com doenças pulmonares obstrutivas.

DIFUSÃO DE GASES NOS PULMÕES

Os alvéolos pulmonares têm paredes extremamente finas, nas quais existe uma extensa rede de capilares pulmonares intercomunicantes. Isso faz com que o ar alveolar e o sangue estejam muito próximos um do outro, facilitando as trocas gasosas (Figura 31.2). As células presentes nos alvéolos são: os macrófagos, com função de fagocitose; os pneumócitos tipo I, que formam o revestimento epitelial interno; e os pneumócitos tipo II, que produzem o surfactante pulmonar, uma substância composta basicamente de fosfolipídios, com a função de diminuir a tensão superficial entre as moléculas de água que recobrem o alvéolo internamente, impedindo seu colabamento.

Existe uma diferença marcante de tamanho e área ocupada pelas células dos tipos I e II – as células do tipo II têm volume médio de cerca de 900 μm³ e cobrem 180 μm³ da superfície alveolar. Já as células do tipo I têm um volume de 1.800 μm³ e ocupam uma superfície de 5.000 μm². Mesmo que haja o dobro de células do tipo II, 95% da superfície alveolar está coberta por células do tipo I. A troca de gases entre o ar alveolar e o sangue ocorre através da membrana alveolocapilar, também chamada de membrana respiratória, das porções terminais dos pulmões.

A membrana respiratória, embora extraordinariamente fina (cerca de 0,10 μm de espessura) e permeável aos gases, apresenta uma estrutura constituída por várias camadas, como o endotélio capilar – uma camada unicelular de células endoteliais e sua membrana basal, que a separa da membrana basal do epitélio alveolar pelo espaço intersticial – e a camada epitelial de revestimento do alvéolo – revestida por outra camada líquida que contém o surfactante.

A facilidade com que os gases atravessam a membrana respiratória, ou seja, a velocidade de difusão dos gases (Vgas) da membrana alveolocapilar, é regida pela lei de Fick:

$$\dot{V}gas = \frac{A \cdot \Delta(P1 - P2) \cdot K}{E} \quad [3]$$

$$K = \frac{s}{\sqrt{PM}}$$

Em que:

- A: área de superfície
- Δ(P1 – P2): gradiente de pressão
- K: constante de difusão do gás
- s: constante de solubilidade do gás
- PM: peso molecular
- E: espessura da membrana.

Tal lei estabelece que a transferência de um gás através de uma membrana permeável a esse gás é proporcional à área dessa membrana e ao gradiente de pressão parcial desse gás entre os lados, sendo inversamente proporcional à espessura da membrana (Figura 31.3). Assim, quanto maior a área da membrana e maior o gradiente de pressão, maior será a transferência do gás. E, quanto maior a espessura, menor a transferência do gás através da membrana.

Não há transporte ativo envolvido na troca gasosa alveolar, e o processo de difusão não requer nenhum gasto de energia metabólica pelo organismo. Vale mencionar que, para o gás passar pelo epitélio de troca gasosa, ele deve ser dissolvido em solução, ou seja, gases como O$_2$ e CO$_2$ não atravessam a membrana respiratória – do alvéolo para o sangue capilar no caso

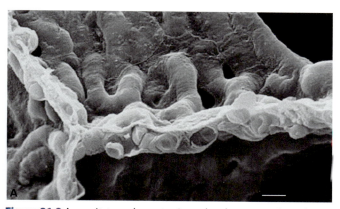
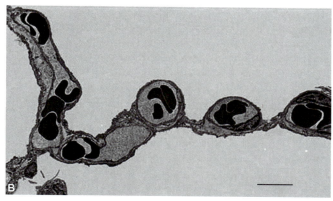

Figura 31.2 A arquitetura de septos interalveolares no pulmão humano revela que cada parede contém uma rede capilar com apenas uma fina camada que separa o sangue do ar alveolar. **A.** Micrografia eletrônica de varredura de um pulmão humano que mostra a rede capilar em 3D. **B.** Micrografia eletrônica de uma seção fina mostrando o capilar sanguíneo e a fina barreira respiratória. Escala: 10 μm. Reproduzida, com permissão, de Hsia *et al.* (2016).

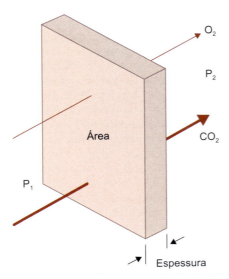

Figura 31.3 Fatores que afetam a taxa de difusão dos gases.

do O_2 – como uma "bolha de ar", mas são antes dissolvidos na fina película líquida que reveste os alvéolos.

Em um pulmão saudável de um homem adulto de estatura média, a área total disponível para troca é de aproximadamente 100 m^2, o que não limita, portanto, a troca gasosa. A membrana respiratória é extremamente fina, como citado anteriormente, e a espessura também não limita a troca. Dessa maneira, a diferença de pressão parcial de O_2 e CO_2 é o determinante na troca gasosa de um indivíduo saudável. Portanto, pode-se dizer que a diferença de pressão parcial do gás é a força propulsora para sua difusão pela membrana respiratória, pois, quando a pressão parcial de determinado gás nos alvéolos é maior que sua pressão no sangue, como no caso do O_2, ocorre difusão dos alvéolos para o sangue. Por sua vez, quando a pressão do gás é maior no sangue do que a pressão parcial nos alvéolos, como para o CO_2, a difusão ocorre no sentido sangue-alvéolos.

Vale observar que, para uma PO_2 alveolar de cerca de 104 mmHg e uma PO_2 do sangue venoso (capilares pulmonares) de 40 mmHg, o gradiente de pressão (ΔPO_2) é de 64 mmHg, resultado da diferença das pressões parciais (104 mmHg – 40 mmHg). A força propulsora para o CO_2 é de: 47 (sangue venoso) – 40 mmHg (alvéolo) = 7 mmHg. A solubilidade do CO_2 é 20 a 25 vezes maior que a do O_2 para um mesmo diferencial de pressão. Desse modo, a quantidade de CO_2 difundida pela membrana respiratória é elevada em comparação com a de O_2.

É importante ressaltar que existe uma pequena diferença entre a PO_2 alveolar e a PO_2 arterial, sendo a segunda ligeiramente menor que a primeira (atenção: não confundir essa diferença de PO_2 alveolar-arterial com o gradiente de pressão mencionado anteriormente). Essa diferença é ocasionada pelo desvio fisiológico (o termo usado em inglês é *shunt*), que ocorre quando uma pequena fração de fluxo sanguíneo pulmonar (cerca de 2%) contorna os alvéolos e não passa pelas áreas onde ocorrem as trocas gasosas e, portanto, não é oxigenado. O desvio fisiológico decorre da circulação brônquica (sistêmica), que nutre as estruturas pulmonares profundas e apresenta o valor de PO_2 igual ao do sangue venoso (40 mmHg) e se mistura com o sangue oxigenado dos pulmões nas veias pulmonares; e da circulação coronária, que nutre as estruturas do coração, no qual uma pequena fração do sangue venoso presente nas veias de Tebésio ou tebesianas, em vez de desembocar no seio coronário, passa diretamente para o ventrículo esquerdo, e, por conseguinte, também não é oxigenada nos pulmões.

Difusão de oxigênio e dióxido de carbono

Em um pulmão simples com apenas uma unidade de troca gasosa, a PO_2 no sangue capilar aumenta com bastante rapidez (observar que a PO_2 do sangue venoso misto – PvO_2 – se inicia em cerca de 40 mmHg), e o equilíbrio com a PO_2 alveolar (PAO_2) de cerca de 100 mmHg ocorre em aproximadamente 0,25 s, em torno de um terço do período que o sangue está no capilar pulmonar, com débito cardíaco normal em repouso (Figura 31.4). A membrana que separa o gás alveolar e os compartimentos sanguíneos causam pouca resistência à difusão, de modo que o PO_2 ao final do capilar sanguíneo ($PecO_2$) se equilibra com a PAO_2 bem antes que o sangue deixe a unidade. A oxigenação do sangue arterial, por conseguinte, depende principalmente da PAO_2. Nota-se que, nessa unidade de pulmão idealizado, não há diferença entre PAO_2 e PO_2 no sangue arterial (PaO_2; Figura 31.4), o que normalmente não ocorre, como descrito anteriormente.

Com relação ao CO_2, a PCO_2 é maior no sangue venoso misto ($PvCO_2$) do que no gás alveolar ($PACO_2$), e a difusão pela membrana alveolocapilar, por conseguinte, resulta em um fluxo resultante na direção oposta à do O_2, do sangue ao gás alveolar (Figura 31.4 B). O resultado é novamente uma $PACO_2$ igual à PCO_2 ao final do capilar sanguíneo ($PecCO_2$), porque a resistência de difusão é ainda menor para o CO_2 do que para o O_2. Em razão das diferenças na relação entre as pressões parciais e os conteúdos sanguíneo de O_2 e CO_2, existe muito mais CO_2 trocado por uma diferença de pressão parcial entre o sangue arterial e o venoso misto de 5 mmHg (0,7 kPa) do que O_2 trocado para uma diferença de pressão de 60 mmHg (6,7 kPa).

A transferência de um gás através da membrana, que alcança o equilíbrio de difusão (pressão parcial alveolar = pressão parcial ao final do capilar), depende da magnitude do fluxo sanguíneo. Por exemplo, em condições normais, na transferência do O_2 do alvéolo para o capilar pulmonar, os valores de PAO_2 e $PecO_2$ praticamente se igualam rapidamente. E o mesmo ocorre com o gás N_2O em uma magnitude ainda maior (Figura 31.5). Dessa maneira, o único modo de aumentar a transferência desses gases é elevando o fluxo sanguíneo do capilar pulmonar. Nesse caso, em condições normais, a transferência do O_2 é limitada pela perfusão. Contrariamente, o monóxido de carbono (CO) é um exemplo de gás cuja transferência não é limitada pela perfusão. Percebe-se que este não alcança o equilíbrio da difusão (ou seja, a PCO no sangue capilar é menor que a PCO alveolar). A hemoglobina tem uma elevada afinidade pelo CO (solubilidade efetiva do CO no sangue é alta) e, assim, conforme o CO atravessa a membrana respiratória, rapidamente adentra o eritrócito, e, à medida que o fluxo continua, a PCO do sangue capilar pouco se altera, mantendo o gradiente de pressão para difusão. Desse modo, a transferência do gás é limitada pela difusão. Ainda na Figura 31.5, é possível perceber que em condições anormais, quando as propriedades de difusão do pulmão estão alteradas, como no espessamento da membrana ar-sangue, a $PecO_2$ não alcança a PO_2 alveolar ao final do capilar sanguíneo. Assim, a transferência de O_2 torna-se limitada pela difusão. Como se verá adiante neste capítulo, um quadro de hipoxemia (queda na PaO_2) pode ser resultado de uma limitação na difusão.

Gasometria

A medição da PO_2, da PCO_2 e do pH, além da saturação de oxigênio pela hemoglobina no sangue arterial, pode ser realizada por meio da gasometria, que utiliza eletrodos específicos para determiná-los. Esse método é útil para avaliar se o indivíduo apresenta algum distúrbio ácido-base e alterações

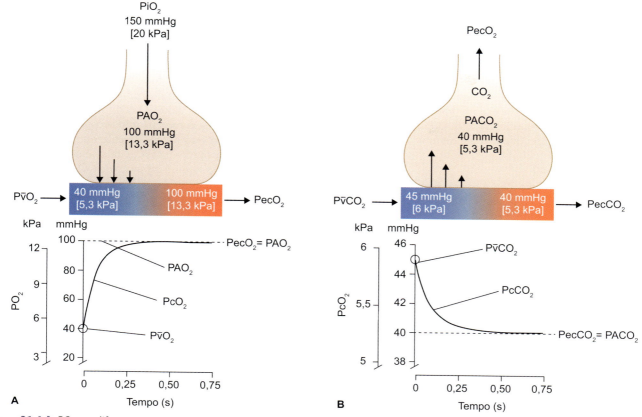

Figura 31.4 A. PO$_2$ em diferentes compartimentos, visto que a difusão de O$_2$ ao longo do capilar possibilita que a pressão parcial de O$_2$ no final do capilar sanguíneo (PeCO$_2$) se iguale à pressão parcial de O$_2$ do gás alveolar (PAO$_2$) bem antes de o sangue deixar esta unidade. Observe que o resultado é a diferença da pressão parcial de O$_2$ do gás alveolar (PAO$_2$), e que a pressão parcial de O$_2$ do sangue arterial (PaO$_2$) é igual à zero. **B.** PCO$_2$ ilustrada de modo semelhante. A escala de tempo nos diagramas em ambos os painéis refere-se ao tempo de trânsito dos eritrócitos através dos capilares alveolares, normalmente 0,25 a 0,75 s. Adaptada de Petersson e Glenny (2014).

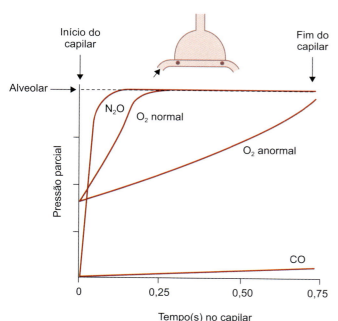

Figura 31.5 Captação do monóxido de carbono (CO), óxido nitroso (N$_2$O) e oxigênio (O$_2$) ao longo do capilar pulmonar. Nota-se que a pressão parcial do N$_2$O teoricamente alcança o mesmo valor da pressão parcial do gás alveolar no início do capilar. Dessa maneira, a transferência deste gás é limitada pela perfusão. Em contrapartida, a pressão parcial do CO no sangue praticamente não se altera. Portanto, a transferência deste gás é limitada ou parcialmente limitada pela difusão, dependendo das condições. Adaptada de West (2012).

da ventilação ou da oxigenação arterial. Para tal, é realizada a coleta de uma amostra de sangue (2 a 3 mℓ) de alguma artéria periférica (radial e dorsal do pé), por meio de uma seringa preferencialmente de vidro, pois oferece menor resistência ao enchimento que as seringas de plástico (estas também mais permeáveis ao CO$_2$), sem a presença de bolhas.

A gasometria arterial por si só não fornece informações suficientes para diagnosticar uma doença, mas ajuda a determinar se um paciente necessita ou não de suplementação de oxigênio. Após a coleta, a amostra deve ser analisada rapidamente, pois os leucócitos e as plaquetas continuam a consumir oxigênio na amostra, podendo causar uma redução na PO$_2$ da amostra ao longo do tempo. Caso a amostra não possa ser analisada rapidamente, esta deve ser imersa no gelo para diminuir a atividade metabólica das células e evitar qualquer efeito clinicamente importante por, pelo menos, 1 h. Os valores normais dos parâmetros gasométricos do sangue arterial estão apresentados na Tabela 31.2.

Tabela 31.2 Parâmetros arteriais para humanos frequentemente utilizados na área clínica.

Parâmetros arteriais	Valores de referência
PaO$_2$	80 a 100 mmHg
PaCO$_2$	35 a 45 mmHg
pH	7,35 a 7,45
Saturação de O$_2$	95 a 100%

Outro método não invasivo, a oximetria de pulso (SpO_2), é uma boa alternativa para avaliar e monitorar a oxigenação por meio da determinação de saturação periférica de oxigênio. Tal método avalia a proporção da hemoglobina oxigenada e é expresso como uma porcentagem, podendo indicar a necessidade de efetuar a gasometria. O oxímetro pode ser fixado no dedo ou no lóbulo da orelha. É importante atentar para o fato de que existem fatores técnicos de erro (entretanto, os detalhes do método, bem como outros aspectos dessa metodologia e discussões, não serão abordados neste capítulo).

Limitação da difusão

Algumas doenças podem afetar o processo de difusão na membrana respiratória, como enfisema, fibrose e edema pulmonar. O enfisema é classificado como doença pulmonar obstrutiva crônica (DPOC), na qual ocorre destruição alveolar permanente. Consequentemente, a área (A) disponível para troca gasosa fica prejudicada e reduzida. Ao fazer referência à Lei de Fick, que descreve a difusão dos gases por uma membrana, vê-se que, quanto menor a área, menor a transferência do gás. Além disso, os pulmões perdem sua elasticidade, o que é importante para manter as vias respiratórias abertas. O paciente experimenta grande dificuldade para expirar.

Fibrose pulmonar é um termo geral usado para descrever um acúmulo de matriz extracelular no pulmão, tornando o pulmão rígido e comprometendo sua capacidade para realizar as trocas gasosas. Nessa doença, a espessura da membrana respiratória (E) aumenta e a intensidade de difusão diminui, pelo aumento da distância de difusão.

Outra alteração do processo de difusão pode ser causada pelo edema pulmonar, um acúmulo anormal de líquido nos pulmões que dificulta a troca de gases, pois a distância a ser percorrida pelos gases aumenta. As causas mais comuns do edema pulmonar são insuficiência cardíaca ventricular esquerda ou problemas nas válvulas aórtica e mitral, em que o ventrículo esquerdo não consegue bombear sangue de maneira eficiente, e o sangue reflui para os pulmões causando edema pulmonar com acúmulo de fluidos nesses órgãos. Em alguns casos, indica-se o uso de oxigênio, até o tratamento da doença pulmonar, ao menos parcialmente, e a capacidade de difusão da membrana respiratória melhore e o paciente volte a respirar com seus próprios pulmões.

A anemia (redução de eritrócitos no sangue) também diminui o processo de difusão, pois a quantidade de hemoglobina está reduzida, o que, portanto, reduz a troca gasosa. Já durante o exercício físico, as trocas gasosas aumentam, pois um maior número de capilares pulmonares é recrutado, aumentando a área para troca.

A capacidade de difusão pode ser medida com o monóxido de carbono (CO), uma vez que a transferência desse gás pela barreira hematogasosa é limitada somente pelo processo de difusão (ver Figura 31.5). Os métodos usados para a medida da capacidade de difusão são a respiração única ou a respiração múltipla. Na respiração única, seu princípio baseia-se em medir a quantidade (volume em mililitros) de CO (VCO) que se difunde para os capilares pulmonares durante uma respiração sustentada por 10 s (pausa inspiratória) após a inalação de uma concentração conhecida de CO (cerca de 0,3%) e de um gás quimicamente inerte e insolúvel, geralmente o gás hélio (He; cerca de 10%). Assim, buscam-se volumes pulmonares próximos da capacidade pulmonar total (CPT). O He avalia o volume alveolar em que ocorre a transferência do CO. O volume deve ser retido dentro dos pulmões por aproximadamente

cerca de 10 s. O paciente deve, então, expirar rapidamente até próximo ao volume residual. Do gás expirado, a parte inicial é desprezada (lavagem do espaço morto anatômico – de 500 a 1.000 mℓ) e a outra parte, coletada para a análise da composição do gás alveolar (concentração final de CO). A velocidade do desaparecimento do CO na mistura é proporcional à capacidade de difusão do indivíduo. A capacidade de difusão do pulmão medida pelo CO (DL_{CO}) fica em torno de 25 mℓ·min^{-1}·mmHg^{-1} (volume em mililitros de CO transferido por unidade de pressão parcial alveolar em mmHg; DL_{CO} = VCO/PACO). Em outras palavras, tal método se baseia em duas etapas básicas: medir a captação de CO e estimar o valor da PACO.

A capacidade de difusão pulmonar constitui um teste importante na avaliação funcional pulmonar. Conforme mencionado anteriormente, a capacidade de difusão pulmonar é medida pela taxa de transferência do CO dos alvéolos para os capilares. A mensuração da capacidade de difusão pulmonar é também chamada de fator de transferência para o CO (TCO). As disfunções restritivas e obstrutivas podem ser suspeitadas clinicamente e qualificadas por imagem (radiologicamente). O mesmo não ocorre com a capacidade de difusão pulmonar, um teste único, sem substitutos. A redução da capacidade de difusão representa um forte indicador de doença do parênquima pulmonar e é comum na DPOC com enfisema, nas doenças vasculares pulmonares e nas doenças intersticiais pulmonares. Na DPOC, a DL_{CO} reduzida é um dos melhores marcadores funcionais do enfisema. As doenças apenas das vias respiratórias, como asma de bronquite crônica, em geral não afetam a capacidade de difusão. Os limites de normalidade para a capacidade de difusão estão entre 75 e 140% do previsto, sendo considerada uma redução acentuada abaixo de 40%.

RELAÇÃO VENTILAÇÃO–PERFUSÃO

Até o momento, foi visto que toda troca gasosa pela superfície da membrana respiratória ocorre por difusão, sendo a diferença de pressão parcial dos gases (ΔP) um importante determinante da taxa de transferência (ver a lei de Fick). Dois fatores contribuem para a manutenção dessa diferença de pressão parcial entre o alvéolo e o sangue capilar: a ventilação alveolar e a perfusão dos capilares alveolares. Ventilação alveolar refere-se aos processos envolvidos no fluxo de ar para a superfície de troca gasosa; e perfusão, ao fluxo de sangue na superfície de troca gasosa no qual o sangue desoxigenado passa pela membrana respiratória nos pulmões e é reoxigenado.

Até esse ponto, a difusão foi vista como processo fundamental na troca gasosa, em que o O_2 passa para o sangue e na direção oposta ao CO_2, mas o processo não para por aí. Deve-se reconhecer que o pulmão não é um órgão uniforme. Assim, de um lado, há heterogeneidade na ventilação dos milhões de alvéolos no pulmão e, consequentemente, uma variação regional da PO_2 e PCO_2 nos alvéolos. Do mesmo modo, no lado vascular, a perfusão pulmonar também é heterogênea. Uma troca de gases eficiente depende da combinação ótima da ventilação alveolar e da perfusão, de tal modo que as áreas bem ventiladas do pulmão sejam também bem perfundidas. Essa combinação é chamada de relação ventilação-perfusão ($\dot{V}/\dot{Q}$; quociente da ventilação pela perfusão alveolar). Aqui, vale lembrar e enfatizar alguns pontos mencionados anteriormente:

- A transferência pela membrana respiratória de ambos os gases, O_2 e CO_2, em condições normais, é limitada pela perfusão (Figura 31.6)
- A oxigenação do sangue arterial depende da PO_2 alveolar
- Os valores de PO_2 alveolar (cerca de 104 mmHg) são determinados pelo equilíbrio da adição de O_2 pela ventilação e por sua remoção pela perfusão sanguínea dos capilares.

A PCO_2 alveolar (cerca de 40 mmHg) é ajustada de maneira similar. Assim, a pressão parcial desses gases nos alvéolos é determinada pela relação $\dot{V}/\dot{Q}$.

Para entender o papel desses dois fatores (ventilação e perfusão) na troca gasosa, é importante ter em mente que o processo de ventilação leva o O_2 aos alvéolos e remove o CO_2 deles. De modo similar, a circulação de sangue pelos capilares alveolares capta o O_2 do alvéolo e elimina o CO_2 para o alvéolo. Dessa maneira, a PO_2 e a PCO_2 alveolares (e os gradientes para difusão) são determinadas pela relação entre ventilação e perfusão alveolar. As alterações na relação $\dot{V}/\dot{Q}$ acarretam mudanças da PO_2 e da PCO_2 alveolares e, consequentemente, na liberação ou na remoção dos gases dos pulmões. No alvéolo não ventilado e/ou sem perfusão, o processo de troca gasosa é extremamente limitado. Dessa maneira, a relação $\dot{V}/\dot{Q}$ é um importante determinante na eficiência da troca gasosa pulmonar.

O pulmão é constantemente ventilado com ar e perfundido com sangue, com fluxos aproximadamente similares. A ventilação alveolar costuma ser em torno de 4 a 5 ℓ/min; e o fluxo sanguíneo pulmonar (igual ao débito cardíaco) está na mesma faixa de variação, de tal maneira que a relação $\dot{V}/\dot{Q}$ para o pulmão como um todo é em torno de 0,8 a 1,2. Entretanto, para um processo de troca gasosa eficiente, é importante que a ventilação e a perfusão se combinem na unidade alveolocapilar.

Por exemplo, imagine que todo fluxo sanguíneo pulmonar seja direcionado para o lado esquerdo do pulmão, enquanto toda a ventilação para o lado direito do pulmão. Nessa situação, a relação $\dot{V}/\dot{Q}$ do pulmão como um todo ainda será próxima de 1. Entretanto, não haveria troca gasosa, pois não teria difusão de gás entre os alvéolos ventilados (sem perfusão) de um lado do pulmão e os capilares perfundidos (sem ventilação) do outro. Dessa maneira, em uma pessoa saudável, em

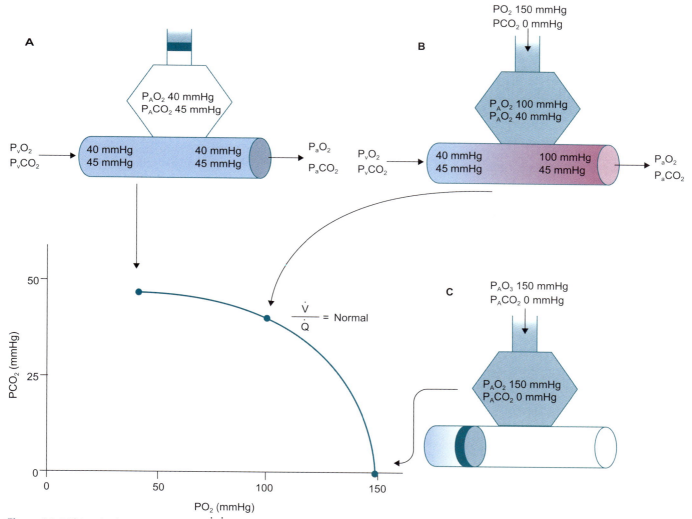

Figura 31.6 Efeito da alteração na relação $\dot{V}/\dot{Q}$ na composição dos gases alveolares e, consequentemente, na eficiência da troca gasosa em três diferentes unidades alveolocapilares. **A.** Relação $\dot{V}/\dot{Q}$ = zero. **B.** Relação $\dot{V}/\dot{Q}$ = normal. **C.** Relação $\dot{V}/\dot{Q}$ = infinita. A figura também mostra o diagrama O_2-CO_2. Notar a localização de cada ponto (A, B e C) na curva do diagrama. Quanto mais à esquerda, menor a relação $\dot{V}/\dot{Q}$. Nesse caso, a composição do ar alveolar tende a se aproximar do sangue venoso (PO_2 reduz e PCO_2 aumenta), até alcançar o extremo do ponto B (zero), no qual o sangue que entra na unidade alveolocapilar sai da mesma maneira (*shunt*). Seguindo a curva do diagrama para a direita, há aumento da relação $\dot{V}/\dot{Q}$ (PO_2 aumenta e PCO_2 reduz). No extremo à direita (ponto C), o ar alveolar tende a se equilibrar com o ar inspirado. Perceba que, nos dois extremos da relação $\dot{V}/\dot{Q}$ (pontos B e C), não ocorrem trocas gasosas. Adaptada de Levitzky (2016).

repouso, a distribuição das relações $\dot{V}/\dot{Q}$ de milhões de unidades de troca gasosa está centrada em 1, sendo consistente, de modo geral, com uma ventilação de cerca de 5 ℓ/min e com a perfusão (débito cardíaco de cerca de 5 ℓ/min).

Consequências da alteração da relação $\dot{V}/\dot{Q}$ na troca gasosa

Considerando uma unidade alveolocapilar, em termos quantitativos, quando a ventilação alveolar se apresenta nula na presença de perfusão capilar, a relação $\dot{V}/\dot{Q}$ é zero. Contudo, quando a ventilação alveolar se mostra adequada, mas sem perfusão, a relação $\dot{V}/\dot{Q}$ é infinita. No primeiro caso, ou seja, sem ventilação alveolar, os gases alveolares (O_2 e CO_2) entram em equilíbrio, por difusão, com os gases do sangue venoso que chegam aos capilares (PvO_2 cerca de 40 mmHg e $PvCO_2$ cerca de 45 mmHg). No segundo caso, sem perfusão no capilar alveolar, os gases alveolares tendem a se igualar ao ar inspirado umidificado (PO_2 cerca de 149 mmHg e PCO_2 cerca de 0 mmHg). Isso porque o ar inspirado que chega aos alvéolos não perde O_2 (ou ganha CO_2) para o sangue (pois não há perfusão).

A relação $\dot{V}/\dot{Q}$ igual a zero representa um *shunt* (desvio) intrapulmonar. Ou seja, todo sangue que passa pela unidade alveolar não sofre troca gasosa e sai da unidade da mesma maneira que entrou. E a relação $\dot{V}/\dot{Q}$ muito alta representa um espaço morto alveolar. É importante notar que em ambos os extremos não ocorrem trocas gasosas. Quando a relação $\dot{V}/\dot{Q}$ aumenta em uma unidade alveolocapilar, a distribuição de O_2 torna-se maior que sua remoção, bem como a remoção do CO_2. Assim, a PO_2 alveolar aumenta e a PCO_2 alveolar cai. Por sua vez, quando a relação $\dot{V}/\dot{Q}$ cai, a remoção de O_2 do alvéolo aumenta e o oposto ocorre: a PO_2 alveolar diminui e a PCO_2 alveolar aumenta.

A Figura 31.6 demonstra três unidades alveolocapilares com os valores de relação $\dot{V}/\dot{Q}$, possibilitando observar as consequências das alterações na relação $\dot{V}/\dot{Q}$ nessas unidades.

A unidade B tem relação $\dot{V}/\dot{Q}$ normal. O ar inspirado entra no alvéolo com a PO_2 de 150 mmHg e a PCO_2 de cerca de 0 mmHg. O sangue venoso chega ao capilar pulmonar com a PO_2 de cerca de 40 mmHg e a PCO_2 de cerca de 45 mmHg. Nos alvéolos, isso resulta na PO_2 de cerca de 100 mmHg e na PCO_2 de cerca de 40 mmHg. E, conforme mencionado anteriormente, os gradientes de pressão parcial que determinam a taxa de difusão para O_2 e CO_2 são, respectivamente, cerca de 60 mmHg e 5 mmHg.

Na unidade A, as vias respiratórias encontram-se completamente ocluídas. Não há ventilação alveolar e, assim, a relação $\dot{V}/\dot{Q}$ é zero. Conforme o tempo passa, o ar no alvéolo equilibra-se, por difusão, com o sangue venoso que chega na unidade (na prática, se a oclusão for contínua, a longo prazo pode ocorrer colapso alveolar). A unidade A atua como um desvio intrapulmonar (*right-to-left shunt*), em que não ocorre troca gasosa e o sangue que chega a este alvéolo deixa a unidade da mesma maneira que chegou.

Na unidade C, o fluxo sanguíneo está bloqueado e, dessa maneira, sem nenhuma perfusão (relação $\dot{V}/\dot{Q}$ infinita). Na ausência de perfusão, o O_2 não é removido do alvéolo, ou seja, a composição do ar alveolar nessa unidade tem valores da PO_2 e da PCO_2 que se aproximam do ar inspirado.

Conforme ocorrem alterações na relação $\dot{V}/\dot{Q}$, a composição gasosa da unidade afetada se aproxima dos valores do sangue venoso misto (com PO_2 baixa) ou do ar inspirado (com PO_2 alta). Entretanto, essas unidades alveolocapilares (ver Figura 31.6) são uma condição extrema. Uma maneira de ilustrar

alterações mais moderadas na relação $\dot{V}/\dot{Q}$ é usando o diagrama O_2-CO_2, em que a PO_2 é representada no eixo X e a PCO_2, no eixo Y (ver Figura 31.6). Uma maneira simples de realizar a leitura do diagrama consiste em identificar os seguintes pontos:

- (A) ponto venoso misto = PO_2: 40 mmHg e PCO_2: 45 mmHg
- (B) composição do gás alveolar normal = PO_2: 100 mmHg e PCO_2: 40 mmHg
- (C) ponto de inspiração = PO_2: 150 mmHg e PCO_2: 0 mmHg.

A linha que une tais pontos representa as alterações na composição alveolar que podem ocorrer com as mudanças na relação $\dot{V}/\dot{Q}$. Assim, os pontos localizados mais à esquerda (menor PO_2 e maior PCO_2) apresentam relação $\dot{V}/\dot{Q}$ reduzida; e os valores mais à direita (maior PO_2 e menor PCO_2), um aumento da relação $\dot{V}/\dot{Q}$.

Diferenças regionais da ventilação e perfusão

No pulmão, a ventilação alveolar e o fluxo sanguíneo pulmonar devem ser distribuídos entre milhões de alvéolos, e tal distribuição não é uniforme. Isso resulta em heterogeneidade ou desigualdade da relação $\dot{V}/\dot{Q}$, com diferentes relações $\dot{V}/\dot{Q}$ nas diferentes partes do pulmão (ver Figura 31.6).

As diferenças regionais na ventilação alveolar resultam das propriedades mecânicas do pulmão. Em posição ortostática, a gravidade tende a distorcer o pulmão ("puxando-o" para baixo), de maneira que os alvéolos do ápice são mais distendidos que os alvéolos da base do pulmão. Com o volume maior, o ápice torna-se menos complacente (mais rígido) e menos ventilado, se comparado com a base. O contrário ocorre com os alvéolos na base, que estão na porção mais íngreme da curva volume-pressão (com maior complacência), sendo mais ventilados. Assim como a ventilação alveolar, a perfusão sanguínea pulmonar não é homogênea no pulmão. A circulação pulmonar tem baixa pressão e sofre mais influência da gravidade que a circulação sistêmica. Dessa maneira, o efeito gravitacional contribui para a perfusão desigual no pulmão. Em posição ortostática e em repouso, o fluxo sanguíneo é menor no ápice e aumenta em direção à base do pulmão. Tais variações da ventilação alveolar e do fluxo sanguíneo no pulmão influenciam a relação $\dot{V}/\dot{Q}$. A Figura 31.7 demonstra as variações da ventilação, da perfusão e da relação $\dot{V}/\dot{Q}$ ao longo do eixo vertical do pulmão. Do ápice à base do pulmão, tanto a ventilação quanto o fluxo sanguíneo aumentam. Entretanto, tal aumento não é proporcional. No ápice do pulmão, a ventilação é proporcionalmente maior que o fluxo sanguíneo (com maior relação $\dot{V}/\dot{Q}$). Na base, o aumento do fluxo sanguíneo é maior do que a ventilação alveolar. Como consequência, a relação $\dot{V}/\dot{Q}$ também varia do ápice à base pulmonar, sendo esta reduzida na base (Figura 31.7 B).

Um pulmão com uma alta desigualdade na relação $\dot{V}/\dot{Q}$ não é capaz de realizar as trocas como um pulmão devidamente ventilado e perfundido (permanecendo outros fatores inalterados). A razão para isso pode ser ilustrada (ou exemplificada) considerando-se as diferenças da região superior para a inferior do pulmão vertical (Figura 31.7 C). Considerando o diagrama O_2-CO_2, no ápice, com relação $\dot{V}/\dot{Q}$ alta, a composição do ar alveolar encontra-se deslocada para a direita na curva – e, portanto, com alta PO_2 (e baixa PCO_2). Enquanto isso, na base, com a relação $\dot{V}/\dot{Q}$ reduzida, os valores de PO_2 são mais baixos (e PCO_2 maiores).

Vale observar que a PO_2 do sangue que deixa o pulmão não é uma média do ápice e da base, mas está mais próxima da PO_2

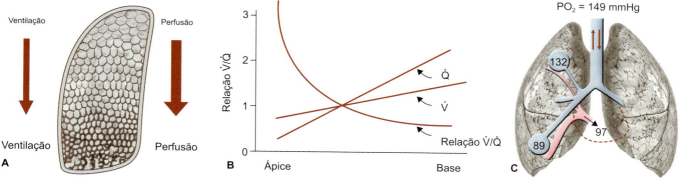

Figura 31.7 A. Ilustração representativa de um pulmão (em posição ortostática) demonstrando o efeito da gravidade do ápice à base. Os espaços abertos representam os alvéolos, e as linhas internas representam os capilares sanguíneos. Quanto mais espessas, maior a perfusão. Notar o ápice do pulmão com os alvéolos largos e distendidos (menor complacência e menos ventilados) e os capilares com menor perfusão. Na base, os alvéolos estão menos distendidos (maior complacência e ventilação) e a perfusão sanguínea é maior. **B.** Diferenças regionais da ventilação alveolar, perfusão sanguínea no capilar pulmonar e relação V̇/Q̇. Notar que a ventilação é maior que a perfusão no ápice. Ambas aumentam do ápice para a base do pulmão, mas esse aumento não é proporcional, de tal maneira que na base a perfusão é maior que a ventilação. Como consequência, a relação V̇/Q̇ é maior no ápice que na base. **C.** Pulmões simplificados com dois alvéolos (no ápice e na base), suas respectivas vias respiratórias e os vasos sanguíneos. O valor da PaO$_2$ não representa uma média entre o ápice e a base. Notar a redução da PaO$_2$ pela desigualdade V̇/Q̇. A maior parte do sangue vem da base do pulmão, em que a PO$_2$ é menor e, consequentemente, há redução da PaO$_2$. Adaptada de Levitzky (2016) e West (2012).

da base do pulmão. A razão para isso é que o fluxo sanguíneo apresenta-se maior na base do pulmão, conforme visto anteriormente. Ou seja, o sangue proveniente da base, em que a PO$_2$ é menor, constitui a maior contribuição (parcela) do sangue que deixa os pulmões. Além disso, as unidades com relação V̇/Q̇ alta adicionam relativamente pouco O$_2$ ao sangue, em comparação com a redução provocada pelos alvéolos com baixa V̇/Q̇. Isso pode ser explicado pelo formato não linear da curva O$_2$-hemoglobina, em que, em altas PO$_2$, o conteúdo de O$_2$ não aumenta muito. O resultado desse processo é a PO$_2$ arterial abaixo da PO$_2$ alveolar, chamada de diferença de O$_2$ alveolocapilar (tal conceito é importante e já foi apresentado neste capítulo).

Em um pulmão normal (e na posição vertical), essa diferença, pela desigualdade na relação V̇/Q̇, é em torno de 5 mmHg. A diferença é muito pequena e descrita para ilustrar como as desigualdades na relação V̇/Q̇ resultam em redução de PO$_2$ arterial. Entretanto, em doenças pulmonares, a redução da PO$_2$ por esses mecanismos assume importância maior.

Distribuição da relação V̇/Q̇

É possível descrever a distribuição (histograma de frequência) da ventilação e do fluxo sanguíneo ligando-os à relação V̇/Q̇ em diferentes compartimentos (Figura 31.8). Observa-se que, em condições normais, a maior parte da ventilação e do fluxo sanguíneo vai para as regiões onde a relação V̇/Q̇ é próxima de 1 (ou seja, relação V̇/Q̇ normal). E não há fluxo de sangue para regiões não ventiladas. Em pacientes com doenças pulmonares (bronquite crônica e enfisema), tal distribuição pode ser diferente. De fato, a maior parte da ventilação e do fluxo sanguíneo é direcionada para regiões com relação V̇/Q̇ normal. Entretanto, há ocorrência de fluxo sanguíneo para

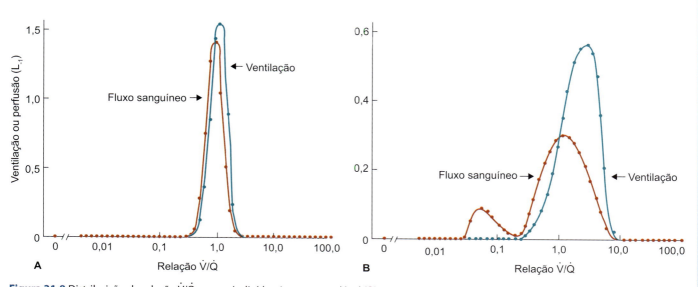

Figura 31.8 Distribuição da relação V̇/Q̇ em um indivíduo jovem e saudável (**A**) e em um paciente com bronquite crônica e enfisema (**B**). No indivíduo saudável, nota-se o pico da distribuição da ventilação e da perfusão ao redor da relação V̇/Q̇ igual a 1. No paciente com a disfunção respiratória, parte do fluxo sanguíneo (perfusão) está em uma região do pulmão com baixa ventilação (pico menor à esquerda), ou seja, baixa relação V̇/Q̇. O sangue que passa pela região do pulmão com desigualdade na relação V̇/Q̇ apresentará queda na PO$_2$. Adaptada de West (2008; 2012).

regiões pouco ventiladas (baixa relação $\dot{V}/\dot{Q}$). Como consequência, a troca gasosa é prejudicada, e o sangue proveniente de tal região será pouco oxigenado e contribuirá para uma PO_2 baixa. Também pode ocorrer o aumento na PCO_2.

Limitações da troca gasosa pulmonar | Hipoxemia

A limitação da troca gasosa pode reduzir a PO_2 ao longo de toda a cascata de O_2 (apresentada no início do capítulo). Tais limitações têm como consequência a redução da PO_2 no sangue arterial, denominada hipoxemia, além de aumentar (em alguns casos) a diferença alveolar-arterial da PO_2. Em um pulmão "ideal", sem qualquer tipo de limitação, tal diferença é zero ($PAO_2 - PaO_2 = 0$ mmHg). Entretanto, na realidade, conforme já mencionado, essa diferença é, de maneira geral, em torno de 5 mmHg, com valores < 15 mmHg considerados normais em pessoas saudáveis, sendo a $PAO_2 > PaO_2$ (a primeira é calculada a partir da equação dos gases alveolares e a segunda medida em gasometria arterial; ver equação 1).

A diferença alveolar-arterial da PO_2 aumenta com a idade e também pode aumentar consideravelmente em casos de patologias que afetem o sistema respiratório. A hipoxemia (queda da PaO_2) pode ocorrer com ou sem alteração na diferença alveolar-arterial da PO_2. Dessa maneira, a relação entre as duas é útil na determinação da causa da limitação da troca gasosa. Ao realizar a gasometria arterial com constatação de hipoxemia, a queda da PaO_2 pode ser causada pelos fatores apresentados a seguir.

Hipoventilação. Refere-se à ventilação alveolar abaixo do normal (abaixo da demanda de O_2). A redução da ventilação alveolar tem como consequência a queda da PO_2 alveolar e, por conseguinte, o quadro de hipoxemia. A hipoventilação também resulta em hipercapnia (ver equações 1 e 2). As causas da hipoventilação são fatores mecânicos do sistema respiratório (p. ex., aumento da resistência) ou disfunções no sistema de controle da ventilação causadas por patologias ou efeito de fármacos (p. ex., alguns anestésicos) que deprimem a atividade de regiões do controle respiratório no sistema nervoso central. A hipoxemia decorrente da hipoventilação pode ser revertida pela adição de O_2 no ar inspirado (hiperóxia) e não é acompanhada pelo aumento da diferença alveolar-arterial de PO_2.

Limitação da difusão. O impacto da limitação de difusão na troca gasosa foi discutido anteriormente neste capítulo. Está envolvida em patologias que reduzem área de superfície ou aumentam a espessura da membrana de troca gasosa e resultam em hipoxemia.

Shunt (ou desvio). Refere-se ao sangue que entra no sistema arterial sem passar por processo de troca gasosa no pulmão. Esse tipo de *shunt* pode ser denominado *right-to-left shunt* (desvio do lado direito para o esquerdo), para diferenciar do *left-to-right shunt* (esquerdo para direito), no qual o sangue arterial passa para a artéria pulmonar em casos de defeito cardíaco congênito. Uma importante característica do *shunt* é que ele consiste na única causa de hipoxemia não revertida completamente com a inspiração de 100% O_2, ou seja, a PaO_2 não alcança os valores esperados. E isso acontece porque o sangue desviado "escapa" dos alvéolos ventilados e nunca é exposto à alta PO_2 alveolar.

Desigualdade na relação $\dot{V}/\dot{Q}$. As desigualdades na relação $\dot{V}/\dot{Q}$ reduzem a eficiência dos pulmões na troca gasosa. Embora a eliminação do CO_2 seja prejudicada, alguns pacientes com de-

sigualdade relação $\dot{V}/\dot{Q}$ podem ter valores normais de $PaCO_2$ (devido ao aumento da ventilação). Entretanto, em geral a PaO_2 é baixa. O cálculo da diferença alveolar-arterial de PO_2 é uma maneira útil de identificar a desigualdade da relação $\dot{V}/\dot{Q}$ como origem da hipoxemia.

Vale mencionar que a hipoxemia pode ser induzida experimentalmente reduzindo a fração inspirada de O_2 ou quando a PO_2 do ar inspirado é reduzida, como em altas altitudes.

TRANSPORTE DE GASES NO SANGUE

A difusão e a relação $\dot{V}/\dot{Q}$ são dois aspectos considerados fundamentais na troca gasosa. Uma vez que o O_2 atravessa a membrana alveolocapilar e chega ao sangue, este deve ser apropriadamente distribuído aos diversos tecidos do organismo. A integridade de cada etapa da troca gasosa é essencial para a manutenção adequada do suprimento de O_2 ao organismo. E, assim, o próximo passo na cascata de O_2 consiste no transporte dos gases no sangue. A seguir, serão descritos alguns aspectos básicos do transporte de gases no sangue.

Transporte de O_2

O O_2 é transportado pelo sangue de duas maneiras: dissolvido no plasma e combinado com a hemoglobina (Hb). O conteúdo arterial total de O_2 é a soma de todo O_2, ou seja, a porção dissolvida no plasma e a combinada com a hemoglobina:

$$(O_2)tot = O_2 \text{ dissolvido} + O_2 \text{ combinado}$$

O O_2 fisicamente dissolvido no plasma é definido e calculado de acordo com Lei de Henry:

$$O_2 = \alpha O_2 \times PO_2$$

Em que:

- αO_2: solubilidade do O_2 no plasma
- PO_2: pressão parcial desse gás.

O conteúdo (concentração) arterial total de O_2 é de aproximadamente cerca de 20 mℓ/dℓ. A unidade habitual para $[O_2]$ ou $[CO_2]$ no sangue é mℓ/dℓ (também chamada de volume %). Uma característica importante que deve ser considerada consiste na baixa solubilidade do O_2 em solução aquosa quando comparada com a gasosa. Assim, considerando que a solubilidade do O_2 no plasma (a 37°C) é cerca de 0,003 mℓ/(dℓ. mmHg) e a PaO_2 cerca de 100 mmHg, é possível observar que o $[O_2]$ fisicamente dissolvido no sangue arterial é de apenas 0,3 mℓ/dℓ (Lei de Henry, $0,003 \times 100 = 0,3$).

Se apenas o $[O_2]$ dissolvido no sangue arterial estivesse disponível para suprir as demandas de O_2 do organismo, o débito cardíaco precisaria ser extremamente elevado para ofertar aos tecidos o O_2 necessário:

$$[O_2]\text{dissolvido} = 0,003 \times 100 = 0,3 \text{ m}\ell/\text{d}\ell \text{ (ou 3 m}\ell/\ell)$$

$$\text{Débito cardíaco} = \text{aprox. } 5 \ \ell/\text{min}$$

$$O_2 \text{ disponível oferecido para os tecidos} = 3 \text{ m}\ell/\ell \times 5 \ \ell/\text{min} = 15 \text{ m}\ell/\text{min}$$

Com a demanda de O_2 em torno de 300 mℓ/min, o débito cardíaco teria que ser aproximadamente 100 ℓ/min para que o $[O_2]$dissolvido oferecido aos tecidos pudesse suprir a demanda. Fica claro que o $[O_2]$ dissolvido no plasma não é suficiente para suprir as demandas de O_2 no organismo. Deve haver outro mecanismo para transporte de O_2 mais eficiente – nesse caso, a hemoglobina (Hb).

Oxigênio transportado pela Hb

A ligação do O_2 com a Hb forma oxi-hemoglobina no interior dos glóbulos vermelhos. A Hb não ligada ao O_2 é chamada de desoxi-hemoglobina ou Hb reduzida (Figura 31.9 A). A capacidade de o sangue transportar O_2 aumenta bastante (cerca de 65×) em virtude da capacidade de o O_2 se ligar à Hb. A Hb é a molécula carreadora de O_2 e apresenta dois componentes: os grupamentos heme (quatro grupos) não proteicos, que contêm ferro (na forma Fe^{2+}), sítio de ligação do O_2; e o grupamento proteico, a globulina (Figura 31.9 B). Em adultos, esta consiste em quatro cadeias polipeptídicas, sendo duas alfa e duas beta (alfaglobulina e betaglobulina; HbA). Crianças menores de 1 ano de idade apresentam a Hb fetal (HbF), que em vez das cadeias beta, dispõe de cadeias gama. Essa alteração aumenta a afinidade do O_2 pela Hb.

Outras Hb anormais podem ser produzidas pela substituição de apenas um aminoácido nas cadeias alfa ou beta. Tais anormalidades alteram a afinidade do O_2 pela Hb. A mais conhecida é a HbS, que está presente na doença falciforme. Cada molécula de Hb pode ligar-se a quatro moléculas de O_2 de maneira reversível (O_2 + Hb $\rightleftharpoons$ HbO_2). Essa ligação reversível é essencial, pois possibilita que o O_2 seja "capturado" nos pulmões e liberado para os tecidos. É preciso ter em mente que a Hb aumenta significativamente a capacidade de transporte do O_2 pelo sangue. Entretanto, este, para ser usado pelos tecidos, precisa dissociar-se da Hb e ser liberado para utilização nas células. Em condições normais, cada grama de Hb é capaz de combinar-se com cerca de 1,39 mℓ de O_2. Dessa maneira, 100 mℓ de sangue contendo cerca de 15 g de Hb (15 g Hb/100 mℓ) têm a capacidade de transportar O_2 de aproximadamente 20,8 mℓ de O_2/100 mℓ sangue.

Curva de dissociação O_2-Hb

A porcentagem de saturação da Hb é uma maneira de expressar a proporção da Hb que se encontra ligada ao O_2:

% saturação Hb (%Sat) =
(O_2 ligado à Hb/capacidade de transporte de O_2 da Hb) × 100

A relação entre PO_2 e saturação da Hb pode ser graficamente demonstrada por meio da curva de dissociação (ou equilíbrio) O_2–Hb (Figura 31.10 A). A representação da %Sat *versus* PO_2 demonstra que, quanto maior a PO_2 arterial, maior será a saturação da Hb, até um ponto onde esta ficará completamente saturada (%Sat = 100%).

Tal curva de dissociação O_2-Hb apresenta alguns aspectos funcionais que devem ser considerados. A curva apresenta um formato sigmoide (em S), com implicações importantes para o carregamento e descarregamento de O_2 da Hb. É preciso notar que a porção superior (com maiores valores de PO_2) apresenta uma inclinação pequena, sendo quase horizontal. Ou seja, nessa porção da curva, à medida que a PO_2 diminui, ocorre pouca alteração na saturação. Com a queda da PO_2 de 100 para cerca de 65 mmHg, a saturação da Hb encontra-se em torno de 90%, o suficiente para o transporte e a liberação de O_2 adequados aos tecidos. A parte mais inferior da curva (com menores valores de PO_2) é mais retilínea (inclinada). Nessa porção, com pouca redução da PO_2, ocorrem grandes mudanças na saturação da Hb. O descarregamento de O_2 da Hb para os tecidos pode ser maior com pequenas quedas da PO_2.

Outro aspecto importante a ser considerado refere-se ao fato de a curva poder ser deslocada para a direita ou para a esquerda. O deslocamento para a direita indica que a afinidade O_2-Hb está reduzida (ou seja, para a mesma %Sat, a PO_2 deve ser maior). Quando para a esquerda, como se observa para a Hb fetal (Figura 31.10 B), a afinidade do O_2 aumenta (para a mesma %Sat, a PO_2 é menor). Assim, o conceito do P50 é importante. Define-se o P50 como o valor da PO_2 no qual 50% da Hb está saturada. Por meio desse valor, é possível avaliar a afinidade O_2–Hb. Por exemplo, altos valores de P50 indicam redução da afinidade, e baixos valores de P50 indicam aumento da afinidade. Por exemplo, com a redução da afinidade, um valor mais baixo de PO_2 é necessário para alcançar a saturação de 50% da Hb. Do ponto de vista fisiológico, é importante reconhecer alguns fatores que modulam e influenciam a posição da curva de dissociação O_2–Hb, aumentando ou reduzindo a afinidade O_2–Hb e influenciando no carregamento e na liberação do O_2 pela Hb.

Fatores que modulam a curva O_2–Hb

Alguns fatores modulam a posição da curva de dissociação O_2–Hb (Figura 31.11), a qual é desviada para a direita (afinidade reduzida) com o aumento da concentração de íons H^+ (redução do pH), PCO_2, aumento da temperatura e 2,3-difosfoglicerato (2,3-DPG). Por outro lado, a redução de tais fatores desloca a curva para a esquerda (aumenta a afinidade). Citando dois exemplos de moduladores da afinidade O_2-Hb:

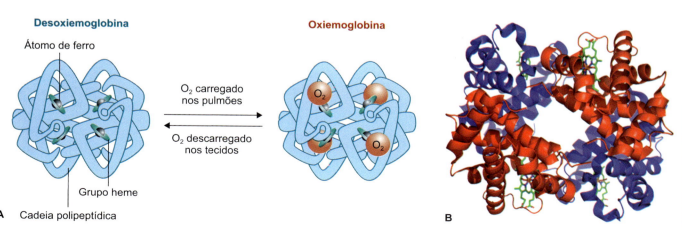

Figura 31.9 A. Ligação do O_2 com a hemoglobina. **B.** Estrutura da hemoglobina A humana que mostra duas cadeias α em vermelho, duas cadeias β em azul e os grupos heme contendo ferro em verde. Fonte: Protein Data Bank (PDT) – 1 gzx com permissão. Adaptada de Mairbäurl e Weber (2012).

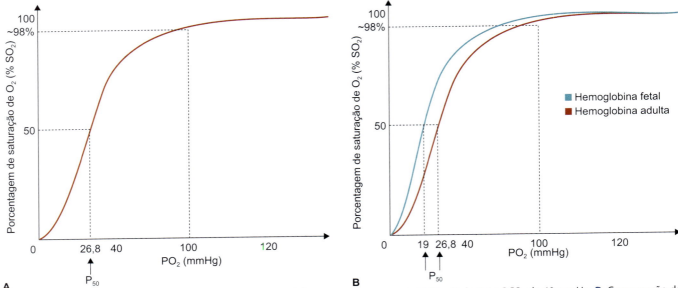

Figura 31.10 A. Curva de dissociação da oxi-hemoglobina adulta para temperatura de 37°C, pH de 7,4 e PCO$_2$ de 40 mmHg. **B.** Comparação da curva de dissociação da oxi-hemoglobina adulta (vermelha) e da oxi-hemoglobina fetal (azul).

- PCO$_2$: o aumento da produção de CO$_2$ pelo tecido e a liberação deste no sangue (com redução do pH) deslocam a curva para a direita, reduzindo a afinidade O$_2$–Hb. Tal deslocamento é benéfico, uma vez que facilita a saída do O$_2$ da Hb e, então, para o tecido. Ao contrário, a redução do CO$_2$ (e aumento do pH) desloca a curva para esquerda (aumenta afinidade). Nos pulmões, tal efeito é benéfico, pois facilita a captação de O$_2$ na Hb. O efeito do CO$_2$ e pH sobre o deslocamento da curva é conhecido como efeito Bohr
- 2,3-DPG: é um fosfato orgânico, produto da glicólise no interior do eritrócito. O DPG e o O$_2$ têm sítios de ligação diferentes na Hb. Mas, ao se ligar na Hb, o DPG induz um efeito alostérico que dificulta a ligação do O$_2$ na Hb. O aumento de DPG desloca a curva para a direita (reduz a afinidade).

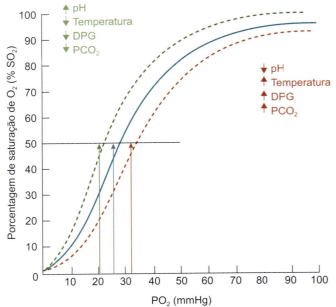

Figura 31.11 Fatores que afetam a curva de dissociação da oxi-hemoglobina. Os fatores em vermelho desviam a curva para a direita (reduzem a afinidade) e os em verde para a esquerda (aumentam a afinidade).

O exemplo do exercício físico é sempre útil para entender o papel desses fatores que modulam a curva: os músculos em exercício aumentam a produção de CO$_2$ e de íons H$^+$ (reduz pH) e aumentam a temperatura. Em consequência, há uma curva deslocada para a direita, que reduz a afinidade O$_2$-Hb e facilita o descarregamento de O$_2$ para os tecidos.

Um aspecto conceitual importante deve ser destacado: [O$_2$] (concentração ou conteúdo total de O$_2$), PO$_2$ e saturação são três variáveis relacionadas, porém diferentes. Por exemplo, um indivíduo com anemia que apresenta redução da quantidade de Hb e tem a capacidade de transporte de O$_2$ reduzida, ou seja o [O$_2$] total é menor, mas a PaO$_2$ e a saturação permanecem inalteradas. Outro exemplo pode ser dado com o monóxido de carbono (CO). Este interfere na capacidade de transporte de O$_2$. Isso se deve ao fato de o CO apresentar uma afinidade pela Hb 240 vezes maior e combinar-se rapidamente com a Hb, formando o complexo COHb (carboxi-hemoglobina). A saturação com o CO torna a Hb indisponível para o transporte de O$_2$. Se isso acontece, as concentrações de Hb e a PO$_2$ podem estar normais, porém o [O$_2$] estar reduzido.

Transporte de CO$_2$

O CO$_2$ é transportado no sangue de três maneiras:

- CO$_2$ fisicamente dissolvido: assim como o O$_2$, obedece à Lei de Henry, ou seja, depende de sua solubilidade e da PCO$_2$. Como a solubilidade do CO$_2$ mostra-se cerca de 20× maior que a do O$_2$, em torno de 5 a 10% do CO$_2$ é transportado na forma dissolvida. Assim, tem papel importante no transporte de CO$_2$ para ser eliminado no pulmão
- CO$_2$ pode combinar-se quimicamente com a globina da hemoglobina: assim, forma o complexo carbaminoemoglobina. Quando a Hb do sangue venoso entra nos capilares pulmonares, ao ser carregada com O$_2$, libera o CO$_2$ da ligação carbamino. Em torno de 5 a 10% do transporte de CO$_2$ encontra-se na forma de compostos carbamino
- A maior parte do CO$_2$, cerca de 80 a 90%, é transportada na forma de íons bicarbonatos, pela reação de hidratação do CO$_2$: CO$_2$ + H$_2$O $\rightleftharpoons$ H$_2$CO$_3$ $\rightleftharpoons$ H$^+$ + HCO$_3^-$, sendo a primeira etapa "CO$_2$ + H$_2$O" catalisada pela enzima anidrase

carbônica. Nessa reação, o CO_2 liga-se com a H_2O formando ácido carbônico, que, então, se dissocia em H^+ e bicarbonato. Sem a anidrase carbônica, a hidratação do CO_2 é uma reação que ocorre lentamente. Tal enzima está presente no interior dos eritrócitos (mas não no plasma). Assim, a Hb tem papel integral no transporte de CO_2, pois aceita o íon H^+ resultante dessa reação.

Em situações fisiológicas, a curva de dissociação do CO_2 para o sangue total constitui praticamente uma reta (Figura 31.12). A curva é desviada para a direita quando os níveis de oxi-hemoglobina aumentam e para a esquerda quando os níveis de oxi-hemoglobina diminuem. Tal efeito é conhecido como efeito Haldane, o qual possibilita que o sangue transporte mais CO_2 nos tecidos, onde existe mais desoxi-hemoglobina, e descarregue mais CO_2 nos pulmões, nos quais os níveis de oxi-hemoglobina são maiores.

A Figura 31.13 apresenta um resumo do transporte de O_2 e CO_2 nos tecidos e no pulmão. O CO_2 difunde-se do gradiente de concentração do tecido para os capilares sanguíneos. Parte

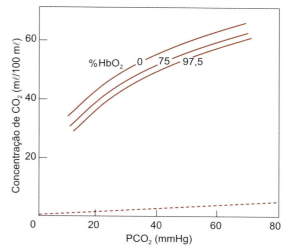

Figura 31.12 Curva de dissociação do CO_2 para o sangue total à temperatura de 37°C para diferentes saturações de oxi-hemoglobina (0%, 70% e 97,5%). Em pontilhado, o CO_2 dissolvido. Adaptada de West (2012).

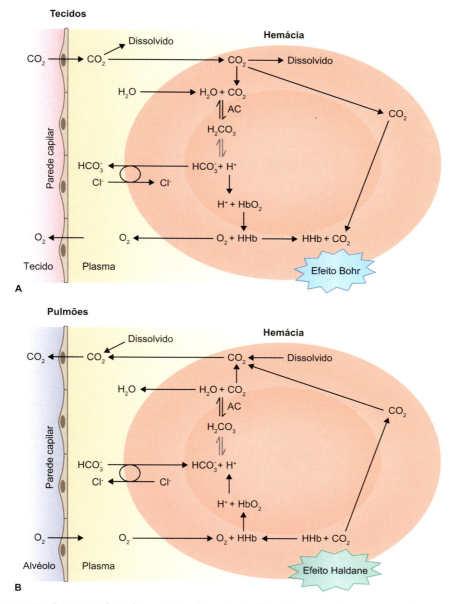

Figura 31.13 Representação esquemática de captação e liberação de CO_2 e O_2 nos tecidos e nos pulmões. Adaptada de Levitzky (2016).

do CO_2 é transportada no sangue na forma dissolvida (no plasma), de acordo com a Lei de Henry. Outra parte difunde-se para dentro do eritrócito.

No interior do eritrócito, pequena parte pode continuar dissolvida, combinar com H_2O ou formar o composto carbamino (carbamino-hemoglobina). O interior do eritrócito é rico em anidrase carbônica. Desse modo, a reação de hidratação do CO_2 ocorre rapidamente, formando ácido carbônico, que se dissocia em H^+ e bicarbonato. O HCO_3^- resultante é transportado para fora da célula em troca com Cl^- (trocador HCO_3^-/Cl^-). O H^+ resultante da dissociação do ácido carbônico liga-se à Hb reduzida (a desoxi-hemoglobina é um melhor aceptor de prótons). Nos capilares teciduais, tal ligação é favorecida pelo descarregamento do O_2 para os tecidos. Isso possibilita que a Hb reduzida aceite mais íons de H^+ liberados pela dissociação e que mais CO_2 seja transportado na forma de HCO_3 (efeito Haldane: a desoxigenação aumenta a capacidade de carrear CO_2). Por sua vez, a associação de H^+ à Hb diminui a afinidade desta pelo O_2.

A outra parte do CO_2 liga-se a grupos aminoterminais da Hb para formar os compostos carbamino. Nos pulmões, a PO_2 é alta, e a PCO_2, baixa. Quando o O_2 associa-se à Hb, os íons H^+ (combinados com a Hb quando estava na forma desoxi-hemoglobina) são liberados e a reação inversa ocorre. H^+ e HCO_3 associam-se, gerando H_2CO_3 e, em seguida, CO_2 e H_2O. Ao mesmo tempo, o CO_2 dos compostos carbamino também é liberado e difunde-se para fora da célula para o sangue e do sangue para o alvéolo para ser eliminado.

BIBLIOGRAFIA

Hsia CCW, Hyde DM, Weibel ER. Lung structure and the intrinsic challenges of gas exchange. Compr Physiol. 2016;6(2): 827-95.

Levitzky MG. Fisiologia pulmonar. 8. ed. Barueri: Manole; 2016.

Mairbäurl H, Weber RE. Oxygen Transport by hemoglobin. Compr Physiol. 2012;(2):1463-89.

Peterson J, Glenney RW. Gas exchange and ventilation-perfusion relationships in the lung. Eur Respir J. 2014;44:1023-41.

Stickland MK, Lindinger MI, Olfert IM, Heigenhauser GJF, Hopkins SR. Pulmonary gas exchange and acid-base balance during exercise. Compr Physiol. 2013;(3):693-739.

Weilbel ER. The pathway for oxygen. Structure and function in the mammalian respiratory system. Harvard University Press; 1984.

West JB. Pulmonary pathophysiology - the essentials. 7.ed. Baltimore: Lippincott Williams & Wilkins; 2008.

West JB. Respiratory Physiology - the essentials. 9.ed. Baltimore: Lippincott Williams & Wilkins; 2012.

32
Regulação da Respiração

Ana Carolina Takakura • Thiago S. Moreira

Controle respiratório, 339

Geração do ritmo e do padrão respiratório, 340

Áreas centrais de controle respiratório | Neurônios respiratórios, 342

Sensores moduladores da atividade respiratória, 344

Patologias que afetam o padrão respiratório, 349

Centros superiores de controle respiratório, 350

Bibliografia, 350

CONTROLE RESPIRATÓRIO

Os movimentos respiratórios consistem em um processo cíclico em que o ar atua, por meio das vias respiratórias, para dentro e para fora do pulmão. No entanto, apesar de parecer um processo relativamente simples, uma rede neural de extrema complexidade é responsável por promover os movimentos respiratórios.

A rede neural respiratória inicia suas atividades nas fases intrauterinas (terceiro trimestre) e continua ininterruptamente até o fim da vida. A região no sistema nervoso central (SNC), em que o processo respiratório (geração de ritmo e padrão respiratório) está sendo promovido, tem sido estudada intensamente nos últimos 30 anos. Se forem levados em consideração os primeiros estudos relatando a participação do SNC no controle respiratório, é preciso se limitar às primeiras descrições de Cláudio Galeno (129 a 199), médico dos gladiadores. Ele detectou que o ritmo respiratório continuava somente se o SNC fosse preservado acima da região do pescoço. Sua observação foi demonstrada experimentalmente somente no século 18, indicando que o ritmo respiratório era interrompido após a transecção da medula espinal na região cervical. No século 19, utilizando um modelo animal, demonstrou-se que a região do tronco encefálico era uma região fundamental do SNC que estaria envolvida no controle respiratório. Algumas décadas adiante, Marie Jean Pierre Flourens (1794-1867) demonstrou experimentalmente que os movimentos respiratórios poderiam ser mantidos se apenas uma pequena porção permanecesse intacta na região bulbar. Ele se referiu a essa região encefálica como o "nó vital" (*noeud vitale*, em francês), ou seja, o centro de controle da respiração.

A partir das descrições de Flourens, vários grupos de pesquisa procuraram entender a participação do SNC no controle respiratório. Nessa época, experimentos realizados em gatos anestesiados mostraram que tanto a ponte quanto o bulbo apresentam elementos essenciais para um padrão respiratório adequado, sendo o ritmo respiratório gerado no bulbo e as estruturas pontinas apresentando neurônios moduladores do ritmo respiratório. Santiago Ramón y Cajal (1852-1934) contribuiu bastante para a descrição das vias aferentes e eferentes com envolvimento no controle respiratório (Figura 32.1 A). Ao longo dos anos, várias foram as contribuições de diversos grupos de pesquisa para entender o controle neural da respiração. A rede respiratória que controla a atividade respiratória pode ser didaticamente dividida em cinco grupamentos neurais, conforme mostrado na Figura 32.2 A e B.

Ao longo deste capítulo, serão abordados e discutidos os seguintes tópicos: áreas centrais de controle respiratório; geração do ritmo respiratório; formação do padrão respiratório, que consiste na transformação de um ritmo oscilatório em movimentos coordenados de músculos respiratórios; músculos respiratórios responsáveis pelo controle das vias respiratórias e fluxos inspiratórios e expiratórios; sensores responsáveis pela modulação da atividade respiratória (os sensores seriam os quimiorreceptores centrais e periféricos e os receptores pulmonares); e modulação da atividade respiratória durante a atividade física e em situações patológicas.

GERAÇÃO DO RITMO E DO PADRÃO RESPIRATÓRIO

A atividade respiratória é promovida por um padrão gerador de movimento que envolve a coordenação de movimentos da caixa torácica, dos músculos abdominais e das vias respiratórias. A ritmogênese respiratória é produzida no tronco encefálico e transmitida por meio de uma rede de interneurônios e neurônios pré-motores para os neurônios motores respiratórios. Todo o processo de transmissão sináptica da informação dos centros respiratórios até a musculatura respiratória é essencial para a construção do padrão respiratório eupneico. O padrão respiratório mostra-se tipicamente ativo durante a

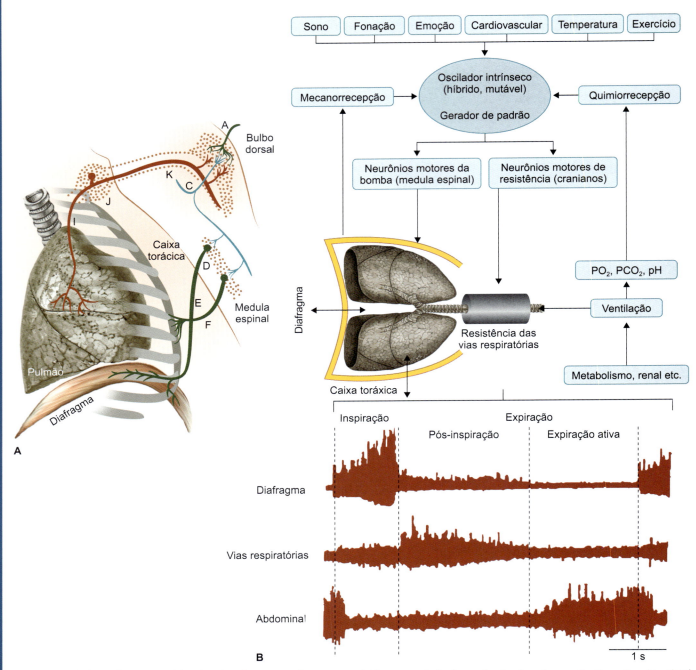

Figura 32.1 A. Desenho esquemático das vias aferentes e eferentes envolvidas no controle da respiração descritas por Santiago Ramón y Cajal no século 19. **B.** Representação esquemática da rede respiratória para gerar o padrão respiratório: inspiração, pós-inspiração e expiração ativa. Importante ressaltar que o sono, a fala, as emoções, os controles térmico e cardiovascular e o exercício podem influenciar e modular o padrão respiratório. Têm-se ainda sensores periféricos (quimiorreceptores e receptores mecânicos de distensão pulmonar) que promovem a modulação do gerador central da respiração na tentativa de ajustar o padrão respiratório.

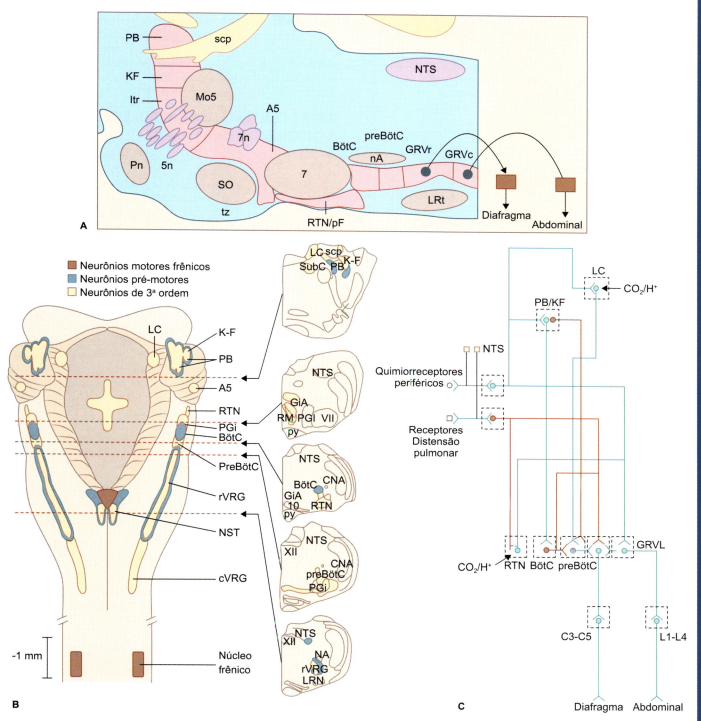

Figura 32.2 A. Esquema sagital do tronco encefálico das regiões envolvidas no controle respiratório. **B.** Visão frontal e coronal das regiões envolvidas no controle respiratório. **C.** Desenho esquemático das conexões excitatórias (*verde*) ou inibitórias entre as áreas de controle respiratório do tronco encefálico. A5: região pontina ventrolateral catecolaminérgica A5; BötC: complexo de Bötzinger; C3-C5: medula espinal cervical níveis 3-5; GRVc: grupamento respiratório ventrolateral caudal; GRVr: grupamento respiratório ventrolateral rostral; Itr: região intertrigeminal; KF: Kölliker-Fuse; LC: *locus coeruleus*; LRt: núcleo reticular lateral; L1-L4: medula espinal lombar níveis 1-4; Mo5: núcleo mesencefálico do trigêmeo; na: núcleo ambíguo; NTS: núcleo do trato solitário; PB: parabraquial; Pn: núcleo basilar pontino; preBötC: complexo de pré-Bötzinger; RTN/pF: núcleo retrotrapezoide/região parafacial; scp: pedúnculo cerebelar superior; SO: oliva superior; tz: corpo trapezoide; 7n: nervo facial.

inspiração (entrada de ar) e passivo na expiração (saída de ar) eupneica.

O padrão expiratório pode ser dividido em duas fases distintas:

- Fase 1 da expiração (E1), ou pós-inspiratória (PI)
- Fase 2 da expiração (E2), ou expiração ativa (EA) (ver Figura 32.1B).

Os neurônios respiratórios com atividade PI estão envolvidos no controle das vias respiratórias, auxiliando na redução da velocidade do fluxo expiratório, enquanto aqueles com atividade E2 estão presentes na inervação da musculatura abdominal e dos músculos intercostais internos.

O padrão eupneico corresponde a um padrão respiratório observado apenas em condições de repouso em mamíferos, com disparos rítmicos de atividade motora para o diafragma e os músculos intercostais externos, controlando a inspiração. Nessa mesma condição de eupneia, a expiração é o resultado do relaxamento passivo desses músculos. Entretanto, quem seria o responsável pela origem desse padrão?

Experimentos realizados em diversos modelos experimentais levaram à descoberta de uma região localizada na superfície ventral do bulbo, a que se deu o nome de "complexo de pré-Bötzinger (preBötC)", o núcleo no qual a ritmogênese respiratória seria gerada (Smith *et al.*, 1991). Trabalhos clássicos mostraram uma atividade inspiratória robusta dos neurônios do preBötC (Figura 32.3). Além disso, esses neurônios são fenotipicamente descritos como imunorreativos para receptores de neurocinina 1 (NK1r), somatostatina (SST) e glutamato. Demonstrou-se o papel relevante do preBötC no controle respiratório em uma série de experimentos em que foram realizadas lesões seletivas dos neurônios do preBötC. Isso resultou em uma completa desestabilização do ritmo e do padrão respiratório. Os dados experimentais foram posteriormente estendidos para resultados obtidos em humanos, nos quais a expressão de NK1r foi encontrada em uma região homóloga ao preBötC em pessoas (Schwarzacher *et al.*, 2011).

O ritmo inspiratório, gerado no preBötC, é transmitido para toda a rede respiratória, localizada no tronco encefálico, possivelmente por uma subpopulação de neurônios excitatórios. Estes, por sua vez, enviam projeções para os neurônios pré-motores, determinando o padrão de contração muscular.

Acredita-se que o preBötC seja composto por subpopulações parcialmente sobrepostas de neurônios que formam microcircuitos responsáveis pela geração do ritmo e do padrão respiratório. Sugere-se que o início da atividade seja mediado por neurônios excitatórios. Então, tais neurônios transmitem a informação para um conjunto de neurônios imunorreativos para SST, na tentativa de padronizar a ritmogênese, para posteriormente modelar o padrão respiratório eupneico. Por fim, o conjunto de neurônios inibitórios, presentes no preBötC, atuaria também na modulação do padrão respiratório. Os neurônios inibitórios não seriam essenciais para a ritmogênese respiratória.

ÁREAS CENTRAIS DE CONTROLE RESPIRATÓRIO | NEURÔNIOS RESPIRATÓRIOS

A primeira evidência da importância do bulbo encefálico na respiração foi demonstrada em 1812 por Le Gallois. Em seus estudos, foi possível observar que a respiração de coelhos continuava relativamente normal após a remoção do cérebro, do cerebelo e da porção dorsal do bulbo encefálico. Enquanto isso, ela cessava após a transecção da porção ventral do bulbo. Com os estudos, concluiu-se que os neurônios envolvidos no controle da respiração estariam localizados na superfície ventral do bulbo.

Como dito anteriormente, o padrão respiratório é formado por três fases: inspiração, expiração passiva ou pós-inspiração e expiração ativa. O conhecimento desse padrão formado por três fases levou a uma série de estudos, iniciados em 1970 por Richter *et al.* em gatos anestesiados utilizando registros intracelulares (Richter, 1982). Tais estudos demonstraram que, durante a respiração, atividades fásicas são geradas na região ventral do bulbo sem a necessidade de uma retroalimentação periférica, envolvendo uma rede neuronal coordenada por interações sinápticas chamada posteriormente de coluna respiratória ventral (Smith *et al.*, 1991).

Atualmente, é possível formar um mapa funcional respiratório no sentido rostrocaudal da superfície ventral do bulbo, envolvendo todas as classes de diferentes neurônios respiratórios (ver Figura 32.1; Merrill, 1981), que seria composto pelas seguintes regiões:

- Núcleo retrotrapezoide e/ou grupamento respiratório parafacial (RTN/pF)

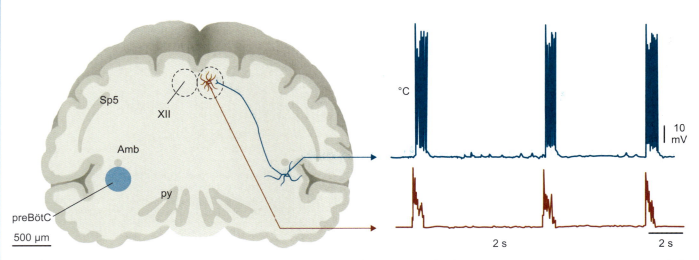

Figura 32.3 Possível contribuição do complexo de pré-Bötzinger (preBötC) no ritmo gerador da inspiração. Os registros representam a atividade elétrica de neurônios do complexo de pré-Bötzinger e a saída da raiz do nervo hipoglosso. Amb: núcleo ambíguo; py: pirâmides; Sp5: núcleo trigeminal; XII: núcleo hipoglosso.

- Complexo de Bötzinger (BötC)
- Complexo de pré-Bötzinger (preBötC)
- Grupamento respiratório ventrolateral rostral (GRVLr)
- Grupamento respiratório ventrolateral caudal (GRVLc) (ver Figura 32.2 A e B).

Além do grupamento respiratório ventral, sabe-se que na região dorsal do bulbo e em estruturas pontinas existem grupamentos de neurônios também envolvidos nas diversas fases do ciclo respiratório. Esses neurônios estariam localizados no núcleo do trato solitário (NTS), no complexo parabraquial/Kölliker-Fuse (PB/KF) e no *locus coeruleus* (LC) (ver Figura 32.2).

Núcleo retrotrapezoide/grupamento respiratório parafacial

O núcleo RTN/pF é o grupo de neurônios mais rostral da coluna respiratória ventral. Consiste em uma população de neurônios localizados embaixo da porção caudal do núcleo motor facial e muito próximo da superfície ventral do bulbo (Guyenet e Bayliss, 2015). Esses neurônios estendem-se desde a porção caudal do corpo trapezoide até a região caudal do núcleo motor do facial, englobando uma distância de aproximadamente 2 mm no rato. Hoje, os neurônios do RTN/pF podem ser identificados histologicamente pela combinação de marcadores imuno-histoquímicos para o gene *PHOX2B* e glutamatérgicos e a ausência de marcadores catecolaminérgicos e colinérgicos.

Trabalhos anteriores mostraram que esses neurônios estão envolvidos na quimiorrecepção central e aumentam sua atividade mediante elevados níveis de CO_2/H^+. Apesar de existirem evidências de que esses neurônios sejam responsáveis pelo controle do movimento inspiratório, estudos recentes têm sugerido que o RTN/pF também seja responsável pela geração da atividade expiratória (ver Figura 32.2 B e C). Acredita-se que os neurônios do RTN/pF envolvidos no processo da expiração ativa encontram-se constantemente inibidos e que a desinibição desses neurônios ocorre em situações específicas, como hipoxia, hipercapnia ou atividade física, gerando, então, a fase da expiração ativa. Entretanto, a fonte dessa inibição ainda é desconhecida na literatura.

Os neurônios do RTN/pF envolvidos no processo da expiração ativa parecem estar localizados mais lateralmente no núcleo. Tais neurônios apresentam maior atividade no fim da expiração, são inibidos no decorrer da inspiração e exibem um segundo disparo na primeira fase da expiração (fase pós-inspiratória). Assim, esses neurônios foram classificados como neurônios expiratórios bifásicos. A atividade expiratória seria gerada por um oscilador independente e separado, localizado na região RTN/pF, que reciprocamente interage com o oscilador inspiratório do preBötC. O acoplamento desses dois osciladores formaria um mecanismo fundamental para a geração do ritmo respiratório e a manutenção do padrão eupneico (Feldman *et al.*, 2013).

Complexo de Bötzinger

O BötC está localizado no bulbo ventrolateral e estende-se da porção caudal do núcleo motor do facial até a porção compacta do núcleo ambíguo. É considerado uma fonte primária de atividade expiratória (Schreihofer *et al.*, 1999) e contém principalmente interneurônios inibitórios com padrão expiratório, que se projetam monossinapticamente para outras regiões da coluna respiratória – em especial, o GRVLr (ver Figura 32.2 C). O principal neurotransmissor dos neurônios dessa região é a glicina (Schreihofer *et al.*, 1999).

Interações inibitórias entre os neurônios expiratórios do complexo de Bötzinger e os neurônios inspiratórios localizados mais caudalmente no complexo pré-Bötzinger foram propostas como mecanismos para geração/manutenção do ritmo respiratório *in vivo*. No entanto, essa teoria ainda é motivo de várias controvérsias na literatura científica (ver Figura 32.2 C; Feldman *et al.*, 2013).

Grupamento respiratório ventrolateral rostral e caudal | Neurônios pré-motores

O GRVLr contém neurônios que se estendem da porção caudal do núcleo ambíguo até o início do óbex. São neurônios pré-motores excitatórios com atividade inspiratória projetados para a região cervical da medula espinal, que controla a atividade de músculos inspiratórios, em especial o diafragma (ver Figura 32.2 C).

Os neurônios pré-motores do GRVLr também recebem uma série de inibições oriundas do BötC e das estruturas pontinas. As inibições são essenciais durante a fase da expiração, evitando que os músculos inspiratórios se contraiam durante a exalação do ar. O grupamento respiratório ventrolateral caudal (GRVLc) inicia-se no nível do óbex (rostral ao *calamus scriptorius*) e estende-se até a transição com a medula espinal cervical. A maioria dos neurônios encontrados no GRVLc apresenta um padrão de atividade que aumenta durante a expiração. Eles são classificados como neurônios pré-motores excitatórios (provavelmente glutamatérgicos), os quais se projetam para o corno ventral, que controla os neurônios motores a promover a inervação da musculatura expiratória (ver Figura 32.2 C; Iscoe, 1998).

Complexo pós-inspiratório

Neurônios com atividade pós-inspiratória têm sido descritos e identificados na região do BötC, uma área encefálica que contém principalmente neurônios inibitórios. No entanto, a fonte de excitação para essa região vem se tornando motivo de vários estudos na literatura.

Recentemente, uma região localizada dorsalmente ao BötC foi identificada contendo neurônios colinérgicos e com atividade ritmogênica pós-inspiratória. Tal região parece ter papel relevante na primeira fase da expiração (fase E1), também chamada de fase pós-inspiratória. A atividade respiratória está intimamente relacionada com outros comportamentos, como a vocalização, a deglutição e a tosse. Esses fenômenos ocorrem na fase pós-inspiratória e, portanto, uma atividade pós-inspiratória prejudicada poderia resultar em aspirações, promovendo quadros de pneumonias, uma das principais causas de óbito em pacientes portadores de doenças neurodegenerativas.

Núcleo do trato solitário (NTS)

Dividido em seu aspecto anteroposterior em três sub-regiões, conforme sua proximidade com a área postrema – NTS rostral, NTS intermediário e NTS caudal –, é composto por diversos grupamentos de neurônios envolvidos no controle de diferentes funções do organismo humano: cardiovascular, gastrintestinal, endócrina e respiratória.

Com relação ao controle respiratório, acredita-se que o papel do NTS resida na modulação da atividade dos neurônios respiratórios de toda a coluna respiratória ventral. Assim, sabe-se que os neurônios localizados na porção caudal recebem as aferências vindas dos quimiorreceptores periféricos e enviam projeções excitatórias para a coluna respiratória ventral, promovendo uma integração de quimiorreflexo respiratório periférico e central. Além disso, na porção intermediária do NTS, existe um grupo de neurônios inibitórios que se projetam para a região da coluna respiratória ventral e estão envolvidos no reflexo de distensão pulmonar. Registros da atividade elétrica dos neurônios do NTS também mostraram que existem neurônios com atividade relacionada com todas as fases da respiração em toda a sua extensão anteroposterior, englobando neurônios do NTS rostral, intermediário e comissural (ver Figura 32.2 C).

Complexo parabraquial/Kölliker-Fuse

A região do complexo parabraquial/Kölliker-Fuse (PB/KF) apresenta uma coleção de neurônios inibitórios com atividade eletrofisiológica coincidindo com a fase da expiração passiva ou a fase pós-inspiratória. O papel desse núcleo pontino na respiração parece ser o de promover o encerramento da inspiração e auxiliar na manutenção do ritmo respiratório. Com isso, acredita-se que o PB/KF participe da fase de transição entre a inspiração e a expiração (ver Figura 32.2 C).

Locus coeruleus

Os grupamentos noradrenérgicos localizados na região pontina são classificados em quatro grupos – A4, A5, A6 e A7, envolvidos em várias funções neurovegetativas, como o sono, a termorregulação e o controle cardiovascular e respiratório (Guyenet, 1991). Entre essas regiões, uma em especial (região A6 – LC) recebe influência de várias áreas bulbares envolvidas no controle respiratório. Sabe-se que o LC não se projeta diretamente para a medula espinal, mas está envolvido diretamente com as vias neurais relacionadas com o sistema de alerta e no processo da quimiorrecepção central e periférico (ver Figura 32.2 C; Gargaglioni *et al.*, 2010).

SENSORES MODULADORES DA ATIVIDADE RESPIRATÓRIA

Quimiorreceptores periféricos e centrais

Para que o ritmo e a amplitude respiratória sejam ajustados de modo a assegurar a homeostase gasométrica, o SNC deve receber informações refinadas e precisas dos valores arteriais de oxigênio (O_2) e dióxido de carbono (CO_2). Esse papel é atribuído às células conhecidas como quimiorreceptores, estruturas especializadas, sensíveis às alterações químicas no sangue e/ou no líquido cefalorraquidiano (Feldman *et al.*, 2013). Em condições normais, essas células realizam o monitoramento contínuo, informando ao SNC sobre a pressão parcial de oxigênio (PO_2), a pressão parcial de dióxido de carbono (PCO_2) e o pH plasmático, possibilitando que ele promova os ajustes adequados (Guyenet e Bayliss, 2015; Feldman *et al.*, 2013). Basicamente, há dois tipos de quimiorreceptores, classificados de acordo com sua localização anatômica.

Quimiorreceptores periféricos

O O_2, como molécula mantenedora da vida para os seres complexos, exige um controle bastante refinado dos níveis de sua PO_2. Como é imprescindível à vida desses organismos, sua escassez nos tecidos ocasiona importantes alterações no funcionamento celular, podendo causar a morte dos tecidos.

Todas as células do organismo apresentam uma capacidade intrínseca de detectar variações na concentração extracelular de O_2 e, de certo modo, responder a tais alterações. Entretanto, um conjunto de células neuroepiteliais derivadas da crista neural localizadas principalmente nos corpúsculos aórticos e carotídeos apresenta a peculiaridade de se despolarizar em condições de hipoxia (queda das concentrações de O_2 no organismo), hipercapnia (aumento das concentrações de O_2 no organismo) ou acidose (redução do pH).

Os corpúsculos aórticos e carotídeos estão localizados na porção inferior do arco aórtico e nos corpos carotídeos (na bifurcação das artérias carótidas), respectivamente (Figura 32.4 A). Mediante alterações nos níveis de gases (redução do O_2 ou aumento do CO_2) ou redução do pH, por um mecanismo ainda não totalmente esclarecido, ocorre uma inibição dos canais de K^+ (canal de K^+ ativado por Ca^{2+}, canais do tipo HERG e canais do tipo TASK). Isso ocasiona uma despolarização das células quimiossensíveis (células glômicas do tipo 1) dos corpos aórticos e carotídeos (Figura 32.4 B e C, o que sensibiliza terminais nervosos aferentes que fazem contato com elas. Esses terminais enviam potenciais de ação para o SNC por meio dos nervos glossofaríngeo e vago (IX e X pares de nervos cranianos, respectivamente) para a primeira estação sináptica no SNC, o NTS. A partir do NTS, desencadeia-se uma série de vias encefálicas que promovem a ativação de reflexos cardiovasculares e respiratórios com o objetivo de restaurar a PO_2, PCO_2 e pH para valores fisiológicos adequados (ver Figura 32.2 B).

Os quimiorreceptores periféricos são compostos por dois tipos celulares: células glômicas dos tipos I e II. As células glômicas do tipo I são estruturas extremamente pequenas (aproximadamente 10 μm de diâmetro nos seres humanos) e apresentam elevada quantidade de mitocôndrias e retículo sarcoplasmático (taxa metabólica elevada, sendo maior que o próprio encéfalo), além de vesículas que mostram a grande variedade de neurotransmissores (dopamina, acetilcolina, norepinefrina, neuromoduladores como o ATP, angiotensina II, histamina e neurotransmissores gasosos como NO, CO e H_2S). Próximo a essas células, existe um elevado número de capilares, responsáveis por garantir um fluxo de sangue adequado aos quimiorreceptores. Os quimiorreceptores apresentam uma taxa de fluxo de sangue extremamente elevada (possivelmente a maior taxa de fluxo de sangue entre todos os tecidos do organismo).

As células glômicas do tipo II são classificadas como estruturas de sustentação, envolvendo as células tipo I, bem como os capilares. As células glômicas recebem inervação de neurônios simpáticos pré-ganglionares e, portanto, podem alterar sua atividade quimiorreceptora.

O recrutamento de todo esse processo é chamado de quimiorreflexo periférico, o qual consiste em um dos principais elementos mantenedores da homeostase cardiorrespiratória (Kumar e Prabhakar, 2012). Os ajustes promovidos pela ativação desse reflexo caracterizam-se pelo aumento da pressão arterial, decorrente de maior atividade simpática eferente e maior ventilação alveolar, as quais ocorrem de modo sincronizado, com o objetivo de aperfeiçoar os processos de trocas gasosas no pulmão e do débito cardíaco. Isso melhora a eficiência da captação de O_2 e da perfusão tecidual. Além dessas respostas simpáticas e respiratórias, a ativação dos quimiorreceptores periféricos promove a resposta de redução da frequência cardíaca e a resposta motora, caracterizada por um comportamento exploratório do ambiente (Kumar e Prabhakar, 2012). Tal mecanismo já é bem ativo em crianças recém-nascidas, pois elas necessitam ter controle das concentrações químicas do sangue adequado, a fim de manter a homeostase constante. Alterações no desenvolvimento dos quimiorreceptores periféricos podem promover distúrbios respiratórios.

Sensibilidade a variações na PO_2

A perfusão sanguínea dos quimiorreceptores aórticos e carotídeos com baixos níveis de PO_2 (hipoxia), mas com níveis de PCO_2 e pH considerados normais, é suficiente para promover uma aumento rápido e reversível da atividade das vias aferentes dos quimiorreceptores periféricos (Figura 32.5A). Em condições de pH normal e normocapnia, um aumento da PO_2 para valores acima de 100 mmHg (hiperóxia) leva a pequenas alterações na atividade dos quimiorreceptores periféricos (Figura 32.5A). Contudo, diminuições na PO_2 para valores abaixo de 100 mmHg ocasionam um aumento progressivo na atividade dos quimiorreceptores periféricos (Figura 32.5A).

Sensibilidade a variações na PCO_2 e no pH

Os quimiorreceptores periféricos também são capazes de detectar alterações em situações de hipercapnia (aumento dos níveis de PCO_2). A Figura 32.5 A ilustra um experimento em que os níveis de PO_2 arterial e os de pH foram mantidos constantes (pH fisiológico cerca de 7.4). Nessa situação, pode-se observar um aumento na atividade dos quimiorreceptores periféricos.

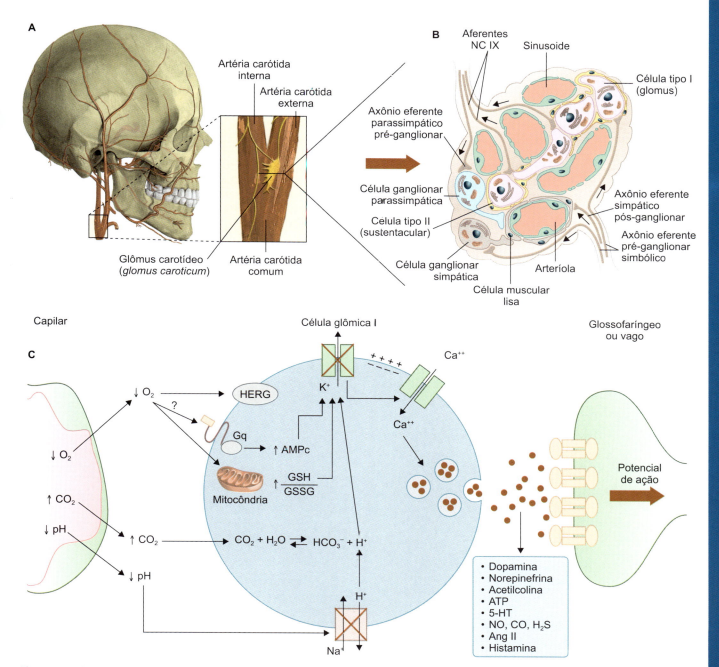

Figura 32.4 A. Localização anatômica do corpúsculo carotídeo (quimiorreceptores periféricos carotídeos). **B.** Anatomia microscópica do corpúsculo carotídeo, que evidencia a existência de células glômicas dos tipos I e II, vasos sanguíneos e terminais aferentes e eferentes. **C.** Mecanismos moleculares das células glômicas do tipo I frente a estímulos hipóxico (redução de O_2) ou hipercápnico (aumento de CO_2) ou redução do pH.

Os quimiorreceptores também podem detectar alterações no pH arterial. Uma condição de acidose metabólica, com os valores de PO_2 e PCO_2 mantidos em condições fisiológicas, promove ainda um aumento significativo da atividade elétrica dos quimiorreceptores periféricos (Figura 32.5 B).

Ativação dos quimiorreceptores periféricos em caso de variações

Ainda não está bem esclarecido o mecanismo molecular de como as células glômicas do tipo 1 detectam alterações na PO_2, na PCO_2 e/ou no pH, levando a uma despolarização das vias aferentes para o SNC. Acredita-se que uma hipoxia (redução dos níveis da PO_2) é capaz de promover a ativação de uma proteína de membrana, com um grupamento heme. Este desencadearia um fechamento de canais de K^+ associados a essa proteína (ver Figura 32.4 C).

A hipoxia poderia também promover um aumento dos níveis de cAMP, que levaria a uma redução da atividade de canais de K^+ sensíveis ao cAMP (ver Figura 32.4 C). Uma terceira hipótese é de que a redução dos níveis de O_2 leva a uma inibição da NADPH oxidase na mitocôndria, aumentando a relação de glutationa reduzida em glutationa oxidada. Por fim, isso promoveria a inibição de canais de K^+ (ver Figura 32.4 C).

Um aumento dos níveis de PCO_2 faz com que se tenha um acúmulo de CO_2 intracelular, o qual é convertido em H^+, promovendo uma redução do pH intracelular. A redução do pH intracelular seria o gatilho para promover a inibição de canais de K^+ sensíveis à voltagem. A inibição dos canais de K^+ promove uma despolarização celular, ocasionando uma alteração do potencial de membrana das células glômicas e uma ativação de canais de Ca^{2+} sensíveis à voltagem. A abertura dos canais de Ca^{2+} sensíveis à voltagem possibilita o influxo de Ca^{2+} para o meio intracelular, que, por sua vez, auxilia na liberação de neurotransmissores (ver Figura 32.4 C).

Quimiorreceptores centrais

Os primeiros trabalhos científicos que mostraram a participação dos quimiorreceptores centrais no controle da ventilação datam das décadas de 1950 e 1960. Os animais que passaram pelos experimentos, com os quimiorreceptores periféricos desnervados, apresentavam um aumento da ventilação após a aplicação de solução ácida nos ventrículos encefálicos ou diretamente na superfície ventral do tronco encefálico (Millhorn, 1986). A partir desses experimentos, começou-se a acreditar que o estímulo primário de aumento ventilatório durante uma acidose respiratória não é um aumento na PCO_2, mas, sim, um efeito direto da formação de H^+ (queda do pH) no parênquima encefálico.

Atualmente, sabe-se que os quimiorreceptores centrais constituem os principais elementos para a manutenção da efetividade respiratória. Essas estruturas (neurônios, células da glia ou a vasculatura encefálica) atuam como sensores de alteração dos níveis de PCO_2 e/ou pH no líquido cefalorraquidiano ou no parênquima encefálico.

Um aumento da PCO_2 de apenas 10% pode dobrar a atividade ventilatória. Enquanto isso, a ventilação dobra se ocorrer uma redução em mais que 50% dos níveis de O_2 (principalmente uma ativação dos quimiorreceptores periféricos).

O aumento gradual da PCO_2 (acidose respiratória) acarreta a necessidade de o CO_2 alcançar o equilíbrio no parênquima encefálico (Figura 32.6). Contudo, se houver uma situação de acidose metabólica (redução do pH e manutenção da PCO_2 normal) de magnitude semelhante à acidose respiratória, a ventilação aumentará bem mais lentamente e em menor magnitude.

Tais efeitos devem-se ao fato de que os quimiorreceptores centrais são elementos localizados no parênquima encefálico, banhados pelo fluido cefalorraquidiano e separados do sangue pela barreira hematencefálica. A barreira hematencefálica apresenta uma elevada permeabilidade para moléculas gasosas como o O_2 e CO_2, mas baixa permeabilidade para íons como o Na^+, Cl^-, HCO_3^- e H^+.

O aumento na PCO_2 promove um aumento na concentração de CO_2 no líquido cefalorraquidiano, bem como no parênquima encefálico, resultando em uma acidose. Como a concentração proteica do líquido cefalorraquidiano é inferior à do plasma, a capacidade tamponante também é inferior. Dessa maneira, acredita-se que aumentos na PCO_2 arterial possam produzir maior redução do pH no líquido cefalorraquidiano do que no plasma e que deva ocorrer maior transporte de HCO_3^- do plasma para o líquido cefalorraquidiano e/ou parênquima encefálico, a fim de tamponar o pH para manter a homeostase.

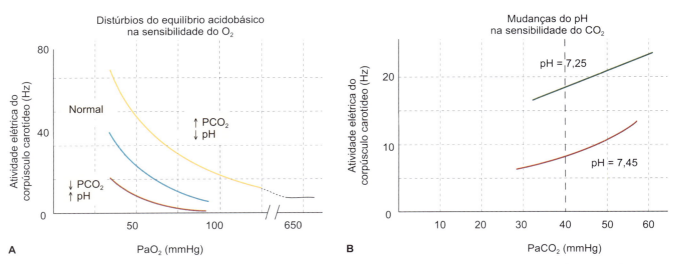

Figura 32.5 Quimiossensibilidade do corpúsculo carotídeo. **A.** Efeitos na atividade elétrica do corpúsculo carotídeo em função de alterações no equilíbrio acidobásico. **B.** Efeitos na atividade elétrica do corpúsculo carotídeo em função de alterações no pH.

Alterações na ventilação em virtude de mudanças no pH do líquido cefalorraquidiano independem de o desequilíbrio acidobásico ser de origem respiratória ou metabólica.

Ativação dos quimiorreceptores centrais em caso de variações

O mecanismo neuromolecular de detecção de aumento de CO_2 e consequente queda de pH ainda é motivo de várias controvérsias na literatura. Por meio da anidrase carbônica, os níveis de CO_2 são mantidos em equilíbrio mediante a participação de prótons, radicais hidroxila e bicarbonato. Dessa maneira, os efeitos respiratórios do CO_2 são, na maioria, mediados pelas alterações no $[H^+]$, mas outros mecanismos podem ser considerados, como as reações de carbamilação (ativação de conexinas 26) ou o bicarbonato controlando a adenilato ciclase. O mecanismo molecular mais aceito de como os quimiorreceptores centrais detectam alterações na PCO_2 parece ser pela ativação de duas proteínas de membrana: TASK-2 e GPR-4 (Figura 32.7; Kumar et al., 2015).

A caracterização inicial da participação de canais de K^+ nas respostas de alteração de pH nos neurônios quimiossensíveis sugeriu o envolvimento da família de canais TASK. Apesar das evidências para a expressão generalizada de canais TASK-1 e TASK-3 em neurônios do tronco encefálico, a deleção genética seletiva desses canais não foi efetiva em alterar as respostas respiratórias mediante a ativação dos quimiorreceptores centrais. No entanto, estudos recentes demonstraram a expressão seletiva de canais do tipo TASK-2 em neurônios com característica quimiossensível no tronco encefálico, mais precisamente na região do núcleo retrotrapezoide (RTN).

A eliminação genética de canais TASK-2 dos neurônios quimiossensíveis do RTN foi efetiva em reduzir a resposta ventilatória ao aumento da PCO_2 (Kumar et al., 2015). De maneira similar, um receptor de membrana, acoplado à proteína G ativada por prótons (GPR-4) parece também ser responsável pela quimiossensibilidade central (detecção de H^+ em neurônios quimiossensíveis do RTN; Figura 32.7).

Principais teorias da quimiorrecepção central

Atualmente, parecem existir três teorias que buscam esclarecer os mecanismos neurais envolvidos na quimiorrecepção central (Guyenet e Bayliss, 2015). A primeira hipótese postula que a quimiorrecepção central estaria distribuída em todo o SNC, no qual muitos seriam os neurônios candidatos envolvidos. Entre eles, podem-se incluir os grupamentos monaminérgicos (adrenérgicos e serotoninérgicos), os neurônios localizados na superfície ventrolateral do bulbo, aqueles localizados no NTS, os da medula espinal, os orexinérgicos do hipotálamo e os do núcleo fastigial do cerebelo (Figura 32.8; Guyenet e Bayliss, 2015; Feldman et al., 2013). Nesse caso, a quimiorrecepção central seria resultado de um efeito acumulativo do pH nesses neurônios que influenciariam o ritmo ventilatório.

Do início dos anos 1960 até o início dos anos 1980, acreditava-se que o principal centro quimiossensível no SNC estava localizado na superfície ventrolateral do bulbo. Embora evidências celulares mostrando a participação da superfície ventrolateral do bulbo tenham caminhado de maneira lenta até o início da década de 1980, diversos experimentos revelaram que vários neurônios da superfície ventrolateral do bulbo respondiam a variações no pH e mediante sua excitação ou sua inibição. Assim, é uma importante evidência da distribuição dos quimiorreceptores no SNC, em especial no bulbo. Entretanto, essa interpretação tem sido difícil de ser comprovada experimentalmente, pois, nos diferentes grupos de "candidatos" a quimiorreceptores (neurônios serotoninérgicos, adrenérgicos, orexinérgicos etc.), observam-se efeitos na excitabilidade neuronal, em especial nos neurônios responsáveis pelo ritmo ventilatório, quando expostos a uma situação de baixo pH.

A segunda hipótese, chamada "teoria quimiorreceptora especializada", postula que os neurônios responsáveis pelo ritmo ventilatório não são sensíveis ao pH, mas recebem projeções

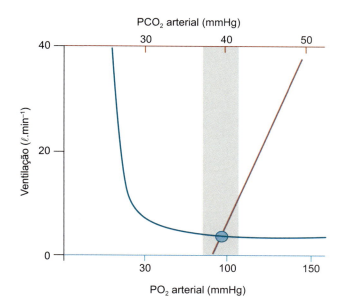

Figura 32.6 Alterações na ventilação em função de mudanças na pressão parcial de O_2 (PaO_2) ou na pressão parcial de CO_2 ($PaCO_2$).

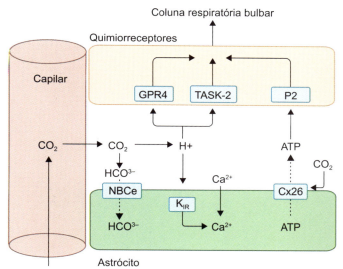

Figura 32.7 Mecanismos moleculares de detecção do CO_2 pelos quimiorreceptores centrais. A ativação dos quimiorreceptores centrais, localizados na superfície ventral do bulbo, depende da ativação de duas proteínas de membrana (GPR4 e TASK-2). A resposta pode ainda ser potenciada ou modulada por um mecanismo purinérgico (receptores P2) que depende de astrócitos localizados na mesma região dos quimiorreceptores centrais. A despolarização dos astrócitos pode ainda promover a ativação de um transportador eletrogênico sódio-bicarbonato (NBCe), o que promove a interiorização de bicarbonato, acidificando o meio extracelular e aumentando a atividade dos quimiorreceptores centrais.

de um grupamento especializado de neurônios excitatórios, localizados na superfície ventrolateral do bulbo, que seriam os quimiorreceptores centrais. Tal informação baseia-se em várias evidências da literatura desde meados da década de 1990, mostrando que:

- Um pequeno grupamento de neurônios localizados na superfície ventrolateral do bulbo projeta-se anatomicamente, fazendo conexões sinápticas com os neurônios da coluna respiratória ventral (região com neurônios pré-motores, os quais controlam os músculos respiratórios)
- Os neurônios dessa região apresentam atividade intrínseca, ou seja, sua atividade independe do funcionamento dos neurônios responsáveis pelo ritmo e pelo padrão respiratório e pelas projeções dos quimiorreceptores periféricos (ver Figura 32.2 C).

A terceira teoria preconiza a participação de células da glia (astrócitos) no processo de quimiorrecepção central (Guyenet e Bayliss, 2015). Resumidamente, afirma que os astrócitos seriam os primeiros grupamentos celulares a detectar alterações de aumento de CO_2 e queda de pH, promovendo a liberação de neurotransmissores (ATP), a fim de ativar os neurônios da superfície ventrolateral e aumentar a ventilação (ver Figura 32.7; Moreira et al., 2015).

Respostas integradas de ativação dos quimiorreceptores periféricos e centrais

Durante uma situação de desequilíbrio acidobásico, como na acidose respiratória (aumento da PCO_2 e redução do pH), há uma ativação tanto dos quimiorreceptores periféricos quanto dos quimiorreceptores centrais. De acordo com a literatura, 65 a 80% da resposta ventilatória a uma acidose respiratória parece depender da ativação dos quimiorreceptores centrais, mas essa resposta é lenta. Isso porque o CO_2 precisa se difundir no parênquima encefálico para promover a ativação dos quimiossensores centrais. Por sua vez, o aumento da atividade ventilatória depende apenas 20% a 35% da participação dos quimiorreceptores periféricos. Neste último caso, a resposta ventilatória reflexa é mais rápida.

Tais efeitos podem ser demonstrados graficamente na Figura 32.6, em que, para uma PO_2 alveolar normal, o aumento da PCO_2 promove um aumento linear da resposta ventilatória. Contudo, para uma dada PCO_2, a redução na PO_2 (hipoxia) é capaz de aumentar a ventilação, refletindo a ativação dos quimiorreceptores periféricos. Pequenas são as alterações na resposta ventilatória em situações de hiperóxia (valores de PO_2 maiores que 100 mmHg), mas as respostas ventilatórias à hipoxia são exponenciais para valores de redução da PO_2 abaixo de 60 a 75% (ver Figura 32.6).

Várias são as situações clínicas em que se pode desenvolver acidose metabólica, como insuficiência renal, diarreias constantes, hiperpotassemia, acidose láctica e cetoacidose (diabéticos descompensados) e ingestão acidental de sais de amônio. Nessas situações, há uma resposta de hiperventilação mediada, principalmente, pela ativação dos quimiorreceptores centrais, dado o aumento das concentrações de H^+. Certamente, não se pode descartar também a participação dos quimiorreceptores periféricos na resposta de aumento da ventilação a um quadro de acidose metabólica.

Receptores de distensão pulmonar

Os receptores de adaptação lenta constituem terminais nervosos mielinizados localizados na musculatura lisa das vias respiratórias, desde a traqueia até os bronquíolos. Esses receptores

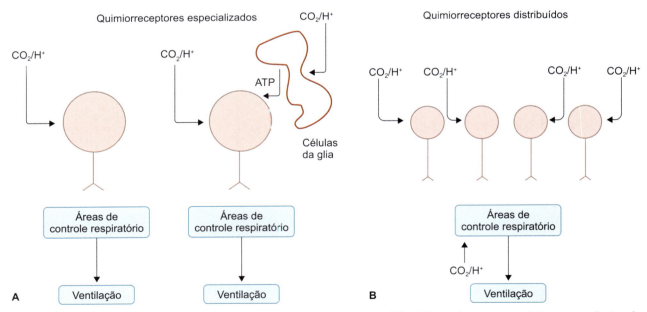

Figura 32.8 Teorias da quimiorrecepção central. **A.** A "teoria quimiorreceptora especializada" postula que os neurônios responsáveis pela ventilação não são sensíveis ao pH, mas recebem projeções de um grupamento especializado de neurônios excitatórios, localizados na superfície ventrolateral do bulbo, que seriam os quimiorreceptores centrais. Em consonância com essa teoria, as células da glia (astrócitos) também participariam do processo de quimiorrecepção. Essa última evidência preconiza que os astrócitos seriam os primeiros grupamentos celulares a detectar as alterações de aumento de CO_2 e a queda de pH, promovendo a liberação de neurotransmissores (ATP), a fim de ativar os neurônios-controle respiratório e aumentar a ventilação. **B.** A quimiorrecepção central seria distribuída em todo o sistema nervoso central (SNC), no qual muitos seriam os neurônios candidatos envolvidos. Entre eles, podem-se incluir os grupamentos monoaminérgicos (adrenérgicos e serotoninérgicos), os neurônios localizados na superfície ventrolateral do bulbo, os neurônios localizados no NTS, os neurônios da medula espinal, os neurônios orexinérgicos do hipotálamo e os neurônios do núcleo fastigial do cerebelo. Assim, a quimiorrecepção central seria resultado de um efeito acumulativo do pH nesses neurônios que influenciariam a ventilação.

informam o grupamento respiratório e o grau de insuflação pulmonar. Conforme os pulmões se enchem de ar, ocorre um aumento da atividade desses receptores, que enviam informações, via nervo vago, para o grupamento respiratório, a fim de parar o processo inspiratório. Esse seria o clássico reflexo de Hering-Breuer, que está bem ativo em crianças recém-nascidas e tende a diminuir ao longo do desenvolvimento.

Receptores de irritação

Os chamados receptores de adaptação rápida (receptores de irritação), que constituem terminações nervosas mielinizadas, diferem dos receptores de adaptação lenta somente com relação à adaptação ao estímulo. Estão localizados na traqueia, nos brônquios e nos bronquíolos e detectam pequenas deformações da superfície das vias respiratórias. São estimulados por partículas inertes e corpos estranhos, como gases e vapores irritantes, além da histamina. A estimulação dos receptores de irritação resulta em parada respiratória (apneia), broncoconstrição, fechamento da glote reflexo da tosse e aumento de secreção de muco nas vias respiratórias. Substâncias como fumaça, amônia ou formaldeído são os principais estímulos para a ativação dos receptores de irritação.

Receptores J

Localizados no tecido intersticial pulmonar, próximo aos capilares pulmonares, os receptores justapulmonares ou justacapilares (receptores J) são terminações nervosas não mielinizadas, respondem ao aumento do volume intersticial e desencadeiam um aumento da ventilação, seguido de parada respiratória (apneia).

A ativação desses receptores também está associada a um aumento da pressão atrial esquerda. Quando ativados, esses receptores enviam informações, via nervo vago, para os centros respiratórios localizados no tronco encefálico. Acredita-se que a sensação de falta de ar seja em parte mediada pela ativação dos receptores J.

Resposta ventilatória ao exercício

O aumento da ventilação ocorre imediatamente no início do exercício físico. Dejours *et al.* (1964) demonstraram a existência de dois componentes respiratórios ao exercício, o componente rápido e o lento. Acredita-se que a resposta respiratória ao exercício parece depender dos seguintes mecanismos:

- Os neurônios respiratórios da coluna respiratória bulbar recebem influências de uma projeção hipotalâmica (hipótese do comando central) mediante o centro gerador de movimento
- Os neurônios respiratórios da coluna respiratória bulbar recebem as aferências III (fibras mielinizadas) e IV (fibras não mielinizadas) de receptores metabotrópicos de músculos, tendões e articulações.

Ainda não está muito clara a participação dos quimiorreceptores durante as respostas respiratórias ao exercício, pois, durante o exercício físico, a PCO_2 não se eleva. Na verdade, de modo geral, diminui ligeiramente durante um exercício físico de alta intensidade. A PO_2 também sofre um pequeno aumento e o pH arterial permanece quase constante em situações de exercício moderado. Durante exercícios físicos de elevada intensidade, há uma diminuição do pH arterial, em virtude da liberação de ácido láctico pela via da glicólise anaeróbica. Nessa situação, certamente os quimiorreceptores teriam uma participação importante na resposta ventilatória ao exercício. Não se pode descartar também que o aumento de temperatura e os estímulos originados no córtex motor podem estimular a ventilação durante o exercício.

PATOLOGIAS QUE AFETAM O PADRÃO RESPIRATÓRIO

Síndrome da hipoventilação congênita central (SHCC)

Considerada um distúrbio do controle autônomo respiratório que afeta o indivíduo desde o nascimento e se prolonga pela vida adulta, atualmente é compreendida como a manifestação mais grave dos distúrbios do sistema nervoso autônomo (SNA; Amiel *et al.*, 2003).

Sua principal característica é a insensibilidade em detectar o aumento de CO_2 e a redução de O_2 durante a fase do sono REM, etapa em que o controle da ventilação depende inteiramente do controle involuntário. Durante o sono, ocorrem hipopneias a todo momento. A cada episódio de apneia, os níveis de CO_2 aumentam e os de O_2 diminuem, ativando os quimiorreceptores e, consequentemente, deflagrando um novo movimento inspiratório. Assim, a pessoa que apresenta essa síndrome para de respirar durante o sono. Também conhecida por síndrome ou maldição de Ondina, referindo-se à mitologia nórdica, essa doença trazia um prognóstico muito ruim, visto que a maioria das crianças falecia logo após o nascimento.

Em 2003, Amiel *et al.* descobriram que essa síndrome é o resultado de uma mutação no gene *PHOX2B*. Esse fator de transcrição tem papel fundamental no desenvolvimento embriológico do SNA. Diferentes mutações nesse gene levam a diferentes níveis e mecanismos de disfunções celulares que têm diferentes implicações para a gravidade da doença. A deleção de todos os genes *PHOX2B* representa 1% de todos os casos da SHCC. Enquanto isso, deleções parciais desse gene levam a uma manifestação mais branda da doença e aparecem na maioria das manifestações da doença.

Com a descoberta dessa mutação na SHCC, em um curto período, essa patologia passou de uma doença rara, com etiologia desconhecida e elevada mortalidade, para uma patologia de etiologia conhecida, com critérios de diagnóstico claros e objetivos, para a qual as opções de tratamento têm melhorado. Nesta última década, a qualidade de vida dos pacientes portadores da SHCC tem se transformado, possibilitando um diagnóstico e intervenções imediatas. Pacientes agora, além de sobreviver até a vida adulta, estão se desenvolvendo com uma melhor condição de saúde.

Um estudo mostrou que, ao se examinar por necropsia o SNC de um recém-nascido que apresentava hipoventilação alveolar, foi possível identificar anormalidades no RTN/pF, estrutura associada à sensibilidade ao CO_2 (quimiorreceptores centrais). Portanto, sua ineficiência pode estar associada a essa patologia.

Síndrome da morte súbita do recém-nascido

Embora descrita há muito tempo, o termo "síndrome da morte súbita do recém-nascido" (SMSRN) não era utilizado até o fim da década de 1960, sendo definida como a morte inesperada de um bebê durante o sono, cuja necropsia não apontasse a causa.

Recém-nascidos que morriam em virtude dessa síndrome tinham aparência normal. Assim, o que poderia tornar esses indivíduos mais vulneráveis à síndrome seriam apenas a idade e a circunstância. Atualmente, sabe-se que os bebês morrem antes de chegar aos 12 meses de idade por motivos aparentemente desconhecidos. Um estudo realizado por Willinger *et al.*, em 1991, em que foi realizada a necropsia, analisada a cena da morte e revista toda a história clínica de um paciente morto pela SMSRN, levou a American Academic Pediatrics a não recomendar a posição de decúbito ventral para o recém-nascido dormir. Tal atitude reduziu em mais de 50% os casos de SMSRN em menos de uma década nos EUA. Embora a definição dessa síndrome tenha evoluído, seu diagnóstico é feito por exclusão de outras doenças.

Apesar de não terem sido identificados marcadores específicos em relação a essa síndrome, são conhecidos vários fatores de risco que contribuem para a vulnerabilidade de algumas vítimas:

- Recém-nascidos (sexo masculino e 2 a 4 meses de idade)
- Gravidez (cuidados precários durante o pré-natal ou parto prematuro)
- Ambiente durante a gravidez (exposição a substâncias ilícitas e tabaco)
- Variáveis demográficas familiares (baixo nível educacional dos pais e baixo *status* socioeconômico)
- Sono do recém-nascido após o nascimento (muito calor, período da noite ou início da manhã, posição de dormir em decúbito ventral)
- Infecções do recém-nascido
- Etnia (mais comum em negros e índios do que em brancos).

A primeira teoria que buscou explicar o mecanismo dessa patologia postulou que esses pacientes faleciam por apneia durante o sono. Entretanto, estudos posteriores mostraram que recém-nascidos mortos por essa patologia e monitorados previamente tinham menos episódios de apneia em relação aos que não apresentaram essa patologia, declinando essa primeira teoria.

Atualmente, acredita-se que essa síndrome seja multifatorial. Em 1976, um estudo de necropsia realizado em um paciente apontou uma deficiência no SNC como uma possível causa dessa doença: a existência de gliose no tronco encefálico nos indivíduos atingidos. Assim, a hipótese de que essa síndrome, ou parte dela, ocorra por mecanismos anormais do tronco encefálico é usada para explicar a etiologia da doença.

O tronco encefálico é essencial para a função cardíaca e respiratória, controlando as respostas autônomas e homeostáticas (respiração, temperatura, reflexos das vias respiratórias superiores, quimiossensibilidade central e pressão arterial). Nessa hipótese, acredita-se que anormalidades nessa região do SNC inibem a habilidade de um recém-nascido, durante um período crítico de desenvolvimento, de responder a estímulos estressantes durante o sono, como hipoxia, hipercapnia e hipotermia.

CENTROS SUPERIORES DE CONTROLE RESPIRATÓRIO

Como abordado neste capítulo, está bem evidente que o controle respiratório parece, em sua grande maioria, ser gerado e controlado por estruturas localizadas no tronco encefálico. No entanto, a atividade respiratória encontra-se, até certo ponto, sob o controle voluntário, sendo o córtex o responsável por controlar os movimentos respiratórios originados no tronco encefálico. Outras regiões do encéfalo, como o hipotálamo, podem também alterar o padrão da respiração, como em estados emocionais (p. ex., raiva e medo). Esse novo papel fisiológico da respiração poderia incorporar novas perspectivas, bem como futuras investigações das interações entre a respiração e processos cognitivos, sensoriais e motores.

BIBLIOGRAFIA

Amiel J, Laudier B, Attié-Bitach T, Trang H, de Pontual L, Gener B, et al. Polyalanine expansion and frameshift mutations of the paired-like homeobox gene PHOX2B in congenital central hypoventilation syndrome. Nat Genet. 2003;33(4):459-61.

Dejours P, Raynaud J, Flandrois R. Etude du controle de la ventilation par certain stimulus neurogeniques au cours de l'exercise musculaire chez l'homme. C R Acad Sci. 1964;248:1709-1712.

Feldman JL, Del Negro CA, Gray PA. Understanding the rhythm of breathing: so near, yet so far. Annu Rev Physiol. 2013;75:423-52.

Gargaglioni LH, Hartzler LK, Putnam RW. The locus coeruleus and central chemosensitivity. Respir Physiol Neurobiol. 2010; 173(3):264-73.

Guyenet PG, Bayliss DA. Neural control of breathing and CO_2 homeostasis. Neuron. 2015;87(5):946-61.

Guyenet PG. Central noradrenergic neurons: the autonomic connection. Prog Brain Res. 1991;88:365-80.

Iscoe S. Control of abdominal muscles. Prog Neurobiol. 1998;56(4):433-506.

Kumar NN, Velic A, Soliz J, Shi Y, Li K, Wang S, et al. Regulation of breathing by CO_2 requires the proton-activated receptor GPR4 in retrotrapezoid nucleus neurons. Science. 2015;348(6240):1255-60.

Kumar P, Prabhakar NR. Peripheral chemoreceptors: function and plasticity of the carotid body. Compr Physiol. 2012;2(1):141-219.

Millhorn DE. Neural respiratory and circulatory interaction during chemoreceptor stimulation and cooling of ventral medulla in cats. J Physiol. 1986;370:217-31.

Moreira TS, Wenker IC, Sobrinho CR, Barna BF, Takakura AC, Mulkey DK. Independent purinergic mechanisms of central and peripheral chemoreception in the rostral ventrolateral medulla. J Physiol. 2015;593(5):1067-74.

Richter DW. Generation and maintenance of the respiratory rhythm. J Exp Biol. 1982;100:93-107.

Schreihofer AM, Stornetta RL, Guyenet PG. Evidence for glycinergic respiratory neurons: Bötzinger neurons express mRNA for glycinergic transporter 2. J Comp Neurol. 1999;407(4):583-97.

Schwarzacher SW, Rüb U, Deller T. Neuroanatomical characteristics of the human pre-Bötzinger complex and its involvement in neurodegenerative brainstem diseases. Brain. 2011;134(Pt 1):24-35.

Smith JC, Ellenberger HH, Ballanyi K, Richter DW, Feldman JL. Pre-Bötzinger complex: a brainstem region that may generate respiratory rhythm in mammals. Science. 1991;254(5032):726-9.

Willinger M, James LS, Catz C. Defining the sudden infant death syndrome (SIDS): deliberations of an expert panel convened by the National Institute of Child Health and Human Development. Pediatr Pathol. 1991;11(5):677-84.

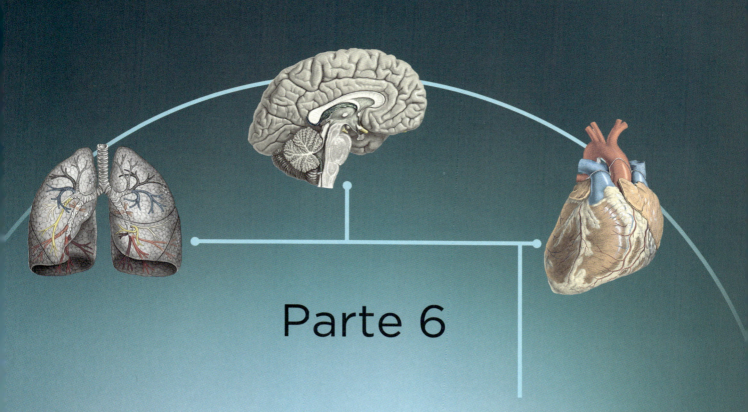

Parte 6

Fisiologia Renal

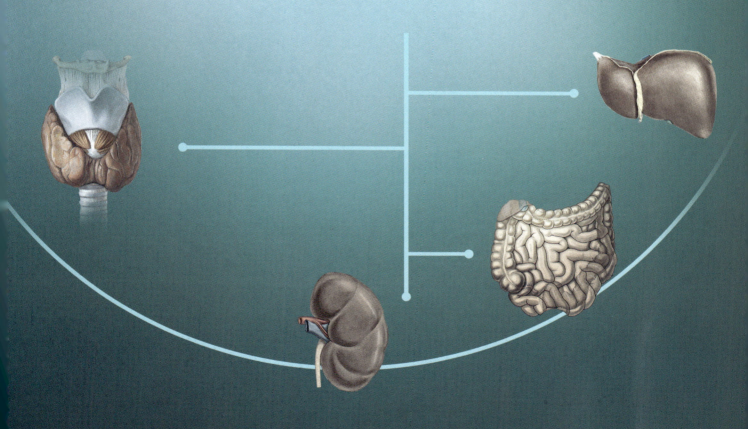

33

Sistema Renal

Eduardo Mazuco Cafarchio • Monica Akemi Sato

Introdução, 353
Função dos rins, 353
Néfrons, 355
Bibliografia, 360

INTRODUÇÃO

O sistema urinário é constituído por dois rins, dois ureteres, uma bexiga e uma uretra (Figura 33.1). Os rins são responsáveis pela filtração do sangue, gerando o chamado ultrafiltrado. Grande parte do conteúdo do ultrafiltrado é reabsorvida nos túbulos renais em direção à corrente sanguínea. Os componentes do ultrafiltrado não reabsorvidos ou os componentes do sangue que sofreram secreção tubular comporão a urina final, transportada até a bexiga urinária pelos ureteres e, posteriormente, eliminada do corpo pela uretra.

Anatomicamente, os rins são órgãos bilaterais com dimensões do tamanho de um punho (10 a 12 cm) e têm o formato semelhante a um feijão. Estão localizados na cavidade retroperitoneal e são encobertos por uma cápsula de tecido adiposo (Figura 33.1). Macroscopicamente, os rins apresentam uma porção cortical e uma porção medular, nas quais se encontram as pirâmides, que têm coloração mais avermelhada em razão da grande vascularização existente em tais estruturas. A urina formada nas unidades funcionais dos rins (néfrons) sai em direção aos cálices menores e, depois, em direção aos cálices maiores, para finalmente desembocar na pelve renal. Em seguida, é conduzida ao ureter, uma estrutura formada por músculo liso, para ser posteriormente armazenada na bexiga (Figura 33.1).

Com a pele e o sistema respiratório, os rins são considerados órgãos excretores primários, sendo altamente especializados em manter o ambiente interno do corpo em equilíbrio, seletivamente excretando ou reabsorvendo várias substâncias de acordo com necessidades específicas do corpo. A formação de urina e da excreção é essencial para a manutenção da vida. Por isso, sente-se bastante sua insuficiência em situações em que se perde subitamente a função renal. O indivíduo pode sobreviver com apenas um dos rins, mas, na falha funcional dos dois órgãos, pode falecer dentro de alguns dias se não forem realizadas intervenções como a diálise peritoneal ou a hemodiálise.

FUNÇÃO DOS RINS

Os rins atuam em várias frentes, como na excreção, na função regulatória e até em uma função "endócrina". O produto da excreção renal (urina final) é resultado do conteúdo do sangue que sofreu filtração glomerular, subtraído dos conteúdos que sofreram reabsorção tubular e acrescido de um conteúdo que pode ter sofrido secreção tubular.

A filtração glomerular consiste na passagem de componentes do sangue que atravessam a parede dos capilares glomerulares, dando origem a um líquido denominado ultrafiltrado. A reabsorção tubular representa a passagem de componentes do ultrafiltrado pelas células tubulares renais, que são transportados em direção aos capilares peritubulares. Já a secreção tubular consiste na passagem de componentes do sangue que não sofreram filtração glomerular, mas são transportados dos capilares peritubulares, passando pelas células tubulares renais em direção ao lúmen dos túbulos, na qual se encontra o ultrafiltrado. Assim:

Excreção = (filtração glomerular − reabsorção tubular) + secreção tubular

Os rins apresentam uma importante função regulatória, uma vez que participam do controle hidreletrolítico e cardiovascular. Desse modo, promovem ajustes na volemia e no equilíbrio acidobásico, auxiliando na manutenção do pH dos líquidos corporais.

Além disso, os rins executam uma função "endócrina" pelo fato de produzirem substâncias que são lançadas na circulação e exercem seus efeitos em órgãos ou tecidos distantes de seu local de produção. Entre elas, encontra-se a eritropoetina que, ao ser lançada na circulação, atuará na medula óssea dos ossos longos, a fim de promover a maturação das células-tronco da medula óssea para a formação de hemácias. Os rins produzem ainda o 1,25-di-hidroxicolecalciferol, um precursor da vitamina D, a qual é importante para promover a absorção de cálcio em nível intestinal. Apesar de não se tratar de um hormônio, e sim de uma enzima, a renina, gerada no aparelho justaglomerular dos néfrons, também é lançada na circulação para exercer sua ação sobre um substrato, o angiotensinogênio, produzido no fígado para dar origem à angiotensina I. Esta, por sua vez, sofre ação da enzima conversora de angiotensina (ECA) para dar origem a outro peptídio, denominado angiotensina II, que exerce importantes ações no controle cardiovascular e nos ajustes hidreletrolíticos.

Os rins apresentam uma complexa rede de irrigação sanguínea, visto que promovem a eliminação de metabólitos celulares, fármacos e substâncias tóxicas, além de regularem o volume e a composição de água e eletrólitos do sangue. Recebem cerca de 25% do débito cardíaco. Se, por exemplo, em um indivíduo adulto de 70 kg, o débito cardíaco for de 5.000 mℓ/min, os rins recebem um aporte de 1.250 mℓ de sangue por minuto, pelas artérias renais direita e esquerda.

Nos rins, a artéria renal, que se encontra anatomicamente posterior à veia renal, divide-se em várias ramificações denominadas artérias segmentares, que irrigam diferentes segmentos dos rins. Cada uma dessas artérias segmentares sofre ramificações que adentram o parênquima e passam pelas colunas renais entre os lobos renais, dando origem às artérias interlobares. Nas bases das pirâmides renais, as artérias interlobares arqueiam-se entre o córtex e a medula renais, formando as artérias arqueadas. Os segmentos das artérias arqueadas dividem-se e formam várias artérias interlobulares. Tais artérias irradiam e entram no córtex renal; após essa divisão, os ramos são chamados de arteríolas aferentes. Cada arteríola aferente forma um enovelado dentro da cápsula de Bowman, denominados capilares glomerulares. A continuidade dos capilares glomerulares fora da cápsula de Bowman é chamada de arteríola eferente. O conjunto formado pela cápsula de Bowman e pelos capilares glomerulares localizados no seu interior é chamado de glomérulo (Figura 33.2).

A continuidade das arteríolas eferentes forma os capilares peritubulares, que passam em torno dos túbulos renais. Os capilares peritubulares unem-se e formam as veias interlobulares, que recebem sangue dos vasos retos responsáveis por envolver a alça de Henle. Os vasos retos representam a zona de transição do sangue arterial para o venoso; o sangue que passa por esses vasos apresenta fluxo contrário ao do ultrafiltrado que passa no interior da alça de Henle. O sangue venoso sai dos rins por apenas uma veia, que tem o nome de veia renal (Figura 33.2).

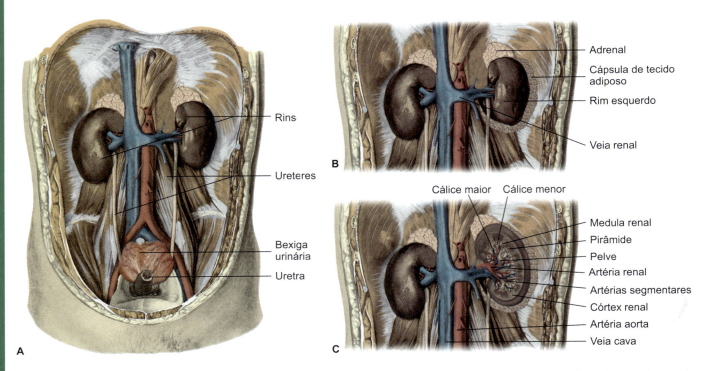

Figura 33.1 A. Representação do sistema urinário formado por rins, ureteres, bexiga urinária e uretra. **B.** Visão macroscópica dos rins, da cápsula de tecido adiposo em torno dos rins e da veia renal. **C.** Corte transversal do rim esquerdo exibindo detalhes do córtex e da medula renal, da pirâmide, do cálice menor, do cálice maior, da pelve, da veia cava, da artéria renal e das artérias segmentares.

NÉFRONS

O rim humano tem, aproximadamente, um milhão de néfrons, que representam a unidade funcional dos rins. Cada néfron é constituído por um glomérulo e por túbulos renais, pelos quais passará o líquido resultante da filtração do sangue denominado ultrafiltrado. Cada glomérulo consiste em uma rede de capilares glomerulares rodeada por um envoltório formado por células epiteliais, chamado de cápsula de Bowman. A arteríola aferente leva o sangue arterial para o glomérulo, dentro do qual se encontram os capilares glomerulares. A continuidade dos capilares glomerulares formará a arteríola eferente, através da qual o sangue deixa o glomérulo.

Os néfrons podem ser de dois principais tipos: corticais e justamedulares (Figura 33.3). Os néfrons corticais encontram-se totalmente dentro do córtex renal. Já os néfrons justamedulares situam-se entre o córtex e a medula renal e apresentam a alça de Henle mais longa que os corticais. Por isso, têm grande importância nos processos de concentração de urina.

Nos néfrons, os capilares glomerulares localizados no interior da cápsula de Bowman têm a função de realizar a filtração do sangue, dando origem a um líquido (ultrafiltrado), que, ao passar pelo lúmen dos túbulos renais, sofrerá reabsorção de água e solutos. A cada minuto, são formados aproximadamente 120 mℓ de ultrafiltrado, e somente 1% deste conteúdo dará origem à urina final. Assim, os túbulos renais são fundamentais no processo de reabsorção de água e solutos presentes no ultrafiltrado. Os túbulos renais são formados por diferentes segmentos (Figura 33.3): túbulo contorcido proximal (TCP), alça de Henle e túbulo contorcido distal (TCD). Os túbulos contorcidos distais de diferentes néfrons desembocam em um ducto coletor, que, por sua vez, se une e converge em centenas de grandes ductos papilares, que drenam para os cálices renais menores (Figura 33.3). As células presentes na parede dos túbulos consistem em células epiteliais de diferentes morfologias, com diferentes características de transporte de água e solutos. Na luz dos diferentes segmentos dos túbulos renais, passará o ultrafiltrado, o qual poderá sofrer reabsorção de seus componentes. Estes atravessarão as células presentes nas paredes dos túbulos em direção aos capilares peritubulares ou aos vasos retos.

Ultraestrutura

A cápsula de Bowman, os túbulos (contorcido proximal, alça de Henle, contorcido distal) e o ducto coletor são formados por células epiteliais, porém cada porção do néfron apresenta uma característica morfológica peculiar relacionada com as funções de cada uma delas.

Glomérulo

O glomérulo é formado pelas camadas visceral e parietal (Figura 33.4). A cápsula de Bowman é formada pelas camadas visceral e parietal. A primeira é constituída por células epiteliais pavimentosas simples modificadas denominadas podócitos (Figura 33.4). Essas células têm formato de pé, e os pequenos espaços entre os podócitos são denominados pedicelos. Os podócitos envolvem a membrana basal que se encontra em torno da camada de células endoteliais dos capilares

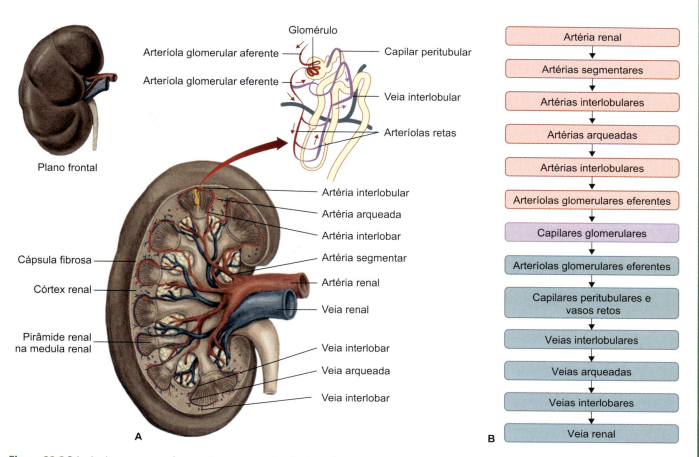

Figura 33.2 Principais vasos sanguíneos existentes nos rins. **A.** Corte frontal do rim direito. **B.** Caminho percorrido pelo sangue nos vasos sanguíneos renais.

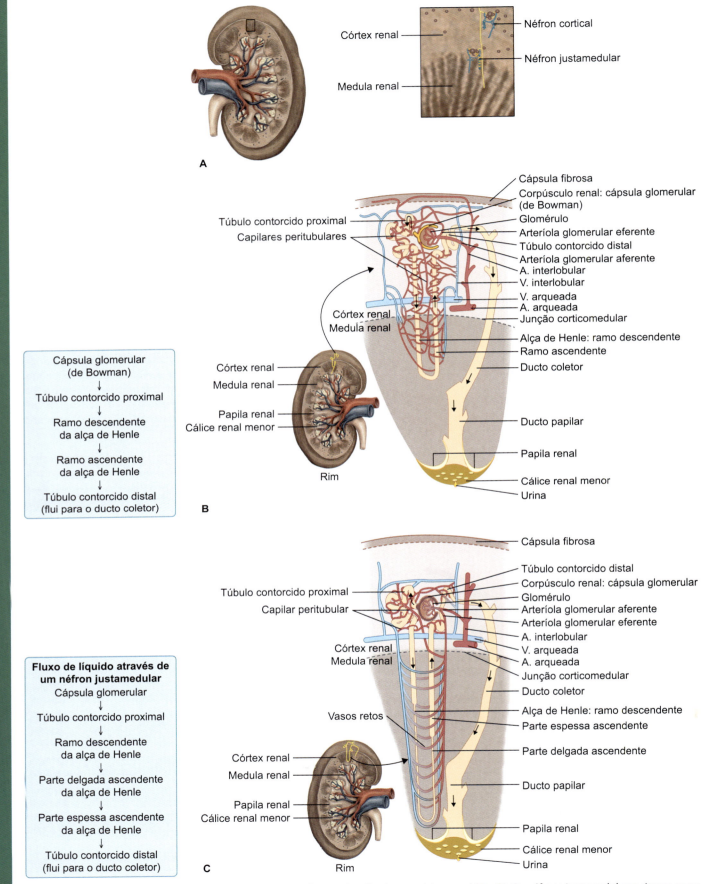

Figura 33.3 Tipos de néfrons. Os néfrons corticais estão totalmente localizados no córtex renal (**A** e **B**). Os néfrons justamedulares situam-se na zona de transição do córtex e da medula renal (**A** e **C**).

glomerulares. Já a camada parietal é composta por células endoteliais, formando os capilares glomerulares.

Conforme o ultrafiltrado é produzido (à medida que o sangue é filtrado nos capilares glomerulares), ele entra no espaço capsular, formado entre os capilares glomerulares e a parede da cápsula de Bowman, dirigindo-se em seguida à luz dos túbulos renais. No glomérulo, além da cápsula de Bowman e dos capilares glomerulares, existe outro tipo de células com propriedades peculiares chamadas mesangiais (Figura 33.5). Com a sua matriz, formam o pedúnculo central do glomérulo e fazem parte de uma unidade funcional que interage com células endoteliais e podócitos.

Descritas desde o início do século 19, as células mesangiais e a matriz mesangial formam a região glomerular denominada mesângio (entre vasos). Durante muito tempo, as células mesangiais foram consideradas apenas estruturas histológicas de sustentação axial para as alças capilares no interior dos glomérulos. Atualmente, as células mesangiais são vistas como uma forma especial de pericitos microvasculares, que formam uma unidade de integração funcional mesângio-endotélio-epitélio (Figura 33.5). As células mesangiais produzem componentes estruturais dos glomérulos, agentes vasoativos, fatores de crescimento, citocinas, quimiocinas, eritropoetina e elementos do sistema de complemento. Com efeitos parácrinos, as células mesangiais expressam receptores para diferentes agentes vasoativos, fatores de crescimento, moléculas de adesão, citocinas e quimiocinas, entre outros. Esse conjunto de fatores insere as células mesangiais na regulação funcional e no remodelamento

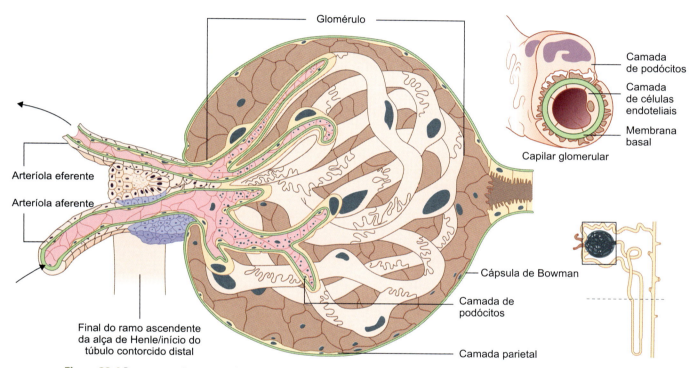

Figura 33.4 Representação esquemática do glomérulo, formado pela cápsula de Bowman e pelos capilares glomerulares.

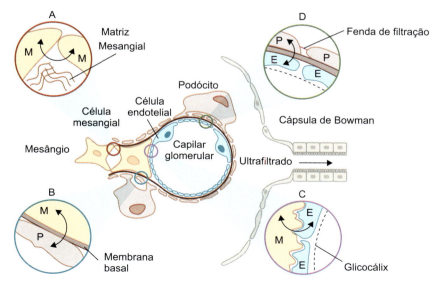

Figura 33.5 Localização das células mesangiais. O esquema exibe a sinalização célula a célula entre as células presentes no glomérulo, demonstrando a comunicação entre células mesangiais (**A**), células mesangiais e podócitos (**B**), células mesangiais e células endoteliais (**C**) e entre podócitos e células endoteliais (**D**). Adaptada de Schlöndorff e Banas (2009).

do tecido renal. Uma das principais funções das células mesangiais é a regulação do fluxo capilar e do fluxo do ultrafiltrado, pois têm propriedade contrátil com os podócitos, o que possibilita alterar o fluxo de sangue no interior dos capilares e o fluxo do ultrafiltrado. As células mesangiais conseguem detectar o estreitamento dos capilares e responder a estímulos produzidos por TGF1, VEGF 8 e 9, entre outros. Além dessa função, uma parcela das células mesangiais apresenta atividade imunológica, pois cerca de 10% das células mesangiais têm fenótipo diferente das demais e exibem capacidade fagocítica. Tais células expressam marcadores de superfície e citocinas somente encontrados nas células do sistema imune, motivo pelo qual são chamadas de células dendríticas mieloides. As células mesangiais expressam ainda receptores *toll-like* (TLR) TRL-1, 2, 4, 5 e 6 (reconhecem antígenos de superfície bacterianos) e TLR-3 (reconhece RNA viral). Isso evidencia a estreita ligação do sistema imune inato com as células mesangiais, tornando-as um gatilho para a resposta inflamatória e o sítio de interação com imunocomplexos no decurso de danos renais e de doenças sistêmicas. Com relação ao aspecto proliferativo, o controle da celularidade renal também sofre interferência das células mesangiais, que produzem tanto citocina mitogênica (IL-6) quanto pró-apoptótica (TNF).

Túbulo contorcido proximal

É constituído por células epiteliais de aspecto cuboide e com borda em escova, ou seja, têm microvilosidades em sua membrana apical (ou luminal), que está em contato com o lúmen. Essas microvilosidades garantem uma grande superfície de reabsorção de componentes do ultrafiltrado pela membrana luminal (ou apical), o que é de fundamental importância para a reabsorção de conteúdos do ultrafiltrado (Figura 33.6). Tais células apresentam grande quantidade de mitocôndrias no citoplasma, o que estaria relacionado com a grande necessidade de produção de energia (ATP), consumida nas várias bombas Na^+-K^+ existentes em sua membrana basolateral. O túbulo contorcido proximal é responsável por 60% da reabsorção de água e solutos do ultrafiltrado.

Alça de Henle

Apresenta a forma de "U" e faz a conexão entre o túbulo contorcido proximal e o distal. O ramo descendente da alça de Henle está localizado mais próximo do túbulo contorcido proximal e é também conhecido como ramo descendente fino (Figura 33.7), sendo constituído por células epiteliais escamosas.

O ramo ascendente da alça de Henle apresenta uma porção inicial que é fina e, em seguida, quando começa de fato a ascender, passa a se tornar mais espessa. Por isso, também é conhecido como ramo ascendente grosso da alça de Henle e formado por células cuboides (Figura 33.8). No entanto, néfrons corticais ou de alça curta não apresentam a parte ascendente delgada.

O ramo descendente da alça de Henle realiza predominantemente a reabsorção de água do ultrafiltrado, quase não reabsorvendo solutos. Por sua vez, o ramo descendente realiza a reabsorção de solutos, mas não a reabsorção de água, pois suas células cuboides têm a membrana apical (ou luminal) recoberta por glicoproteínas hidrofóbicas.

A alça de Henle é envolta pelos chamados vasos retos, os quais apresentam o fluxo de sangue contrário ao fluxo do ultrafiltrado que passa inicialmente pelo ramo descendente e, depois, pelo ramo ascendente da alça. Tal fluxo do sangue e do ultrafiltrado na alça, que são contrários, é fundamental para a existência do mecanismo multiplicador de contracorrente. Este apresenta grande importância na concentração do ultrafiltrado nas partes mais baixas da alça e na posterior diluição do ultrafiltrado nas partes mais altas da alça de Henle, o que garante a conservação de água e eletrólitos no organismo.

Aparelho justaglomerular

Na confluência entre as arteríolas aferentes e eferentes e o fim do ramo ascendente da alça de Henle/início do túbulo contorcido distal, forma-se uma estrutura denominada aparelho justaglomerular, o principal local de controle do ritmo de filtração glomerular e do fluxo sanguíneo renal.

O aparelho justaglomerular é constituído por células justaglomerulares, um tipo de célula muscular lisa modificada, localizada na parede das arteríolas aferentes e eferentes que detectam o grau de estiramento da arteríola aferente, e células da mácula densa, diferenciadas da parede do túbulo contorcido distal com capacidade de detectar a osmolaridade do ultrafiltrado, que se situam na região em que este túbulo passa entre as arteríolas aferente e eferente (Figura 33.9).

O aparelho justaglomerular é responsável pela produção de uma enzima denominada renina, que participa da cascata

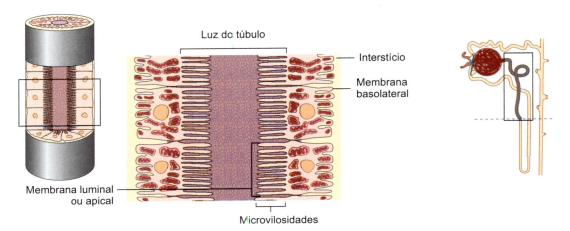

Figura 33.6 Representação do túbulo contorcido proximal das células cuboides com borda em escova (microvilosidades) na membrana luminal (ou apical). Essas microvilosidades garantem uma grande superfície de reabsorção dos componentes do ultrafiltrado que passa pela luz do túbulo.

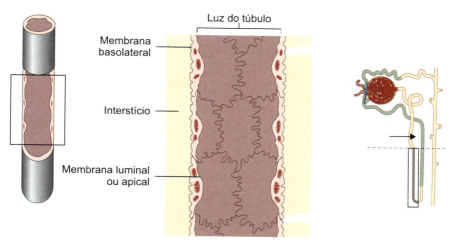

Figura 33.7 Ramo descendente da alça de Henle demonstrando as células escamosas na parede, envolvidas, principalmente, na reabsorção de água do ultrafiltrado que passa pela luz do túbulo.

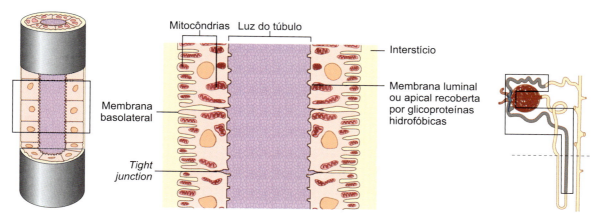

Figura 33.8 Ramo ascendente da alça de Henle demonstrando as células cuboides recobertas por glicoproteínas hidrofóbicas na membrana luminal (ou apical) em sua parede. Tais células não reabsorvem água, porém estão envolvidas na reabsorção de solutos do ultrafiltrado que passa pela luz do túbulo.

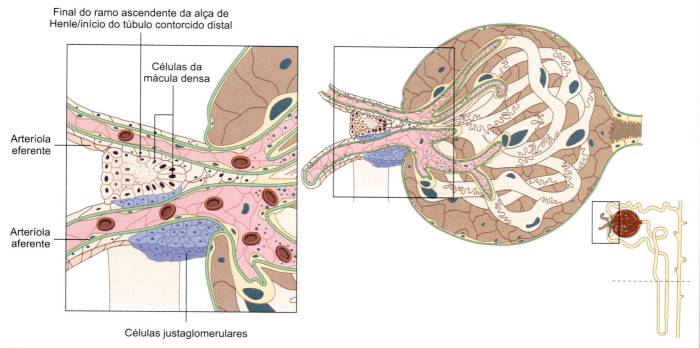

Figura 33.9 Localização do aparelho justaglomerular constituído pela mácula densa (células na parede do fim do ramo ascendente da alça de Henle/início do túbulo contorcido distal) e pelas células justaglomerulares (situadas na parede da arteríola aferente neste esquema).

do sistema renina-angiotensina-aldosterona, envolvido na regulação humoral da pressão arterial e do controle hidreletrolítico.

Túbulo contorcido distal e ducto coletor

Apresentam células principais nos segmentos inicial e final, envolvidas no ajuste fino da reabsorção de solutos e água (Figura 33.10). Contudo, no segmento final do túbulo contorcido distal e no início do ducto coletor, as células principais realizam a reabsorção de sódio mediada pela aldosterona. Em todo o ducto coletor, as células principais fazem a reabsorção de água mediada pela vasopressina.

Entre as células principais do fim do túbulo contorcido distal, encontram-se as células intercaladas, que apresentam função distinta daquela desempenhada pelas células principais. As células intercaladas são responsáveis pela secreção de íons hidrogênio e pela reabsorção de bicarbonato. Por isso, têm atuação fundamental no equilíbrio acidobásico, contribuindo para a manutenção do pH dos líquidos corporais (Figura 33.10).

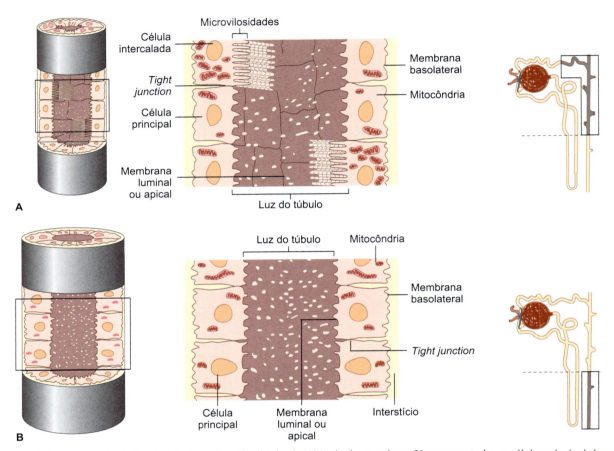

Figura 33.10 A. Representação do fim do túbulo contorcido distal e do início do ducto coletor. São apresentadas as células principais (envolvidas na reabsorção de água dependente de aldosterona) e as células intercaladas (que participam do equilíbrio acidobásico por estarem envolvidas na secreção de íons hidrogênio e na reabsorção de bicarbonato). **B.** Representação das células principais do ducto coletor envolvidas na reabsorção de água do ultrafiltrado que passa pela luz do túbulo. A reabsorção de água por essas células depende da ação da vasopressina nessas células.

BIBLIOGRAFIA

Costanzo LS. Fisiologia. 3. ed. Rio de Janeiro: Elsevier; 2004.
Gonzalez-Aguirre AJ, Durack JC. Managing complications following nephron-sparing procedures for renal masses. Tech Vasc Interv Radiol. 2016;19(3):194-202.
Hoorn EJ, Ellison DH. Diuretic resistance. Am J Kidney Dis. 2017;69(1):136-42.
Karl Skorecki K, Chertow GM, Marsden PA, Taal MW, Yu ASL. Brenner & Rector's The Kidney. 10. ed. Rio de Janeiro: Elsevier; 2015.
Masuya M, Drake CJ, Fleming PA, Reilly CM, Zeng H, Hill WD, et al. Hematopoietic origin of glomerular mesangial cells. Blood. 2003;101:2215-8.
Migliorini A, Ebid R, Scherbaum CR, Anders HJ. The danger control concept in kidney disease: mesangial cells. J Nephol. 2013;26:437-49.
Schlöndorff D, Banas B. The mesangial cell revisited: no cell is an Island. J Am Soc Nephrol. 2009;20:1179-87.
Stanfield CL. Fisiologia humana. 5. ed. São Paulo: Pearson Education do Brasil; 2013.
Younes-Ibrahim M. Células mesangiais: protagonistas ou coadjuvantes da função renal? J Bras Nefrol. 2013;35(4):248-9.

34

Filtração Glomerular

Maria do Carmo Pinho Franco • Guus H. Schoorlemmer • Guiomar Nascimento Gomes

Introdução, 361

Aspectos clínicos, 363

Taxa de filtração glomerular, 363

Determinação da taxa de filtração glomerular | *Clearance* renal, 364

Bibliografia, 365

INTRODUÇÃO

Todos os dias, os rins processam aproximadamente 180 ℓ de fluido da corrente sanguínea, desempenhando suas principais funções: a manutenção da estabilidade na concentração de íons inorgânicos (Na^+, K^-, Ca^{2+} etc.) e de água e a remoção de produtos do metabolismo e fármacos. O processo de filtração glomerular é o primeiro passo para a formação da urina. O glomérulo terá atuação fundamental nesse processo, formando um fluido ultrafiltrado a partir do plasma que, posteriormente, será processado pelos túbulos renais.

A filtração glomerular é um processo passivo que ocorre apenas no corpúsculo renal, estrutura formada pelos capilares glomerulares e pela cápsula de Bowman. A composição do fluido filtrado é semelhante à do plasma, com exceção da existência de proteínas plasmáticas ($\geq$ 69 kDa) e de células sanguíneas, que não são filtradas em condições fisiológicas. Os capilares glomerulares diferem-se de outros leitos vasculares em virtude de estruturas peculiares que formam a membrana de filtração.

A membrana de filtração faz a interface entre o sangue e o interior da cápsula de Bowman, sendo formada por três camadas distintas:

- Endotélio fenestrado que reveste o interior dos capilares glomerulares
- Membrana basal que recobre os capilares glomerulares
- Células epiteliais denominadas podócitos (Figura 34.1).

O endotélio fenestrado difere-se do endotélio que reveste os demais vasos sanguíneos. Isso porque apresenta fenestras (janelas), poros que possibilitam a passagem de todos os componentes do plasma, com exceção das células sanguíneas. O endotélio fenestrado é considerado a primeira barreira de filtração.

A membrana basal dos capilares glomerulares é mais espessa e porosa que a dos demais vasos sanguíneos, o que possibilita alta taxa de filtração de fluidos. Apesar dessa característica, essa membrana é extremamente seletiva na determinação de quais moléculas serão filtradas, com base, sobretudo, na carga elétrica e no tamanho. Considera-se a membrana basal a segunda barreira de filtração, cuja estrutura é composta, principalmente, por glicoproteínas, o que confere seletividade elétrica ao processo de filtração. As glicoproteínas são negativamente carregadas e, por isso, repelem a passagem de moléculas carregadas negativamente para o túbulo renal. Acredita-se que os poros da membrana basal estão em torno de 80 ångströns (8 nanômetros). Com relação à albumina, a principal proteína plasmática, seu tamanho é de 6 nanômetros, com peso molecular aproximado de 69 kDa. Apesar dessas características, a filtração da albumina é impedida pela membrana basal, em virtude da repulsão eletrostática exercida pelas cargas negativas. Portanto, a repulsão eletrostática reforça o bloqueio das proteínas plasmáticas imposto pelo tamanho molecular.

A terceira barreira de filtração é composta por células epiteliais denominadas podócitos (do grego *podos*, "pés"), que recobrem a superfície externa dos capilares glomerulares. Os podócitos apresentam carga elétrica negativa pela existência da proteína denominada podocalixina. Dos podócitos, emergem ramificações denominadas pedicelos, prolongamentos celulares separados por fendas de filtração recobertas por uma fina membrana formada por proteínas chamadas de nefrina, podocina e P-caderina (Figura 34.2).

Outro componente importante no processo de filtração glomerular é a pressão efetiva de filtração (PEF), resultado da diferença das pressões hidrostáticas e coloidosmóticas que agem sobre os capilares glomerulares e a cápsula de Bowman (Figura 34.3). As forças que compõem a PEF são:

- Pressão hidrostática glomerular (P_G): força que o próprio sangue exerce sobre os capilares glomerulares. Tal pressão favorece o processo de filtração e seu valor estimado é de 55 mmHg
- Pressão osmótica coloidal (π_G): força que as proteínas plasmáticas presentes nos capilares glomerulares exercem sobre o fluido filtrado. Essa pressão é oposta ao processo de filtração e seu valor estimado consiste em 30 mmHg
- Pressão hidrostática na cápsula de Bowman (P_B): força exercida pelo fluido existente no interior da cápsula de Bowman. Essa pressão é oposta ao processo de filtração e seu valor estimado consiste em 15 mmHg.

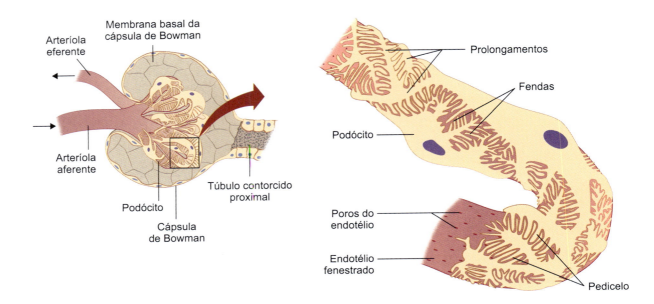

Figura 34.1 Membrana de filtração, composta por três camadas distintas.

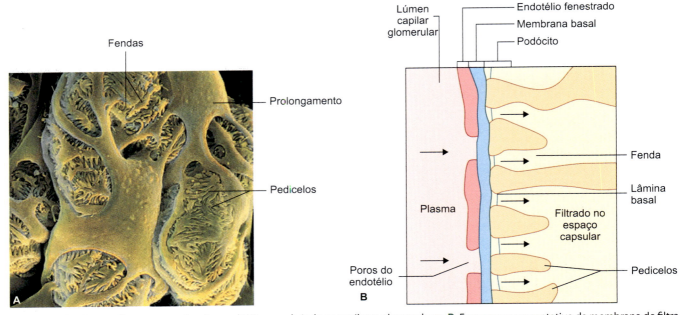

Figura 34.2 A. Micrografia representativa dos podócitos recobrindo os capilares glomerulares. **B.** Esquema representativo da membrana de filtração mostrando os três elementos estruturais.

Para obter o valor da PEF, aplica-se o seguinte cálculo:

$$PEF = P_G - (\pi_G + P_B)$$
$$PEF = 55 - (30 + 15)$$
$$PEF = 10 \text{ mmHg}$$

ASPECTOS CLÍNICOS

Em determinadas patologias renais, como é o caso da nefropatia de alteração mínima, ocorre a perda das cargas elétricas da membrana basal dos capilares glomerulares. Além disso, em situações como o diabetes melito, o aumento na síntese de colágeno do tipo IV promove o espessamento da membrana basal dos capilares glomerulares, associado à diminuição na síntese de proteoglicanos. Em ambas as condições, as alterações na membrana basal promovem o aumento da permeabilidade e, portanto, ocorre à passagem das proteínas plasmáticas para o fluido filtrado e o aparecimento delas na urina. Essa condição na prática clínica é denominada proteinúria ou albuminúria.

TAXA DE FILTRAÇÃO GLOMERULAR

A taxa de filtração glomerular (TFG) expressa o volume de plasma filtrado por unidade de tempo. Considerando-se que, no decorrer de 24 h, serão filtrados 180 ℓ de plasma, portanto, a cada 1 min, serão filtrados 125 mℓ de plasma pelos dois milhões de néfrons existentes nos dois rins. Em condições fisiológicas, um indivíduo apresenta TFG em torno de 120 a 125 mℓ/min.

Os fatores determinantes da TFG são: a PEF e o coeficiente de filtração (K_f), sendo este último uma constante matemática que expressa as características peculiares dos capilares glomerulares. O K_f é o produto da área de superfície de filtração pela permeabilidade dos capilares glomerulares. O valor dessa constante é de 12,5 mℓ/min/mmHg.

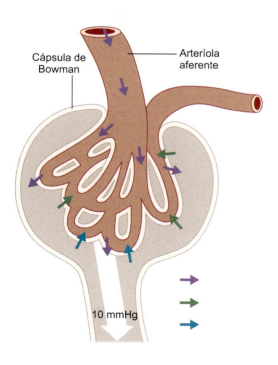

Figura 34.3 Pressão efetiva de filtração.

Como a TFG é o resultado do produto do K_f pela PEF, tem-se:

$$TFG = K_f \times PEF$$
$$TFG = 12,5 \text{ m}\ell/\text{min/mmHg} \times 10 \text{ mmHg}$$
$$TFG = 125 \text{ m}\ell/\text{min}$$

Como se pode observar, a TFG está diretamente relacionada com a PEF. Portanto, espera-se que alterações significativas nas pressões que atuam sobre os capilares glomerulares poderiam refletir sobre a TFG. Nesse contexto, o aumento da pressão arterial sistêmica poderia ocasionar uma elevação da TFG. Contudo, os rins conseguem manter a TFG relativamente constante, impedindo que as alterações nos níveis pressóricos repercutam sobre ela.

A TFG é regulada tanto por mecanismos intrínsecos quanto extrínsecos, que atuam frente a diferentes situações fisiológicas e/ou patológicas. Em situações em que ocorre alteração extrema nos níveis pressóricos (p. ex., pressão arterial inferior a 80 mmHg ou superior a 180 mmHg), o controle extrínseco precede o intrínseco.

Controle intrínseco ou autorregulação renal

Por meio desse mecanismo, os rins são capazes de ajustar a resistência do fluxo sanguíneo renal, mantendo a TFG constante apesar das oscilações na pressão arterial sistêmica que ocorrem no dia a dia (p. ex., prática de atividade física, sono, mudança de postura). Existem dois tipos de mecanismos envolvidos na autorregulação renal: o miogênico e o de *feedback* tubuloglomerular.

Mecanismo miogênico

Reflete a capacidade do músculo liso vascular de contrair ou relaxar mediante as alterações no fluxo sanguíneo. Dessa maneira, o aumento da pressão arterial sistêmica promove a vasoconstrição da arteríola aferente, o que acarreta a restrição de fluxo sanguíneo para os capilares glomerulares, prevenindo repercussões sobre a pressão hidrostática glomerular e a TFG. Por outro lado, o declínio da pressão arterial sistêmica causa vasodilatação da arteríola aferente, acarretando o aumento da pressão hidrostática glomerular. Em ambas as situações, a TFG será mantida constante.

Mecanismo de *feedback* tubuloglomerular

O mecanismo de autorregulação está diretamente relacionado com as células da mácula densa localizadas no ramo ascendente espesso da alça de Henle. Essas células contêm quimiorreceptores detectoras da carga de sódio que chega a esse segmento do néfron. Em uma condição em que ocorre o aumento inadequado da TFG, o fluxo do fluido no interior dos túbulos renais também aumenta, acarretando menor tempo para reabsorver o sódio. Portanto, uma maior carga de sódio chegará à mácula densa. Essa situação promove a liberação de trifosfato de adenosina (ATP) pelas células da mácula densa. O ATP será metabolizado em adenosina, um potente vasoconstritor da vasculatura renal, que atuará sobre a arteríola aferente, promovendo sua vasoconstrição. Essa vasoconstrição, por sua vez, dificulta o fluxo sanguíneo para os capilares glomerulares, diminuindo a PEF e normalizando a TFG. Por sua vez, quando a mácula densa é exposta a uma carga de sódio reduzida, a liberação de ATP diminui atenuando o *feedback* tubuloglomerular e possibilitando a dilatação da arteríola aferente e normalizando a TFG.

Controle extrínseco

Em situações patológicas em que há diminuição acentuada da pressão arterial (abaixo de 80 mmgH), como o caso do choque hipovolêmico, a atuação dos mecanismos de autorregulação renal cessará prevalecendo, assim, o controle extrínseco da TFG. Existem dois tipos de mecanismos envolvidos na regulação extrínseca da TFG: o neural e o humoral.

Mecanismo neural

No controle extrínseco neural da TFG, a norepinefrina será liberada pelas fibras nervosas simpáticas, que atuarão sobre os receptores alfa-adrenérgicos do músculo liso vascular promovendo intensa vasoconstrição da arteríola aferente, capaz de inibir a formação do fluido filtrado.

Mecanismo humoral

No controle extrínseco humoral da TFG, o mediador envolvido é a renina. Diversos mecanismos atuam de modo independente ou em conjunto para desencadear a liberação de renina, como:

- Diminuição no estiramento das células granulosas: em situações em que ocorre a redução acentuada da pressão arterial (abaixo de 80 mmgH), a diminuição no estiramento das células granulosas existentes na arteríola aferente promoverá a liberação de renina
- Estimulação das células granulosas por ativação da mácula densa: quando as células da mácula densa são expostas a um fluxo lento do fluido com baixa concentração de NaCl, elas sinalizam para as células granulosas liberarem renina. Tal sinalização pode diminuir a liberação de ATP (possível mensageiro que atua no *feedback* tubuloglomerular) e aumentar a liberação de um vasodilatador denominado prostaglandina E_2
- Estimulação direta das células granulosas: a liberação de renina pode ser sinalizada por estimulação direta das células granulosa via receptores beta-1 adrenérgicos.

A renina liberada catalisará a conversão do angiotensinogênio em angiotensina I, a qual, por sua vez, sofrerá a ação da enzima conversora de angiotensina (ECA) formando a angiotensina II. Este último efetor é um importante estimulador da síntese de aldosterona. A angiotensina II apresenta significativo efeito vasoconstritor, preferencialmente na arteríola eferente, resultando em elevação da pressão hidrostática glomerular e consequente aumento da TFG. A angiotensina II também exerce efeito de *feedback* negativo sobre a síntese de renina.

DETERMINAÇÃO DA TAXA DE FILTRAÇÃO GLOMERULAR | *CLEARANCE* RENAL

Tanto no contexto ambulatorial quanto no hospitalar, é de extrema importância monitorar a TFG e, desse modo, avaliar a função renal. Várias metodologias são utilizadas com base em sua medição direta pela técnica de *clearance* ou, indiretamente, pelo uso de equações preditoras.

O *clearance*, ou depuração, renal pode ser definido como o volume de plasma que será purificado de uma substância em determinado período pelos rins. A substância ideal é aquela livremente filtrada e que não sofre manejo renal, ou seja, que não é reabsorvida ou secretada ao longo dos túbulos renais.

O *clearance* renal (CR) de uma substância é expresso em $m\ell/min$ e calculado a partir da seguinte equação:

$$CR = U \times V/P$$

Em que:

- U: concentração da substância na urina ($mg/m\ell$)
- V: fluxo urinário ($m\ell/min$)
- P: concentração da substância no plasma ($mg/m\ell$).

O *clearance* de inulina é considerado o padrão-ouro para a medição direta da TFG. A inulina, um polímero da frutose, é livremente filtrada e não sofre manejo renal. Portanto, seu *clearance* é igual à TFG. Contudo, na prática, o *clearance* de inulina não costuma ser utilizado para determinar a TFG de um paciente. Isso se deve ao fato de que ela é uma substância exógena e que, portanto, convém ser administrada via intravenosa.

Em virtude do uso restrito da inulina, outros marcadores são utilizados, como a creatinina, um composto nitrogenado produto do metabolismo muscular. Assim, trata-se de uma substância endógena, o que proporciona a ela uma vantagem sobre a inulina. Contudo, a creatinina sofre manejo renal, com uma pequena quantidade secretada pelos túbulos renais. Além disso, sua concentração varia de acordo com a etnia, o sexo e a idade do paciente, fatores determinantes da quantidade de massa muscular. Outra limitação importante do uso da creatinina reside no fato de que ela não consiste em um método sensível para detectar pequenas reduções na TFG. Apesar dessas desvantagens, a creatinina é utilizada na prática clínica. Para o cálculo do *clearance* de creatinina, é necessária a coleta de urina 24 h, bem como ajustar a equação de *clearance* conforme a superfície corporal do paciente.

Na maioria das circunstâncias da prática clínica, não se realiza a avaliação da TFG pelo método direto de *clearance* renal, sendo os níveis séricos de creatinina amplamente utilizados para estimar a TFG pelo uso de equações preditoras. As equações mais utilizadas são:

- Equação de Cockcroft-Gault:

$$\text{TFG } (m\ell/min) = [140 - \text{idade}] \times \text{peso}/[72 \times \text{Cr}] \times 0,85 \text{ (mulher)}$$

- Equação do estudo MDRD (*Modification of Diet in Renal Disease*):

$$\text{TFG } (m\ell/min/1,73 \text{ m}^2) = 186 \times (\text{Cr})^{-1,154} \times (\text{idade})^{-0,203} \times 1,212 \text{ (negro)} \times 0,742 \text{ (mulher)}$$

- Equação do estudo CKD-EPI (*Chronic Kidney Disease Epidemiology Collaboration*):

$$\text{TFG } (m\ell/min/1,73 \text{ m}^2) = 141 \times \text{mín } (\text{Cr/k, 1})^\alpha \times \text{máx}(\text{Cr/k, 1})^{-1,209} \times 0,993^{\text{Idade}} \times 1,018 \text{ [mulher]} \times 1,159 \text{ [negro]}$$

Em que:

- Cr: creatinina sérica
- k: 0,7 para mulheres e 0,9 para homens
- α: –0,329 para mulheres e –0,411 para homens
- mín: valor mínimo de creatinina sérica ou 1
- máx: valor máximo de creatinina sérica ou 1.

Cabe ressaltar que os níveis séricos de creatinina são inversamente proporcionais à TFG. Dessa maneira, a TFG do paciente declinará conforme ocorre a elevação dos níveis circulantes de creatinina. Além disso, é importante ressaltar que os níveis séricos de creatinina apenas se elevam quando pelo menos 40% da função renal já esteja comprometida.

Uso do *clearance* para determinar o fluxo plasmático renal

O para-amino-hipurato de sódio (PAH) é livremente filtrado pelos capilares glomerulares. Contudo, é ativamente secretado pelos túbulos renais. A combinação de filtração e secreção praticamente elimina o PAH do plasma durante sua passagem pelos rins. Isso leva a um *clearance* maior que sua TFG. Tal característica pode ser explorada para avaliar o fluxo plasmático renal (FPR). As medidas do FPR não são utilizadas na prática clínica em virtude das inconveniências de administrar e obter os valores do PAH.

BIBLIOGRAFIA

Cockcroft DW, Gault MH. Prediction of creatinine clearance from serum creatinine. Nephron. 1976;16:31-41.

Koeppen B, Stanton B. Renal physiology. 6.ed. Philadelphia: Elsevier; 2018.

Levey AS, Coresh J, Greene T, Stevens LA, Zhang YL, Hendriksen S et al. Chronic kidney disease epidemiology collaboration. Using standardized serum creatinine values in the modification of diet in renal disease study equation for estimating glomerular filtration rate. Ann Intern Med. 2006;145(4):247-54.

Levey AS, Stevens LA, Schmid CH, Zhang YL, Castro AF , Feldman HI et al. CKD-EPI (Chronic Kidney Disease Epidemiology Collaboration). A new equation to estimate glomerular filtration rate. Ann Intern Med. 2009;150(9):604-612.

Seldin DW, Giebisch G. The kidney: physiology and pathophysiology. 3.ed. Philadelphia: Lippincott Williams & Wilkins; 2000.

35
Reabsorção e Secreção Tubular

Guiomar Nascimento Gomes • Erika Emy Nishi • Guus H. Schoorlemmer • Maria do Carmo Pinho Franco

Introdução, 366

Transporte de sódio ao longo do néfron, 366

Importância da ureia na hipertonicidade medular | Função da vasopressina, 373

Transporte de potássio ao longo do néfron, 373

Transporte de cálcio ao longo do néfron, 375

Transporte de fosfato ao longo do néfron, 376

Transporte de magnésio ao longo do néfron, 376

Transporte de ureia ao longo do néfron, 376

Transporte de glicose, 376

Transporte de aminoácidos, 376

Transporte de proteínas, 376

Bibliografia, 376

INTRODUÇÃO

Uma grande quantidade de fluido é filtrada no glomérulo a partir do plasma. O organismo não pode perder tal volume de fluido nem os íons e solutos contidos nele. Graças a mecanismos específicos, uma grande quantidade da água e dos solutos filtrados é recuperada, retornando para a circulação sanguínea. O processo de deslocamento de solutos e de água do lúmen tubular para o interstício e posteriormente para o plasma é denominado reabsorção tubular. Conforme o filtrado glomerular percorre os túbulos renais, ocorre a reabsorção de água e de solutos, que se processa de maneira característica a cada segmento. Alguns solutos podem ser adicionados ao fluido luminal, processo denominado secreção tubular.

O volume de fluido, bem como os solutos diluídos nele, que chega ao final do ducto coletor é eliminado na urina, processo chamado de excreção. A Figura 35.1 ilustra os processos que ocorrem no néfron, sendo abordada a seguir de que maneira os principais íons e solutos importantes são transportados para o organismo.

TRANSPORTE DE SÓDIO AO LONGO DO NÉFRON

O sódio (Na^+) é o principal cátion do líquido extracelular (LEC). Sua concentração é mantida a cerca de 140 mM. A ingestão e a excreção diária de Na^+ devem estar em equilíbrio, e os rins são fundamentais para tais processos.

No Brasil, a ingestão de cloreto de sódio (NaCl) varia em torno de 12 a 16 g por dia (cerca de 250 mmol de Na^+). Esse íon é absorvido no trato digestório, principalmente no intestino delgado, distribuindo-se no plasma e no líquido intersticial. Já a excreção de Na^+ ocorre por três vias: sudorese, excreção urinária e fecal.

Em condições normais, apenas uma pequena quantidade de Na^+ é eliminada no suor e outra nas fezes. Cabe aos rins eliminarem a quantidade necessária de Na^+ para haver equilíbrio com a quantidade ingerida. Dessa maneira, a maior parte do Na^+ excretado é eliminada na urina. Entretanto, tal proporção pode ser modificada quando houver aumento da perda pelas fezes, como no caso de uma diarreia, ou da perda pela sudorese, por aumento da atividade física e/ou da temperatura.

A quantidade de Na^+ eliminada na urina corresponde apenas a cerca de 1% da quantidade filtrada (carga filtrada) de Na^+. Portanto, isso indica que a maior parte do Na^+ filtrado é reabsorvida nos diferentes segmentos do néfron.

Normalmente, a quantidade de fluido filtrado nos glomérulos é muito grande, aproximadamente 180 ℓ/dia (para um homem de 70 kg). Considerando-se que a concentração de Na^+ nesse líquido é

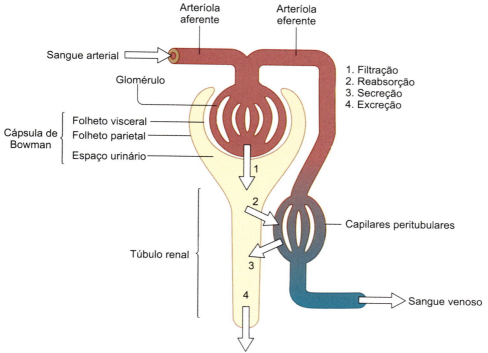

Figura 35.1 Processos que ocorrem no néfron.

de 140 mM, os rins filtram uma quantidade muito grande de Na$^+$ por dia, ou seja, cerca de 25.200 mmol (ou 25,2 mol). A maior parte do Na$^+$ filtrado deve ser conservada no organismo, sendo reabsorvido de modo característico nos diversos segmentos do néfron.

O primeiro segmento a entrar em contato com o filtrado é o túbulo proximal, e cerca de 65 a 67% do volume filtrado e do Na$^+$ são reabsorvidos. O fluido restante percorrerá os demais segmentos do néfron. Na alça de Henle, cerca de 25% do Na$^+$ filtrado é reabsorvido; no túbulo contornado distal, aproximadamente 5%; e, no ducto coletor, 3%. Assim, apenas cerca de 1% do total filtrado é excretado. Contudo, esses valores podem alterar de acordo com as necessidades do organismo.

O túbulo contorcido proximal (TCP), primeiro segmento do néfron que entra em contato com o filtrado glomerular, apresenta uma estrutura propícia à reabsorção de fluidos. É revestido por epitélio cúbico simples, e suas membranas apresentam características especiais (Figuras 35.2 e 35.3). A membrana luminal ou apical apresenta muitas microvilosidades, aumentando a superfície de reabsorção da célula. A membrana basolateral, que limita a célula com o interstício e com os capilares peritubulares, também exibe muitas dobras. As membranas basolaterais de células adjacentes são separadas por espaços intercelulares, existindo, no entanto, pontos de junções entre as células na parte apical próxima à luz tubular. Tal região é chamada junção intercelular (*tight junction*, em inglês).

Vale observar, também, que as células do TCP apresentam uma grande quantidade de mitocôndrias próximas à membrana basolateral. Isso garante o suprimento de ATP para as bombas de Na$^+$/K$^+$ (ou Na$^+$/K$^+$-ATPase).

A membrana basolateral é extremamente rica em Na$^+$/K$^+$-ATPase. Essa bomba troca 3 Na$^+$ por 2 íons potássio (K$^+$) para cada ATP hidrolisado, mantendo a concentração intracelular de Na$^+$ baixa e a de K$^+$ alta (condição necessária para o desenvolvimento do potencial elétrico negativo no interior da célula).

Considerando-se que o fluido luminal apresenta alta concentração de Na$^+$ (140 mM) e a célula tubular apresenta potencial elétrico negativo, estabelece-se um gradiente eletroquímico favorável à entrada de Na$^+$ na célula do TCP. Assim, o Na$^+$ entra passivamente na célula do TCP e sai pela membrana basolateral ativamente graças à Na$^+$/K$^+$-ATPase. O espaço peritubular tem capilares sanguíneos que possibilitam o retorno do Na$^+$ para a corrente sanguínea.

A passagem do Na$^+$ pela membrana luminal se dá por meio de estruturas proteicas especiais denominadas transportadores, que acoplam a entrada de Na$^+$ na célula à entrada de outros solutos, como glicose, aminoácidos e ácidos orgânicos, entre outros (Figura 35.4). A entrada de Na$^+$ na célula também ocorre acoplada à secreção de íon hidrogênio (H$^+$) pelo

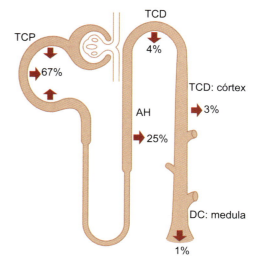

Figura 35.2 Porcentagens de reabsorção. TCP: túbulo contorcido proximal; AH: alça de Henle (ramo ascendente); TCD: túbulo contorcido distal; DC: ducto coletor.

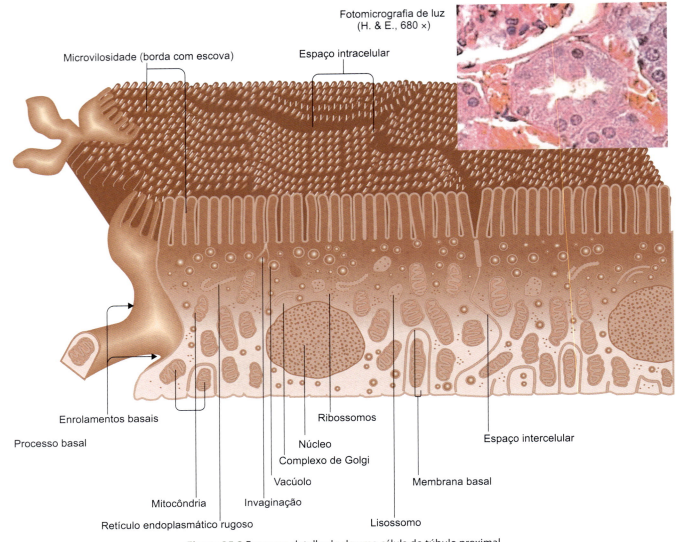

Figura 35.3 Esquema detalhado de uma célula do túbulo proximal.

contratransportador (ou trocador) Na⁺/H⁺ presente na membrana luminal, que faz a troca de um Na⁺ por um H⁺.

É importante compreender que essa entrada tem apenas uma força movente: o gradiente eletroquímico, em virtude da diferença de concentração do Na⁺ e do fluido luminal, assim como da diferença de potencial elétrico entre o lúmen e o interior da célula negativo.

Quantitativamente, o transportador mais importante no TCP é o trocador Na⁺/H⁺. Assim, a cada Na⁺ reabsorvido, um H⁺ é secretado, o qual, por sua vez, pode reagir com o bicarbonato filtrado, formando ácido carbônico (H_2CO_3), que se dissocia em CO_2 e H_2O. Tal reação ocorre rapidamente, visto que no TCP existe uma grande quantidade de bicarbonato. Também há na borda em escova uma grande quantidade de anidrase carbônica (enzima que catalisa a reação de dissociação do H_2CO_3).

Parte do CO_2 formado no lúmen pode difundir-se pela via paracelular ou penetrar na célula tubular, sofrendo a reação com água e formando novamente H⁺ e HCO_3^-. O H⁺ novamente é secretado por troca com Na⁺, e o bicarbonato é retirado com o Na⁺ pela membrana basolateral. Graças a tal processo de reabsorção transcelular de bicarbonato de

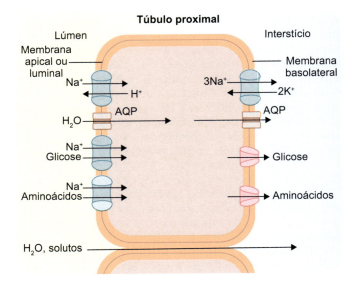

Figura 35.4 Transportadores presentes na célula do túbulo contorcido proximal. AQP: aquaporina.

sódio, a concentração de bicarbonato cai rapidamente ao longo do TCP.

O gradiente transluminal de Na⁺ também é a força movente do cotransportador Na⁺-glicose. Esse cotransportador é chamado de SGLT (*sodium glucose transporter*). Dados da literatura têm sugerido que a maior parte da reabsorção da glicose ocorre nos segmentos iniciais do TCP (⅔ iniciais), em uma proporção de 1 Na⁺ para cada molécula de glicose reabsorvida pelo transportador SGLT2. O restante da glicose seria reabsorvido na porção final (⅓ restante) em uma proporção de 2:1 pelo transportador SGLT1. Estudos sugerem que o Na⁺ se liga à proteína na região próxima ao NH2-terminal (Figuras 35.5 e 35.6). Isso ocasiona uma alteração na conformação da molécula, possibilitando a ligação e a translocação da molécula de glicose para dentro da célula.

Por meio de mecanismos de cotransporte semelhantes, o Na⁺ também pode ser transportado em conjunto com aminoácidos, fosfato e ânions orgânicos.

Pelos mecanismos descritos, ocorre o deslocamento de solutos (Na⁺, HCO_3^-, glicose, aminoácidos etc.) do lúmen tubular para o interstício, gerando um pequeno gradiente osmótico entre ambos. Como o TCP é altamente permeável à água, esta se desloca do lúmen para o interstício.

Assim, nos segmentos iniciais do TCP, ocorre a reabsorção de grande quantidade de solutos e água. Nessa porção do néfron, o ânion preferencialmente reabsorvido é o HCO_3^- (que reage com o H⁺ secretado). Com o deslocamento de água para o interstício, a concentração de íons cloreto (Cl⁻) no lúmen aumenta, propiciando sua difusão para o interstício pela via paracelular (área da junção entre as duas células adjacentes).

Com a reabsorção de Cl⁻ causada pelo gradiente de concentração de cloreto, a luz tubular desenvolve potencial elétrico positivo, favorecendo a passagem de cátions como K⁺, Na⁺, Ca²⁺ e Mg²⁺ pela via paracelular.

Os epitélios como o do TCP, com grande capacidade de reabsorção, são denominados "epitélios de vazamento" (*leaky*). Esse epitélio é incapaz de manter gradientes importantes de concentração. Isso porque a via paracelular tende a igualar quaisquer diferenças químicas, elétricas ou osmóticas que tenham sido geradas.

O transporte de água no TCP é estreitamente acoplado ao transporte de Na⁺ e de solutos. Por essa razão, a reabsorção de fluido no túbulo proximal é chamada de isotônica. O fluxo de água nesse segmento parece ocorrer tanto pela via paracelular quanto pela via transcelular, graças à presença na membrana luminal de moléculas de aquaporinas (AQP), estruturas proteicas que formam os canais de água. O intenso

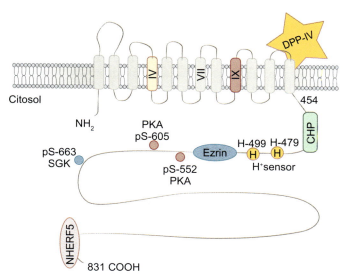

Figura 35.5 Modelo da estrutura do trocador NHE3, que é formado por uma proteína com peso molecular de 93 KD, estimulado pela PKC e por Ang II.

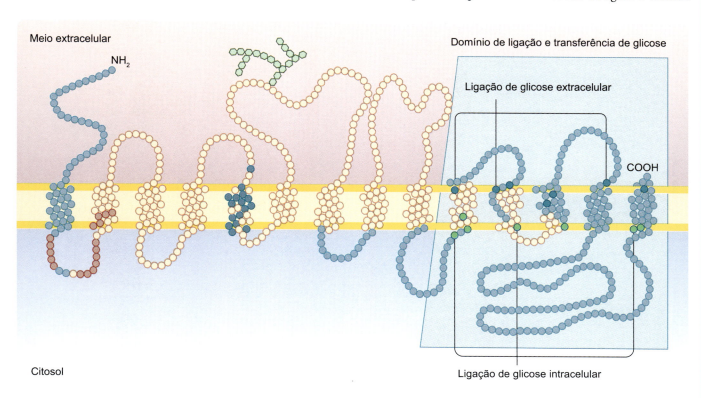

Figura 35.6 Modelo da estrutura proteica do transportador SGLT (*sodium glucose transporter*).

transporte de água que se processa ao longo do TCP acaba por levar indiretamente à reabsorção de vários outros solutos de grande importância, entre os quais o K⁺, o cálcio (Ca²⁺), o magnésio (Mg²⁺) e a ureia, provavelmente por arraste pela via paracelular.

Desse modo, ⅔ do filtrado glomerular são reabsorvidos isosmoticamente no TCP. O fluido que restou no lúmen tubular percorrerá o segmento descendente da alça de Henle, que penetra na medula renal em direção à papila. Esse segmento é altamente permeável à água e pouco a solutos. Na Figura 35.7, são apresentadas as características das células que compõem os segmentos delgado e espesso da alça de Henle. Convém notar que os segmentos delgados descendente e ascendente apresentam poucas mitocôndrias. Isso indica que em tais segmentos ocorre transporte passivo.

Como a alça descendente de Henle atravessa regiões medulares que apresentam gradientes de osmolaridade crescentes, a osmolaridade do líquido intersticial da medula é maior que a osmolaridade do plasma e aumenta proporcionalmente conforme se aprofunda; nas regiões mais profundas próximas à papila, a osmolaridade pode alcançar valores até 3 a 4 vezes maiores que a osmolaridade do plasma (Figura 35.8).

Ocorre, ainda, a perda de água do fluido luminal para o interstício, ficando o fluido luminal muito concentrado. Desse modo, a osmolaridade do fluido intratubular equilibra-se rapidamente com a osmolaridade do interstício medular, chegando a 1.300 mOsm na região da curvatura da alça de Henle. O mecanismo de formação do gradiente osmótico corticomedular está apresentado na Figura 35.9.

Após alcançar a curvatura da alça de Henle, o fluido percorrerá o segmento ascendente da alça de Henle, que se dirige novamente para o córtex. O fluido com alta concentração de solutos (e de Na⁺) percorre o segmento delgado ascendente, que, por sua vez, é relativamente permeável a solutos e impermeável à água. À medida que o fluido se distancia da curvatura, ocorre saída de cloreto de sódio passivamente, obedecendo ao gradiente de concentração. Assim, o fluido começa a ser diluído. Ocorre também entrada de ureia nesse segmento, mas, como a saída de NaCl é mais importante, há a diluição do fluido intratubular.

A seguir, o fluido penetra no segmento espesso da alça de Henle (AH), no qual cerca de 25% da carga filtrada de Na⁺ é reabsorvida. Essa parte do néfron é impermeável à água. Apresenta células bem mais altas, ricas em mitocôndrias com alta densidade de Na⁺/K⁺ ATPase na membrana basolateral. Na membrana luminal, encontra-se um cotransportador que promove o ingresso simultâneo na célula de um Na⁺, um K⁺ e dois Cl⁻. Esse cotransportador é chamado de NKCC (*Na/K/Cl cotransporter*; Figura 35.10).

O Na⁺ é bombeado para o interstício pela Na⁺/K⁺-ATPase. O Cl⁻ e parte do K⁺ saem da célula por canais na membrana basolateral. Uma parte significativa do K⁺ que entrou na célula é secretada para o lúmen por um canal denominado ROMK (do inglês, *renal outer medullary potassium channels*).

A secreção de K⁺ para o lúmen gera uma diferença de potencial transepitelial lúmen positiva, ou seja, o lúmen fica positivo em relação ao interstício. Essa voltagem positiva acaba por facilitar a passagem de cátions (Na⁺, K⁺, Ca²⁺ e Mg²⁺) pela via paracelular. Uma parcela significativa desses íons é

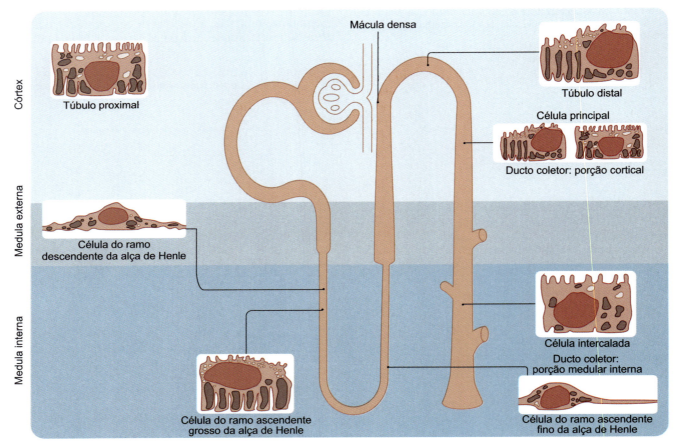

Figura 35.7 Características das células que compõem os diferentes segmentos do néfron.

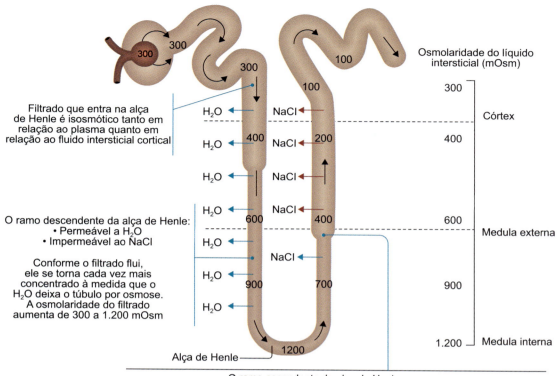

Figura 35.8 Osmolaridade do interstício medular.

reabsorvida por essa via graças à geração do potencial lúmen positivo. A secreção de K$^+$ é importante para manter ativo o transportador Na$^+$/K$^+$/2Cl$^-$, já que a falta de K$^+$ pode comprometer o funcionamento do trocador, e os íons Na$^+$ e cloreto são mais abundantes.

As substâncias que inibem a atividade do transportador Na$^+$/K$^+$/2Cl$^-$, como o furosemida e a bumetamida, são chamadas de diuréticos de alça e prejudicam a reabsorção de Na$^+$ tanto pela via transcelular quanto pela via paracelular, o que resulta no aumento da excreção de Na$^+$ e do volume urinário.

Além do transportador Na$^+$/K$^+$/2Cl$^-$, a porção espessa ascendente da alça de Henle apresenta trocadores Na$^+$/H$^+$ que contribuem para a reabsorção transcelular de Na$^+$.

Como o segmento espesso da alça de Henle é pouco permeável à água, a reabsorção dos solutos da luz tubular promove a diluição do fluido tubular. Por isso, tal segmento também é chamado de segmento diluidor. Assim, a osmolaridade do fluido tubular que estava muito elevada na curvatura da alça de Henle se reduz conforme o fluido se desloca em direção ao córtex.

A seguir, o fluido remanescente desloca-se pelo túbulo distal. A parte inicial do túbulo distal é chamada de túbulo contorcido distal (TCD), e a parte final, túbulo distal final (TDF) ou túbulo de conexão. O TCD tem um cotransportador chamado de NCC (*Na-Cl co-transporter*), que promove a entrada de Na$^+$ acoplada à entrada de cloreto na célula. Esse transportador tem alta semelhança com o NKCC (Figura 35.10), mas não transporta K$^+$. O Na$^+$ que penetra na célula é retirado pela Na$^+$/K$^+$-ATPase e o Cl$^-$ deixa a célula por um canal específico. O TCD apresenta baixa permeabilidade à H$_2$O. A atividade do cotransportador NCC é inibida pelos diuréticos tiazídicos (p. ex., hidroclorotiazida e clortalidona).

As células do túbulo distal final apresentam características semelhantes às do ducto coletor. Nesses segmentos, encontram-se dois tipos diferentes de células: as células principais, responsáveis pela reabsorção de Na$^+$, e as células intercalares, que promovem o transporte de H$^+$.

As células principais apresentam canais específicos para Na$^+$, denominados EnaC (*epithelial Na$^+$ channels*). O Na$^+$ penetra na célula pelo canal EnaC, conduzido pelo gradiente eletroquímico favorável (assim como ocorre nos outros segmentos) e é retirado da célula pela Na$^+$/K$^+$-ATPase.

Com o influxo de Na$^+$ na célula, o lúmen torna-se mais negativo, facilitando a reabsorção de Cl$^-$ pela via paracelular. A eletronegatividade do lúmen também favorece a secreção de K$^+$ por meio de canais específicos para potássio (ROMK) presentes na membrana luminal. Esse acoplamento elétrico entre a reabsorção de Na$^+$ e a secreção de K$^+$, nas células principais, é muito importante, pois possibilita a excreção de K$^+$ nos segmentos distais do néfron, propiciando o balanço desse íon, reabsorvido no TCP e na AH.

É importante salientar que a reabsorção de Na$^+$ nos segmentos distais do néfron depende dos canais EnaC. Por sua vez, estes somente são inseridos na membrana luminal na presença de aldosterona, hormônio mineralocorticoide envolvido na regulação da excreção de Na$^+$ e na regulação do volume de líquido extracelular. A aldosterona, além de aumentar a densidade de canais de Na$^+$ na membrana luminal, aumenta a densidade e a atividade da Na$^+$/K$^+$-ATPase na membrana basolateral. Dessa maneira, promove maior entrada de K$^+$ pela

Como se forma o gradiente osmótico corticomedular

Imagine uma situação hipotética na qual o fluido que está percorrendo a alça de Henle (segmentos descendente e ascendente), assim como o interstício medular, tenha uma osmolaridade semelhante à do plasma (ao redor de 300 mOsm/kg). Tal fluido, ao chegar ao segmento espesso, começará a ser modificado, já que, nesse segmento, há, na membrana apical (ou luminal), os transportadores NKCC, cotransportadores que promovem o ingresso simultâneo na célula de 1 Na^+, 1 K^+ e 2 Cl^- a partir do fluido luminal. Esses íons, principalmente o Na^+ e o Cl^-, consequentemente, são transferidos para o interstício. Como tal segmento é impermeável à água, a retirada desses íons do fluido luminal não será acompanhada da difusão de água, o fluido luminal se tornará mais diluído e o interstício mais concentrado (com osmolaridade maior). O interstício mais concentrado circunda também o segmento descendente da alça de Henle. Tal segmento, diferentemente do ramo ascendente, é permeável à água; e o aumento da osmolaridade no interstício faz com que a água do fluido luminal do segmento descendente passe para o interstício por difusão. Com isso, o fluido luminal do segmento descendente adquire a mesma osmolaridade do interstício. O gradiente osmótico criado entre o ramo descendente e o ramo ascendente é chamado de efeito unitário do sistema de contracorrente (Figura 35.9).

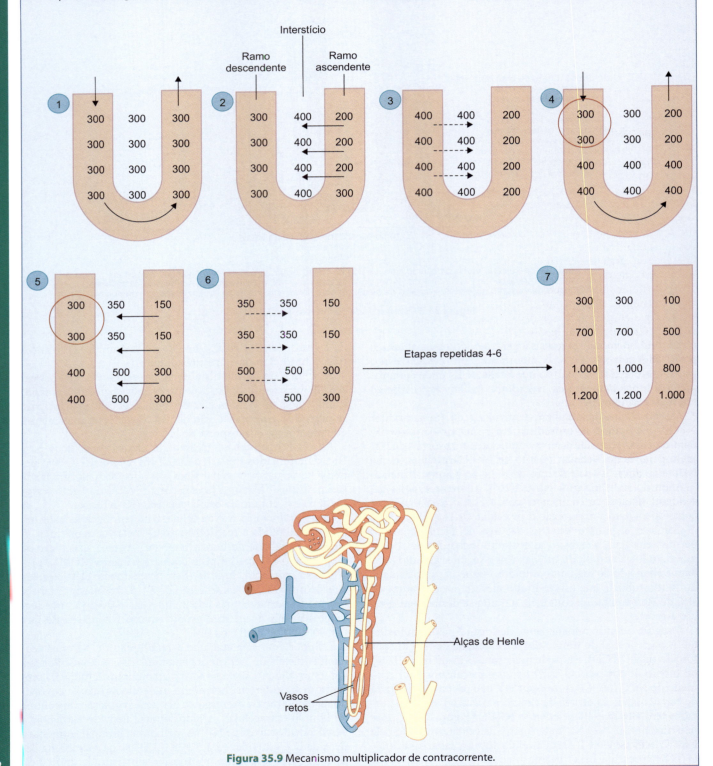

Figura 35.9 Mecanismo multiplicador de contracorrente.

O fluido mais concentrado se deslocará para o ramo ascendente à medida que mais líquido sai da TCP e entra na alça descendente. Este fluido com maior concentração de íons chega aos transportadores NKCC, que promovem o deslocamento de NaCl para o interstício, tornando-o mais concentrado. Com o interstício mais concentrado, mais água é retirada do ramo descendente e, assim, a osmolaridade do fluido luminal do ramo descendente aumenta. Este, ao se deslocar para o ramo ascendente, possibilita que mais NaCl seja deslocado para o interstício. Desse modo, o gradiente osmótico vai se formando, já que as porções mais próximas à curvatura da alça de Henle retiram maior quantidade de NaCl; e as porções mais próximas ao córtex, por receberem um fluido mais diluído, retiram menor quantidade de NaCl.

Em resumo, o fluido, ao percorrer a alça descendente de Henle, perde água para o interstício, que está gradativamente mais concentrado. Isso porque esse segmento é permeável à água e pouco permeável ao NaCl. O fluido luminal alcança os maiores valores osmolaridade na curvatura da alça de Henle. Após a curvatura, o epitélio é impermeável à água e possibilita a saída de NaCl. Assim, o fluido torna-se mais diluído à medida que flui em direção ao córtex, podendo chegar ao túbulo distal com osmolaridade menor que a do plasma. Todo esse processo faz com que a medula renal torne-se hipertônica, o que possibilitará a reabsorção de água nas porções finais do néfron.

Os solutos e água, que são reabsorvidos do ultrafiltrado na região da alça de Henle e se dirigem ao interstício, difundirão para os vasos retos que passam em torno da alça. Contudo, vale ressaltar que o fluxo do sangue que passa nesses vasos retos é contrário ao fluxo do ultrafiltrado. O ramo arterial do vaso reto, que passa no entorno do ramo ascendente da alça de Henle, auxiliará na remoção de parte dos solutos que estarão no interstício e que foram reabsorvidos pelo ramo ascendente. Com o aumento da osmolaridade do sangue que passa pelo vaso reto, no momento que seu ramo venoso passa no entorno do ramo descendente da alça de Henle, haverá o gradiente necessário para a retirada de parte da água do interstício que foi reabsorvida pelo ramo descendente. Esse movimento de solutos e água do ultrafiltrado na região da alça de Henle, em fluxo contrário ao do sangue do vaso reto, que ocorre repetidamente, é conhecido como *mecanismo multiplicador de contracorrente*.

membrana basolateral, facilitando a secreção de K+ pela membrana luminal.

A reabsorção de Na+ nos segmentos finais do néfron é altamente influenciada pela carga de Na+ que atinge tal região. Quando ocorre aumento da carga de Na+, as células principais tentam minimizar as perdas de Na+, maximizando sua reabsorção e aumentando a secreção de K+ e de H+. Esse mecanismo ocorre especialmente na presença de aldosterona. Diuréticos que atuam na alça de Henle e no túbulo distal induzem o aumento da carga de Na+ para o néfron distal. Por isso, causam maior excreção de K+.

Diferentemente de como se dá no TCP, a reabsorção de água no néfron distal é "dissociada" da reabsorção de Na+. Esta ocorre conforme a secreção de hormônio antidiurético (ADH), também denominado vasopressina, pela neuro-hipófise. Tal hormônio aumenta a inserção de canais de água, designados aquaporinas (AQP), na membrana luminal das células principais, tornando-as permeáveis à água. Sem a vasopressina, o TDF e o ducto coletor são impermeáveis à água.

Conforme descrito anteriormente, o segmento ascendente da AH e o TCD inicial são impermeáveis à água. Em tais segmentos, a significativa retirada de NaCl do fluido tubular faz com que este sofra diluição, ficando com uma osmolaridade menor que a do plasma. Esse fluido hipotônico penetra no TDF e no ducto coletor. Na presença de vasopressina, o epitélio tubular (do TDF e do ducto coletor) fica permeável à água, e o gradiente osmótico entre a luz e o interstício promove o deslocamento da água para o interstício. Considerando-se que o líquido intersticial da medula apresenta gradiente osmótico crescente em direção à papila (podendo atingir valores de até 1.300 mOsm na região papilar) na presença de vasopressina, haverá grande reabsorção de água conforme o fluido percorre a porção medular do ducto coletor. Dessa maneira, a urina se tornará muito concentrada. Na ausência de vasopressina, a urina continuará diluída, e o volume urinário aumentará.

IMPORTÂNCIA DA UREIA NA HIPERTONICIDADE MEDULAR | FUNÇÃO DA VASOPRESSINA

A ureia é produzida no organismo pelo catabolismo de aminoácidos, sendo livremente filtrada e, portanto, podendo ser excretada na urina. Cerca de 50% da ureia filtrada pode ser reabsorvida no TCP; o restante penetrará na alça de Henle, segmento em que a ureia (na presença de vasopressina ou ADH) não é reabsorvida. Em antidiurese (na presença de ADH), haverá reabsorção de água no túbulo distal e no ducto coletor, visto que o gradiente osmótico entre a luz e o interstício promove o deslocamento da água para o interstício. Nas porções mais profundas do ducto coletor medular, em virtude da reabsorção de água, o fluido luminal está muito concentrado. Consequentemente, a concentração de ureia também se eleva. Nesse segmento do néfron (ducto coletor medular), a vasopressina, além de aumentar a permeabilidade à água, aumenta a permeabilidade à ureia.

Assim, haverá reabsorção de ureia na região do ducto coletor próximo à papila. A importância disso refere-se à manutenção da hipertonicidade medular em condições de antidiurese. Com a alta concentração de ureia na região papilar, há secreção de ureia na alça de Henle. Dessa maneira, a ureia reabsorvida no ducto coletor pode ser secretada na alça de Henle e novamente reabsorvida no ducto coletor. Tal processo é chamado de "reciclagem da ureia" (Figura 35.11).

Em situação de diurese aquosa (quando a secreção de vasopressina, está reduzida), não haverá reabsorção de ureia no ducto coletor e uma maior quantidade desse soluto será eliminada na urina.

TRANSPORTE DE POTÁSSIO AO LONGO DO NÉFRON

O K+ é o principal cátion do líquido intracelular (LIC). Aproximadamente 98% do K+ presente no organismo humano

○ P-treoninas ● P-serinas *Splicing* alternativo A, B, F, A/F

▭ Ligação SPAK ⅄ N-glicosilação

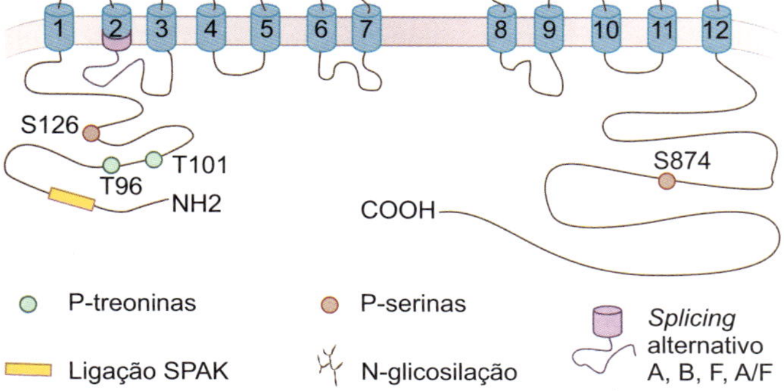

Figura 35.10 Modelo da estrutura do transportador NKCC.

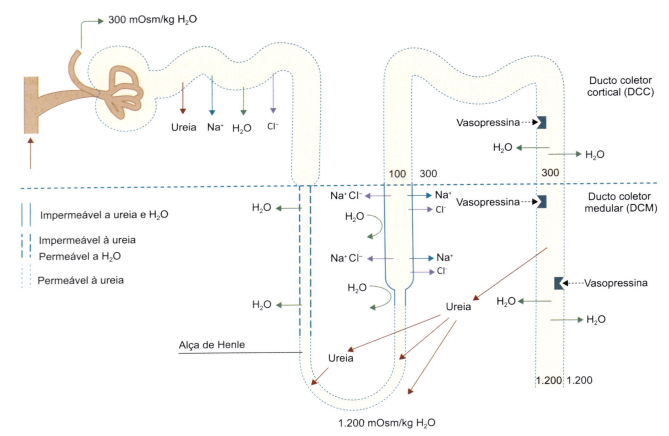

Figura 35.11 Processo de reciclagem da ureia.

encontra-se no LIC e apenas 2% no LEC. A alta concentração de K$^+$ no LIC (cerca de 146 mEq/ℓ) tem um importante papel na geração de potenciais elétricos pelas membranas celulares, sendo que a atividade da Na$^+$/K$^+$-ATPase é fundamental para a manutenção da alta concentração intracelular. Dessa maneira, a distribuição heterogênea de K$^+$ entre o LIC e o LEC é fundamental para a excitabilidade das células nervosas e a contratilidade das células musculares. Além disso, o K$^+$ participa de outras funções celulares, como a regulação do volume celular, a regulação do pH intracelular e a síntese de DNA e proteínas e funções enzimáticas.

Em condições normais, a concentração plasmática de K$^+$ é mantida entre 3,5 e 5 mM. O excesso de K$^+$ no plasma chama-se hiperpotassemia ou hipercalcemia, e a diminuição da concentração plasmática é denominada hipopotassemia ou hipocalemia. Tais alterações resultam em distúrbios neuromusculares e, em casos extremos, podem levar à morte. Assim, torna-se fundamental que a concentração plasmática de K$^+$ seja estritamente mantida dentro de valores fisiológicos.

Deve haver um equilíbrio entre o ganho de K$^+$ diário por meio da alimentação e a perda de K$^+$ diária pelas fezes e pela urina. Esse equilíbrio é denominado balanço externo de K$^+$. Como apenas 5 a 10% do ganho diário de K$^+$ é eliminado pelas fezes, pode-se afirmar que o equilíbrio é mantido pelos rins, já que eles são responsáveis pela eliminação necessária para igualar o ganho com as perdas.

O K$^+$ ingerido pela dieta é absorvido no intestino delgado e no cólon, caindo na corrente sanguínea. Em seguida, move-se rapidamente para dentro das células sob a ação de três hormônios: insulina liberada pelas células beta do pâncreas, aldosterona liberada pelas células glomerulosas do córtex da adrenal e epinefrina (ou adrenalina) liberada pelas células cromafins da medula da adrenal. Tais hormônios promovem a captação celular de K$^+$ por estimulação da Na$^+$/K$^+$-ATPase e do cotransportador NKCC2. Assim, 80% do K$^+$ ingerido e absorvido pelo organismo é temporariamente armazenado no LIC. Com o passar do tempo, o K$^+$ é gradativamente deslocado para o LEC e excretado por mecanismos renais.

O manuseio renal de K$^+$ ocorre por combinação dos mecanismos de filtração glomerular, reabsorção e secreção tubular, dependendo da quantidade de K$^+$ ingerida na dieta. No túbulo proximal, é reabsorvido cerca de 80% do K$^+$ filtrado nos glomérulos. Outros 10% são reabsorvidos na alça de Henle. O K$^+$ que chega no néfron distal, aproximadamente 10% da carga filtrada, será processado de acordo com a dieta. Uma dieta pobre em K$^+$ resulta em reabsorção desse íon no néfron distal, e uma dieta normal ou rica em K$^+$ promove a secreção desse íon no túbulo distal e no ducto coletor. Assim, a excreção de K$^+$ pode variar de cerca de 2% até 110% da carga filtrada, excedendo a carga filtrada.

A reabsorção de K$^+$ no túbulo proximal se dá pela via paracelular, por meio de dois mecanismos. O primeiro mecanismo ocorre em paralelo à reabsorção de Na$^+$, que, por sua vez, favorece a reabsorção de água pela via paracelular e, assim, arrasta o K$^+$ para o interstício. A passagem do K$^+$ através do segundo mecanismo, já no fim do túbulo proximal, é facilitada pelo potencial elétrico positivo do lúmen e ocorre junto a outros cátions.

No ramo ascendente fino da alça de Henle, a reabsorção de K$^+$ ocorre passivamente pela via paracelular, a qual é favorecida pelo gradiente de concentração de K$^+$, que se torna gradativamente maior em direção ao córtex renal. De modo diferente do ramo fino, a reabsorção de K⁺ no ramo ascendente espesso da alça de Henle ocorre 50% pela via paracelular, favorecida pelo potencial elétrico positivo do lúmen, e 50% pela via transcelular. O K⁺ entra na célula por meio do cotransportador NKCC2 na membrana apical por transporte ativo secundário. Na membrana apical, também são encontrados canais de K⁺ conhecidos como canais ROMK, pelos quais o K⁺ é reciclado da célula para o lúmen e, dessa maneira, a concentração luminal de K⁺ não é reduzida ao ponto de comprometer o funcionamento do cotransportador NKCC2. A saída do K⁺ para o interstício ocorre por meio de canais de K⁺ na membrana basolateral.

No túbulo distal final e no túbulo coletor, em condições de depleção de potássio, o K⁺ é reabsorvido por meio do processo transcelular mediado pelas células intercaladas α (Figura 35.12). A bomba H⁺/K⁺-ATPase na membrana apical possibilita que o K⁺ luminal entre na célula, enquanto o H⁺ sai da célula, por transporte ativo. O K⁺ é direcionado ao interstício, provavelmente por mecanismo passivo a partir de canais de K⁺ na membrana basolateral.

Em condições de ingestão normal ou aumentada de potássio pela dieta, o K⁺ é secretado pela via transcelular, processo mediado pelas células principais do túbulo distal e do ducto coletor. Nesse caso, a bomba H⁺/K⁺-ATPase está localizada na membrana basolateral, a qual possibilita que o K⁺ do interstício entre na célula. A saída passiva do K⁺ para o lúmen tubular ocorre pela alta permeabilidade e pela força eletroquímica por meio de canais de K⁺ na membrana apical.

Os principais reguladores fisiológicos da secreção renal de K⁺ são a concentração plasmática de K⁺ e a aldosterona. A hiperpotassemia e a angiotensina II constituem os principais estímulos para a liberação de aldosterona. A aldosterona, além de aumentar a expressão de canais de sódio ENaC, aumenta a expressão da bomba Na⁺/K⁺-ATPase na membrana basolateral e nos canais de K⁺ apicais, os quais favorecem a secreção de K⁺. Vale ressaltar que tais efeitos levam mais de 24 h para ocorrer.

TRANSPORTE DE CÁLCIO AO LONGO DO NÉFRON

O Ca²⁺ é um íon importante em diversos processos fisiológicos, como formação óssea, divisão e crescimento celular, coagulação sanguínea, contração muscular e liberação de neurotransmissores e hormônios.

A maior parte do Ca²⁺ é armazenada nos ossos, sendo apenas 1% encontrado no LIC e 0,1% no LEC. O balanço de Ca²⁺ (equilíbrio entre a ingestão e excreção) é determinado pela quantidade relativa de Ca²⁺ absorvido pelo trato gastrintestinal com a eliminação de cerca de 83% pelas fezes e 17% pela urina. A distribuição de Ca²⁺ entre o osso e o LEC é regulada, principalmente, pelo hormônio da paratireoide (PTH) e pela 1,25(OH)₂D₃ (calcitriol ou vitamina D ativa).

A concentração plasmática de Ca²⁺ é mantida em torno de 2,5 mM. Aproximadamente 45% do Ca²⁺ plasmático encontra-se na forma ionizada, enquanto outros 40% estão ligados a proteínas plasmáticas, principalmente a albumina, e 15% complexados a outros ânions, como HCO₃⁻, citrato, PO₄³⁻ e SO₄²⁻. Dessa maneira, pode-se inferir que 40% do Ca²⁺ plasmático, ligado a proteínas, não está disponível para a filtração glomerular em condições normais.

Cerca de 99% do Ca²⁺ filtrado é reabsorvido ao longo do néfron. A maior parte, 70%, é reabsorvida no túbulo proximal, 20% na alça de Henle, 8% no túbulo distal e aproximadamente 1% no ducto coletor. Apenas 1% do Ca²⁺ filtrado é excretado na urina.

A reabsorção de Ca²⁺ no túbulo proximal ocorre tanto pela via transcelular (cerca de 30%) quanto pela via paracelular (cerca de 70%). Por meio da via paracelular, a reabsorção de Ca²⁺ se dá por arraste com a água pelas junções oclusivas. Na segunda porção do túbulo proximal, o Ca²⁺ é direcionado para o interstício, pelo potencial elétrico positivo do lúmen. O Ca²⁺ é reabsorvido pela via transcelular, por meio de canais de Ca²⁺ na membrana apical, pelos quais o Ca²⁺ entra a favor de seu gradiente eletroquímico e é direcionado ao interstício por Ca²⁺-ATPase na membrana basolateral. O Ca²⁺ que entra na célula se liga às proteínas ligadoras de Ca²⁺, que tamponam o aumento do Ca²⁺ intracelular ou é temporariamente estocado no retículo endoplasmático ou na mitocôndria. Caso a concentração de Ca²⁺ intracelular aumente, trocadores de Na⁺/Ca²⁺ são ativados na membrana basolateral, os quais colocam 3 Na⁺ no interior da célula, enquanto tiram um Ca²⁺ da célula.

No ramo ascendente espesso da alça de Henle, a reabsorção de Ca²⁺ ocorre por mecanismos semelhantes aos do túbulo proximal, com exceção do mecanismo de arraste com a água (tal segmento é impermeável à água). Apesar de a maior parte do Ca²⁺ ser reabsorvida no túbulo proximal e na alça de Henle, a regulação da excreção renal de Ca²⁺ ocorre principalmente no túbulo distal, por mecanismos transcelulares semelhantes aos do túbulo proximal.

A vitamina D e o hormônio da paratireoide (PTH) estimulam a reabsorção tubular de Ca²⁺. Contudo, quando ocorre aumento da concentração plasmática de Ca²⁺, há redução de sua reabsorção tubular. Esse mecanismo é profundamente afetado em pacientes com insuficiência renal crônica que não conseguem mais ter produção do precursor da vitamina D nos néfrons e, assim, não absorvem o cálcio em nível intestinal,

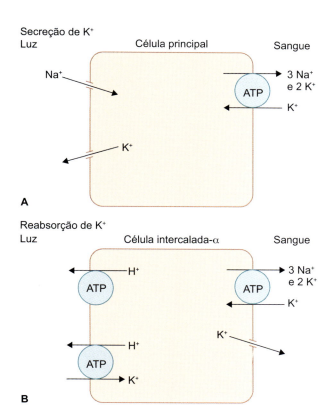

Figura 35.12 Diferentes tipos celulares encontrados nos segmentos finais do néfron.

mecanismo que é dependente da presença dessa vitamina. Com isso, o PTH deveria ser mais liberado para realizar a reabsorção tubular de cálcio, porém a perda da capacidade de filtração e formação de ultrafiltrado nos néfrons impede que esse mecanismo ocorra nos túbulos renais. Dessa maneira, o PTH exerce um efeito deletério na tentativa de elevar o cálcio plasmático, promovendo reabsorção óssea e elevando o potencial risco de osteoporose, principalmente em idosos com insuficiência renal crônica.

TRANSPORTE DE FOSFATO AO LONGO DO NÉFRON

O fosfato filtrado pelo glomérulo é reabsorvido, sobretudo, no túbulo proximal (80%) e no túbulo distal (10%). Aproximadamente 10% da carga filtrada de fosfato é excretada na urina.

A reabsorção de fosfato no túbulo proximal ocorre por meio da via transcelular, seguindo o gradiente eletroquímico do Na^+. O fosfato é direcionado do lúmen para o meio intracelular, por meio de cotransportadores Na^+/Pi. Os transportadores pelos quais o fosfato é direcionado para o interstício não são bem conhecidos. Provavelmente, há a participação de trocadores de ânions inorgânicos/Pi. No túbulo distal, os mecanismos de reabsorção de fosfato não foram determinados.

A excreção de fosfato é modulada pelo PTH, um hormônio que inibe o cotransporte Na^+/Pi e, dessa maneira, aumenta a excreção urinária de fosfato. Com a diminuição do PTH, uma quantidade maior de cotransportadores Na^+/Pi é inserida na membrana luminal, aumentando a reabsorção de fosfato.

TRANSPORTE DE MAGNÉSIO AO LONGO DO NÉFRON

O Mg^{2+} filtrado no glomérulo é reabsorvido no túbulo proximal (20%) e no ramo ascendente espesso da alça de Henle (70%). Em ambos os segmentos do néfron, a reabsorção de Mg^{2+} se dá pela via paracelular e é favorecida pelo potencial elétrico positivo do lúmen.

TRANSPORTE DE UREIA AO LONGO DO NÉFRON

A ureia é produzida pelo fígado por meio do íon amônio (NH_4^+). Nos rins, a ureia é livremente filtrada nos glomérulos, reabsorvida e secretada. No entanto, pelo fato de a reabsorção exceder a secreção, a quantidade de ureia que aparece na urina é menor que a quantidade filtrada.

Aproximadamente 50% da ureia é reabsorvida no túbulo proximal, sendo favorecida pela reabsorção de água. Como a reabsorção de água é aumentada, a concentração de ureia no lúmen tubular se eleva, o que favorece a difusão paracelular e transcelular da ureia.

Na região próxima da curvatura da alça de Henle, há um gradiente de concentração de ureia entre a luz e o interstício, pois a concentração de ureia no lúmen é menor com relação ao interstício medular. Tal diferença de concentração controla a secreção de ureia no ramo descendente fino da alça de Henle, por meio do transportador de ureia UT-A2.

No ducto coletor, a ureia é reabsorvida pela via transcelular, provavelmente por meio de transportadores UT-A3 ou 4.

TRANSPORTE DE GLICOSE

Em um indivíduo normal, a concentração de glicose no plasma varia entre 4 e 5 mM e é regulada, principalmente, pelo hormônio insulina. Pelo fato de ser importante para o metabolismo e para a geração de energia, praticamente toda glicose filtrada no rim é reabsorvida. Aproximadamente 99% da glicose filtrada é reabsorvida no primeiro terço do túbulo proximal, por meio da via transcelular por transporte ativo secundário.

A D-glicose entra na célula acoplada ao Na^+ pelo cotransportador Na^+/glicose, da família SGLT (*sodium-glucose transporter*), existente na membrana apical. A saída do Na^+ pela membrana basolateral através da Na^+/K^+-ATPase, transporte ativo primário, regula a reabsorção de D-glicose pelas SGLT. A D-glicose, por sua vez, passa para o interstício por meio de transportadores de glicose, conhecidos como GLUT, presentes na membrana basolateral.

Sob condições saudáveis e um ritmo de filtração glomerular constante, os transportadores renais de glicose são capazes de reabsorver toda a glicose filtrada. No entanto, se a concentração plasmática de glicose exceder 200 mg/dℓ e, portanto, extrapolar a capacidade dos transportadores de reabsorver a glicose, promoverá glicosúria (excreção de glicose na urina).

TRANSPORTE DE AMINOÁCIDOS

Os aminoácidos são moléculas importantes para a síntese de proteínas e precursores de compostos nitrogenados, que provêm da dieta, do catabolismo de proteínas ou aminoácidos não essenciais. Sintetizados *de novo*, são filtrados livremente no glomérulo. Aproximadamente 98% são reabsorvidos no túbulo proximal.

Cotransportadores existentes na membrana apical acoplam a entrada de aminoácidos com Na^+ ou com H^+. Além disso, a entrada de aminoácidos na célula ocorre por meio de trocadores de aminoácidos. A passagem de aminoácido para o interstício se dá por meio de trocadores de aminoácidos na membrana basolateral que podem, ou não, depender de Na^+.

TRANSPORTE DE PROTEÍNAS

A barreira de filtração nos glomérulos é eficiente em impedir a filtração de grandes quantidades de proteínas. No entanto, em torno de 0,01 a 0,05% da concentração plasmática de proteína, principalmente a albumina, pode ser encontrada no filtrado.

A reabsorção de proteínas ocorre no túbulo proximal por meio de endocitose por receptores presentes na membrana apical, denominados megalina e cubilina. Em seguida, ocorre a internalização das proteínas em vesículas endocíticas cobertas por clatrina, as quais são fundidas com endossomos. Posteriormente, o conteúdo proteico é entregue a lisossomos, nos quais proteases que dependem de ácidos o digerem. Finalmente, os produtos de digestão de baixo peso molecular e os aminoácidos são liberados por meio da membrana basolateral.

BIBLIOGRAFIA

Aires MM. Fisiologia. 4.ed. Rio de Janeiro: Guanabara Koogan; 2012.
Koeppen BM, Stanton BA. Berne & Levy: fisiologia. 6.ed. Rio de Janeiro: Elsevier; 2009.
Porth CM, Kunert MP. Fisiopatologia. 8.ed. Rio de Janeiro: Guanabara Koogan; 2010.
Sarno F, Claro RM, Levy RB, Bandoni DH, Monteiro CA. Consumo alimentar: muito sal (2002-2009). In: Monteiro CA, Levy RB (orgs.). Velhos e novos males da saúde no Brasil: de Geisel a Dilma. v. 1. São Paulo: Hucitec/Nupens-USP; 2015. p. 56-72.
Stanfiled CL. Fisiologia humana. 5.ed. São Paulo: Pearson; 2014.
Taal MW, Chertow GM, Marsden PA, Skorecki K, Yu ASL, Brenner BM. Brenner & Rector's: the kidney. 9.ed. Philadelphia: Elsevier; 2011.

36

Controle Hidreletrolítico

Roberto Lopes de Almeida

Introdução, 377
Osmorreceptores, 378
Receptores de volume, 380
Bibliografia, 384

INTRODUÇÃO

Para a sobrevivência das células, é fundamental que haja uma regulação precisa do volume dos líquidos corporais e da osmolaridade plasmática. A água é responsável por cerca de 60% do peso corporal, estando dois terços dela no compartimento intracelular e um terço no compartimento extracelular. O sódio é um importante constituinte do compartimento extracelular e o maior determinante da osmolaridade, assim como do volume do líquido extracelular. Portanto, a quantidade de sódio nos líquidos corporais deve ser mantida dentro de estreitos limites de variação para assegurar um funcionamento ideal de inúmeros processos fisiológicos.

Para a manutenção dessas quantidades de água e de sódio, o indivíduo lança mão de comportamentos específicos, como uma seletiva aquisição (procura) e ingestão de água, quando há uma diminuição desta no organismo, tradicionalmente definida como sede, e a ingestão de sódio em resposta a uma depleção de sódio, chamada de apetite ao sódio e que contribui para repor as necessidades de sódio do organismo.

O balanço entre perda e ganho de água e de solutos osmoticamente ativos determina o grau de hidratação dos compartimentos hídricos corporais (meio intra e meio extracelular). Em virtude dos dois tipos de desidratação, há dois tipos de sede: extracelular e intracelular. A primeira ocorre em situações como hemorragia, diarreia, vômito e depleção de sódio, quando ocorrem redução unicamente do volume do líquido extracelular e aparecimento de hipotensão, caracterizando assim a "desidratação extracelular". Esse tipo de sede muitas vezes é acompanhado de apetite ao sódio. Por sua vez, a sede intracelular surge quando a concentração extracelular de sódio aumenta, promovendo o transporte de água das células para o espaço extracelular. Essa sede decorre de efeitos hiperosmóticos, como ingestão ou sobrecarga de solutos osmoticamente ativos ou, ainda, por privação hídrica.

O aumento do consumo de sódio na alimentação pode causar um excesso de solutos. Quando a concentração extracelular de sódio aumenta, há uma elevação na pressão osmótica efetiva do compartimento extracelular, promovendo uma redução do volume de água das células, caracterizando assim a "desidratação intracelular". A desidratação pode ser absoluta, quando há perda de água dos compartimentos celular e extracelular, como acontece na privação de água; ou relativa, se existir apenas uma perda de água celular, que se difunde para o líquido extracelular, como ocorre na ingestão ou sobrecarga de solutos osmoticamente ativos. Em situações como hemorragia, diarreia, vômito e depleção de sódio, ocorre redução unicamente do volume do líquido extracelular, caracterizando assim a "desidratação extracelular". É importante ressaltar o aparecimento de dois tipos diferentes de sede em função da desidratação ocorrida. A sede extracelular, muitas vezes acompanhada de apetite ao sódio, visa à reposição do volume do líquido extracelular, induzida por diminuição do volume do líquido extracelular (hipovolemia) e aparecimento de hipotensão. A sede intracelular visa ao restabelecimento da osmolaridade em níveis menores, induzida por uma desidratação intracelular decorrente de efeitos hiperosmóticos.

A privação hídrica pode desencadear os dois tipos de desidratação, provocando não apenas sede, mas também ingestão de sódio em seres humanos e animais. Embora os dois tipos de desidratação sejam experimental e clinicamente separáveis, é comum a ocorrência simultânea de ambas, principalmente durante a privação hídrica. O apetite ao sódio também ocorre em humanos, em situações como administração de diuréticos acompanhada de dieta hipossódica, hemodiálise e gestação. Nessas situações de aumento da ingestão de sódio, há um ponto em comum, que é a diminuição do volume plasmático e consequente hipovolemia.

A preferência ao sódio também aparece no ser humano quando da administração de diuréticos acompanhada de dieta hipossódica, hemodiálise e gestação. As situações que aumentam a ingestão de sódio apresentam um fator comum: a diminuição no volume plasmático (hipovolemia).

Na situação de hipovolemia, ocorre a ativação do sistema hormonal renina-angiotensina-aldosterona, o qual é um importante sistema hormonal ativado em situações de hipovolemia. A renina, uma enzima proteolítica produzida nos rins, atua sobre o substrato plasmático, o angiotensinogênio (uma proteína globular sintetizada no fígado), produzindo em nível plasmático um decapeptídio, a angiotensina I (ANG I). A ANG I, sob ação da enzima conversora da angiotensina (ECA) localizada especialmente nos endotélios da circulação pulmonar, produz um octapeptídio ativo, chamado de angiotensina II (ANG II).

Além dos fatores humorais (osmolaridade, concentração de sódio, hormônios) agindo em circuitos encefálicos que facilitam a ingestão de água e de sódio, informações dos barorreceptores arteriais, receptores de volume e receptores de baixa pressão chegam ao tronco encefálico e também contribuem para controlar a ingestão de água e sódio.

Os mecanismos de correção da tonicidade dos fluidos corporais são tão eficientes que o aumento de 1 a 2% da osmolalidade plasmática ou da tonicidade do meio extracelular pode iniciar respostas neuroendócrinas e comportamentais que conduzem à manutenção de água corporal, especificamente no meio intracelular. Os mesmos tipos de resposta são desencadeados por redução de 10% do volume do meio extracelular, da pressão arterial ou de ambos, sugerindo que os mecanismos controladores do volume do meio extracelular são menos sensíveis que aqueles que o fazem em relação ao volume do meio intracelular.

Assim, mamíferos podem regular o volume e a osmolalidade de seus fluidos corporais em resposta a estímulos gerados no meio tanto intra quanto extracelular. Esses estímulos são detectados por duas categorias de neurônios sensitivos: osmorreceptores (neurônios sensíveis à alteração da osmolalidade plasmática e à concentração de sódio) e mecanorreceptores (neurônios sensíveis à variação de volume e pressão intravascular). As informações geradas por esses estímulos são transmitidas ao convergirem para áreas específicas no sistema nervoso central (SNC) capazes de promover uma resposta integrada.

Quando essas áreas específicas recebem essas informações e são estimuladas, diferentes respostas são geradas para:

- Induzir sede e apetite ao sódio, ou ambos os comportamentos
- Alterar atividade do sistema nervoso autônomo simpático
- Ativar o sistema renina-angiotensina-aldosterona (SRAA)
- Promover a secreção de arginina vasopressina (AVP) e ocitocina (OT) pela glândula neuro-hipófise e de peptídios natriuréticos pelo coração.

A conjunção das ações de todos esses fatores agindo nos sistemas cardiovascular e renal promovem respostas de correções no balanço de sódio e/ou água.

OSMORRECEPTORES

Compreendem neurônios altamente especializados e capazes de detectar variações da pressão osmótica no líquido extracelular e promover sinais elétricos que ativarão áreas no SNC envolvidas no controle da ingestão e da excreção de sódio e água. Assim, osmorreceptores são células neuronais capazes de gerar descargas de potencial de ação a partir das alterações osmóticas do líquido extracelular (Figura 36.1). Esses neurônios estão distribuídos em regiões do cérebro livres de barreira hematencefálica, denominadas órgãos circunventriculares (OCV). A região do órgão vasculoso da lâmina terminal (OVLT) é considerada a estrutura cerebral mais sensível às alterações de osmolalidade no cérebro, e um aumento da osmolalidade do líquido extracelular promove aumento na frequência de disparos de potenciais de ação de muitos dos neurônios ali presentes. Além do OVLT, os osmorreceptores estão presentes nos núcleos supraópticos (NSO), no órgão subfornical (SFO), no núcleo préóptico mediano (MnPO) e na área postrema. A detecção e a análise da atividade desses neurônios especializados são feitas por diversos métodos, como registros eletrofisiológicos de disparos de potencial de ação no próprio neurônio, ressonância magnética funcional e padrão de expressão de genes do tipo c-fos.

Os neurônios osmorreceptores não estão presentes somente no SNC. Na parte superior do trato gastrintestinal, nas regiões orofaríngea, mesentérica e esplâncnica, na veia porta, no fígado e nos vasos sanguíneos renais e intestinais, existem terminais neurais aferentes que detectam alterações osmóticas; além disso, existem conexões com o SNC que induzem respostas que podem corrigir o impacto que as alterações osmóticas, induzidas pelos nutrientes envolvidos, podem ocasionar ao organismo. Desse modo, a sede pode ser saciada pela ingestão de água, induzindo redução na secreção de vasopressina, mesmo antes do retorno da normalidade osmótica do meio extracelular. Quando se administra sobrecarga salina via oral (VO), as respostas são semelhantes, mostrando que o aumento de NaCl no sistema porta, mesmo antes de alterações significativas na osmolalidade do meio extracelular, é capaz de causar respostas antecipatórias de diminuição do apetite ao sódio e aumento da secreção de vasopressina. Boa parte dessas informações ascende para o SNC pelo nervo vago, fazendo conexão no NTS. O restante da informação sensorial segue via região dorsal da medula espinal para o núcleo parabraquial lateral (NPBL), matéria cinzenta periaquedutal (MCP) e, finalmente, o tálamo (Figura 36.2).

Embora vários estudos de eletrofisiologia tenham mostrado que neurônios estimulados por uma variação na osmolalidade respondem com aumento na frequência de disparos de potencial de ação, somente há pouco tempo se demonstrou uma

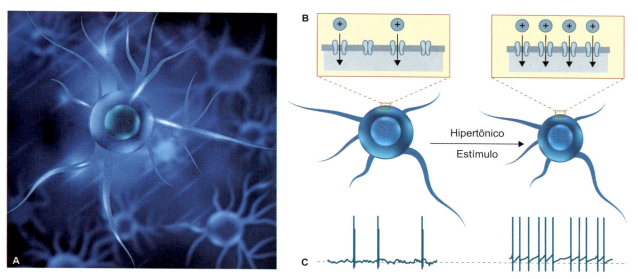

Figura 36.1 A. Neurônio especializado osmorreceptor. **B.** Alteração de tamanho da célula neuronal em função do aumento da osmolalidade do meio em que está inserida. O esquema representa como um osmorreceptor é capaz de transduzir sinais de variação na osmolalidade plasmática e, assim, aumentar a frequência de disparos de potenciais de ação em razão da variação da osmolalidade causada pelo estímulo osmótico, sinalizando o SNC dessa variação (**C**).

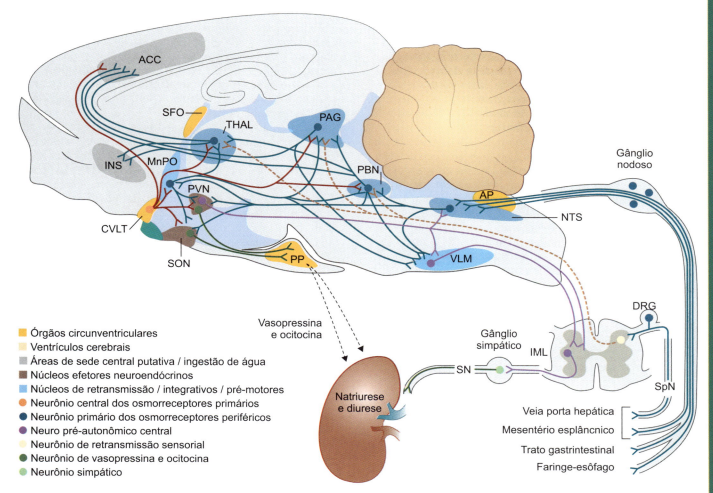

Figura 36.2 Ações de estímulos osmóticos em osmorreceptores centrais e periféricos e das conexões com áreas de controle de sede e apetite ao sódio, bem como da inter-relação entre essas áreas para a geração de respostas para controle homeostático: DRG: gânglio da raiz dorsal da medula espinhal; SpN: nervo esplâncnico; IML: coluna intermédio-lateral da medula espinhal; SN: neurônio simpático; OVLT: órgão vasculoso da lâmina terminal; SON: núcleo supraóptico; SFO: órgão subfornical; PVN: núcleo paraventricular; MnPO: núcleo pré-óptico mediano; THAL: tálamo; INS: ínsula; ACC: núcleo accumbens; PAG: matéria cinzenta periaquedutal; PBN: núcleo parabraquial; AP: área postrema; NTS: núcleo do trato solitário; VLM: bulbo ventrolateral; NH: neuro-hipófise.

possível base funcional para essa osmorresponsividade. Resultados recentes propõem que homólogos de receptores vanilóides da família dos canais de cátions, chamados TRPV, são os candidatos a serem os transdutores osmossensoriais (Figura 36.3). Por exemplo, canais TRPV2 e TRPV4 podem ser ativados por hipo-osmolalidade. Um estudo recente mostrou que camundongos que têm o gene do receptor TRPV1 desativado (modelo animal chamado de *knock-out*) não respondem a estímulos osmóticos e que, portanto, o receptor vanilóide TRPV1 pode contribuir para o mecanismo de resposta neuronal à variação de osmolalidade no meio extracelular.

RECEPTORES DE VOLUME

Também chamados de receptores de baixa pressão, são receptores sensoriais do tipo mecanorreceptores localizados, em sua grande maioria, nas paredes das grandes veias e dos átrios e sensíveis ao estiramento das paredes dos tecidos causado por aumento do volume plasmático. O estiramento da parede estende os mecanorreceptores que respondem aumentando a taxa de disparos de potencial de ação que sobem via nervo vago para o núcleo do trato solitário (NTS) e, assim, geram uma resposta integrativa para corrigir o excesso de volume sanguíneo. Do NTS, partem sinais para o hipotálamo, que determina, então, a diminuição da atividade simpática, a diminuição do SRAA e da secreção de vasopressina. Paralelamente, o hipotálamo causa aumento da secreção dos peptídios natriuréticos que agirão diretamente nas arteríolas e nos túbulos renais causando vasodilatação, extravasamento de líquido para o interstício e aumento da excreção renal de sódio (natriurese) e de água (diurese). Indiretamente, os peptídios promovem ação inibitória sobre a atividade simpática e sobre a síntese de ANG II, aldosterona e vasopressina. Todas essas ações resultam em correção do volume do meio extracelular e da pressão sanguínea.

Somados aos receptores de volume, os receptores de alta pressão situados no arco aórtico e no seio carotídeo detectam alterações na pressão arterial, enviando essas informações via aferências para o NTS e o hipotálamo, o que gera respostas de modificação da atividade simpática e suas ações sobre o sistema arteriolar sistêmico e renal.

Os receptores de pressão localizados na parede de arteríolas do aparelho justaglomerular são importantes também, pois regulam o volume do meio extracelular, quando são ativados por uma queda da pressão arterial e consequente queda da pressão de perfusão nos rins, causada por hipovolemia ou ativação beta-adrenérgica. Quando isso acontece, ocorrem aumento da secreção de renina e produção de ANG II, que agirá causando vasoconstrição sistêmica e renal, aumento da secreção de aldosterona e aumento da reabsorção tubular de sódio.

Sistema renina-angiotensina-aldosterona

A renina é uma enzima sintetizada pelas células justaglomerulares dos néfrons, cuja secreção é controlada pela pressão sanguínea renal e pela concentração de sódio do fluido tubular sentida pela mácula densa e a atividade nervosa simpática. As células da musculatura lisa das arteríolas aferentes são as que sintetizam, estocam e liberam renina. Essas células produtoras de renina são anatômica e fisiologicamente associadas às células da parede do túbulo contorcido distal (mácula densa), um conjunto de estruturas denominado aparelho justaglomerular. A renina cliva seu substrato, o angiotensinogênio, que é sintetizado no fígado para produzir um decapeptídio – a ANG I –, rapidamente convertida a ANG II pela enzima conversora da angiotensina (ECA) presente no endotélio dos vasos dos pulmões e em outros tecidos para formar o octapeptídio ativo. A ANG II estimula a secreção de aldosterona e atua como um potente vasoconstritor. A aldosterona é um hormônio mineralocorticoide produzido na zona glomerulosa do córtex das glândulas adrenais. Sua ação se dá por meio de receptores citoplasmáticos presentes em células do final do túbulo contorcido distal e do início do túbulo coletor. A aldosterona aumenta a síntese e a inserção de canais epiteliais de sódio na membrana luminal, favorecendo a reabsorção de sódio e a secreção de potássio no néfron distal, além de estimular a secreção de hidrogênio e a consequente acidificação urinária. Os níveis circulantes da renina representam o fator limitante para esse sistema. A renina, portanto, age como o próprio regulador do SRAA.

A secreção e a síntese de renina pelas células do aparelho justaglomerular são ativadas pelo monofosfato de adenosina cíclico (AMPc) e diminuídas pela elevação do cálcio no citosol. A adenosina e o trifosfato de adenosina (ATP) são liberados pelas células da mácula densa em resposta à sobrecarga salina no túbulo distal, ao estiramento das paredes das células justaglomerulares pelo aumento da perfusão renal e ao aumento de cálcio citosólico. Por sua vez, a norepinefrina (advinda das terminações simpáticas renais) e as prostaglandinas (produzidas pelas células da mácula densa em resposta à redução do sódio) aumentam o AMPc, que estimula a produção de RNA mensageiro da renina, atuando nos níveis transcricional e pós-transcricional. A prostaglandina, um fator local produzido nas imediações das células justaglomerulares, mostra estimulação na produção de renina e na sua expressão gênica pelo aumento do AMPc formado nessas células, assim como outro fator local, chamado endotelina, tem efeito oposto ao da prostaglandina.

Resumidamente, a ANG II circulante age principalmente causando vasoconstrição no nível das arteríolas, induzindo elevação da pressão arterial. Por sua ação nas células da zona glomerulosa da adrenal, estimula a secreção de aldosterona que, por sua vez, aumenta a reabsorção de sódio. A ANG II ainda tem um efeito direto estimulador da reabsorção de sódio no túbulo contorcido proximal, agindo em receptores específicos do tipo AT$_1$ localizados nas células da musculatura vascular, na zona glomerulosa do córtex adrenal e nos túbulos renais. A ANG II é capaz de estimular centralmente a secreção de hormônio adrenocorticotrófico (ACTH) e a liberação de AVP e de catecolaminas. Agindo no SNC, a ANG II causa potente ação estimuladora da ingestão de água e sódio (Figura 36.4).

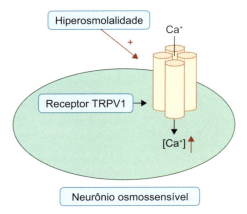

Figura 36.3 Resposta do neurônio osmossensível ao estímulo osmótico por ativação de receptores TRPV1.

O SRA encefálico aumenta a pressão sanguínea, a sede, o apetite ao sódio e a secreção de AVP e de ACTH. A ANG II encefálica atua regulando a pressão sanguínea independentemente do SRA sistêmico, por interferir na secreção de AVP e ACTH ou por modulação do reflexo barorreceptor e de eferências simpáticas. O acesso da ANG II circulante ao encéfalo é limitado aos órgãos circunventriculares desprovidos de barreira hematencefálica.

Sede e apetite ao sódio

Uma característica presente nos vertebrados é a capacidade de concentrar a urina pelo rim e a geração de comportamentos que visam à conservação ou à aquisição de água e sal. Esses sistemas são controlados por mecanismos que envolvem hormônios e uma circuitaria neural muito elaborada. A perda de água ou de volume corporal pode ocorrer nos diferentes compartimentos corporais, separada ou simultaneamente: no compartimento intracelular, também é conhecida como desidratação intracelular, e, no compartimento extracelular, como desidratação extracelular. A desidratação de algum desses compartimentos ativa mecanismos específicos que fazem com que haja restrição da desidratação e eventual correção desta. Os mecanismos renais e comportamentais agem conjuntamente para corrigir a desidratação absoluta.

A sede compreende a sensação que motiva a procura, a obtenção e o consumo de água, sendo desencadeada pela desidratação intracelular. A ativação de osmorreceptores leva à ativação de vias neurais que se projetam para as áreas límbicas responsáveis por comportamentos de sobrevivência, como a sede. A água ofertada a um animal sob restrição hídrica é, em geral, ingerida em um período de 3 a 10 min, quando, gradativamente, sua sede será saciada sem, no entanto, ocorrer, nesse mesmo período, a total regularização da sua osmolalidade plasmática, como se o organismo pudesse prever a quantidade exata de água necessária para a correção da osmolalidade, simplesmente pela mensuração da quantidade de água que passou da boca até o estômago. De fato, estudos mostram que estímulos gerados na boca, na faringe e no estômago promovem disparos de potencial de ação que ascendem para o SNC, atingindo estruturas responsáveis pela inibição da sede. Além de ativar sede, a desidratação intracelular é capaz de inibir a fome, provavelmente por ativar os osmorreceptores. Essa resposta inibitória é importante por evitar a adição de componentes osmoticamente ativos e frear a elevação da tonicidade.

A diminuição de volume do meio extracelular ativa mecanismos para controlar e compensar essa redução. Os mecanorreceptores localizados nas paredes de vasos sanguíneos (sensíveis à redução da pressão intravascular) e os receptores de volume e osmorreceptores (aparelho justaglomerular) são ativados e liberam renina, que efetivamente leva ao aumento da produção de ANG II. Uma queda de 5 a 10% na volemia ativa o SRA, que, por sua vez, é capaz de promover aumento

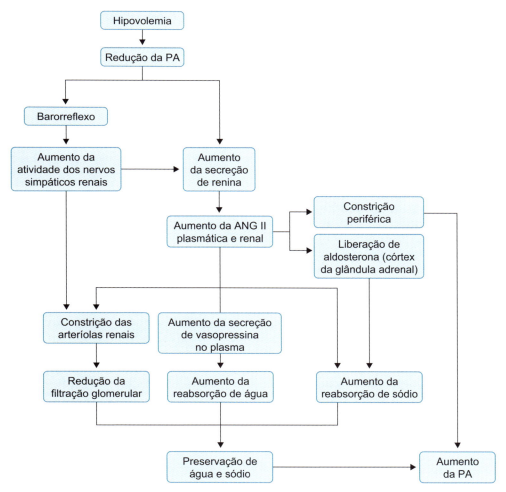

Figura 36.4 Ações do SRAA para corrigir uma resposta de hipovolemia. PA: pressão arterial.

da reabsorção de água e sódio pelos rins e aumento na pressão arterial, além de induzir ingestão de água e de sódio.

É bem conhecida a resposta de estimulação na ingestão de água quando da presença aumentada de ANG II no organismo. Estudos mostram que a injeção de ANG II no ventrículo cerebral de ratos é capaz de induzir sede nesses animais. Fisiologicamente, sabe-se que um aumento da concentração de ANG II circulante, em resposta a uma hipovolemia, faz com que moléculas de ANG II se difundam para estruturas da lâmina terminal livres de barreira hematencefálica, ativando neurônios do órgão subfornical, os quais mandam projeções para a região pré-óptica no hipotálamo, a qual está protegida por barreira hematencefálica. Dessa região hipotalâmica, partem neurônios levando informação para estruturas da região límbica responsáveis pela ingestão de água. Assim, a ativação de receptores de ANG II em regiões da lâmina terminal promove uma ação em neurônios de regiões protegidas por barreira hematencefálica e, portanto, não poderiam ser estimuladas diretamente pela ANG II. Essas estruturas que também são responsáveis pelo controle da ingestão de sódio e água podem ser ativadas indiretamente via conexões aferentes com a lâmina terminal.

A compensação da hipovolemia não se dá apenas com a ingestão de água, mas é preciso também haver a ingestão de sódio para efetivar essa compensação. A ingestão exclusiva de água dilui o meio extracelular, o que causa a redução da secreção da AVP e, consequentemente, leva a uma diurese. Assim, parte da água ingerida é excretada e, portanto, somente parte da volemia é corrigida. A redução da osmolalidade do meio extracelular por ingestão de água pura pode levar a dano celular, causado por entrada excessiva de água na célula. Mostra-se então a importância do apetite ao sódio.

O apetite ao sódio é um comportamento inato e específico para esse íon, sendo bem evidenciado em animais que vivem em ambiente pobre em sódio ou que tenham uma dieta com baixos teores de sódio. Em humanos, apesar de esse comportamento ser bastante discutível pelo fato de a presença do sódio estar em boa parte na alimentação, existem evidências de aumento pela preferência ao sabor salgado após desidratação, insuficiência adrenal e, no caso da mulher, em fases do ciclo reprodutivo.

Embora inatos, a sede e o apetite ao sódio envolvem comportamentos motivados e, portanto, passíveis de influência pelo aprendizado. Pesquisas mostram que animais desidratados aprendem a correr para locais predeterminados ou mover alavancas para obter quantidades de água e de soluções que contenham sódio. A motivação para a busca de sódio é vista até mesmo em situações de risco. A desidratação extracelular tem mostrado efeito a longo prazo na ingestão de sódio de animais experimentais. Quando se faz depleção de sódio na fase intrauterina, é nítido o aparecimento de um aumento no consumo de sódio do animal na fase adulta. Esse aumento na ingestão de sódio também aparece após animais na fase adulta passarem por episódios repetidos de depleção de sódio. Essa resposta de aumento do aparecimento desse comportamento deriva aparentemente de um efeito organizador da ANG II sobre o encéfalo, provavelmente por meio de uma modificação na expressão gênica neural. Foi visto também em modelos animais que, na fase inicial da instalação de uma infecção bacteriana, existe uma reorganização nos comportamentos de sede e ingestão de sódio. Essa reorganização ocorre em função do lipopolissacarídio (LPS), um componente da membrana externa das bactérias Gram-negativas liberado quando há

morte ou quebra dessas bactérias (Figura 36.5). Essa membrana citoplasmática da bactéria Gram-negativa externa é constituída de um complexo de fosfolipídio, proteína e LPS.

O LPS é o principal constituinte da bactéria Gram-negativa reconhecido pelo sistema imune quando há infecção por esse agente. Então, quando a bactéria Gram-negativa é quebrada, o LPS é liberado e age em células do sistema imune, induzindo-as a secretar uma série de moléculas que mediam as respostas vistas em uma infecção. Um exemplo de célula do sistema imune ativada pelo LPS é o macrófago. Uma vez estimulado pelo LPS, o macrófago produz mediadores químicos como citocinas, que agirão em neurotransmissores, e hormônios, gerando respostas locais e/ou respostas mais abrangentes, o que ajuda no processo de erradicação da infecção. O conjunto dessas respostas comportamentais e sistêmicas é chamado de comportamento de doença. As respostas induzidas por essas citocinas pró-inflamatórias podem ser comportamentais, como anorexia e letargia, ou sistêmicas, como febre e ativação neuroendócrina. São respostas, então, que visam à economia de energia, ajudando na erradicação da infecção por bactéria. É reconhecido o efeito do LPS sobre comportamentos ingestivos. Estudos mostraram que o LPS injetado perifericamente inibiu a ingestão de alimento e também a ingestão de água. Esse comportamento da inibição da ingestão de líquidos faz parte de uma gama de respostas necessárias para uma economia de energia que visa à recuperação do estado infeccioso.

A provável ação das citocinas na geração do comportamento de doença ocorre em virtude do encéfalo (Figura 36.6). Foram propostos então três mecanismos principais de como citocinas liberadas na presença de LPS ou o próprio LPS agem ativando células no SNC:

- Transporte através da barreira hematencefálica
- Entrada no encéfalo por meio dos órgãos circunventriculares
- Transdução de sinais feita por nervos sensoriais, especificamente o nervo vago.

No entanto, os efeitos produzidos pelo LPS não dependem exclusivamente da ativação do nervo vago. Pesquisas mostram que a anorexia induzida pelo LPS não é alterada quando os animais sofrem uma cirurgia de vagotomia subdiafragmática ou secção do nervo vago abaixo do diafragma, o que sugere uma ação direta do LPS no SNC. Estudos recentes revelam que, no princípio da infecção por LPS, ocorre uma inibição

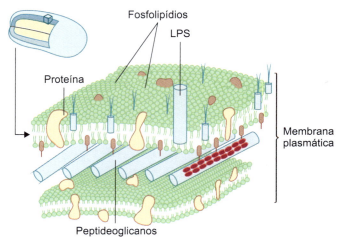

Figura 36.5 LPS na membrana externa de bactérias Gram-negativas, constituída também de fosfolipídio e proteína.

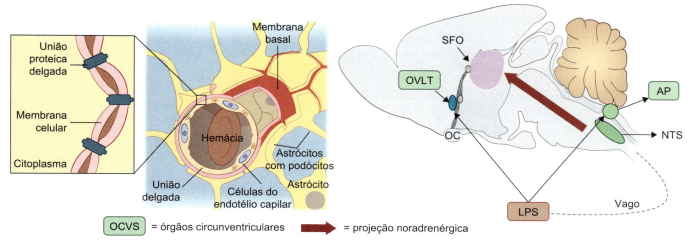

Figura 36.6 Ação do LPS na geração do comportamento de doença.

da sede causada por desidratação intracelular. Além disso, detectou-se diminuição da ingestão de solução salina em uma concentração hipertônica em ratos depletados de sódio. Esses resultados também mostraram a interação de vias noradrenérgicas para o controle da ingestão de sódio nesse modelo de inibição pelo LPS, já que, em animais que receberam injeções de antagonistas de receptores do tipo alfa-2 adrenérgicos, a inibição causada pelo LPS foi abolida. Assim, pode-se sugerir que LPS e citocinas produzidas quando do aparecimento de um quadro infeccioso se utilizam de receptores noradrenérgicos para controlar o apetite ao sódio e o comportamento de doença caracterizado no começo do quadro infeccioso (ver Figura 36.6).

Quando se discute evolutivamente, o que fica claro é que tudo na evolução conduziu para a utilização dos mesmos mecanismos de ativação de sede extracelular e apetite ao sódio, com redução dos disparos de potencial de ação de receptores de pressão vascular e ANG II. Sabe-se que a ANG II age nos órgãos circunventriculares, ativando os circuitos de apetite ao sódio, e pode atuar sinergicamente com a aldosterona para reforçar esse comportamento. É provável que esse sinergismo hormonal se dê pela presença de receptores de mineralocorticoides no hipocampo, na amígdala e no NTS mostrando que a aldosterona age centralmente.

A desidratação intracelular – causada, por exemplo, por uma sobrecarga de sódio na dieta – induz preferencialmente sede, ativando mecanismos para ingestão de água e inibindo ingestão de sódio. Já a desidratação extracelular causada por hemorragia, por exemplo, ou a desidratação absoluta causada por privação hídrica estimulam mecanismos que induzem a ingestão de água e de sódio. Um animal com desidratação extracelular deve ingerir uma solução com uma proporção de água e sódio que tenha uma concentração isotônica. Contudo, na natureza não existe uma bebida pronta que tenha essa proporção de concentração. Esses componentes da solução estão separados e, portanto, são ingeridos de maneira separada. Além disso, a desidratação pode até mesmo piorar caso ocorra ingestão de sódio antes da ingestão de água para a correção do volume do meio extracelular. Estudos em modelos animais mostram que animais mantidos com ração contendo quantidades normais de sódio, quando passam por protocolo de desidratação, buscam primeiro ingerir água e, em um momento mais tardio, procurarão o sódio. Isso revela que, primeiro, a ingestão de água serve para reposição de volume, ao mesmo tempo que evita a desidratação intracelular. Mais tarde, o animal ingere sódio até mesmo em uma concentração hipertônica e não palatável e consegue corrigir o meio extracelular, visto que esse meio já foi diluído anteriormente. Se houver água disponível, é visível a alternância que o animal faz entre a ingestão dos dois componentes, garantindo o aporte isotônico de sódio para o meio interno.

Essa diferença temporal entre os dois comportamentos ingestivos é explicada pela hipótese do mecanismo de facilitação-inibição, segundo a qual os mecanismos facilitadores de sede e de apetite ao sódio estimulam, em um primeiro momento, circuitos neurais de sede e, ao mesmo tempo, inibem circuitos neurais de apetite ao sódio. Essa ingestão de água causa a diluição do meio extracelular, o que desativa a inibição do apetite ao sódio, fazendo o animal buscar e ingerir sal.

Natriurese

O aumento de volume do meio vascular é capaz de induzir respostas fisiológicas que visam à correção de hipervolemia. Muitos estudos já mostraram o aparecimento de natriurese (excreção renal de sódio) em resposta à expansão de volume sanguíneo, mesmo sem se detectar a elevação da taxa de filtração glomerular nem alterações na secreção de aldosterona. Na década de 1950, pesquisadores mostraram a presença de grânulos de secreção em cardiomiócitos atriais de cobaias. Posteriormente, confirmou-se a presença de células com função endócrina em átrios de indivíduos cardíacos, o que se levou a crer que essas células estavam envolvidas no controle hidreletrolítico. Em 1981, uma descoberta muito importante mostrou que extratos atriais causam efeitos natriuréticos, o que levou à determinação e à caracterização da estrutura do peptídio natriurético atrial (ANP). A partir de então, dados mostraram que o ANP produzido e liberado de cardiomiócitos atriais vai até os rins, induzindo então diurese e natriurese. Outros hormônios da família dos peptídios natriuréticos foram, assim, identificados, caracterizados e incluídos no grupo das moléculas que participam do controle hidreletrolítico.

O ANP é o mais importante dessa classe de substâncias natriuréticas, sendo secretado em resposta ao estiramento da parede atrial, decorrente do aumento do volume sanguíneo. Esse peptídio se liga em receptores de membrana acoplados à guanilato-ciclase (GC) que aumentam os níveis citosólicos de

GMPc. Esses receptores estão localizados principalmente nos vasos e nos glomérulos. O ANP tem como principais efeitos:

- Aumento da natriurese/diurese por vasodilatação da artéria renal, além de ação nas células epiteliais glomerulares e células mesangiais, o que ocasiona aumento da taxa de filtração glomerular
- Inibição do SRAA, antagonizando seu efeito antinatriurético
- Vasodilatação por promover relaxamento da musculatura lisa vascular.

Outro peptídio estudado é o peptídio natriurético cerebral (BNP), semelhante ao ANP, formado por 32 aminoácidos, sendo sintetizado e liberado pelos ventrículos cardíacos. Sua denominação se deve ao fato de primeiro ter sido descrito em cérebro de porco. Seus efeitos são semelhantes aos do ANP.

Um terceiro membro dessa família, o peptídio natriurético tipo C (CNP), é sintetizado pelas células endoteliais vasculares, sendo encontrado principalmente no cérebro. Sua concentração plasmática é baixa e dispõe de moderada ação natriurética, quando comparada com a dos outros peptídios natriuréticos. Sua principal ação se dá como agente vasodilatador.

Em resumo, esses peptídios exercem papel importante na regulação da osmolalidade e do volume dos líquidos corporais e, consequentemente, da pressão arterial. Fazem isso causando vasodilatação da artéria renal, aumentando a pressão hidrostática no capilar glomerular e, assim, causando aumento efetivo de filtração glomerular e maior aporte de sódio para os túbulos renais. Ao agir conjuntamente, os peptídios natriuréticos causam antagonismo das ações do SRAA. Promovem também inibição da ação vasoconstritora da ANG II, e síntese e ação da aldosterona, o que aumenta a excreção de sódio e água.

Tanto o ANP quanto o BNP têm liberação aumentada quando do estiramento dos cardiomiócitos in vitro, bem como pela expansão do volume sanguíneo in vivo. Um aumento da frequência cardíaca ou da contração cardíaca induz a elevação da liberação de ANP tanto in vivo quanto in vitro. Detecta-se o aumento da liberação desse peptídio em humanos, na taquicardia ventricular, resposta que parece estar associada a alterações hemodinâmicas como elevação da pressão arterial. Estudos também mostram que alterações no metabolismo da célula cardíaca, por exemplo hipoxia, modulam a liberação de ANP.

BIBLIOGRAFIA

Beauchamp GK, Bertino M, Burke D, Engelman K. Experimental sodium depletion and salt taste in normal human volunteers. Am J Clin Nutr. 1990;51:881-9.

De Luca Jr LA, Almeida RL, David RB, De Paula PM, Andrade CAF, Menani JV. Participation of α2-adrenorreceptors in sodium appetite inhibition during sickness behavior following administration of lipopolysaccharide. J Physiol. 2016;594.6:1607-16.

De Luca Jr LA, Galaverna O, Yao SZ, Epstein AN. The anteroventral wall of the third ventricle and the angiotensinergic component of need-induced sodium intake in the rat. Brain Res Bull. 1992;28:73-87.

De Luca Jr LA, Vivas L, Menani JV. Controle neuroendócrino da ingestão de água e sal. In: Antunes-Rodrigues J, Moreira AC, Elias LLK, Castro M, editores. Neuroendocrinologia básica e aplicada. Rio de Janeiro: Guanabara Koogan; 2005. p. 116-31.

Epstein AN. Thirst and salt intake: a personal view and some suggestions. In: Ramsay DJ, Booth DA, editors. Thirst-physiological and psychological aspects. Berlin: Springer-Verlag; 1991. p. 481-501.

Fitzsimons JT. Angiotensina, thirst, and sodium appetite. Physiol Rev. 1998;78:583-686.

Fitzsimons JT. Physiology and pathology of thirst and sodium appetite. In: Seldin DW, Giebisch G, editors. The kidney: physiology and pathophysiology. New York: Raven Press; 1985. p. 885-901.

Franziska T. Qingyu W. ANP-induced signaling cascade and its implications in renal pathophysiology. Am J Physiol Renal Physiol. 2015;308(10):F1047-55.

Johnson AK, Thunhorst RL. The neuroendocrinology of thirst and salt appetite: visceral sensory signals and mechanisms of central integration. Front Neuroendocrinol 1997;18:292-353.

McKinley MJ, Johnson AK. The physiological regulation of thirst and fluid intake. News Physiol. Sci 2004;19:1-6.

Moria T, Shibasaki R, Kayano T, Takebuchi N, Ichimura M, Kitamura N et al. Full-lenght transient receptor potential vanilloid 1 channels mediate calcium signals and possibly contribute to osmoreception in vasopressina neurones in the rat supraoptic nucleus. Cell Calcium. 2015;57(1):25-37.

Schulkin J. Sodium hunger, the search for a salty taste. Cambridge, New York, Port Chester, Melbourne, Sydney: Cambridge University Press; 1991.

Song W, Wang H, Wu Q. Atrial natriuretic peptide in cardiovascular biology and disease (NPPA). Gene. 2015;569:1-6.

Strazzullo P, Barbato A, Vuotto P, Galletti F. Relationships between salt sensitivity of blood pressure and sympathetic nervous system activity: a short review of evidence. Clin Exp Hypertens. 2001;23(1 a 2):25-33.

Stricker EM, Verbalis JG. Sodium appetite. In: Stricker EM, editor. Handbook of behavioral neurobiology. Neurobiology of food and fluid intake, ed. New York: Plenum Press; 1990. vol. 10. p. 387-419.

Takamata A, Mack GW, Gillen CM, Nadel ER. Sodium appetite, thirst, and body fluid regulation in humans during rehydration without sodium replacement. Am J Physiol Regul Integr Comp Physiol. 1994;35:R1493-502.

Thunhorst RL, Johnson AK. Renina-angiotensina, arterial blood pressure and salt appetite in rats. Am J Physiol Regul Integr Comp Physiol. 1994;266:R458-65.

Tucker AB, Stocker SD. Hypernatremia-induced vasopressina secretion is not altered in TRPV-/- rats. Am J Physiol Regul Integr Comp Physiol. 2016;311(3):R451-6.

37

Regulação do Equilíbrio Ácido-Básico pelos Rins

Guus H. Schoorlemmer • Maria do Carmo Pinho Franco • Guiomar Nascimento Gomes

Introdução, 385

Estabilidade da concentração
de H+ e alterações, 386

Tampões, pulmões e rins | Estabilidade
da concentração de H+, 386

Mecanismos de transporte de ácido
e bicarbonato pelo néfron, 387

Reabsorção do bicarbonato filtrado, 387

Eliminação de ácido ingerido
e produzido no metabolismo, 387

Resposta renal a alcalose e acidose, 388

Mecanismos de controle da
produção de bicarbonato, 388

Análise de distúrbios do equilíbrio
ácido-básico em três passos, 388

Bibliografia, 389

INTRODUÇÃO

Ácidos são substâncias que liberam íons hidrogênio quando em solução aquosa. Por exemplo, o HCl é um ácido, visto que, quando na água, se dissocia em H^+ e Cl^- liberando o íon H^+. O CO_2 também é um ácido. Embora não contenha hidrogênio, pode combinar-se com água, formando ácido carbônico, que se dissocia em H^+ e bicarbonato:

$$CO_2 + H_2O \overset{AC}{\rightleftharpoons} H_2CO_3 \rightleftharpoons H^+ + HCO_3^-.$$

Por afetar a conformação de proteínas e a atividade de enzimas, a concentração do H^+ no sangue arterial deve ser mantida baixa e estável, em volta de 40 nmol/ℓ.

Bases são substâncias que reduzem a concentração de H^+. Por exemplo, a OH^- é uma base porque pode combinar com H^+: $OH^- + H^+ \rightleftharpoons H_2O$. Em soluções fisiológicas, o bicarbonato (HCO_3^-) funciona como uma base, ou seja, pode aceitar H^+. Entretanto, em soluções com muito pouco H^+ (menos que 0,1 nmol/ℓ), o bicarbonato pode liberar H^+, transformando-se em CO_3^{2-}.

Tampões podem tanto doar quanto aceitar H^+ e, assim, ajudam a manter a concentração de H^+ constante. Considere uma solução com um ácido fraco HA parcialmente dissociado em sua base A^- e H^+: $HA \rightleftharpoons A^-$ e H^+. Você pode adicionar ácido ou base a essa solução sem mudar muito a concentração de H^+. Se você adicionar H^+, parte do H^+ adicionado combinará com A^-, e a concentração de H^+ na solução aumentará só um pouco. A adição de uma base, por exemplo, OH^-, reduz a concentração de H^+, mas isso provoca a dissociação de HA, liberando H^+. Portanto, a concentração de H^+ cai só um pouco.

A concentração de H^+ nos diferentes fluidos biológicos varia bastante. Por exemplo, a concentração de H^+ no sangue arterial fica em volta de 40 nmol/ℓ. Mas o suco gástrico pode ter uma concentração de H^+ um milhão vezes maior que a do sangue arterial. Para comparar valores tão diferentes, a concentração de H^+ muitas vezes é expressa como uma função logarítmica: pH = –log[H^+]. Uma solução com 40 nmol/ℓ de H^+ tem pH de 7,4. Uma solução com um milhão de vezes mais H^+ (40 mmol/ℓ) tem pH de 1,4.

ESTABILIDADE DA CONCENTRAÇÃO DE H⁺ E ALTERAÇÕES

A estabilidade da concentração de H^+ no meio interno pode ser ameaçada de várias maneiras (Figura 37.1):

- Ácidos e bases podem ser ingeridos. Por exemplo, em uma dieta contendo $H_2PO_4^-$, haverá liberação de H^+ no organismo. Por sua vez, a ingestão de bicarbonato, uma base utilizada para tratar azia do estômago, reduz a concentração de H^+, porque combina com H^+, formando água e CO_2
- Ácidos e bases são produzidos no organismo durante o metabolismo. Por exemplo, no metabolismo de carboidratos há produção de H_2O e CO_2, que podem combinar e formar H^+ e HCO_3^-. O metabolismo de alguns aminoácidos gera ácido clorídrico e ácido sulfúrico. Já o metabolismo de alguns outros aminoácidos gera base. Em pacientes com diabetes descompensado, o fígado pode produzir grande quantidade de ácidos acetoacético e beta-hidroxibutírico
- Ácidos e bases são perdidos do organismo. Por exemplo, o ácido volátil, CO_2, é perdido do organismo pela respiração. As secreções intestinais contêm bicarbonato, perdido com as fezes, e a quantidade perdida aumenta em situações como a diarreia. A perda de ácido ocorre com o vômito. Ácidos e bases podem também ser perdidos na urina, como um mecanismo renal para a regulação da concentração de H^+ no organismo, ou por uso de substâncias que afetam a função renal, ou por mutações em transportadores renais.

TAMPÕES, PULMÕES E RINS | ESTABILIDADE DA CONCENTRAÇÃO DE H⁺

Três linhas de defesa contribuem para manter a estabilidade da concentração de H^+ no organismo:

- Tampões como bicarbonato, fosfato e proteínas intra e extracelulares minimizam rapidamente as mudanças induzidas na concentração de H^+
- Mudanças respiratórias rapidamente mudam a concentração de ácido volátil, CO_2. A hiperventilação reduz a concentração de CO_2 e, desse modo, a concentração de H^+. Entretanto, assim que a ventilação normaliza, a concentração de CO_2 e a de H^+ voltam para o nível original
- Os rins regulam a concentração de bicarbonato, o qual funciona no organismo como uma base. A correção da concentração de H^+ pelos rins por meio de modificações na concentração de bicarbonato é um processo lento que demora horas ou dias.

A eficiência desses mecanismos para manter a concentração de H^+ do sangue constante é impressionante (Figura 37.2).

Os tampões localizam-se no fluido extracelular, no fluido intracelular e nos ossos. No fluido extracelular, os tampões mais importantes são o sistema HCO_3^-/CO_2, as proteínas e o fosfato, que agem instantaneamente. Os tampões importantes no fluido intracelular apresentam proteínas (incluindo hemoglobina), fosfatos e HCO_3^-/CO_2. Aminoácidos com grupos NH_3^+ e COOH podem liberar H^+. Grupos NH_2 e COO^- aceitam H^+. A ação dos tampões intracelulares pode demorar alguns minutos ou horas por causa da entrada lenta de H^+ na célula. Os ossos contêm carbonato e fosfato com capacidade de tamponar H^+.

O tampão mais importante no organismo é o sistema CO_2 – HCO_3^-, também especial porque dois componentes críticos são regulados pelo organismo com alta precisão: o CO_2 e o bicarbonato. A razão entre o CO_2 e o bicarbonato determina a concentração de H^+, como mostra a fórmula:

$$[H^+] = \text{constante} \times [CO_2]/[HCO_3^-]$$

Normalmente, a $[CO_2]$ é expressa em mmHg, a $[HCO_3^-]$ em mmol/ℓ e a $[H^+]$ em nmol/ℓ. Nesse caso, o valor da constante é 24.

Os pulmões controlam a concentração de CO_2 pelo ajuste na taxa de respiração. Os rins controlam a concentração de bicarbonato. Os rins podem reduzir a concentração de bicarbonato do sangue, eliminando bicarbonato filtrado. Os rins são capazes de aumentar a concentração de bicarbonato do sangue, produzindo bicarbonato a partir de água e CO_2 (Figura 37.3). No processo de produção de bicarbonato, o íon H^+ é produzido e secretado na urina, sendo eliminado do organismo.

O processo de formação de bicarbonato pelos rins tem duas funções: reabsorção do bicarbonato filtrado; e eliminação da carga de ácido diariamente ingerida e produzida pelo metabolismo. Em condições de desequilíbrio na concentração de H^+

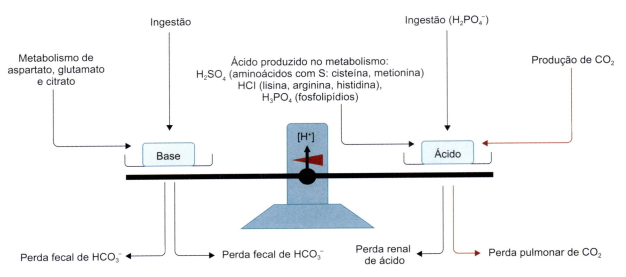

Figura 37.1 Causas de mudanças da concentração de H^+ no organismo.

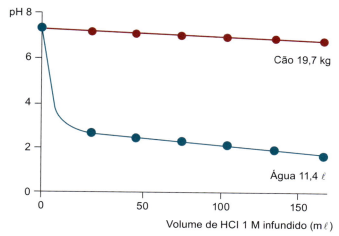

Figura 37.2 Efeito de infusão de ácido concentrado na concentração de H^+. O cão e o balde contém o mesmo volume de água. A infusão aumentou a concentração de H^+ do cão de 40 para 80 nmol/ℓ, mas a mesma infusão elevou a concentração de H^+ no balde de água pura para 13.000.000 nmol/ℓ. Tal diferença deve-se às mudanças na respiração e à existência de tampões no cão. Note que a concentração de H^+ no cão só será restaurada completamente após a eliminação pelos rins do ácido infundido.

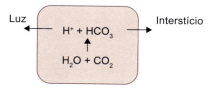

Figura 37.3 Produção de bicarbonato pelas células do túbulo renal.

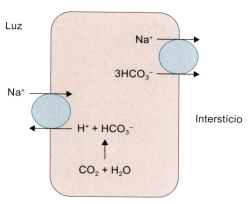

Figura 37.4 Transportadores mais importantes para H^+ e bicarbonato no túbulo proximal.

no organismo, a produção de bicarbonato pelos rins mudará para minimizar tal desequilíbrio.

MECANISMOS DE TRANSPORTE DE ÁCIDO E BICARBONATO PELO NÉFRON

O túbulo proximal constitui a região de maior produção de bicarbonato, gerando aproximadamente 80% do bicarbonato produzido pelo néfron. A saída do bicarbonato pela membrana basolateral da célula no túbulo proximal em grande parte ocorre por um cotransportador sódio – três bicarbonatos.

O H^+ produzido no processo de geração de bicarbonato é secretado na luz do túbulo, em grande parte por um trocador Na^+/H^+ na membrana luminal (Figura 37.4). Por causa do acoplamento do transporte de H^+ e sódio por esse transportador, a redução da secreção de H^+ também reduz a reabsorção de sódio.

O segmento grosso da alça ascendente de Henle gera aproximadamente 10% da produção renal de bicarbonato. Um trocador Na^+/H^+ na membrana luminal é o maior responsável pela secreção de H^+ em tal segmento.

Embora a produção de bicarbonato no ducto coletor seja bem menor que no túbulo proximal (10% do total do rim), o ducto coletor tem papel importante na regulação do equilíbrio ácido-básico. As células intercaladas no ducto coletor conseguem desenvolver gradientes de concentração de H^+ maiores que os outros segmentos e podem produzir uma urina altamente ácida (pH 4,5). Essa capacidade depende de uma H^+-ATPase na membrana luminal, o que possibilita a geração de gradientes de concentração de H^+ maiores que o trocador Na^+/H^+ (Figura 37.5). O bicarbonato gerado no ducto coletor sai da célula em grande parte por um trocador bicarbonato/Cl^-. Entretanto, quando o organismo precisa de mais H^+, como durante a alcalose, o posicionamento dos transportadores na célula intercalada pode mudar, e a célula secretar bicarbonato e reabsorver H^+.

Uma das condições para a produção de bicarbonato é a enzima anidrase carbônica. Sem a presença dessa enzima, a reação $CO_2 + H_2O \xrightleftharpoons{AC} H_2CO_3 \rightleftharpoons H^+ + HCO_3^-$ é lenta. Tal enzima possibilita a geração de grande quantidade de bicarbonato na célula do túbulo, e sua inibição com substâncias como a acetazolamida reduz a produção de H^+ pelas células do túbulo e a capacidade de o túbulo reabsorver bicarbonato filtrado. Além disso, a inibição da anidrase carbônica reduz a reabsorção de sódio, porque grande parte da secreção de H^+ é acoplada à reabsorção de sódio pelo trocador Na^+/H^+.

REABSORÇÃO DO BICARBONATO FILTRADO

Em condições normais, os rins filtram diariamente 4 moles de bicarbonato, quantidade que é integralmente reabsorvida. O mecanismo de reabsorção é incomum e indireto. A célula tubular produz bicarbonato e H^+ a partir de CO_2 e água ($CO_2 + H_2O \rightarrow HCO_3^- + H^+$). O bicarbonato passa para o interstício e entra nos capilares peritubulares. O H^+ é secretado para a luz do túbulo e combina-se com o bicarbonato filtrado para formar $H_2O + CO_2$. Assim, para cada íon bicarbonato produzido na célula, um íon H^+ é secretado, o que consome um íon bicarbonato no lúmen tubular. Portanto, a quantidade de bicarbonato que aparece no lado basolateral é igual à de bicarbonato que desaparece da luz do túbulo, mas compreendem moléculas diferentes. Trata-se, afinal, de um mecanismo incomum e indireto.

ELIMINAÇÃO DE ÁCIDO INGERIDO E PRODUZIDO NO METABOLISMO

Em condições normais, além de produzir aproximadamente 4 moles de bicarbonato por dia para reabsorver o bicarbonato filtrado, os rins produzem cerca de 50 a 100 mmol de bicarbonato por dia para eliminar ácidos não voláteis (ácidos fixos), como H_3PO_4, HCl, e H_2SO_4, ingeridos na dieta ou produzidos pelo metabolismo a partir de alguns aminoácidos. Esse "novo" bicarbonato reage com H^+ no organismo, formando água e CO_2.

O H^+ produzido pelas células do túbulo na formação de bicarbonato é secretado pela membrana luminal. Entretanto, existe um fator limitante: o rim não consegue produzir urina com pH menor que 4,5 (30 μmol/ℓ). Assim, uma pessoa que

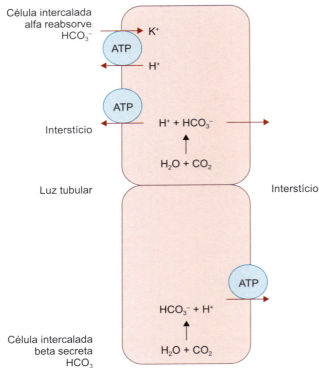

Figura 37.5 Transporte de H⁺ e bicarbonato pelas células intercaladas no ducto coletor. Nessas células, o H⁺-ATPase é a maior fonte de transporte de H⁺. O K⁺/H⁺-ATPase é importante para reabsorção de K⁺ durante a deficiência de K⁺.

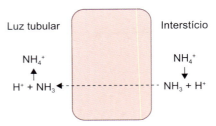

Figura 37.6 Sequestro de NH_4^+ no ducto coletor. O NH_4^+ no interstício da medula renal pode se dissociar em NH_3 e H⁺. O NH_3 é lipossolúvel e pode difundir para o ducto coletor. Ao deparar-se com o ambiente ácido do túbulo, o NH_3 é convertido para NH_4^+, não lipossolúvel, que será excretado. Quanto mais ácido o ducto coletor, mais eficiente será esse sequestro de NH_4^+.

precisa eliminar 60 mmol de H⁺ por dia teria de produzir 2.000 ℓ de urina para eliminar tal quantidade de ácido. Tal problema é solucionado em parte pelos tampões urinários, como o fosfato e a creatinina, que podem tamponar o H⁺ secretado. O H⁺ ligado a esses tampões é chamado de ácido titulável, pelo fato de poder ser medido pela titulação da urina com base até a urina alcançar o valor de pH igual a 7,4.

Além disso, o rim pode produzir bicarbonato a partir do aminoácido glutamina sem produzir H⁺. Esse bicarbonato entra na circulação e reduz a concentração plasmática de H⁺. O metabolismo de glutamina também produz amônio (NH_4^+), que é secretado para o lúmen tubular. Por isso, sempre que o organismo precisa de grande quantidade de bicarbonato, uma grande quantidade de amônio será secretada e aparecerá na urina. A maior produção de amônio acontece no túbulo proximal.

O NH_4^+ secretado no túbulo proximal é reabsorvido na alça ascendente de Henle e acumula-se na medula renal. O amônio tem uma característica importante: é pouco difusível, porém pode se dissociar do H⁺, produzindo amônia (NH_3), que é lipossolúvel e pode atravessar as membranas das células tubulares ($NH_4^+ \rightleftharpoons NH_3 + H^+$). Na medula renal, o NH_3 pode difundir-se para o ducto coletor e, ao deparar-se com esse ambiente ácido, é convertido em NH_4^+, pouco difusível (Figura 37.6). A eliminação de amônio na urina, portanto, depende de uma alta concentração de H⁺ no ducto coletor. Por sua vez, este depende da secreção de H⁺ pelas células intercaladas. Em caso de um ducto coletor mais básico, o NH_3 escapa do ducto e pode voltar para a circulação. Nesse caso, ele é convertido no fígado em ureia, e o bicarbonato formado na degradação de glutamina será neutralizado.

A análise bioquímica da urina pode informar a quantidade de ácido titulável e a de amônio presentes na urina. Valores elevados sugerem que a pessoa ingeriu uma grande quantidade de ácido ou que uma grande quantidade de ácido formou-se no metabolismo.

RESPOSTA RENAL A ALCALOSE E ACIDOSE

Quando a concentração de H⁺ no organismo está abaixo do normal (alcalose), os rins reduzem a produção de bicarbonato, fazendo a concentração de bicarbonato no sangue cair e normalizando a de H⁺. A secreção de H⁺ pelas células do túbulo cai, e a urina ficará mais básica ou alcalina. Parte do bicarbonato filtrado pode aparecer na urina.

Quando a concentração de H⁺ do organismo está maior que o normal (acidose), os rins aumentam a produção de bicarbonato além da quantidade necessária para reabsorver o bicarbonato filtrado. Esse bicarbonato "novo" é reabsorvido e serve para reduzir a concentração de H⁺ no sangue. O H⁺ formado na produção desse bicarbonato é secretado no túbulo, para ser eliminado pela urina.

MECANISMOS DE CONTROLE DA PRODUÇÃO DE BICARBONATO

O controle renal do equilíbrio ácido-básico depende da concentração de H⁺ no sangue arterial no rim, o que afeta a concentração de H⁺ na célula e os gradientes de concentração de H⁺, além dos gradientes de concentração de NH_3 e amônio. Mudanças na concentração de H⁺ na célula também afetam a atividade de proteínas transportadoras e podem mudar a taxa de produção de transportadores novos e proteínas envolvidas na produção de amônio.

É comum o desproporção do equilíbrio acidobásico em pacientes com hiper ou hipopotassemia, bem como com hipovolemia. A hiperpotassemia ou hipercalemia (do latim *kalium*, que significa potássio) (aumento do potássio no plasma) diminui e a hiperpotassemia ou hipercalemia (redução do potássio no plasma) estimula a secreção de H⁺. Na hipopotassemia, as células intercaladas reabsorvem potássio e secretam H⁺ por meio da K⁺/H⁺-ATPase localizada na membrana luminal. A hipovolemia estimula a produção de angiotensina II e aldosterona, as quais estimulam a secreção de H⁺. A Figura 37.7 mostra um exemplo de alcalose metabólica que ativa tais mecanismos.

ANÁLISE DE DISTÚRBIOS DO EQUILÍBRIO ÁCIDO-BÁSICO EM TRÊS PASSOS

Para identificar a causa de um desequilíbrio no equilíbrio acidobásico, as três perguntas seguintes são úteis:

1. O pH do sangue arterial é maior ou menor que 7,4? Menor é acidose, maior é alcalose.

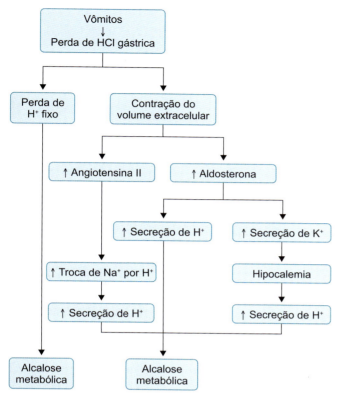

Figura 37.7 Efeito de hipovolemia e hipopotassemia sobre a correção de alcalose. Vômitos crônicos causam hipovolemia e hipopotassemia, que dificultam a correção da alcalose. A correção da hipovolemia facilita a eliminação de base pelos rins.

2. A causa da mudança do pH é uma mudança na concentração de CO_2 ou da concentração de bicarbonato? O pH é determinado pela razão $[CO_2]/[HCO_3^-]$. Se a causa é uma mudança na concentração de CO_2, o desequilíbrio é respiratório. Se a causa é uma mudança na concentração de bicarbonato, o desequilíbrio é metabólico e pode ter várias causas. A concentração plasmática de bicarbonato pode mudar por:
   - Perdas do trato gastrintestinal (diarreia causa perda de bicarbonato, vômito aumenta bicarbonato por perda de H^+)
   - Ingestão de ácido ou base (p. ex., ácido acetilsalicílico = ácido acetilsalicílico)
   - Produção de ácido (diabetes mellitus descompensado causa produção de cetoácidos, reduzindo bicarbonato)
   - Disfunção renal, como na insuficiência renal crônica.

Em condições como cetoacidose diabética ou ingestão de ácido acetilsalicílico, haverá no plasma uma quantidade grande de um ânion incomum. Nesse caso, o hiato aniônico plasmático (a concentração do cátion plasmática mais importante, sódio, menos as concentrações dos ânions plasmáticas mais importantes, cloreto e bicarbonato) será acima do valor normal (3 a 11 mEq/ℓ).

3. A resposta compensatória está adequada? Com um problema respiratório, os rins podem parcialmente restaurar a razão $[CO_2]/[HCO_3^-]$ pela mudança da produção de bicarbonato. Com um problema metabólico, os pulmões podem parcialmente restaurar a razão $[CO_2]/[HCO_3^-]$ pela mudança da concentração de CO_2. Uma resposta compensatória apropriada indica um distúrbio simples. A ausência de uma resposta compensatória apropriada aponta que o distúrbio tem mais de uma causa. Assim, o distúrbio é denominado misto.

O exemplo a seguir ilustra a aplicação do método dos três passos: considere um paciente com pH do sangue arterial = 7,3 (normal 7,4), pCO_2 arterial de 30 mmHg (normal: 40) e concentração plasmática de HCO_3^- de 12 mmol/ℓ (normal: 24). É possível inferir que:

- pH < 7,4: acidose
- A concentração de H^+ está alta, não porque tem muito CO_2, mas porque tem pouco bicarbonato, portanto é uma acidose metabólica
- Os pulmões podem restaurar parcialmente a razão $[CO_2]/[HCO_3^-]$, reduzindo a concentração do ácido volátil, CO_2, por hiperventilação. A pCO_2 baixa nesse paciente indica que a função pulmonar está adequada.

BIBLIOGRAFIA

Alpern RJ, Hamm LL. Urinary acidification. In: DuBose TD, Hamm LL (eds.). Acid-base and electrolyte disorders a companion to Brenner & Rector's: the Kidney. Philadelphia: Saunders; 2002.

Domingos F. Focus on: II – Physiological principles of acid-base balance: an integrative perspective. Port J Nephrol Hypert. 2015;29(2):123-9.

Gennari FJ, Maddox DA. Renal regulation of acid-base homeostasis: integrated response. In: Seldin DW, Giebisch G (eds.). The kidney: physiology and pathophysiology. 3.ed. Philadelphia: Lippincott Williams & Wilkins; 2000.

Hall JE. Guyton and Hall textbook of medical physiology. 11.ed. Philadelphia: Saunders; 2006.

Lote CJ. Principles of renal physiology. 4.ed. Dordrecht: Kluwer Academic Publishers; 2000.

Palmer BF, Narins RG, Yee J. Clinical acid-base disorders. In: Davison AM, Cameron JS, Grünfeld E et al. (eds.) Oxford textbook of clinical nephrology. 3.ed. Oxford: Oxford University Press; 2005.

38
Micção

Eduardo Mazuco Cafarchio • Monica Akemi Sato

Introdução, 390
Anatomia, 390
Inervação da bexiga, 391
Áreas do sistema nervoso central e controle
    miccional, 391
Fisiologia, 393
Bibliografia, 395

INTRODUÇÃO

A bexiga urinária tem as funções de armazenar e eliminar a urina produzida pelos rins. A eliminação urinária ocorre de maneira periódica e fásica. Durante a fase de enchimento da bexiga, a musculatura do detrusor (musculatura lisa vesical) relaxa, enquanto ocorre um aumento coordenado do tônus do esfíncter uretral. Para que a micção aconteça, são necessários grande aumento da contração vesical e relaxamento da musculatura do esfíncter uretral. As atividades da bexiga e do esfíncter uretral envolvem uma complexa coordenação dos sistemas nervoso central (SNC) e periférico e de fatores regulatórios locais que coordenam esses processos. Uma extensa série de neurotransmissores/neuromoduladores está envolvida nos processos de contração e de relaxamento vesical, como a acetilcolina, a norepinefrina, a adenosina trifosfato (ATP), a vasopressina e a ocitocina. Além disso, as propriedades miogênicas e viscoelásticas são muito importantes para a manutenção e a função de reservatório urinário.

ANATOMIA

Bexiga

Órgão muscular oco, histologicamente formado por três camadas: serosa, muscular (músculo detrusor) e epitelial. O músculo detrusor consiste em uma camada de músculo liso formada por um entrelaçamento de novelos musculares, com fibras correndo em todas as direções e apresenta zonas de baixa resistência elétrica (*gap junctions*) entre suas células. A camada epitelial é composta pelo urotélio e pela camada suburotelial. A primeira é composta por células transicionais do epitélio, com uma grande atividade metabólica e que produzem neurotransmissores/neuromoduladores, como acetilcolina, norepinefrina e, principalmente, ATP, que participam da sinalização aferente vesical – e o suburotélico – uma camada subjacente ao urotélio, que também apresenta intensa atividade metabólica, além de ter ação conjunta com o urotélio e uma importante função na percepção das mudanças de volume e estímulos nociceptivos na bexiga. A bexiga urinária apresenta inervação eferente proveniente do sistema nervoso autônomo (Figura 38.1).

Uretra

Tubo muscular constituído por musculatura lisa e uma musculatura estriada esquelética, que conduz a urina do óstio interno até o óstio externo da uretra. A uretra masculina e a feminina apresentam algumas características diferentes, como seu trajeto. Na

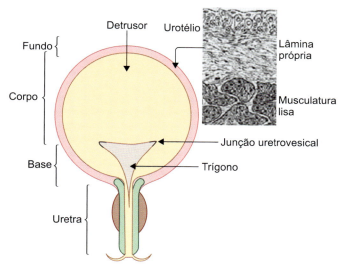

Figura 38.1 Estrutura funcional da bexiga urinária.

mulher, a uretra é curta (3,8 cm) e faz parte exclusivamente do sistema urinário. Seu óstio externo localiza-se anteriormente à vagina e entre os lábios menores. No homem, a uretra faz parte dos sistemas urinário e genital e mede cerca de 20 cm, sendo bem mais longa que a uretra feminina. Quando a uretra masculina deixa a bexiga, passa pela próstata e estende-se ao longo do comprimento do pênis. Desse modo, a uretra masculina atua com duas finalidades: conduz a urina e o esperma.

A uretra tem duas funções principais:

- Promover o mecanismo efetivo de continência (fase de armazenamento)
- Possibilitar o esvaziamento adequado da bexiga, com resistência mínima durante a micção (fase miccional).

O esfíncter uretral externo é inervado pelo sistema somático. Enquanto isso, o sistema uretral interno é inervado pelo sistema nervoso autônomo.

INERVAÇÃO DA BEXIGA

O funcionamento da bexiga depende de vários níveis do SNC. As principais regiões que coordenam as funções vesicais estão localizadas na medula espinal, na ponte, no bulbo e nos centros superiores por meio de influências neurais excitatórias e inibitórias, que recebem aferências e enviam eferências para os órgãos do trato urinário inferior (TUI).

Inervação eferente

O TUI é inervado por fibras eferentes parassimpáticas, simpáticas e somáticas, que liberam mediadores químicos que regulam os órgãos do TUI.

As inervações parassimpáticas provêm dos segmentos sacrais (S2 a S4) da medula espinal, cujas fibras pré-ganglionares formam o nervo pélvico até os gânglios no plexo pélvico (localizado lateralmente ao reto) e dão origem às fibras pós-ganglionares, que inervam a bexiga urinária. Há também uma pequena proporção de fibras pré-ganglionares parassimpáticas que passam direto pelo plexo pélvico e fazem sinapse com gânglios localizados na parede vesical.

As inervações simpáticas originam-se dos segmentos toracolombares da região intermediolateral da medula espinal (T10 a L2) e dirigem-se até o plexo hipogástrico superior (pré-aórtico). Esse plexo apresenta uma subdivisão que forma o nervo hipogástrico, com eferentes pós-ganglionares para a bexiga e a uretra.

A musculatura estriada esquelética do esfíncter uretral é basicamente somática. Origina-se do núcleo de Onuf, localizado no corno anterior de um ou mais segmentos da medula espinal sacral (S2-S4). As fibras motoras que inervam o esfíncter uretral se originam dos nervos pudendos e não têm nenhuma conexão com gânglios periféricos. Estudos demonstraram a existência de eferências simpáticas e parassimpáticas que inervam também o esfíncter uretral por meio de ramos dos nervos hipogástrico e pélvico.

Inervação aferente

Receptores localizados na parede da bexiga e na uretra enviam informações para o SNC pelas vias aferentes (Figura 38.2). Tais informações passam pelo plexo pélvico, de onde partem para a medula espinal, através dos nervos pélvico, hipogástrico e pudendo. Na medula espinal, esses dados são transmitidos por meio de sinapses com neurônios do corno dorsal, pelos quais as informações ascenderão a demais regiões do SNC.

No urotélio, existem aferências mais densas na região do trígono da bexiga e, em menor número, na cúpula vesical. Nervos aferentes são encontrados na musculatura do detrusor.

ÁREAS DO SISTEMA NERVOSO CENTRAL E CONTROLE MICCIONAL

A atividade eferente dos neurônios medulares é controlada por áreas localizadas em centros superiores. A micção é coordenada no nível do tronco encefálico, especialmente na substância pontinomesencefálica, denominada centro de micção pontina (MCP), via final comum para neurônios motores da bexiga (Figura 38.3).

Estruturas pontinas

A região com maior envolvimento no controle central da micção está localizada no tronco encefálico, composto por bulbo, ponte e mesencéfalo. Entre as áreas envolvidas no controle miccional, estão o centro de micção pontina (PMC), o centro pontino de continência (PCC) e a substância cinzenta periaquedutal (PAG).

O PMC, também conhecido como núcleo de Barrington, foi a primeira região descrita por participar da regulação da bexiga. A estimulação desse núcleo promoveu relaxamento do esfíncter uretral e contração da musculatura do detrusor. Essa região caracteriza-se como pré-motora da micção, por apresentar múltiplas projeções diretas para a medula espinal, sendo, assim, responsável por modular a atividade da bexiga. Esse centro tem dois tipos de neurônios que acionam o gatilho para iniciar a micção e outros que mantêm o armazenamento. Até o momento, não se sabe se há neurônios no PMC com as duas funções. Do PMC, partem duas vias distintas: uma via direta com neurônios pré-ganglionares parassimpáticos, os quais estimulam o relaxamento da musculatura do detrusor; e uma via indireta, que passa pela formação reticular medial e possibilita o relaxamento esfincteriano.

O PCC é uma microrregião localizada próxima ao PMC, mais especificamente caudoventrolateralmente ao PMC, com neurônios que continuam disparando potenciais de ação para promover o relaxamento vesical imediatamente após o

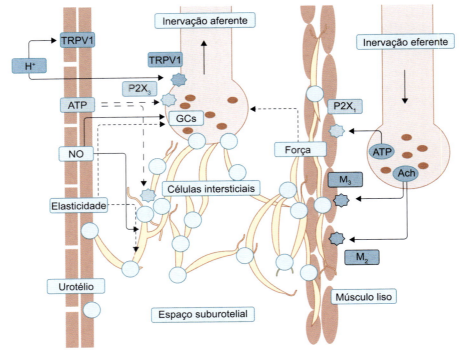

Figura 38.2 Receptores localizados na bexiga urinária. urinária. TRPV1: receptor vaniloide transiente de voltagem tipo 1; Ach: acetilcolina; NO: óxido nítrico; H$^+$: íon hidrogênio; GSc: guanilil ciclase solúvel.

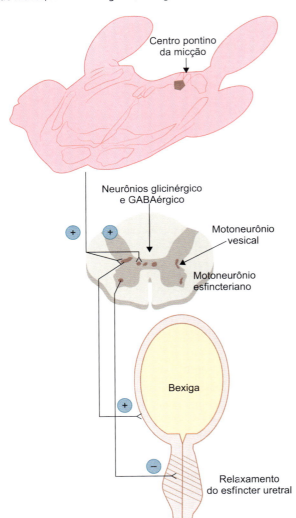

Figura 38.3 Controle central da micção.

término da micção. Não há evidências conhecidas de que o PMC e o PCC tenham conexões. Isso sugere que essas áreas exercem ações de modo independente.

A PAG também participa do controle central do trato urinário inferior e recebe informações de aferências vesicais. As aferências sacrais terminam nas regiões centrais da PAG, e suas eferências ao PMC partem lateralmente. A PAG recebe modulação da região posterior hipotalâmica, a qual está envolvida no mecanismo de defesa (luta ou fuga) e inibe a PAG, o que leva à inibição do PMC, promovendo retenção urinária. A PAG, juntamente com outras áreas, como o núcleo pré-óptico hipotalâmico, está envolvida na inibição do PMC pela liberação de GABA.

Estruturas supraponinas

As regiões supraponinas têm função modulatória importante nas estruturas do tronco encefálico, tanto no armazenamento (inibição da micção) quanto no controle da micção. Quando se alcança um nível crítico de volume urinário na bexiga, o reflexo bulboespinal pode levar ao esvaziamento involuntário. No entanto, por se tratar de um fenômeno socialmente inaceitável, há uma inibição do esvaziamento proveniente de regiões supraponinas (centros supraponinos).

A PAG tem grande importância no registro de sensação de enchimento vesical e promove a modulação quando seria um momento ideal para ter um esvaziamento com a ajuda de áreas corticais. A excitação de áreas pontinas, como o PMC, promove o esvaziamento da bexiga, porém elas somente são ativadas pela PAG, quando o ambiente se mostra adequado para haver a micção.

Outra área muito importante para todas as etapas do processo de micção e armazenamento urinário é o giro anterior do cíngulo (GAC). Estudos mostram que pacientes que tinham sofrido infarto, pós-acidente vascular encefálico isquêmico ou hemorrágico bilateral dessa região apresentaram incontinência após esses eventos. O GAC é crítico no caso de pacientes portadores de incontinência de urgência, pois essa área apresenta ativação exacerbada durante o enchimento vesical, mesmo sem contrações detrusoras. Isso sugere que essa área recebe tanto informações aferentes da bexiga quanto eferências que afetarão a micção.

Áreas bulbares

Estudos também têm demonstrado que áreas bulbares estariam envolvidas no controle da micção, entre elas o núcleo do trato solitário (NTS), a região caudoventrolateral (CVL) e a região rostroventrolateral (RVL) do bulbo. Tais áreas apresentam projeções para áreas hipotalâmicas, como o núcleo supraóptico (SON) e o núcleo paraventricular (PVN), com neurônios que sintetizam hormônios, como a vasopressina e a ocitocina. A ativação dessas áreas hipotalâmicas por estimulação de áreas bulbares levaria ao transporte de vasopressina e ocitocina pelos axônios desses neurônios até a neuro-hipófise, da qual seriam liberados na corrente sanguínea para promover posteriormente a contração ou o relaxamento da musculatura do detrusor, possibilitando a modulação da micção ou do armazenamento urinário.

FISIOLOGIA

Contração vesical

Os principais mecanismos envolvidos na contração e no relaxamento da musculatura lisa do detrusor envolvem mediadores colinérgicos que se ligam a receptores muscarínicos (subtipos M2 e M3), mediadores adrenérgicos que se conectam aos receptores alfa e beta-adrenérgicos, assim como mediadores não adrenérgicos e não colinérgicos, como o ATP, que se liga a receptores purinérgicos ($P2Y_2$ ou $P2Y_4$), óxido nítrico e neuropeptídios.

Mecanismos colinérgicos

Na maioria das espécies animais, a contração da musculatura lisa do detrusor é mediada pela ligação da acetilcolina em receptores muscarínicos. A acetilcolina leva ao aumento da frequência de disparos de potenciais de ação e contração da musculatura. A frequência das contrações é potencializada com a administração de inibidores da acetilcolinesterase. O efeito contrátil é abolido quando se aplica atropina na musculatura do detrusor.

A musculatura do detrusor de humanos apresenta dois subtipos de receptores muscarínicos (M2 e M3), que foram comprovados pela existência de RNA mensageiros por meio de técnicas de RT-PCR. Receptores muscarínicos estão acoplados à proteína G. Ambos os receptores são ligados preferencialmente à proteína Gq/11, que ocasionará aumento de cálcio intracelular.

Receptores M1, M3 e M5 promovem o aumento de trifosfato de inositol (IP3) e diacilglicerol (DAG) intracelular. Os receptores M3 estão associados à proteína Gq/11, que, por sua vez, ativa a fosfolipase C, responsável pela formação do segundo mensageiro, trifosfato de inositol (IP3). O IP3 é um mediador hidrossolúvel, liberado no citosol e atuante sobre um receptor específico (o receptor de IP3 – um canal de cálcio regulado por ligante existente na membrana do retículo endoplasmático). Tem como função controlar a liberação de cálcio (Ca^{2+}) das reservas intracelulares. O aumento de Ca^{2+} intracelular auxilia na contração muscular, expondo o sítio de ligação à miosina (Figura 38.4).

Por outro lado, os receptores M2 e M4 estão acoplados à proteína Gi. Quando a subunidade alfa se desloca, há uma inibição da enzima adenilatociclase da membrana plasmática. Tal enzima é a responsável pela desfosforilação do ATP, que aumenta a AMPc intracelular. Como a adenilatociclase é inibida pela proteína Gi, não há o aumento de AMPc intracelular e, consequentemente, não se observa a ativação da proteinoquinase A, que seria responsável por fosforilar a miosina quinase de cadeia leve das células musculares lisas. Com essa inibição da ativação da proteinoquinase A, não ocorre ligação entre a actina e a miosina. Assim, não há a contração muscular (Figura 38.4).

A existência de receptores do subtipo M2 na bexiga urinária não é muito bem compreendida até o momento, pois a ativação das eferências parassimpáticas induz a contração da musculatura lisa do detrusor que desencadeia a micção por liberação de acetilcolina. Tal efeito depende basicamente da ativação de receptores do subtipo M3 presentes no músculo detrusor.

Mecanismos adrenérgicos

A bexiga recebe, por meio de eferências simpáticas, quando ativadas, a liberação de norepinefrina. Os receptores para noradrenalina encontrados na bexiga são dos subtipos alfa e beta-adrenérgicos.

Receptores alfa-adrenérgicos

Há vários subtipos de receptores adrenérgicos (Figura 38.5). Na bexiga, constatou-se que, assim como em outros tecidos, há vários subtipos desses receptores. O papel do sistema nervoso simpático na função da bexiga urinária tem sido muito discutido, pela baixa quantidade da inervação adrenérgica do músculo detrusor humano. Em algumas espécies, é possível provocar a contração da musculatura do detrusor com fármacos agonistas de receptores adrenérgicos no músculo do detrusor, especialmente com seletivos de receptores alfa-1 adrenérgicos.

Os estudos de Walden et al. (1997) e Malloy et al. (1998) revelaram uma predominância de RNA mensageiro de receptores alfa-1 adrenérgicos, não somente no trígono e na base da bexiga, mas também no fundo dela. Demonstrou-se que a densidade maior de receptores alfa-1 adrenérgicos é do subtipo adrenérgico alfa-1D.

Apesar da densidade baixa de receptores adrenérgicos na bexiga em algumas patologias, em algumas disfunções vesicais pode ocorrer aumento da expressão desses receptores. Assim, haveria o aumento da atividade do órgão, como no caso de obstrução de fluxo urinário ou dano neurológico. Em ratos com obstrução do fluxo, há o aumento de 50% da expressão de receptores adrenérgicos alfa-1D. Estudos sugerem que a maior densidade de receptores adrenérgicos alfa-1D pode ser explicada pelo fato de esse subtipo de receptor apresentar até 100 vezes mais afinidade com a epinefrina endógena do que os outros subtipos de receptores alfa-adrenérgicos. Isso estaria relacionado com a baixa quantidade de inervações simpáticas.

Os receptores alfa-1 adrenérgicos também são receptores ligados à proteína G, mas nesse caso trata-se de uma proteína Gs. Uma vez havendo o deslocamento de sua subunidade alfa, ela promoverá a ativação da fosfolipase C e consequente aumento de trifosfato de inositol (IP_3) e diacilglicerol (DAG) intracelular. O IP_3 é responsável pela liberação Ca^{2+} contido no retículo endoplasmático. Já o Ca^{2+} auxilia na contração da musculatura lisa, por se ligar à calmodulina, e estimulará a

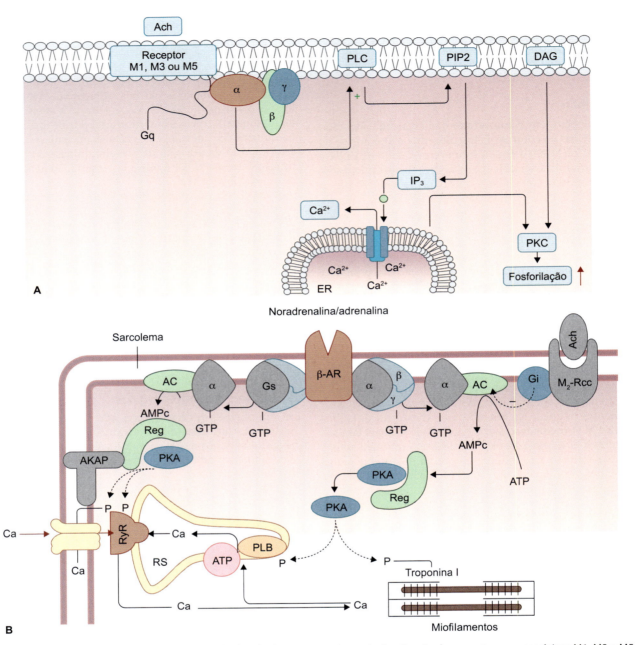

Figura 38.4 Mecanismo intracelular na célula muscular lisa do detrusor que depende da ativação dos receptores muscarínicos M1, M3 e M5 (**A**) e dos receptores beta-adrenérgico e muscarínico M2 (**B**). RS: retículo sarcoplasmático; RyR: receptor de rianodina; PKA: proteína quinase A; PLB: fosfolambam.

miosina quinase de cadeia leve, a qual fosforilará a cauda da miosina, a fim de ligar a cabeça da miosina com o filamento de actina e, consequentemente, promover a contração. Os receptores alfa-1 adrenérgicos estão envolvidos no desenvolvimento de algumas patologias vesicais, o que tem sido demonstrado pelo aumento da expressão destes.

Receptores beta-adrenérgicos

A estimulação simpática causa a liberação de norepinefrina na musculatura do detrusor. Com isso, há a ativação da enzima adenilatociclase localizada na membrana plasmática pela subunidade alfa. Com esse aumento de formação de cAMP, ativa-se a fosfoquinase A responsável pela fosforilação da troponina, promovendo a contração. A fosfoquinase A também é responsável pelo aumento da quantidade de Ca^{2+} no citoplasma, o que se dá tanto pela fosforilação de canais de Ca^{2+}, possibilitando sua entrada, quanto pela liberação do Ca^{2+} armazenado no retículo endoplasmático. O Ca^{2+} auxilia na contração da musculatura lisa, por se ligar à calmodulina e pela exposição da cabeça da miosina.

Mecanismos não adrenérgicos e não colinérgicos

Alguns tipos de disfunções vesicais promovem a diminuição dos efeitos desencadeados pela ativação dos receptores colinérgicos e adrenérgicos. A ineficácia desses receptores e do efeito resultante na musculatura do detrusor sugere que existem outros mecanismos envolvidos no controle vesical, denominados não adrenérgicos e não colinérgicos. Em indivíduos normais, o efeito desses mecanismos é menos expressivo. No entanto, passa a ser de maior importância em indivíduos com

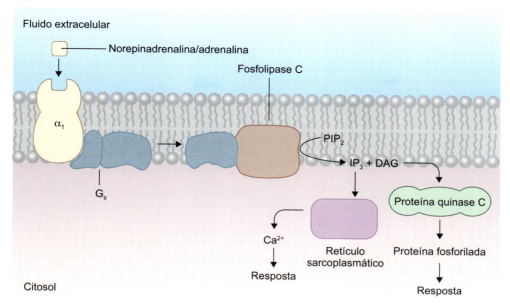

Figura 38.5 Mecanismo intracelular decorrente da ativação do receptor alfa-1 adrenérgico na célula muscular lisa do detrusor.

distúrbios vesicais. Entre os mediadores não adrenérgicos e não colinérgicos envolvidos na regulação da bexiga, serão descritos o ATP e o óxido nítrico.

ATP

Trata-se de uma substância que atua em dois tipos de receptores: um acoplado a canais iônicos (receptor P2X) e outro acoplado à proteína G (receptor P2Y). Na literatura, são descritos sete subtipos de receptores P2X e oito subtipos de receptores P2Y. Vários estudos mostraram a existência de uma grande quantidade desses receptores na musculatura do detrusor em diversas espécies de animais.

O ATP promove a contração da musculatura por meio desses dois tipos de receptores. Os receptores do tipo P2X participam dessa contração do detrusor pela abertura de canais de Ca^{2+}, causando um influxo desses íons e aumentando sua concentração intracelular. Contudo, os receptores acoplados à proteína G ($P2Y_2$ e $P2Y_4$) produzem o aumento do cálcio intracelular pela via da fosfolipase C, o que possibilita a liberação de Ca^{2+} armazenado no retículo endoplasmático. Estudos mostraram que as injeções de ATP proporcionaram o aumento da contração da musculatura lisa do detrusor. Disfunções como a bexiga hiperativa causam o aumento da densidade de receptores purinérgicos.

Óxido nítrico

O óxido nítrico (NO), derivado da L-arginina, é responsável pela principal resposta inibitória dos mecanismos não adrenérgicos e não colinérgicos no trato urinário inferior. Evidências mostraram que diversas isoformas da enzima óxido nítrico sintetase (NOS) são responsáveis pela produção de NO na bexiga de animais e humanos, como a neuronal (nNOS), a endotelial (eNOS) e a induzida (iNOS).

O NO causa relaxamento da musculatura lisa do detrusor, promovendo maior quantidade de urina armazenada. Assim como o ATP, em algumas patologias ocorre aumento da produção do NO, como no caso da obstrução do fluxo urinário. Nessa condição, há aumento da atividade da enzima iNOS. O mecanismo de ação envolvido no relaxamento da musculatura lisa do detrusor ocorre por intermédio da proteinoquinase G (PKG), que sinalizará o NO. A PKG tem vários efeitos na célula, o que leva ao relaxamento muscular por dessensibilização da maquinaria contrátil para Ca^{2+} dependente de canais Ca^{2+}. Consequentemente, diminui a concentração de cálcio intracelular.

BIBLIOGRAFIA

Andersson KE, Hedlund P. Pharmacologic perspective on the physiology of the lower urinary tract. Urology. 2002;60(5 Suppl 1):13-20.

Berggren T, Andersson KE, Lundin S, Uvelius B. Effect and content of arginine vasopressin in normal and obstructed rat urinary bladder: an in vivo and in vitro investigation. J Urol. 1993;150(5 Pt 1):1540-3.

Bujis RM. Intra and extrahypothalamic vasopressin and oxitocin pathways in the rat. Pathways to the limbic system, medulla oblongata and spinal cord. Cell Tissue Res. 1978;192:423-9.

Cafarchio EM, da Silva LA, Auresco LC, Ogihara CA, Almeida RL, Giannocco G, et al. Cholinergic activation of neurons in the medulla oblongata changes urinary bladder activity by plasma vasopressina release in female rats. Eur J Pharmacol. 2016;776:116-23.

Chen SY, Chai CY. Coexistence of neuron integrating urinary bladder activity and pelvic nerve activity in the same cardiovascular areas of the pontomedulla in cats. Chin J Physiol. 2002;45(1):41-50.

Crankshaw D. [Arg8]vasopressin-induced contractions of rabbit urinary bladder smooth muscle. Eur J Pharmacol. 1989;173(2-3):183-8.

Day TA, Sibbald JR. Direct catecholaminergic projection from nucleus tractus solitarii to supraoptic nucleus. Brain Res. 1988;454(1-2):387-92.

Groat WC. Anatomy of the central neural pathways controlling the lower urinary tract. Eur Urol. 1998;34(Suppl 1):2-5.

Holmquist F, Lundin S, Larsson B, Hedlund H, Andersson KE. Studies on binding sites, contents, and effects of AVP in isolated bladder and urethra from rabbits and humans. Am J Physiol. 1991;261(4 Pt 2):R865-74.

Hulme EC, Birdsall NJ, Buckley NJ. Muscarinic receptor subtypes. Annu Rev Pharmacol Toxicol. 1990;30:633-73.

Malloy BJ, Price DT, Price RR, Bienstock AM, Dole MK, Funk BL et al. Alpha1-adrenergic receptor subtypes in human detrusor. J Urol. 1998;160(3 Pt 1):937-43.

Masunaga K, Chapple CR, McKay NG, Yoshida M, Sellers DJ. The β3-adrenoceptor mediates the inhibitory effects of β-adrenoceptor agonists via the urothelium in pig bladder dome. Neurourol Urodyn. 2010;29:1320-5.

Michel MC, Ochodnicky P, Homma Y, Igawa Y. β-adrenoceptor agonist effects in experimental models of bladder dysfunction. Pharmacol Ther. 2011;131(1):40-9.

Morrison J. The activation of bladder wall afferent nerves. Exp Physiol. 1999;84:131-6.

Ogoda M, Ito Y, Fuchihata Y, Onoue S, Yamada S. Characterization of muscarinic and P2X receptors in the urothelium and detrusor muscle of the rat bladder. J Pharmacol Sci. 2016;131(1):58-63.

Pisipati S, Hashim H. Vasopressin receptors in voiding dysfunction. Handb Exp Pharmacol. 2011;202:453-83.

Romine MT, Andersson GF. Evidence for oxytocin receptors in the urinary bladder of the rabbit. Can J Pharmacol. 1985; 63(4):287-91.

Sawchenko PE, Swanson LW. The organization of noradrenergic pathways from the brainstem to the paraventricular and supraoptic nuclei in the rat. Brain Res Rev. 1982;4:275-325.

Shioda S, Shimoda Y, Nakai Y. Ultrastructural studies of medullary synaptic inputs to vasopressin-immunoreactive neurons in the supraoptic nucleus of the rat hypothalamus. Neurosc Lett. 1992;148(1-2):155-8.

Steers WD. Physiology and pharmacology of the bladder and urethra. In: Walsh PC, Retik AB, Vaughan ED, Wein AJ, editors. Campbell's Urology. 7. ed. Philadelphia: W.B. Saunders; 1998. p. 870-915.

Sugaya K, Nishijima S, Miyazato M, Ogawa Y. Central nervous control of micturition and urine storage. J Smooth Musc Res. 2005;41(3):117-32.

Tobin G, Sjögren C. In vivo and in vitro effects of muscarinic receptor antagonists on contractions and release of [3 H] acetylcholine in the rabbit urinary bladder. European J Pharmacol. 1995;281(1):1-8.

Walden PD, Durkin MM, Lepor H, Wetzel JM, Gluchowski C, Gustafson EL. Localization of mRNA and receptor binding sites for the alpha 1-adrenoceptor subtype in the rat, monkey and human urinary bladder and prostate. J Urol. 1997;157:1032-8.

Yamaguchi O. Latest treatment for lower urinary tract dysfunction: therapeutic agents and mechanism of action. Int J Urol. 2013;20:28-39.

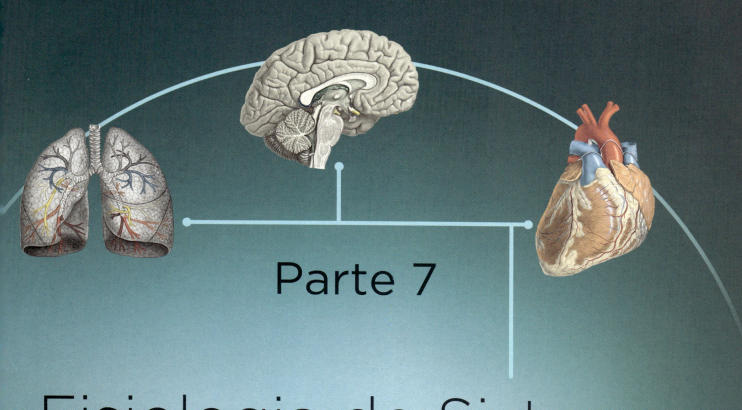

Parte 7

Fisiologia do Sistema Digestório

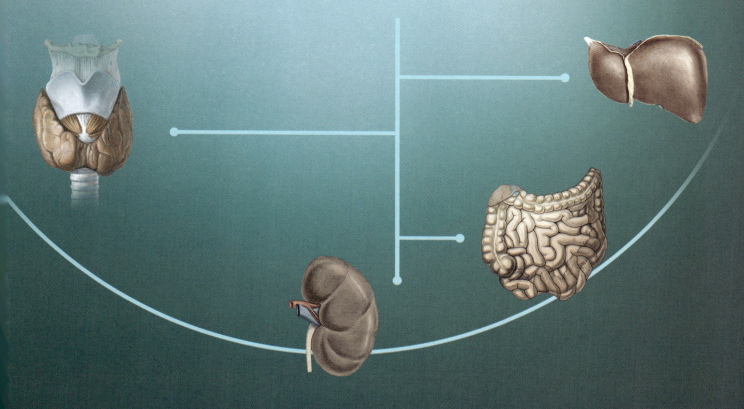

39

Sistema Digestório

Moisés Tolentino Bento da Silva • Patricia Castelucci • Kelly Palombit

Organização geral do trato gastrintestinal, 399
Inervação do sistema digestório, 402
Bibliografia, 406

ORGANIZAÇÃO GERAL DO TRATO GASTRINTESTINAL

O músculo liso do trato gastrintestinal é organizado em diversas camadas, sendo as musculares importantes para a motilidade do esôfago inferior e dos intestinos delgado e grosso e classificadas como longitudinais e circulares, formando a musculatura externa intestinal. O estômago tem uma camada adicional, com organização oblíqua.

O trato gastrintestinal pode ser organizado em porções superiores, que compreendem a cavidade oral, a faringe, o esôfago e o estômago; e inferiores, compostas pelos intestinos delgado e grosso (Figura 39.1). Além disso, existem as glândulas anexas, que compreendem as glândulas salivares, o pâncreas, o fígado e a vesícula biliar, mostrados na Figura 39.1. Cada porção apresenta características e funções próprias, conforme descrito na Tabela 39.1.

Cavidade oral e faringe

A digestão começa na cavidade oral, onde os alimentos se misturam às secreções salivares, sendo em seguida triturados em pequenos fragmentos pela mastigação. Na boca, o epitélio da camada mucosa é estriado não queratinizado e igualmente encontrado na faringe e no esôfago.

A língua é um órgão localizado na cavidade oral cuja função é participar da seleção dos alimentos por meio de numerosas aferências nervosas que partem dela em direção ao sistema nervoso central (SNC).

A faringe é uma estrutura tubular localizada na parte posterior da cavidade nasal e oral e ligada ao esôfago. Seu revestimento apresenta uma camada epitelial pseudoestratificada nas áreas respiratórias. A faringe estende-se desde a base do crânio até o esôfago. Tal estrutura é constituída por vários músculos estriados que participam do processo de deglutição.

Esôfago

Ao final da faringe, há o esôfago, que atravessa toda a cavidade torácica e limita-se com o estômago, servindo como um canal de transporte de alimentos. Esse órgão é composto por várias camadas de músculos essenciais para gerar peristaltismo e para mover os alimentos.

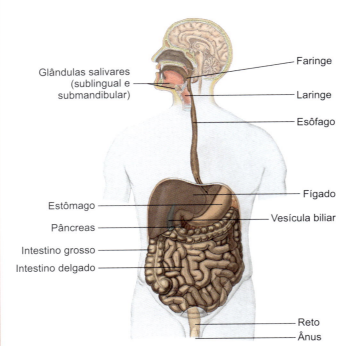

Figura 39.1 Principais órgãos do trato gastrintestinal superior e inferior.

No homem, o esôfago cruza o diafragma, unindo-se ao estômago poucos centímetros depois. A porção superior do esôfago é formada pela musculatura estriada e a porção média por músculo estriado e liso, enquanto a porção inferior é formada por músculo liso (Figura 39.2).

Além disso, os vários tipos de musculatura distribuída ao longo do esôfago sofrem influências de vias neurais colinérgicas e não colinérgicas de acordo com sua localização (Figura 39.2).

Estômago

Órgão oco localizado na cavidade abdominal, que tem íntima comunicação com o esôfago e o intestino delgado. Este apresenta uma estrutura evolutivamente diversa que tem inúmeras funções, como digestão de alimentos, defesa imunológica e regulação hormonal da homeostase metabólica. O estômago constitui-se por paredes que estão envolvidas nos processos de digestão mecânica, por meio de musculatura especializada e movimentos especiais, alterações exócrinas, relacionadas com processos de digestão química e endócrinas, via secreção de hormônios no sangue. No homem, o estômago comporta-se como um reservatório transitório de alimentos, promovendo a mistura destes com o suco gástrico e convertendo-os em uma massa pastosa de consistência uniforme chamada de quimo. O estômago tem uma grande capacidade de secretar ácido clorídrico, que, no lúmen gástrico, promove a digestão, principalmente de proteínas, além de destruir bactérias presentes nos alimentos. Vale, no entanto, lembrar que carboidratos como o amido têm o início da digestão na boca, por ação da amilase salivar produzida pelas glândulas salivares. A amilase salivar é inativada pelo ácido gástrico.

O estômago pode ser subdividido em três regiões, segundo as características histológicas: cárdia, corpo e fundo – com semelhanças do ponto de vista morfológico – e piloro (Figura 39.3). A região mais proximal do estômago contém glândulas fúndicas que apresentam células parietais secretoras de ácidos, células-chefe produtoras de enzimas e células protetoras com a função de formar muco. Enquanto isso, a região distal do estômago, o antro, consiste em células mucosas e endócrinas com células G que segregam gastrina.

A taxa de esvaziamento gástrico pode ser controlada por fatores mecânicos, alterações na acomodação gástrica, modificações na abertura no esfíncter pilórico ou até mesmo modificações na motilidade intestinal. A acomodação gástrica é um relaxamento do estômago proximal, provocado pela chegada de nutrientes na orofaringe, no estômago ou no duodeno, o que possibilita armazenar a refeição ingerida. Tal processo controla as vias neurais relacionadas com o sistema parassimpático (vagal) e vários neurotransmissores, como óxido nítrico, peptídio vasoativo intestinal e serotonina, entre outros (Figura 39.4).

Intestino delgado

Corresponde à região caudal do esfíncter pilórico até o esfíncter ileocecal, sendo subdividido em duodeno, jejuno e íleo, os quais representam, respectivamente, cerca de 5%, 40% e 55% do comprimento total da víscera. No ser humano, esse longo tubo tem comprimento aproximado de 5 a 6 m, com cerca de 4 cm de diâmetro. Nele, a maioria das enzimas digestivas atua sobre substâncias provenientes dos alimentos. No intestino delgado, ocorre a maioria dos processos digestivos e de absorção (principalmente na região do duodeno até a metade do jejuno). Nesse segmento, dá-se a maior parte dos processos de controle endócrino, por meio da secreção hormonal no sangue.

Tabela 39.1 Principais funções das porções dos tratos gastrintestinal alto e baixo.

Porções	Característica funcional
Cavidade oral	Local em que ocorrem a mastigação, o início da digestão dos polissacarídios e a deglutição
Faringe	Participa da deglutição
Estômago	Armazena e mistura os alimentos, promove secreção ácida e inicia a digestão dos peptídios
Intestino delgado	Promove a mistura do conteúdo luminal com os sucos digestivos e a propulsão do quimo, produz e secreta o suco entérico, realiza a absorção e a digestão da maioria dos produtos finais da digestão e reabsorve líquidos
Intestino grosso	Reabsorve os líquidos provenientes do conteúdo ileal, e armazena e elimina os resíduos alimentares
Glândulas anexas	
Glândulas salivares	Produzem e secretam a saliva com característica lubrificante, enzimática e umedecedora
Pâncreas	Produz e secreta no duodeno o suco pancreático alcalino, que digere carboidratos, proteínas, lipídios e ácidos nucleicos
Fígado	Produz a bile, solução alcalina emulsificante
Vesícula biliar	Armazena e secreta a bile

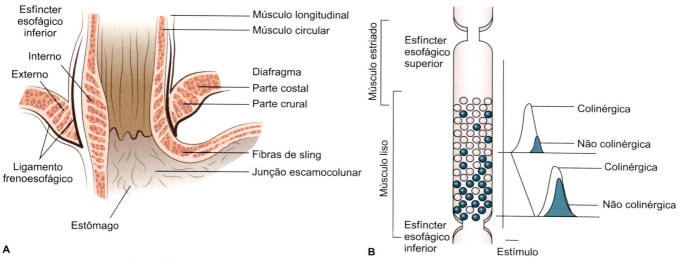

Figura 39.2 Estrutura da musculatura do esôfago. Adaptada de Goyal e Chaudhury (2008).

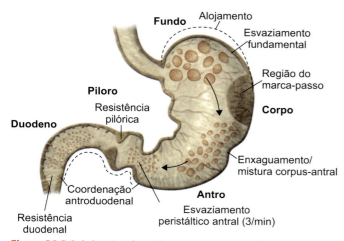

Figura 39.3 Subdivisões do estômago. Adaptada de Parkman e Jones (2009).

A mucosa do intestino delgado tem diversas pregas com evaginações (0,5 a 1,5 cm) que se projetam para o lúmen. Tais estruturas são denominadas vilos ou vilosidades. Existem cerca de 20 a 40 vilosidades por mm^2 de mucosa. O revestimento epitelial da mucosa intestinal é constituído por células intestinais colunares prismáticas ou absortivas, células caliciformes, células de Paneth, células enteroendócrinas e células M. Durante a digestão, destacam-se especialmente as células absortivas, ou enterócitos, que apresentam pequenas projeções agrupadas na porção apical denominada borda estriada ou em escova, revestida por uma camada amorfa rica em açúcares neutros com função protetora chamada de glicocálice.

As células caliciformes produzem muco, tendo como principal função proteger e lubrificar o epitélio intestinal. As células de Paneth, localizadas na porção basal das glândulas intestinais, são exócrinas. Há, ainda, as células enteroendócrinas secretoras de várias substâncias, como serotonina, gastrina,

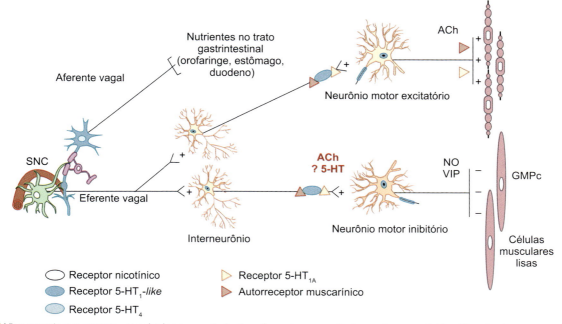

Figura 39.4 Vias neurais e receptores envolvidos no controle do reflexo de acomodação em homem. A identificação de sensores de nutrientes promove ativação do reflexo de acomodação e liberação de neurotransmissores potencialmente envolvidos. GMPc: monofosfato cíclico de guanosina; NO: óxido nítrico; SNC: sistema nervoso central; VIP: peptídeo intestinal vasoativo. Adaptada de Hunt et al. (2015).

secretina, colecistoquinina, glucagon e somatostatina, entre outras. A lâmina própria, no intestino delgado, penetra nas vilosidades, levando com ela vasos sanguíneos, vasos linfáticos, nervos e musculatura da mucosa. A camada muscular do intestino delgado é a base dos movimentos de segmentação e peristaltismo, proporcionando a mistura do quimo com os conteúdos secretados durante a digestão.

Intestino grosso

O intestino grosso tem diâmetro maior que o intestino delgado, perfazendo os últimos 100 cm do tubo digestivo. Tem início após a válvula ileocecal e abrange o ceco, o apêndice vermiforme, o cólon (ascendente, transverso, descendente e sigmoide) e o reto e o canal anal.

O intestino grosso tem estrutura relativamente homogênea ao longo do comprimento, atuando na absorção de água e eletrólitos, na produção de muco e na formação de bolo fecal. A mucosa do intestino grosso apresenta-se lisa e com ausência de pregas. Tem revestimento epitelial do tipo colunar prismático, sem apresentar vilosidades. Contudo, na sua superfície, existe uma delgada borda estriada (microvilosidades), a qual proporciona maior superfície absortiva.

A camada muscular do intestino grosso é predominantemente constituída de fibras circulares e longitudinais. Estas últimas diferem-se do intestino delgado por apresentarem fibras longitudinais concentradas em três faixas espessas, as tênias do cólon. A serosa, nas porções livres do cólon, tem pequenos apêndices constituídos de tecido adiposo. O ceco apresenta uma evaginação de lúmen estreito e irregular denominada apêndice vermiforme, cuja parede apresenta uma abundância de linfonodos. O canal anal fecha-se pela contração dos esfíncteres interno e externo. O primeiro é constituído de músculo liso circular e o segundo, por músculo esquelético estriado.

INERVAÇÃO DO SISTEMA DIGESTÓRIO

O sistema digestório apresenta uma inervação intrínseca conhecida como plexo intramural ou sistema nervoso entérico (SNE), além de uma inervação extrínseca, que faz parte da divisão autônoma do sistema nervoso.

Inervação intrínseca ou sistema nervoso entérico

Durante muito tempo, o SNE foi definido como a porção pós-ganglionar da divisão parassimpática do sistema nervoso autônomo (SNA). Atualmente, é conhecido como um componente do SNA com função independente do SNC.

O SNE está presente no trato digestório tubular, do esôfago, do estômago e dos intestinos delgado e grosso, sendo formado por redes interconectadas ou plexos de neurônios, seus axônios e células gliais entéricas.

O SNE tem múltiplas funções, como determinar os padrões de movimento do trato gastrintestinal, controlar a secreção de ácido gástrico, regular o movimento de fluido pelo epitélio, mudar o fluxo sanguíneo local e interagir com os sistemas endócrino e imune do intestino.

Também contribui com as células gliais entéricas, para a manutenção da integridade da barreira epitelial entre o lúmen do intestino e as células da parede intestinal. Esse sistema tem dois plexos ganglionares, o mioentérico e o submucoso (Figura 39.5).

O plexo mioentérico (plexo de Auerbach) localiza-se entre a camada muscular longitudinal externa e a camada do músculo circular, presente por todo o trato digestório, do esôfago ao reto. O plexo mioentérico apresenta três componentes: um primário, um secundário e um terciário.

O plexo submucoso é proeminente nos intestinos delgado e grosso e divide-se em plexo submucoso interno (plexo de Meissner) abaixo da mucosa, plexo submucoso externo (plexo de Schabadasch ou de Henle) junto à camada circular do músculo e plexo intermediário, posicionado entre os plexos submucosos interno e externo. Suas malhas são menores que o plexo mioentérico, suas fibras interconectadas são mais finas e o gânglio é menor. Esse plexo localiza-se ao longo do intestino, em que um plexo fica próximo do músculo e o outro, próximo da mucosa.

Os neurônios entéricos têm sido classificados pelas suas morfologias, propriedades fisiológicas e marcações imuno-histoquímicas e histoquímicas, pelas estruturas que eles inervam, pelos

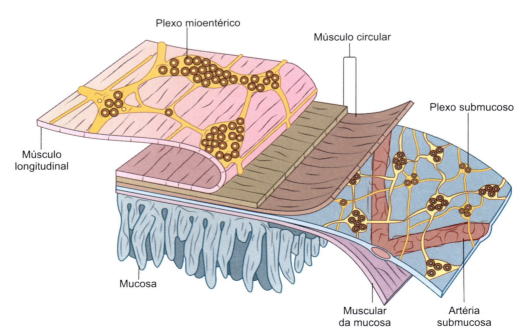

Figura 39.5 Representação esquemática do sistema nervoso entérico do intestino delgado. Adaptada de Furness (2012).

transmissores que utilizam e pelas conexões que recebem. Os neurônios entéricos podem ser agrupados em neurônios motores, interneurônios e intrínsecos aferentes primários (IPAN).

Os neurônios motores dividem-se em neurônios excitatórios e inibitórios da musculatura lisa do intestino, localizados no plexo mioentérico e envolvidos no controle da motilidade, e neurônios secretomotores/vasodilatadores, encontrados no plexo submucoso e responsáveis pela inervação da mucosa e pela regulação da secreção, da absorção e do fluxo sanguíneo (Figura 39.6).

Os neurônios motores são imunorreativos para ambas as enzimas que sintetizam a acetilcolina transferase (ChAT) e as taquicininas.

O neurônio motor inibitório contém a enzima óxido nítrico sintase (NOS) e libera óxido nítrico (NO) com efeito relaxante. Embora existam evidências de que o NO seja um transmissor desses neurônios, fica claro que não se trata do único transmissor inibitório.

Entre os interneurônios, identificaram-se apenas um tipo apresentando trajeto ascendente (com direção oral) e três tipos de neurônios com trajetos descendentes (com direção anal). Os interneurônios ascendentes são colinérgicos e formam uma rede ao longo do intestino, estando relacionados com os reflexos propulsivos. Os três tipos de interneurônios descendentes têm os seguintes códigos químicos: ChAT, NOS e peptídio intestinal vasoativo (VIP), envolvidos na motilidade reflexa local. Os interneurônios imunorreativos à ChAT e à somatostatina (SOM) estão envolvidos na condução dos complexos mioelétricos no intestino delgado e não são encontrados no colo. Já os interneurônios imunorreativos à ChAT e à 5-hidroxitriptamina (5-HT) estão envolvidos nos reflexos secretomotores, e não diretamente na motilidade reflexa.

No intestino delgado da cobaia, o neurônio IPAN, um neurônio sensorial, apresenta morfologia de neurônio Dogiel tipo II. A identificação dos IPAN no tecido entérico, por imuno-histoquímica, é feita pela calbindina e/ou pela calretinina.

Os neurônios secretomotores do plexo submucoso e os neurônios vasomotores controlam diretamente o circuito reflexo local. Os dois tipos de neurônios secretomotores intestinais são os neurônios colinérgicos e os não colinérgicos. Os últimos parecem mediar a maioria das respostas reflexas locais, utilizando o VIP ou um peptídio relacionado como seu transmissor primário. Enquanto isso, os neurônios colinérgicos utilizam a enzima ChAT.

A primeira e mais duradoura classificação dos neurônios entéricos pelas suas formas foi feita pelo russo Aleksandr Stanislavovich Dogiel (A.S. Dogiel), que forneceu uma compreensível descrição da morfologia dos neurônios nos plexos mioentérico e submucoso, do intestino de humanos, cobaias, coelhos, ratos, cães e gatos.

Os principais critérios de Dogiel para distinguir os diferentes tipos de neurônios foram os comprimentos e as formas dos dendritos. Além disso, ele mencionou o tamanho dos corpos celulares, sua localização dentro do gânglio e a posição do núcleo.

Dogiel descreveu como tipo I as células achatadas, geralmente alongadas, semelhantes a uma estrela, quando vistas em preparados de membrana. As células têm de 4 a 20 dendritos e 1 axônio. Uma característica marcante desses neurônios são seus dendritos lamelares, achatados, e que, na maioria dos casos, se estendem a uma distância curta do corpo celular.

As classes de neurônios consideradas com morfologia Dogiel tipo I são os interneurônios ascendentes e descendentes e os neurônios motores inibitórios e excitatórios das musculaturas longitudinal e circular. Os neurônios mioentéricos com morfologia Dogiel tipo II têm corpos celulares grandes e ovoides, frequentemente com superfícies lisas e um núcleo excêntrico. Sua principal característica são os diversos processos celulares longos decorrentes diretamente do corpo celular nervoso (células multipolares) ou de um único processo inicial (conhecido como célula pseudounipolar).

Os IPAN são neurônios com morfologia Dogiel tipo II, com propriedades eletrofisiológicas de neurônios AH. Enquanto isso, os neurônios com morfologia Dogiel tipo I apresentam padrão eletrofisiológico de neurônios S.

Os plexos entéricos seguem um padrão ao longo do trato digestório, porém diferenças podem ser encontradas quanto à densidade e ao tamanho dos neurônios, em condições experimentais, como inflamação, desnutrição, isquemia intestinal, obesidade e inflamação intestinal.

Inervação extrínseca | Divisão autônoma do sistema nervoso

As fibras simpáticas e parassimpáticas do sistema nervoso autônomo conectam o sistema nervoso intrínseco do trato digestório com o SNC. Algumas fibras fazem sinapses com neurônios do SNE, podendo ativar ou inibir as funções do trato gastrintestinal. Enquanto isso, outras inervam diretamente o músculo liso e as glândulas no interior da parede do canal alimentar.

As fibras simpáticas que suprem o canal alimentar emergem da coluna lateral do H medular das partes torácica e lombar da medula espinal. Geralmente, a estimulação dos nervos simpáticos causa uma diminuição na motilidade e na secreção gastrintestinal por meio da inibição dos neurônios do SNE. A maior parte dos corpos dos neurônios pós-ganglionares localiza-se nos gânglios pré-vertebrais, como nos gânglios celíacos e nos gânglios mesentéricos (Figura 39.7). Situações de estresse e ansiedade podem retardar a digestão, pois ocorre uma estimulação dos nervos simpáticos que suprem o canal alimentar.

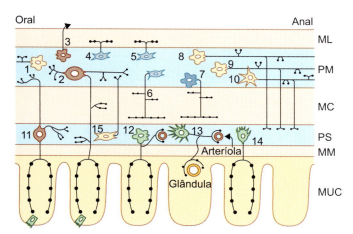

Figura 39.6 Representação esquemática dos neurônios do sistema nervoso entérico de cobaia. Todos foram definidos por funções, morfologia do corpo celular, código químico e projeções. MC: músculo circular; ML: músculo longitudinal; MM: muscular da mucosa; MUC: mucosa; PM: plexo mioentérico; PS: plexo submucoso. Adaptada de Furness (2006).

Já as fibras parassimpáticas apresentam divisões cranianas e sacrais (Figura 39.8). As fibras parassimpáticas cranianas originam-se do tronco encefálico, quase todas pelo nervo vago, sendo responsáveis pela inervação do esôfago, do estômago, do pâncreas, do intestino delgado e do colo ascendente do intestino grosso (Figura 39.9). As fibras parassimpáticas sacrais emergem dos segundo, terceiro e quarto segmentos sacrais da medula espinal, pelos nervos pélvicos, responsáveis pela inervação dos colos transverso, descendente e sigmoide do intestino grosso, do reto e do ânus. Grande parte dos neurônios pós-ganglionares faz conexão com os neurônios do SNE. Em geral, a estimulação dos nervos parassimpáticos causa o aumento da atividade do trato gastrintestinal, por meio do aumento do fluxo sanguíneo, das secreções glandulares e da motilidade.

Com a idade, a função gastrintestinal torna-se gravemente comprometida. Os corpos celulares de neurônios sensoriais no gânglio inferior do nervo vago e gânglios da raiz dorsal apresentam dissolução dos corpúsculos de Nissl e acúmulo de lipofuscina, características do envelhecimento celular. Além disso, os terminais aferentes viscerais vagais presentes na parede muscular e na mucosa do trato gastrintestinal apresentam mudanças estruturais. Essas neuropatias estão associadas a alterações que ocorrem na estrutura dos órgãos-alvo afetados. Isso sugere que as alterações locais podem dar origem ao envelhecimento da inervação do trato gastrintestinal.

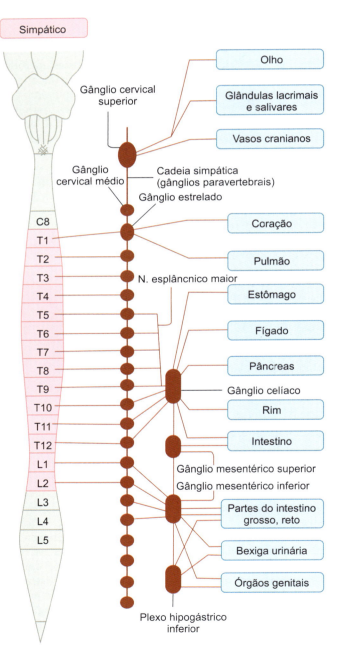

Figura 39.7 Origem das fibras simpáticas do sistema nervoso autônomo e representação dos gânglios paravertebrais e pré-vertebrais. Adaptada de Shünke *et al.* (2007).

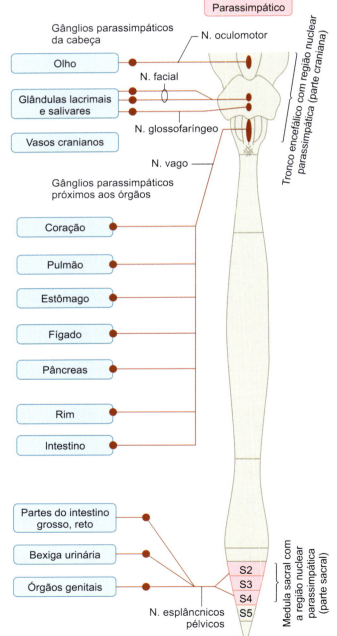

Figura 39.8 Origem das fibras parassimpáticas cranianas e sacrais do sistema nervoso autônomo. Adaptada de Shünke *et al.* (2007).

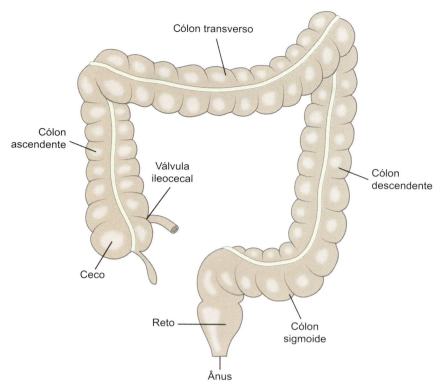

Figura 39.9 Segmentos do intestino grosso: ceco, cólon (ascendente, transverso, descendente e sigmoide), reto e ânus.

Vias reflexas gastrintestinais

As vias reflexas do trato gastrintestinal estão relacionadas com grande parte dos neurônios entéricos que respondem a estímulos sensoriais provenientes das vísceras do sistema digestório. Os estímulos são captados por mecanorreceptores localizados nas camadas musculares das vísceras e pelos quimiorreceptores da mucosa. Os mecanorreceptores respondem aos estiramentos que ocorrem na parede dos órgãos, e os quimiorreceptores controlam as condições químicas do lúmen do canal alimentar.

Os axônios desses neurônios sensoriais fazem sinapses com neurônios do próprio SNE, onde ocorrem reflexos integrados na parede intestinal. Além disso, esses neurônios fazem sinapses com neurônios do SNC por meio de reflexos do intestino para o tronco encefálico e a medula espinal e com os neurônios do sistema nervoso autônomo, por meio de reflexos do intestino para os gânglios simpáticos, ambos retornando ao trato gastrintestinal e regulando a atividade glandular, bem como o peristaltismo e as contrações de mistura.

Controle neural das principais ações do trato gastrintestinal

Secreção glandular e fluxo sanguíneo gastrintestinal

A estimulação do sistema parassimpático leva a um aumento da secreção glandular. Os nervos glossofaríngeo (IX nervo craniano) e vago (X nervo craniano) atuam na porção superior do trato gastrintestinal, especificamente sobre as glândulas salivares, esofágicas, gástricas, duodenais e o pâncreas. Os nervos pélvicos atuam em parte das glândulas da porção distal do intestino grosso. Já a secreção do intestino delgado e da parte proximal do intestino grosso é regulada por hormônios e estímulos neurais locais.

O fluxo sanguíneo local aumenta quando há uma estimulação do sistema nervoso parassimpático, podendo ser consequência do aumento da atividade glandular, e não um efeito direto da estimulação nervosa. Por outro lado, quando o sistema nervoso simpático é estimulado, exerce efeito direto em todo o trato gastrintestinal, causando vasoconstrição e reduzindo o fluxo sanguíneo.

Mastigação

A mastigação é o conjunto de movimentos que constitui a primeira fase do processo digestório ao fazer a digestão mecânica dos alimentos, preparando-os para a digestão química, que se inicia no estômago. O alimento é triturado pelos dentes, movimentado pela musculatura da língua e misturado com a saliva. Geralmente, a mastigação é um comportamento voluntário, mas às vezes pode ser reflexo. Este consiste no chamado reflexo mastigatório.

A mastigação inicia-se pela existência do alimento na cavidade oral, que leva a uma inibição reflexa dos músculos da mastigação, causando uma depressão da mandíbula (abertura da boca). Essa depressão inicia um movimento reflexo que leva à contração desses músculos, ocasionando a elevação da mandíbula (fechamento da boca), o que ocorre repetidamente. Os músculos da mastigação são regulados pelos neurônios do núcleo motor do nervo trigêmeo (V nervo craniano), localizado no tronco encefálico. Já os movimentos executados pela língua são controlados pelos neurônios do núcleo do hipoglosso (XII nervo craniano), também localizado no tronco encefálico.

Deglutição

Os três estágios da deglutição apresentam controles diferenciados. O estágio voluntário da deglutição, também chamado de fase oral, é controlado pelo nervo facial (VII nervo craniano), que atua sobre os lábios, as bochechas e a boca; pelo nervo hipoglosso, responsável pelo controle da musculatura da língua; e pelo nervo trigêmeo (V nervo craniano) que controla os movimentos da mandíbula.

O estágio faríngeo inicia-se quando o bolo alimentar chega à parte oral da faringe e estimula as porções sensoriais dos nervos trigêmeo e glossofaríngeo que enviam informações para o centro da deglutição, localizado no bulbo e na parte inferior da ponte. Do centro da deglutição, impulsos motores são enviados para a faringe por meio dos nervos trigêmeo, glossofaríngeo, vago e hipoglosso.

No estágio esofágico, iniciam-se os movimentos peristálticos, um conjunto de contrações e relaxamentos coordenados da musculatura do órgão, responsável em propulsionar o bolo alimentar. Dentro dos movimentos peristálticos, há o peristaltismo primário (uma continuação dos movimentos executados na faringe, que se prolonga até o esôfago); e o peristaltismo secundário, que pode ser controlado pelo SNE ou por reflexos transmitidos por fibras sensoriais do nervo vago até o bulbo retornando ao esôfago, por meio de fibras motoras vagais e glossofaríngeas.

Reflexo da defecação parassimpática

Trata-se de um reflexo controlado pelos segmentos sacrais da medula espinal. Quando ocorre a estimulação das terminações nervosas sensoriais do reto, sinais são enviados para a medula espinal. Então, respostas são geradas e enviadas para o colo descendente, o colo sigmoide, o reto e o ânus por fibras nervosas parassimpáticas pélvicas.

O peristaltismo é bastante intensificado por esses sinais provenientes da medula espinal. Isso leva a um relaxamento do esfíncter anal interno, que auxilia o reflexo de defecação intrínseco, coordenado pelo SNE.

BIBLIOGRAFIA

Boyer L, Ghoreishi M, Templeman V, Vallance BA, Buchan AM, Jevon G, et al. Myenteric plexus injury and apoptosis in experimental colitis. Auton Neurosc. 2005;117(1):41-53.

Castelucci P, De Souza RR, De Angelis RC, Furness JB, Liberti EA. Effects of pre-and postanal protein deprivation and postanal refeeding on myenteric neurons of the rat large intestine: a quantitative morphological study. Cell Tissue Res. 2002;310(1):1-7.

Curi R, Procópio J. Fisiologia básica. Rio de Janeiro: Guanabara Koogan; 2009.

Da Silva MV, Marosti AR, Mendes CE, Palombit K, Castelucci P. Differential effects of experimental ulcerative colitis on P2X7 receptor expression in enteric neurons. Histochem. Cell Biol. 2015;143(2):171-84.

De Giorgio R, Guerrini S, Bárbara G, Stanghellini V, Ponti F, Corinaldesi R et al. Inflammatory neuropathies of the enteric nervous system. Gastroenterology. 2004;126(7):1872-83.

Furness JB. The enteric nervous system and neurogastroenterology. Nat Rev Gastroenterol Hepatol. 2012;9(5):286-94.

Furness JB. Types of neurons in the enteric nervous system. J Auton Nerv Syst. 2000;81(1-3):87-96.

Furness JB. The enteric nervous system. Austrália: Blackwell Publishing; 2006.

Girotti P, Misawa R, Palombit K, Mendes CE, Bittencourt JC, Castelucci P. Differential effects of undernourishment on subpopulations of rat enteric neurons. Cell Tissue Res. 2013;353(3):367-80.

Gomes OA, Castelucci P, Fontes RBV, Liberti EA. Effects of pre-and postnatal protein deprivation and postnatal refeeding on myenteric neurons of the rat small intestine: a quantitative morphological study. Auton Neurosc. 2006;126-127:277-84.

Goyal RK, Chaudhury A. Physiology of normal esophageal motility. J Clin Gastroenterol. 2008;42(5):610-9.

Hall JE. Tratado de fisiologia médica. 12. ed. Rio de Janeiro: Elsevier; 2011.

Hunt RH, Camilleri M, Crowe SE, El-Omar EM, Fox JG, Kuipers EJ, et al. The stomach in health and disease. Gut. 2015:64(10):1650-68.

McCracken KW, Wells JM. Mechanisms of embryonic stomach development. Semin Cell Dev Biol. 2017;17:30120-9.

Mendes CE, Palombit K, Vieira C, Silva I, Correia-de-Sá P, Castelucci P. The effect of ischemia and reperfusion on enteric glial cells and contractile activity in the ileum. Dig Dis Sci. 2015;60(9):2677-89.

Misawa R, Girotti PA, Mizuno MS, Liberti EA, Castelucci P. Effects of protein deprivation and re-feeding on P2X2 receptors in enteric neurons. World J Gastroenterol. 2010;16(29):3651-63.

Mizuno MS, Crisma AR, Borelli P, Castelucci P. Expression of the P2X2 receptor in different classes of ileum myenteric neurons in the female obese ob/ob mouse. World J Gastroenterol. 2012;18(34):4693-703.

Mizuno MS, Crisma AR, Borelli P, Schäfer BA, Silveira MP, Castelucci P. Distribution of the P2X2 receptor and chemical coding in ileum enteric neurons of the obese male mouse (ob/ob). World J Gastroenterol. 2014;20(38):13911-9.

Palombit K, Mendes CE, Tavares de Lima W, Castelucci P. Effects of ischemia and reperfusion on subpopulations of rat enteric neurons expressing the P2X7 receptor. Dig Dis Sci. 2013;58(12):3429-39.

Parkman HP, Jones MP. Tests of gastric neuromuscular function. gastroenterology. 2009;136(5):1526-43.

Paulino AS, Palombit K, Cavriani G, Tavares-de-Lima W, Mizuno MS, Marosti AR, et al. Effects of ischemia and reperfusion on P2X2 receptor expressing neurons of the rat ileum enteric nervous system. Dig Dis Sci. 2011;56(8):2262-75.

Phillips RJ, Powley TL. Innervation of the gastrointestinal tract: patterns of aging. Auton Neurosci. 2007;136(1-2):1-19.

Phillips RJ, Walter GC, Powley TL. Age-related changes in vagal afferents innervating the gastrointestinal tract. Auton Neurosci. 2010;153(1-2):90-8.

Shünke M, Shulte E, Schumacher U, Voll M, Wesker K. Prometheus. Atlas de anatomia. Rio de Janeiro: Guanabara Koogan; 2007.

Standring S. Gray's Anatomia. Rio de Janeiro: Elsevier; 2010.

Tortora GJ, Derrickson B. Princípios de anatomia e fisiologia. 14. ed. Rio de Janeiro: Guanabara Koogan; 2016.

Zhang Y, Jiang M, Kim E, Lin S, Liu K, Lan X, et al. Development and stem cells of the esophagus. Semin Cell Dev Biol. 2016;16(1):30482-7.

40
Controle da Ingestão Alimentar

Renata Mancini Banin • Eliane Beraldi Ribeiro • Monica Marques Telles

Introdução, 407

Sinalizadores periféricos de fome/saciedade, 407

Controle homeostático da
ingestão alimentar, 410

Sistemas monoaminérgicos no
controle da ingestão alimentar, 412

Integração dos sinais periféricos no controle da
ingestão alimentar, 413

Sistema hedônico, 414

Bibliografia, 415

INTRODUÇÃO

A ingestão de alimentos é um dos processos mais importantes para nossa sobrevivência. Além do aporte energético, fornece ao organismo os nutrientes essenciais para a manutenção de todas as suas funções fisiológicas. Não causa estranheza, portanto, ser um dos principais processos fisiológicos que geram prazer e sensação de recompensa. De fato, o ser humano foi evolutivamente adaptado a reconhecer e ingerir maiores quantidades de alimentos ricos em calorias, de modo a possibilitar o estoque de energia ingerida em excesso como uma proteção em períodos de escassez de alimentos.

O controle da ingestão alimentar é um processo extremamente complexo, envolvendo, de um lado, o componente homeostático do balanço energético – associado ao equilíbrio entre a energia gasta e a energia ingerida – e, de outro, o componente hedônico – associado ao prazer gerado pela ingestão de alimentos, especialmente com alta densidade calórica. Um desequilíbrio entre esses dois componentes do controle da ingestão alimentar pode resultar no estabelecimento de um quadro de obesidade, condição patológica na qual há um balanço energético positivo, ou, ainda, no desenvolvimento de um quadro de caquexia, no qual ocorre depleção dos estoques de gordura corporal. Ambas as condições patológicas são bastante graves e devem ser evitadas a todo custo.

Assim, serão abordados os principais mecanismos envolvidos tanto no controle homeostático quanto no controle hedônico da ingestão alimentar. A primeira parte deste capítulo descreverá o componente homeostático, enfatizando os principais sinalizadores periféricos, bem como os neuropeptídios e neurotransmissores envolvidos na regulação da ingestão alimentar, de acordo com as necessidades energéticas corporais. Na segunda parte, serão descritos os principais mediadores envolvidos no controle hedônico da ingestão alimentar, o qual é capaz de sobrepujar o controle homeostático, levando a maior consumo energético sempre que for ativado.

SINALIZADORES PERIFÉRICOS DE FOME/SACIEDADE

Hormônios gastrintestinais

O trato gastrintestinal (TGI) secreta uma série de peptídios com ação endócrina que atuam tanto na regulação dos processos de digestão e absorção de nutrientes quanto sobre o controle central da ingestão alimentar. Com relação à regulação da ingestão alimentar, os hormônios gastrintestinais atuam tanto localmente, reduzindo a motilidade intestinal e o esvaziamento gástrico, quanto centralmente, sinalizando para o sistema nervoso central (SNC) informações sobre a presença ou a ausência de nutrientes no TGI. Tal sinalização faz parte do chamado eixo cerebrointestinal, no qual os peptídios gastrintestinais agem diretamente sobre áreas do SNC envolvidas no controle central da ingestão alimentar, como o hipotálamo e o tronco encefálico.

Entre os hormônios gastrintestinais, destacam-se com função sobre o controle central da ingestão alimentar a colecistocinina (CCK), o peptídio semelhante ao glucagon 1 (GLP-1), a oxintomodulina (OXM), o polipeptídio pancreático (PP), o peptídio YY (PYY) e a grelina. Com exceção desta última, a maioria desses hormônios apresenta ação inibitória sobre a ingestão alimentar.

Colecistocinina

A CCK deriva de um pró-hormônio – o pró-CCK –, cuja clivagem resulta em um considerável número de peptídios bioativos, dos quais as principais formas circulantes são o CCK-58, o CCK-33, o CCK-22 e o CCK-8. Sua síntese ocorre, principalmente, pelas células L intestinais, cuja liberação é estimulada pela chegada de nutrientes no TGI, alcançando picos até oito vezes mais elevados no período pós-prandial com relação ao seu nível basal. Os níveis circulantes de CCK mantêm-se elevados por até 5 h, especialmente após uma refeição contendo proteína e gordura, as quais são potentes estimuladores desse peptídio.

Tem sido descrito que a CCK, em especial a CCK-8, atua como neurotransmissor tanto no SNC quanto no sistema nervoso entérico. Sua ação no SNC ocorre predominantemente pelo subtipo de receptor CCK-2, enquanto no TGI sua ação se dá principalmente pelos receptores CCK-1.

Perifericamente, a CCK promove contração da vesícula biliar e relaxamento do esfíncter de Oddi, além de estimular a liberação de somatostatina, com concomitante inibição da secreção ácida estomacal. Com relação à ingestão alimentar, tem sido proposto que a CCK apresenta um efeito local no TGI, ao inibir a motilidade intestinal e o esvaziamento gástrico, e atua direta e indiretamente sobre o SNC, resultando na inibição do apetite. No SNC, já foram identificados receptores CCK-1 tanto em fibras do nervo vago quanto no tronco encefálico e no núcleo dorsomedial do hipotálamo. As evidências apontam que a ação central da CCK é mediada por diferentes mecanismos, envolvendo a ativação de vias anorexígenas, como o sistema serotoninérgico, ou por inibição de vias orexígenas, como o neuropeptídio Y.

Peptídio semelhante ao glucagon 1 e oxintomodulina

O GLP-1 e a OXM são derivados do pré-pró-glucagon, um pró-hormônio de 160 aminoácidos, sintetizado nas células-α das ilhotas pancreáticas, nas células L da mucosa intestinal e no SNC. O pré-pró-glucagon, após clivagem pela ação das enzimas convertases C1 e C2, origina diferentes fragmentos peptídicos ativos de acordo com o órgão secretor e o local de ação. As células L intestinais e o cérebro secretam, principalmente, a porção N-terminal intacta do pró-glucagon – denominada glicentina –, além dos peptídios semelhantes ao glucagon 1 e 2 (GLP-1 e 2) e à OXM. Já as células alfa pancreáticas secretam, principalmente, o glucagon, o peptídio relacionado com a glicentina e um grande peptídio contendo as sequências GLP-1 e 2, também conhecido como fragmento maior do pró-glucagon.

A GLP-1 tem ação periférica importante na homeostase glicêmica, estimulando a secreção pós-prandial de insulina, com concomitante inibição e secreção de glucagon. Além disso, tal peptídio diminui a secreção gástrica, a taxa de esvaziamento gástrico e a motilidade intestinal, o que, por sua vez, resulta em um efeito periférico supressor do apetite. Sua ação ocorre via receptores específicos – GLP1R – identificados não apenas nas ilhotas pancreáticas, mas também em gânglios mioentéricos e fibras nervosas ao longo do TGI, do piloro, do SNC, dos pulmões, dos rins, dos vasos sanguíneos e das células sinoatriais cardíacas.

A oxintomodulina (OXM) é sintetizada, sobretudo, pelas células L intestinais, embora também pelo estômago, pelo pâncreas e pelo SNC. Sua liberação pelas células L intestinais ocorre no período pós-prandial, proporcionalmente à ingestão alimentar, alcançando um pico máximo 30 min após uma refeição. Até o momento, ainda não foi descrito um receptor específico de OXM, embora tenha sido postulado que seu efeito se dá, pelo menos em parte, por uma ação sobre os receptores GLP-1R.

Tanto o GLP-1 quanto a OXM atuam como sinalizadores agudos do estado nutricional para o SNC, agindo principalmente no núcleo arqueado do hipotálamo ou, ainda, no núcleo do trato solitário, via nervo vago. A ação central desses peptídios leva à ativação de neurônios anorexígenos POMC/CART, resultando em diminuição da ingestão alimentar e aumento do gasto energético. Ademais, propôs-se que o GLP-1 tem uma ação central sobre o sistema hedônico. Além da evidência de receptores GLP-1R em regiões associadas a tal sistema, como a área tegmental ventral e o núcleo *accumbens* (NAc), observou-se que a administração periférica e central (diretamente na área tegmental ventral) de exendin-4, um agonista de receptor de GLP-1R, reduziu a ingestão de dieta palatável em ratos. Corroborando esses achados, a injeção de exendin-(9 a 39), um antagonista de GLP-1R, aumentou a ingestão energética de ratos e, em especial, a ingestão de solução de sacarose, sabidamente palatável e potente estimuladora do sistema hedônico.

Polipetídio pancreático e peptídio YY

Tanto os peptídios gastrintestinais PP e PYY quanto o neuropeptídio Y (NPY) fazem parte da mesma família de polipeptídios, que compartilham como característica comum suas estruturas terciárias e o número de aminoácidos que os compõem (36 aminoácidos – com exceção de frangos, nos quais o PYY tem 37 aminoácidos) e dependem de uma amidação C-terminal para adquirirem atividade biológica. Até o momento, foram identificados cinco receptores desses peptídios, denominados Y1, Y2, Y4, Y5 e Y6, todos acoplados a proteínas-G inibitórias (Gi), cuja ativação leva à inibição da enzima adenilato cliclase e da síntese de adenosina monofosfato cíclico (AMPc). Com relação ao controle central da ingestão alimentar, o principal receptor envolvido é o Y2, localizado no hipotálamo e em áreas do SNC.

O PYY é secretado pelas células L gastrintestinais, e sua expressão ocorre ao longo de todo o TGI. Sua liberação se dá no período pós-prandial, de modo proporcional à ingestão calórica e à ingestão de lipídios. Além disso, sua secreção é estimulada por ácidos biliares, ácido gástrico e CCK no TGI.

Quanto ao PP, seu principal local de síntese e secreção é na periferia das ilhotas pancreáticas, embora também seja produzido por células tanto do trato gastrintestinal distal quanto do pâncreas exócrino, sendo o controle de sua secreção via inervação vagal. O principal estímulo para sua liberação é a ingestão alimentar; e sua secreção, proporcional à ingestão calórica.

Após uma refeição, os níveis circulantes de PP permanecem elevados por até 6 h, muito embora já tenha sido demonstrado que seus níveis circulantes de jejum seguem um ritmo circadiano com elevação durante o dia, alcançando seu nível máximo às 21 h e o mínimo às 2 h. A secreção de PP também é estimulada por outros peptídios gastrintestinais, como grelina, motilina e secretina, e inibida pela somatostatina.

O PYY3-36, forma truncada do PPY a partir da clivagem de resíduos N-terminais, é a principal com efeito sobre o controle central da ingestão alimentar. O PYY3-36 e o PP promovem a redução da ingestão alimentar, tanto por uma ação inibitória sobre o esvaziamento gástrico quanto por uma ação central sobre os circuitos neurais envolvidos no controle da ingestão alimentar.

Já se demonstrou que o PYY3-36 age sobre receptores Y2 localizados no ARC, reduzindo a expressão de NPY e a ingestão alimentar. Em ratos, demonstrou-se que uma infusão intraperitoneal de PYY3-36 promoveu diminuição dos níveis de mRNA de NPY. Enquanto isso, a administração de duas injeções intraperitoneais desse peptídio por um período de 7 dias resultou em diminuição tanto da ingestão alimentar quanto do ganho de massa corporal.

Embora o PP tenha afinidade com todos os receptores Y, ele apresenta maior afinidade com o subtipo Y4, presente no hipotálamo e no tronco encefálico. Tem-se sugerido que esse subtipo de receptor esteja envolvido com a ação anorexígena do PP quando seus níveis encontram-se elevados na circulação.

Grelina

Trata-se de um hormônio sintetizado e secretado principalmente pelas células G estomacais, mas também produzido em menores quantidades no SNC, nos rins, na placenta e no coração. Por meio de ligação específica sobre o receptor GHS-R1a, esse hormônio estimula a atividade motora gástrica, a secreção de enzimas digestivas, a secreção do hormônio do crescimento (GH) a partir da adeno-hipófise e o eixo hipotálamo-hipófise-adrenal, além de produzir um efeito inotrópico no coração e causar vasodilatação.

Ademais, a grelina tem ação direta sobre o controle central da ingestão alimentar. Seus níveis circulantes aumentam após jejum prolongado, o que sinaliza ao SNC a necessidade da ingestão de nutrientes. De fato, propôs-se que a grelina teria uma participação importante no processo inicial de fome/ingestão alimentar.

Os níveis circulantes de grelina correlacionam-se inversamente com a massa corporal, tendo sido descrito um aumento de sua secreção após o processo de emagrecimento. Tal característica poderia explicar, ainda que parcialmente, a tendência de aumento de massa corporal após um período de dieta com restrição calórica.

Experimentos com roedores demonstraram que o tratamento sistêmico com grelina estimulou a fome e, a longo prazo, resultou no desenvolvimento de obesidade. Demonstrou-se que sua ação central ocorre via nervo vago ou ainda diretamente sobre o núcleo arqueado do hipotálamo, estimulando os neuropeptídios orexígenos NPY e AgRP, com concomitante inibição do neuropeptídio anorexígeno POMC. Ainda, foi demonstrado um efeito inibitório da grelina sobre o gasto energético, o que contribui também para sua ação anabólica. Além disso, tem-se proposto que o efeito orexígeno da grelina seja decorrente de sua ação estimuladora sobre a transmissão dopaminérgica da área tegmental ventral para o NAc, participando do controle hedônico da ingestão alimentar.

Adipocinas

Quando a ingestão alimentar se sobrepõe ao gasto energético, é necessário armazenar o excesso de energia para que esta seja recrutada em situações de escassez de alimentos. Foi por meio desse mecanismo que a sobrevivência das espécies se fez possível. O tecido adiposo branco é tradicionalmente conhecido como um órgão responsável pelo armazenamento do excesso de energia na forma de triacilglicerol. Em situações de excesso, a energia é convertida em moléculas de triacilglicerol, que, por sua vez, também pode ser recrutado em situações de restrição energética. Ao contrário do glicogênio, seu armazenamento é mais efetivo, dada sua forma anidra que possibilita maior fornecimento energético por grama (4 kcal/g de carboidrato versus 9 kcal/g de triacilglicerol). Além disso, o tecido adiposo branco oferece proteção mecânica, isolamento térmico e produção de metabólicos.

Ao tecido adiposo, apenas se atribuíam os processos metabólicos de lipólise e lipogênese. Pouco se atentava quanto à sua participação na manutenção da homeostase energética. Na década de 1950, Kennedy propôs uma teoria metabólica na qual o tecido adiposo participava do controle do consumo alimentar mediante a liberação de fatores circulantes, os quais seriam capazes de agir sobre o hipotálamo inibindo ou estimulando a ingestão de alimentos. Essa teoria foi denominada "lipostática".

Entretanto, foi apenas a partir de 1990, após a descoberta da leptina (inicialmente denominada proteína ob), que a função endócrina do tecido adiposo ganhou destaque, sendo reconhecido como item importante no controle do metabolismo. Isso porque interage com outros órgãos e sistemas do organismo, inclusive com o SNC.

As adipocinas são substâncias peptídicas e não peptídicas, produzidas e liberadas pelo tecido adiposo branco, que participam de vários processos fisiológicos, como homeostase energética e glicêmica, metabolismo lipídico e processos inflamatórios, entre outros. Após sua descoberta, o tecido adiposo ganhou um novo status, de órgão endócrino, sendo reconhecido como produtor de diversos fatores essenciais na regulação de processos metabólicos e fisiológicos.

Leptina

Com relação ao controle da ingestão alimentar, a adipocina que mais chama atenção é a leptina (do grego leptos, "fino, magro"). Essa proteína foi descoberta em 1994 em camundongos pertencentes à cepa ob/ob, portadores de uma mutação no gene responsável pela produção da leptina, sendo incapazes de produzi-la. Os camundongos dessa linhagem são obesos e apresentam apetite voraz, além de comportamento e fisiologia semelhantes à de um animal em estado constante de jejum, com níveis séricos de corticosterona elevados e comprometimento no crescimento e na reprodução.

A concentração total de leptina sérica é diretamente proporcional à adiposidade corporal e, assim, essa adipocina atua como lipostato (mensurador de depósitos lipídicos do organismo). Essa proteína de 16 kDa atua como um sinalizador periférico no sistema nervoso central, de modo a regular o controle da ingestão alimentar. Nos músculos esqueléticos, a leptina atua no aumento da oxidação lipídica e, no fígado, reduz a síntese de triacilgliceróis.

A leptina, produzida nos adipócitos, ultrapassa a barreira hematoencefálica e atua no SNC por meio de ação no hipotálamo, controlando a saciedade e o balanço energético. Os receptores de leptina (Ob-Rb) estão localizados, principalmente, no núcleo arqueado hipotalâmico. Quando ligada a tais receptores, a leptina estimula populações de neurônios anorexígenos e, concomitantemente, inibe a expressão de neuropeptídios orexígenos. Isso resulta em redução da ingestão alimentar e massa adiposa.

Também é possível encontrar receptores de leptina no próprio tecido adiposo. Tal fato sugere que há uma ação autócrina e parácrina, que causa o aumento da densidade de mitocôndrias no interior das células, para intensificar a oxidação lipídica. Ao mesmo tempo, também foram localizados receptores de leptina no fígado, nos músculos esqueléticos, no coração, no pâncreas e na placenta, entre outros. Além de atuar no SNC, a leptina tem efeitos na função reprodutiva, na angiogênese, na resposta imune, na hematopoese, no controle de pressão sanguínea e na osteogênese.

Após a ligação com seu receptor, a leptina ativa fatores de transcrição responsáveis pela expressão de genes envolvidos na betaoxidação, proteínas desacopladoras e peptídios relacionados com o controle da ingestão alimentar. Essa via de sinalização pode ser bloqueada por meio de ativação de fosfatases PTP-1B e SOCS-3 (do inglês, *suppressor of cytokine signaling 3*), proteínas altamente expressas na obesidade. Tal bloqueio reduz a ação da leptina, o que resulta em resistência ao hormônio.

Na obesidade, o desequilíbrio energético associado ao sedentarismo leva ao aumento exacerbado de tecido adiposo e, consequentemente, ao aumento na produção de leptina. A hiperleptinemia também se caracteriza pela resistência à ação da leptina, aumentando a taxa de armazenamento de gordura e reduzindo a oxidação lipídica. Assim, a hiperleptinemia associada à resistência à leptina leva à esteatose hepática e ao acúmulo ectópico de lipídios no músculo esquelético, no coração e no pâncreas.

Insulina

Hormônio peptídico secretado pelas células beta das ilhotas pancreáticas, em resposta ao aumento dos níveis de glicose, de aminoácidos e de ácidos graxos que ocorre após uma refeição. Em 1889, após a remoção do pâncreas de um cão, verificou-se que a urina desse animal atraía moscas por ser rica em açúcar. No entanto, só em 1921 a insulina foi identificada e relacionada com o metabolismo da glicose.

Perifericamente, a insulina tem ação anabólica e regula a homeostase glicêmica, por meio da redução da produção hepática de glicose (inibição da neoglicogênese e glicogenólise) e pelo estímulo à captação periférica de glicose. Além disso, o hormônio estimula a lipogênese e a síntese de proteína, além de reduzir a lipólise e a degradação proteica. Sua ação no SNC, mais especificamente no hipotálamo, promove a redução da ingestão alimentar, de modo semelhante à leptina.

As ações periféricas da insulina resultam de uma cascata de eventos após sua interação com a subunidade alfa do receptor de insulina (IR), que se estende por toda a superfície externa da membrana celular. A partir da ativação do receptor, ocorrem mudanças conformacionais em que resíduos de tirosina sofrem autofosforilação e o IR adquire atividade de tirosinoquinase, fosforilando a família de receptores intracelulares de insulina. Isso resulta na ativação da enzima PI 3-quinase e da Akt. Nos tecidos muscular e adiposo, que expressam a isoforma tipo 4 do transportador de glicose sensível à insulina (GLUT 4), a Akt induz a translocação do GLUT 4 na membrana. Tal fato resulta na entrada da glicose para o interior da célula. Contudo, quando o IR é fosforilado em serina, ocorre

diminuição ou até mesmo inibição da transmissão do sinal gerado pelo hormônio. Na inflamação associada à obesidade, já foi demonstrado que o aumento da secreção de alguns fatores inflamatórios, como o TNF-alfa, induz a fosforilação dos receptores de insulina em serina. Tal mecanismo estaria por trás da resistência à insulina relacionada com o excesso de massa corporal.

Além disso, a obesidade ocasiona alterações na ação da insulina no SNC, no qual ela atua, em conjunto com a leptina, como um mediador catabólico, diminuindo a ingestão alimentar e estimulando a oxidação lipídica. Dessa maneira, uma queda nos níveis de insulina no SNC relaciona-se com o aumento no consumo e no armazenamento de energia na forma de tecido adiposo, tendo como consequências o excesso de massa corporal e a obesidade.

CONTROLE HOMEOSTÁTICO DA INGESTÃO ALIMENTAR

O SNC é responsável pela modulação do balanço energético, regulando a ingestão alimentar e o gasto de energia em resposta aos hormônios, neurotransmissores ou nutrientes. Embora muitas regiões do SNC estejam envolvidas com essa atividade, o hipotálamo exerce papel fundamental na integração de sinais provenientes da periferia e na coordenação de mudanças fisiológicas apropriadas para manter a homeostase energética, sendo apontado como o centro regulador da fome e da saciedade.

Núcleos hipotalâmicos

Localizado abaixo do tálamo e acima da hipófise, na região do diencéfalo, o hipotálamo é constituído por aglomerados neuronais bem definidos, chamados núcleos. Tais núcleos comunicam-se entre si por meio de circuitos neurais interligados por projeções axonais. Os núcleos hipotalâmicos são sensíveis aos nutrientes e hormônios, capazes de modificar a expressão, a secreção e a atividade de neurotransmissores e neuromoduladores específicos, resultando no controle da ingestão e do gasto energético.

O núcleo arqueado (ARC), situado próximo ao terceiro ventrículo, é privilegiado entre as outras áreas hipotalâmicas, pois está em contato com a eminência mediana, um local caracterizado por apresentar uma barreira hematoencefálica incompleta. Isso possibilita a entrada de peptídios periféricos e de hormônios, como a insulina e a leptina. Duas populações de neurônios presentes no ARC são particularmente importantes, uma delas expressando o neuropeptídio Y (NPY) e o peptídio relacionado com a *agouti* (AgRP). Enquanto isso, o outro grupo de neurônios produz a pró-ópio-melanocortina (POMC) e o transcrito regulado por cocaína e anfetamina (CART). Os axônios desses neurônios projetam-se para outras áreas do hipotálamo, a fim de fazer sinapses e estimular a produção de efetores orexígenos e/ou anorexígenos.

O núcleo paraventricular (PVN) situa-se ao lado do topo do terceiro ventrículo, sendo ricamente suprido por projeções neuronais de ambas populações de neurônios do ARC e de neurônios que produzem orexinas advindos do hipotálamo lateral. Nesse núcleo, ocorre a produção do hormônio liberador de tireotrofina (TRH), do hormônio liberador de corticotrofina (CRH) e da ocitocina, os quais regulam a hipófise e estão envolvidos no metabolismo energético, como mediadores anorexígenos.

Um dos maiores núcleos hipotalâmicos, o hipotálamo ventromedial (VMH), é conhecido como o "centro da saciedade", já que lesões provocadas nesse núcleo levaram à hiperfagia e à obesidade. O VMH apresenta um grande número de receptores de leptina, o que o torna um alvo importante para essa adipocina circulante.

O hipotálamo dorsomedial (DMH), posicionado dorsalmente ao VMH, apresenta conexões diretas com o PVN, o hipotálamo lateral e o tronco encefálico. Nesse núcleo, é encontrada uma importante concentração de receptores de insulina e leptina, além de terminações dos neurônios que produzem NPY/AgRP do ARC.

Na área hipotalâmica lateral (LHA), ocorre a síntese de mediadores orexígenos, como o hormônio concentrador de melanina (MCH) e as orexinas. Nessa área, concentra-se uma grande quantidade de receptores do NPY. A ligação do NPY com seu receptor estimula a ingestão de alimentos, além de provocar o aumento da massa corporal e a diminuição do gasto energético. Por esse motivo, a LHA é conhecida como o "centro da fome".

Efetores orexígenos hipotalâmicos

Dependendo do estado nutricional e alimentar do organismo, há a ativação de efetores orexígenos, ou seja, que estimulam a procura e o consumo de alimentos. A seguir, estão descritos os principais neuropeptídios orexígenos.

Neuropeptídio Y

O NPY é um neurotransmissor encontrado de forma abundante em todo o cérebro dos mamíferos. Apesar de o NPY promover balanço energético positivo pela redução do gasto calórico e da termogênese no tecido adiposo marrom, seu efeito mais notável consiste no estímulo à alimentação, sendo considerado um potente efetor orexígeno. A administração aguda de NPY leva a uma poderosa hiperfagia, porém de curta duração.

O ARC é o local com maior número de neurônios que expressam o NPY, com projeções para outros núcleos hipotalâmicos como o LHA, o PVN e o DMH. Dos cinco receptores que interagem com o NPY, os subtipos NPY-Y$_1$ e NPY-Y$_5$ têm sido mais relacionados com sua ação orexígena.

A síntese e a liberação do NPY no hipotálamo são inibidas pela insulina e pela leptina. Enquanto isso, são estimuladas pelos glicocorticosteroides. Um dos mecanismos pelos quais a insulina e a leptina promovem aumento do gasto energético, a diminuição do apetite e a redução do peso corporal se dá pela inibição dos neurônios que produzem o NPY.

Peptídio relacionado com a *agouti*

O AgRP tem recebido particular interesse por seu envolvimento na regulação da ingestão alimentar e do peso corporal. Diferentemente do NPY, a administração do AgRP promove hiperfagia prolongada e desenvolvimento de obesidade.

Encontra-se o AgRP apenas no núcleo arqueado do hipotálamo. É importante ressaltar que os neurônios que produzem o AgRP também coexpressam o NPY, sendo também regulados pela leptina e pela insulina.

Sendo um potente antagonista dos receptores de melanocortinas 3 e 4 (MC3/4R), o AgRP age como um regulador do sistema de melanocortinas hipotalâmico, o que será discutido logo adiante. A ligação do AgRP com esses receptores leva ao bloqueio do efeito anorexígeno desse sistema, o que está relacionado com hiperfagia, diminuição da termogênese e maior eficiência energética.

Orexinas

Inicialmente chamadas de hipocretinas, as orexinas A e B são neuropeptídios expressos restritamente por neurônios da LHA e do núcleo perifornical hipotalâmico, sendo derivadas do mesmo precursor, a prepo-orexina. Tais orexinas interagem com dois receptores acoplados à proteína G, o OX1-R e o OX2-R. O OX1-R é encontrado predominantemente no VMH e ativado de forma seletiva pela orexina A. Já o OX2-R é mais expresso pelos neurônios do PVN, apresentando afinidade tanto pela orexina A quanto pela B.

Os neurônios que sintetizam as orexinas apresentam conexões recíprocas com os neurônios produtores de NPY/AgRP do ARC, que também expressam receptores de leptina, estando, portanto, diretamente envolvidos com os sistemas neurais reguladores do apetite. A secreção de orexinas é estimulada pelo jejum e pela hipoglicemia, o que leva a um aumento agudo do consumo alimentar, sobretudo durante o dia. Entretanto, evidências sugerem que esses neurotransmissores apresentam menor envolvimento no controle do peso corporal a longo prazo.

Hormônio concentrador de melanina

Neurotransmissor orexígeno clivado a partir do precursor prepo-MCH, estando possivelmente relacionado com o aumento da ingestão alimentar a partir de estímulos olfatórios. De fato, os neurônios que sintetizam o MCH localizado no LHA apresentam projeções para os centros de olfato e para as áreas do córtex cerebral, cujos neurônios expressam dois tipos de receptores acoplados à proteína G, o MCH-1R e o MCH-2R.

Além de promover comportamento hiperfágico, o MCH tem sido apontado como regulador do peso corporal em mamíferos, já que esse neurotransmissor consegue modular o balanço energético. Camundongos transgênicos que apresentam superexpressão do MCH são mais responsivos ao desenvolvimento de obesidade induzida pela dieta, enquanto animais *knockout* para o MCH-1R mantêm o peso corporal normal mesmo frente às dietas hiperlipídicas.

Efetores anorexígenos hipotalâmicos

Participam também do controle central da ingestão alimentar neuropeptídios com ação anorexígena, dos quais se destacam o sistema das melanocortinas e o transcrito regulado por cocaína e anfetamina (CART).

Melanocortinas

Trata-se de neuropeptídios ativos derivados da pró-ópio-melanocortina (POMC), que, a partir da sua síntese no ARC, é clivada pela enzima pró-hormônio convertase 1 (PC1), dando origem ao hormônio adrenocorticotrófico (ACTH) e ao hormônio melanócito-estimulante alfa (alfa-MSH).

As melanocortinas promovem seu efeito fisiológico no hipotálamo mediante a ligação com os já citados receptores de melanocortinas 3 e 4 (MCR-3 e 4), peças-chave na modulação do apetite e da homeostase energética.

Tanto o PVN quanto o VMH expressam o MCR-3 e o MCR-4. Este último, principalmente, liga-se com o alfa-MSH clivado a partir da POMC no ARC, promovendo o efeito anorexígeno do alfa-MSH. Vale ressaltar que o AgRP funciona como um antagonista endógeno desse sistema, sendo capaz de se ligar com o MC4-R, bloqueando-o. Assim, o alfa-MSH não pode interagir com o receptor; e a ingestão de alimentos, em vez de ser inibida, é estimulada. Dessa maneira, camundongos que superexpressam o AgRP ou que são *knockout* para o MC4-R tornam-se hiperfágicos, obesos e não respondem ao alfa-MSH.

Além disso, algumas formas de obesidade monogênica são relacionadas com as mutações do gene que expressa o MCR-4, sendo bem mais comuns do que deficiência de leptina. Desse modo, o sistema de melanocortinas hipotalâmico está totalmente implicado na regulação da ingestão alimentar e da massa corporal, constituindo um possível alvo terapêutico para a prevenção e/ou o tratamento da obesidade.

Transcrito regulado por anfetamina e cocaína

O CART tem mostrado um efeito anorexígeno poderoso cuja produção foi inicialmente verificada após a administração de anfetamina e cocaína em ratos. No ARC, os neurônios produtores de POMC também coexpressam a CART e são diretamente estimulados pela leptina. Além do ARC, o CART é expresso por neurônios do PVN, do DMH e da área perifornical, produzindo efeitos de recompensa, processamento sensorial e regulação endócrina.

Evidências sugerem que a via de sinalização de leptina e o CART estejam interligadas, pois os neurônios que produzem POMC/CART também expressam receptores de leptina. Além disso, observou-se que camundongos ob/ob (que produzem leptina truncada e sem função) apresentam níveis reduzidos de RNA-m de CART no ARC e que injeções de leptina funcionante nesses animais normalizaram esses níveis. Outro mecanismo pelo qual a administração de CART parece exercer seu efeito anorexígeno é por meio da inibição dos neurônios que produzem NPY/AgRP em animais alimentados.

Hormônio liberador de corticotrofina e hormônio liberador de tireotrofina

O CRH e o TRH, já reconhecidos como os hormônios liberadores dos hormônios adeno-hipofisários ACTH (hormônio adrenocorticotrófico) e TSH (hormônio tireoestimulante), respectivamente, também são componentes da resposta anorexígena. Produzidos por neurônios situados no PVN, são diretamente estimulados pelos neurônios POMC/CART e inibidos pelos neurônios NPY/AgRP.

As ações de ambos CRH e TRH são mediadas por receptores distintos e específicos, o CRH-1/2 e o TRH-1/2, envolvidos com os efeitos anorexígenos e termogênicos desses hormônios.

Quando se injeta o CRH intracerebroventricularmente, há a inibição de consumo alimentar espontâneo, enquanto a administração crônica leva à anorexia e à progressiva perda de peso. Por sua vez, injeções de TRH reduziram a ingestão de alimentos e de água em animais alimentados e com restrição calórica. Recentemente, o TRH tem sido relacionado com a motivação em se alimentar, já que o NAc, importante área central envolvida com a regulação de mecanismos de recompensa alimentar, expressa receptores de TRH (principalmente o TRH-1).

SISTEMAS MONOAMINÉRGICOS NO CONTROLE DA INGESTÃO ALIMENTAR

O equilíbrio da homeostase energética também é influenciado pela sinalização monoaminérgica no SNC. Assim, os sistemas serotoninérgico, dopaminérgico e noradrenérgico apresentam funções importantes nesse equilíbrio, descritas a seguir.

Serotonina

Também denominada 5- hidroxitriptamina (5-HT), trata-se de uma indolamina produzida a partir da hidroxilação do aminoácido triptofano pela enzima triptofano hidroxilase nos neurônios serotoninérgicos dos núcleos dorsais da rafe. Tais neurônios serotoninérgicos apresentam projeções hipotalâmicas, que alcançam os núcleos PVN e VMH. De maneira endógena, a 5-HT está implicada na geração de saciedade durante e após as refeições (efeito pós-prandial).

O efeito hipofágico desse neurotransmissor é mediado por meio da interação com o autorreceptor 5-HT_{1A} e os subtipos 5-HT_{1B} e 5-HT_{2C}. Agindo por meio do receptor 5-HT_{2C}, a 5-HT ativa, diretamente, a clivagem da POMC. Pelo receptor 5-HT_{1B}, a serotonina hiperpolariza e inibe, no núcleo arqueado, o neuropeptídio NPY e o AgRP, deprimindo a transmissão inibitória GABAérgica do alfa-MSH e do CART. Tais mecanismos associados produzem saciedade e estímulo à termogênese. Dessa maneira, a serotonina e as substâncias que bloqueiam a recaptação de serotonina, como a fluoxetina e a fenfluramina, ao serem administradas tanto periférica quanto centralmente, inibem a ingestão alimentar, aumentam o gasto energético e promovem a redução do peso corporal em animais e humanos.

Dopamina

A catecolamina dopamina é sintetizada, principalmente, por neurônios dopaminérgicos localizados na substância negra e na área tegmental ventral, por meio da descarboxilação de seu precursor, o L-DOPA, pela enzima DOPA descarboxilase. Dependendo da área cerebral envolvida, a dopamina exerce efeitos distintos na regulação da ingestão alimentar. Desse modo, as vias dopaminérgicas mesolímbicas (compostas por corpos celulares da substância negra e da área tegmental ventral que se projetam para o NAc, o estriado e o córtex cerebral) relacionam-se com o componente hedônico do controle da ingestão alimentar, ou seja, com a sensação de prazer e recompensa quando da ingestão de alimentos considerados palatáveis, sobretudo via estimulação do receptor de dopamina 5 (D5). No entanto, a sinalização dopaminérgica no DMH e ARC por meio dos receptores de dopamina 1 e 2 (D1/D2) promove a inibição da ingestão alimentar.

Norepinefrina

Também chamada de noradrenalina, é uma catecolamina sintetizada a partir da dopamina pela enzima dopamina beta-hidroxilase em áreas do tronco encefálico, como o complexo vagal dorsal e o *locus coeruleus*. A norepinefrina exerce seus efeitos a partir da ligação com receptores alfa e beta-adrenérgicos.

Alguns neurônios noradrenérgicos projetam-se rostralmente ao hipotálamo, ao tálamo e ao córtex. Em alguns desses neurônios, a norepinefrina encontra-se colocalizada com o NPY. De modo semelhante ao NPY, injeções agudas de norepinefrina aumentam a ingestão alimentar, podendo levar à obesidade, se administrada cronicamente.

Especificamente, a ação orexígena da norepinefrina é mediada pelo receptor alfa-2 adrenérgico, encontrado principalmente no PVN. Dessa interação, aumenta-se o consumo de alimentos ricos em carboidratos. Isso indica que a norepinefrina atue na conservação de energia na forma de glicose no hipotálamo.

Além disso, a leptina circulante pode exercer um papel inibitório na liberação de norepinefrina, visto que há uma elevação do neurotransmissor no PVN de animais que apresentam deficiência de hormônio. Em contrapartida, uma superestimulação noradrenérgica pode contribuir para a hiperfagia relacionada com a resistência à leptina. Assim, a norepinefrina é considerada um potente efetor anabólico no controle central da ingestão alimentar.

INTEGRAÇÃO DOS SINAIS PERIFÉRICOS NO CONTROLE DA INGESTÃO ALIMENTAR

Os sinais agudos de fome e saciedade (peptídios gastrintestinais) são secretados em resposta à presença ou à ausência de alimento no TGI. Tais peptídios alcançam o SNC por meio do nervo vago e das fibras simpáticas do núcleo do trato solitário (NTS), que convergem para os núcleos hipotalâmicos, entre eles o ARC e a LHA.

Além disso, os neurônios presentes no ARC são os alvos dos sinais referentes à adiposidade corporal a longo prazo. No SNC, os mediadores catabólicos insulina e leptina atuam de forma conjunta como sinalizadores a longo prazo, diminuindo a ingestão alimentar e estimulando a oxidação lipídica. Dessa maneira, há receptores de leptina e insulina tanto nos neurônios NPY/AgRP quanto nos que produzem POMC/CART. Os anabólicos têm sua atividade inibida pela leptina/insulina, enquanto os catabólicos são estimulados, promovendo inibição da ingestão alimentar e maior gasto de energia.

A insulina entra no SNC por meio de um mecanismo saturável mediado por receptores do hormônio presentes no endotélio da barreira hematoencefálica. Por conseguinte, a absorção de insulina pelo SNC depende de sua ligação com o receptor e, em quadros em que há alterações na ação periférica da insulina, ocorrerá ineficiência na sua entrada no SNC. Dessa maneira, já foi demonstrado que a ingestão excessiva de ácidos graxos saturados reduz a eficácia da absorção cerebral de insulina e, consequentemente, o nível do hormônio no líquido cerebrospinal, além de aumentar a ingestão alimentar e massa corporal, devido à entrada reduzida do hormônio no SNC.

Após a insulina atravessar a barreira hematoencefálica, liga-se com seu receptor (IR), localizado em várias áreas hipotalâmicas. Isso provoca uma mudança conformacional e uma ativação de um sítio catalítico que compreende as tirosinas 1145, 1150 e 1151 da subunidade beta do IR. Após a ativação desse sítio, ocorrem a fosforilação nos resíduos de tirosina 953, 960, 1316 e 1322 e a ativação de duas vias distintas de sinalização: fosforilação dos substratos do IR (IRS), principalmente o IRS-2, seguida pela ativação da enzima PI3 K, que controla o ritmo dos disparos neurais para liberação de neurotransmissores; e ativação da enzima JAK-2, que recruta e fosforila a STAT-3, a qual atua como fator de transcrição de genes de neurotransmissores responsáveis pelo controle da ingestão alimentar e da termogênese. No entanto, essa última via de sinalização só é efetiva na presença da leptina.

A sinalização central da leptina também depende da ligação com seu receptor específico (ObRb), que, após essa interação, leva à dimerização do receptor. Uma vez dimerizado, há ativação e fosforilação em tirosina das moléculas de JAK-2, que, por sua vez, catalisam a fosforilação dos ObRb nos resíduos de tirosina 985 e 1138, criando três sítios ativos que darão continuidade ao sinal gerado pela leptina. O primeiro localiza-se nos resíduos de tirosina da JAK-2 fosforilada, que recruta e fosforila proteínas da família dos substratos do receptor de insulina (IRS), especialmente o IRS-2. Tais proteínas são responsáveis pela ativação da enzima fosfatidilinositol 3-quinase (PI3 K), que regula a liberação de neurotransmissores relacionados com o controle da fome.

O resíduo de tirosina 985 fosforilado constitui o segundo sítio, sendo responsável pelo recrutamento e pela ativação da SHP-2, a qual dá continuidade à sinalização da leptina pela ativação da via da MAP quinase, proporcionando a transcrição de genes ainda não conhecidos.

O terceiro sítio de ativação encontra-se no resíduo de tirosina 1138 fosforilado no ObRb, que recruta e ativa, por meio da ação catalítica da JAK-2, proteínas da família de transdutores de sinal e ativadores de transcrição (STAT), particularmente a STAT-3. Essa proteína sofre dimerização e migra para o núcleo, atuando como fator de transcrição de genes de neurotransmissores e outras proteínas responsivas ao estímulo gerado pela leptina.

A STAT-3 fosforilada é a responsável pela estimulação do gene *pomc* nos neurônios do pró-hormônio POMC, que, ao ser clivado, dá origem ao alfa-MSH. A interação do alfa-MSH com o receptor MC4R provoca a redução da ingestão alimentar.

A ativação da STAT-3 também promove a transcrição gênica do SOCS-3, que tem sido identificado como um regulador por *feedback* negativo da sinalização da leptina via ObRb. Relatou-se que camundongos com obesidade induzida por dieta hiperlipídica são hiperleptinêmicos e apresentam menor grau de fosforilação da STAT-3 em neurônios de POMC, além de superexpressarem genes que codificam a SOCS-3. Tais achados possibilitaram concluir que os neurônios POMC dos camundongos alimentados com ração hiperlipídica são resistentes à ativação da STAT-3 pela leptina. Tal fato indica que essas células têm importante papel no desenvolvimento de obesidade induzida pela dieta e na resistência à ação anorexígena da leptina.

Analisando as vias de sinalização da insulina e da leptina, é possível perceber que há um *cross-talk*, ou seja, uma comunicação entre as vias de sinalização e modulação de efeitos celulares desempenhados por esses dois hormônios. Dessa maneira, a interação de ambos é fundamental para exercer os efeitos fisiológicos no controle da fome e da saciedade, por meio dos sinais gerados no hipotálamo.

Atualmente, sabe-se que o *cross-talk* entre leptina e insulina ocorre em duas vias diferentes. A primeira via é a JAK-2/STAT-3. Ambos os hormônios são capazes de ativar e fosforilar tais enzimas, mas somente a leptina induz a transcrição gênica por meio da STAT-3. Contudo, na presença da insulina, ocorre potencialização da transcrição de genes induzida pela leptina.

A segunda via do *cross-talk* depende da IRS/PI3 K. Ao contrário da via JAK-2/STAT-3, em que a leptina exerce maior controle regulatório, a ativação da PI3 K é mais eficiente se exercida pela insulina. Entretanto, a leptina age como potencializadora dos disparos neuronais resultantes dessa via.

Em situações de jejum prolongado ou em indivíduos com baixo percentual de gordura em que os níveis plasmáticos de insulina e leptina estão diminuídos, a maior parte dos receptores ObRb e IR presentes no ARC encontra-se desocupada. Assim, predomina o efeito excitatório nos neurônios NPY/AgRP e inibitório nos neurônios POMC/CART. Como resultado disso, há maior liberação de MCH e orexinas no LHA contra uma redução de TRH e CRH no PVN. Entretanto, após uma refeição, que provoca aumento das taxas de insulina, ou quando há o aumento da massa adiposa, resultando em maior liberação de leptina e insulina, ocorre uma redução da expressão de orexinas e MCH no LHA, além de aumento na expressão de TRH e CRH no PVN.

É importante ressaltar que qualquer disfunção no sistema hipotalâmico de controle da homeostase energética resultaria em ganho excessivo de massa corporal. Há fortes evidências de que a resistência à ação central da insulina e leptina relaciona-se com o aumento no consumo e no armazenamento de energia na forma de tecido adiposo, tendo como consequências o excesso de massa corporal e a obesidade.

SISTEMA HEDÔNICO

O controle homeostático da ingestão de alimentos opera para manter o equilíbrio de energia e nutrientes corporais. Entretanto, o complexo sistema que regula a ingestão tem ainda um componente não homeostático, ou hedônico, relacionado com o prazer associado aos alimentos. A ingestão hedônica é desencadeada pelos aspectos de recompensa do alimento, os quais influenciam tanto o querer comer (*wanting*) quanto o consumo alimentar fundamentado no prazer desencadeado pelo alimento (*liking*).

Assim, os indivíduos consomem alimento não apenas pelo seu valor energético e nutricional, mas também por suas propriedades hedônicas, mesmo quando as necessidades energéticas já foram atendidas. Tal aspecto, que pode provocar a ingestão excessiva de alimentos palatáveis, contribui para o ganho de peso e a obesidade, tendo sido apontado como um fator de grande importância na alta prevalência dessas condições nas últimas décadas. Reconhece-se hoje que as pessoas vivem em um ambiente "obesogênico", em que a grande oferta de alimentos palatáveis favorece a ingestão hedônica. Esses alimentos são, geralmente, ricos em açúcares, gorduras e energia. Por outro lado, a ausência do prazer de comer pode estar envolvida na anorexia gerada por diversas doenças, como câncer e depressão, bem como na perda de apetite em idosos.

O sistema neural que comanda a ingestão hedônica é complexo e ainda se encontra menos esclarecido do que o sistema homeostático, embora se saiba que ambos operam de maneira bastante integrada. O controle da ingestão hedônica pelo SNC tem na via mesocorticolímbica seu componente mais relevante para o processamento de sinais de recompensa e controle do comportamento motivado. Nesta via, neurônios dopaminérgicos da área tegmental ventral (VTA) do mesencéfalo projetam-se para áreas límbicas, especialmente o NAc, além do córtex pré-frontal e do estriado. Tal circuito cerebral de recompensa inclui também projeções descendentes que partem do córtex pré-frontal e alcançam tanto o NAc quanto a VTA. Esse circuito é responsável por conferir o caráter de prazer e recompensa aos alimentos palatáveis.

Tais sinais são integrados aos provenientes dos centros de controle homeostático da ingestão, sobretudo por meio das conexões existentes entre o NAc e a LHA. Estes neurônios do NAc liberam opioides endógenos, como a beta endorfina, a encefalina e a dinorfina, na LHA, e a ativação dos receptores de opioides da LHA desinibe tal região, onde são produzidos os mediadores orexigênicos orexinas e a MCH. Esse mecanismo tem, assim, o efeito de estimular a ingestão de alimentos palatáveis. É necessário lembrar que a LHA faz parte do circuito homeostático, recebendo projeções do ARC, importante local de atuação da leptina, da insulina e da grelina (Figura 40.1).

As vias da dopamina e dos opioides que participam do sistema de recompensa são influenciadas pela ação dos endocanabinoides, como a anandamida e o 2-aracdonoilglicerol (2-AG). Esses canabinoides endógenos são amplamente distribuídos no SNC, bem como seus receptores CB1, em que atuam estimulando a ingestão alimentar. Os estudos indicam que a ativação dos receptores CB1 presentes nos neurônios dos circuitos de recompensa aumenta a percepção da palatabilidade do alimento, estimulando a ingestão hedônica.

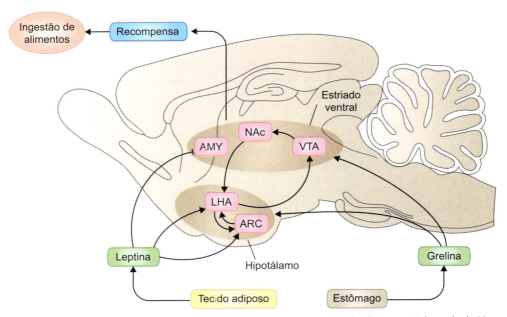

Figura 40.1 Integração dos sinais homeostáticos e hedônicos que controlam a ingestão de alimentos. Adaptada de Morton *et al.* (2014).

BIBLIOGRAFIA

Ahima RS, Antwi DA. Brain regulation of appetite and satiety. Endocrinol Metab Clin North Am. 2008;37(4):811-23.

Albuquerque KT, Zemdegs JCS, Telles MM, de Andrade IS, Endo RLHW, Ribeiro EB. Regulação central da ingestão alimentar. In: Ribeiro EB, organizador. Fisiologia endócrina. v. 1. Barueri: Manole; 2012.

Alonso-Alonso M, Woods SC, Pelchat M, Grigson PS, Stice E, Farooqi S, et al. Food reward system: current perspectives and future research needs. Nutr Rev. 2015;73(5):296-307.

Arora S, Anubhuti. Role of neuropeptides in appetite regulation and obesity – a review. Neuropeptides. 2006;40(6):375-401.

Chaudhri O, Small C, Bloom S. Gastrointestinal hormones regulating appetite. Phil Trans R Soc B. 2006;361:1187-209.

Coll AP, Yeo GS. The hypothalamus and metabolism: integrating signals to control energy and glucose homeostasis. Curr Opin Pharmacol. 2013;13(6):970-6.

Diéguez C, Vazquez MJ, Romero A, López M, Nogueiras R. Hypothalamic control of lipid metabolism: focus on leptin, ghrelin and melanocortins. Neuroendocrinology. 2011;94(1):1-11.

Feijó FM, Bertoluci MC, Reis C. Serotonina e controle hipotalâmico da fome: uma revisão. Rev Assoc Med Bras. 2011;57(1):74-7.

Fonseca-Alaniz MH, Takada J, Alonso-Vale MIC, Lima FB. O tecido adiposo como centro regulador do metabolismo. Arq Bras Endocrinol Metabol. 2006;50(2):216-29.

Guimarães D, Sardinha F, Mizurini D, Carmo MGT. Adipocitocinas: uma nova visão do tecido adiposo. Adipokines: a new view of adipose tissue. Rev Nutr. 2007;20(5):549-59.

Harrold JA, Dovey TM, Blundell JE, Halford JC. CNS regulation of appetite. Neuropharmacol. 2012;63(1):3-17.

Lima FB. Tecido adiposo: uma breve perspectiva histórica e o momento atual. Arq Bras Endocrinol Metabol. 2008;52(6):927-8.

Meye FJ, Adan RAH. Feelings about food: the ventral tegmental area in food reward and emotional eating. Trends in Pharmacol Sci. 2014;35(1):31-40.

Mihalache L, Gherasim A, Niță O, Ungureanu MC, Pădureanu SS, Gavril RS, Arhire LI. Effects of ghrelin in energy balance and body weight homeostasis. Hormones. 2016;15(2):186-96.

Morton GJ, Meek TH, Schwartz MW. Neurobiology of food intake in health and disease. Nat Rev Neurosci. 2014;15:367-78.

Parker HE, Gribble FM, Reimann F. The role of gut endocrine cells incontrol of metabolism and appetite. Exp Physiol. 2014;99(9):1116-20.

Pinto WDJ. A função endócrina do tecido adiposo. Rev Fac Cienc Med. 2014;16(3):111-20.

Ribeiro EB. Studying the central control of food intake and obesity in rats. Rev Nutr. 2009;22(1):163-71.

Ribeiro G, Santos O. Recompensa alimentar: mecanismos envolvidos e implicações para a obesidade. Rev Port Endocrinol, Diabetes Metabol. 2013;8(2):82-8.

Sáinz N, Barrenetxe J, Moreno-Aliaga MJ, Martínez JA. Leptin resistance and diet-induced obesity: Central and peripheral actions of leptin. Metab Clin Exp. 2015;64(1):35-46.

Schwartz MW, Woods SC, Porte D Jr, Seeley RJ, Baskin DG. Central nervous system control of food intake. Nature. 2000;404(6778):661-71.

Stern JH, Rutkowski JM, Scherer PE. Adiponectin, leptin, and fatty acids in the maintenance of metabolic homeostasis through adipose tissue crosstalk. Cell Metabolism. 2016;23(5):770-84.

Williams G, Bing C, Cai XJ, Harrold JA, King PJ, Liu XH. The hypothalamus and the control of energy homeostasis: different circuits, different purposes. Physiol Behav. 2001;74(4-5):683-701.

Williams G, Harrold JA, Cutler DJ. The hypothalamus and the regulation of energy homeostasis: lifting the lid on a black box. Proc Nutr Soc. 2000;59(3):385-96.

Woods SC, D'Alessio DA. Central control of body weight and appetite. J Clin Endocrinol Metab. 2008;93(11):S37-S50.

41

Fisiologia da Mastigação e da Deglutição

Nicolás Douglas

Introdução, 416

Fisiologia do ato mastigatório, 416

Fases mecânicas do ciclo da mastigação, 417

Variação da pressão mastigatória, 417

Mecanismos de adaptação do periodonto, 417

Deglutição, 421

Bibliografia, 427

INTRODUÇÃO

Entende-se por mastigação o conjunto de fenômenos estomatognáticos que visam à degradação mecânica dos alimentos, ou seja, trata-se da trituração e da moagem dos alimentos, que se degradam em partículas pequenas e, logo depois, ligam-se entre si pela ação misturadora da saliva, obtendo-se o bolo alimentar, apto para ser deglutido.

Durante a mastigação, contraem-se coordenadamente vários grupos musculares, sendo evidentemente os músculos da mastigação os mais destacados, embora também sejam fundamentais os músculos da língua e os faciais, especialmente o bucinador e o orbicular da boca. As contrações musculares levam ao contato rítmico dos dentes, por meio de sua superfície oclusal funcional, gerando-se uma pressão intercuspideana aplicada sobre os alimentos, a qual os quebra em pedaços menores.

FISIOLOGIA DO ATO MASTIGATÓRIO

O ato mastigatório representa um conjunto de estágios básicos sequentes, que integram o ciclo da mastigação, ao se repetir – do mesmo modo –, mas em diversos lugares ou sítios ativos da arcada dentária. O ato mastigatório constitui-se por três fases fundamentais:

Abertura de boca. A mandíbula cai por movimento combinado, em que há relaxamento reflexo simultâneo de seus músculos levantadores, além de contração isotônica simultânea dos músculos abaixadores.

Fechamento de boca. Agora a mandíbula se eleva: pela contração isotônica dos músculos levantadores e, ao mesmo tempo, pelo relaxamento reflexo dos músculos abaixadores mandibulares.

Oclusão. Há contato e intercuspidação dos dentes, o que gera forças interoclusais, em virtude da contração isométrica dos músculos levantadores da mandíbula. Evidentemente, esta é a fase fundamental da mastigação, pois promove a pressão interoclusal entre as superfícies respectivas dos dentes em contato, quebrando o alimento interposto entre os dentes. A fase oclusal pode ser reconhecida também como golpe mastigatório.

FASES MECÂNICAS DO CICLO DA MASTIGAÇÃO

Referem-se ao ciclo mastigatório, à sequência de fenômenos mecânicos que culminam na desintegração do alimento:

Incisão. Trata-se da elevação da mandíbula em protrusão quando apreende o alimento entre as bordas incisais dos dentes anteriores. Logo depois, a mandíbula entra em retropropulsão, deslizando as bordas incisais dos incisivos inferiores contra a face palatina dos incisivos superiores. Aumenta a intensidade da contração muscular elevadora da mandíbula, até o alimento ser finalmente cortado, o que ocorre logo após a queda da mandíbula.

Trituração. É a transformação mecânica de partes grandes do aumento em menores porções. Ocorre principalmente nos pré-molares, pois sua pressão intercuspideana é maior que a dos molares, podendo moer mais e maior número de partículas grandes, as quais oferecem maior resistência. Dura ao redor de 65 a 70% do tempo total da mastigação.

Pulverização. Refere-se à moagem integral das partículas pequenas, transformando-as em elementos muito reduzidos de volume, que não oferecem maior resistência no nível das superfícies oclusais ou da mucosa bucal. Dura por volta de 25 a 30% de tempo total do ciclo mastigatório, ocorrendo basicamente nos molares.

Durante as três etapas do ciclo mastigatório, em especial na incisão e na trituração, há reflexamente secreção salivar, o que ajuda eficientemente na mastigação e, depois, na formação do bolo alimentar.

A duração total do ciclo mastigatório varia, dependendo da consistência do alimento. Por exemplo, para a cenoura crua é de aproximadamente 0,48 s. No entanto, para o chiclete é de 0,77 s.

Ahlgren (1967) calculou, além disso, a frequência mastigatória média, que se refere ao número de golpes mastigatórios produzidos por segundo. A frequência também varia de acordo com a consistência do alimento. Por exemplo, para a carne de boi assada é de 1,9 golpe/s e 2,1 golpes/s para a cenoura crua. No entanto, a frequência é muito constante para cada tipo de alimento, ou tipos de consistência alimentar. A saliva é um fator importante como agente de amolecimento do alimento porque, quando se inicia a mastigação de pão duro, por exemplo, são necessários 80 kg de força aplicada. Contudo, após a salivação, a força que deve ser imposta é só de 20 kg, diminuindo depois para 2 kg, logo depois. Isso não acontece quando há baixa secreção salivar ou sialosquese (Figura 41.1).

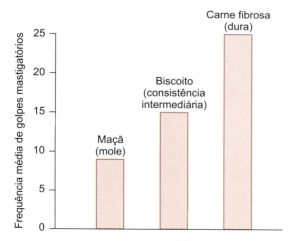

Figura 41.1 Número de golpes mastigatórios requeridos para a trituração de alimentos de diversa consistência.

VARIAÇÃO DA PRESSÃO MASTIGATÓRIA

A pressão mastigatória exercida depende da relação entre força e área de aplicação da força:

$$P = \frac{F}{A}$$

Em que: F, força mecânica aplicada na superfície oclusal; A, área da superfície atingida; e P, pressão oclusiva desenvolvida.

Assim, a pressão exercida sobre o alimento (conforme sua localização) seria função da área oclusal fisiológica que representa a superfície mastigatória útil.

A contração isométrica dos músculos levantadores da mandíbula, durante a fase oclusal, gera uma força entre os arcos dentários, que seria a força mastigatória. Tal força causa pressão interoclusal ou intercuspideana, que varia segundo a região onde se impõe, apresentando-se maior em áreas reduzidas em extensão útil.

Esse princípio físico é de importância clínica, no sentido de envolver áreas de contato pequenas (ou pontos de contato) no caso de reconstituição oclusal. Isso melhora a eficiência mastigatória e reduz a duração dos contatos dos dentes durante o desenvolvimento da mastigação. Desse modo, alimentos mais resistentes (p. ex., coco e uvas-passas) são mastigados preferencialmente no pré-molar.

MECANISMOS DE ADAPTAÇÃO DO PERIODONTO

Resistência da membrana periodontal

As fibras periodontais de estrutura colágena são aparentemente rígidas, porém pouco estáticas, e, no trajeto entre o cemento e o alvéolo, apresentam amplas ondulações. Quando carregadas, atenuam gradualmente a ondulação, tendendo a tornar-se mais retas. O estiramento da fibra do periodonto leva paulatinamente ao aumento de tensão, em razão da absorção parcial da força aplicada sobre o dente. O estiramento da fibra alonga os receptores de botão terminal que, reflexamente, promovem maior força contrátil do músculo levantador (Figura 41.2). No entanto, o aumento, talvez exagerado, da tensão periodontal passa a estimular os mecanorreceptores encapsulados periodontais do tipo anel terminal, que excitam o reflexo modulador da intensidade da contração dos músculos levantadores da mandíbula, até chegar ao relaxamento do músculo (Figura 41.2).

Mecanismo neuromuscular de proteção

Quando as fibras periodontais são estiradas ao máximo, com aumento da tensão, estimulam-se os mecanorreceptores periodontais, cuja descarga aferente desencadeia inibição reflexa dos músculos levantadores da mandíbula e execução reflexa da contração dos músculos abaixadores mandibulares (Figura 41.3). Tal reflexo é aparentemente integrado no núcleo supratrigeminal, que corresponde ao núcleo intermediário entre os núcleos mesencefálico e motor do trigêmeo. Esses núcleos recebem aferências que convergem de diversas origens, preferencialmente orais e faríngeas, podendo haver interação de influências corticais e límbicas.

Controle nervoso da mastigação

A mastigação inicia-se como um processo, aparentemente voluntário, determinado pelo córtex cerebral, quando decide levar o alimento à boca, fenômeno integrante da bromatossulipse, ou fenômeno de procura, aquisição e manejo da comida. Então, logo depois, pelo fato de o alimento estar na boca, leva-o inconscientemente a fechar esse órgão receptor. O fechamento bucal se dá graças à função de elastância bucal, ou seja, a transdução da característica volume (ΔV) em pressão (ΔP). Em outras palavras, o alimento recentemente introduzido na cavidade oral significaria apenas um volume (ΔV), mas, pelo fechamento posterior da boca, o volume passa a ser transformado em pressão (ΔP). A pressão intraoral (ΔP), assim gerada, excita agora o fenômeno reflexo inicial exprimido como reflexo de abertura bucal.

Reflexo de abertura bucal

A pressão gerada dentro da boca comporta-se como sinal-estímulo eficaz na excitação de mecanorreceptores mucosos. Em geral, tais receptores são complexos e encapsulados, localizados preferencialmente na mucosa de língua, nos lábios e nas áreas palatina e gengival (Figura 41.4). As zonas de maior densidade de receptores estão localizadas na porção anterior da boca, sendo capazes de diferenciar, com alto grau de precisão, tamanho, textura e forma de qualquer objeto presente na boca. Os receptores de tato e pressão são excitados pela

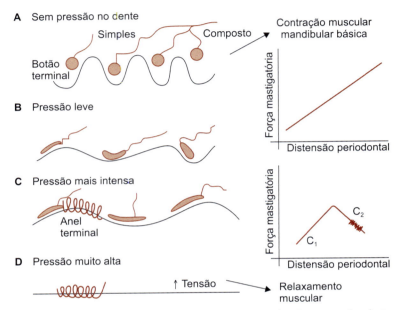

Figura 41.2 Esquema representativo da função de dois tipos de receptores periodontais: botão, ou corpúsculo, terminal e anel terminal (*ring end*). De cima para baixo: a pressão exercida sobre o dente aumenta gradativamente, havendo estiramento progressivo do ligamento periodontal e resposta reflexa dos músculos levantadores da mandíbula. **A.** Condição básica, sem maior pressão sobre o dente, apresenta contração muscular basal. **B.** Aumenta-se a pressão exercida, produzindo-se estiramento do ligamento e excitação do botão terminal. Reflexamente, há maior força contrátil do músculo levantador. **C.** Sendo bastante elevada a pressão sobre o dente, primeiro é estimulado o botão terminal, com maior contração muscular levantadora (C_1), mas logo depois há o aumento da tensão da fibra. Assim, passa a haver sua tensão, estimulando-se o anel terminal (de maior limiar) e originando-se a depressão da contração muscular do levantador (C_2). **D.** Quando a pressão supradental for exageradamente elevada, a tensão do ligamento é também alta, produzindo-se – por meio do anel terminal – inibição do músculo levantador, quando a mandíbula cai de sua posição.

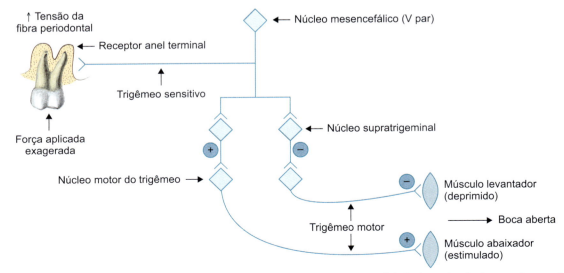

Figura 41.3 Efeitos produzidos pela excitação de mecanorreceptores periodontais na contratilidade dos músculos levantadores e abaixadores da mandíbula. Refere-se ao reflexo de proteção do periodonto provocado por aplicação de força exagerada sobre o dente.

pressão ou pela deformação do tecido em que se localizam. Os impulsos gerados são transmitidos pelas vias aferentes do nervo trigêmeo, da via do núcleo mesencefálico (quando determinar resposta reflexa) ou da via do núcleo sensitivo principal e da unidade rostral do núcleo espinal, dando lugar ao relaxamento da musculatura elevadora e à contração da musculatura abaixadora da mandíbula.

Concomitantemente, do núcleo mesencefálico saem aferências que chegam aos núcleos motores do VII par (nervo facial) e ao núcleo motor do XII par (nervo hipoglosso). Esses núcleos são responsáveis pela inervação do músculo bucinador e dos músculos da língua, que possibilitam a distribuição do bolo alimentar sobre as superfícies oclusais dos dentes conforme a consistência do alimento.

Mecanismos proprioceptivos periodontais

Sabe-se que o periodonto é ricamente inervado. Assim, em particular, as fibras mielínicas de pequeno diâmetro perdem distalmente a mielina, dando lugar a terminações livres que agem como receptores da nocicepção. As fibras amielínicas também estão relacionadas com a regulação autonômica dos vasos sanguíneos do periodonto (fibras vasomotoras). No entanto, as fibras mielínicas grossas têm a ver com os proprioceptores periodontais, que são, às vezes, encapsulados, mas podem ser simples tanto quanto compostos ou complexos. Quando estimulados, dão lugar à sensação de tato e pressão do dente (sensopercepção oclusal), pela via tálamo-cortical, além de controlar o reflexo de abertura bucal na mastigação (ou outras diversas funções estomatognáticas). As aferências chegam ao núcleo sensitivo principal e à unidade rostral do núcleo espinal do trigêmeo (via gânglio de Gasser), quando relativas à sensibilidade, e ao núcleo mesencefálico do V par, quando relacionadas com o controle reflexo dos movimentos mandibulares (Figura 41.4).

Reflexo de fechamento bucal

A abertura da boca produz um afastamento das paredes da cavidade bucal e, fundamentalmente, das superfícies oclusais dentárias, o que leva à retirada de estimulação dos mecanorreceptores mucosos e periodontais que iniciaram o reflexo de abertura da boca. Tal omissão excitatória facilita o começo do fenômeno anterior: fechamento da boca, porque os músculos abaixadores da mandíbula deixam de ser excitados, e os levantadores não estão deprimidos, ou seja, são suscetíveis à estimulação. Por sua vez, a abertura bucal prévia representa a adoção de posição baixa da mandíbula, exagerada pela força gravitacional, facilitando-se seu descenso. Existe, então, um conjunto de fatores que facilitam o fenômeno contrário, ao excitar os receptores proprioceptivos musculares e articulares que desencadearão o fenômeno contrátil dos músculos levantadores mandibulares, por meio dos mecanismos discutidos a seguir.

Excitação dos proprioceptores musculares

Os impulsos nervosos gerados a partir dos fusos musculares (cadeia nuclear), por estiramento dos músculos levantadores da mandíbula, ou pelo seu descenso, exercem um efeito inibidor sobre os motoneurônios alfa dos músculos antagonistas, em razão da inervação recíproca (Figura 41.5). Isso é possível porque uma fibra colateral do núcleo mesencefálico – que apresenta neurônio do tipo em T – que faz sinapse com um neurônio intercalar inibitório, determinando-se um potencial pós-sináptico inibitório nos motoneurônios dos músculos antagonistas abaixadores (esses neurônios localizam-se também no núcleo motor do V par). No entanto, ao mesmo tempo que ocorre essa inibição do antagonista (depressor da mandíbula), produz-se, por mecanismo semelhante, uma excitação do motoneurônio do músculo agonista, ou seja, do próprio elevador da mandíbula. Trata-se do reflexo miotático ou reflexo

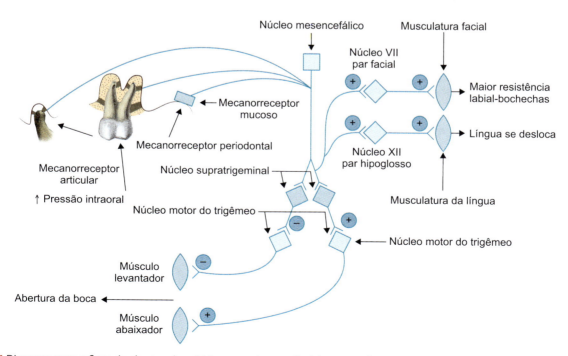

Figura 41.4 Diagrama para reflexo de abertura bucal (descenso da mandíbula) promovido por estimulação de mecanorreceptores orais, tanto articulares (periodontais) quanto mucosos.

de estiramento do músculo, o qual gera impulsos partindo da distensão do receptor ânulo-espiral pelas fibras Ia, que provocarão a excitação dos motoneurônios alfa do mesmo músculo, assim como a transmissão de impulsos excitatórios aos outros músculos sinergistas (outros levantadores da mandíbula).

Em resumo, pode-se dizer que os impulsos aferentes proprioceptivos originados nos receptores ânulo-espirais, ou terminações primárias dos músculos mandibulares levantadores, excitam seus próprios motoneurônios, mas também inibem os motoneurônios dos músculos antagonistas, passando a facilitar a contratilidade de outros sinergistas, ou seja, vários músculos sinergistas seriam ativados sincronicamente. Deve-se destacar que a descarga das terminações secundárias, ou de inflorescência ou roseta, seja qual for o músculo onde se originem, contribuem para a organização dos reflexos amplos dos músculos da mandíbula. Isso porque a excitação desses receptores leva a uma resposta geral de contratilidade postural, que, nesse caso, se refere a músculos levantadores da mandíbula, de tipo extensor.

O conceito de inervação recíproca é importante. Deve-se salientar que a inervação recíproca pode aplicar-se também a um mesmo músculo, como ao temporal, pois, quando se estira a porção anterior do temporal, a atividade da porção posterior é reciprocamente inibida. Isso porque, funcionalmente, essas porções do temporal funcionam de modo antagônico, quanto aos movimentos mandibulares de protrusão e retrusão.

O controle que exerce a informação proprioceptiva muscular, com relação aos movimentos mandibulares, poderia ser descrito da seguinte maneira: quando a mandíbula cai (abertura da boca), os músculos elevadores são fortemente estirados, desencadeando-se o reflexo miotático ou de estiramento, que provoca a contração isotônica dos elevadores da mandíbula com a consequente elevação desta. Contudo, quando os dentes superiores e inferiores entram em oclusão, a contração elevadora isotônica transforma-se em contração isométrica, com desenvolvimento de força mastigatória entre ambos os arcos dentários e tensão nos músculos levantadores mastigatórios (Figura 41.5). Essa tensão muscular nos levantadores traduz-se na estimulação dos órgãos tendinosos de Golgi, cuja descarga determina, via núcleo motor do V par, a inibição dos motoneurônios dos músculos levantadores e, ao mesmo tempo, excitação, por inervação recíproca, dos motoneurônios dos músculos abaixadores, levando a nova abertura bucal. Isso possibilita a continuação do ciclo mastigatório, de modo sucessivo.

Durante o reflexo de fechamento bucal, os núcleos motores do VII par e do XII par estão sendo inibidos. Dessa maneira, ocorre um relaxamento do músculo bucinador e da musculatura da língua, afastando tais estruturas das superfícies oclusais dos dentes.

Padrão rítmico mastigatório

O ritmo mastigatório tem certa capacidade nervosa de gerar ritmicidade; em parte, provocada pelos reflexos de origem bucal. No entanto, de acordo com diversos experimentos, é possível duvidar dessa única explicação. Além disso, demonstrou-se que, para outros sistemas rítmicos, como a respiração e a ambulação, existiria um sistema básico neural determinante localizado em estruturas do sistema nervoso central, tal qual ocorreria em outros fenômenos rítmicos fisiológicos, como deambulação (alternância de extremidades direita e esquerda, que realizam flexão e extensão alternadas, com contração tônica estática), respiração (inspiração, expiração) e outros fenômenos similares. Segundo Rossignol *et al.* (1988), haveria um agrupamento *sui generis* de neurônios, porque se trataria de interneurônios de muito elevada excitabilidade, entre os quais existiria um sistema de mútuas excitações. Tal fato determinaria um sistema autoexcitável e de permanentes autoestimulações pela formação de circuitos de reverberação. Assim,

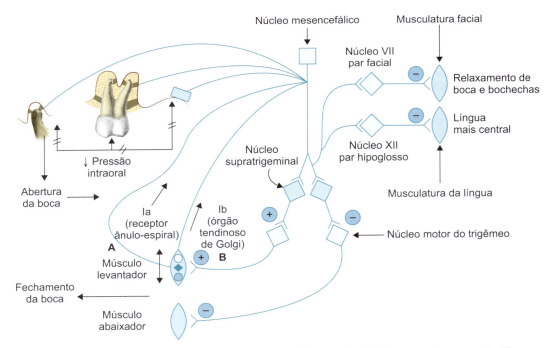

Figura 41.5 Diagrama de produção de reflexo de fechamento bucal promovido por excitação de receptor intramuscular (fuso muscular), quando há distensão (relaxação) da musculatura levantadora da mandíbula. **A.** Ia: receptor anuloespiral, que produz reflexo miotático e movimentação da mandíbula (ascensão). **B.** Ib: órgão tendíneo de Golgi que, distendido, excita o reflexo miotático.

seria formado um gerador de padrão central, que agiria basicamente por sistema *feedback* operante por circuito fechado, como aparece na Figura 41.6. Para Rossignol, tal sistema seria suficiente para determinar padrões rítmicos invariáveis em si mesmos, mas sua expressão na periferia poderia ser modificada por intervenções de fatores de outra natureza, extrínseca ao próprio sistema regulatório. Saídas do sistema provocariam fluxos de egresso manifestando-se por abertura ou fechamento da boca, como os fluxos derivados de (3) e (4) da Figura 41.6, que se vão repetindo no tempo graças ao próprio sistema de autoexcitação. As entradas (5) e (6) representam as influências de aferências periféricas e centrais, respectivamente.

Determinou-se que, excitando áreas do córtex cerebral motor (área 4 correspondente à região orofacial), produzem-se ritmos de abertura e fechamento alternados da boca, mas sem apresentar oclusão com exagero da pressão intercuspideana. Quanto à mastigação, sua ritmicidade estaria muito mais relacionada ao ato de mascar. Posteriormente, em áreas correspondentes à amígdala no sistema límbico (área estreitamente ligada ao prazer alimentar), ao serem excitadas eletricamente, determinou-se a existência de um ritmo similar ao da mastigação, sem haver interferência de influxos periféricos ou do próprio neuroeixo. Este último representaria, de fato, um gerador central de padrão rítmico mastigatório.

Deve-se estipular que tal centro mastigatório rítmico sofreria influências – por meio de (6) –, promovidas do mesmo sistema nervoso central, que modificam o ritmo mastigatório, adequando-o a certas condições fisiológicas que fosse necessário introduzir para maior rendimento funcional. De fato, provêm do córtex cerebral motor por meio do sistema piramidal, ou do extrapiramidal, dos núcleos da base, sobretudo do corpo estriado e da substância negra, além de existir uma importante modulação introduzida pelo cerebelo que proporciona velocidade e fluidez adequadas. Também participa regulando a função motora mastigatória por mecanismo de autorregulação antecipatória (*forward regulation*). Não devem ser esquecidas, no entanto, as modificações introduzidas pelo próprio sistema límbico e pelo hipotálamo.

Paralelamente às efetuações centrais, há interferência de reflexos originados na periferia, representada pelo sistema proprioceptivo estomatognático. São exemplos os reflexos de abertura e fechamento da boca (já discutidos anteriormente) e periodontal (iniciado no receptor de contato oclusal), determinante da gênese da pressão interoclusal.

Insuficiência mastigatória

Na suficiência mastigatória, o rendimento mastigatório tem valores equivalentes ou superiores a 78% para o adulto. No entanto, existe um número importante de fatores que condicionam uma diminuição do rendimento mastigatório, reduzindo a eficiência a valores inferiores a 78%, classificando-se a insuficiência mastigatória.

Diminuição da área dentária de oclusão

Ao diminuir a superfície oclusal efetiva, produz-se menor corte e esmagamento dos alimentos. Existe relação direta entre eficiência mastigatória e área oclusal efetiva fisiológica. Quando a última estiver diminuída, também será reduzida a área mastigatória útil, condição que leva à insuficiência mastigatória por causa oclusiva. Isso pode acontecer em casos de:

- Ausência de dentes, ou seja, de superfície oclusal hábil: quando falta o primeiro molar, que representa sozinho – cerca de 37% da área oclusal –, reduz-se o rendimento em 33%. Contudo, quando houver perda de dentes somente em um arco dentário, a mastigação poderá ser realizada no outro lado, sem que seja afetada mormente o rendimento mastigatório
- Relações oclusais anormais: há alta correlação entre o efeito triturador mastigatório e o número de pares dentários em oclusão. Daí, avaliando o número de pares dentários em oclusão, pode-se chegar a uma medição adequada da eficiência mastigatória
- Reabilitação protética: esse fator de reabilitação com prótese removível não alcança uma compensação funcional completa, dado que, por um lado, a área oclusal fisiológica não retorna exatamente à normalidade, e, por outro, há influência de fatores de índole técnica que se agregam, como retenção e mobilidade, entre outros. O rendimento, nesses casos, está em torno de 20 a 30% do normal. A prótese fixa apresenta esse inconveniente menor, mas sempre se observa certo grau de insuficiência, porquanto faltam os processos adaptativos controladores e moduladores fundamentais promovidos reflexamente pela proprioceptividade do periodonto.

DEGLUTIÇÃO

Trata-se do conjunto de mecanismos motores, perfeitamente coordenados, visando à passagem do conteúdo bucal para o estômago, com participação ativa da faringe e do esôfago. Tal efeito refere-se ao conteúdo oral, seja ele o bolo alimentar (de consistência elevada), seja de líquido/saliva existente na boca. Não obstante, pode também referir-se à expulsão do contento das vias respiratórias infrafaríngeas, sobretudo as secreções mucosas da árvore laringobrônquica, movimentadas retrogradamente por mecanismos respiratórios de retropulsão de caráter protetor, que removem partículas originariamente captadas e eliminadas pela função protetora-defensiva dessas vias.

Intervêm para tal efeito deglutitório 31 pares de músculos esqueléticos, cuja contração – obviamente complexa – é gerada e integrada por estruturas reticulares bulbares que formam o denominado centro deglutitório funcional.

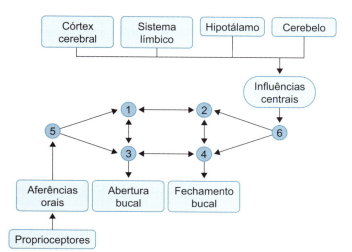

Figura 41.6 Representação esquemática da operacionalidade do padrão gerador de ritmicidade mastigatória, havendo grande excitabilidade (especialmente de 1) e intercomunicações recíprocas entre os diversos núcleos. Os números 5 e 6 representam a entrada de impulsos controladores, sejam estes oriundos de tecidos periféricos (5) para aferências orais, sejam centrais (6) para influências de origem central. Esse esquema pode ser aplicado a qualquer um dos programas rítmicos que controlam a mastigação rítmica.

Fisiologia

Após o processo de mastigação, o conteúdo intrabucal deve ser transferido para a faringe, iniciando seu trajeto para o trato gastrintestinal, visando finalmente à digestão e à absorção na mucosa intestinal. Tal processo constitui a deglutição ou, em termos mais corriqueiros, "engolição".

Em geral, os vertebrados que mastigam antes de engolir fazem uso da língua e das bochechas que, em conjunto com os dentes e sua superfície oclusal, preparam o bolo para a deglutição.

Além disso, especificamente a língua movimenta o bolo ou o líquido para empurrá-lo no sentido da faringe. No entanto, sua função varia de uma espécie para outra. Assim, por exemplo, o cão, tendo uma língua relativamente chata, é muito móvel. As aves, por exemplo, necessitam movimentar a cabeça e o pescoço para poder engolir. Contudo, independentemente do mecanismo utilizado, na deglutição ocorre uma particular situação de integração e harmonização das funções digestórias e respiratórias. Como o sistema boca–faringe apresenta um conjunto de câmaras comuns para ambos os processos, na deglutição, deve haver uma sincronização perfeita com a respiração, sem ocorrer passagem do conteúdo alimentar para as vias respiratórias nem alterar o fluxo respiratório, exceto em frações ínfimas de tempo, em que se obstrui a passagem de ar, enquanto as vias respiratórias fecham e a inspiração se detém. Isso somente é possível graças à interferência fundamental do sistema nervoso central como regulador das duas condições funcionais, estabelecendo uma sequência de fenômenos que possibilita um jogo flexível conveniente para ambos os objetivos fisiológicos. Evidentemente, sob o ponto de vista evolutivo, tais funções podem integrar-se apenas se houver, ao mesmo tempo, um sistema nervoso suficientemente desenvolvido adaptado a essa complexa situação funcional, como é o caso dos mamíferos.

Fases da deglutição

Estabelecem-se quatro estágios ou fases evolutivas da deglutição, nos quais o conteúdo bucal se desloca sucessivamente, seguindo etapas diferentes da boca até o esôfago. As fases evolutivas do processo de deglutição são:

- Fase I: preparatória
- Fase II: oral
- Fase III: faríngea
- Fase IV: esofágica.

Fase I | Preparatória

Atualmente, estudiosos tendem a conferir a essa fase uma particular relevância, especialmente na deglutição de bolo alimentar, formado na fase precedente de mastigação. Desse modo, a primeira etapa da deglutição constituiria uma fase intermediária entre as duas funções estomatognáticas: término da mastigação e início da deglutição.

Consiste basicamente no preparo da língua, com colaboração de bochechas e lábios, fenômeno no qual o controle cortical é o fato proeminente, mas já havendo certa participação reflexa a partir de aferências disparadas da mucosa do dorso glóssico anterior, bem como da mucosa dos lábios e das bochechas. Provavelmente, seriam receptores proprioceptivos de natureza mecânica, sensíveis a mudanças de pressão e deformação da mucosa. Aceita-se que, muito provavelmente, o tônus do bucinador seria um fator mais relevante, para facilitar o movimento lingual que mistura o bolo com a secreção salivar, cujo ritmo secretório se mantém elevado, tanto quanto na própria mastigação, cuja finalidade seria diminuir a viscosidade do bolo, favorecendo a condução e o fluxo. Nessa fase, há a elevação da mandíbula por contração isotônica do músculo temporal e o aumento do tônus desse músculo mantendo a boca fechada em desoclusão. Concomitantemente, há a contração do músculo orbicular da boca, o que possibilita o selamento labial. Tal fase é praticamente exclusiva da deglutição alimentar, ou do bolo alimentar, mais especificamente.

Não se observa esse tipo de deglutição na deglutição do lactente, nem na deglutição de líquidos ou saliva, nem da própria de extrusão do contento das vias respiratórias inferiores. Enquanto isso, os nervos partícipes seriam ramos não só do trigêmeo (que é, sem dúvida, o mais destacado), mas também do facial e do hipoglosso.

Fase II | Oral

Um tanto mais duradoura que a precedente, essa fase caracteriza-se pela propulsão intraoral. Provoca um fluxo baixo de transporte sobre a própria superfície da língua. As estruturas anatômicas envolvidas no processo da deglutição são apresentadas na Figura 41.7.

Detecta-se como fenômeno inicial uma projeção do ápice da língua para cima e para trás, estabelecendo-se uma zona de hipertensão intraoral anterior, seguida de formação na mesma superfície dorsal da língua de uma concavidade. Esta forma uma espécie de colher, em virtude, em grande parte, da contratilidade da musculatura intrínseca da língua, que intervém no músculo transverso e no longitudinal superior. Segue-se um processo ondulatório na mesma superfície dorsal, que se estende em sentido posterior para a base da língua, condição que contribui para o deslocamento do bolo alimentar no sentido da faringe. Considera-se tal fase a de formação de um êmbolo lingual que pressiona o bolo alimentar para trás, gerando um sistema de pistão propulsor do bolo.

Essa fase não existe na deglutição de líquidos, porque o fluido – bebida ou saliva – passa principalmente para o assoalho da boca e, por este, alcança o canal paraepiglótico. Assim, passa o líquido para a faringe, por escoamento que não exige atividade fisiológica particular, exceto, talvez, a própria pressão intrabucal determinada pelo tônus bucinador, além da posição elevada da mandíbula que facilita a pressão positiva intraoral.

A fase oral finaliza com a abertura do esfíncter glossopalatino, já citado aqui, com o aumento do diâmetro posterior da boca, por abaixamento da base da língua e levantamento do véu do palato, em que participam os músculos estilo-hióideo e estiloglosso, além dos músculos supra-hióideos, como o milo-hióideo. No entanto, há proeminente participação do genioglosso, considerado por muitos o músculo fundamental da fase oral da deglutição. Tal músculo, ao se contrair isotonicamente, traciona a língua para a frente, abrindo o canal posterior da boca. Completa-se o relaxamento do esfíncter funcional glossopalatino com a contração do músculo levantador do véu, puxando o palato mole para cima, descortinando o véu palatino, ao mesmo tempo que oblitera a abertura posterior das narinas, protegendo essa via respiratória da possível introdução do fluxo deglutitório. Novamente, tal como na fase prévia, os nervos protagonistas são o trigêmeo e o hipoglosso, mas a participação do facial é insignificante, porque começa a assumir um papel relevante o conjunto dos três nervos que integram o plexo faríngeo – o vago (X), o glossofaríngeo (IX) e o acessório (XI) –, fundamentais no desenvolvimento da etapa seguinte.

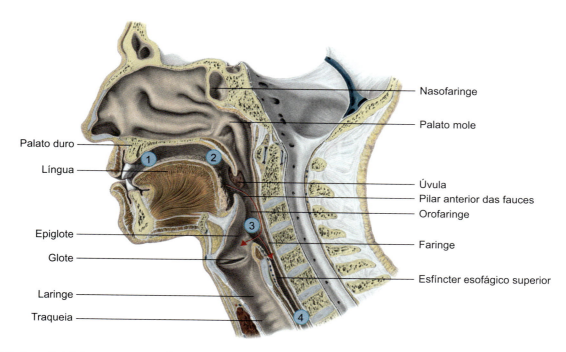

Figura 41.7 Corte sagital de boca e estruturas do sistema estomatognático, incluindo especificamente as câmaras nasal, oral, faríngea e larínea envolvidas no processo de deglutição, assinalando-se pelo número onde ocorrem as quatro principais etapas da deglutição. As setas vermelhas indicam a orientação dos fluxos respiratório e alimentar.

Fase III | Faríngea

Sem dúvida, é a etapa mais complexa da deglutição, porque nela participam grande número de estruturas e, especialmente, uma coordenação temporal muito estrita e coordenada, combinando rapidamente as funções respiratória e digestória. Não obstante, dura apenas em torno de 0,7 a 1 s. Refere-se mais a uma atividade em que predomina a ação de um fluxo de transporte por toda a faringe, como pode ser observado na Figura 41.7.

Estima-se que a deglutição faríngea se inicia com a contratilidade do músculo milo-hióideo, considerado o músculo mais relevante da função supra-hióidea. Isso porque, estando o hioide em posição elevada dada pela contração inicial da musculatura levantadora da mandíbula, iniciada já na etapa precedente, promove o deslocamento das estruturas sub-hióideas, como da laringe de modo especial. Ele é favorecido pela contração praticamente simultânea do músculo tireóideo, considerado o músculo protótipo da fase faríngea da deglutição, pelo fato de a sua função ser a mais representativa dos fenômenos mecânicos ocorridos nessa fase, tanto que sua avaliação seria exemplo de referência do fenômeno motor da deglutição faríngea.

Algum tempo depois, o músculo constritor superior da faringe começa a executar uma contração concêntrica, que provoca incremento da pressão intrafaríngea na porção superior da faringe, estabelecendo-se o primeiro uma diferença de pressão na faringe. A referida hipertensão faríngea seria suficiente para provocar o fluxo de deglutição ao longo da mesma faringe. Quando o bolo alimentar se situar no meio da faringe, o músculo constritor médio da faringe passará a se contrair, conduzindo o bolo ainda mais em direção inferior, ao se constituir mais outra diferença de pressão. Isso continua com a contração do músculo constritor inferior da faringe, que orienta o fluxo no sentido esofágico, ultrapassando o esfíncter esofágico superior (UES), quando já relaxado pela contração do cricofaríngeo. O relaxamento do UES estabelece um ponto de menor resistência, de alta condutância, que facilita o fluxo descendente do bolo alimentar ou fluido engolido. Essa ação decorreria da estimulação vagal que inerva tal musculatura laringofaríngea. A sequência de fenômenos mecânicos que ocorrem na faringe nessa fase da deglutição pode ser analisada no Quadro 41.1.

Além disso, nessa etapa da deglutição, a mandíbula encontra-se ainda elevada, como demonstra a Figura 41.8, que exibe a inscrição eletromiográfica dos músculos levantadores (temporal e masseter) e abaixadores da mandíbula (digástrico). Observa-se que, durante a fase faríngea da deglutição, contra-em-se simultaneamente os músculos masseter e digástrico, ou

Quadro 41.1 Sequência de fenômenos mecânicos na faringe na fase III da deglutição.

1. Manutenção do posicionamento elevado da mandíbula (ação preponderante do masseter)
2. Propulsão do osso hioide para cima por ação predominante do tireóideo
3. Limitação do refluxo para o nariz por elevação do véu do palato (levantador do véu)
4. Relaxamento do esfíncter esofágico superior (UES) pelo músculo cricofaríngeo
5. Contração de êmbolo da língua (músculo longitudinal superior)
6. Contração do constritor superior da faringe no sentido superior e anterior
7. Sequência de contrações descendentes no sentido aboral
8. Fechamento do vestíbulo laríngeo
9. Epiglotes adotam posicionamento horizontal por deslocamento do hioide promovido pela contração do tireóideo
10. Fechamento da glote (tireoaritenóideo)
11. Deslocamento global da laringe para cima e para a frente pelos músculos supra-hióideos e tireóideo
12. Contração do constritor médio da faringe
13. Contração do constritor inferior da faringe
14. Inibição da respiração (apneia)

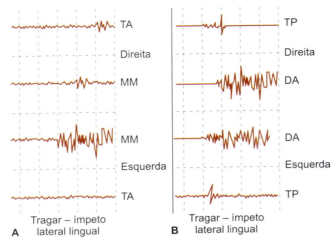

Figura 41.8 Registro eletromiográfico (EMG) dos músculos masseter e temporal anterior (vertical; **A**) e dos músculos temporal posterior (horizontal) e ventre anterior do digástrico (**B**). Observa-se a atividade elétrica de ambos os segmentos do digástrico, com a atividade do masseter, que é levantador da mandíbula. DA: ventre anterior do digástrico; MM: masseter; TA: temporal anterior; TP: temporal posterior.

seja, dois músculos antagonistas quanto ao posicionamento da mandíbula. No entanto, nessa função, a mandíbula não muda sua posição alta. O ventre anterior do digástrico promoveria deslocamento indireta da laringe para a frente e para cima, o que contribui para a já fundamental contração do tireóideo. Desse modo, a laringe, em bloco, sofre a transferência, abrindo o canal inferior da faringe, criando-se outra zona hipopressórica, somada à induzida pela relaxação do UES.

A contração de um considerável número de músculos, nesta fase da deglutição, é ocasionada pela excitação de núcleos motores de diversos nervos cranianos, como trigêmeo (V), hipoglosso (XIII), glossofaríngeo (IX), vago (X) e acessório (XI), além da participação dos nervos espinais cervicais C2 a C5.

Determinou-se que a etapa faríngea da deglutição resulta fundamentalmente da ação do padrão rítmico da deglutição. Contudo, há a intervenção de impulsos aferentes gerados nas vias digestivas altas e na laringe que precipitam a ritmicidade contrátil. Os impulsos são gerados em proprioceptores mucosos localizados na boca posterior e na faringe superior, além da superfície interna da laringe e das pregas vocais. Os receptores excitados pelo bolo alimentar, de consistência mais elevada, situam-se nos pilares amigdalianos anteriores, na sua porção inferior, na base da língua e na úvula. No entanto, os receptores sensíveis ao fluxo de líquido (saliva ou bebida) encontram-se nos canais d'água ou paraepiglóticos que, de fato, representam os osmorreceptores periféricos. Nos pilares anteriores, na sua porção superior e na faringe posterior, existem pressoreceptores que, excitados, causam vômito.

A laringe sofre modificações importantes, cujos objetivos seriam reforçar a condutância hipofaríngea e impedir a aspiração do conteúdo deglutitório para as vias respiratórias inferior e os pulmões. O conjunto de fenômenos laríngeos pode ser designado complexo laríngeo, com transferência maciça da laringe para cima e para a frente, abrindo o canal inferior da faringe, e deslocamento da epiglote para sua posição vertical.

Fase IV | Esofágica

Fase relacionada com o esôfago, ou seja, o trecho do percurso que se estende desde o UES até o esfíncter esofágico inferior ou LES. Há três setores do esôfago que contemplam processos funcionais diversos, segundo o tipo de músculo envolvido na contratilidade descendente.

No terço superior do esôfago, a musculatura é esquelética, constituída por feixes musculares, prolongações do constritor inferior da faringe, cuja contratilidade assemelha-se a ele e sofre controle do plexo faríngeo (nervos X, IX e XI). O terço médio do esôfago é formado por uma substituição gradativa do músculo esquelético por musculatura lisa. Nessa zona, a contratilidade muscular esquelética dá lugar à musculatura lisa, tanto circular quanto longitudinal, cuja expressão contrátil é o movimento peristáltico de caráter descendente ou aboral. Finalmente, o terço inferior é exclusivamente músculo liso, que segue as mesmas características da etapa anterior.

O músculo liso esofágico é controlado basicamente pelo nervo vago (X), a partir de impulsos gerados na formação reticular bulbar, ou seja, integrando o sistema controlador do centro funcional da deglutição. Somente no nível do LES, o controle é mais amplo ainda, agregando-se eferências simpáticas e a ação de hormônios peptídicos gastrintestinais, especificamente de gastrina e bombesina.

O transporte transesofágico do bolo alimentar é lento (ao redor de 6 s), sendo mais veloz para os líquidos. A velocidade é maior pela ação da gravidade e há facilidade de escoamento líquido e de viscosidade baixa do conteúdo transportado. Contudo, o transporte de fluido não significa transferência passiva, sendo basicamente ativo, com ação predominante do peristaltismo. Deve-se salientar que o movimento peristáltico está representado por uma onda progressiva bifásica, em que a onda contrátil é proximal e determina área hiperpressórica. Por sua vez, a onda de relaxamento (relaxamento receptivo) é distal – que precede a contrátil – e determina área de hipotensão. O conteúdo da deglutição desloca-se em sentido aboral.

O movimento peristáltico do esôfago deve-se à integração dos plexos nervosos intramurais, especialmente intramuscular de Auerbach, sendo a serotonina o neurotransmissor fundamental da propagação do impulso, mas no esôfago terminal. Têm mais relevância os mecanismos purinérgicos (ATP), especialmente no que concerne à abertura receptiva do esfíncter esofágico inferior (LES).

Na Figura 41.9, esquematizam-se o conjunto e a sequência de fatores biofísicos e fisiológicos que promovem as etapas do percurso da deglutição da boca até o estômago.

Mecanismo neural de regulação da deglutição

O sistema nervoso central pode determinar e controlar o processo deglutitório, pela existência de um centro coordenador localizado na formação reticular bulbar, bem como na vizinhança com a porção reticular pontinha – o centro funcional da deglutição (Figuras 41.10 e 41.11).

Na Figura 41.10, existem diversas aferências que majoritariamente sinaptam com corpos celulares de neurônios pertencentes ao núcleo do trato solitário, como integrantes dos axônios sensitivos dos nervos facial (VII), glossofaríngeo (IX) e vago (X), em menor proporção, provindos da língua, da mucosa oral, da faringe e da laringe. No entanto, dos nervos vago e glossofaríngeo, algumas sinapses podem ser atingidas diretamente (sem passar pelo núcleo solitário) na rede neuronal subjacente do núcleo do trato solitário. Seja como for, tal núcleo do trato solitário, em conjunto com os interneurônios vizinhos, forma uma estrutura funcional que pode ser denominada corpo ou região dorsal, onde se organiza – após a excitação sensitiva referida – a resposta de deglutição.

Os neurônios (do núcleo solitário e interneurônios subjacentes) podem ser considerados neurônios geradores do padrão rítmico da deglutição (Figura 41.12). Na já considerada região ventral do centro funcional da deglutição, estariam representados fundamentalmente os neurônios do núcleo ambíguo, além de interneurônios subjacentes e da área ventral subambígual. Em conjunto, estes poderiam ser considerados neurônios ligadores ou de associação do centro da deglutição a núcleos motores de diversos nervos cranianos, sobretudo do hipoglosso (XII), bem como dos núcleos motores do trigêmeo (V), do vago (X), do glossofaríngeo (IX), do facial (VII), do acessório (XI) e dos nervos espinais cervicais C2 a C5. Estabelece-se, desse modo, um fluxo eferente de caráter motor, com nervos que controlam praticamente todos os 31 pares de músculos referentes à expressão motora da deglutição.

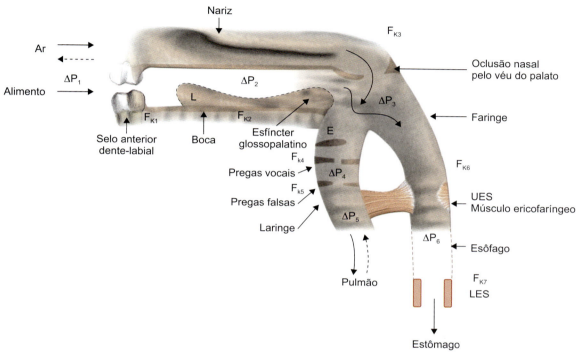

Figura 41.9 Esquematização das câmaras (compartimentos) estomatognáticas envolvidas no processo de deglutição. Destacam-se as grandes vias nasal, bucal, faringe, laringe e esôfago e estão indicados os mecanismos reológicos participantes na deglutição. F_K: pontos de interação da condutância no trânsito; ΔP: áreas onde se estabelece gradiente tensional que possibilita o deslocamento do bolo; $\Delta P3$: área de entrecruzamento aéreo-alimentar no nível faríngeo.

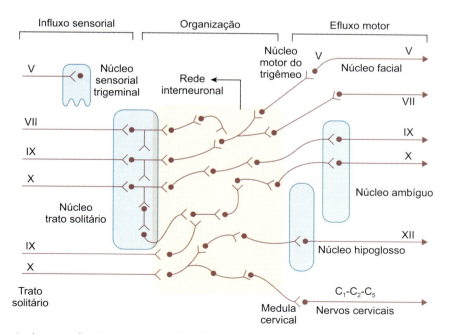

Figura 41.10 Esquematização do centro funcional reticular bulbar da deglutição. As eferências (influxo sensorial) ingressam pelo lado esquerdo da figura, enquanto as eferências (efluxo motor) emergem pelo direito.

Além do influxo sensitivo mencionado, que entra pela região dorsal, influxos provindos do córtex cerebral podem interferir diretamente na região ventral, sem sinaptar com a área dorsal. No entanto, alguns poucos axônios podem fazê-lo em baixa proporção. Assim, lesões plurifocais corticais-subcorticais podem alterar a deglutição, modificando a inter-relação existente entre o córtex cerebral e o centro bulbar da deglutição, como se diagnostica na disfagia pós-lesão anóxico-isquêmica (ver Figura 41.12).

Ademais, na deglutição, detectam-se certas expressões de influência vagal, como sutil bradicardia e inibição respiratória, mediadas por impulsos gerados no núcleo de trato solitário que, seguindo fibras curtas intrarreticulares, atingem o grupo dorsal bulbar do centro respiratório, inibindo-o.

Enquanto isso, axônios que sinaptam com corpos celulares do centro pneumotáxico – aliás, situado no núcleo ambíguo – excitam-no. O centro pneumotáxico, por sua vez, deprime o grupo dorsal, causando apneia durante a etapa faríngea da deglutição e certo grau depressivo na fase esofágica.

O neurotransmissor dessas ações cardiodepressora e pneumodepressora são opioides endógenos, particularmente beta-endorfina e encefalinas (leu- e met-). Para melhor compreensão da regulação da deglutição pela formação reticular bulbar e pontina, deve-se observar o esquema da distribuição anatômica da formação reticular dos principais núcleos envolvidos na gênese nervosa da deglutição exibida na Figura 41.13.

No que diz respeito aos influxos descendentes do córtex cerebral, estes seriam iniciados, de preferência, no córtex motor

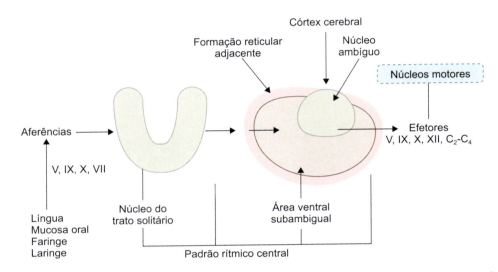

Figura 41.11 Representação esquemática do centro de deglutição. Observa-se a inter-relação entre os núcleos do trato solitário e ambíguo, por meio de interneurônios reticulares, que intervêm como mecanismos de associação e fonte de geração de atividade rítmica elétrica.

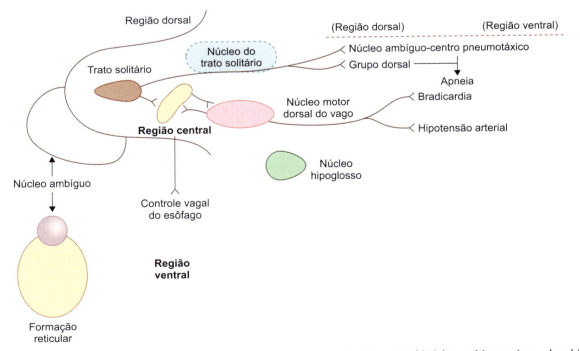

Figura 41.12 Esquema acerca da formação das regiões dorsal (núcleo do trato solitário) e ventral (núcleo ambíguo e área subambigual). Esta última representa os neurônios interligadores que se associam aos núcleos motores efetores.

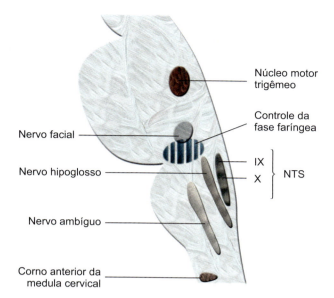

Figura 41.13 Esquema anatômico das estruturas do tronco encefálico relativas à função deglutória. NTS: núcleo do trato solitário.

pré-central, interferindo na função da região ventral, nas fases oral, faríngea e esofágica, sob a influência dos impulsos descendentes, oriundos no córtex cerebral, como ocorre ao provocar-se voluntariamente a deglutição.

BIBLIOGRAFIA

Ahlgren J. Pattern of chewing and malocclusion of teeth. A clinical study. Acta Odontol Scand. 1967;25(1): 3-13.

Aviv JE, Liu H, Parides M, Kaplan ST, Close SG. Laryngopharyngeal sensory deficits in patients with laryngopharyngeal reflex and dysphagia. Ann Otol Rhinol. Laryngol. 2000;109(11):1000-6.

Basker MR, Cooper DKC. Oesophageal syncope. Am R Cell Surg Engl. 2000;82(4):249.

Bates JF, Stafford GO, Harrison A. Masticatory function – a review of the literatures. The form of the masticatory cycle. J Oral Rehabil. 1975;2(3):281-301.

Black GV. An investigation of the physical characters of the human teeth in relation to their diseases, and to practical dental operations, together with the physical characteristics of filling materials. Dent Cosmos. 1985;37(6):469-84.

Bradley RM. Swallowing. In: Bradley RM. Essentials of oral physiology. St. Louis: Mosby-Year Book Inc.; 1995.

Castell DO. The esophagus. Boston: Little Brown; 1992.

Cattoni DM. Alterações da mastigação e deglutição. In: Ferreira LP, Befilopes DM, Limongi SCO, orgazniadores. Tratado de fonoaudiologia. São Paulo: Roca; 2004.

Corbin-Lewis K, Liss JM, Sciortino KL. Anatomia clínica e fisiologia do mecanismo da deglutição. São Paulo: Cengage Learning; 2009.

Dahan JS, Lelong O, Celant S, Leysen V. Oral perception in tongue thrust and other oral habits. Am J Orthod Dentofacial Orthop. 2000;118(4):385-91.

Daniels SK. Swallowing apraxia: a disorder of the praxis system? Dysphagia. 2000;15(3):159-66.

Doods WJ, Stewart ET, Logemann JA. Physiology and radiology of the normal oral and pharyngeal phases of swallowing. Radiol. 1990;154(5):953-63.

Douglas CR. Patofisiologia oral. v. 1. São Paulo: Pancast; 1998.

Ertekin C, Kiylioglu N, Tarlaci S, Turman AB, Secil Y, Aydogdu I. Voluntary anti-reflex influences on the initiation of swallowing reflex in man. Dysphagia. 2001;16(1):40-7.

Ferrario VF, Serrão G, Dellavia C, Caruso E, Sforza C. Relationship between the number of occlusal contacts and masticatory muscle activity in healthy young adults. Cranio. 2002;20(2):91-8.

Gunke HS. Masticatory efficiency and dental state. A comparison between two methods. Acta Odontol. 1985;43(3):139-46.

Hamdy S, Rothwell JC, Aziz Q, Thompson DG. Organization and reorganization of human swallowing motor cortex: implications for recovery after stroke. Clin Sci. 2000;99(2):151-7.

Jean A. Control of swallowing program by inputs from the peripheral receptors. A review. J Auton Nerv Syst. 1984;10(3-4):225-33.

Lund JP. Mastication and its control by the brain stem. Critical Rev Oral Biol Med. 1991;2(1):33-64.

Miller AJ. Neurophysiological basis of swallowing. Dysphagia. 1986;1:91.

Miller AJ. The search for the central swallowing pathway: The question for clarity. Dysphagia.1993;8(3):185-194.

Nishino T. Physiological and pathophysiological implications of upper airway reflexes in humans. Jap J Physiol.2000;50(1):3-14.

Pedroso de Lima JJ. Introdução à mecânica e a outros temas em medicina dentária. Coimbra: Imprensa da Universidade; 2000.

Pereira LJ, Duarte Gavião MB, Van Der Bilt A. Influence of oral characteristics and food products on masticatory function. Acta Odontol Scand. 2006;64(4):193-201.

Pereira LJ, Gavião MB, Van Der Bilt A. Influence of oral characteristics and food products on masticatory function. Acta Odontol Scand. 2006; 64(4):193-201.

Renault F, Flores-Guevara R, Soupre V, Vazquez MP, Baudon JJ. Neurophysiological brain stem investigation in isolated Pierre Robin sequence. Early Hum Dev. 2000;58(2):141-52.

Rossignol S, Lund JP, Drew T. The role of sensory inputs in regulating patterns of rhythmical in higher vertebrates. In: Cohen A, Rossignol S, Grillner S (eds). Neural control of rhythmic movements in vertebrates. New York: Wiley; 1988.

Tagliaro ML, Calvi CL, Chiappetta ALML. A fase de incisão no processo da mastigação: enfoque clínico. Rev Cefac. 2004;6(1):24-8.

Tsai CM, Chou SL, Gale EN, McCall Junior WD. Human masticatory muscle activity and jaw position under experimental stress. J Oral Rehabil. 2002; 29 (1): 44-51.

Unno M, Shiga H, Kobayashi Y. The relationship between masticatory path pattern and masticatory efficiency in gumi-jelly chewing. Nippon Hotetsu Shika Gakkai Zasshi. 2005;49(1): 65-73.

Whitaker ME, Trindade Jr AS, Genaro KF. Proposta de avaliação clinicada função mastigatória. Rev Cefac. 2009;11(3):311-23.

Wilding RJC. The association between chewing efficiency and occlusal contact area in man. Arch Oral Biol. 1993;38(7):589-96.

42

Motilidade Gastrintestinal

Madileine F. Américo • Luciana A. Cora • José Ricardo A. Miranda

Introdução, 428

Bases gerais da motilidade gastrintestinal, 428

Etapas entre a ingestão do alimento
e a chegada ao estômago, 431

Motilidade gástrica, 432

Motilidade do intestino delgado, 434

Motilidade do intestino grosso, 435

Bibliografia, 436

INTRODUÇÃO

Secreção, motilidade, absorção e mecanismos sensoriais são funções fundamentais no trato gastrintestinal (TGI) para manter a homeostase. Tais funções são reguladas por mecanismos intrincados que envolvem interações entre o sistema nervoso entérico (SNE) e componentes endócrinos, parácrinos e neurócrinos. Trata-se de um vasto órgão neuroendócrino com extensos circuitos neurais que atuam de modo integrado, embora haja uma boa dose de autonomia.

De modo geral, os processos digestivos são relativamente lentos e exigem deslocamento coordenado e constante dos conteúdos ao longo do TGI, por meio da motilidade. A motilidade refere-se, portanto, ao movimento espontâneo de material dentro de órgãos ocos, que promovem a força necessária para que o deslocamento aconteça, por exemplo, no TGI, no sistema cardiovascular, na bexiga e no útero.

No TGI, as principais funções da motilidade são:

- Realizar a propulsão dos conteúdos ao longo dos segmentos intestinais condizente com a secreção e a absorção
- Misturar o conteúdo ingerido com secreções digestivas e expô-lo à superfície intestinal para absorção
- Facilitar o armazenamento temporário em certas regiões intestinais
- Impedir o movimento retrógrado do conteúdo de uma região para outra
- Eliminar resíduos que não podem ser absorvidos
- Manter as regiões gástrica e intestinal limpas de resíduos alimentares, secreções e restos celulares entre as refeições.

A motilidade gastrintestinal é um processo integrado que inclui atividade elétrica e mecânica (contrátil), tônus e trânsito. As camadas musculares da parede gastrintestinal e sua inervação são adaptadas e organizadas para produzir padrões motores específicos que atendem às funções de cada segmento. Assim, conhecer o funcionamento do TGI é essencial para compreender as disfunções gastrintestinais, que, por sua vez, apresentam importante impacto na prática clínica.

BASES GERAIS DA MOTILIDADE GASTRINTESTINAL

Exceto pela faringe, pelo terço superior do esôfago e pelo esfíncter anal externo, constituídos por músculo estriado, a contratilidade do TGI ocorre devido às células musculares lisas. Embora haja diferenças funcionais e estruturais de acordo com o segmento, as células do músculo liso são agrupadas em feixes cercados por tecido conjuntivo. As células musculares adjacentes estão eletricamente acopladas umas às outras e contraem sincronicamente quando estimuladas. Tal acoplamento é o resultado da fusão das membranas sob a forma de junções comunicantes (*gap junctions*), nas quais a resistência para a passagem do potencial elétrico é baixa, o que possibilita seu espalhamento de uma célula para outra.

As camadas musculares responsáveis pelas contrações gastrintestinais classificam-se de acordo com a orientação espacial das células musculares lisas: uma camada externa longitudinal, uma camada média circular e uma camada interna oblíqua. A despolarização do músculo longitudinal resulta em contração na direção longitudinal e diminuição no comprimento dos segmentos gastrintestinais. No cólon, o músculo longitudinal está concentrado em bandas denominadas *taenia coli*. A despolarização do músculo circular leva à contração de um anel de músculo liso e à diminuição no diâmetro dos segmentos gastrintestinais. A camada circular é a mais proeminente, sendo contínua em toda a extensão gastrintestinal. A camada de músculo oblíquo é a mais delgada, encontrada apenas no estômago. Os esfíncteres ou junções situados no esôfago superior e inferior, no piloro, na região ileocecal e no canal anal interno caracterizam-se por um espessamento das camadas musculares e são ricamente inervados. O esfíncter esofágico superior e o esfíncter anal externo são compostos por músculo estriado, sendo também amplamente inervados.

Durante o complexo processo de digestão dos alimentos e absorção de nutrientes, apenas uma minoria das informações sensoriais resultantes do TGI é percebida conscientemente. Tal fato deve-se a ricas inervações – extrínseca [sistema nervoso autônomo (SNA), parassimpático e simpático] e intrínseca [sistema nervoso entérico (SNE)] –, apresentadas pelo TGI. O SNE é responsável por coordenar atividades, visto que recebe sinalização de receptores do próprio TGI e de nervos extrínsecos (Figura 42.1). A estimulação parassimpática é excitatória e provoca a contração de músculos lisos intestinais – exceto nos esfíncteres. Enquanto isso, a estimulação simpática é excitatória para esfíncteres e inibitória para os demais músculos gastrintestinais. O nervo vago predomina, e aproximadamente 75% de suas fibras são aferentes e conduzem informação sensorial para o sistema nervoso central (SNC), para posterior processamento e integração. A inervação eferente parassimpática decorre dos nervos vago e pélvico, de tal modo que há reflexos denominados vagovagais, pelas atuações aferente e eferente do nervo, como na acomodação gástrica induzida pela refeição. A inervação simpática eferente ocorre a partir da cadeia ganglionar pré-vertebral e dos gânglios celíaco, mesentérico inferior e superior e pélvico-hipogástrico.

Os elementos do SNE, ou intrínseco, incluem cerca de 100 milhões de neurônios organizados em redes neurais distintas – merecem destaque os plexos mioentérico e submucoso. Esses plexos são constituídos por corpos celulares neuronais que oferecem, ao longo de todo o TGI, inervação motora às camadas circular e longitudinal, bem como secretomotora à mucosa. O mais proeminente, o plexo mioentérico, situa-se entre as camadas circulares e longitudinais das células musculares lisas. Muitos neurotransmissores (NT) estão presentes no SNE, incluindo acetilcolina (ACh), norepinefrina, peptídio intestinal vasoativo (VIP) e encefalina, entre outros.

Descobertas recentes demonstram que os neurônios entéricos fazem mais do que apenas regular diferentes tipos de contrações intestinais nas células musculares lisas. Uma liberação contínua de baixos níveis de neurotransmissores, como o VIP, induz a transcrição de proteínas de sinalização celular, com o objetivo de facilitar o acoplamento excitação-contração em células do músculo liso.

Além da capacidade neural, o TGI é o maior órgão endócrino do corpo, e todos os hormônios gastrintestinais são peptídios, embora nem todos os peptídios encontrados na mucosa gastrintestinal sejam hormônios. Os peptídios do TGI podem ser divididos em neurócrinos, endócrinos e parácrinos, dependendo do método pelo qual o peptídio chega a seu tecido-alvo.

Substâncias neurócrinas são liberadas perto do tecido-alvo e precisam apenas se difundir por uma fenda sináptica apresentando características excitatórias ou inibitórias. A ACh e as taquicininas (como a substância P) são NT que causam excitabilidade enquanto o óxido nítrico (NO) e VIP são importantes NT que causam inibição em células efetoras. A serotonina e a somatostatina são dois importantes NT utilizados pelos interneurônios intrínsecos, embora seu mapeamento nos circuitos neurais esteja incompleto. Os hormônios são liberados na circulação e alcançam todos os tecidos; porém, os receptores específicos para essa comunicação endócrina estão presentes apenas em tecidos-alvo. Há cinco hormônios cujas funções estão bem estabelecidas no TGI: secretina, gastrina, colecistoquinina (CCK), peptídio inibitório gástrico (GIP) e motilina. Entretanto, há uma lista de candidatos a hormônio e outros com função e/ou mecanismo de liberação completamente desconhecidos.

Substâncias parácrinas são liberadas por células endócrinas e difundem-se por pequenas distâncias no espaço extracelular para tecidos-alvo. No entanto, tais agentes podem afetar grandes áreas do TGI, em virtude da distribuição dispersa e abundante das células que os contêm. Além disso, um agente parácrino pode atuar nas células endócrinas, retendo ou liberando hormônios. A somatostatina, por exemplo, é um peptídio presente na mucosa e liberado paracrinamente quando o alimento está no intestino delgado, sendo capaz de inibir todos os hormônios gastrintestinais, como a gastrina.

Embora seja interessante discutir sobre os sistemas nervoso, endócrino e parácrino separadamente, é importante enfatizar que eles atuam de modo interligado. Várias substâncias são liberadas por terminações neurais e/ou células glandulares em resposta a vários estímulos para atuar sobre receptores específicos. A fonte de estímulos sensoriais pode estar dentro ou fora do corpo. Desse modo, a visão ou o olfato de uma comida apetitosa alteram muitos aspectos das funções gastrintestinais, bem como o alimento e os produtos de digestão no lúmen gástrico e intestinal.

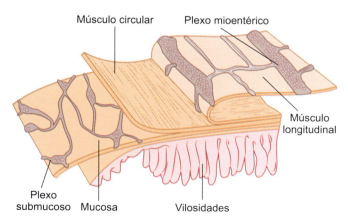

Figura 42.1 Representação do sistema nervoso entérico (plexos mioentérico e submucoso) entre as camadas de músculo liso ao longo do trato gastrintestinal.

Contração do músculo liso

Além das células musculares e neurais, algumas células intersticiais de origem mesenquimal contribuem intensamente para a contração gastrintestinal. Embora representem menos de 10% do total de células presentes no tecido muscular, as células intersticiais de Cajal (ICC) formam junções comunicantes com células do músculo liso e criam pontes entre as terminações nervosas e as células musculares lisas. O acoplamento elétrico possibilita que alterações na condutância de um tipo de célula afete a excitabilidade dos outros tipos de células do sincício. Há vários tipos de ICC distribuídas dentro das regiões submucosa (ICC-SM), intramuscular (ICC-IM), camada profunda muscular (ICC-DMP) e intermuscular (ICC-MY), entre outras. As ICC expressam vários receptores para neurotransmissores, hormônios, substâncias parácrinas e mediadores inflamatórios. Além disso, expressam vias de segundo mensageiro e canais iônicos que lhes possibilitam atuar em múltiplas frentes.

As ICC isoladas apresentam propriedades de membrana que proporcionam a atividade de marca-passo responsável pela geração da atividade elétrica que se espalha pelo músculo liso. As células musculares lisas têm um potencial de membrana que varia constantemente com despolarizações e repolarizações cíclicas. Essas oscilações são chamadas de ondas lentas e, embora seus mecanismos iônicos não sejam completamente conhecidos, redes de ICC eletricamente acopladas às camadas musculares circulares e longitudinais geram e propagam ativamente tais eventos.

As ondas lentas são extremamente regulares e minimamente influenciadas por atividades hormonais ou neurais, sendo coordenadas pelo próprio músculo liso ou por ICC associadas a eles. As ondas lentas estão sempre presentes, independentemente da existência ou da ausência das contrações. Registros simultâneos das atividades elétricas e mecânicas têm mostrado que as ondas lentas iniciam significativas contrações da musculatura quando seus picos de despolarização alcançam determinado limiar. A despolarização durante cada onda lenta aproxima o potencial de membrana desse limiar e, portanto, aumenta a probabilidade da ocorrência de contrações. Contudo, nem todas as ondas lentas alcançam o valor de limiar para que uma contração ocorra. Desse modo, nem todas as ondas lentas são acompanhadas por uma contração.

Uma vez que o limiar tenha sido excedido, quanto maior a amplitude da despolarização, maior será a força da contração no estômago, por exemplo. Em outras regiões intestinais, sobrepostas às ondas lentas formam-se oscilações rápidas pela entrada de Ca^{2+} na célula (canais de Ca^{2+} voltagem-dependente – tipo L), conhecidas como potenciais em ponta (*spike*) e responsáveis pelas contrações. A ocorrência de potenciais em ponta e, consequentemente, das contrações depende bastante de atividades endócrinas, parácrinas ou neurócrinas que podem diminuí-las ou aumentá-las (Figura 42.2).

A liberação de acetilcolina a partir de neurônios excitatórios colinérgicos e de hormônios, como a gastrina, inicia múltiplas vias de sinalização que aumentam ainda mais o influxo de Ca^{2+}, gerando intensas contrações musculares. Estímulos inibitórios simpáticos ou endócrinos inibem os potenciais em ponta, provocando hiperpolarização da membrana do músculo liso, ou ambos. Isso resulta em diminuição no Ca^{2+} intracelular livre e em subsequente relaxamento. No cólon, a relação entre variações de potencial e atividade contrátil não é tão direta e ainda não foi completamente esclarecida.

A frequência das ondas lentas varia ao longo do TGI, porém é constante e característica para cada segmento gastrintestinal. As ondas lentas estabelecem a frequência máxima de contrações para cada segmento do TGI, visto que somente ocorrem durante a despolarização das ondas lentas. A frequência máxima de contrações no estômago humano é de 3 contrações por minuto (cpm). Registram-se 12 cmp no duodeno, 6 a 8 cpm no íleo e 0,5 a 12 cpm no cólon.

Tipos de contrações

A duração das contrações na musculatura lisa do TGI apresenta grande heterogeneidade. Alguns músculos, como aqueles encontrados no corpo do esôfago, no antro gástrico e no intestino delgado, contraem-se e relaxam-se periodicamente, caracterizando as contrações fásicas. Os estímulos excitatórios conduzem às contrações fásicas, ou seja, de curta duração, por meio de potenciais em ponta sobrepostos às ondas lentas e criados pelo aumento nos níveis intracelulares de Ca^{2+}. A concentração de Ca^{2+} e sua ligação com a proteína calmodulina ativam uma miosina quinase de cadeia leve (MLCK) que, por sua vez, fosforila a miosina. O músculo contrai quando a miosina fosforilada interage com a actina. Quando os níveis intracelulares de Ca^{2+} caem, o ATP liga-se à cabeça da miosina e esta é desfosforilada por uma fosfatase específica, ocorrendo o relaxamento.

Outros músculos lisos, como aqueles encontrados no esfíncter esofágico inferior (EEI), no estômago proximal e nos esfíncteres anal interno e ileocecal, apresentam contrações sustentadas que duram de minutos a horas, caracterizando as denominadas contrações tônicas. As contrações tônicas, ou de longa duração, mantêm o lúmen parcial ou completamente fechado para impedir o refluxo e regulam a taxa de transferência da refeição ingerida entre órgãos adjacentes. Na contração tônica, o mecanismo exato para a manutenção do tônus não é conhecido, mas parece estar relacionado com os baixos níveis de fosforilação da miosina.

Exceto pela deglutição e pela defecação, os movimentos do TGI são totalmente involuntários e, em grande parte, controlados por contrações fásicas. Além disso, contrações fásicas

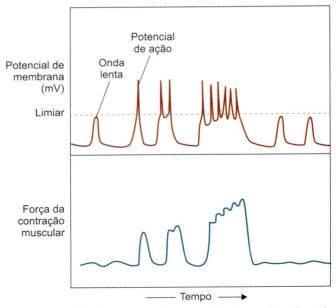

Figura 42.2 Ondas lentas presentes nas células musculares lisas do trato gastrintestinal. Quando se atinge o limiar, são disparados potenciais de ação no topo das ondas lentas, desencadeando a contração.

podem estar sobrepostas à atividade tônica. Assim, o tônus pode aumentar a eficiência das contrações fásicas, diminuindo ainda mais o diâmetro do lúmen.

O controle temporal das contrações, em termos de frequência, amplitude e duração, refere-se ao controle das contrações pelas células do músculo liso ou por um grupo de células. O controle espacial das contrações, em termos de direção de propagação, distância e velocidade de propagação, refere-se à relação entre o início das contrações em grupos de células adjacentes. Desse modo, as contrações em locais adjacentes devem ser coordenadas para uma propulsão eficaz.

Peristalse

O peristaltismo consiste na ativação sequencial de contrações de modo a propulsar os conteúdos ao longo dos segmentos gastrintestinais, coordenado pelos plexos nervosos intrínsecos e pelas próprias células do músculo liso, visto que continua ocorrendo mesmo após uma vagotomia. A estimulação da mucosa em um ponto focal libera neurotransmissores excitatórios no sentido oral e neurotransmissores inibitórios no sentido anal do estímulo. Dessa maneira, quando uma área de intestino é estimulada (p. ex., por bolo alimentar no lúmen), ela responde com contração anterior ao bolo alimentar e relaxamento posterior ao ponto estimulado. Interneurônios (p. ex., opioides ou somatostatina) coordenam essas atividades. Embora a onda de contração seja facilmente verificada, a existência da onda de relaxamento ainda é controversa. Ainda assim, esses atos isolados não proporcionam propulsão, a qual depende de várias contrações, denominadas peristálticas, que ocluem o lúmen e propagam-se sequencialmente na direção anal. Essa contração peristáltica, primeiramente descrita por Bayliss e Starling, é conhecida como a Lei do Intestino.

Reflexos

Trata-se de um movimento involuntário em resposta a um estímulo. No intestino, pode ser excitatório (contração muscular lisa em resposta a uma mudança no conteúdo luminal ou distensão/compressão da parede do intestino) ou inibitório (supressão das contrações do músculo liso por uma mudança no conteúdo luminal ou compressão/distensão da parede do intestino). Tais reflexos podem ser curtos onde a resposta ocorre no local do estímulo ou perto dele. Em reflexos longos, a resposta ocorre em um órgão diferente daquele que gera o estímulo ou em um local distante no mesmo órgão. Neurônios entéricos e autonômicos medeiam reflexos curtos e longos, respectivamente.

Trânsito gastrintestinal

Embora o fluxo seja reflexo dos movimentos locais sobre o conteúdo intraluminal, trânsito gastrintestinal refere-se ao tempo necessário para que o alimento ou outro material atravessem uma região específica do TGI (p. ex., o trânsito esofágico, o esvaziamento gástrico, o trânsito intestinal, o trânsito colônico etc.). O trânsito representa uma rede de interação entre vários parâmetros e é um relevante e conveniente índice de função dos órgãos. O trânsito no TGI depende de muitos fatores, como a natureza física (p. ex., sólido, líquido, gasoso) e química (p. ex., pH, osmolaridade e composição de nutrientes) dos conteúdos ingeridos. Convém reforçar que a relação entre as atividades fásicas ou tônicas e o trânsito ainda não foi completamente compreendida.

ETAPAS ENTRE A INGESTÃO DO ALIMENTO E A CHEGADA AO ESTÔMAGO

Para que o transporte dos conteúdos da boca em direção ao estômago ocorra, cinco fases podem ser consideradas:

- Fase de preparação: o bolo alimentar é mastigado e misturado com saliva, possibilitando que seja moldado e dimensionado para deglutição
- Fase oral da deglutição: a língua é comprimida contra os palatos duro e mole, gerando uma onda de pressão que empurra o bolo alimentar para a faringe
- Fase faríngea da deglutição: o esfíncter esofágico superior (EES) relaxa permitindo que o bolo entre no esôfago proximal
- Fase esofágica da deglutição: o peristaltismo é iniciado e o esfíncter esofágico inferior (EEI) relaxa possibilitando que o bolo entre no estômago
- Fase de relaxamento gástrico: o estômago proximal relaxa para acomodar a refeição.

Mastigação

A mastigação tem três funções principais:

- Facilitar a deglutição, por reduzir o tamanho das partículas ingeridas e evitar lesões ao revestimento da faringe e do esôfago
- Misturar o alimento com a saliva, expondo-o a enzimas digestivas e lubrificando-o
- Aumentar a área da superfície do material ingerido e, por consequência, sua taxa de digestão
- Expor os alimentos às papilas gustativas vinculando satisfação ao ato de comer.

O ato de mastigar apresenta componentes voluntários e involuntários, sendo, na maior parte do tempo, um reflexo inconsciente. O reflexo de mastigar é iniciado pela presença do alimento na boca, que inibe os músculos da mastigação e faz o queixo cair. Um reflexo de estiramento dos músculos posteriores da mandíbula produz uma contração que eleva automaticamente a mandíbula e fecha os dentes sobre o bolo alimentar. A compressão do bolo na superfície mucosa da boca relaxa os músculos da mandíbula, e o processo repete-se ciclicamente. Gengivas, língua e dentes participam do processo de mastigação, e a pressão gerada entre os molares seria o equivalente àquele promovido pelo peso de impressionantes 100 kg.

Deglutição

O centro da deglutição no bulbo parece determinar a sequência e o ritmo da deglutição, sendo estimulado pelos receptores orofaríngeos. A deglutição divide-se em fases conhecidas por oral, faríngea e esofágica.

Fases oral e faríngea

As fases oral e faríngea da deglutição são rápidas, levando menos de 1 s. A deglutição pode ser iniciada voluntariamente, mas esses esforços podem falhar se não houver pelo menos uma pequena quantidade de saliva para disparar o reflexo de deglutição. Uma vez iniciada, a deglutição prossegue como um reflexo involuntário coordenado por uma área dentro da formação reticular do tronco encefálico. Normalmente, os líquidos são movidos imediatamente da boca para a orofaringe e deglutidos. No caso dos sólidos, a deglutição é iniciada pela propulsão de material para a orofaringe por movimentos da ponta da língua contra o palato duro que separa uma porção de material sólido do restante. Com o material na orofaringe, os músculos laríngeos contraem-se para fechar a glote e elevar a laringe, evitando a entrada de alimento na traqueia. A peristalse começa na faringe para impulsionar o bolo alimentar em direção ao esôfago. Simultaneamente, o EES relaxa e possibilita a entrada do bolo alimentar no esôfago.

Fase esofágica

O esôfago normal de um adulto apresenta, aproximadamente, 20 cm de comprimento e o conteúdo deglutido leva cerca de 15 s para atravessá-lo. O esôfago conduz o material da faringe para o estômago por meio de contrações coordenadas das camadas musculares. Os esfíncteres em ambas as extremidades do esôfago permanecem fechados entre as deglutições, impedindo a entrada de ar em sua parte superior (EES) e de secreções ácidas gástricas na inferior (EEI). Durante a deglutição, os esfíncteres atuam de modo coordenado, abrindo para a passagem do alimento e fechando-se novamente após esta. O EES, com a musculatura do terço proximal do corpo do esôfago, é estriado (5%). O terço distal do esôfago compõe-se por músculo liso, e sua porção terminal atua como EEI. O terço médio do corpo do esôfago é composto por uma mistura de tipos musculares, ou seja, pela transição entre estriado e liso (35 a 40%) (Figura 42.3). As camadas musculares circular e longitudinal estão em grande sincronia para criar o máximo espessamento do músculo, aumentando a eficiência das contrações.

O padrão motor coordenado do esôfago e iniciado pelo ato de deglutir é chamado peristaltismo primário. Geralmente, o peristaltismo primário desaparece conforme o conteúdo se desloca do esôfago para o estômago. O peristaltismo secundário não costuma ser percebido e é provocado por resíduos de alimentos ou acidez da mucosa esofágica, não sendo precedido por deglutição. À medida que o bolo alimentar se aproxima da extremidade inferior do esôfago, o EEI relaxa. Esse relaxamento é mediado pelo nervo vago, e os neurotransmissores liberados são NO e VIP. A resposta motora induzida pela deglutição produz um relaxamento transitório não só do EEI, mas também do estômago proximal.

MOTILIDADE GÁSTRICA

O estômago pode ser dividido anatomicamente em quatro regiões: a cárdia, o fundo, o corpo e o antro. Em termos funcionais, o estômago pode ser dividido em duas áreas principais: a porção proximal, composto pelo fundo e por dois terços do corpo; e a porção de distal, que consiste no corpo distal e o antro. Essas duas regiões apresentam diferentes padrões de motilidade responsáveis, em parte, por duas funções principais: acomodação do material ingerido durante a deglutição e regulação do esvaziamento gástrico. A acomodação é atribuída, principalmente, às atividades da região proximal. Ambas as regiões estão envolvidas no controle do esvaziamento gástrico (Figura 42.4).

Em vez de uma contração tônica vagalmente mediada, como ocorre durante o jejum, o estômago proximal relaxa após uma refeição. Isso possibilita um aumento do volume no seu interior sem qualquer aumento na pressão intragástrica. Trata-se de um reflexo vagovagal iniciado pela distensão do estômago e abolido pela vagotomia. O relaxamento do estômago proximal ocorre em duas fases distintas: uma delas em resposta à distensão (relaxamento receptivo) e a outra em resposta à composição do alimento (relaxamento adaptativo ou acomodação gástrica). A CCK participa do "relaxamento receptivo" aumentando a distensibilidade da porção proximal do estômago. A acomodação gástrica é um relaxamento mais

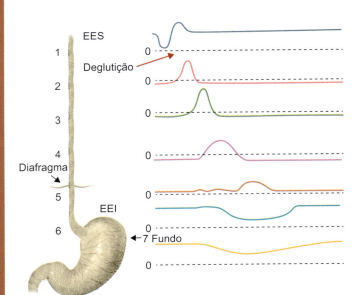

Figura 42.3 Reflexo desencadeado pelo relaxamento do esfíncter esofágico superior após a deglutição e o relaxamento receptivo no estômago. Nota-se a redução da pressão intraluminal no fundo do estômago.

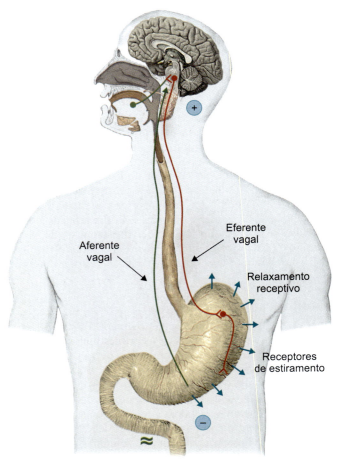

Figura 42.4 Aferências e eferências vagais envolvidas na acomodação e no esvaziamento gástrico. A integração das informações aferentes e eferentes vagais ocorre no bulbo.

duradouro das regiões proximais desencadeado pela chegada de nutrientes que torna possível o armazenamento da refeição ingerida.

As células musculares lisas da região proximal não mostram oscilações de potenciais espontâneas como as ondas lentas *in vitro*, mas sofrem contrações fásicas de longa duração e uma alteração no tônus em resposta a uma refeição. A regulação dessas contrações no estômago proximal e a correlação entre a atividade elétrica e as contrações não foram apropriadamente estabelecidas. Mais tarde, no decorrer do processo digestivo, as alterações de pressão denominadas contrações tônicas reduzem o tamanho do estômago para a acomodação do conteúdo gástrico remanescente e proporcionam a propulsão do referido conteúdo para o estômago distal, facilitando o esvaziamento.

Mistura e digestão

Após o armazenamento temporário do alimento ingerido no estômago proximal, a motilidade do estômago e do intestino delgado superior é organizada para realizar o esvaziamento ordenado dos conteúdos para o duodeno, de acordo com a quantidade e a composição do material ingerido. As partículas sólidas são retidas e moídas no antro por contrações fásicas. Enquanto isso, o quimo líquido é espremido pelo piloro. As contrações da região distal servem tanto para misturar quanto impulsionar o conteúdo gástrico. Contrações fásicas de intensidade variável ocorrem quase continuamente e começam na transição entre as duas porções gástricas avançando em direção à junção gastroduodenal. Conforme avançam, tais contrações aumentam tanto em força quanto em velocidade, possibilitando a passagem de alguns conteúdos de pequeno tamanho para o duodeno. Por outro lado, ao se chocar com o piloro, quase fechado, a maior parte dos conteúdos move-se de volta para o corpo gástrico. Esse processo é conhecido como retropropulsão e provoca uma mistura completa dos conteúdos gástricos, além de mecanicamente reduzir o tamanho das partículas sólidas.

Esvaziamento gástrico

O estômago consegue acomodar uma refeição ingerida bastante heterogênea e proporcionar quimo homogeneizado ao intestino delgado, em uma taxa adaptada para a capacidade de processamento intestinal. Desse modo, o esvaziamento gástrico é regulado para facilitar a digestão e a absorção intestinal dos nutrientes. O fluxo de quimo para a primeira porção do duodeno é regulado pela força de contração do estômago distal, o grau de relaxamento do piloro e a resistência duodenal. O piloro pode contrair de modo independente e alterar a resistência ao fluxo entre o estômago e o duodeno com grandes efeitos sobre o esvaziamento gástrico.

A taxa de esvaziamento de sólidos e líquidos depende fundamentalmente de suas composições químicas (Figura 42.5). Assim que os conteúdos são esvaziados do estômago, os receptores intestinais localizados no duodeno ativam-se, desencadeando diversos mecanismos hormonais e neuronais que aceleram ou inibem o esvaziamento gástrico. Os receptores no intestino delgado respondem a propriedades físicas (p. ex., pressão osmótica) e composição química (p. ex., íon hidrogênio, lipídios) dos conteúdos intestinais. Materiais ricos em lipídios ou hidrogênio (H^+) são esvaziados em um ritmo mais lento que o observado em soluções salinas quase isotônicas. Se o conteúdo gástrico for hipertônico ou hipotônico, o esvaziamento gástrico é alentecido.

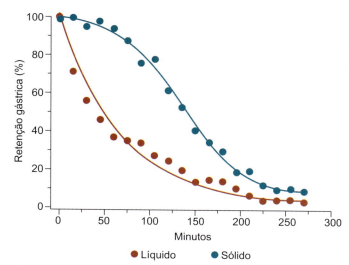

Figura 42.5 Taxa de esvaziamento gástrico diante da presença de conteúdo líquido ou sólido no estômago. Nota-se maior velocidade de esvaziamento gástrico em presença de líquido.

Assim, os lipídios induzem a liberação da CCK, o que aumenta a distensibilidade do estômago proximal, alentecendo o esvaziamento gástrico. A acidez duodenal (presença de H^+) inibe o esvaziamento gástrico por meio de reflexos neurais intrínsecos e secretina. Aferências neurais que ativam o SNA simpático, como dor, ansiedade, medo ou mesmo o exercício físico, podem retardar o esvaziamento gástrico. Além disso, o esvaziamento de sólidos só é iniciado após um período de latência durante o qual as partículas são reduzidas em tamanho (< 1 mm^3) pela atividade retropropulsiva do estômago distal. A regulação do esvaziamento gástrico proporciona tempo para o equilíbrio osmótico e a neutralização ácida, além da solubilização e da digestão de lipídios.

> **Métodos para avaliação do esvaziamento gástrico**
> Existem vários métodos para avaliar o esvaziamento gástrico em animais e no homem. As diferenças entre os métodos estão vinculadas principalmente à forma de obtenção de dados, diretos ou indiretos, invasivos ou não invasivos, bem como aos tipos de análises, sejam quantitativas e/ou qualitativas. O método-padrão (*gold standard*) é o de cintilografia, na qual um alimento (sólido ou líquido) é marcado com material radioativo e ingerido. Por meio de um detector de raios gama, realizam-se as contagens de emissão radioativa, que, por sua vez, são proporcionais às quantidades de material presente no estômago ao longo do tempo. As curvas de decaimento possibilitam quantificar o esvaziamento gástrico. Outro método bastante empregado envolve o sistema respiratório e emprega o carbono-13. Tal método é indireto, pois avalia uma refeição enriquecida com carbono-13. Depois de ingerida, metabolizada e transformada em gás, ela tem a contagem desse carbono-13 expirado realizada por meio de um espectrômetro de massa. Tanto o método com cintilografia quanto o de carbono-13 são bastante dispendiosos e limitados na rotina diária a apenas alguns centros. Existem ainda os métodos biomagnéticos, entre os quais se destaca a biosusceptometria de corrente alternada (BAC). Essa técnica avalia diretamente a quantidade de alimento marcado com material magnético presente no órgão. Um sensor fundamentado na propriedade magnética dos materiais é posicionado sobre a região de interesse, e medidas temporais e sequenciais fornecem o tempo de esvaziamento gástrico. Apenas a cintilografia e a BAC são aplicáveis para medidas em animais, embora marcações como a técnica de vermelho fenol e carvão, entre outras, possam ser adotadas. Nesse caso, o alimento é marcado com uma dessas substâncias. Após cada intervalo de tempo, grupos de animais são sacrificados, e a substância contida no interior do órgão é quantificada por espectrofotometria.

O tempo necessário para completar o esvaziamento gástrico, a digestão e a absorção intestinal de uma refeição varia com seu tamanho, o índice calórico e a composição química – cerca de 4 h para uma refeição de 500 kcal.

Estado prandial

O padrão de motilidade gastrintestinal depende do processamento dos componentes nutricionais de acordo com o estado prandial ao longo do dia, caracterizado por períodos interdigestivos (jejum) ou digestivos (alimentado). Durante o jejum, o TGI exerce uma atividade cíclica com períodos alternados de quietude e períodos de intensa atividade motora e secretora. Esse padrão estereotipado desenvolve-se quando não há estímulos extrínsecos, e sua função parece consistir em eliminar resíduos (partículas grandes e não digeridas, fungos, bactérias) a partir do lúmen do intestino.

O complexo motor migratório (CMM) é o padrão motor cíclico observado durante o jejum, sendo a duração de cada ciclo em torno de 90 a 120 minutos. Cada ciclo compreende pouca ou nenhuma contração (fase I), seguida por contrações intermitentes (fase II) e contrações intensas que "varrem" o TGI, dilatam o piloro e terminam abruptamente (fase III). Recentes observações identificaram que a fase III gástrica do CMM sinaliza o retorno da fome após as refeições (Figura 42.6). O CMM é uma atividade vinculada ao SNE, mas que pode ser influenciada por sistemas de controle extrínsecos, como o nervo vago, os hormônios gastrintestinais (motilina) e os neurotransmissores.

A ingestão de uma refeição suprime o padrão interdigestivo e institui um padrão de contrações relativamente contínuas, provavelmente em decorrência de mecanismos neurais e hormônios como a gastrina e a CCK, liberados durante a alimentação. O padrão mais comum consiste em uma a três contrações sequenciais separadas por períodos de 5, 10, 15 ou 20 s. Tais contrações têm intensidade variável, embora nenhuma tão forte quanto as contrações intensas que ocorrem durante a fase III do CMM. Em geral, a resposta digestiva a uma refeição também envolve um componente cognitivo-emocional com uma agradável sensação de saciedade, bem-estar e mesmo uma influência positiva sobre o humor.

MOTILIDADE DO INTESTINO DELGADO

Os nutrientes intraluminais modulam e adaptam a atividade motora do intestino delgado para facilitar os processos de digestão e absorção. O intestino delgado mistura os nutrientes com enzimas digestivas, expõe os nutrientes digeridos à mucosa absortiva e, em seguida, impulsiona o material não absorvido para o intestino grosso.

Contrações do duodeno proximal são essencialmente fásicas, embora durante o estado digestivo não sejam contínuas. Em vez disso, ocorrem contrações isoladas ou pequenos grupos de contrações, separados por intervalos de tempo sem contrações. Se a contração for forte o suficiente para ocluir o lúmen, o conteúdo intraluminal é propulsionado na direção do ânus. Se a contração não for forte o suficiente para a oclusão do lúmen, alguns conteúdos são propulsionados na direção do ânus, enquanto outros passam pela abertura parcial e voltam na direção da boca. As contrações intestinais dividem-se em:

- Contrações de segmentação, que proporcionam a mistura dos produtos alimentares ingeridos às secreções, facilitando o contato com a mucosa intestinal para absorção
- Contrações peristálticas, que proporcionam propulsão dos conteúdos intestinais na direção do ânus (Figura 42.7).

> **Vômito**
> Trata-se da expulsão do conteúdo intestinal e gástrico pela boca. Uma onda peristáltica retrógrada que se inicia no intestino delgado move o conteúdo na direção proximal (estômago e posteriormente esôfago). Se o esfíncter esofágico superior permanecer fechado, ocorre ânsia de vômito. Se a pressão no esôfago for forte o suficiente para abrir o EES, ocorre o vômito. Há uma descarga do SNA antes, acompanhando o vômito, o que resulta em salivação abundante, sudorese, palidez, respiração rápida e taquicardia. O vômito pode ser induzido por vários estímulos, tanto periféricos quanto centrais, como dor, mau cheiro, sinais repulsivos, fármacos e fatores psicológicos atuando no nível do córtex cerebral. O centro do vômito no tronco encefálico (área postrema) é estimulado por toque na faringe, distensão gástrica, vesícula biliar, bexiga, útero e rins, bem como canais auditivos semicirculares ou córtex cerebral. A estimulação elétrica nessas áreas pode provocar o vômito sem ânsia de vômito ou ânsia sem vômito. Em uma situação normal, no entanto, suas atividades são estreitamente coordenadas. Em geral, o vômito é um mecanismo de proteção para livrar o corpo de substâncias nocivas ou tóxicas, mas, se prolongado, pode causar problemas graves no equilíbrio de fluidos e eletrólitos. É possível que os mesmos fatores que causam náuseas e vômitos também provoquem desorganização na atividade elétrica intestinal.

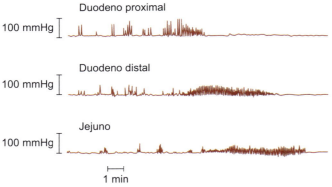

Figura 42.6 Variação da pressão intraluminal do duodeno (proximal e distal) e do jejuno durante o jejum determinada pela ocorrência dos complexos mioelétricos migratórios (ou complexo motor mioelétrico).

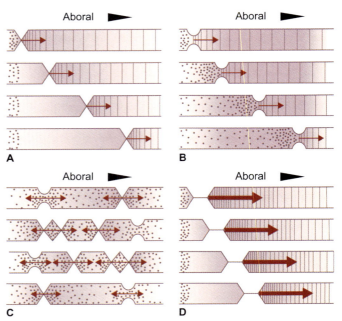

Figura 42.7 Contrações segmentares (ou de segmentação, em **C**) e peristálticas (em **A**, **B** e **D**) no intestino delgado.

Contrações de segmentação

As contrações que parecem dividir o intestino em segmentos são chamadas contrações de segmentação e não provocam propulsão. Partes do intestino delgado contraem-se em diferentes posições e sem oclusão total do lúmen, enviando o conteúdo intestinal tanto na direção da boca quanto do ânus. A seguir, essas porções do intestino delgado relaxam, e o conteúdo retorna para o mesmo ponto do segmento. Tal movimento para a frente e para trás produzido pelas contrações segmentares é responsável por uma mistura intensa, sem nenhum movimento efetivo do quimo. Apesar de sempre haver ondas lentas, a ocorrência de potenciais em ponta costuma ser localizada. Assim, locais de 1 a 2 cm de cada lado de uma área exibindo ondas lentas com potenciais em ponta sobrepostos podem apresentar apenas ondas lentas.

Contrações peristálticas

O intestino delgado também consegue induzir uma resposta contrátil altamente coordenada e vinculada à função propulsiva. A contração atrás do bolo e, simultaneamente, o relaxamento à frente do bolo alimentar propelem o quimo no sentido do ânus.

O reflexo peristáltico é coordenado pelo SNE de acordo com as seguintes etapas:

- A existência do alimento no lúmen intestinal sensibiliza as células enterocromafins que liberam serotonina (5-hidroxitriptamina, 5-HT)
- A 5-HT liga-se aos receptores nos neurônios aferentes primários intrínsecos que iniciam o reflexo peristáltico
- Atrás do bolo alimentar, transmissores excitatórios causam contração da circunferência muscular e transmissores inibitórios ocasionam a distensão do músculo longitudinal
- À frente do bolo alimentar, transmissores inibitórios causam a distensão da circunferência muscular e transmissores excitatórios ocasionam a contração do músculo longitudinal.

Reflexo gastrileal

O tônus do esfíncter ileocecal é basicamente miogênico, podendo ser alterado por fatores humorais e neurais. O alimento no estômago deflagra o aumento da peristalse no íleo e o relaxamento do esfíncter ileocecal. Como resultado, o conteúdo intestinal é levado até o intestino grosso no denominado reflexo gastrileal mediado pelo SNA e, possivelmente, pela gastrina. Mudanças no estado emocional também podem induzir alterações na motilidade do intestino delgado, visto encontrar-se sob a influência de centros superiores do SNC.

MOTILIDADE DO INTESTINO GROSSO

As contrações do intestino grosso são organizadas de modo a possibilitar uma ótima absorção de água e eletrólitos e armazenar temporariamente os resíduos (celulose e restos celulares), além do movimento de conteúdo na direção do ânus e da evacuação ordenada de fezes. O material move-se do ceco para o cólon (pelo cólon ascendente, transverso, descendente e sigmoide), para o reto e, em seguida, para o canal anal. As haustrações ou saculações do cólon aparecem no ser humano após as contrações do intestino grosso (contração da *taenia coli* e dos musculares circulares). As haustrações têm um componente dinâmico por causa da atividade contrátil da musculatura do cólon que pode formá-las em lugares diferentes.

Os padrões motores do cólon são um dos fenômenos mais variáveis e imprevisíveis do organismo. Muitas tentativas para classificá-los têm sido feitas, mas o grau de sobreposição dos perfis de pressão dificulta a classificação. A frequência, a amplitude e o tempo das contrações são variáveis em toda a extensão colônica e de acordo com vários parâmetros. A atividade motora apresenta considerável variação diurna, aumentando lentamente após uma refeição, reduzindo-se durante o sono e aumentando bastante ao acordar. Gênero, estresse psicológico e exercício físico também alteram a atividade motora e a função colônica.

Há, pelo menos, três tipos distintos de contrações com padrões espaço-temporais diferentes e responsáveis por executar as funções da motilidade colônica:

- Contrações fásicas, que causam uma lenta propulsão e intenso processo de mistura
- Raramente, contrações migratórias gigantes, também conhecidas como movimentos de massa, ou seja, movimentos capazes de rápida propulsão de conteúdo luminal por longos segmentos do intestino na direção do ânus
- Contrações tônicas, que ajudam as contrações fásicas a cumprir suas funções motoras.

O cólon promove dois tipos de contração fásica: de curta duração (2 a 3 s de duração) e de longa duração (15 a 20 s). A frequência das contrações fásicas de curta duração no cólon humano é de cerca de 3 a 12 vezes por minuto. As contrações fásicas de longa duração apresentam frequência de cerca de 0,5 a 2 vezes por minuto.

As funções motoras do cólon proximal, médio e distal diferem-se umas das outras, embora tais diferenças não sejam completamente compreendidas. Além disso, o cólon é obrigado a lidar com conteúdos semissólidos e sólidos, em vez de fluidos como o intestino delgado. Assim, a maior duração das contrações de longa-duração, por exemplo, possibilita misturar e impulsionar os conteúdos semissólidos e/ou sólidos de maneira mais eficaz. Geralmente, o conteúdo demora cerca de 20 horas para se deslocar do esfíncter ileocecal para o reto, onde pode permanecer mais 36 horas antes de ser evacuado.

Ceco e cólon ascendente

O fluxo do intestino delgado para o intestino grosso é intermitente e regulado por relaxamentos reflexos na junção ileocecal e contrações ileais, que impulsionam o conteúdo para o intestino grosso. Quando a porção proximal do cólon é distendida por material fecal, o esfíncter ileocecal contrai-se novamente, impedindo a ocorrência de refluxo para o íleo. Quando o material chega ao intestino grosso proximal, ele sofre várias contrações. As contrações fásicas de segmentação movem o conteúdo lentamente para a frente e para trás, misturando e expondo-o à mucosa para a absorção de água e eletrólitos.

Às vezes, a atividade de segmentação cessa subitamente, havendo perda de haustrações. Na sequência, o cólon sofre contrações migratórias gigantes que se propagam rapidamente (cerca de 1 cm/s) e "varrem" o conteúdo intraluminal na direção do ânus. Esses movimentos de massas ocorrem espontânea e aleatoriamente de 2 a 4 vezes/dia em pessoas saudáveis e deslocam o conteúdo colônico por longas distâncias (p. ex., do cólon transverso para o cólon sigmoide). Após os movimentos de massas, voltam a ocorrer haustrações e contrações fásicas. Os movimentos de massa são regulados por atividades dos nervos intrínsecos e extrínsecos e, possivelmente, pelos hormônios gastrina e CCK.

Contrações do cólon descendente e sigmoide

Como a maior parte da absorção colônica de água e eletrólitos ocorre na porção proximal do cólon, o material fecal na porção distal torna-se semissólido e move-se lentamente. No entanto, as contrações de segmentação são mais frequentes aqui do que no cólon ascendente e transverso, o que retarda o fluxo de conteúdos para o reto. Os movimentos de massa subsequentes impelem o material fecal com teor líquido reduzido em direção ao reto.

Motilidade do reto e defecação

A função motora do cólon tem grande impacto na frequência e no momento de defecação, bem como sobre a consistência e a forma das fezes. O reto enche-se de modo intermitente, e o canal anal permanece fechado por causa da contração do esfíncter anal interno. Quando o reto alcança cerca de 25% de sua capacidade de enchimento, o esfíncter anal interno relaxa (reflexo retoesfincteriano) e surge a urgência para defecar. Geralmente, há uma janela de cerca de 15 min para evacuar após o aviso inicial se as condições forem favoráveis e o esfíncter anal externo for aberto. Entretanto, a defecação pode ser impedida pela contração voluntária – controlada pelo nervo pudendo – do esfíncter anal externo, se as condições ambientais não forem favoráveis. O relaxamento do esfíncter anal interno é transitório e, recuperando seu tônus, a sensação de urgência para defecar desaparece até a passagem de mais conteúdos para o reto.

O reto pode acomodar grandes quantidades de material, atuando como um órgão de armazenamento. A força propulsora que possibilita a defecação é gerada por contrações do retossigmoide, do diafragma e dos músculos da parede abdominal para impulsionar o conteúdo retal pelos esfíncteres abertos. A manobra de Valsalva, ou seja, a expiração contra a glote fechada durante a fase final da defecação aumenta a pressão intra-abdominal e comprime o reto, ajudando na expulsão de fezes. No entanto, sem movimentos de massa, a manobra de Valsalva sozinha proporciona apenas uma defecação imperfeita.

A defecação é realizada por uma série de atos voluntários e involuntários. O reflexo retoesfincteriano e o ato de defecar estão sob controle neural, especialmente do SNE. O reflexo, no entanto, é reforçado pela atividade dos neurônios medulares. A sensação de distensão retal e o controle voluntário do esfíncter anal externo são mediados por vias medulares que ascendem ao córtex cerebral. A destruição dessas vias provoca uma perda de controle voluntário da defecação.

O esfíncter anal interno está sob o controle simpático e proporciona cerca de 80% de tônus anal normal em repouso. Enquanto isso, os músculos do esfíncter anal externo são estriados e inervados pelas raízes sacrais e do nervo pudendo. Em pacientes paraplégicos, nos quais a contração tônica dos esfíncteres está ausente, cada reflexo retoesfincteriano resulta em defecação.

Reflexo gastrocólico

A ingestão de refeições exerce uma influência profunda nos segmentos proximais do cólon e um efeito moderado no cólon distal. O alimento no estômago aumenta a motilidade do cólon e a frequência dos movimentos de massa. O denominado reflexo gastrocólico tem um componente parassimpático rápido, desencadeado pela distensão do estômago pelo alimento. Alguns minutos após a ingestão de uma refeição (cerca de 1.000 kcal), a atividade motora do cólon é maior durante 2 a 3 h. Essa resposta é influenciada pelo conteúdo calórico e pela composição da refeição, em que lipídios e carboidratos estimulam a atividade motora do cólon, enquanto os aminoácidos e proteínas a inibem. Nervos eferentes vagais estimulam os neurônios colinérgicos entéricos para aumentar a liberação da ACh, o que resulta em um aumento de atividade motora do cólon. Além disso, vários estudos têm demonstrado que o estado emocional influencia consideravelmente a motilidade do cólon e parece ser mediado pelos nervos extrínsecos.

BIBLIOGRAFIA

Boeckxstaens G, Camilleri M, Sifrim D, Houghton LA, Elsenbruch S, Lindberg G, et al. Fundamentals of neurogastroenterology: physiology/motility-sensation. Gastroenterology. 2016;150:1292-304.

Camilleri M. Physiological underpinnings of irritable bowel syndrome: neurohormonal mechanisms. J Physiol. 2014;592: 2967-80.

Farmer AD, Hobson AR, Aziz Q. Oesophageal and gastric motility. Medicine. 2015;43(1):262-5.

Hunt RH, Camilleri M, Crowe SE, El-Omar EM, Fox JG, Kuipers EJ, et al. The stomach in health and disease. Gut. 2015;64(10):1650-68.

Johnson LR. Gastrointestinal physiology. 8. ed. Philadelphia: Mosby; 2014.

Sanders KM, Kito Y, Hwang SJ, Ward SM. Regulation of gastrointestinal smooth muscle function by interstitial cells. Physiology. 2016;31:316-26.

Sarna SK. Colonic motility: from bench side to bedside. In: Granger DN, Granger JP, editors. Colloquium series on integrated systems physiology: from molecule to function to disease. Williston: Morgan & Claypool Publishers; 2010.

43

Secreção Gástrica

Armenio Aguiar dos Santos • Raimundo Campos Palheta Junior

Introdução, 437

Composição do suco gástrico, 438

Considerações morfofuncionais
sobre os "estômagos", 439

Inervação gástrica, 440

Regulação humoral, 440

Fatores luminais, 441

Regulação da secreção basal |
Fase interdigestiva, 441

Regulação da secreção pós-prandial, 441

Bases celulares da secreção ácida, 442

Bibliografia, 444

INTRODUÇÃO

O estômago é um reservatório funcional responsável pelo armazenamento e pela trituração das partículas alimentares a uma solução conhecida como quimo, que contém fragmentos de proteínas e polissacarídios, gotículas de gordura, sal, água e várias outras moléculas. No entanto, quase nenhum desses nutrientes orgânicos, exceto a água, consegue atravessar o epitélio da mucosa gástrica, havendo, portanto, pouca absorção deles no estômago. Diante disso, outra função do estômago consiste em controlar a liberação do quimo para a continuidade da digestão e posterior absorção intestinal.

Desse modo, há de se considerar o desafio diante da notória diversidade alimentar humana, ora hipotônica (p. ex., leite) ora hipertônica (p. ex., bisteca). Ademais, ao cabo de todo esse processo de transformação de macromoléculas em unidades absorvíveis, mediante a combinação de atividades mecânica e enzimática, resta a pergunta: por que o estômago não se digere?

Na verdade, tais dúvidas sobre a digestão dos alimentos no estômago remontam à Idade Média, tendo havido um grande questionamento sobre se tal processo decorria de fenômenos químicos ou físicos. Já em 1822, um camponês, Alexis Saint-Martin, ferido acidentalmente no abdome com um tiro de mosquetão, foi cuidado pelo médico William Beaumont. Para a surpresa do cirurgião, o paciente sobreviveu, tendo restado da lesão uma fístula gástrica. Beaumont pôde, assim, "espiar" diretamente o processo de digestão e analisar o fenômeno em humanos. Comprovou que a digestão dos carboidratos era mais rápida que a das proteínas e destas que a das gorduras. Observou que a mucosa gástrica se mostrava pálida e o processo da digestão demorava quando Saint-Martin eventualmente se zangava. Mediante a aspiração do conteúdo estomacal, coletou amostras do suco gástrico, capaz de digerir *in vitro* os alimentos. Aliás, algumas dessas amostras foram enviadas por Beaumont para químicos renomados da época, que atestaram a presença do ácido clorídrico (HCl ou ácido muriático) no suco gástrico. Então, Rudolf Heidenhain propôs a existência, no suco gástrico, de um fator acelerador da digestão (ou pepsia) – a pepsina – ao verificar a demora na digestão dos alimentos quando havia exclusivamente HCl 1N.

Nos últimos 50 anos, houve um grande avanço no conhecimento da regulação neural, hormonal e parácrina e das vias intracelulares envolvidas na síntese e na secreção do HCl. Isso contribuiu para o desenvolvimento de medicamentos (p. ex., antagonistas para o receptor histaminérgico H_2 e inibidores da bomba de prótons [H^+-K^+-ATPase]) que revolucionaram a terapia da úlcera péptica.

> **Por que o estômago se digere?**
> Ao longo dos anos 1960, houve um grande avanço na gastrenterologia, graças às novas técnicas de endoscopia e testes de secreção gástrica. Mediante ensaios clínicos, ficou claro que os pacientes com úlcera duodenal tendem a ser hipersecretores quando comparados a voluntários sadios. Aliás, o número de células parietais na população costuma ser bem variável. Especula-se que linhagens humanas dotadas do dobro, por exemplo, de células parietais tenham apresentado vantagens comparativas nos primórdios da humanidade no proveito da comida, ainda que putrefata. A história registra ainda casos curiosos de indivíduos, como o escritor brasileiro Rodolfo Teófilo, que, mesmo tendo ingerido água de fontes contaminadas com cólera, não desenvolveram a doença, embora penando horrores vida afora com dispepsia.
> Já pacientes com úlcera gástrica apresentam taxas de secreção gástrica similares às dos indivíduos sadios. O aparente paradoxo só foi entendido ao se considerar, além da corrosão ácida, mecanismos de defesa gástrica – garantidos pelo processo perene de regeneração epitelial e pela síntese de muco e bicarbonato. Isso começou a ser percebido com a descoberta por John Vane do mecanismo de ação do ácido acetilsalicílico que bloqueia a ciclo-oxigenase, enzima fundamental na síntese das prostaglandinas. Já nos anos 1970, verificou-se que tais autacoides são importantes para a manutenção da perfusão sanguínea da mucosa gástrica e da produção do muco alcalino, fatores fundamentais frente à acidez luminal, a ponto de a terapia com fármacos anti-inflamatórios não esteroidais (p. ex., nas artroses) lesionar a barreira da mucosa gástrica e ocasionar graves hemorragias.

COMPOSIÇÃO DO SUCO GÁSTRICO

Embora a digestão se inicie ainda na cavidade oral, pela ação das enzimas salivares, a primeira mudança notável do bolo alimentar se dá no estômago, dada a capacidade corrosiva do suco gástrico. Ainda assim, a assimilação de nutrientes de uma refeição comum pode dispensar a ação digestiva do estômago. Afinal, pacientes submetidos à remoção cirúrgica do estômago (gastrectomia completa) apresentam estado nutricional adequado. Por outro lado, a secreção gástrica é importante para a absorção de íons ferro e Ca^{2+}, bem como indispensável à absorção entérica da cobalamina ou vitamina B_{12}, vitamina presente em alimentos como carne, fígado, peixe e ovos e essencial à formação e à integridade das hemácias.

Já a acidez gástrica é essencial à prevenção do supercrescimento bacteriano luminal e da infecção entérica por bactérias enteropatogênicas, como o *Clostridium difficile*. Dada a importância dessa "esterilização" química do lúmen, surgiu recentemente a preocupação quanto a maior suscetibilidade a danos no intestino delgado induzida pelo uso crescente de inibidores da bomba de prótons, talvez reflexo de uma possível disbiose local.

Em 1982, Barry Marshall e Robin Warren, perplexos diante do achado frequente de micróbios nas biópsias de pacientes com gastrite, questionaram o conceito de os micróbios existentes no estômago serem meros saprófitos. Após tentativas sem sucesso, isolaram um bacilo curvo e dotado de flagelo em placas de cultura que haviam permanecido casualmente por mais tempo na estufa. Tal bactéria tem a capacidade incrível de sobreviver sob condições de extrema acidez, dada a existência na superfície externa de urease, enzima capaz de degradar ureia em amônia, a qual, na presença de H⁺, se transforma em íons amônio, um ácido bem mais fraco. Com isso, ao entranhar-se nas fossetas gástricas, e sob o manto protetor do muco, o *Helicobacter pylori* pode desencadear a gastrite.

Em condições fisiológicas, o HCl é o principal responsável pela hidrólise das proteínas alimentares. A digestão das refeições também decorre da ação enzimática de outro componente da secreção gástrica, no caso a pepsina.

O pepsinogênio, um precursor inativo, secretado pelas células principais presentes no antro gástrico, sofre autocatálise no ambiente de pH baixo no lúmen gástrico, transformando-se em sua forma ativa, a pepsina. Ao contrário das demais enzimas, a pepsina exibe atividade ótima sob pH baixo (pK em torno de 2,0), atuando, portanto, na digestão gástrica das proteínas ingeridas. O suco gástrico também contém lipase gástrica, que contribui com cerca de 10% na digestão inicial dos triglicerídios presentes no estômago. Já os polissacarídios ingeridos mantêm-se quase inalterados frente à secreção gástrica.

Diante da corrosão cloridropéptica, as células da superfície de todo o estômago são protegidas por camada viscosa de muco, capaz de limitar a retrodifusão do ácido pelo gel (Figura 43.1 A). O muco é constituído pela mistura de glicoproteínas mucina, fosfolipídios de superfície que conferem propriedades hidrofóbicas à superfície da camada mucosa e água. Tais fosfolipídios limitam a retrodifusão para o epitélio apical de solutos, como os H⁺ (Figura 43.1 B).

A estabilidade de tal camada é reforçada por pequenos peptídios, chamados fatores *trefoil*, que interagem com as cadeias laterais dos carboidratos das moléculas de mucina. Na base da camada de muco, são também secretados íons HCO_3^-, que protegem a superfície do estômago via neutralização, quando há corrosão pela acidez do lúmen. De fato, ao se percorrer delicadamente com um microeletrodo o trajeto desde o lúmen até a mucosa gástrica, constata-se tal tamponamento, sendo o pH do lúmen altamente ácido (pH 2,0), até alcançar o pH próximo da neutralidade (pH 7,0) ali nos arredores da superfície do epitélio do estômago (Figura 43.1 C). Desse modo, é possível compreender um dos motivos de o estômago não se digerir.

Vale notar que a integridade da mucosa gástrica depende do delicado equilíbrio entre fatores protetores e agressores. Diversos secretagogos aumentam a secreção dos componentes

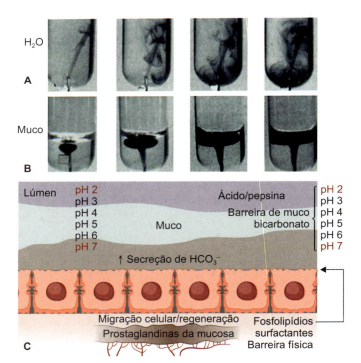

Figura 43.1 Proteção da mucosa gástrica dos agentes agressores HCl e pepsina. Ilustração do grau de difusão de HCl injetado no fundo de tubos de ensaio, contendo água (**A**) ou muco (**B**). **C.** Fatores protetores da mucosa gástrica: muco tamponante, bicarbonato (HCO_3^-), fosfolipídios, regeneração celular e vasodilatação mediada pela prostaglandina. Adaptada de Bhaskar *et al.* (1992).

da camada de muco, a qual estaria sob o controle colinérgico e de vias de sinalização dependentes de gastrina, bem como de reflexos locais envolvendo o peptídio liberador de gastrina (GRP) e as taquicininas. As prostaglandinas também são fundamentais em assegurar a perfusão sanguínea da mucosa gástrica e, portanto, a secreção de muco alcalino. Daí o fato de o consumo crônico de anti-inflamatórios não esteroides (AINE), cujo mecanismo de ação envolve a inibição da cicloxigenase e, portanto, a síntese de prostaglandina, predispor a mucosa gástrica a lesões de ulceração. Isso explica a tendência de os pacientes com artrose tratados com AINE desenvolverem dispepsia e gastrite hemorrágica.

CONSIDERAÇÕES MORFOFUNCIONAIS SOBRE OS "ESTÔMAGOS"

Situado entre o esôfago e o duodeno, o estômago é delimitado pelo esfíncter esofágico inferior (EEI) e o piloro, nesta ordem. A parede do estômago exibe dobras espessas vasculares: as rugas. Já a superfície do epitélio se invagina, formando as fóveas gástricas. Cada fóvea abre-se para quatro a cinco glândulas gástricas de fundo cego. Embora em humanos seja um órgão único, o estômago pode ser entendido como três regiões principais, em termos estruturais e funcionais. Logo no início, há a cárdia, com cerca de 5% da área da superfície gástrica, zona de transição entre o epitélio escamoso estratificado do esôfago e o epitélio colunar que reveste o resto do estômago. O fundo ou corpo do estômago contém cerca de 75% das glândulas gástricas, caracterizadas pelas glândulas oxínticas, das quais brota a secreção cloridropéptica típica do estômago. Por fim, logo antes do piloro, há a região do antro, responsável pela secreção de gastrina, o principal regulador da secreção gástrica pós-prandial.

Como indicado na Figura 43.2, as glândulas oxínticas na região proximal apresentam tipos diferentes de células:

- As parietais, especializadas na secreção de HCl e no fator intrínseco
- As principais, que armazenam em grânulos apicais – o zimogênio, ou pepsinogênio, enzima sintetizada e armazenada no estado inativo.

O zimogênio protege o interior da célula principal da autodegradação proteolítica, sendo liberado via exocitose e tendo o Ca^{2+} como fator intracelular fundamental nesse processo. Assim, agentes que aumentam o cálcio intracelular, como a acetilcolina (ACh) e o peptídio liberador de gastrina (GRP), são importantes secretagogos das células principais. Ativada sob o pH ácido que vigora no lúmen gástrico, a pepsina é inativada sob pH acima de 5, ou seja, logo após o quimo chegar ao duodeno, em indivíduos sadios.

Vale salientar que a pepsina é dispensável na digestão de proteínas: na sua ausência, como na atrofia gástrica, a proteína pode ser totalmente digerida por enzimas no intestino delgado. Contudo, a pepsina acelera a digestão de proteínas e, normalmente, contribui com cerca de 20% da digestão proteica total.

Há também células endócrinas secretoras de agentes reguladores da secreção gástrica, em especial a célula enterocromafim, que sintetiza histamina. Em direção ao topo das glândulas no fundo/corpo gástrico e dali se estendendo ao longo da superfície luminal, notam-se células mucosas secretoras de muco, contendo, entre outros tampões, o bicarbonato. Assim, e em condições normais, a mucosa gástrica protege-se da autodigestão por esta barreira físico-química de muco e bicarbonato, conforme descrito anteriormente. Na região do istmo e do colo da glândula, há células-tronco precursoras de todos os tipos celulares, as quais originam novas células que migram

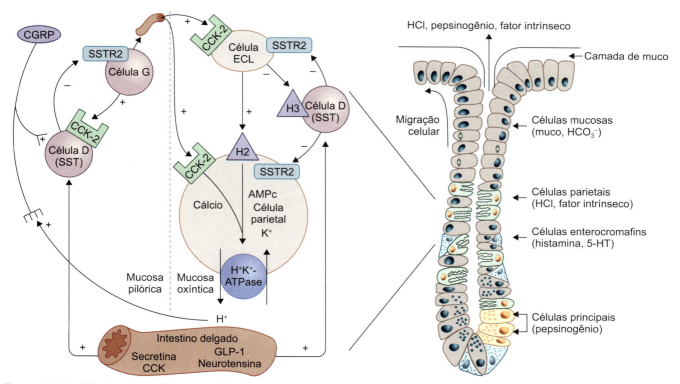

Figura 43.2 Modelos ilustrativos dos tipos celulares na mucosa gástrica, bem como da regulação neural, endócrina e parácrina da secreção de HCl. Adaptada de Barrett *et al.* (2015) e Schubert (2008).

para baixo, tornando-se células parietais, principais ou endócrinas, ou então para cima, tornando-se células mucosas na superfície, em renovação contínua, de 1 a 3 dias em humanos adultos (ver Figura 43.2).

Em virtude dessa grande reposição, as células-tronco sofrem a ação da maioria dos fármacos antineoplásicos. Tal desarranjo estrutural estaria envolvido nos episódios de náuseas e vômitos causados pela quimioterapia. Esse efeito adverso decorreria da serotonina (5-HT), liberada pelas células *enterocromafins*, atuantes, por sua vez, em receptores 5-HT$_3$ de núcleos centrais relacionados com o reflexo do vômito. Daí a eficácia de antieméticos como a ondansetrona, antagonista para receptores 5-HT$_3$.

Já as células parietais destacam-se pela capacidade de secreção e pelo gasto de energia. A secreção de HCl dá-se contra um enorme gradiente de concentração (mais de 2,5 milhões de vezes): desde o citoplasma de pH 7,2 para o lúmen de pH inferior a 1,0, sob taxas máximas de secreção. Tal processo só é possível mediante o transporte ativo. Assim, a célula parietal é repleta de mitocôndrias, ocupando 30% do seu volume. Em repouso, contém numerosos compartimentos membranosos, as tubulovesículas, cujo canalículo central se invagina profundamente na membrana apical. Tal morfologia muda totalmente sob a estimulação das células parietais.

Outra substância sintetizada pelas células parietais é o fator intrínseco, que, ao se ligar à vitamina B$_{12}$, possibilita a eventual absorção desta no íleo, reconhecido a partir de trabalhos seminais de William Castle. A anemia perniciosa era tão grave em certos pacientes que se cansavam até mesmo ao pentear o cabelo. Ao observar na necropsia de alguns deles extensa atrofia da mucosa gástrica, decidiu-se tratá-los com o suco gástrico aspirado de jovens saudáveis, recém-alimentados com carne. E, como controle, alimentou outros só com a carne moída, sem o suco gástrico normal. O grupo experimental respondeu com reticulocitose notável, fenômeno inexistente no grupo-controle. Castle (1929) concluiu, desse modo, ser vital a interação entre o alimento (carne bovina) como fator extrínseco e o suco gástrico humano sadio como fator intrínseco à restauração da hematopoese na anemia perniciosa, fenômeno que ocorre além do estômago.

Hoje, sabe-se que o fator intrínseco é liberado por exocitose das células parietais, ativado pelos mesmos secretagogos estimulantes da secreção ácida. Embora o fator intrínseco seja secretado em paralelo ao HCl, os processos são autônomos, pois inibidores da bomba de prótons são inofensivos à secreção do fator intrínseco. Vale notar que a conjunção vitamina B$_{12}$ protege o fator intrínseco da ação enzimática luminal, bem como do consumo por bactérias duodenais. Em ruminantes, de alimentação tipicamente vegetariana, a fonte principal de vitamina B$_{12}$ decorre da síntese por bactérias do rúmen.

Já na região antral, as glândulas gástricas são desprovidas de células parietais e principais, contendo, por sua vez, células secretoras de muco e células enteroendócrinas que regulam a secreção do HCl. Em especial, há as células G, de ampla comunicação com o lúmen gástrico e responsáveis pela secreção de gastrina por meio dos polos basolaterais. Há ainda as células D, secretoras de somatostatina (SST), potente inibidor da secreção de gastrina.

INERVAÇÃO GÁSTRICA

Além da inervação intrínseca via sistema nervoso entérico (SNE), o estômago recebe inervação extrínseca. No que tange à secreção gástrica, a atuação mais notável é a parassimpática,

via nervos vago com ramos eferentes e aferentes. A atividade vagal tem origem no tronco encefálico, mais especificamente no complexo dorsal vagal, que integra a atividade oriunda tanto de centros superiores, como o hipotálamo, quanto de núcleos viscerais, como o núcleo do trato solitário, ativado, por sua vez, por receptores gustativos, aferências vagais gastrintestinais, entre outros. Mediante tais interações, o complexo dorsal vagal modula a secreção gástrica vias eferentes vagais.

Tais conceitos foram revelados ao final do século 19 por Ivan Pavlov ao operar cães e construir fístulas em vários pontos do trato gastrintestinal (TGI) desses animais. Como a ingestão de alimentos ativava as secreções digestórias, realizou um ensaio clássico. Após um período de treino, em que a refeição era fornecida aos cães após soar uma sineta, eles passavam a produzir maior volume de secreção gástrica cada vez que ouviam o som, mesmo que o cuidador não lhes fornecesse a comida – fenômeno chamado de reflexo condicionado por Pavlov. Além disso, como a secção bilateral dos nervos vagos no abdome previne tal fenômeno, Pavlov propôs que todo o processo da digestão era regulado pelo sistema nervoso autônomo, teoria conhecida como nervismo.

Os reflexos neurais contribuem na estimulação e na inibição da secreção gástrica. Por exemplo, a distensão mecânica da parede do estômago evoca reflexos curtos (intramurais) que estimulam via sistema nervoso entérico (SNE) a secreção de HCl pela célula parietal. Há também reflexos longos, do tipo vagovagal, envolvendo a ativação de aferentes primários que se propagam pelo nervo vago até o complexo dorsal vagal, de onde retornam ao estômago via fibras vagais eferentes para ativar diretamente as células parietais ou via outros agentes secretagogos. A ACh é um mediador importante dos reflexos curtos e longos. Participa da estimulação de células parietais, principais e enterocromafins, bem como da neurotransmissão sináptica no SNE. Outro importante neurotransmissor no estômago é o GRP, liberado pelos nervos entéricos no antro gástrico, perto das células G com gastrina.

REGULAÇÃO HUMORAL

Em 1902, ao estudarem a atividade do pâncreas ocasionada pela chegada do quimo ao intestino, Ernest Starling e William Bayliss verificaram a persistência da secreção pancreática, mesmo em cães com pâncreas desnervados. Além disso, se o extrato da mucosa duodenal de um cão recém-alimentado fosse injetado na veia de outro cão em jejum, a secreção pancreática aumentava. Isso revela o fato de a mucosa do intestino delgado conter um fator estimulante da liberação de suco pancreático. Surgiu, assim, a ideia da regulação da digestão independente de nervos, via hormônios (secretina).

A seguir, J. S. Edkins verificou que a secreção gástrica é estimulável pelo extrato de mucosa gástrica, sugerindo a existência da gastrina. Na época, descobriu-se uma via local de regulação da função gástrica. Curioso com o fenômeno de Lewis, em que a compressão da pele por um objeto pontiagudo deixa por alguns instantes um halo pálido na região, Henry Dale observou que os extratos da pele contêm um peptídio biologicamente ativo (histamina) capaz de promover vasodilatação arterial, broncoconstrição e contração uterina, além de aumentar a secreção gástrica.

Como indicado na Figura 43.2, é consensual o conceito de as secreções gástricas também serem reguladas por fatores humorais, liberados por órgãos do sistema endócrino, e por outros tipos de agentes secretagogos, como as células enterocromafins. O regulador primário do sistema endócrino é a gastrina, produzida no antro e que percorre o sangue até estimular a célula parietal e as células ECL, por meio de receptores para a colecistocinina (CCK-B). Fatores parácrinos também alteram a secreção gástrica. Sob o efeito da gastrina e da acetilcolina, células enterocromafins liberam histamina, que se difunde até células parietais vizinhas, onde ativam a secreção ácida, via receptores para histamina do tipo H_2.

Antigamente, a histamina era considerada o mediador final comum na secreção de HCl, mas hoje se sabe que as células parietais expressam, além de receptores H_2, receptores para ACh (muscarínico M_3) e gastrina (CCK-B). Como os receptores H_2 afetam vias de sinalização (proteinoquinase A) que envolvem o AMPc, enquanto a ACh e a gastrina alteram (via fosfatidilinositol) o nível intracelular de Ca^{+2}, os três estímulos agem de modo sinérgico na secreção ácida pela célula parietal. A implicação dessa potenciação fisiológica, ou sinergismo, reside em conseguir uma maior taxa de secreção ácida mediante aumentos relativamente modestos em cada um dos três estímulos. Em termos farmacológicos, o resultado é a interferência na ação de qualquer um deles diminuir de modo notável a secreção ácida.

Vale notar que a gastrina, além de secretagogo para o HCl, é um potente estimulante da proliferação e migração celular, podendo influir na carcinogênese gastrintestinal. Os indivíduos sujeitos à hipergastrinemia crônica têm maior risco de desenvolver adenocarcinomas gástricos, com grande expressão de receptores para gastrina.

A secreção gástrica ácida está sujeita também à regulação negativa por mediadores humorais. Quando o pH da região antral cai abaixo de 3, células quimiossensíveis na mucosa antral luminal (células D) secretam somatostatina, que, por sua vez, inibe a liberação de gastrina pelas células G. A somatostatina também tem ação inibitória em outras partes do estômago, como nas células parietal, principal e enterocromafim, o que diminui a liberação de HCl, pepsinogênio e histamina, respectivamente (ver Figura 43.2).

FATORES LUMINAIS

As substâncias luminais modulam, ainda, a secreção gástrica de modo peculiar. Como já descrito, a intensa acidez inibe a secreção ácida adicional. Já o leite, embora seja um notável antiácido em termos químicos, tem efeito biológico rápido. Isso porque o leite ingerido, ao tamponar a acidez luminal, deixa de inibir a secreção de gastrina. Assim, sobrevém uma nova onda de secreção de HCl. Por outro lado, a produção de HCl é elevada pela distensão mecânica do estômago (via reflexo vagovagal) e por componentes da dieta, em especial aminoácidos e pequenos peptídios, ao ativarem a liberação de gastrina pelas células G e de pepsinogênio pelas células principais.

REGULAÇÃO DA SECREÇÃO BASAL | FASE INTERDIGESTIVA

Em jejum, as secreções gástrica de HCl e outros produtos alcançam o nível mínimo. Todavia, é baixo o pH intragástrico (em torno de 3,0), talvez por quase inexistir o tamponamento do conteúdo. A taxa de secreção basal de ácido no ser humano sadio é da ordem de 0 a 10 mEq/h, o que refletiria influências combinadas de histamina e ACh, liberadas a partir de células enterocromafins e terminações nervosas, respectivamente. Por sua vez, a secreção de gastrina durante o período interdigestivo é mínima, provavelmente porque se suprime a secreção de gastrina quando há um pH luminal inferior a 3,0.

No intervalo entre as refeições, a secreção gástrica de HCl, embora mínima, é fundamental para assegurar a esterilidade do estômago. Ainda assim, sobrevivem algumas bactérias, que colonizam o TGI, em especial o intestino grosso. Em equinos e coelhos, tal colonização é essencial para a digestão efetiva de nutrientes pelo TGI, em uma verdadeira simbiose.

REGULAÇÃO DA SECREÇÃO PÓS-PRANDIAL

Logo após a refeição, a secreção de HCl decuplica, elevando-se para taxas de 10 a 60 mEq/h. Em geral, a secreção dos outros produtos gástricos eleva-se em paralelo à maré ácida. A relevância do teor de H^+ no suco gástrico pode ser observada nos episódios de vômito, distúrbio capaz de causar alcalose metabólica. Em termos didáticos, a secreção pós-prandial é considerada nas fases cefálica, gástrica e intestinal.

A fase cefálica foi descrita pelos trabalhos seminais de Pavlov, indicando a influência cerebral na digestão. Antes de a refeição ser de fato ingerida, o estômago já tem condições de manejar o alimento. Várias porções do TGI, além do estômago, são ativadas na fase cefálica, incluindo o pâncreas e a vesícula biliar. Os centros cerebrais superiores respondem à visão, ao cheiro, ao gosto e, até mesmo, ao pensamento de uma saborosa comida, ativando o complexo dorsal vagal, que, por sua vez, aciona via fibras vagais eferentes o comportamento tanto secretor quanto motor do estômago e dos segmentos mais distais. A secreção gástrica durante a fase cefálica prepara, portanto, o estômago para receber a refeição. Os eferentes vagais ativam nervos entéricos que, por sua vez, liberam ACh e GRP. Ao ser liberado no entorno das células G antrais, o GRP promove a secreção de gastrina, que viaja no sangue para ativar células parietais e principais no estômago proximal.

A fase gástrica de secreção ácida é a de maior volume. Além da influência vagal que persiste desde a fase cefálica, a secreção gástrica é agora ampliada por estímulos mecânicos e químicos oriundos da refeição no lúmen gástrico, os quais promovem estímulos luminais e ativam receptores de estiramento existentes na parede do estômago. Assim, com a distensão do estômago para acomodar o volume da refeição, tais receptores ocasionam reflexos curtos e longos, aumentando ainda mais as respostas secretoras, quer diretamente, via liberação de ACh na vizinhança das células parietais, quer indiretamente, mediante a ativação das células G ou enterocromafins, liberando gastrina e histamina, nessa ordem (ver Figura 43.2).

A fase gástrica também altera a motilidade gástrica e ocasiona aumento importante no fluxo sanguíneo gástrico, suprindo as necessidades metabólicas das células secretoras ativas. Ademais, o pepsinogênio liberado pelas células principais é clivado rapidamente em pepsina em uma reação autocatalítica que se dá de modo ótimo com pH 2,0. Por sua vez, a pepsina atua sobre as proteínas ingeridas, formando aminoácidos e peptídios curtos que ampliam ainda mais a secreção de gastrina. Além disso, muitos elementos alimentares, como as proteínas, são tampões altamente eficazes. Assim, embora a taxa de secreção ácida se mantenha elevada, o pH no interior do lúmen pode se elevar para 5,0. Isso evita a eventual atenuação da taxa de secreção ácida durante a fase gástrica por inibição da liberação de gastrina devido à somatostatina (Figura 43.3).

Na fase intestinal, a secreção ácida é regulada via reflexos neuro-humorais que inibem a secreção de HCl por meio dos quatro principais agentes moduladores da secreção gástrica: ACh, gastrina, histamina e somatostatina. Com o efluxo do quimo desde o estômago ao duodeno, conforme a habilidade digestiva e absortiva do intestino, diminui a capacidade

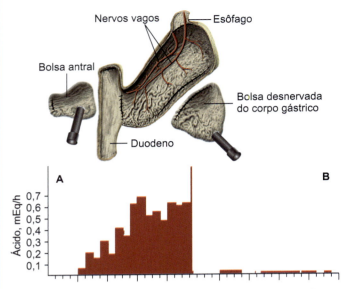

Figura 43.3 Representação dos efeitos da injeção antral de refeição pastosa (à base de fígado) na taxa de secreção ácida da bolsa de Heidenhain (corpo gástrico desprovido de inervação extrínseca) em cão acordado. A refeição injetada tinha pH 7 no período **A**, mas pH 1 no período **B**. Adaptada de Barrett et al. (2015).

de tamponamento do estômago, e o pH luminal volta a cair. Com um pH intragástrico de 3,0, as células D liberam somatostatina, que, por sua vez, reprime a liberação de gastrina, via receptores (SSTR$_2$) em células G. Já na região oxíntica, a somatostatina diminui a secreção de HCl, seja por agir na célula enterocromafim, reduzindo a liberação de histamina, seja diretamente nas células parietais (ver Figura 43.2).

Tal fenômeno também envolve vias neurais, pela ativação de quimiorreceptores sensíveis ao pH, que liberam o peptídeo ligado ao gene da calcitonina (CGRP), o qual atua, então, nas células D, liberando a somatostatina. Por retroalimentação negativa, a gastrina também modula a própria secreção, ao estimular a liberação de somatostatina pelas células D. Fatores como a distensão mecânica e a presença de ácido e nutrientes também limitam a prorrogação da secreção gástrica quando a refeição chega ao intestino delgado. Tal retroalimentação envolveria agentes endócrinos e parácrinos, como o peptídeo inibidor gástrico (GIP), a neurotensina e o peptídeo ligado ao glucagon do tipo 1 (GLP-1), aliado à liberação de somatostatina.

Medeiam ainda esse fenômeno as enterogastronas, como a secretina e a colecistocinina (CCK). Aliás, os receptores de CCK-B das células parietais pouco discriminam a gastrina da CCK. É evidente a sobreposição entre as fases gástrica e intestinal da secreção gástrica. Afinal, a refeição move-se gradualmente para o duodeno. A fase intestinal da secreção gástrica serviria para preparar o estômago para a próxima refeição, além de ser benéfica, pois soluções eventualmente ácidas no lúmen intestinal inibem bastante a atividade das enzimas digestivas e dos sais biliares no intestino delgado.

BASES CELULARES DA SECREÇÃO ÁCIDA

A membrana basolateral da célula parietal contém receptores de histamina (H$_2$), gastrina (CCK-B) e ACh (muscarínico M$_3$). A ativação de tais receptores desencadeia fenômenos intracelulares em cascata envolvendo segundos mensageiros, canais iônicos, citoesqueleto e os próprios receptores, em mecanismo de retroalimentação negativo. Como indicado na Figura 43.4, rearranjos do citoesqueleto são implícitos às notáveis alterações morfológicas das células parietais na transição da condição basal para a de secreção pós-prandial. Em repouso, o citoplasma é preenchido com tubulovesículas e canalículos intracelulares. Ao ser estimulada, há fusão dos canalículos com a membrana plasmática apical da célula parietal.

Por sua vez, as tubulovesículas intracelulares fundem-se com canalículos, o que amplia bastante a área de superfície da membrana apical em contato com o lúmen da glândula. Em repouso, as tubulovesículas armazenam a maioria das bombas H$^+$K$^+$-ATPase ligadas à membrana, que fica, portanto, isolada do lúmen. Após a fusão das tubulovesículas e dos canalículos, aumenta bastante a densidade de bombas no polo apical da célula. Tais bombas são os locais de transporte ativo de prótons para a luz do estômago.

Os prótons são gerados adjacentes à membrana apical, a partir da atividade da anidrase carbônica II. A enzima acelera a reação de H$_2$O e CO$_2$ para gerar prótons e HCO$_3^-$. Aliás, inibidores da anidrase carbônica (como a acetazolamida) interrompem a secreção ácida. Por sua vez, os prótons são bombeados para fora da célula pela membrana apical em troca de K$^+$, por meio do consumo de energia.

Os íons potássio originam-se do citosol, no qual são mantidos em níveis acima do respectivo equilíbrio químico, pela atividade da Na$^+$K$^+$-ATPase. Eles podem, portanto, sair prontamente pela membrana apical, em razão de canais para K$^+$ existentes nas tubulovesículas e que estão abertos ao ser estimulada a célula parietal. Nesse mesmo local, há canais especiais de Cl$^-$ que possibilitam a saída apical de Cl$^-$ por meio do gradiente elétrico criado pelo bombeamento de prótons. Assim, o produto final da secreção parietal é o HCl. Portanto, para cada próton secretado é gerado 1 íon de HCO$_3^-$, que, uma vez acumulado no citosol, poderia abalar o metabolismo celular pela elevação do pH.

Tal como os prótons secretados apicalmente, as células parietais também descarregam HCO$_3^-$ pela membrana basolateral, mantendo o pH citosólico dentro de limites estreitos. Parte desse transporte de HCO$_3^-$ se dá em troca de Cl$^-$ necessário à secreção apical, por meio do permutador Cl$^-$ – HCO$_3^-$. Há alguma perda secundária de HCO$_3^-$ por bombeamento em vesículas intracelulares (distintas das tubulovesículas), que, em seguida, passam à membrana basolateral e ali se fundem, descarregando seu conteúdo. Ao deixar a célula parietal, o HCO$_3^-$ passa à corrente sanguínea. Tal influxo de HCO$_3^-$ na circulação durante a secreção gástrica é chamado de maré alcalina, responsável pelo típico torpor pós-prandial. A microcirculação na mucosa gástrica também carrega parte desse HCO$_3^-$ até o polo basolateral das células epiteliais da superfície, que, ao secretarem HCO$_3^-$, conseguem conviver com a ação potencialmente corrosiva do ácido e da pepsina (ver Figuras 43.1 e 43.4).

Os principais mecanismos de transporte existentes nas células parietais estão representados na Figura 43.4. Além deles, a membrana basolateral contém um permutador sódio-hidrogênio (NHE-1), que expele prótons da célula em troca de Na$^+$, processo secundário à baixa concentração intracelular de Na$^+$ estabelecida pela bomba Na$^+$K$^+$-ATPase. À primeira vista, isso pode parecer contraditório, pois tal fluxo basolateral de prótons se oporia à secreção normal de ácido pela membrana apical. Todavia, o papel do NHE-1 é distinto do da secreção de ácido e mantém o equilíbrio acidobásico intracelular, ao possibilitar o efluxo de prótons gerados pelas atividades metabólicas nas células parietais, mesmo em repouso. Nas células

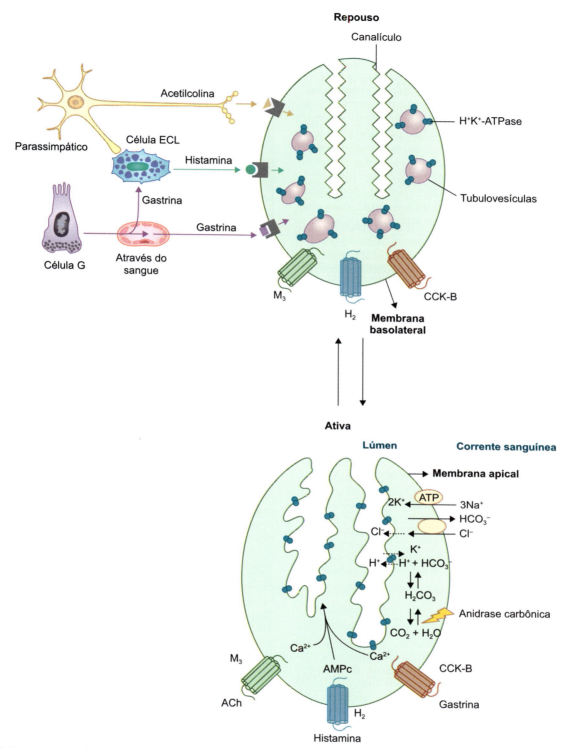

Figura 43.4 Representação de rearranjos estruturais e bioquímicos nas células parietais na transição da condição basal (em repouso) para a pós-prandial, com ativa secreção de HCl. Adaptada de Barrett *et al.* (2015).

parietais, também foi identificado um canal basolateral de K⁺ que provavelmente tem papel homeostático semelhante.

Como a bomba H⁺K⁺-ATPase é a via final da secreção ácida pelo estômago, foi natural o interesse nela pela indústria farmacológica em busca de uma terapêutica antiulcerosa mais eficaz. No fim dos anos 1990, Sachs *et al.* isolaram os benzimidazoles, bases fortes com potente atração pelo interior das vesículas das células parietais. Lá a substância (profármaco) acidifica-se, transformando-se no princípio ativo, que, por sua vez, se liga à bomba H⁺K⁺-ATPase, inibindo a extrusão de prótons. Como tal ligação se dá de forma covalente, a inibição é completa e duradora, persistindo até haver nova produção de células parietais, fenômeno que ultrapassa a meia-vida da substância no sangue. Em termos clínicos, o omeprazol e seus derivados praticamente abolem a secreção gástrica ácida.

Curiosidades

O advento das sondas nasogástricas flexíveis possibilitou a coleta de amostras do suco gástrico e sua posterior análise bioquímica. A miniaturização do pHmetro e dos sensores de pH incentivou o desenvolvimento do sistema de pHmetria de 24 horas, tornando possível a avaliação contínua da secreção gástrica e de sua correlação com a rotina cotidiana. Tais exames revelam importantes diferenças quanto à fisiologia do estômago: homens × mulheres, jovens × idosos e mesmo variações circadianas. Assim, a secreção gástrica basal (em jejum) aumenta de modo natural no início da noite. Em comparação com as mulheres, os homens exibem maiores taxas de secreção ácida, tanto basal quanto estimulada. E, em comparação com os jovens, os idosos apresentam menores taxas de secreção gástrica.

Outro fato curioso é a aparente contradição entre a taxa de secreção gástrica e a acidez luminal. Embora se saiba que a alimentação é um potente estimulante da secreção gástrica, observa-se no exame de pHmetria elevação temporária do pH gástrico ao se ingerir uma refeição comum (Figura 43.5). Assim, no período de jejum, embora seja baixa a taxa de secreção gástrica, é alta a concentração de H^+ no lúmen gástrico, provavelmente pelos poucos tampões disponíveis para se ligarem ao H^+. Quando um indivíduo se alimenta, em especial se a comida for rica em proteína, embora a taxa de secreção gástrica aumente, o pH luminal eleva-se, por serem as proteínas excelentes tampões, prevenindo a eventual inibição da secreção do HCl. Com a passagem do tempo e o progressivo esvaziamento do conteúdo gástrico, restam no estômago poucos tampões. Assim, embora a taxa de secreção gástrica volte a níveis similares aos basais, a concentração de H^+ livre no lúmen gástrico torna a se elevar progressivamente.

Caso clínico | Hiperacidez com úlcera duodenal e gastrinoma

Mulher de 25 anos de idade é admitida no Hospital Universitário com história por 1 ano de dor abdominal intensa, diarreia persistente e esteatorreia (excesso de gordura nas fezes). A endoscopia gastrintestinal alta mostrou várias úlceras duodenais, sangrantes, a despeito do uso regular de 2 comprimidos por dia de cimetidina (bloqueador de receptor para histamina do tipo H_2). O exame físico revelou-se sem maiores alterações. Ao se instalar sonda nasogástrica para remover o suco gástrico da paciente, a diarreia foi corrigida. A prova de função gástrica da paciente indicou taxa de secreção basal de HCl de 12 mmol/h [normal ~1 a 5 mmol/h]. Já a dosagem de gastrina sérica foi de 1.145 pg/mℓ [normal ~50 a 150 pg/mℓ]. Após a refeição-teste, o nível sérico de gastrina manteve-se inalterado [enquanto dobra em indivíduos sadios]. A injeção intravenosa de secretina triplicou os níveis séricos basais de gastrina [em indivíduos sadios, a resposta mais comum à secretina é a ligeira diminuição na gastrina sérica]. A correção da hipersecreção ácida só foi possível com o uso diário de 40 mg de omeprazol, inibidor da bomba H^+K^+-ATPase. O exame de ultrassonografia endoscópica revelou massa homogênea cerca de 1,5 cm de diâmetro adjacente ao processo uncinato do pâncreas. Realizou-se, então, laparotomia exploradora com a retirada de massa marrom assemelhada a um linfonodo (cerca de 2 cm de diâmetro) das proximidades do processo uncinato do pâncreas, cujo exame histológico revelou a presença de um gastrinoma.

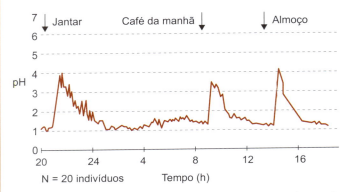

Figura 43.5 Variações típicas do pH intragástrico registradas continuamente ao longo de 24 h em humanos sadios. Adaptada de Teyssen et al. (1995).

BIBLIOGRAFIA

Barrett KE, Barman SM, Boitano S, Brooks HL. Ganong's review of medical physiology. 25. ed. New York: McGraw-Hill; 2015.

Berkowitz BA, Sachs G. Life cycle of a block buster drug: discovery and development of omeprazole (Prilosec). Mol Interv. 2002;2(1):6-11.

Castle WB. The effect of administration to patients with pernicious anemia of the contents of the normal human stomach after ingestion of beef. Am J Med Sci. 1929;178:748-64.

Feldman M. J. Edward Berk distinguished lecture. Gastric acid secretion: still relevant? Am J Gastroenterol. 2013;108(3):347-52.

Gustafson J, Welling D. "No acid, no ulcer" – 100 years later: a review of the history of peptic ulcer disease. J Am Coll Surg. 2010;210(1):110-6.

Sachs G, Shin JM, Munson K, Scott DR. Gastric acid-dependent diseases: a twentieth-century revolution. Dig Dis Sci. 2014;59(7):1358-69.

Schubert ML, Peura DA. Control of gastric acid secretion in health and disease. Gastroenterology. 2008;134(7):1842-60.

Schubert ML. Functional anatomy and physiology of gastric secretion. Curr Opin Gastroenterol. 2015; 31(6):479-85.

Schubert ML. Hormonal regulation of gastric acid secretion. Curr Gastroenterol Rep. 2008;10(6):523-7.

Simmons LH, Guimarães AR, Zukerberg LR. Case records of the Massachusetts General Hospital. Case 6-2013. A 54-year-old man with recurrent diarrhea. N Engl J Med. 2013;368(8): 757-65.

Teyssen S, Chari ST, Scheid J, Singer MV. Effect of repeated boluses of intravenous omeprazole and primed infusions of ranitidine on 24-hour intragastric pH in healthy human subjects. Dig Dis Sci. 1995;40(2):247-55.

Widmaier EP, Raff H, Strang KT. Vander's human physiology: the mechanisms of body function. 30. ed. New York: McGraw-Hill; 2011.

44

Fisiologia da Digestão e Absorção Intestinal

Francisco Adelvane de Paulo Rodrigues • Alexandre Havt •
Aldo A. M. Lima • Armenio Aguiar dos Santos

Introdução, 445

Aspectos morfológicos, 445

Digestão e absorção de carboidratos, 448

Digestão e absorção de proteínas, 452

Digestão e absorção de lipídios, 462

Junções firmes, 464

Bibliografia , 468

INTRODUÇÃO

A função primária do trato gastrintestinal (TGI) é absorção de nutrientes, eletrólitos e água. Para tanto, ele mantém uma estrutura morfofuncional complexa, nas células epiteliais intestinais, as quais revestem todo o TGI, formando uma barreira entre o ambiente luminal e o ambiente interno do corpo. De maneira seletiva, nos segmentos intestinais, tais células têm como função primordial direcionar a absorção de micronutrientes e soluções hidreletrolíticas. Além da função de digestão e secreção, as células epiteliais propiciam uma estrutura capaz de proteger o meio interno diante do conteúdo luminal potencialmente nocivo, formado principalmente por ácido gástrico, enterotoxinas e bactérias. Salienta-se que os componentes presentes no quimo (micronutrientes, água e eletrólitos) são essenciais para a manutenção adequada das funções fisiológicas. Assim, os nutrientes e íons passam ao longo do TGI, de um lado do epitélio intestinal para o outro, por duas rotas celulares, as vias transcelular e paracelular. Nos últimos anos, a exploração dos mecanismos celulares responsáveis por esses transportes vem ganhando enorme importância. Do mesmo modo, recentemente, algumas abordagens clínicas têm relatado a associação de várias fisiopatologias (p. ex., diabetes melito, síndrome metabólica, obesidade e enteropatias, entre outras doenças) à disrupção do maquinário absortivo intestinal. Por isso, a investigação e o detalhamento do funcionamento do sistema GI tornam-se importantes objetos de estudo. Diante de tais considerações, este capítulo propicia uma abordagem atualizada sobre os componentes estruturais e funcionais da digestão e dos mecanismos celulares dos transportes de nutrientes pelo epitélio intestinal, além da correlação com as fisiopatologias que afetam o TGI.

ASPECTOS MORFOLÓGICOS

Características anatomofuncionais do trato gastrintestinal

A estrutura do TGI varia muito de uma região para outra, mas existem características comuns na organização geral do tecido que o compõe. O TGI é um tubo oco, dividido em alguns segmentos funcionais, cujas estruturas mais importantes são: boca, faringe, esôfago, estômago, duodeno, jejuno, íleo, cólon, reto e ânus. Juntos, o duodeno, o jejuno e o íleo compõem o intestino delgado. O cólon é denominado intestino grosso. Além disso, existem importantes órgãos glandulares (p. ex., glândulas salivares e o pâncreas) que se ligam ao tubo gastrintestinal por ductos, pelos quais suas secreções chegam até o lúmen intestinal (Figura 44.1).

As funções do TGI modificam-se conforme a região. Esse sistema tem a capacidade de movimentar um considerável volume de fluidos e alimentos que, por meio de processos ordenados de secreção e absorção, mantém os aspectos homeostáticos do organismo. Diariamente, são movimentados em torno de 9 ℓ de fluidos no TGI (Figura 44.1). Inicialmente, a degradação do alimento ocorre na cavidade oral, na qual o alimento é triturado e transformado em fragmentos menores. A saliva umedece, lubrifica e inicia a digestão. Complementarmente, a língua mistura os fragmentos com a saliva, formando o bolo alimentar, que em seguida é deglutido. A saliva é uma solução importante para a digestão, sintetizada por três importantes pares de glândulas salivares – parótidas, submandibulares e sublinguais – e que compreende uma solução aquosa com pH variando de 6,4 a 7,4, constituída por enzimas, glicoproteínas, eletrólitos e imunoglobulinas.

Na continuação do TGI, encontra-se o esôfago, um tubo de cerca de 25 cm de comprimento, cuja principal função é transportar o bolo alimentar da faringe para o estômago. Não tendo função absortiva, tal região anatômica é constituída por diferentes camadas de tecido muscular, observado segundo a localização. A porção superior do esôfago é formada por músculo estriado esquelético. Na porção média, há uma mistura de músculo estriado esquelético e músculo liso, e por conseguinte, na porção inferior, o músculo liso. O esôfago é revestido por epitélio estratificado pavimentoso, tendo o epitélio lubrificado por um muco produzido pelas glândulas esofágicas da submucosa. Essas glândulas são tubuloacinosas compostas seromucosas. A porção serosa é pequena e produz lisozima e pepsinogênio. Tais glândulas abrem-se na superfície epitelial por um ducto de epitélio estratificado cúbico ou pavimentoso.

O estômago é uma região importante para o armazenamento e o processamento do bolo alimentar. Assim, exibe especializações relativas à anatomia funcional, necessárias para realizar suas funções eficientemente. Tal órgão pode ser definido como uma porção dilatada do tubo digestório, no qual o bolo alimentar é triturado e parcialmente digerido em uma pasta, denominada quimo (do grego *chymos*, "suco"). Divide-se anatomicamente em cárdia, fundo, corpo e piloro. A cárdia estende-se a partir da junção gastresofágica por 2 a 3 cm. O fundo é uma região em cúpula, por cima de um plano horizontal na cárdia, geralmente preenchida com gases. O corpo situa-se abaixo dessa linha, ocupa a maior parte do estômago e é onde se forma o quimo. Constitui-se de epitélio simples colunar, formado pelas células mucosas superficiais. No tecido gástrico, são encontradas as células-tronco, as células mucosas do colo, as células oxínticas (ou parietais) e as células zimogênicas (ou principais). Estas últimas produzem pepsinogênio que, por sua vez, no pH ácido do lúmen do estômago, é ativado em pepsina. Assim, inicia-se a fragmentação das proteínas.

A região subsequente ao estômago é o intestino delgado, no qual ocorre uma parte da digestão, sendo o principal local responsável pela absorção. É classificada como região magna dos processos absortivos do TGI. O cólon garante o restante do percentual relativo à absorção, executando uma refinada reabsorção de água e íons, impedindo sua eliminação do corpo.

Com relação aos aspectos morfofuncionais, sabe-se que a parede do intestino tubular é composta por várias camadas de células com características próprias. A mucosa é a camada mais externa do túbulo gastrintestinal, formada por epitélio. A submucosa é a camada seguinte à mucosa, sendo formada, em grande parte, por tecido conjuntivo frouxo com fibrilas de

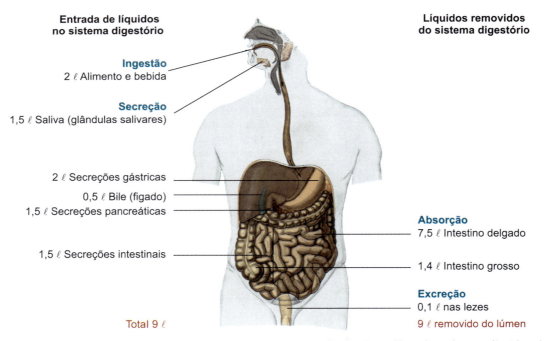

Figura 44.1 Anatomia do trato gastrintestinal (TGI) e os locais responsáveis por sua função. O equilíbrio dos volumes e líquidos plasmáticos depende dos processos de absorção, secreção e excreção. Os líquidos que entram no lúmen do TGI por meio da ingestão ou secreção se equivalem ao volume que é absorvido.

colágenos e elastina. Subsequentemente, encontram-se uma lâmina própria e uma camada muscular.

Morfologicamente, ainda há os troncos nervosos, os vasos sanguíneos, e os vasos linfáticos de maior calibre, com um dos plexos do sistema nervoso entérico (plexo submucoso). Observa-se, ainda, a camada muscular externa – ou camada muscular própria –, que consiste em duas camadas substanciais de células musculares lisas: a camada circular interna e a camada longitudinal externa. As fibras musculares da camada muscular circular estão orientadas de modo concêntrico, enquanto as da camada muscular longitudinal estão orientadas segundo o eixo longitudinal do tubo (Figura 44.2). A camada serosa, ou adventícia, é a camada mais externa do TGI, consistindo de uma camada de células mesoteliais escamosas. Trata-se de parte do mesentério que reveste a superfície da parede do abdome e suspende os órgãos, na cavidade abdominal.

Em nível microscópico, o epitélio intestinal consiste em uma camada única de células especializadas que revestem o lúmen, formando uma camada contínua ao longo do tubo intestinal. As células mais abundantes são os enterócitos absortivos, que expressam muitas proteínas importantes responsáveis para a absorção dos substratos (ver Figura 44.2). Outras células importantes são enteroendócrinas, que contêm grânulos de secreção responsável por liberarem aminas e peptídios fundamentais para regular o funcionamento GI. Além disso, de modo particular, as células encontradas na mucosa gástrica são especializadas na produção de H+, e as células produtoras de mucinas, dispersas por todo o TGI, produzem essa glicoproteína, que tem função protetora e ajuda a lubrificar o conteúdo luminal.

As células do epitélio colunar são mantidas aderidas por conexões intercelulares chamadas de junções firmes (*tight junctions*). Essas junções consistem em complexos de proteínas intercelulares e transmembranares, que têm uma aposição regulada durante todo o período pós-pandrial. A superfície do epitélio é formada por vilosidades e criptas (Figura 44.3). As vilosidades são projeções semelhantes a dedos, que aumentam a área mucosal. As criptas são invaginações ou pregas do epitélio. Vale salientar que o epitélio que reveste o TGI é continuamente renovado e substituído por células em divisão. Essas células em proliferação estão situadas nas criptas, nas quais existe uma zona proliferativa de células-tronco intestinais. Esse processo de renovação do epitélio intestinal dura de 24 a 48 h.

Processos absortivos no intestino delgado e no cólon

A maior parte da absorção acontece no intestino delgado, com absorção adicional de água e íons no intestino grosso. A área de superfície do intestino é consideravelmente maior, em razão das vilosidades, existentes nos enterócitos, e das inúmeras microvilosidades na superfície apical dessa célula (Figura 44.4).

O estômago repassa para o intestino delgado o quimo e os líquidos de natureza bastante variável, desde soluções hipotônicas (p. ex., copo de leite) até as hipertônicas (p. ex., bisteca de carne). Todavia, o esvaziamento gástrico é compassado e o conteúdo luminal transformado em isotônico, minimizando o impacto desse efluxo nutritivo no intestino delgado. Para tal, há de se considerar o acoplamento da motilidade com a digestão e a absorção, a regulação neuroendócrina do esvaziamento gástrico e da motilidade dos intestinos delgado e grosso e a regulação neuroendócrina da liberação de bile e da secreção do suco pancreático, bem como a regulação neuroendócrina do armazenamento hepático dos nutrientes absorvidos. A Figura 44.5 demonstra que o conteúdo hiperosmótico formado pelo soluto concentrado em substratos e eletrólitos, ao chegar ao intestino delgado, principal região de absorção, é

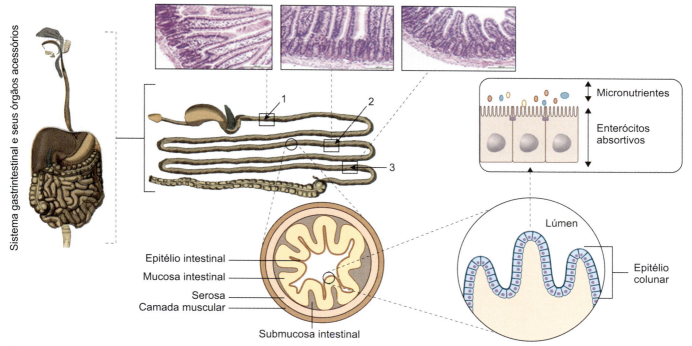

Figura 44.2 Principais componentes anatômicos do trato gastrintestinal (TGI). Ao longo do tubo intestinal, as regiões comportam-se de modo específico. Da cavidade oral ao piloro, o TGI tem como funções, predominantemente, a digestão, a formação e a condução do quimo. O intestino delgado é composto por (1) duodeno, (2) jejuno, (3) íleo e o cólon. Estas são as principais regiões de absorção de nutrientes e água por meio dos enterócitos e das junções intercelulares.

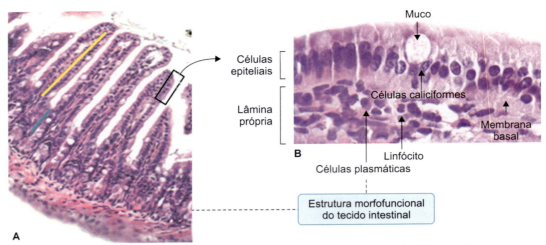

Figura 44.3 Fotomicrografias de região do intestino delgado (jejuno). **A.** A imagem apresenta a configuração morfológica, demonstrando a localização dos vilos (*linha amarela*); a *linha azul* indica a localização da cripta na base do vilo. **B.** A imagem histológica demonstra detalhadamente as principais regiões do epitélio intestinal e as células presentes nele.

modificado com relação à sua osmolaridade. Dessa maneira, indica que tal região tem mecanismos reguladores de absorção e secreção de substratos, eletrólitos e água.

As atividades primárias (extramotilidade) do intestino delgado ocorrem no lúmen intestinal (estágio inicial da digestão) e na mucosa epitelial (absorção de água, eletrólitos e nutrientes em fases posteriores da digestão), com a exclusão do material indigerível. Tais funções decorrem por diversas atividades musculares, neurais e endócrinas. A regulação neural envolve reflexos que dependem de nervos sensoriais do espaço submucoso e de gânglios motores do sistema nervoso entérico, bem como de reflexos centrais que envolvem o sistema nervoso autônomo, responsável em grande parte pela coordenação da digestão e da absorção com a motilidade gastrintestinal.

Os hormônios secretados pelas células endócrinas no estômago e no intestino delgado também agem para compassar o esvaziamento gástrico e acoplar as funções de digestão e de absorção com a motilidade no intestino delgado. Além disso, modula a liberação de insulina pelas ilhotas de Langerhans e facilita o armazenamento hepático da glicose, conforme esta é absorvida e flui pela veia porta. Ademais, as células endócrinas gastrintestinais liberam hormônios que modulam a saciedade e o apetite.

Vale salientar que o cólon também é importante para a absorção. O cólon proximal absorve fluidos e eletrólitos, reduzindo o teor de sal e de água nas fezes (de 1.000 para 100 mℓ, contendo menos de 5 mmol/ℓ de Na$^+$; 1,9 mmol/ℓ de K$^+$ e 2 mmol/ℓ Cl$^-$). Assim, daquilo que atravessa a válvula ileocecal, são absorvidos diariamente nos cólons cerca de 80% de água e 90% dos eletrólitos. As criptas do cólon têm ainda importante função secretora, produzindo suco isotônico rico em K$^+$ e HCO$_3^-$. Por fim, os cólons exibem comportamento motor complexo, ainda incerto, que promove dejeção das fezes.

DIGESTÃO E ABSORÇÃO DE CARBOIDRATOS

Importância da absorção intestinal de carboidratos

A glicose tem papel central no metabolismo energético. Adultos usam em torno de 250 g desse substrato por dia. Cerca da metade é obtida diretamente por meio de carboidratos presentes na dieta, sendo o restante proveniente da glicose armazenada nas reservas de glicogênio e/ou pela gliconeogênese.

O organismo apresenta como enorme desafio o suprimento constante e adequado de glicose para o cérebro pela barreira hematencefálica (125 g por dia). As funções cerebrais ficam seriamente comprometidas se a glicemia diminuir a valores menores e/ou iguais a 3,5 mM. As demais funções corporais deterioram-se a longo prazo se a regulação da glicose no sangue for prejudicada, conforme observado na condição de diabetes. Nos EUA, um adulto saudável consome entre 100 e 800 g de carboidratos, o que fornece mais da metade das calorias necessárias para as atividades normais.

Os amidos representam cerca de 50% dos carboidratos por dia. O restante é constituído por dissacarídios, como sacarose, lactose e maltose. Os amidos são digeridos em D-glicose, primeiramente pelas amilases salivares e pancreáticas, e depois por enzimas isomaltases ancoradas na membrana da borda em escova dos enterócitos. As enzimas da borda em escova, a sacarase e a lactase, hidrolisam sacarose e lactose à glicose, à galactose e à frutose (Figura 44.5). Os hidratos de carbonos só são absorvidos apenas na condição de monossacarídios.

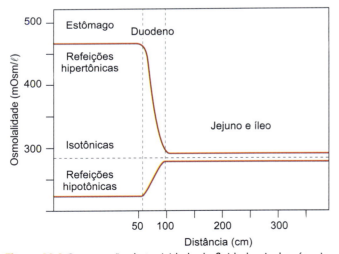

Figura 44.4 Comparação da tonicidade do fluido luminal após a ingestão de diferentes tipos de refeições: isotônica, hipotônica ou hipertônica luminal. Observam-se o delicado manejo do fluido e sua alteração em composição a partir de mecanismos do intestino delgado. Adaptada de Fordtran e Locklear (1966).

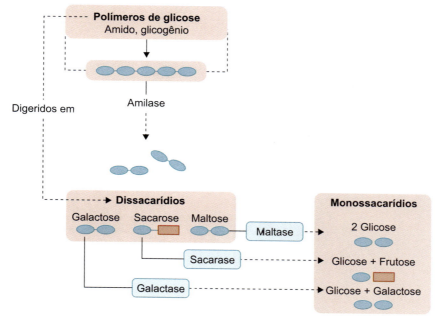

Figura 44.5 Fracionamento dos polímeros de carboidratos por enzimas digestivas. A imagem esquematiza a ação catalítica das principais enzimas responsáveis pela clivagem dos polímeros de carboidratos a produtos menores (monossacarídios) necessários para absorção no epitélio do enterócito intestinal.

As células intestinais têm o desafio de absorver a glicose, galactose e frutose, em virtude da polaridade dessas moléculas. Isso as torna pouco permeáveis através da bicamada lipídica das membranas plasmáticas das células epiteliais que revestem o intestino delgado. Além disso, não existe evidência convincente de absorção significativa de açúcares nas células epiteliais por meio das junções firmes (JF) presentes na via paracelular, como exemplificado por meio da má absorção desses substratos em indivíduos com alteração gênica nos transportadores de carboidratos na via transcelular.

A absorção de carboidratos é mediada por proteínas transportadoras específicas nas membranas apicais da borda em escova e basolateral dos enterócitos que revestem o intestino delgado. Existem duas classes de proteínas de transporte de glicose, o cotransportador de glicose dependente de sódio [*sodium-glucose transport proteins* (SGLT), da família de genes *SLC5*] e o transportador *uniporter* de glicose facilitado 2 [*glucose transporter 2* (GLUT2), da família de genes *SLC2*]. Recentemente, foi relatado que uniportes GLUT2 localizados na membrana da borda em escova facilitam o transporte de glicose abaixo do gradiente de concentração. Enquanto isso, os cotransportadores SGLT1 usam a energia potencial armazenada no gradiente eletroquímico Na+ por meio da membrana plasmática para conduzir o transporte de glicose (transporte "ativo").

Tanto em humanos quanto em roedores, existem gradientes diferentes de absorção de carboidrato ao longo de todo o intestino delgado, desde o duodeno até o íleo. A maior parte do carboidrato obtido na dieta é digerida e, em seguida, absorvida durante o percurso temporal que o quimo perfaz até alcançar o jejuno distal. Além do gradiente de atividade ao longo do intestino, existe um gradiente de atividade de transporte de carboidrato da cripta para a vilosidade.

Ressalta-se que existem de 6 a 9 criptas por vilosidade, e a zona proliferativa na cripta fornece diariamente em torno de 300 células a cada vilo. Cada nova célula transforma-se em enterócitos maduros e/ou células caliciformes à medida que migra para as vilosidades a cerca de 10 μm/h. Os genes transportadores (SGLT1, GLUT2 e GLUT5) são transcritos em vilosidades intestinais, sendo o SGLT1 e o GLUT5 inseridos na borda em escova e GLUT2 na membrana basolateral nos enterócitos maduros. Recentemente, identificou-se a expressão de GLUT-2 na membrana da borda em escova.

Comportamento gênico dos transportadores SGLT e GLUT

O genoma humano contém 11 membros da família de genes que codificam os cotransportadores sódio/glicose, SLC5A1-A11 (SLC5A1, A2, A3, A4, A5, A6, A7, A8, A9, A10, A11). O gene *SLC5A1*, o primeiro membro da família SLC5, codifica o transportador SGLT1. Este é expresso em alta densidade no intestino delgado, responsável pela maior parte do transporte de glicose pela membrana da borda em escova dos enterócitos absortivo. A expressão do transportador SGLT1 pode ser notada na Figura 44.6.

O transportador SGLT2 (gene *SLC5A2*) é expresso no tecido renal, sendo responsável em parte pela reabsorção de glicose a partir do filtrado glomerular. O SGLT3 (gene *SLC5A4*) é expresso em neurônios colinérgicos do sistema nervoso entérico, onde se comporta como um sensor glicídio. O SGLT4 (gene *SLC5A8*) é amplamente expresso no intestino e nos rins, com evidências de que ele funciona como um transportador de manose. A expressão de SGLT5 (gene *SLC5A9*) é teoricamente limitada aos rins, e sua função ainda não foi estabelecida. O SGLT6 (gene *SLC5A10*) é expresso em muitos órgãos e tecidos diferentes, como intestinos, rins, cérebro e pulmões. Os outros cinco membros da família de genes *SLC5* codificam cotransportadores de mioinositol, iodeto, biotina, colina e ácidos graxos de cadeia curta. Contudo, mais estudos são necessários para classificar melhor a função e a especificidade desses transportadores.

A família de genes que codificam os transportadores GLUT para a absorção de glicose contém 13 membros SLC2A1-A13 (SLC2A1, A2, A3, A4, A5, A6, A7, A8, A9, A10, A11, A12,

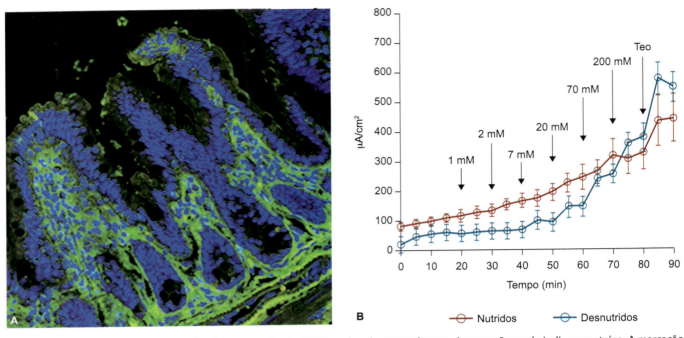

Figura 44.6 A. Imunofluorescência confocal da expressão de SGLT1 no íleo de camundongos. A marcação verde indica a proteína. A marcação azul demonstra o núcleo. 40x. **B.** Resultado pré-clínico do transporte de glicose usando mucosa intestinal (ileal) de animais-controles (nutridos) e de animais submetidos a uma dieta multideficiente em nutrientes (7% de proteína). O teste foi realizado em câmaras de Ussing, empregando várias concentrações de glicose como desafio (1 mM-200 mM). O achado indica uma redução da absorção de glicose nos animais desnutridos.

A13). O GLUT1 (SLC2A1) foi o primeiro a ser clonado. O gene que codifica esse transportador é amplamente expresso em glóbulos vermelhos e na barreira hematencefálica. O GLUT2 (SLC2A2) é expresso nos intestinos e nos rins, onde tem papel importante no transporte facilitado de glicose através da membrana basolateral. Recentemente, sua importância também foi demonstrada quanto à absorção de glicose na membrana da borda em escova. A proteína GLUT3 está localizada principalmente no cérebro, onde é responsável pela captação de glicose nos neurônios. O GLUT4 é o principal transportador de glicose nos adipócitos e nos músculos esquelético e cardíaco. O GLUT5 não é um transportador de glicose, mas, em vez disso, transporta frutose, sendo expresso na membrana da borda em escova de enterócitos. O GLUT7 também foi detectado em membranas da borda em escova intestinal. Estudos in vitro indicam que essa proteína se comporta como um transportador de alta afinidade para glicose e frutose ($K_{0,5}$ 60 a 300 μM), porém não aceita galactose.

Quanto à estrutura, tem-se indicado que os SGLT são proteínas de membrana de aproximadamente 70 kDa com 14 hélices transmembranares. Já a estrutura de proteínas GLUT e outros membros da família desses genes são proteínas que contêm 12 hélices transmembranares, com os terminais N e C localizados no lado citoplasmático da membrana plasmática.

Absorção de glicose, galactose e frutose

As células epiteliais do intestino delgado usam os transportadores SGLT1 e GLUT2 de maneira inteligente para absorver ativamente glicose e galactose do lúmen intestinal. Ressalta-se que o SGLT1 é expresso exclusivamente na membrana da borda em escova do enterócito (ver Figura 44.6). Esse transportador utiliza o potencial eletroquímico do Na^+ para conduzir o transporte ascendente de glicose e galactose. Dois íons Na^+ são transportados a cada molécula de glicose transportada por meio do SGLT1.

O gradiente de Na^+ através da membrana é mantido pela bomba Na^+/K^+ localizada na membrana basolateral. A cinética dessa bomba está equilibrada de modo que qualquer aumento na concentração Na^+ intracelular desencadeia um aumento no transporte Na^+ para fora da célula por meio da membrana basolateral.

A glicose que se acumula intracelularmente é, em seguida, transportada para o sangue através da membrana basolateral por meio do transportador de glicose mediado por GLUT2. A operação é mediada por SGLT1 e GLUT2. Da bomba Na^+/K^+, resultam no transporte líquido de dois íons Na^+ e uma molécula de glicose através do epitélio (Figura 44.7). Dois ânions e água seguem para manter a eletroneutralidade e o equilíbrio osmótico, tanto que 6 ℓ de água estão direta ou indiretamente ligados à absorção de glicose. Assim, há uma explicação para o sucesso da terapia de reidratação oral para combater diarreias infecciosas, como o cólera.

A frutose é transportada através da borda em escova pelo GLUT5, outro membro da família GLUT de transportadores *uniporters*. Esse carboidrato não é transportado por SGLT1. Isso é sustentado por observações na absorção normal de frutose em pacientes com deficiência no transporte de glicose através da borda em escova. A frutose também é transportada por GLUT2. Assim, o transporte desse monossacarídio através da borda em escova e em membranas basolaterais do enterócito ocorre por difusão facilitada.

A capacidade de absorção de frutose é limitada tanto em crianças quanto em adultos. Estudos experimentais revelam que a expressão de GLUT5 no intestino não ocorre até o desmame, o que pode explicar a intolerância à frutose (diarreia de bebês). Estudos clínicos com adultos apontam que a ingestão oral de 50 g de frutose resulta em sintomas de má absorção em 50% dos indivíduos. Isso se deve em parte às baixas afinidades de GLUT5 (K_m 6 a 14 mM) e GLUT2 (66 mM) pela frutose e em parte à expressão limitada de GLUT-5.

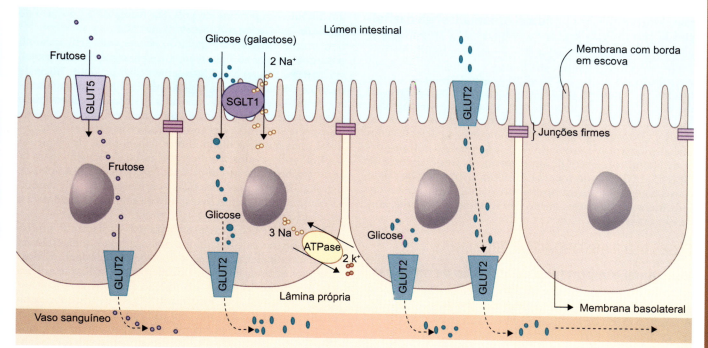

Figura 44.7 Transporte molecular de glicose no enterócito do epitélio intestinal. A glicose e a galactose são absorvidas na membrana localizada na borda em escova, usando gradiente eletroquímico do Na+ por meio do transportador SGLT1. A frutose tem o transporte facilitado por GLUT5 e GLUT2. Em algumas situações, o transportador GLUT2 migra da membrana basolateral para a membrana apical e conduz a glicose. A bomba Na+/K+ mantém as concentrações ideais de Na+ e a homeostase dos transportes epiteliais.

Seletividade dos receptores SGLT1 e GLUT2

A seletividade da absorção de glicose pelo transportador SGLT1 foi cuidadosamente examinada em abordagens *in vitro* e ensaios eletrofisiológicos. Os estudos demonstraram que as correntes de transporte de glicose são correlacionadas e proporcionais às correntes de sódio.

As evidências pré-clínicas indicam que há um segundo transportador de glicose de baixa afinidade nas membranas da borda em escova, no caso o GLUT2. Propõe-se que o GLUT2 seja direcionado para a borda em escova de animais em algumas condições experimentais, o que resulta em um aumento na absorção de glicose e frutose. A importância de tais achados com respeito à absorção de açúcar em humanos não é clara, especialmente pela falta de absorção significativa de glicose em pacientes com má absorção com galactose/glicose.

A D-glicose e a D-galactose são os açúcares mais abundantes na dieta, transportados por SGLT1 com taxas máximas de transporte (J_m) e afinidades aparentes idênticas (0,5 mM). Nem a frutose e os dissacarídios interagem com o SGLT1. Estudos cinéticos caracterizaram o funcionamento do SGLT1, o qual apresenta mecanismo dinâmico, com estreita ligação de dois íons Na+ à proteína, antes da glicose. A ligação desses íons é um processo altamente cooperativo. Dessa maneira, faz com que ocorra um aumento de 103 vezes na afinidade do transportador para a glicose após a ligação do Na+. O SGLT1 tem atividade reversível e, assim, pode mediar o cotransporte de Na+/glicose para dentro e para fora da célula. A consequência da assimetria funcional de tal transportador é o acúmulo de glicose nas células intestinais e renais com alta eficiência.

Uma característica distintiva dos cotransportadores de Na+/glicose tem sido sua seletividade restrita ao carboidrato com grupamento –OH no C2. Observou-se uma distinção entre os substratos para SGLT1 e GLUT, como o alfa e o betametilglicopiranosídios, que são substratos para SGLT1, mas as GLUT não. Além disso, o inibidor mais conhecido do cotransporte de Na+/glicose é a florizina, encontrada na *unripe malus*, um glicopiranosídio bloqueador competitivo específico. Nos últimos anos, vem crescendo o interesse da comunidade científica e da indústria farmacêutica no uso da florizina como base para o desenvolvimento de inibidores específicos dos SGLT intestinal e renal.

As funções de GLUT2 e GLUT5 foram amplamente exploradas por meio de estudos *in vitro*. Abordagens usando células indicam que o GLUT2 se comporta como um transportador de baixa afinidade para glicose ($K_{0,5}$ 17 mM), galactose ($K_{0,5}$ 92 mM), manose ($K_{0,5}$ 125 mM) e frutose ($K_{0,5}$ 76 mM). Além disso, esse transporte é bloqueado pela citocalasina B com um IC50 de 2 μM. Em contraste, a GLUT5 transporta frutose com um $K_{0,5}$ de 6 mM, mas não transporta glicose. O transporte de frutose não é inibido pela citocalasina B.

O transporte mediado por GLUT2 ou GLUT5, usando abordagem cinética, ainda é pouco realizado em comparação com o SGLT1. Assim, os resultados de estudos usando *quenchflow* e outros métodos biofísicos com GLUT1, bem como a GLUT2 e a GLUT5, são esperados pelos fisiologistas e tidos como essenciais na absorção de açúcar.

Expressão de transportadores para glicose no diabetes melito

O intestino pode se adaptar à dieta, à intervenção cirúrgica e a várias condições patológicas. Tem sido um desafio relacionar as mudanças na absorção de carboidratos com as mudanças diretas na expressão, na densidade e/ou na atividade de SGLT1, GLUT2 e GLUT5. Não existe evidência de que a atividade dos transportadores seja regulada de modo direto, mas, evidentemente, a atividade de transporte pode ser regulada pela inserção e pela recuperação de transportadores na membrana plasmática a partir de *pools* intracelulares. A expressão de SGLT1, GLUT5 e GLUT2 foi examinada em pacientes com diabetes, nos quais se observaram aumentos nos níveis de RNA-m para esses transportadores em biopsias duodenais, como também valores abundantes de proteínas SGLT1 e GLUT5 em vesículas membranares da borda em escova. Os resultados demonstraram que nos pacientes com diabetes ocorre um aumento de 3 a 4 vezes no cotransporte de Na^+/glicose, além de aumentos na expressão gênica de GLUT5 e GLUT2 na mucosa. Embora os resultados sejam claros, a expressão de transportadores de monossacarídios em indivíduos com diabetes melito não insulinodependente, ainda é essencial.

DIGESTÃO E ABSORÇÃO DE PROTEÍNAS

Visão geral e importância da absorção de proteínas

As necessidades nutricionais de aminoácidos são satisfeitas pela assimilação de proteínas dietéticas no intestino delgado. A ingestão diária de proteína na dieta varia consideravelmente em diferentes partes do mundo. Uma dieta típica ocidental contém cerca de cerca de 100 g de proteína diária. Além disso, as secreções salivares e gastrintestinais contêm uma quantidade significativa de proteína (cerca de 35 g/dia) que precisam ser digeridas e absorvidas no TGI.

O processo envolve a digestão no lúmen intestinal, gerando produtos com tamanhos menores, capazes de serem absorvíveis pelos enterócitos. Curiosamente, os produtos finais da digestão de proteínas no lúmen intestinal não são exclusivamente aminoácidos livres, mas uma mistura de aminoácidos e pequenos peptídios. O epitélio intestinal tem mecanismos de transporte eficientes para absorver não somente aminoácidos livres, mas também dipeptídios e tripeptídios. Os pequenos peptídios absorvidos são digeridos intracelularmente para liberar aminoácidos no citoplasma. Assim, os estágios finais de digestão das proteínas dietéticas ocorrem dentro do enterócito, com os aminoácidos livres indo da célula intestinal para a circulação porta.

Tal característica é exclusiva para a assimilação de proteínas, já que, no caso dos hidratos de carbono, a digestão no lúmen intestinal precisa estar completa para produzir monossacarídios antes da absorção no enterócito. Uma característica adicional exclusiva para a assimilação de proteínas é a necessidade da existência de múltiplos sistemas de transportes no epitélio intestinal para lidar com os produtos finais diferentes da digestão. A Figura 44.8 demonstra os percentuais de transporte e os locais de clivagem das proteínas nos enterócitos absortivos.

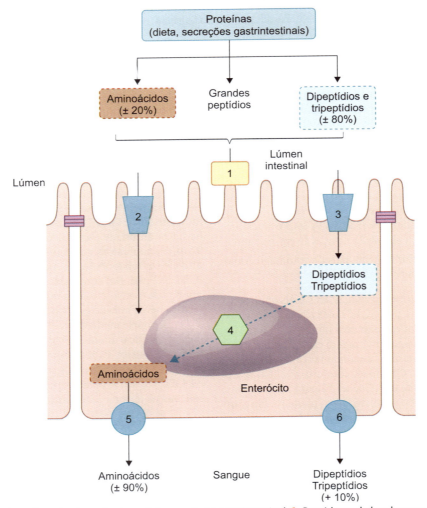

Figura 44.8 Visão geral da digestão e da absorção de proteínas no trato gastrintestinal. **1.** Peptidases da borda em escova. **2.** Sistemas de transporte de aminoácidos na borda em escova. **3.** Sistema de transporte da borda em escova para peptídio. **4.** Peptidases citoplasmáticas. **5.** Sistemas de transporte de aminoácidos da membrana basolateral. **6.** Sistema de transporte peptídico na membrana basolateral.

As proteínas são constituídas por 20 diferentes aminoácidos distintos uns dos outros em termos de estrutura química, lipofilicidade e carga elétrica. Por suas propriedades físico-químicas diferentes, apenas um sistema de transporte não poderia lidar com todos os aminoácidos. A absorção intestinal para esses produtos nos enterócitos ocorre por meio de sistemas de múltiplos transportes para absorver 20 aminoácidos diferentes do lúmen. Entretanto, e curiosamente, apenas um sistema de transporte perfaz a absorção de 400 dipeptídios e 8.000 tripeptídios diferentes.

Após a digestão das proteínas, a absorção desses substratos ocorre por mecanismos celulares localizados na membrana da borda em escova e na membrana basolateral. Em conjunto, essas duas membranas expressam diferentes sistemas de transporte para facilitar a transferência vetorial de tais produtos para o sangue.

A digestão luminal das proteínas exógenas e endógenas é realizada por proteases gástricas e pancreáticas. Os produtos finais resultantes, principalmente de grandes peptídios, sofrem hidrólise adicional por várias peptidases presentes na membrana da borda em escova membrana do epitélio intestinal (ver Figura 44.8). Após uma refeição de proteínas, a análise do conteúdo luminal mostra que os aminoácidos estão presentes no lúmen na forma peptídica, em vez de em forma livre. As concentrações de aminoácidos ligadas a peptídios são altas – cerca de 80% dos aminoácidos totais.

Os aminoácidos livres são absorvidos pelo enterócito através da membrana da borda em escova por meio de múltiplos sistemas de transporte. Já os pequenos peptídios, constituídos por dois ou três aminoácidos, são transportados intactos através da membrana da borda em escova por meio de um sistema específico de transporte peptídio.

Os produtos da digestão de proteínas entram na circulação porta, principalmente como aminoácidos livres, em razão da hidrólise intracelular eficiente dos peptídios por peptidases citoplasmáticas. Os peptídios resistentes a peptidases citoplasmáticas podem ser transportados intactos através da membrana basolateral, mas a contribuição desta via para a total absorção é mínima.

Papel das proteases gástricas e pancreáticas na digestão de proteínas

A fase gástrica da digestão de proteínas envolve a protease pepsina, secretada pelas células principais do estômago como um precursor inativo, o pepsinogênio. Esse zimogênio é ativado pelo pH ácido no lúmen do estômago (pH = 2). Níveis elevados de H^+ provocam uma alteração conformacional no pepsinogênio e expõem o sítio catalítico ativo, responsável pela ação dessa protease. A pepsina atua, então, no pepsinogênio inativo para gerar mais pepsina por um processo chamado autocatálise. A pepsina é uma protease otimamente ativa em condições ácidas. Após ativa no lúmen do estômago, inicia a digestão das proteínas, gerando grandes oligopeptídios.

Quando o conteúdo do estômago entra no intestino delgado, as células endócrinas no duodeno são expostas a um pH ácido e, assim, estimula a secreção do hormônio secretina. As secreções pancreáticas e biliares induzidas por secretina são ricas em bicarbonato e, após alcançarem o duodeno, neutralizam rapidamente o ácido. Os polipeptídios e a gordura no conteúdo do estômago agem sobre as células endócrinas no duodeno para induzir a secreção de outro hormônio, a colecistocinina, que induz a secreção de fluido pancreático rico em enzimas digestivas. A colecistocinina também provoca a contração da vesícula biliar e, em seguida, contribui para liberação da bile para o duodeno.

Ao contrário da pepsina, as enzimas digestivas pancreáticas são otimamente ativas em pH neutro. Assim, a neutralização do pH ácido pelo bicarbonato no duodeno é fundamental para a atividade dessas enzimas, secretadas como precursores inativos. Estes incluem o tripsinogênio, o quimotripsinogênio, a pró-elastase e as pró-carboxipeptidases.

O primeiro passo na ativação desses zimógenos consiste na ativação do tripsinogênio, o que é mediado por uma enzima chamada enteropeptidase associada à membrana da borda em escova das células epiteliais intestinais. Quando o tripsinogênio entra em contato com as células intestinais no lúmen, fica sujeito à proteólise limitada. O produto resultante é a enzima tripsina ativa.

A tripsina atua, então, sobre o quimotripsinogênio, a pró-elastase e as pró-carboxipeptidases e gera as formas ativas dessas enzimas, que são a quimotripsina, a elastase e a carboxipeptidase (Figura 44.9).

Os polipeptídios que entram no intestino delgado a partir do estômago sofrem ação dessas enzimas, gerando peptídios menores de 6 a 8 aminoácidos. Os aminoácidos livres também são gerados em pequena proporção pela ação dessas enzimas. A especificidade das enzimas pancreáticas é determinada pela natureza dos aminoácidos que compõem as ligações peptídicas nos polipeptídios.

A tripsina atua sobre ligações peptídicas formadas pelo grupo carboxila de aminoácidos catiônicos. A quimotripsina tem ação preferível em hidrolisar as ligações peptídicas formadas pelo grupo carboxila de aminoácidos aromáticos. A elastase hidrolisa ligações peptídicas formadas pelo grupo carboxila de pequenos aminoácidos de cadeia curta. Essa especificidade diferencial de tais proteases para ligações peptídicas em polipeptídios torna o processo digestivo eficiente. Os produtos finais da digestão de proteínas por proteases pancreáticas consistem predominantemente em peptídios com 6 a 8 aminoácidos.

Importância das peptidases da membrana da borda em escova e citoplasmática para a digestão de proteínas

Os peptídios resultantes da atividade de proteases pancreáticas são sujeitos à hidrólise adicional por peptidases associadas à membrana da borda em escova dos enterócitos e aos produtos liberados para o interior do lúmen intestinal (Figura 44.9). Essas peptidases são ectoenzimas, e sua especificidade refere-se a oligopeptídios compostos por 6 a 8 aminoácidos. Os produtos finais resultantes consistem predominantemente em peptídios menores contendo de 2 a 3 aminoácidos.

Esses dipeptídios e tripeptídios são transportados para o enterócito por meio de um sistema de transporte na membrana da borda em escova. Uma vez dentro das células, os

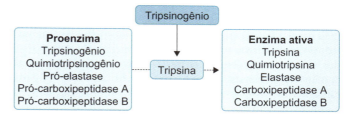

Figura 44.9 Ativação das enzimas digestivas após a atividade da tripsina. Logo após suas ativações, essas peptidases clivam proteínas oligopeptídios a pequenos peptídios e aminoácidos.

pequenos peptídios são submetidos à hidrólise por peptidases citoplasmáticas para liberar aminoácidos livres. Existem diferenças significativas para o reconhecimento dos peptídios de cadeia longa entre as peptidases da borda em escova e peptidases citoplasmáticas, as primeiras preferindo peptídios mais longos consistindo em quatro ou mais aminoácidos e os últimos preferidos como dipeptídios e tripeptídios.

A membrana basolateral do enterócito também tem vários sistemas de transporte de aminoácidos. Os peptídios que escapam à hidrólise por peptidases citoplasmáticas entram na circulação portal por meio de um sistema de transporte de peptídios presentes na membrana basolateral distinto da membrana da borda em escova.

Sítios de absorção de proteínas ao longo do sistema gastrintestinal

Nenhuma proteína é absorvida até alcançarem o intestino delgado. Como já citado, o intestino delgado é o principal local de absorção desses substratos. Até o momento no qual o conteúdo luminal entra na junção ileocecal, a absorção de proteínas está quase completa. O epitélio colônico tem uma capacidade para absorver produtos de digestão de proteínas, mas o significado fisiológico deste no processo global é questionável. É possível que as proteínas bacterianas sejam digeridas e absorvidas de forma significativa no cólon.

Dentro do intestino delgado, os aminoácidos e pequenos peptídios (dipeptídios e tripeptídios) são absorvidos em taxas e diferentes. A capacidade de absorção de dipeptídios e tripeptídios é maior no intestino delgado proximal do que no intestino delgado distal. No caso dos aminoácidos, a capacidade de absorção é maior no intestino delgado distal do que no proximal. Tais gradientes nas atividades de transporte de aminoácidos e peptídios resultam das variações nas capacidades de transporte, e não de afinidades ao longo do comprimento do intestino delgado.

Os gradientes diferenciais observados nas capacidades de transporte de aminoácidos e pequenos peptídios ao longo do eixo jejunoileal podem ter relevância fisiológica e importância para a ótima manutenção da nutrição proteica.

Os produtos da ação das peptidases ligadas à membrana da borda em escova do enterócito geram a principal porção dos produtos absorvíveis (aminoácidos, dipeptídios e tripeptídios). Embora essas peptidases estejam em todo o intestino delgado, suas atividades são maiores no íleo do que no jejuno. Assim, a membrana da borda em escova ileal é capaz de hidrolisar mais extensamente peptídios em comparação à membrana jejunal. Por conseguinte, é concebível que, conforme o conteúdo luminal se desloca ao longo do intestino desde o jejuno até o íleo, a taxa de aminoácidos livres no lúmen aumenta gradualmente. Enquanto isso, a concentração luminal de dipeptídios e tripeptídios diminui gradualmente. Outro fator contribuinte para esse fenômeno é a duração do contato entre os substratos peptídicos e as peptidases, que aumenta conforme os conteúdos se movem do jejuno para o íleo.

O paralelismo entre as capacidades de absorção de aminoácidos, dipeptídios e tripeptídios e as concentrações luminais dos substratos correspondentes ao longo do eixo jejunoileal aumenta a eficiência do seu processo de absorção. Alguns estudos relatam que o aparecimento de aminoácidos livres é maior no íleo do que no jejuno.

Outros estudos demonstram que as células epiteliais colônicas conseguem absorver vários aminoácidos, bem como peptídios. Em virtude da digestão e da absorção eficiente no intestino delgado, apenas pequenas quantidades de proteínas e produtos de digestão de proteínas entram no cólon em circunstâncias fisiológicas normais. Contudo, é concebível que o intestino grosso tenha uma função útil em situações especiais, como no período pós-natal imediato ou em pacientes com ileostomias. Além disso, o intestino grosso contém quantidades apreciáveis de proteínas bacterianas e seus produtos. Os aminoácidos, dipeptídios e tripeptídios que surgem dessas proteínas bacterianas podem ser absorvidos no cólon, mas o significado fisiológico da absorção colônica de produtos de digestão de proteínas continua controverso.

Forças motrizes para a condução do transporte ativo no enterócito

A absorção de aminoácidos e peptídios por meio do epitélio intestinal é mediada por vários sistemas de transportes, que podem ser divididos em duas categorias: ativo e passivo. A força motriz para os sistemas de transporte ativo na borda em escova intestinal e membranas basolaterais vem de gradientes de iônicos transmembranares e do potencial de membrana. A Figura 44.10 descreve os mecanismos celulares responsáveis pela geração dessas forças motrizes por meio das duas membranas no enterócito.

A fonte final de energia para esses processos é a adenosina trifosfato (ATP), a moeda celular da energia. A Na^+/K^+-ATPpase, localizada exclusivamente na membrana basolateral de enterócitos, utiliza o ATP para mediar o transporte ascendente de Na^+ para fora da célula e o transporte de K^+ do plasma para a célula. Isso gera um gradiente de Na^+ dirigido para dentro (ΔpNa) e um gradiente de K^+ dirigido para fora (ΔpK) por meio da membrana basolateral. A estequiometria para tal processo de transporte de $Na^+:K^+$ é de 3:2. O sistema de transporte gera potencial de membrana interno negativo ($\Delta \psi$).

Além disso, o canal K^+ localizado na membrana basolateral medeia o efluxo de K^+ para baixo de seu gradiente de concentração, um processo que serve como mecanismo adicional para a geração do potencial de membrana interno negativo. Já na membrana da borda em escova, encontra-se um permutador (trocador) de Na^+/H^+ (NHE) que usa gradiente de Na^+ transmembrana como a força motriz para facilitar o efluxo de H^+ da célula para o lúmen. Isso gera um gradiente transmembrana de H^+ (ΔpH) através da membrana de borda em escova. Esse efluxo ativo (trocador) H^+ é responsável pela formação de um pH de microclima ácido existente na superfície luminal da membrana de borda em escova. Desse modo, gera um gradiente de concentração de aproximadamente 10 vezes para H^+ (fora > interior) através de tal membrana.

Ainda é possível encontrar um canal de Cl^- na membrana da borda em escova responsável por mediar o efluxo de Cl^- no lúmen intestinal para abaixo do seu gradiente eletroquímico. Em conjunto, esses sistemas de transporte são responsáveis pela manutenção de concentrações menores de Na^+ e Cl^- e pela maior concentração de K^+ no enterócito, em comparação com o fluido extracelular.

Relata-se a existência de cinco forças motrizes diferentes no enterócito:

- Gradiente de Na^+ dirigido para dentro
- Gradiente de H^+ dirigido para dentro
- Gradiente de Cl^- dirigido para dentro
- Gradiente de K^+ dirigido para fora
- Potencial de membrana negativo para dentro.

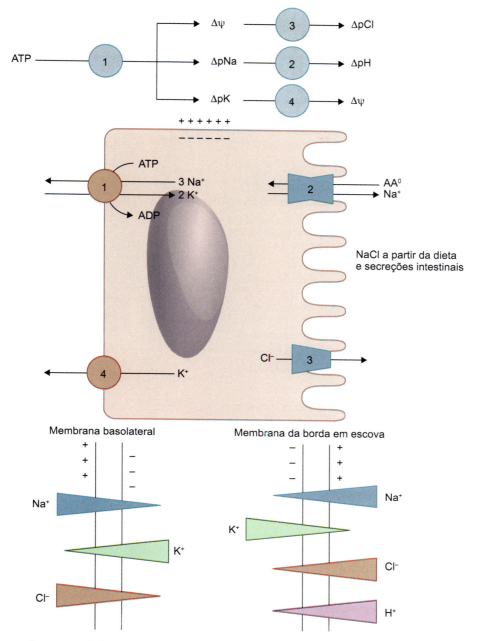

Figura 44.10 Mecanismos de geração de forças motrizes para os sistemas de transportes ativos na membrana apical da borda em escova e membrana basolateral. **1.** Na$^+$/K$^+$-ATPase. **2.** Permutador Na$^+$/H$^+$. **3.** Canal de cloreto. **4.** Canal de potássio. Δψ, potencial de membrana (dentro-negativo); ΔpNa: gradiente transmembrana de Na$^+$; ΔpK: gradiente transmembrana de K$^+$; ΔpCl: gradiente transmembrana Cl$^-$; ΔpH: gradiente transmembrana H$^+$; ADP: difosfato de adenosina; ATP: trifosfato de adenosina.

Desse modo, é fornecida energia para sustentar os processos de transporte ativo associados ao transporte de aminoácidos e peptídios nas membranas em escova e basolateral, respectivamente (ver Figura 44.10).

Transporte através da membrana da borda em escova do enterócito para os produtos da digestão de proteínas

O transporte de aminoácidos e peptídios diferencia-se na membrana da borda em escova. A seguir, serão abordados os eventos celulares responsáveis por esse aspecto do enterócito intestinal.

Transporte de aminoácidos

O transporte de aminoácidos através das membranas é complexo, principalmente em razão da existência de múltiplos sistemas de transporte com especificidades de substrato específico. A Tabela 44.1 classifica esses sistemas de transporte e relaciona sua especificidade de substrato e dependência de gradientes iônicos no intestino delgado. Em considerável quantidade, esses sistemas são constituídos por transporte ativo. Essa característica é importante, especialmente para o transporte efetivo de aminoácidos do lúmen intestinal. Se tal processo fosse mediado por sistemas de transportes facilitados independentemente de energia, o processo de absorção não seria completo, o que resultaria em perda significativa de aminoácidos nas fezes.

Tabela 44.1 Sistema de transporte na membrana da borda em escova.

Sistema de transporte	Identificação molecular	Substratos	Dependência de Na$^+$	Envolvimento de outros íons
B^0	B^{0}AT1	L-aminoácidos neutros	Sim	Não
B$^{0,+}$	ATB$^{0,+}$	L-aminoácidos neutros L-aminoácidos catiônicos Certos D-aminoácidos neutros	Sim	Cl$^-$
IMINO	SIT1/IMINO	Iminoácidos	Sim	Cl$^-$
B	TAUT	Taurina, p-alanina	Sim	Cl$^-$
X$^-_{AG}$	EAAT3	Aminoácidos aniônicos	Sim	K$^+$, H$^+$
ASC	ASCT2/ATB^0	L-aminoácidos neutros	Sim	Não
PAT	PAT1	Pequenos aminoácidos neutros	Não	H$^+$
B^0	b$^{0,+}$AT-rBAT	L-aminoácidos neutros L-aminoácidos catiônicos Cistina	Não	Não
Sistema de transporte na membrana basolateral				
A	ATA2/SNAT2	L-aminoácidos neutros	Sim	Não
GLY	GLY1	Glicina	Sim	Cl$^-$
Y$^+$	CAT1	L-aminoácidos catiônicos	Não	Não
L	LAT2-4F2hc	L-aminoácidos neutros	Não	Não
Y$^+$L	Y$^+$LAT1-4F2hc	L-aminoácidos neutros	Sim	Não
		Aminoácidos catiônicos	Não	Não
	Y$^+$LAT21-F2hc	L-aminoácidos neutros	Sim	Não
		Aminoácidos catiônicos	Não	Não
ASC	Y$^+$ LATT2-4F2hc	Pequenos L- e D-aminoácidos neutros	Não	K$^+$, H$^+$
A	ATA2/SNAT2	L-aminoácidos neutros	Sim	Não
GLY	GLY1	Glicina	Sim	Cl$^-$
Y$^+$	CAT1	L-aminoácidos catiônicos	Não	Não

Já a Figura 44.11 descreve como cada um dos sistemas de transporte de aminoácidos é expresso na membrana da borda em escova intestinal, como também em suas forças motrizes. Dessa maneira, indica a direcionalidade dos substratos de aminoácidos e cotransportados. Na Tabela 44.1, são detalhados os principais transportes para aminoácido na membrana da borda em escova.

Sistema de transporte neutro B^0

O principal sistema de transporte de aminoácidos neutros através da membrana em borda em escova intestinal foi inicialmente denominado sistema B. Destaca-se sua ampla especificidade de substrato. Esse sistema de transporte é dependente de Na$^+$ e aceita todos, ou quase todos, os aminoácidos neutros que apresentam o grupo amino na posição α como substratos. Iminoácidos e beta-aminoácidos, embora neutros em termos de carga elétrica, são excluídos por esse sistema. Os aminoácidos catiônicos e aniônicos também não são substratos para tal sistema de transporte.

Os sistemas de transporte que dependem de gradiente de Na$^+$ são identificados por letras maiúsculas; já os sistemas de transporte independentes de Na$^+$ por letras minúsculas. Além disso, os sobrescritos, como "0", "+", "−" e "0,+", são adicionados para descrever a natureza elétrica dos substratos reconhecida pelos sistemas de transporte de aminoácidos. Dessa maneira, a última nomenclatura classificou esse sistema de transporte como B^0, com ampla especificidade de substrato e

movido por gradiente de Na$^+$, reconhecendo apenas aminoácidos neutros como seus substratos. Há evidências de que esse sistema é expresso no intestino delgado.

Como a função de transporte do sistema B^0 envolve o simporte de Na$^+$ e aminoácidos neutros, o processo de transporte é eletrogênico. Assim, em condições fisiológicas, o gradiente de Na$^+$ é dirigido para dentro, e um potencial de membrana negativo interno fornece a força motriz para esse sistema. A proteína é identificada como B^{0}AT1. É também conhecida como SLC6A19, formada por 634 aminoácidos, pertencente à família de genes *SLC6* (SLC). O gene que codifica esta proteína está localizado no cromossomo humano 5 p15,33.

Sistema B$^{0,+}$

O sistema B$^{0,+}$ assemelha-se ao sistema B^0, mas aceita, além de aminoácidos neutros, os aminoácidos catiônicos como substratos. Tal especificidade de substrato é indicada pelo sobrescrito "0,+". Esse sistema de transporte depende não só de um gradiente transmembrana de Na$^+$, mas também de um gradiente Cl$^-$ transmembrana. O processo de transporte também é eletrogênico. Assim, existem três forças motrizes diferentes para esse sistema de transporte, nomeadamente, um gradiente de Na$^+$, um gradiente de Cl$^-$ e o potencial de membrana (ver Figura 44.11).

Achados experimentais *in vitro* indicaram que tal sistema também é expresso em colonócitos humano. A proteína responsável pela atividade do sistema B$^{0,+}$ foi clonada, identificada

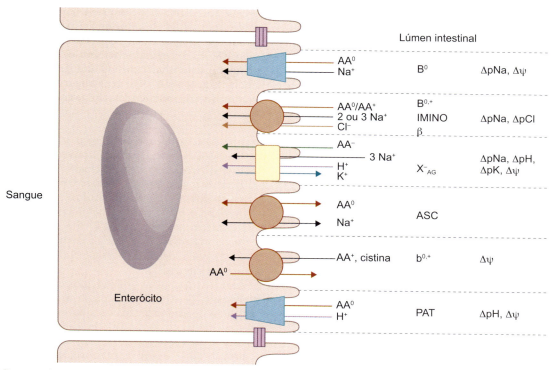

Figura 44.11 Sistemas de transporte de aminoácidos na membrana da borda em escova intestinal. As setas indicam a direção de movimento dos aminoácidos e íons através da membrana da borda em escova. AA⁰: aminoácido neutro; AA⁺: aminoácido catiônico; AA⁻: aminoácido aniônico.

como ATB$^{0,+}$ (transportador de aminoácidos B$^{0,+}$). O ATB$^{0,+}$ transporta aminoácidos neutros e catiônicos, e o processo de transporte é eletrogênico e obrigatoriamente dependente de Na⁺ e Cl⁻, que tem a capacidade de transportar vários aminoácidos na sua forma D-isomérica.

Esse sistema de transporte, identificado como SLC6A14, pertence também à família de genes *SLC6*, e o gene que codifica a proteína está localizado no cromossomo humano Xq23-q24. A ampla seletividade de substrato desse sistema de transporte recebe cada vez mais atenção, pelo potencial que tem para o fornecimento de fármacos e profármacos com base em aminoácidos. Por fim, o ATB$^{0,+}$ tem a capacidade de transportar vários inibidores da enzima óxido nítrico sintase, os agentes antivirais valaciclovir e valganciclovir (ver Figura 44.11).

Sistema b$^{0,+}$

Trata-se de um sistema com alta afinidade de transporte independente de Na⁺ para aminoácidos neutros e catiônicos na membrana da borda em escova intestinal. A falta da dependência de Na⁺ é a principal característica que o distingue do sistema B$^{0,+}$. Ressalta-se que este é o principal sistema de transporte para a absorção de aminoácidos catiônicos e cistina no intestino e no rim, funcionando como um trocador obrigatório de aminoácidos.

Os aspectos moleculares desse sistema de transporte mostraram uma característica inesperada. O sistema b$^{0,+}$ funciona como um heterodímero, constituído por duas proteínas diferentes. O transportador apresenta duas subunidades. A subunidade denominada pesada desse sistema é conhecida como rBAT, que, em termos de função, não tem característica de transporte nem a topologia de membrana de um transportador autêntico. A cadeia leve, conhecida como b$^{0,+}$AT, clonada e caracterizada no nível funcional, é responsável pela função de transporte.

Em condições fisiológicas, medeia a entrada de aminoácidos catiônicos e cistina em enterócitos em troca de aminoácidos neutros. Assim, a absorção de aminoácidos catiônicos e cistina por esse sistema é acoplada à liberação de aminoácidos neutros para o interior do lúmen intestinal. Quando o sistema funciona na entrada de aminoácidos catiônicos na célula acoplada ao efluxo de aminoácidos neutros, o processo de transporte torna-se eletrogênico. Nessas condições, espera-se que o potencial interno de membrana negativo proporcione a força motriz para a entrada de aminoácidos catiônicos.

Em tal sistema, a subunidade rBAT também é conhecida como SLC3A1 e pertence à família de genes *SLC3*. O gene que codifica essa proteína está localizado no cromossomo humano 2 p16.3-p21. A B$^{0,+}$AT, também conhecida como SLC7A9, pertence à família SLC7 de transportadores de aminoácidos. Já o gene que codifica essa proteína está localizado no cromossomo humano 19q13.1 (ver Figura 44.11).

Sistema IMINO

O sistema IMINO da membrana da borda em escova intestinal é um dos sistemas de transporte de aminoácidos mais bem caracterizados. A proteína responsável por essa atividade de transporte foi recentemente identificada em nível molecular. É conhecido como SIT1 (transportador de iminoácido acoplado a sódio 1) ou IMINO. Também é identificado como SLC6A20. O sistema é exclusivo para iminoácidos, como prolina, hidroxiprolina e ácido pipecólico. Está presente no jejuno, assim como no íleo. O processo de transporte depende estritamente de Na⁺. Além do Na⁺, o Cl⁻ tem atuação obrigatória no processo catalítico. A estequiometria para Na⁺: Cl⁻ prolina é 2:1:1, tornando o processo como de transporte eletrogênico (ver Figura 44.11).

Sistema β

O sistema β ocupa uma posição única. Ao contrário de outros sistemas de transporte, reconhece a taurina, um aminoácido não proteico, como um substrato de alta afinidade. Estudos mostraram que esse sistema interage exclusivamente com aminoácidos β de tamanho pequeno. O sistema β não tem afinidade com os aminoácidos α. Os aminoácidos aniônicos e catiônicos também são excluídos por esse sistema. Entre os aminoácidos β, a taurina apresenta a maior afinidade.

Tal sistema de transporte apresenta um requisito para Na^+, bem como para Cl^-, sendo energizado por gradientes transmembranas para o Na^+ e o Cl^-. A estequiometria para Na^+: Cl^-: taurina é 2 ou 3:1:1, o que torna o processo de transporte eletrogênico. Assim, o epitélio intestinal intacto detém três forças motrizes que fornecem energia para o transporte ativo de taurina: um gradiente de Na^+ e um de Cl^- dirigidos para dentro da célula e um potencial de membrana negativo internamente.

Trata-se de um sistema de transporte sensível à inativação pelo Ca^{2+}. A proteína responsável pela função de transporte foi identificada em nível molecular. Conhecida como TAUT (transportadora de taurina) e também identificada como SLC6A6, pertence à família de genes *SLC6*. O gene que codifica a proteína transportadora está localizado no cromossomo humano 3 p26-p24 (ver Figura 44.11).

Sistema X_{AG}^-

Sistema de transporte que conduz os aminoácidos aniônicos aspartato e glutamato, exclusivamente e com elevada afinidade. Mostra uma dependência absoluta de Na^+, sendo energizado por um gradiente de Na^+ conduzido para o interior da célula. O gradiente de K^+ dirigido para o lúmen estimula acentuadamente a atividade dependente de Na^+ desse sistema. Isso implica o movimento de Na^+ e do substrato aminoácido, de fora para dentro da célula, que se acopla ao movimento de K^+ de dentro para fora da célula.

O processo de transporte é eletrogênico, o que resulta na transferência de uma carga positiva por meio da membrana. Como o aspartato e o glutamato existem como ânions monovalentes em condições fisiológicas, a natureza eletrogênica do sistema sugere que vários íons Na^+ estão envolvidos no processo catalítico. A estequiometria que o transporte de Na^+: aminoácido: K^+ é 3:1:1. A atividade do sistema X_{AG}^- também é modulada por H^+. Sugere-se que o H^+ é um íon cotransportado de modo adicional. No nível molecular, a proteína responsável pela atividade de transporte do sistema X_{AG}^- é conhecida como EAAT3 (transportadora de aminoácidos excitatórios 3).

Existem quatro forças motrizes diferentes para a energização do EAAT3:

- Gradiente de Na^+ dirigido para o interior do enterócito
- Gradiente de H^+ dirigido para o interior do enterócito
- Gradiente de K^+ dirigido para fora
- Potencial de membrana negativo para dentro.

O transportador, designado por SLC1A1, representa o primeiro membro da família de genes *SLC1*. O gene que codifica o transportador é localizado no cromossomo humano 9q24 (ver Figura 44.11).

Sistema ASC

Estudos detalhados indicaram que a função desse sistema envolve a entrada de Na^+ e um aminoácido neutro na célula, acoplada ao efluxo de Na^+, e um aminoácido neutro. As características de transporte de ATB^0 são semelhantes às do sistema ASC. Trata-se de um sistema de transporte acoplado ao Na^+ com afinidade preferencial pelos aminoácidos alanina, serina e cisteína. Atualmente, o transportador é designado como ASCT2, o segundo membro da família ASC de transportadores de aminoácidos. O ASCT2 (SLC1A5) pertence à família de genes *SLC1*, e o gene que o codifica está localizado no cromossomo humano 19q13.3 (ver Figura 44.11).

Sistema PAT

Sistema de transporte eletrogênico acoplado a prótons para aminoácidos de cadeias curtas. A proteína (PAT1) responsável por essa atividade é expressa exclusivamente na membrana da borda em escova intestinal humana e medeia o transporte eletrogênico de aminoácidos acoplado a H^+, como glicina, alanina e prolina. Uma vez que existe um gradiente de H^+ dirigido para o interior da célula, o PAT1 funciona como um sistema de transporte ativo com a energia advindo de um gradiente de H^+. Ele também depende do potencial negativo mantido pela membrana interna.

Além de transportar aminoácidos de cadeia curta por um mecanismo eletrogênico acoplado a H^+, o PAT1 medeia o transporte de ácidos graxos de cadeia curta, como o butirato, por um conjugado mecanismo H^+ eletroneutral.

A afinidade para os ácidos graxos de cadeia curta, no entanto, é menor do que para os aminoácidos. Tais achados podem ser de importância fisiológica, pois o PAT1 é expresso no cólon, onde altos níveis de ácidos graxos de cadeia curta são gerados pela fermentação bacteriana de carboidratos não absorvidos e fibra dietética. Assim, é possível que o PAT1 auxilie na entrada desses ácidos graxos de cadeia curta em colonócitos.

Transporte de peptídios

Aminoácidos e peptídios são absorvidos no intestino delgado por diferentes mecanismos. Algumas evidências são propostas para um transporte de peptídios independente de aminoácidos, como:

- Falta de competição entre peptídios e aminoácidos durante a absorção
- Maior absorção de aminoácidos a partir de soluções peptídicas em comparação com soluções de aminoácidos com composição equivalente
- Sensibilidades diferenciadas por proteases e para transporte de aminoácidos e peptídios
- Regiões distintas para a capacidade máxima de absorção para aminoácidos e peptídios ao longo do intestino delgado
- Dissimilaridade entre os processos de absorção de aminoácidos e peptídios.

Força motriz para transporte de peptídios

Experimentos com membrana da borda em escova intestinal forneceram fortes evidências da independência de transporte de peptídios de Na^+. Apesar da independência de Na^+, o transporte de peptídio em epitélio intestinal intacto é eletrogênico, o que resulta na transferência de carga positiva pela membrana.

É evidente que os peptídios são cotransportados com um íon diferente de Na^+. A dependência de H^+ para transporte de peptídio intestinal tem sido amplamente aceita. O pH ácido de microclima existente na superfície luminal da membrana da borda em escova intestinal fornece a força motriz para o sistema de transporte de peptídios (Figura 44.12).

Além disso, existe um acoplamento funcional entre o sistema de transporte de peptídios e o transportador NHE3 na

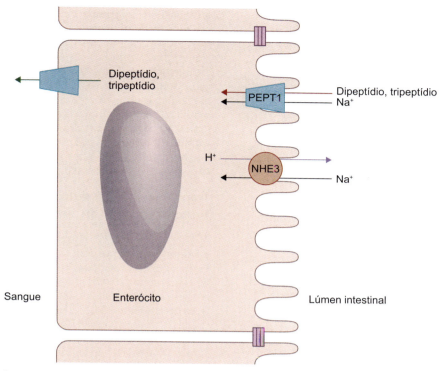

Figura 44.12 Transporte de pequenos peptídios através do lúmen para o enterócito. Mostram-se o cotransportador de H+/peptídio (PEPT1) na membrana da borda em escova, o permutador Na+-H+ (NHE3) na membrana da borda em escova e o sistema de transporte de peptídio na membrana basolateral.

membrana de borda de escova. Tal acoplamento funcional pode ajudar a explicar a dependência parcial de Na+ para o transporte de peptídio intestinal.

Aspectos moleculares do sistema de transporte de peptídio intestinal

A maioria dos estudos sobre o transporte de peptídios tem utilizado apenas dipeptídios como substratos. Há, no entanto, evidência considerável para a assimilação de tripeptídios pelo intestino. A maior parte da evidência provém de estudos demonstrando competição e inibição do transporte de dipeptídios por vários tripeptídios. Assim, indica que os dipeptídios, assim como os tripeptídios, são substratos excelentes para o sistema de transporte de peptídios intestinais. No entanto, os peptídios com cadeia superior a quatro aminoácidos parecem não ser absorvidos pelas vias mediadas no intestino.

A concentração de dipeptídios e tripeptídios resultantes da digestão de proteínas no lúmen intestinal pode ser bastante elevada, em torno de 100 mM. Desse modo, um sistema de transporte de baixa afinidade e de alta capacidade é altamente adequado para a absorção desses peptídios nessas condições. A proteína responsável pela atividade de transporte do peptídio intestinal é conhecida como PEPT1 (transportador de peptídios 1), que media o transporte eletrogênico de dipeptídios e tripeptídios acoplado ao H+. Esse transportador, designado SLC15A1, pertence à família de genes *SLC15*, e o gene que codifica a proteína está localizado no cromossomo humano 13q33-q34.

O PEPT1 humano consiste de 708 aminoácidos, expressos na membrana da borda em escova intestinal. As características estruturais mínimas requeridas para o reconhecimento pelo PEPT1 são os grupos amina e carboxila, separados por um esqueleto de carbono com uma distância de 5,5 a 6,3 Å. Essa exigência estrutural essencial acomoda dipeptídios e tripeptídios, mas não aminoácidos livres e peptídios mais longos do que tripeptídios. Portanto, o transportador PEPT1 aceita apenas dipeptídios e tripeptídios como substratos.

Apesar de existirem 400 dipeptídios diferentes e potencialmente 8.000 diferentes tripeptídios no lúmen intestinal como resultado da digestão da dieta de proteínas, o PEPT1 é o único responsável pelo manuseio dessa vasta gama de peptídios. A afinidade de PEPT1 para seus substratos peptídicos é baixa, com a constante de Michaelis na gama submilimolar. Isso faz sentido para a função fisiológica desse transportador.

A ampla seletividade de substrato desse sistema representa uma característica única que tem recebido atenção crescente para a administração oral de fármacos e profármacos. O PEPT1 tem efetiva capacidade de transportar vários fármacos desde que os requisitos estruturais mínimos sejam satisfatórios. Entre eles, incluem-se antibióticos betalactâmicos, inibidores da enzima conversora da angiotensina e fármacos anticancerígenos. Além disso, tem a capacidade de transportador o ácido p-aminofenilacético, os ácidos graxos amino-ômega, o ácido delta-aminolevulínico, o valaciclovir e o valganciclovir.

O PEPT1 é expresso em todo o intestino delgado. Em condições normais, poucos produtos finais de digestão de proteínas deixam o intestino delgado terminal. Consequentemente, há pouca ou nenhuma expressão de PEPT1 no intestino grosso. No entanto, a expressão do transportador no intestino grosso parece ser induzida em certas condições patológicas. A expressão colônica de PEPT1 tem sido observada em pacientes com síndrome do intestino curto, colite ulcerativa e doença inflamatória intestinal. Além disso, a expressão anormal de PEPT1 no intestino grosso pode ativar o sistema imune associado ao intestino com o início de processos inflamatórios.

Processos celulares sobre peptídios absorvidos e nutrição do enterócito

Após cruzarem a membrana da borda em escova, os dipeptídios e os tripeptídios sofrem hidrólise intracelular. Assim, as peptidases intracelulares no enterócito exercem papel fundamental nos estágios terminais de assimilação de proteínas. O enterócito é um dos locais mais ricos em atividade de peptidase sobre pequenos peptídios. Tais enzimas atuam, principalmente, em dipeptídios e, em menor grau, nos tripeptídios.

Além de hidrolisarem os peptídios exógenos resultantes da absorção a partir do lúmen, as peptidases intracelulares do enterócito catalisam reações nas proteínas endógenas. Suas atividades enzimáticas diminuem em situação de dieta deficiente em proteínas, uma condição que leva a uma redução na entrada de peptídios exógenos no enterócito. Funcionalmente, tais peptidases têm variação regional de atividades ao longo do intestino delgado. Estas apresentam maior atividade na região proximal e/ou medial do intestino delgado, sítios nos quais a capacidade de absorção do intestino para pequenos peptídios é alta. Mesmo em outros tecidos, a abundância dessas enzimas no epitélio intestinal em comparação com outros indica o papel extremamente importante na hidrólise de peptídios absorvidos.

É provável que alguns dos peptídios absorvidos sejam resistentes à hidrólise por peptidases intracelulares, surgindo intactos no lado seroso. Isso se evidencia no caso de peptídios contendo prolina e hidroxiprolina no sangue após a ingestão de gelatina.

Além de ser um local de síntese de mucinas e apolipoproteínas, o intestino delgado compreende um tecido metabolicamente ativo, cuja taxa de renovação celular é rápida. Esses processos metabólicos usam aminoácidos que entram na célula, tanto do lúmen quanto do sangue. A glutamina, o glutamato e o aspartato demonstraram ser, quantitativamente, os aminoácidos mais importantes como combustíveis metabólicos no epitélio intestinal.

A glutamina é facilmente desaminada para glutamato, e a transaminação inicia o metabolismo do glutamato e do aspartato. Os produtos metabólicos desses aminoácidos que aparecem na região venosa intestinal são CO_2, NH_3, lactato, citrulina e alanina. A arginina também é extensivamente metabolizada no intestino delgado. Utiliza-se uma fração significativa dos aminoácidos absorvidos na síntese de proteínas no intestino delgado. Curiosamente, os aminoácidos disponíveis a partir do lúmen são incorporados a proteínas mais facilmente do que os disponíveis a partir do sangue.

Transporte dos produtos finais da digestão das proteínas através da membrana basolateral

Transporte de aminoácidos

Existem, pelo menos, seis sistemas de transporte de aminoácidos na membrana basolateral. Dois deles são dependentes de Na^+ (sistema A e GLYT1); três, independentes de Na^+ (y^+, L, e ASC); e um é independente de Na^+ ou dependente do substrato (Y^+L) (Figura 44.13). Sugeriu-se que as vias independentes de Na^+ são responsáveis pelo transporte de aminoácidos da célula para o sangue, participando do processo global de absorção transcelular de aminoácidos desde o lúmen intestinal. Enquanto isso, a concentração de Na^+ tem papel importante no fornecimento de células com aminoácidos.

Sistema A

Depende do Na^+ e aceita todos os aminoácidos neutros, incluindo os iminoácidos como substratos. Em condições fisiológicas, esse sistema de transporte é eletrogênico, derivando sua energia do gradiente de Na^+, bem como de um potencial de membrana. Seu papel fisiológico consiste em mediar a

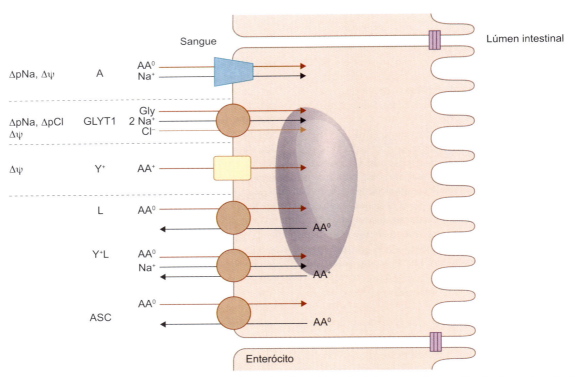

Figura 44.13 Sistemas de transporte de aminoácidos na membrana basolateral intestinal. As setas indicam a direção de movimento dos aminoácidos/íons através da membrana basolateral *in vivo*. AA^0: aminoácido neutro; AA^+: aminoácido catiônico; GLYT1: transportador de glicina 1.

permeação de aminoácidos, como a glutamina dos enterócitos, para o sangue. O transporte reverso também pode ser um processo fisiológico importante para manter a nutrição das células intestinais quando a entrada de aminoácidos através da membrana da borda em escova é limitada (p. ex., intervalos entre refeições ou durante situações patológicas).

Recentemente, três proteínas diferentes foram identificadas como de sistema A, denominadas ATA1-3 (transportador de aminoácidos A 1 a 3), que apresentam características de transporte semelhantes às do sistema A. Sugere-se que o ATA2, atualmente conhecido como SNAT2 (transportador aminoácido neutro 2), é o mais provável transportador responsável pela atividade do sistema A, expresso na membrana basolateral intestinal. O SNAT2 é expresso ubicamente no intestino delgado, que medeia o transporte eletrogênico dependente de Na^+ de aminoácidos neutros de cadeia curta. A glutamina é um excelente substrato para tal transportador. O SNAT2 (SLC38A2) pertence à família de genes *SLC38*. Já o gene que codifica esse transportador está localizado no cromossomo humano 12q.

Transporte de glicina 1

A glicina é um constituinte da glutationa, um tripeptídio antioxidante encontrado em altas concentrações em células epiteliais intestinais. A disponibilidade de glicina tem potencial importante para controlar os níveis celulares de glutationa nos enterócitos. Existem dois transportadores diferentes para a glicina em células de mamíferos: GLYT1 (transportador de glicina 1, expresso no intestino) e GLYT2.

O transporte de glicina via GLYT1 é acoplado ao movimento de Na^+ e Cl^-, com uma estequiometria de Na^+: Cl^-: glicina de 2:1:1. Assim, o processo de transporte é eletrogênico, usando a energia de múltiplas forças motrizes.

Sistema y⁺

O sistema y^+ é definido como aquele que transporta aminoácidos catiônicos (lisina, arginina e ornitina) por um mecanismo independente do Na^+. Como esse sistema medeia o transporte de aminoácidos carregados positivamente, sua função de transporte é eletrogênica, e o processo é energizado pelo potencial inseminativo da membrana.

Assim como o sistema A, o sistema y^+ pode funcionar para manter a nutrição das células intestinais durante períodos com entrada limitada de aminoácidos através da membrana da borda em escova.

Três proteínas diferentes, conhecidas como CAT1-3 (transportador de aminoácidos catiônicos1-3), foram clonadas e exibem características de transporte semelhantes às do sistema y^+. Entre elas, o CAT1 é responsável pelo sistema y^+ na membrana basolateral dos enterócitos. Esse transportador, identificado como SLC7A1, pertence à família de genes *SLC7*, com seu gene localizado no cromossomo humano 13q12-q14 (ver Figura 44.13).

Sistema L

Principal sistema independente de Na^+ na membrana basolateral intestinal para o transporte de aminoácidos. Estudos sobre os seus aspectos moleculares identificaram duas isoformas diferentes do sistema L. Funcionam como heterodímeros, consistindo em uma subunidade pesada, conhecida como 4F2 hc (cadeia pesada associada ao antígeno 4F2) ou CD98, e uma subunidade leve. A subunidade leve difere entre suas duas isoformas, LAT1 (transportador de L-aminoácido 1) e LAT2 (transportador de L-aminoácido 2).

Os heterodímeros 4F2 hc-LAT1 e 4F2 hc-LAT2 comportam-se como trocadores de aminoácidos obrigatórios. Entre essas duas isoformas, o 4F2 hc-LAT2 é o principal contribuinte para a atividade do sistema L na membrana basolateral intestinal. O LAT2, conhecido como SLC7A8, pertence à família de genes *SLC7*. O gene que codifica o 4F2 hc está localizado no cromossomo humano 11q13, e o gene que codifica para LAT2 está localizado no cromossomo humano 14q11.2 (ver Figura 44.13 e Tabela 44.1).

Sistema y⁺L

O transporte de aminoácidos catiônicos através da membrana basolateral do enterócito ocorre contra um gradiente elétrico. Estudos revelaram a existência de um sistema de transporte independente que transporta aminoácidos neutros, bem como aminoácidos catiônicos. A seletividade de aminoácidos neutros assemelha-se à do sistema L. Já a interação com os aminoácidos catiônicos é semelhante ao sistema y^+. Curiosamente, o transporte de aminoácidos neutros depende do Na^+, enquanto o de aminoácidos catiônicos independe do Na^+. Tais características levaram a denominar esse sistema de transporte y^+L.

Em condições fisiológicas, o sistema medeia a entrada de aminoácidos neutros do sangue para enterócitos por mecanismo acoplado ao Na^+, em um processo acoplado ao efluxo de aminoácidos catiônicos das células. Esse processo de troca é eletroneutro. A saída de carga positiva catiônica a partir dos enterócitos é facilitada sem qualquer interferência pelo potencial de membrana interno negativo.

O sistema y^+L existe em duas isoformas, cada uma funcionando como um heterodímero. Como no caso do sistema L, o 4F2 hc é a subunidade pesada comum para ambas as isoformas de y^+L. A subunidade leve, o real transportador, é específica para cada isoforma. As subunidades leves são conhecidas como y^+LAT1 e y^+LAT2. Ambas as isoformas são expressas na membrana basolateral das células epiteliais intestinais. Tanto o y^+LAT1 (SLC7A7) quanto o y^+LAT2 (SLC7A6) pertencem à família de genes *SLC7*. O gene que codifica o y^+LAT1 está localizado no cromossomo humano 14q11.2. Já o gene que codifica para o y^+LAT2 está localizado no cromossomo humano 16q22.1-q22.2 (ver Figura 44.13 e Tabela 44.1).

Sistema ASC

Sistema de transporte com especificidade de substrato semelhante ao sistema ASC, mas com função de transporte independente de Na^+, que transporta aminoácidos de cadeia curta, como glicina, alanina, serina, cisteína e treonina.

Existem pelo menos duas isoformas desse sistema de transporte: ASC1 e ASC2. Ambas funcionam como heterodímeros, consistindo no 4F2 hc como subunidade pesada e uma subunidade leve de isoforma específica. Destas duas isoformas, o sistema ASC1 é expresso na membrana basolateral intestinal. A subunidade leve para esta isoforma é o ASC1. Assim, a função de transporte do sistema ASC na membrana basolateral intestinal é mediada pelo complexo heterodimérico 4F2 hc-ASC1.

A singularidade desse sistema de transporte consiste em sua capacidade para transportar D-aminoácidos, como D-serina, com elevada afinidade. Tal sistema é caracterizado em estudos *in vivo*, porém ainda são desconhecidos estudos com expressão no trato intestinal humano. Como esse sistema de transporte é um permutador de aminoácidos, provavelmente participa do efluxo de aminoácidos do enterócito para o sangue através da membrana basolateral. Sugere-se que, se esse sistema for expresso no cólon, ele poderia funcionar em conjunto com o ATB[0,+] para facilitar a absorção de D-serina derivada de bactérias e outros D-aminoácidos. O ATB[0,+] mediaria a entrada ativa de D-aminoácidos do lúmen em enterócitos através da membrana de borda em escova, e o sistema Asc facilitaria a saída destes aminoácidos por meio da membrana basolateral (ver Figura 44.13 e Tabela 44.1).

Transporte de peptídios na membrana basolateral do enterócito

Embora seja aceito que uma quantidade pequena mas significativa de peptídios intactos entra no sangue durante a assimilação de proteínas, até recentemente os mecanismos envolvidos nessa transferência desses peptídios através da membrana basolateral intestinal permaneceram desconhecidos.

Dyer *et al.* comprovaram a existência de um sistema de transporte de peptídios nessa membrana. O sistema de transporte é relativamente específico para pequenos peptídios. Embora a seletividade do substrato do sistema de transporte peptídico de membrana basolateral seja semelhante ao do sistema de transporte de peptídio de membrana da borda em escova, o primeiro é insensível ao gradiente transmembranar de H[+]. Por conseguinte, a saída de dipeptídios e tripeptídios resistentes à hidrólise no enterócito para a circulação portal se dá por meio de um transportador peptídico que não envolve cotransporte de H[+] (ver Figura 44.13 e Tabela 44.1).

Recentemente, alguns estudos visaram à caracterização do transportador peptídico na membrana basolateral no nível molecular, mas as tentativas ainda não foram bem-sucedidas na identificação molecular da proteína responsável por esse processo.

DIGESTÃO E ABSORÇÃO DE LIPÍDIOS

Visão geral e importância dos lipídios

As gorduras e as moléculas relacionadas (triglicerídios, colesterol, fosfolipídios, ácido graxos de cadeia longa e vitaminas lipossolúveis) constituem a terceira classe de macronutrientes importante da dieta humana, encontrados em óleos e afins. São substâncias mais solúveis em solventes orgânicos do que em água, os quais fornecem mais calorias por grama do que os outros substratos (proteínas e carboidratos) e, por isso, têm significativa importância nutricional. Vale salientar que aproximadamente 90% das calorias das gorduras humanas vêm dos triglicerídios, que contribuem para a obesidade, uma síndrome epidêmica nos dias atuais se consumidos excessivamente. Além disso, os lipídios diluem compostos voláteis e proporcionam sabor e aroma aos alimentos.

A forma predominante dos lipídios na dieta humana é o triglicerídio, constituído majoritariamente por uma cadeia longa de ácido graxos (cadeia de carbonos maiores que 12 carbonos), esterificados do arcabouço glicerol. Os outros lipídios são fornecidos na forma de fosfolipídios e colesterol, originados, principalmente, das membranas celulares. Vale salientar que chegam ao intestino, diariamente, não somente os lipídios dietéticos, mas também aqueles originados no fígado, nas secreções biliares. Diariamente, a oferta de colesterol na bile excede o proveniente pela dieta em todos os indivíduos. Finalmente, apenas as vitaminas solúveis em gordura (p. ex., vitaminas A, D, E e K) são nutrientes essenciais, quase completamente insolúveis em água. Isso leva a sistemas especiais para promover sua absorção pelo corpo. A Figura 44.14 apresenta os eventos relacionados com a absorção de gorduras pelo enterócito.

Formação da bile pelo fígado

Antes de iniciar a discussão sobre os eventos que resultam na absorção de lipídios, é necessário compreender a bile, uma solução não enzimática secretada pelos hepatócitos. Os principais componentes da bile são os sais biliares, os quais facilitam a digestão enzimática das gorduras. Os sais biliares atuam como detergentes para solubilizar as gorduras durante a digestão. São produzidos a partir de ácidos biliares esteroides combinados com aminoácidos. A bile é secretada dentro dos ductos hepáticos, que a levam para a vesícula biliar, a qual armazena e concentra a solução biliar. Durante uma refeição, as concentrações da vesícula biliar enviam a bile para o duodeno por meio do ducto colédoco (ducto biliar comum), com uma solução aquosa de bicarbonato e enzimas digestoras provenientes do pâncreas.

Emulsificação e digestão dos lipídios

Após a ingestão de uma refeição rica em gorduras, os lipídios liquefazem-se com a temperatura corporal e flutuam na superfície do conteúdo gástrico. A mistura ocorrida no estômago faz com que os lipídios da dieta fiquem na forma de pequenas esferas em suspensão, o que aumenta em muito a área da superfície da fase lipídica. A absorção dos lipídios também é facilitada pela formação de solução de micelas, com ajuda dos ácidos biliares, existentes nas secreções biliares. As micelas são definidas como pequenos discos com sais biliares, fosfolipídios, ácidos graxos, colesterol e mono e diacilgliceróis.

A digestão de gorduras é complexa pelo fato de que a maioria dos lipídios não é solúvel em água. A digestão desse substrato inicia-se no estômago. A lipase gástrica é liberada, em grandes quantidades, pelas células principais, gástricas. Ela se adsorve à superfície das micelas de gordura, dispersas no conteúdo gástrico, e hidrolisa os componentes triglicerídicos em diglicerídeos e ácidos graxos livres. Entretanto, pouca absorção de gordura acontece no estômago, em virtude do pH ácido do lúmen, que resulta em protonação dos ácidos graxos livres, liberados pela lipase gástrica. A lipólise também é incompleta no estômago, porque a lipase gástrica, a despeito de sua ótima atividade catalítica em pH ácido, não consegue hidrolisar a segunda posição do éster triglicerídico. Isso significa que a molécula não pode ser completamente quebrada em componentes que podem ser absorvidos pelo corpo. Também há pouca ou nenhuma quebra dos ésteres de colesterol ou dos ésteres das vitaminas lipossolúveis. Na verdade, a lipólise gástrica é dispensável em indivíduos saudáveis por causa do excesso acentuado de enzimas pancreáticas.

O quimo aquoso que deixa o estômago contém uma emulsão de grandes gotas de gordura, que têm menor área de superfície do que as partículas maiores. Para aumentar a área de superfície disponível para a digestão enzimática de gorduras, o fígado secreta sais biliares no intestino delgado. Os sais biliares ajudam a quebrar a emulsão de partículas grandes em partículas menores e mais estáveis. A maior parte da lipólise acontece no intestino delgado.

O suco pancreático contém três importantes enzimas lipolíticas, que têm suas atividades otimizadas em pH neutro. A lipase pancreática difere da enzima gástrica, por ser capaz de hidrolisar as posições 1 e 2 do triglicerídio, produzindo grande quantidade de ácidos graxos livres e monoglicerídios. A lipase também apresenta um mecanismo de retroalimentação, no qual é inibida pelos ácidos biliares que perfazem também o conteúdo do intestino delgado.

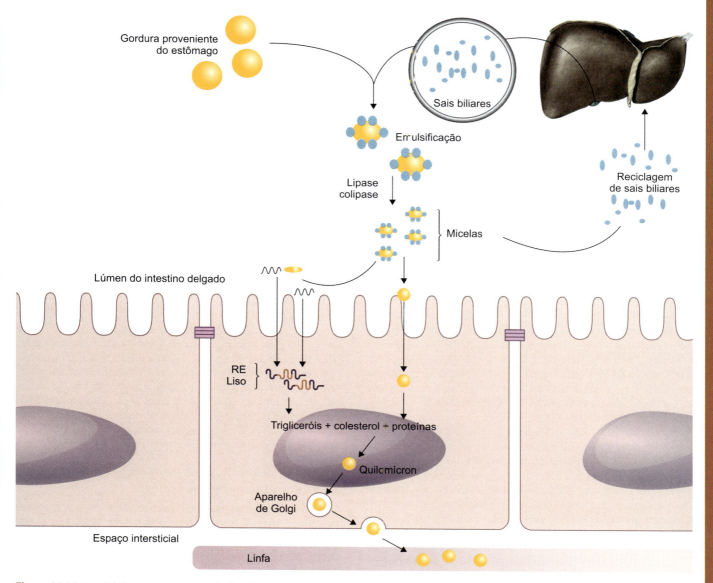

Figura 44.14 Os sais biliares provenientes do fígado envolvem as gorduras vindas do estômago. Em seguida, as lipases e as colipases pancreáticas clivam as gorduras em monoacilgliceróis e ácidos graxos estocados em micelas. Os monoacilgliceróis e ácidos graxos movem-se para fora das micelas e entram nas células por difusão. O colesterol é transportado para o interior da célula por um transportador membrana. No interior do enterócito, os lipídios absorvidos combinam-se com o colesterol e as proteínas e formam os quilomícrons, que são transportados para o sistema linfático.

A atividade da lipase é mantida por cofator importante, a colipase, que também faz parte do suco pancreático. A colipase é uma molécula-ponte que se liga aos ácidos biliares e à lipase. Ela ancora a lipase em gotículas de gordura diante da presença de sais biliares.

A fosfolipase A2, outra enzima presente no suco pancreático importante para a digestão da gordura, hidrolisa os fosfolipídios, assim como os existentes nas membranas celulares. No entanto, pode ser bastante tóxica na ausência de substratos dietético. Por isso, secreta apenas na pró-forma inativa, somente ativada quando alcança o intestino delgado. Além disso, o suco pancreático contém a colesterol esterase. Relativamente inespecífica, tem a capacidade de catalisar a quebra não só dos ésteres de colesterol, mas também dos ésteres de vitaminas lipossolúveis, e até mesmo dos triglicerídios. É interessante que essa enzima requer ácidos biliares para sua atividade, diferentemente da lipase.

Conforme ocorre a lipólise, seus produtos são movidos das micelas lipídicas, inicialmente para a fase lamelar, ou membranosa, e, subsequentemente, para as micelas mistas, compostas por produtos lipolíticos e ácidos biliares. Os ácidos biliares anfipáticos, os que têm faces hidrofóbicas e hidrofílicas, servem para proteger regiões hidrofóbicas dos produtos lipolíticos da água, enquanto apresentam as próprias faces hidrofílicas em ambiente aquoso.

As micelas ficam, na verdade, em solução. Desse modo, aumentam a solubilidade do lipídio no conteúdo intestinal. Isso aumenta a intensidade e/ou a velocidade com que a moléculas, como os ácidos graxos, podem difundir para a superfície intestinal absortiva. Em virtude da enorme área de superfície do intestino delgado e da considerável solubilidade dos produtos da hidrólise dos triglicerídios, as micelas não são essenciais para a absorção de triglicerídios, normalmente observada em pacientes com comprometimento na produção de ácidos biliares (p. ex., cálculo biliar). Estes não apresentam má absorção de gordura. Por sua vez, o colesterol e as vitaminas lipossolúveis são quase totalmente insolúveis em água. Portanto, necessitam de micelas para serem absorvidos. Assim, se a concentração luminal de ácidos biliares cair para valores menores da concentração micelar crítica, esses pacientes terão deficiência de vitaminas lipossolúveis.

Absorção de lipídios e sua subsequente utilização

Acredita-se que os produtos da digestão da gordura sejam capazes de atravessar facilmente as membranas celulares por sua lipofilicidade. Entretanto, evidências recentes sugerem que sua absorção pode constituir uma alternativa regulada pela atividade específica de transporte de membrana. Uma proteína ligante de ácidos graxos na membrana das microvilosidades (MVM-FABP) parece ser responsável pela absorção de cadeia longa por meio da borda em escova. De igual modo, o Niemann-Pick Cl tipo 1 (NPC1 L1) foi recentemente identificado como via de absorção de colesterol e pode ser alvo terapêutico em pacientes que apresentam aumento patológico dos níveis de colesterol circulante (hipercolesterolemia). Entretanto, a absorção global de colesterol é, relativamente, ineficiente. Isso porque essa molécula, com o colesterol de vegetais, também pode sair, ativamente, dos enterócitos de volta ao citosol pelo complexo heterodimérico de dois transportadores "ABC" (cassete ligante de ATP), chamados de ABC G5 e G8.

Os lipídios também podem diferir dos carboidratos e das proteínas, em termos de seu destino, após a absorção pelos enterócitos. Ao contrário dos monossacarídios e dos aminoácidos, que deixam os enterócitos na forma molecular, eles entram na circulação porta. Nos enterócitos, os produtos da lipólise são reesterificados para formar triglicerídios, fosfolipídios e ésteres de colesterol. Tais eventos metabólicos ocorrem no retículo endoplasmático liso.

Ao mesmo tempo, os enterócitos sintetizam uma série de proteínas conhecidas como apolipoproteínas, no retículo endoplasmático rugoso. Essas proteínas são combinadas como os lipídios ressintetizados, para formar as estruturas conhecidas como quilomícrons, que consistem em um núcleo lipídico (predominantemente com triglicerídios e bem menos colesterol, fosfolipídio e ésteres de vitaminas lipossolúveis) recoberto por apolipoproteínas.

Os quilomícrons são exportados dos enterócitos pelo processo de exocitose. Entretanto, ao chegar na lâmina própria, são muito grandes (750 a 5.00 Å de diâmetro) para permear pelos espaços intercelulares dos capilares da mucosa. Em vez disso, são absorvidos por linfáticos da lâmina própria e passam ao longo da circulação porta e do fígado. Por fim, os quilomícrons na linfa entram na corrente sanguínea pelo ducto torácico e servem como veículo para transportar lipídios pelo corpo, para o uso pelas células em outros órgãos. A única exceção para esse transporte mediado pelo quilomícron são os ácidos graxos de cadeia média, relativamente solúveis em água e que podem permear as JF dos enterócitos. Isso significa que se desviam dos eventos do processamento intracelular já mencionado e não são incluídos nos quilomícrons. Por esse motivo, na circulação porta, ficam facilmente disponíveis para outros tecidos. Uma dieta rica em triglicerídios de cadeia média pode proporcionar um particular benefício em pacientes com reservatório inadequado.

JUNÇÕES FIRMES

As JF são estruturas complexas e dinâmicas, com uma série de proteínas interjuncionais capazes de cruzar a bicamada lipídica da célula e ligar-se à porção extracelular na célula adjacente. Funcionalmente, tais junções regulam a passagem paracelular de íons, solutos e água. Elas exercem função de barreira semipermeável entre o domínio apical e o espaço basolateral, mantendo a polaridade celular e bloqueando a livre difusão de proteínas, lipídios e produtos patogênicos, entre outros. Em nível molecular, as JF são constituídas por três grupos de proteínas integrais de membrana: claudinas, ocludinas e um número considerável de outras proteínas citoplasmáticas acessórias, como as zonas de oclusão (ZO), principalmente.

As proteínas transmembranares medeiam as adesões celulares e vedam os espaços, podendo ser divididas conforme a quantidade de alças que cruzam a membrana plasmática. As ocludinas (da família das claudinas) são proteínas que contêm quatro alças transmembranares e duas extracelulares, com os terminais N e C citoplasmáticos. As proteínas citoplasmáticas acessórias das ZO subdividem-se em ZO-1, ZO-2 e ZO-3 e conectam as proteínas transmembranares ao citoesqueleto de actina. Tal interação é necessária para a manutenção da integridade estrutural da função de barreira do epitélio intestinal.

A regulação da manutenção das JF é influenciada por vários estímulos fisiológicos e fisiopatológicos. Tal regulação complexa envolve várias vias de sinalização, incluindo a proteinoquinase C (PKC), as proteínas quinases ativadas por mitógenos (MAPK), a miosina quinase de cadeia leve (MLCK) e a família Rho de pequenas GTPases.

Claudinas, ocludina, zona oclusiva | Manutenção das junções firmes

A ocludina foi a primeira proteína integral de membrana a ser identificada nas JF de células epiteliais, em 1993. Seu nome vem do latim *occludere*, que significa passagem restrita. A ocludina é uma fosfoproteína tetraspanina de 65 Da de membrana, com quatro domínios transmembranares, duas alças voltadas para o meio extracelular e uma alça para o espaço intracelular. Apresenta um N-terminal curto e um longo domínio C-terminal citoplasmático. A interação hemofílica das alças extracelulares de ocludina com as células adjacentes parece criar uma barreira para macromoléculas, mas não contra os pequenos íons. O domínio C-terminal longo interage com várias proteínas intracelulares das JF, como as ZO, necessárias para a ligação de ocludina ao citoesqueleto de actina.

Recentemente, os estudos moleculares vêm relevando a importância das proteínas claudinas para a configuração conformacional das JF. As claudinas fazem parte de uma família multigênica, composta por pelo menos 27 membros. Suas isoformas mostram um padrão de expressão diferente, importante para determinar as propriedades fisiológicas das JF. Semelhantes à ocludina, as claudinas são proteínas de 20 a 27 Da e, morfologicamente, têm uma alça intracelular e duas extracelulares, além de domínios C-terminal e N-terminal citoplasmáticos. As alças extracelulares das claudinas fazem as interações homofílicas e heterofílicas com células adjacentes.

Essas interações criam tanto uma barreira quanto poros seletivos para a passagem de determinadas moléculas (íons e água) pela via paracelular. Mesmo na ausência de outras proteínas de membranas (p. ex., ocludina), as claudinas são capazes de manter a função de barreira de forma independente.

Por terem essa atribuição, são consideradas fundamentais para manter a permeabilidade intestinal. As claudinas 2 e 15, formadoras de poros, são bem expressas em todas as regiões do intestino, e suas funções estão intimamente relacionadas com o transporte bidirecional de Na^+ na rota paracelular. Trabalhos com camundongos alterados geneticamente vêm caracterizando melhor a importância dessa família de proteína. Animais com deficiência de claudina-1 morrem dentro de 24 h após o nascimento, em virtude de uma perda grave de fluidos e eletrólitos através das junções prejudicadas.

As propriedades funcionais de cada claudina dependem dos números e das posições de aminoácidos carregados na primeira alça extracelular da molécula. Por exemplo, a distribuição e a orientação de resíduos carregados negativamente na alça extracelular trabalham para repelir os íons carregados negativamente (ânions) e favorecem os íons carregados positivamente (cátions). As isoformas claudina-2 e 12, formadoras de poros, têm três (posições 53, 65 e 75) e quatro (posições 62, 66, 71 e 74) aminoácidos, respectivamente, carregados negativamente nesta alça; por isso, formam poros seletivos para cátions.

As claudinas formadoras de poros exercem papel ímpar na permeação de Na^+, contribuindo para manter a absorção adequada nas células intestinais. Recentemente, demonstrou-se que a presença e a interação de claudina-2 e 15, predominantemente localizada no intestino, são essenciais para a homeostase da absorção de solutos e nutrientes pelas vias paracelular e transcelular. Animais geneticamente modificados para essas duas proteínas desenvolvem graves alterações no funcionamento das células intestinais, levando a falha absortiva e mortalidade considerável.

As proteínas ZO fazem parte de um subgrupo de proteínas que também constituem as JF, tendo sido as primeiras específicas identificadas nessas junções. Elas apresentam vários domínios de suporte denominados domínios PDZ (PDZ-1, PDZ-2 e PDZ-3), um domínio Src homologia-3 (SH3) e um domínio membranar associado à guanilato quinase (GUK) no lado do N-terminal. Curiosamente, as células deficientes de ZO-1 ainda são capazes de manter estruturas de JF normais e mostram permeabilidade normal. No entanto, observa-se um déficit evidente na organização de outras proteínas de JF, como a ocludina e as claudinas. Isso indica que as proteínas ZO têm um papel importante na regulação desse conjunto de proteínas. Até o momento, têm sido feitos esforços para esclarecer o papel funcional de proteínas ZO, e estudos moleculares poderão elucidar esse papel.

Junções aderentes e desmossomos

Compõem o restante dos componentes do complexo paracelular. As junções aderentes são compostas por proteínas caderinas, formando subsequentemente as JF. A perda de junções aderentes resulta na disrupção da polarização epitelial, na diferenciação e na apoptose precoce das células epiteliais intestinais.

Os desmossomos formam estruturas que se conectam com os filamentos intermediários do citoesqueleto. Eles proporcionam fortes ligações adesivas que mantêm a proximidade celular e são locais de comunicações intercelulares. Recentemente, uma nova proteína humana conhecida como zonulina foi identificada como moduladora diretamente da permeabilidade intestinal. A expressão da zonulina de cadeia simples conduz à ativação de moléculas de sinalização, como o receptor de fator de crescimento epidérmico (EGR) e o receptor ativado por proteinase 2 (PAR-2), o que resulta no aumento da permeabilidade.

Importância do transporte paracelular para absorção transcelular

A função de barreira – ou permeabilidade – intestinal é um evento dinâmico e, funcionalmente, responde a vários estímulos fisiológicos, patológicos e farmacológicos. Em condições fisiológicas normais, o espaço paracelular deve formar uma rigorosa barreira seletiva e semipermeável. Essa seletividade é proporcionada pelas JF formadas por um complexo de multiproteínas transmembranares, entre elas ocludina, claudinas, molécula de adesão e proteínas acessórias ZO.

O complexo de proteínas das JF tem propriedades funcionais, estruturais e bioquímicas necessárias para a interação com as proteínas actina e miosina perijuncional apical e, a partir disso, regula o ritmo da permeação de íons via paracelular. A função de barreira exige que as biomoléculas apresentem características específicas, com relação a tamanho e carga, de íons e solutos de baixo peso molecular. Tais condições são necessárias para permear pelo espaço paracelular. Sabe-se que as JF expressas na cripta são mais permeáveis às moléculas com raios maiores de 50 Å, enquanto as junções apertadas nas vilosidades só possibilitam a passagem de moléculas com tamanhos menores que 6 Å de raio.

Os íons podem mover-se do lúmen para a lâmina própria, e vice-versa, via paracelular. O movimento passivo de Na^+ entre os dois compartimentos é feito pela via paracelular, que tem, na JF, um elemento regulador e, nos gradientes eletroquímicos e osmóticos, a energia determinadora do sentido de deslocamento. O fluxo paracelular é bidirecional, e a limitação dos transportes nessa região é determinada pelas proteínas de JF principalmente.

A regulação da permeabilidade intestinal envolve diferentes vias funcionais. Mudanças rápidas na permeabilidade ocorrem por atividade da quinase de cadeia leve da miosina (MLCK, do inglês *myosin light chain kinase*), contração do citoesqueleto e endocitose de proteínas das JF. Enquanto isso, os distúrbios de permeabilidade mais prolongados envolvem a modulação da transcrição de proteínas das JF, a apoptose de células epiteliais e as alterações estruturais no epitélio.

In vivo, a avaliação funcional da permeabilidade epitelial intestinal pode ser alcançada pela medição da permeabilidade diferencial da mucosa intestinal via marcadores moleculares não absorvíveis, como os monossacarídios e os dissacarídios, ao longo do eixo das vilosidades e das criptas. Além disso, a propriedade fisiológica da via paracelular pode ser corretamente avaliada *in vitro* pela medição da resistência elétrica transepitelial e dos potenciais de difusão iônica, assim como pela quantificação do fluxo paracelular por meio de moléculas marcadas e/ou de elétrons-densos de vários tamanhos. Por exemplo, há o teste de permeabilidade intestinal por lactulose e manitol (L/M), dois açúcares não metabolizados que especificamente marcam a via paracelular e a área de absorção funcional intestinal. Algumas situações biopatológicas, como diabetes melito, desnutrição e condições de infecção, prejudicam o transporte paracelular e a área de absorção, conforme relatado no teste L/M (Figura 44.15).

Utilizando ambas as abordagens, alguns estudos demonstraram a permeabilidade intestinal anormal. Estudos consistentes de Wada *et al.*, usando animais geneticamente modificados e técnicas *in vitro* para avaliar a permeabilidade intestinal,

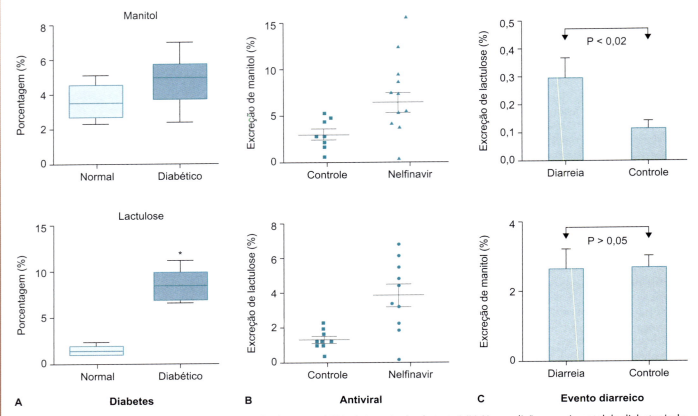

Figura 44.15 Avaliação da área de absorção intestinal e da permeabilidade intestinal pelo teste L/M. Na condição experimental do diabetes induzido por estreptozotocina (**A**), observa-se um aumento significativo na excreção de lactulose urinário, o que indica comprometimento da função de barreira intestinal. O mesmo foi observado em condição pré-clínica de tratamento antiviral com nelfinavir (**B**). Também se observa o fenômeno em crianças com diarreia (**C**). Curiosamente, esse aumento de permeabilidade intestinal não convergiu com alterações na área de absorção intestinal (marcação por manitol) na condição de diabetes e durante a diarreia intestinal. Adaptada de Braga Neto *et al.* (2010) e Barbosa-Junior *et al.* (1999).

mostraram que o transporte eficiente de glicose no intestino depende de JF, em especial de claudinas-2 e 15, nessas junções.

A deficiência de claudina-15 reduz bastante a absorção, o que resulta em alterações da homeostase e no metabolismo desse substrato, bem como no comprometimento significativo na resistência transepitelial e na condutância iônica paracelular para Na$^+$. Além disso, os padrões de expressão dessas proteínas e de suas funções variam, diferenciando-se entre a infância e a fase adulta.

Um estudo demonstrou, por meio de um modelo mais avançado, utilizando camundongo duplo *knockout* para claudina-2 e 15, que o fluxo paracelular de Na$^+$ a partir da submucosa intestinal depende dessas duas proteínas. As claudina-2 e 15, proteínas formadoras de poros, são essenciais na manutenção dos níveis adequados de Na$^+$ luminal e, subsequentemente, necessárias para a absorção adequada de glicose, aminoácidos e gorduras. O gradiente gerado para Na$^+$ proporciona as condições necessárias para as funções eletrofisiológicas (resistência, condutância e permeabilidade) na barreira intestinal. Vale ressaltar que a perda de claudina-2 e 15 leva à morte na infância de camundongos transgênicos, como resultado da alteração no metabolismo absortivo iônico e da má absorção de nutrientes.

Nesse perfil de estudo, de desnutrição animal, revelou-se que essa condição modifica o perfil de transporte paracelular. O déficit nutricional desencadeado por dieta multideficiente em proteína propicia uma elevada transcrição nos níveis RNA-m de claudina-2 e alteração na permeabilidade celular avaliada com marcador dextrana.

Em conjunto, as mais recentes abordagens indicam que a configuração mantida por claudinas é essencial para a absorção no enterócito. A capacidade de comandar o fluxo iônico, principalmente para Na$^+$, é de suma importância para o transporte transcelular dos substratos discutidos anteriormente. Conforme explorado, uma considerável proporção de substratos, como glicose, peptídios e aminoácidos, necessita desse íon para ser cotransportada.

Absorção de água pelas rotas transcelular e paracelular

O aporte de água no intestino delgado no período de 24 h é de cerca de 9 ℓ (Figura 44.16), provenientes de dieta, secreções salivares, gástricas e pancreáticas e bile.

O duodeno, o jejuno e o íleo absorvem, em condições normais, cerca de 8,5 ℓ desse total, restando para o cólon 0,5 ℓ, do qual 0 ℓ é excretado nas fezes.

O intestino grosso tem a capacidade de absorver 5 ℓ de água por dia, de modo que, caso não ocorra a esperada absorção de água no intestino delgado e o volume que entra no cólon seja maior que sua capacidade máxima de absorção, o excesso será excretado como fezes liquefeitas ou diarreias.

Os primeiros estudos relatando os mecanismos associados à permeabilidade de fluidos foram realizados em meados do século 20. Eles foram feitos por Ussing (1972) e demonstraram,

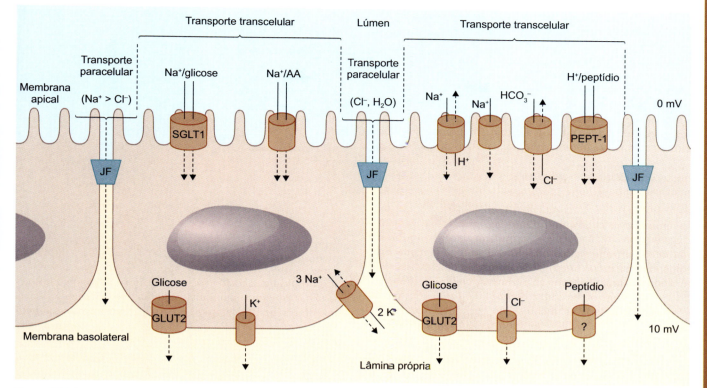

Figura 44.16 Principais mecanismos envolvidos nos transportes transcelulares e paracelulares no epitélio intestinal. Além da localização de transportes específicos para íons e substratos, são apresentadas as junções firmes (JF) que corregulam a absorção dos demais substratos. Adaptada de Rodrigues *et al.* (2016).

inicialmente, que o sódio era transportado de modo ativo através dos epitélios, fornecendo a base para o transporte de fluido. No entanto, Curran (1960) foi o primeiro a mostrar que o transporte de água estava relacionado linearmente com o Na$^+$ ou contra um gradiente osmótico.

Conforme já discutido neste capítulo, existe uma considerável consistência molecular quanto aos principais transportadores de Na$^+$ nas células epiteliais do TGI e a seu papel no transporte de substratos. No entanto, as vias moleculares para o transporte de água no TGI só foram identificadas relativamente recentemente, permanecendo um assunto em evolução e, em alguns casos, controverso. Como em outros sistemas, o paradigma geral no TGI é que o movimento da água ocorre secundariamente às forças motrizes osmóticas criadas pelo transporte ativo de sal e às diferenças de pressão hidrostática.

Dessa maneira, as aquaporinas (AQP) têm papel importante, sendo proteínas de membrana, pequenas e integrais, que transportam água e, em alguns casos, água e pequenos solutos. Formam canais de água na membrana celular e fornecem uma via molecular para o transporte de água em muitos tipos de células.

As AQP são expressas amplamente em membranas de células plasmáticas em tipos de células epiteliais, endoteliais e outras no TGI e em outros locais. No entanto, o papel delas no TGI permanece bastante incerto, apesar de um conjunto considerável de dados sobre o padrão de expressão e o processamento celular de AQP em vários tipos de células GI.

A Figura 44.17 apresenta uma síntese dos mecanismos intestinais associados ao transporte de água que depende de sal, além dos aspectos osmolares que proporcionam esse fluxo contínuo de líquidos.

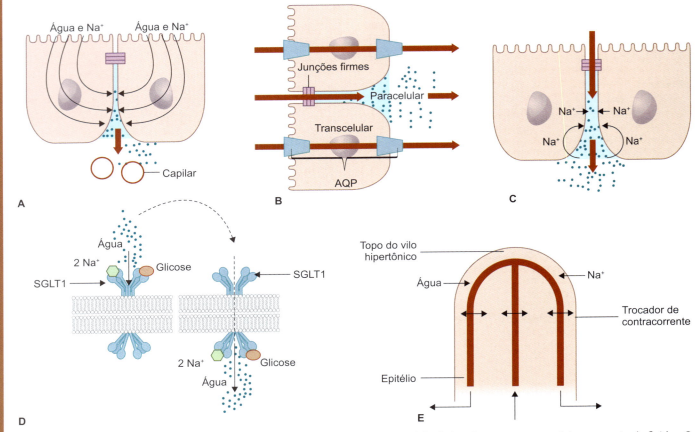

Figura 44.17 Mecanismos propostos para o transporte de água em epitélios. **A.** Modelo de "gradiente permanente" de transporte de fluidos. O Na⁺ é ativamente transportado para os espaços intercelulares laterais (LIS) entre as células, o que resulta em movimento transcelular de água para os LIS e transferência isotônica de fluido para a circulação capilar. **B.** Rotas de fluxo de água através de epitélios: transcelular, por meio da membrana plasmática lipídica, e paracelular pelas JF entre células. Na rota transcelular, o transporte ocorre por meio de proteínas formadoras de canal de aquaporina na membrana plasmática. **C.** Modelo de "recirculação de sódio" para o transporte de fluidos. O Na⁺ é ativamente transportado para o LIS, resultando em transferência hipertônica de líquido através da membrana fluxo basal de água paracelular. O Na⁺ é transportado de volta para o LIS através de transportadores basolaterais, o que resulta em absorção de líquido isotônico. **D.** Cotransporte de água através da mistura de sódio/glicose no cotransporte SGLT1. A água é transportada através da bicamada lipídica, com Na⁺ e glicose, como resultado de mudanças conformacionais durante o ciclo de transporte normal de SGLT1. **E.** Multiplicador "contracorrente" em vilosidades intestinais pequenas. O fluxo sanguíneo através da rede de capilaridade vilosidade resulta na troca de pequenos solutos no interstício viloso. A absorção de Na⁺ ativa, por meio do epitélio, com a troca em contracorrente, um gradiente de osmolaridade do topo do vilo para a base. O topo do vilo com alta osmolaridade conduz o transporte de água através do epitélio para as vilosidades centrais lácteas.

BIBLIOGRAFIA

Anderson JM, Van Itallie CM. Physiology and function of the tight junction. Cold Spring Harb Perspect Biol. 2009;1(2):a002584.

Anderson JM, Van Itallie CM. Tight junctions. Curr Biol. 2008; 18(20):R941-3.

Arrieta MC, Bistritz L, Meddings JB. Alterations in intestinal permeability. Gut. 2006;55(1):1512-20.

Barbosa-Junior MS, Silva TMJ, Guerrant R, Lima AAM. Measurement of intestinal permeability using mannitol and lactulose in children with diarrheal diseases. Brazilian Journal of Medical and Biological Research. 1999;32:1499-504.

Braga-Neto MB, Oliveira BM, Rodrigues RS, Noronha FJ, Leitao RF, Brito GA, Lima AA, Guerrant RL, Warren CA. 2012. Protective effects of alanyl-glutamine supplementation against nelfinavir-induced epithelial impairment in IEC-6 cells and in mouse intestinal mucosa. Cancer Biol Ther. 13(14):1482-90.

Brett CL, Donowitz M, Rao R. Evolutionary origins of eukaryotic sodium/proton exchangers. Am J Physiol Cell Physiol. 2005;288(2):C223-C239.

Cavet ME, Akhter S, Murtazina R, Sanchez de Medina F, Tse CM, Donowitz M. Half-lives of plasma membrane Na(+)/H(+) exchangers NHE1-3: plasma membrane NHE2 has a rapid rate of degradation. Am J Physiol Cell Physiol. 2001;281(6): C2039-C2048.

Cho JH, Musch MW, DePaoli AM, Bookstein CM, Xie Y, Burant CF, et al. Glucocorticoids regulate Na+/H+ exchange expression and activity in region- and tissue-specific manner. Am J Physiol. 1994;267(3 Pt 1):C796-803.

Curran PF. Na, Cl, and water transport by rat ileum in vitro. J Gen Physiol. 1960;43:1137-48.

Deng D, Yan N. GLUT, SGLT, and SWEET: Structural and mechanistic investigations of the glucose transporters. Protein Sci. 2016;25(3):546-58.

Doerge DR, Chang HC. Inactivation of thyroid peroxidase by soy isoflavones, in vitro and in vivo. J Chromatogr B Analyt Technol Biomed Life Sci. 2002;25;777(1-2):269-79.

Dudeja PK, Rao DD, Syed I, Joshi V, Dahdal RY, Gardner C, et al. Intestinal distribution of human Na+/H+ exchanger isoforms NHE-1, NHE-2, and NHE-3 mRNA. Am J Physiol. 1996; 271(34):G483-G493.

Dyer J, Beechey RB, Gorvel JP, Smith RT, Wootton R, Shirazi-Beechey SP. Glycyl-L-proline transport in rabbit enterocyte basolateral membrane vesicles. Biochem J. 1990;269(3):565-71.

Façanha AL, dos Reis MC, Montero-Lomeli M. Structural study of the porcine Na+/H+ exchanger NHE1 gene and its 5′-flanking region. Mol Cell Biochem. 2000;210(1-2):91-99.

Fordtran JS, Locklear TW. Ionic constituents and osmolality of gastric and small-intestinal fluids after eating. Am J Dig Dis. 1966;11(7):503-21.

Fukasawa Y, Segawa H, Kim JY, Chairoungdua A, Kim DK, Matsuo H, et al. Identification and characterization of a Na+-independent neutral amino acid transporter that associates with the 4F2 heavy chain and exhibits substrate selectivity for small neutral D- and L-amino acids. J Biol Chem. 2000;275(13):9690-8.

Ganapathy V, Gupta N, Martindale RG. Protein digestion and absorption. Physiology of the gastrointestinal tract: Johnson. San Diego: Academic Press; 2006.

Goodman BE. Insights into digestion and absorption of major nutrients in humans. Adv Physiol Educ. 2010;34(2):44-53.

Martínez C, González-Castro A, Vicario M, Santo J. Cellular and molecular basis of intestinal barrier dysfunction in the irritable bowel syndrome. Gut Liver. 2012;6(3):305-15.

Nakauchi J, Matsuo H, Kim DK, Goto A, Chairoungdua A, Cha SH et al. Cloning and characterization of a human brain Na+-independent transporter for small neutral amino acids that transports D-serine with high affinity. Neurosci Lett. 2000;287(3):231-35.

Natividad JMM, Verdu, EF. Modulation of intestinal barrier by intestinal microbiota: pathological and therapeutic implications. Pharmacol Res. 2013;69(1):42-51.

Orlowski J, Grinstein S. Diversity of the mammalian sodium/proton exchanger SLC9 gene family. Pflugers Arch. 2004;447(5): 549-65.

Peterson, LW, Artis, D. Intestinal epithelial cells: regulators of barrier function and imune homeostasis. Nat Rev Immunol. 2014;14(3):141-53.

Putney LK, Barber DL. Na-H exchange-dependent increase in intracellular pH times G2/M entry and transition. J Biol Chem. 2003;278(45):44645-9.

Radtke F, Clevers H. Self-renewal and cancer of the gut: two sides of a coin. Science. 2005;25(5717):1905-9.

Rodrigues FAP, de Medeiros PHQS, Prata MMG, Lima AAM. Fisiologia da barreira epitelial intestinal. In: Oriá RB, Brito GAC. Sistema digestório: integração básico-clínica. São Paulo: Blucher; 2016.

Suzuki, T. Regulation of intestinal epithelial permeability by tight junctions. Cell Mol Life Sci. 2013;70(4):631-59.

Tamura A, Hayashi H, Imasato M, Yamazaki Y, Hagiwara A, Wada M, et al. Loss of claudin-15, but not claudin-2, causes Na+ deficiency and glucose malabsorption in mouse small intestine. Gastroenterology. 2011;140(3):913-23.

Tamura A, Tsukita S. Paracellular barrier and channel functions of TJ claudins in organizing biological systems: advances in the field of barriology revealed in knockout mice. Semi Cell Dev Biol. 2014;36:177-85.

Terada T, Sawada K, Saito H, Hashimoto Y, Inui K. Functional characteristics of basolateral peptide transporter in the human intestinal cell line Caco-2. Am J Physiol 1999;276(6 Pt 1): G1435-G1441.

Tuner JR. Intestinal mucosal barrier function in health and disease. Nat Rev Immunol. 2009;9(11):799-809.

Uldry M, Thorens B. The SLC2 family of facilitated hexose and polyol transporters. Pflugers Arch. 2004;7(5):480-9.

Ussing HH. Transport of water and solutes through living membranes. Clin Sci. 1972;42(5):23P.

Verrey F, Closs EI, Wagner CA, Palacin M, Endou H, Kanai Y. CATs and HATs: the SLC7 family of amino acid transporters. Pflugers Arch. 2004;447(5):532-42.

Wada M, Tamura A, Takahashi N, Tsukita, S. Loss of claudins 2 and 15 from mice causes defects in paracellular Na+ flow and nutrient transport in gut and leads to death from malnutrition. Gastroenterology. 2013;144:369-80.

Wells KM, Rao R. The yeast Na+/H+ exchanger Nhx1 is an N-linked glycoprotein. Topological implications. J Biol Chem. 2001;276(5): 3401-7.

Wood IS1, Trayhurn P. Glucose transporters (GLUT and SGLT): expanded families of sugar transport proteins. Br J Nutr. 2003;89(1):3-9.

Wright E, Loo DDF, Hirayama BA, Turk E. Sugar absorption. Physiology of the gastrointestinal tract: Johnson. San Diego: Academic Press; 2006.

Xu H, Collins JF, Bai L, Kiela PR, Lynch RM, Ghishan FK. Epidermal growth factor regulation of rat NHE2 gene expression. Am J Physiol Cell Physiol. 2001;281(2):C504-C513.

Zachos NC, Tse M, Donowitz M. Molecular physiology of intestinal Na+/H+ exchange. Annu Rev Physiol. 2005;67:411-43.

Zizak M, Cavet ME, Bayle D, Tse CM, Hallen S, Sachs G, et al. Na(+)/H(+) exchanger NHE3 has 11 membrane spanning domains and a cleaved signal peptide: topology analysis using in vitro transcription/translation. Biochemistry. 2000;39(27): 8102-12.

45
Fisiologia Hepática

Armenio Aguiar Santos • José Milton de Castro Lima

Introdução, 470

Suprimento vascular, 470

Unidade funcional, 471

Heterogeneidade funcional e anatômica, 471

Células parenquimatosas (hepatócitos) e não
parenquimatosas hepáticas, 471

Papel do fígado no metabolismo
intermediário, 473

Bibliografia, 480

INTRODUÇÃO

Entre os órgãos do corpo humano, o fígado destaca-se pelo tamanho: é o maior órgão sólido e seu peso corresponde a 1/34 do peso corpóreo (1.200 a 1.500 g), com várias funções e prodigiosa capacidade de regeneração. Tem função fundamental no metabolismo, ao processar, armazenar e redistribuir combustíveis como glicose, aminoácidos e ácidos graxos. Atua, ainda, em vias bioquímicas na modificação e na destoxificação de compostos endógenos ou absorvidos do intestino, na metabolização e na eliminação de xenobióticos, medicamentos e hormônios. Ademais, o fígado exerce papel essencial na defesa inata e em diversos processos imunológicos. Assim, as lesões hepáticas, agudas ou crônicas, ocasionam diversas afecções.

O fígado, situado no quadrante superior direito da cavidade abdominal, apresenta quatro lobos, envoltos pela cápsula de Glisson. O ligamento falciforme fixa o fígado ao diafragma e à parede anterior do abdome, além de separar os lobos direito e esquerdo. Os lobos menores, caudado e quadrado, estão na face posterior. Um mesentério dorsal, o omento menor, fixa o fígado à pequena curvatura do estômago. No recesso da face inferior do lobo direito, encontra-se a vesícula biliar. A bile é sintetizada pelo fígado e conduzida por meio dos ductos biliares terminais que se fundem para formar o ducto hepático comum. Este, por sua vez, ao se estender para o duodeno, une-se ao ducto cístico (conduto de drenagem da vesícula biliar) para formar o ducto colédoco. Na ampola hepatopancreática, há o esfíncter de Oddi, porta de passagem da bile entre o colédoco e o duodeno.

SUPRIMENTO VASCULAR

Em condições basais, o fígado recebe cerca de 25% do débito cardíaco. Além disso, é o único órgão abdominal a usufruir de dupla perfusão: pela artéria hepática, flui cerca de 400 mℓ.min^{-1} de sangue rico em O_2, enquanto na veia porta flui sangue rico em nutrientes na ordem de 1.000 mℓ.min^{-1}. As pequenas vênulas portais, situadas nos septos entre os lóbulos, recebem sangue das veias portais. A partir das vênulas, o sangue flui por sinusoides ramificados entre as colunas de hepatócitos. Os sinusoides constituem rede capilar permeável, da qual o sangue flui para a veia central. O sangue desoxigenado das veias centrais segue para as veias hepáticas (em número de três) que se unem à veia cava inferior, logo abaixo do diafragma. A drenagem do lobo caudado é feita diretamente pela veia cava inferior. Por isso, na síndrome de Budd-Chiari, condição em que ocorre obstrução das veias hepáticas, observa-se hipertrofia do lobo caudado. Como a pressão na veia porta é de 10 mmHg e, na veia hepática, ainda ligeiramente menor (cerca de 5 mmHg), tais vasos do fígado contêm de 200 a 400 mℓ de sangue, que podem retornar à circulação sistêmica em caso de hipovolemia aguda. Os septos interlobulares contêm arteríolas hepáticas, derivadas da artéria hepática, muitas das quais drenam diretamente nos sinusoides, fornecendo sangue saturado com O_2.

UNIDADE FUNCIONAL

Ao microscópio, o fígado contém de 50.000 a 100.000 lóbulos separados por septos. Os lóbulos são estruturas hexagonais, com diâmetro de 1 a 2 mm. Cada lóbulo compreende a veia central que corre perpendicularmente ao fluxo sinusoidal até desaguar na veia hepática, de onde se irradiam colunas simples de hepatócitos em direção à fina camada circundante de tecido conjuntivo. Entre os hepatócitos, cursam os canalículos biliares, que drenam nos ductos biliares e, em seguida, nos ductos biliares terminais. Em cada uma das seis faces do lóbulo, há a tríade portal, dada a existência constante de três estruturas: o ramo da artéria hepática, o ramo da veia porta e o ducto biliar. Embora o ácino hepático seja considerado a unidade estrutural do órgão, a função hepática é melhor descrita com o ácino portal que se estende desde a veia central até as seis tríades portais circunvizinhas.

HETEROGENEIDADE FUNCIONAL E ANATÔMICA

Os hepatócitos adjacentes à veia central compõem a zona pericentral (zona III), cujos hepatócitos se contrapõem aos da zona periporta (zona I), que contornam a tríade portal hepática. Esse novo arranjo surgiu com a percepção de tais zonas terem suscetibilidades diferentes à lesão hepática, talvez pelas marcantes variações no microambiente, como a relativa hipoxia da zona pericentral e o excesso de amônia da zona periporta.

O fígado converte a amônia em ureia pela ação conjunta das enzimas do ciclo de Cori (ciclo da ureia) localizada na zona I e pela metabolização da amônia em glutamina, etapa catalisada pela glutamina sintetase, expressa apenas nos hepatócitos pericentrais (zona III). As enzimas envolvidas na gliconeogênese localizam-se na zona I. Enquanto isso, as enzimas glicolíticas são mais abundantes na zona III. As

funções de oxidação e glicuronidação predominam na zona centrolobular. Já as funções de sulfatação são, predominantemente, periportais.

Existe uma diferença marcante entre a quantidade de organelas, principalmente mitocôndrias e retículo endoplasmático liso, o que contribui para explicar um predomínio de lesão induzida por determinadas substâncias, como no caso do paracetamol e do tetracloreto de carbono, que sofrem metabolização predominantemente na zona centrolobular. As fenestrações nos sinusoides apresentam diferenças entre aquelas da zona I e da zona III. Na zona I, notam-se mais células de Kupffer, mitocôndrias, lisossomos e complexo de Golgi. Por outro lado, a concentração de retículo endoplasmático liso é menor quando comparada à zona III (Tabela 45.1).

CÉLULAS PARENQUIMATOSAS (HEPATÓCITOS) E NÃO PARENQUIMATOSAS HEPÁTICAS

Além dos hepatócitos (células mais abundantes – 60% de todas as células hepáticas, e funcionalmente a de maior importância), pelo menos seis outras células distintas do ponto de vista estrutural e funcional compõem a matriz celular do fígado:

- Colangiócitos
- Células do endotélio sinusoidal
- Células de Kupffer
- Linfócitos com diferentes fenótipos
- Células estelares ou células de Ito
- Células dendríticas.

Hepatócitos | Células polarizadas

Os hepatócitos são células epiteliais polarizadas, delimitadas por domínios distintos:

- Membrana sinusoidal ou basolateral, defronte ao espaço sinusoidal
- Membrana apical ou canalicular, que circunscreve o canalículo, de onde brota a árvore biliar
- Membrana hepática lateral, entre hepatócitos adjacentes.

O espaço sinusoidal é separado do canalículo biliar por junções densas entre hepatócitos vizinhos, cujo rompimento pode regurgitar os solutos biliares no sangue. A transferência

---

Tabela 45.1 Heterogeneidade ultraestrurural e metabólica de acordo com a zona lobular hepática.

Ultraestruturas	Zona I – periporta	Zona III – centrolobular
Mitocôndrias	Maior número	Menor número
Complexo de Golgi	Maior número	Menor número
Glicogênio	Aumentado	Reduzido
Retículo endoplasmático liso	Reduzido	Aumentado
Lisossomos	Reduzido	Aumentado
Fenestração sinusoidal	Reduzida	Aumentada
Células de Kupffer	Aumentada	Reduzida
Células de Ito	Aumentado	Reduzido
Metabolismo	Gliconeogênese; betaoxidação dos ácidos graxos; síntese de ureia (aminoácido); hidrólise da glutamina; degradação de aminoácidos; ciclo do citrato; cadeia respiratória; anidrase carbônica mitocondrial; fração dependente de ácido biliar; síntese de glicogênio (lactato e aminoácidos); degradação de glicogênio; captação de oxigênio; síntese de colesterol	Glicólise; liponeogênese; síntese da glutamina; transporte de glutamato; anidrase carbônica citosólica; fração independente de ácido biliar; síntese de glicogênio (glicose); degradação de glicogênio a lactato; biotransformação; cetogênese

bidirecional de solutos, inclusive macromoléculas, pela membrana sinusoidal do fígado, é facilitada pela baixa pressão no sistema venoso portal, que possibilita a lenta filtração do sangue pelo sinusoide hepático. Como o endotélio é fenestrado e sem membrana basal, quase não há barreira entre sinusoides e hepatócitos na troca de partículas (PM < 250.000). O contato direto do sangue portal com a superfície sinusoidal se dá no espaço subsinusoidal de Disse, drenado por vasos linfáticos terminais e contendo uma teia de fibras de colágeno de sustentação. As microvilosidades na membrana sinusoidal ampliam ainda mais a área de superfície para troca entre o sangue capilar e os hepatócitos (Quadro 45.1).

Células de Kupffer

Representam 80 a 90% dos macrófagos existentes no fígado e 15% do total de células do parênquima hepático. Localizam-se no lúmen dos sinusoides, mais numerosos na região portal. Apresentam importante atuação fagocítica, ativando receptores C3 (fração do complemento) e Fc (receptores expressos nas superfícies dos macrófagos que fixam IgG), ao clarear o sangue de partículas maiores como bactérias e células danificadas (eritrócitos senescentes, hepatócitos danificados ou mortos).

As células endoteliais e as células de Kupffer no nível dos sinusoides hepáticos formam um complexo e eficiente sistema de remoção de células e proteínas danificadas que se encontram na corrente sanguínea nos sinusoides. A função dos macrófagos depende de seu fenótipo. Quando classicamente ativados (fenótipo M1), secretam grande quantidade de citocinas proinflamatórias, como a TGF-β1 (*transforming growth factor beta-1*) e a PDGF (*platelet-derived growth factor*), potentes ativadores das células estelares. Contudo, quando se encontram ativados (fenótipo M2), apresentam pequena

Quadro 45.1 Classificação e principais causas de icterícia.

Icterícia com predomínio de bilirrubina não conjugada
• Produção excessiva de bilirrubina: ▪ Hemólise – anemia falciforme, hemoglobinúria paroxística noturna, esferocitose, eliptocitose, deficiência de G6 PD, anemia hemolítica   ▪ Hiperesplenismo, absorção de hematomas, embolia pulmonar, transfusão sanguínea. Hemólise por traumatismo (prótese cardíaca mecânica)   ▪ Eritropoese ineficaz – anemia megaloblástica, anemia ferropriva, intoxicação por chumbo, talassemia, porfiria   • Diminuição da captação hepatocelular: ▪ Síndrome de Gilbert, uso de rifampicina, sulfas e probecida   ▪ Insuficiência cardíaca congestiva   • Diminuição ou ausência na conjugação: ▪ Síndrome de Gilbert, síndrome de Crigler-Najjar I e II   ▪ Icterícia fisiológica do recém-nascido, icterícia do leite materno   ▪ Síndrome de Lucey-Driscoll, uso de cloranfenicol e pregnanediol
Icterícia com predomínio de bilirrubina conjugada
• Colestase intra-hepática: ▪ Hepatopatias agudas e crônicas, doenças infecciosas, sepse   ▪ Doenças infiltrativas hepáticas, choque – hipofluxo, hipoxia   ▪ Alimentação parenteral, colestase benigna da gestação   ▪ Colestase no pós-operatório, colestase intra-hepática recorrente benigna   ▪ Síndrome de Dubin-Johnson, síndrome de Rotor   • Colestase extra-hepática: ▪ Processos benignos da árvore biliar – coledocolitíase, estenose cicatricial, colangite, síndrome de Mirizzi, discinesia da papila, pancreatites agudas e crônicas, colangite esclerosante primária, colangiopatia no HIV/AIDS, áscaris na via biliar, malformação da árvore biliar (Caroli, cistos do colédoco ou atresia), processos malignos (vesícula, vias biliares, pâncreas, papila e duodeno)

atividade inflamatória. Assim, as células de Kupffer, além de sua função imunológica, participam ativamente na iniciação do dano hepatocelular e na fibrinogênese por meio de vários mediadores de inflamação (citocinas, superóxidos, quimiocinas, óxido nítrico [NO]), importantes na reação de fase aguda. As células de Kupffer são continuamente supridas por monócitos, leucócitos circulantes que servem como precursores dos macrófagos teciduais.

Colangiócitos

Representam menos de 1% do total de células do parênquima hepático, e a maioria localizada nos ductos biliares do espaço porta. São importantes na formação ductal da bile e comportam importantes patologias benignas e malignas.

Células do endotélio hepático

Representam 3% das células do parênquima hepático. Como já descrito, não apresentam membrana basal, com várias fenestrações, cada uma em torno de 150 a 170 nm de diâmetro. Cercam-se por uma complexa mistura de moléculas, como os colágenos I, III IV, V e VI, a laminina, a fibronectina, o sulfato de condroitina e a heparina.

As células endoteliais apresentam intensa atividade pinocítica e limpam avidamente macromoléculas, proteínas e coloides que chegam até o fígado pela circulação sanguínea. Portanto, são as principais vias de eliminação de macromoléculas da circulação. Na cirrose hepática, ocorre capilarização dos sinusoides, o que contribui para a hipertensão portal e a formação de varizes esofagogástricas e de circulação colateral.

Células estelares | Células de Ito

Localizam-se no espaço de Disse e representam 1,5% das células no fígado humano. Com os hepatócitos, participam do metabolismo e do armazenamento da vitamina A. As células estelares sintetizam, secretam e degradam componentes da matriz extracelular perissinusoidal. Apresentam vários receptores para antígenos e respondem a várias citocinas adquirindo fenótipo de miofibroblatos. A ativação da célula de Ito em miofibroblastos promove a expressão do gene do colágeno, a redução do teor intracelular de vitamina A e mudanças morfológicas profundas. A compreensão do processo de ativação da célula estelar, evento precoce da resposta hepática fibrogênica, pode gerar novas estratégias terapêuticas para a fibrose e a cirrose hepáticas.

Imunócitos do fígado

Os linfócitos T, NK e NKT e alguns linfócitos B, com as células dendríticas, compõem o sistema imunológico do fígado. Estima-se em 10^{10} o número de linfócitos de diferentes fenótipos, localizados ao longo dos sinusoides e trato portal no parênquima hepático humano.

As células NK (*natural killer*), ou células Pit, são linfócitos específicos dos sinusoides hepáticos e representam a primeira linha de defesa contra os vírus e as células metastáticas, principalmente no caso de neoplasias colônicas. As células de Kupffer e as células NK dos sinusoides hepáticos são importantes apresentadores de antígenos. Portanto, são componentes essenciais do sistema imune, além de secretarem quimiocinas e citocinas que ajudam a estimular reações de fase aguda e maturação de clones específicos de linfócitos T.

O sistema imunológico (inato e adaptativo) está envolvido na remoção de inúmeros antígenos que chegam ao fígado, principalmente, oriundos do trato gastrintestinal (TGI), como bactérias (imunidade inata). Tal sistema é responsável pela reparação do dano hepático após a lesão. A imunidade adquirida (adaptativa) relaciona-se com eliminação de vírus, clareamento de linfócitos T ativados e desenvolvimento de tolerância.

PAPEL DO FÍGADO NO METABOLISMO INTERMEDIÁRIO

Ao estudar os efeitos da hepatectomia total em cães, Claude Bernard verificou ser o fígado fonte vital e contínua de energia. A capacidade hepática de armazenar e modular a oferta sistêmica de nutrientes é regulada por fatores locais e demandas energéticas dos órgãos periféricos. A influência metabólica hepática é sujeita à modulação hormonal do pâncreas e das glândulas adrenal e tireoide, além da regulação neural. O fígado regula o fluxo de nutrientes nos períodos pós-prandiais (quando os nutrientes absorvidos são metabolizados, armazenados no fígado e no tecido adiposo ou, ainda, postos à disposição dos órgãos restantes como fontes de energia) e jejum, quando as necessidades metabólicas são atendidas pelas fontes armazenadas. Tal regulação envolve interações complexas entre o nível sérico de nutrientes, produtos finais do metabolismo que funcionam como precursores para a síntese hepática e a ação hormonal.

Dado seu papel fundamental na síntese de glicogênio e na gliconeogênese, o fígado regula o metabolismo dos carboidratos, processo vital ao humano. Isso porque a glicose é a fonte preferencial de nutriente ao cérebro, às hemácias, ao sistema musculoesquelético e ao córtex renal. O fígado é a sede principal da gliconeogênese que envolve piruvato e lactato, produtos do metabolismo não oxidativo da glicose, gerados por hemácias e sistemas musculoesqueléticos, durante exercícios intensos ou jejum prolongado. É essencial a homeostase da glicemia, pois o sistema nervoso central normalmente usa a glicose como combustível. Após 24 a 48 h de jejum, o cérebro passa a consumir cetonas, diminuindo em 50 a 70% a demanda por glicose, minimizando a gliconeogênese. A enzima glicose-6-fosfatase (presente apenas no fígado) converte a glicose 6-fosfato em glicose, o que torna o fígado importante no fornecimento de glicose. A glicose 6-fosfatase é fundamental no metabolismo intermediário dos carboidratos, uma vez que pode tanto fornecer glicose para a corrente sanguínea quanto armazená-la na forma de glicogênio.

Pacientes com cirrose hepática costumam sofrer de distúrbios como hiperglicemia e hiperinsulinemia. Os cirróticos têm maior taxa basal de metabolismo e consomem, de preferência, ácidos graxos como fonte de energia. A hiperglicemia decorreria da menor absorção muscular de glicose pelo menor armazenamento de glicogênio no fígado e na musculatura esquelética. Isso levaria à resistência insulínica, o que, por sua vez, aumenta os níveis séricos de insulina. O resultado final é o comprometimento no uso não oxidativo da glicose com menor armazenamento de glicogênio e restrição na captação da glicose pela musculatura esquelética. Tal fato gera um quadro de resistência insulínica similar àquele encontrado no diabetes melito e na obesidade.

Metabolização dos lipídios e glicoproteínas

É bem conhecida a associação entre hepatopatia e distúrbios nos lipídios. A hepatopatia crônica pode alterar as lipoproteínas séricas por menor síntese de lipoproteínas, menor clareamento hepático ou regurgitação de conteúdo biliar no sangue. Atualmente, a esteato-hepatite não alcoólica (EHNA) é a segunda causa de elevação de aminotransferases nos EUA, podendo evoluir até cirrose e carcinoma hepatocelular.

A hipertrigliceridemia (250 a 500 mg/dℓ) é comum e tende a se resolver com a regressão da hepatopatia. Por sua vez, o alcoolismo ocasiona um tipo especial de dislipoproteinemia. A hipertrigliceridemia ocorreria pela maior síntese de ácidos graxos e por menor betaoxidação lipídica, dado o excesso de nicotinamida adenina dinucleotídio (NADH) gerado no metabolismo do álcool. A ingestão moderada de álcool eleva os níveis de HDL, o que explicaria o menor risco de aterosclerose nos alcoolistas. O efeito específico do álcool no lipidograma é difícil de ser distinguido da lesão tóxica ao fígado.

As doenças colestáticas apresentam padrão distinto de dislipoproteinemia. Afinal, a excreção biliar é rica em colesterol, fosfolipídios e lectinas, mas os pacientes com colestase e níveis elevados de triglicerídios podem ter o soro límpido, pois a maioria dos triglicerídios está contida na lipoproteína Y e na fração LDL.

A regurgitação de fosfolipídios biliares no sangue altera o metabolismo lipídico e é tida como principal fator da dislipoproteinemia nos quadros colestáticos. Na hepatopatia parenquimatosa crônica, é comum haver redução nos níveis séricos dos ésteres de colesteril, o que sugere menor atividade da LCAT (do inglês *lecithin cholesterol acyltransferase*). A dislipoproteinemia crônica pode alterar os lipídios da membrana celular, a ponto de intervir nas suas propriedades biofísicas, com evidentes consequências fisiopatológicas.

As gorduras ingeridas na dieta são emulsificadas pelos sais biliares no intestino delgado. Já as lipases intestinais degradam os triaciltriglicceróis em ácidos graxos, mono e diaciltriglicceróis e glicerol.

Os triaciltriglicceróis são os lipídios dietéticos mais abundantes e as principais formas de armazenamento de energia no organismo, perfazendo em média 20% do peso corpóreo. Isso equivale a uma massa 100 vezes maior que a do glicogênio hepático. Eles são armazenados no tecido adiposo, mas para isso precisam ser transportados. Na mucosa intestinal, mediante a ação da ApoC-II, os ácidos graxos e os aciltriglicceróis são incorporados com o colesterol e as apolipoproteínas, formando os quilomícrons, transportados pelo sistema linfático e pela corrente sanguínea. Nos capilares dos tecidos (adiposo e muscular), receptores específicos ligam-se à lipoproteína lipase ativada pela ApoC-II, que converte os triacilglicceróis em ácidos graxos e glicerol.

Os ácidos graxos são utilizados para gerar energia ou armazenados no tecido adiposo, sendo degradados dentro da mitocôndria. A primeira etapa sob a ação da acil-CoA sintase consome 1 ATP, dando origem à acil-CoA, que pode ser utilizada no citoplasma para a síntese de lipídios de membrana ou transportada para dentro da mitocôndria para gerar energia. Dentro da mitocôndria, a acil-CoA sofre betaoxidação e forma acetil-CoA, que entra no ciclo de Krebs, gerando CO_2, NADH e $FADH_2$. A degradação dos lipídios pode ser realizada também em organelas, nos peroxissomos e no retículo endoplasmático. Enquanto isso, o glicerol é transformado em glicerol-3-fosfato e metabolizado no fígado e em outros tecidos, por via glicolítica, para produzir energia. No fígado, os quilomícrons restantes, depletados dos triaciltriglicceróis, ligam-se ao receptor ApoB-48, e a lipoproteína é endocitada. No fígado, são sintetizadas as VLDL (lipoproteínas de muito baixa densidade) pela inclusão da apoproteína B-100 e o colesterol HDL.

O colesterol é obtido por meio de dieta (fonte exógena) e síntese endógena, esta ocorrendo principalmente no fígado, no intestino, no córtex adrenal, nos ovários, nos testículos e na placenta, embora outros tecidos possam sintetizar em pequena quantidade. Cerca de 60 a 70% do colesterol presente no organismo tem proveniência endógena. O colesterol é precursor de ácidos biliares e hormônios esteroides, como os glicocorticoides (cortisol) e mineralocorticoides (aldosterona), além de esteroides sexuais (androgênios e estrogênios). A vitamina D é sintetizada a partir de um intermediário da biossíntese do colesterol, o 7-desidrocolesterol.

Metabolização e síntese proteica

O fígado é o único órgão que sintetiza albumina. Em média, 100 a 200 mg/kg de peso são sintetizados ao dia, com meia-vida de 3 semanas no adulto.

A albumina é a proteína sérica mais abundante (3,5 a 5,5 g/dℓ) e responsável por 80% da pressão oncótica plasmática. A pré-albumina (*transthyretin*) também é produzida no fígado. Além de manter a pressão oncótica plasmática, a albumina funciona como transportadora de vários fármacos, hormônios e bilirrubina indireta. É um parâmetro útil na avaliação da capacidade de síntese hepática. Nas hepatites agudas, apresenta pouca alteração, uma vez que a meia-vida é longa, mas, nas hepatites crônicas e, principalmente, na cirrose, valores abaixo de 3,5 g/dℓ indicam redução na reserva hepática. Isso contribui para a formação de ascite, o edema de membros inferiores e a perda de massa muscular.

Várias proteínas que participam no processo de coagulação sanguínea são sintetizadas no fígado: fator I (fibrinogênio), II (protrombina), V, VII, IX, X, XII e XIII. Alguns desses fatores são dependentes de vitamina K (II, V, VII, IX e X). A meia-vida deles é relativamente curta (menor que 24 h), podendo alterar nas hepatites agudas e crônicas e na cirrose. O tempo de atividade protrombínica (TAP) e o INR (do inglês *internacional normalized ratio*) são parâmetros utilizados na avaliação de reserva hepática. Quando há persistente INR alterado (normal < 1,20), isso indica pior prognóstico. A maioria da síntese de anticoagulantes, antitrombina III, proteína C e proteína S ocorre no fígado.

As proteínas de fase aguda, como haptoglobina, ferritina, fibrinogênio, α1-glicoproteína ácida e proteína C-reativa, além de vários componentes do sistema complemento, são sintetizadas no fígado. A síntese de várias proteínas transportadoras, como a ceruloplasmina (liga-se ao cobre), encontra-se reduzida na doença de Wilson. Já a transferrina e a ferritina (liga-se ao ferro) estão elevadas na hemocromatose hereditária. Proteínas transportadoras de hormônios [cortisol (CBC), hormônio tireoideano (TBC), testosterona (SHBC), estradiol) também são sintetizadas no fígado. A haptoglobina transporta o grupo heme. As proteínas transportadoras de retinol, a transcobalamina (transportadora de vitamina B_{12}) e as lipoproteínas (transportadoras de colesterol, triglicerídeos, sais biliares, vitamina E) são essenciais e sintetizadas no fígado.

A síntese do grupo heme ocorre nos eritrócitos (80%) e nos hepatócitos (20%). Já a heme-oxigenase-1 que cataboliza o grupo heme, evitando seu acúmulo tóxico, dá-se em grande concentração no fígado e no baço. A alfa-1 antitripsina é produzida pelos hepatócitos e macrófagos. Na deficiência de alfa-1 antitripsina, ocorrem lesões hepáticas, pancreáticas e pulmonares. As globulinas (α1, α2, β e γ) são sintetizadas pelo sistema retículo endotelial e, em geral, encontram-se elevadas nas doenças hepáticas crônicas, exceto na deficiência da alfa-1 antripsina, em que a concentração de alfa-1 globulina é baixa.

Metabolização da amônia

A amônia é um produto do catabolismo das proteínas e dos ácidos nucleicos. Quando em excesso, apresenta neurotoxicidade e contribui para a encefalopatia hepática nos pacientes cirróticos. O fígado é o principal órgão responsável pela metabolização da amônia, incorporando-a na forma de glutamina ou produzindo ureia (ciclo da ureia). No fígado normal, 70 a 80% da amônia contida no sangue venoso portal é depurada, por duas vias distintas. Nos hepatócitos periportais (zona I), pelo ciclo da ureia, e nos hepatócitos centrolobulares (zona III), a amônia é metabolizada em glutamina.

O TGI é responsável pela maior parte da amônia que chega ao fígado, por ação das ureases da microbiota bacteriana do intestino grosso (o uso de antibióticos pouco absorvidos, como a neomicina, reduz a produção de amônia) ou por meio do metabolismo dos aminoácidos, especialmente a glutamina, pelos enterócitos que apresentam elevada concentração de glutaminase. Isso libera uma grande quantidade de amônia que cai na circulação portal (a concentração de amônia na veia portal é 10 vezes superior quando comparada à de outros vasos).

Nos rins, a glutamina transforma-se por ação da glutaminase em amônia e glutamato. A maior parte da amônia é excretada na urina e uma fração menor, reabsorvida. Entretanto, quando ocorre hipopotassemia e sob o uso de diuréticos, o rim passa a ser uma fonte importante de amônia que cai na corrente sanguínea.

Nos pacientes que apresentam lesão hepática grave (cirróticos) ou com grandes *shunts* portossistêmicos, a concentração de amônia eleva-se bastante, sendo boa parte dela metabolizada pela musculatura esquelética. Contudo, ao inexistirem no sistema musculoesquelético enzimas que participem do ciclo da ureia, a amônia é metabolizada, formando glutamina. Ao ser liberada e cair na circulação, a glutamina pode sofrer ação das glutaminases nos enterócitos e nos rins, produzindo amônia. Isso diminui o efeito benéfico da captação da amônia pela musculatura, embora em pacientes cirróticos avançados, de massa muscular reduzida, a capacidade do músculo esquelético em captar amônia seja menor.

No cérebro, os astrócitos contêm elevada concentração da glutamina sintetase, e o excesso de amônia contribui para elevar bastante a concentração de glutamina e, consequentemente, o edema, pois a glutamina apresenta grande poder osmótico e influi na piora da encefalopatia hepática.

Metabolização de xenobióticos

O fígado é o órgão central no metabolismo de fármacos e xenobióticos, transformando-os em metabólitos mais polares que possam ser eliminados pela urina ou pela bile. Em geral, a metabolização ocorre em duas fases (I e II).

A fase I envolve reação de oxidação, redução e hidrólise, e os produtos originários são em geral mais reativos e tóxicos do que a substância original ou com potencial carcinogênico. As enzimas do citocromo P450 (CYP1, CYP2, CYP3) codificam as enzimas que participam na biotransformação na fase I. A CYP3A4 é responsável pela metabolização da maioria dos fármacos.

A fase II envolve a conjugação e acetilação tornando o composto mais hidrofílico. As enzimas envolvidas no metabolismo na fase II são a glicuronosiltransferase, que insere o ácido glicurônico na molécula do fármaco ou do xenobiótico, e aparecem nos retículos endoplasmáticos dos hepatócitos. Outra enzima é a n-acetiltransferase que ocorre no citosol das células e insere um grupo acetil na molécula do fármaco ou do xenobiótico. A velocidade de acetilação depende do traço herdado configurando os "fenótipos aceltiladores". A toxicidade hepática tende a ser maior nos aceltiladores lentos, mas o efeito terapêutico parece não diferir entre aceltiladores rápidos ou lentos. Outras enzimas que participam do metabolismo na fase II são as sulfotransferases, as metiltransferases, as arilsulfotransferases e a conjugação com a glutationa que insere glicina, cisteína ou ácido glutâmico, reação catalisada pela enzima glutationa S-transferase encontrada no citosol e no retículo endoplasmático dos hepatócitos.

Para sofrerem metabolismo da fase II, os xenobióticos podem dispensar a metabolização da fase I. Além disso, alguns compostos, ao serem metabolizados na fase I, já podem ser eliminados, sem precisar sofrer metabolismo na fase II, desde que o produto seja um composto inativo e já polarizado, capaz de ser eliminado pela urina ou pela bile.

Vários fatores podem contribuir para a menor capacidade de metabolização de um fármaco ou um xenobiótico:

- Fatores genéticos (aceltiladores lentos, produção deficiente ou em excesso de citocromo P450)
- Diferença de sexo
- Uso de contraceptivos orais
- Uso concomitante de fármacos indutores do citocromo
- Faixa etária (recém-nascidos e idosos apresentam menor capacidade de metabolização)
- Estado nutricional
- Estado patológico
- Inibição ou competição enzimática quando um ou mais fármacos competem pelo mesmo sítio ativo
- Uso de álcool
- Tabagismo.

Metabolização do álcool

O álcool é absorvido rapidamente pelo TGI, por difusão passiva no estômago (20%), e o restante ao longo do duodeno e do jejuno. É metabolizado, principalmente, no fígado – e um menor percentual pelo estômago via álcool desidrogenase (ADH) gástrica. Apenas uma pequena fração é eliminada pelos pulmões (0,7%), pela urina (0,3%) e pelo suor (0,1%) sem ser metabolizada.

Três sistemas enzimáticos são responsáveis pelo metabolismo do álcool no fígado, a álcool desidrogenase (ADH), o citocromo p4502E1 (CYP2E1) e a catalase. A ADH é a principal enzima responsável pelo metabolismo do etanol em doses baixas. Enquanto isso, a CPP2E1 metaboliza o etanol quando se apresentam doses elevadas ou nos alcoolistas. Apenas em doses extremas é que entra em ação a catalase. As enzimas convertem o etanol em acetaldeído, substância altamente tóxica e reativa, que necessita ser metabolizada pela aldeído desidrogenase (ALDH) em acetato.

A ADH é uma enzima que oxida o etanol em acetaldeído, reação reversível que ocorre no citoplasma dos hepatócitos. Por sua elevada afinidade (Km 0,2 a 2,0 nM), mas baixa capacidade, a ADH torna-se saturada após poucas doses de álcool. Subsequentemente, o acetaldeído é oxidado em uma reação irreversível em acetato no nível das mitocôndrias pela enzima aldeído desidrogenase (ALDH) com consumo de NAD^+ (nicotinamida adenina dinucleosídeo) e produzindo NADH e acetato.

A oxidação do etanol pelo CYP2E1 (anteriormente MEOS), localizado nas mitocôndrias, é o segundo sistema enzimático mais importante no metabolismo do etanol. Nos indivíduos alcoolistas e quando o indivíduo ingere grandes quantidades de álcool aumenta sua participação, pois apresenta Km de 8 a 10 nM, em comparação com o Km de 0,2 a 2,0 nM da ADH. A atividade do CYP2E1 é induzida nos alcoolistas, contribuindo para a indução de tolerância observada nesses indivíduos e, consequentemente, a toxicidade de vários fármacos que utilizam o mesmo sistema enzimático.

A catalase presente nos peroxissomos consegue oxidar o etanol *in vitro* quando há H_2O_2. Em condições fisiológicas, tem pouca importância no metabolismo do etanol, exceto nos períodos de jejum e em doses extremas.

Há evidências de a toxicidade do etanol estar associada a maior produção de intermediários reativos de oxigênio (estresse oxidativo), principalmente em nível microsomal, via indução do CYP2E1. Tal indução está associada à proliferação do retículo endoplasmático dos hepatócitos, acompanhada pela maior oxidação do NADPH e pela geração de H_2O_2.

A geração de radicais livres pode ainda mediar o dano hepático por lesão direta ou pela ativação de mediadores como o fator nuclear kappa B (NFkB), responsável por estimular a produção de citocinas (p. ex., TNF-α). Com a ingestão crônica de álcool, observa-se maior permeabilidade intestinal a endotoxinas, que estimulam as células de Kupffer, as quais, por sua vez, produzem ainda mais citocinas em resposta às endotoxinas circulantes.

Em condições normais, o TNF-α é inofensivo ao fígado. Acredita-se que o consumo de álcool sensibilize os hepatócitos ao TNF, possivelmente por redução da glutationa mitocondrial e acúmulo de s-adenosil homocisteína. A associação de aumento de citocinas à sensibilização dos hepatócitos induz a morte celular, que libera IL-8 e IL-18 e mantém o estado pró-inflamatório. Um mecanismo adicional consiste na formação de complexo acetaldeído-proteína que funcionaria como neoantígeno, o qual, ao ser apresentado na superfície dos hepatócitos com anticorpos anti-TNF, estimularia a resposta imune.

O acetaldeído, quando associado a IL-6, TNF-alfa e TGF-beta, estimula a diferenciação das células de Ito em fibroblastos, que induziria maior produção de colágenos. Assim, nos indivíduos alcoolistas, a resposta fibrótica provocada pelo excesso de colágeno associada a resposta inflamatória e regeneração desorganizada dos hepatócitos seria responsável pela progressão da lesão hepática induzida pelo álcool para a forma mais avançada (cirrose alcoólica).

Fígado e regulação da volemia

Vale ainda salientar evidências recentes indicando o papel do fígado na regulação da volemia. Além de responsável pela síntese de angiotensinogênio, o fígado dispõe de osmorreceptores que monitoram o teor da composição sanguínea proveniente do intestino e se projetam por via vagal para as regiões hipotalâmicas envolvidas na secreção do hormônio antidiurético (vasopressina), constituindo alça reflexa de caráter antecipatório com relevância funcional.

Capacidade de armazenamento

O fígado apresenta papel central na captação, no armazenamento e na manutenção dos níveis plasmáticos de vitamina A. As células de Ito apresentam elevada concentração de vitamina A. Na hipervitaminose A, pode ocorrer dano hepático capaz de evoluir para hipertensão portal e cirrose. Todo paciente que faz reposição de complexos vitamínicos contendo doses elevadas de vitamina A deve suspender sua ingestão por 30 dias a cada 3 meses de uso para evitar a hipervitaminose A.

A vitamina D é armazenada, principalmente, na musculatura esquelética e no tecido adiposo. O fígado participa do metabolismo da vitamina D, produzindo uma proteína de ligação da vitamina D e convertendo a vitamina D_3 em 25-hidroxivitamina D_3, forma ativa.

No metabolismo do ferro, o fígado participa da síntese de transferrina (carreador), da síntese de ferritina (depósito de ferro) e da síntese de hemopexina, que facilita o transporte intracelular do ferro e do heme. A ferritina diminui a toxicidade do ferro livre, sendo sintetizada pelo retículo endoplasmático liso. Na hemocromatose idiopática, há excesso de ferro no organismo, por mutação no gene *HFE*, o que causa lesões em diversos órgãos (fígado, coração, pâncreas, articulações e pele, que sofre depósito de ferro).

Metabolização do cobre

Na doença de Wilson, ocorre acúmulo de cobre no fígado, na córnea e no cérebro (núcleos da base), por defeito na excreção biliar do cobre. A ceruloplasmina é uma proteína transportadora de cobre sintetizada pelo fígado encontrada em menor teor na maioria dos casos de doença de Wilson.

Síntese de sais biliares

A bile é uma secreção digestiva, pois os ácidos biliares, seus ânions orgânicos predominantes, são essenciais na absorção dos lipídios. No entanto, ao participar da eliminação do colesterol, da bilirrubina, dos metais pesados e de muitos íons orgânicos, a bile também serve de via de excreção. A bile elaborada pelos hepatócitos flui nos canalículos em contracorrente à perfusão sanguínea. Do terminal pericentral (sem saída), brota uma rede canalicular em direção ao terminal periporta, que se funde à rede de outro lóbulo, formando o canal de Hering, o qual drena no ducto biliar. Tais ductos, por sua vez, fundem-se para formar ductos interlobares, os quais se fundem nos ductos hepáticos.

O contraste da composição do fluido biliar indica a fisiologia do sistema. O líquido coletado do ducto hepático comum ou de uma fístula biliar externa é chamado de bile hepática e tem pH entre 7 e 8, além de composição iônica similar à do plasma. Contém ainda sais biliares, pigmentos biliares, colesterol, fosfolipídios e muco. Conforme fluem pelos ductos biliares, as células epiteliais ductais (colangiócitos) transformam a suspensão pela secreção de líquido aquoso, rico em bicarbonato, que contribui bastante para o volume total de bile produzida diariamente pelo fígado – cerca de 600 a 1.000 mℓ. Na vesícula, o material é concentrado por absorção ativa de água e eletrólitos pela mucosa, formando a bile vesicular. O fluido obtido por um tubo implantado no ducto colédoco constitui uma mistura das biles hepática e vesicular. Já a bile duodenal é uma mistura de secreções biliopancreáticas.

Os sais biliares são produtos do metabolismo do colesterol. Inicialmente, são formados os ácidos cólico (CA) e quenodesoxicólico (CDCA), ditos ácidos biliares primários. A adição de grupos OH se dá só em um lado da molécula, de tal modo que o CA e o CDCA têm um lado hidrofóbico e o outro hidrofílico. A Figura 45.1 ilustra as principais etapas da síntese hepática e da excreção biliar dos ácidos biliares. Logo após a biossíntese, ocorre, ainda no hepatócito, o acoplamento do radical carboxila dos ácidos biliares primários ao radical amino do aminoácido glicina ou taurina. Após a ligação ao Na^+, formam-se os sais biliares hidrossolúveis. Os ácidos biliares conjugados são mais solúveis sob pH ácido e resistentes à precipitação por íons Ca^{++} que os ácidos biliares não conjugados.

Em termos biológicos, a conjugação torna os ácidos biliares impermeáveis às membranas celulares. Assim, só são absorvidos no trato biliar ou no intestino delgado pela ação de molécula carreadora ou bacteriana.

Os sais biliares são moléculas anfipáticas, ou seja, têm regiões tanto hidrofóbicas quanto hidrofílicas. Até alcançarem certo teor (concentração micelar crítica ou CMC), os sais biliares formam micelas simples. Agregam-se de tal modo que os grupos hidrofílicos dos sais biliares ficam voltados para o meio aquoso, enquanto os hidrofóbicos, voltados um para o outro, formam o núcleo. Tal propriedade química dos sais biliares é fundamental para a emulsificação das gorduras.

As lipases e esterases pancreáticas convertem os ésteres de lipídios ingeridos em ácidos graxos e monoglicerídeos. Em lactentes, a lipólise é facilitada pela lipase existente no leite materno. Os ácidos graxos e os monoglicerídeos acumulam-se na interface óleo/água até se difundirem passivamente pelas membranas dos enterócitos.

Uma vez secretados na bile e eliminados no duodeno, uma pequena parcela dos ácidos biliares primários é transformada por desidroxilação bacteriana nos ácidos biliares secundários – desoxicólico (DCA) e litocólico (LCA). A maioria dos ácidos biliares conjugados excretados no duodeno é absorvida intacta. Uma pequena fração (cerca de 15%) sofre desconjugação no intestino distal e, após absorção passiva, retorna ao fígado, onde é reconjugada e secretada na bile. Tal circulação êntero-hepática é parte normal do metabolismo. Uma pequena fração dos ácidos biliares não absorvidos alcança o intestino grosso, onde se completa a desconjugação. A desidroxilação bacteriana forma os ácidos biliares secundários, absorvidos em parte no cólon. Assim, os ácidos biliares presentes na bile dos adultos são compostos por CA, CDCA e DCA.

Outro tipo menor de modificação bacteriana é a epimerização em C_7, que leva à formação de ácido ursodeoxicólico (UDCA), o principal ácido biliar dos ursos. Embora o UDCA sofra conjugação e circule com os ácidos biliares primários, não constitui nem 5% do conjunto de ácidos biliares. O UDCA é usado com algum sucesso nas síndromes colestáticas, principalmente na colestase benigna gestacional, na cirrose biliar primária e na colangite esclerosante primária.

Os ácidos biliares são os principais componentes da secreção biliar. Eles induzem a secreção de fosfolipídios, cuja presença reduz a citotoxicidade da bile e promove a formação de micelas mistas. Os ácidos biliares secretados no duodeno são reabsorvidos no nível do íleo e retornam ao fígado pela

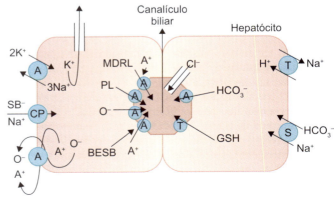

Figura 45.1 Processo de formação da bile hepática. A: transporte ativo dependente de ATP; T: trocador; S: simporte; A^+ e O^-: cátions e ânions orgânicos; CP: transportador; PL: fosfolipase C; SB: sais biliares; MDRL: proteína multirresistente a fármacos; BESB: bomba excretora de sais biliares – MOAT; T/GSH: transportador de glutationa. Adaptada de Douglas (2006).

veia porta. A excreção hepática pelas células periportais é altamente eficiente; e os ácidos biliares, transportados novamente através do hepatócito para os canalículos. Graças à eficiência do processo, acumula-se no corpo grande massa de ácidos biliares (cerca de 5 mmol) no adulto.

Estima-se ser de 2 a 3 dias a meia-vida dos ácidos biliares circulantes. Durante o jejum, a maior parte é armazenada na vesícula. Quando se ingere uma refeição, a vesícula contrai-se, liberando os ácidos biliares armazenados no intestino delgado, onde são reabsorvidos e novamente secretados na bile. Durante uma grande refeição, a vesícula permanece contraída e os ácidos biliares secretados pelo fígado passam diretamente ao duodeno. Após a refeição, o esfíncter de Oddi contrai-se e a vesícula se relaxa, acumulando a bile secretada na vesícula. Assim, o ciclo êntero-hepático dos ácidos biliares acelera-se durante a digestão e retarda-se entre as refeições ou sob o jejum. Da divisão da secreção diária dos ácidos biliares pelo tamanho do *pool*, tem-se um quociente de 6 a 10, o qual indica o número da circulação diária do *pool* dos ácidos biliares.

A conservação intestinal dos ácidos biliares é parcial, sendo alguns eliminados na evacuação. A perda fecal é compensada pela síntese de novos ácidos biliares a partir do colesterol. Em animais, os ácidos biliares são sintetizados, principalmente, nos hepatócitos pericentrais.

Os ácidos biliares recém-sintetizados são transportados para os canalículos com os ácidos biliares previamente sintetizados, que retornam do intestino via porta. No adulto sadio, menos de 3% dos ácidos biliares da bile hepática são recém-sintetizados. A absorção de ácidos biliares pelo intestino delgado ocorre via transcelular, pois o ânion conjugado de ácido biliar é muito grande para ser absorvido via paracelular. A eficácia de tal conservação decorre do mecanismo de cotransporte acoplado ao Na^+ presente na membrana apical dos enterócitos no íleo distal. Esse carreador, chamado de transportador ileal de ácido biliar (IBAT), já foi até mesmo clonado. Como os ácidos biliares conjugados são ácidos relativamente fortes, estão presentes no pH intestinal sob a forma aniônica, dificultando sua absorção passiva. Nos intestinos delgado (distal) e grosso, os ácidos biliares são desconjugados pelas bactérias. Os ácidos biliares não conjugados são ácidos fracos e absorvidos passivamente, se presentes no lúmen.

Os ácidos biliares absorvidos no intestino passam à circulação portal, geralmente ligados à albumina, sendo extraídos com eficácia do sangue por transportadores presentes nas membranas basolaterais dos hepatócitos. Já foram clonados dois carreadores: um cotransporte de sódio com ácidos biliares conjugados e o outro que medeia a captação independente de sódio de ácidos biliares conjugados e de muitos ânions orgânicos. O clareamento inicial dos ácidos biliares conjugados pelo fígado varia de 50 a 90%, mais pelo tipo de ácido biliar que pela carga hepática. Ácidos biliares menos unidos à albumina sofrem filtração glomerular, mas são em geral reabsorvidos pelo IBAT no epitélio do túbulo proximal. Assim, a concentração (e a perda) urinária dos ácidos biliares é bem discreta.

Os ânions conjugados dos ácidos biliares são secretados ativamente no espaço canalicular por uma ou mais enzimas do tipo trifosfatase de adenosina (ATPase). O transporte é extremamente potente. Afinal, sua concentração no hepatócito talvez seja menor que 5 pmol/ℓ, enquanto na bile canalicular é da ordem de 1.000 pmol/ℓ.

A elaboração da bile pelo fígado envolve mecanismos distintos: dependentes e independentes dos ácidos biliares.

A intensidade com que os sais biliares são ativamente secretados nos canalículos depende da velocidade de retorno dos ácidos biliares aos hepatócitos via circulação êntero-hepática. Tal componente da secreção biliar é designado, portanto, como fração ácido biliar-dependente. Já a fração da secreção biliar ácido biliar-independente refere-se à secreção de água e eletrólitos pelos hepatócitos e pelas células epiteliais ductais. O transporte ativo de sódio para os canalículos biliares é seguido pelo movimento passivo de íons cloreto e água. Já a secreção ativa de íons bicarbonato para a bile pelas células ductais é seguida de movimento passivo de sódio e de água.

Solutos bombeados ativamente através da membrana do hepatócito no espaço canalicular geram fluxo de bile e são denominados solutos primários. Em humanos, os principais solutos primários são os ácidos biliares conjugados. Embora em uma taxa muito menor, são também secretados bilirrubina conjugada, glutadiona, hormônios esteroides conjugados e leucotrienos. Cada soluto primário secretado na bile induz um fluxo canalicular da bile. Em roedores, um fluxo considerável é gerado por outras moléculas que não os ácidos biliares, sendo chamado de fluxo independente de ácido biliar. No entanto, em humanos, a maior parte do fluxo da bile canalicular é gerada pela própria secreção de ácido biliar. Vale salientar a presença na bile de um soluto secundário: o cálcio. Sua concentração, em ordem milimolar, contribui para o frequente achado na bile de sais insolúveis de cálcio, evento fundamental na formação da "lama" vesicular e de cálculos.

O principal fator na secreção pelo hepatócito de um dado ânion para a bile é sua especificidade pelo substrato dos transportadores canaliculares estimulados por ATP. Um carreador (chamado de transportador multiespecífico de ânions orgânicos ou MOAT) parece transportar vários tipos de ânions (bilirrubina conjugada, leucotrienos, ácidos biliares sulfatados e mesmo antibióticos), o que seria mediado por uma proteína multirresistente a fármacos ou a homólogos específicos do fígado. Um carreador similar ou MDRL (*multidrug-resistence-1 P-glycoprotein*) transporta cátions orgânicos e moléculas sem carga elétrica, mas sua taxa de transporte é menor que a do MOAT. A Figura 45.1 esquematiza o processo de formação da bile.

Cerca de 94% dos sais biliares que chegam ao intestino na bile são reabsorvidos para a circulação porta, por transporte ativo, no íleo distal. A maior parte dos sais biliares retorna intacta ao fígado e é reciclada. Alguns, desconjugados no lúmen intestinal, retornam ao fígado, onde passam por nova reconjugação e reciclagem. Alguns poucos ácidos biliares desconjugados são acidificados pelas bactérias intestinais, gerando os ácidos biliares secundários. Alguns destes, em especial o ácido litocólico, são relativamente insolúveis e excretados nas fezes. Estima-se que os ácidos biliares sejam reciclados até 20 vezes, antes de serem, enfim, excretados.

A via biliar é rota essencial para a excreção de íons e moléculas menos polares e de alto peso molecular, incapazes de serem excretados pela via urinária, como o colesterol, a bilirrubina, o cobre e o ferro. O colesterol é insolúvel na água, sendo transportado na bile como vesículas lipídicas que, após a emulsificação com sais biliares, formam micelas mistas, à base de ácidos biliares, fosfolipídios e colesterol. Os ácidos biliares induzem a secreção de fosfolipídios (em especial, a lecitina) na bile ao solubilizarem um subconjunto de moléculas fora da face luminal da membrana canalicular. As moléculas de fosfatidilcolina são repostas por "flippase" estimulada por ATP, ou *mdr2*. A fosfatidilcolina na bile aumenta bastante a solubilidade do colesterol, pois:

- Micelas mistas contendo fosfolipídios e ácidos biliares solubilizam muito mais colesterol que micelas simples
- Fosfolipídios na bile reduzem a CMC e a concentração monomérica de ácidos biliares, tornando a bile hepática menos citotóxica.

Aliás, ratos com deleção de genes *mdr2* não contêm fosfolipídios na bile e desenvolvem colangite. O colesterol distribui-se no núcleo hidrofóbico, enquanto a lecitina, que é anfipática, se situa parte no núcleo e parte próximo à superfície externa da micela. Qualquer excesso de colesterol, incapaz de ser disperso em micelas, pode se cristalizar na bile. Tais cristais contribuem para a formação de cálculos nos ductos hepáticos ou na vesícula biliar, servindo de núcleo para a deposição de sais de cálcio e de fosfato. Se o ducto colédoco for obstruído por cálculo, a bile não pode chegar ao duodeno. Com a distensão e a elevação da pressão no interior da vesícula biliar, podem sobrevir cólica biliar e icterícia.

Uma vez no intestino delgado, cada constituinte das micelas mistas tem destino diferente. Os ácidos biliares solubilizam os lipídios e facilitam sua absorção, sendo eventualmente também absorvidos no intestino distal. Os fosfolipídios são hidrolisados pela fosfolipase até lisofosfatidilcolina e ácidos graxos, sendo ambos também absorvidos. Já em relação ao colesterol, cerca de dois terços dele são excretados nas fezes – o restante é absorvido. Em humanos, o balanço de colesterol é mantido pela excreção do colesterol como tal (cerca de 600 mg/dia) e na forma de ácidos biliares (cerca de 400 mg/dia). A circulação êntero-hepática dos ácidos biliares impõe um decurso no prazo para a eliminação do colesterol. Em comparação com outros animais, a bile humana tem maior proporção de colesterol por ácidos biliares. Isso pode ser resultado de falha na conversão do colesterol em ácidos biliares ou da taxa relativamente baixa na secreção de ácido biliar. Tal fenômeno concorre para tornar a bile supersaturada de colesterol em 25% dos adultos, a ponto de 10% da população apresentar colelitíase. A síntese dos ácidos biliares a partir do colesterol sofre regulação do tipo retroalimentação negativa. A queda no retorno dos ácidos biliares ao hepatócito aumenta em até 10 vezes a biossíntese dos ácidos biliares, pelo aumento correspondente na síntese de colesterol.

A bile serve, ainda, de via de excreção para xenobióticos de plantas, metabólitos lipofílicos de vitaminas lipossolúveis e hormônios esteroides, bem como de numerosos fármacos lipofílicos e seus metabólitos. Em geral, todas essas moléculas são excretadas na bile sob a forma conjugada de glutationa, glicuronato ou sulfato. Outras modalidades de conjugação à glicose, à xilose ou aos aminoácidos (glicina ou taurina) também são descritas. Para escapar da reabsorção pelo intestino delgado, tais conjugados devem ser resistentes à hidrólise entérica, sendo providencial, portanto, a inexistência de enzimas digestivas que os hidrolisem.

O balanço orgânico para o ferro e o cobre é mantido graças à excreção biliar. Ambos os cátions são secretados na bile por uma bomba canalicular estimulada pelo ATP. Aliás, outros metais podem usar essa modalidade de excreção. Na doença de Wilson, ocorre um acúmulo progressivo de cobre no organismo, por alteração no mecanismo de eliminação de cobre pela bile. Trata-se de doença autossômica recessiva que, se não tratada adequadamente, evolui inexoravelmente para óbito, por insuficiência hepática, hemólise intravascular ou comprometimento neurológico.

A deficiência de ácidos biliares no intestino delgado também se dá na perda de continuidade da circulação êntero-hepática, tal como ocorre por desvio biliar externo (p. ex., em paciente com dreno hepático após cirurgia) ou em caso de má absorção (p. ex., após ressecção do íleo distal). Ao contrário dos pacientes com obstrução biliar, aqueles com má absorção não retêm os constituintes biliares. A deficiência de ácidos biliares no intestino delgado compromete a digestão das gorduras, pois os produtos da lipólise não podem ser solubilizados. Embora a porção distal do delgado sirva de reserva anatômica para a absorção de nutrientes, pode não bastar para completar a absorção lipídica, sobrevindo a esteatorreia. As vitaminas lipossolúveis (A, D, E, K) também não são absorvidas, pois também requerem a solubilização micelar. No adulto sedentário, a deficiência na absorção de gorduras tem pouca importância clínica, pois as demandas calóricas são facilmente supridas por outras fontes de energia. No entanto, nas crianças em fase escolar, pode comprometer o crescimento.

A vesícula biliar é um saco muscular de paredes delgadas, com cerca de 10 cm de comprimento, que se projeta na borda inferior do fígado. Quando o órgão está vazio, a mucosa da vesícula biliar apresenta pregas, à semelhança do estômago. Em virtude do tônus relativamente alto do esfíncter de Oddi, o órgão expande-se no intervalo das refeições, acomodando até 60 mℓ de bile. A vesícula biliar também concentra a bile ao absorver Na^+, Cl^-, HCO_3^- e H_2O. Dessa maneira, os sais biliares presentes na bile vesicular são concentrados em até 20 vezes. O transporte ativo de Na^+, pela mucosa luminal para o sangue, constitui o mecanismo primário para a concentração biliar. A absorção de Cl^- e HCO_3^- garante a eletroneutralidade e a H_2O.

Minutos após o início da refeição, em especial nas ricas em gorduras, o músculo da vesícula biliar contrai-se, gerando pressão que força a bile para o duodeno. Essa resposta inicial é mediada pelos nervos vagos, porém o principal estímulo para sua contração é a CCK, secretada em resposta à presença de quimo gorduroso e ácido no intestino. Além de estimular a secreção de enzimas pancreáticas, a CCK induz por via não adrenérgica e não colinérgica o relaxamento do esfíncter de Oddi, o que possibilita a entrada de bile e de suco pancreático no duodeno. A atividade vagal parassimpática tem contribuição relativamente pequena na estimulação da contração da vesícula biliar. Já o esvaziamento da vesícula biliar é suprimido por atividade simpática. Em condições normais, a vesícula biliar esvazia-se, de modo completo, cerca de 1 h após uma refeição rica em gordura. Isso mantém no duodeno o nível de ácidos biliares acima da concentração micelar crítica.

Nos períodos interdigestivos, o esfíncter de Oddi está fechado, e a bile flui para a vesícula biliar. Dois mecanismos básicos agem simultaneamente, provocando o esvaziamento da vesícula biliar. Inicialmente, a CCK é secretada na corrente sanguínea por ácidos graxos, produtos da digestão proteica, acidez e cálcio existentes no duodeno. Ao alcançar a circulação, a CCK estimula a contração da vesícula ao mesmo tempo que relaxa um pouco o esfíncter de Oddi. Posteriormente, os alimentos presentes no duodeno desencadeiam as contrações peristálticas que enviam sinais inibitórios pelo sistema nervoso entérico, relaxando o esfíncter de Oddi. A combinação simultânea de contração vesicular com abertura do esfíncter faz com que a bile contida na vesícula biliar seja lançada no intestino delgado.

Metabolização da bilirrubina

A maior parte (70 a 80%) da bilirrubina origina-se da degradação do grupo heme das hemácias senescentes pelas células do sistema fagocítico mononuclear do baço e da medula óssea. Outra parte, em torno de 20 a 30%, origina-se do heme das hemoproteínas hepáticas (citocromo P450 e catalase) e extra-hepáticas (mioglobinas). Menos de 1% origina-se da destruição de hemácias prematuras na medula óssea ou na circulação (eritropoese ineficaz).

No nível do sistema fagocítico mononuclear, o grupo heme da hemoglobina sob a ação da heme-oxigenase origina a biliverdina, liberando ferro, monóxido de carbono e globina. A seguir, sob a ação da biliverdina redutase, a biliverdina é convertida em bilirrubina não conjugada, lipossolúvel, apolar, transportada por meio da ligação à albumina até o fígado, onde ocorre a captação pelas membranas dos hepatócitos. Após a captação, há transporte dentro do hepatócito até o retículo endoplasmático, no qual a bilirrubina não conjugada, sob a ação da enzima UDP-glicuroniltransferase, origina a bilirrubina conjugada excretada na bile. Esta última etapa, a excreção, é a limitante da velocidade de toda a reação.

O fígado normal conjuga 250 mg de bilirrubina ao dia. Contudo, pelo fato de o órgão ter capacidade de conjugar até três vezes essa quantidade, quando ocorre hemólise, o nível de bilirrubina indireta raramente excede 5 mg/dℓ, exceto quando há lesão hepática ou obstrução biliar associada.

Os pigmentos biliares são produtos de excreção do heme, embora somente 0,2% da composição biliar total confira à bile sua cor amarelo-esverdeada. Como não há circulação êntero-hepática para a bilirrubina, a secreção de bilirrubina na bile é proporcional à degradação do heme.

Portanto, o metabolismo da bilirrubina pode ser resumido nas seguintes etapas:

1. Produção em torno de 4 mg/kg de peso por dia no adulto – a maior parte ocorrendo fora do fígado.
2. Transporte da bilirrubina não conjugada no plasma ligada à albumina, captação pelas membranas dos hepatócitos e transporte intracelular através das ligandinas Z e Y.
3. Conjugação com a enzima UDP-glicuroniltransferase.
4. Excreção da bilirrubina conjugada pelo polo biliar, etapa limitante de toda a reação. Nessa fase, pelo menos dois sistemas de transporte dependente de ATP, MRP2 (multidroga resistente associada à proteína 2) e cMOAT (canalicular multiespecífico orgânico ânion transportado), são importantes e vários fármacos podem induzir colestase, agindo sobre tais sistemas.

A bilirrubina conjugada é excretada pelo polo biliar do hepatócito e segue os canalículos e ductos biliares, o ducto interlobular, o ducto septal hepático, o colédoco e a vesícula, sendo eliminada com a bile. No intestino grosso, o diglicuronídeo de bilirrubina é hidrolisado por bactérias, formando urobilinogênio, substância incolor e altamente hidrossolúvel, bem como estercobilina e urobilina, responsáveis pela típica cor marrom das fezes. Cerca de 20 a 25% do urobilinogênio é reabsorvido (circulação êntero-hepática) e cai na corrente sanguínea, sendo filtrado pelos rins e o restante eliminado nas fezes. No intestino, parte do urobilinogênio sofre oxidação formando urobilinas (estercobilinogênio), o que dá a coloração às fezes.

O urobilinogênio está ausente ou bastante reduzido nas ictericias causadas por obstrução mecânica no nível do colédoco. Uma vez a bilirrubina conjugada não chegando ao intestino, as fezes apresentam-se acólicas.

Quando ocorre hemólise, apesar do predomínio de bilirrubina indireta, há aumento na formação de bilirrubina direta, o

que aumenta o aporte de urobilinogênio na urina em virtude da circulação êntero-hepática.

O acúmulo corporal da bilirrubina ocasiona a icterícia, que se evidencia pela pigmentação amarela da esclera dos olhos, da pele e dos tecidos profundos. Nas icterícias obstrutivas (cálculo, fibrose ou lesão tumoral obstruindo o colédoco, neoplasia de cabeça de pâncreas ou tumor da papila de Vater) ou nas doenças colestáticas, ocorrem acolia fecal (ausência de estercobilina) e colúria.

A colestase refere-se à diminuição ou à interrupção do fluxo de bile para o duodeno, podendo ser funcional ou mecânico-obstrutiva. E, dependendo da topografia onde ocorra a disfunção ou a obstrução, a colestase é definida como

---

Caso clínico | Integração fisiopatológica

- Identificação: A.J.P., 45 anos, casado, bancário, natural e procedente de Fortaleza (CE)
- Q.P.: aumento do volume abdominal e confusão há 2 meses
- HDA: há 2 meses vem apresentando sonolência, esquecimento, alteração do sono-vigília, tremores em extremidades e mudança no hábito, tendo sido observados aumento progressivo do volume abdominal, edema de membros inferiores e icterícia. Há 1 mês, apresentou vômito com sangue vivo (hematêmese) em grande quantidade, hipotensão e choque, sendo encaminhado à emergência, onde, após controle hemodinâmico (soro fisiológico e reposição de 3 concentrados de hemácias), realizou esofagogastroduodenoscopia que evidenciou varizes de esôfago de grosso calibre, com ruptura. Foi realizada ligadura elástica das varizes. Na ocasião, havia PA: 80 × 60 mmHg, FC: 130 bpm, icterícia ++/4, hipocorado +++/4, sonolência, hálito hepático, *flapping*, ginecomastia bilateral, aranhas vasculares, abdome em batráquio, hérnia umbilical, macicez móvel (ascite), circulação colateral na parede abdominal, baço palpável (2 cm abaixo do RCE), fígado palpável (3 cm abaixo RCD), com bordas rombas, consistência aumentada e superfície irregular
- Extremidades: edema de membros inferiores ++/4, baqueteamento digital, eritema palmar e *flapping* espontâneo
- Antecedentes pessoais e familiares: nega hepatite, transfusão sanguínea anterior; nega cirurgia. Tio faleceu aos 50 anos de cirrose alcoólica. Pai diabético, mãe hipertensa
- Hábitos: fuma 1 maço/dia; bebe desde os 12 anos, inicialmente 12 unidades de álcool por semana; nos últimos 15 anos, passou para 4 a 6 unidades ao dia, aumentando no fim de semana
- Realizou os seguintes exames: proteínas totais: 8 g/dℓ, albumina: 3 g/dℓ, globulina: 5 g/dℓ, INR: 2,5, bilirrubina total: 6 mg/dℓ, bilirrubina direta: 4 mg/dℓ, AST: 160 UI (nℓ< 40), ALT: 60 UI (nℓ< 40), gama GT: 240 UI (nℓ < 60). Creatinina: 2 mg/dℓ (nℓ < 1,2); leucócitos: 4.000/mm³, plaquetas: 90.000/mm³ (nℓ > 150.000), Htc: 28%, Hb: 7 g%; glicemia: 130 mg/dℓ
- Recebeu alta em uso de espironolactona 100 mg (diurético), dieta com 2 g de sal, redução de proteína animal, propranolol 40 mg de 12/12 h (para reduzir pressão no sistema porta) e nova sessão de ligadura elástica das varizes em 2 a 4 semanas.

Com base neste caso, é possível fazer algumas correlações com o conteúdo do capítulo:

- Trata-se de hepatopatia crônica, evoluindo para cirrose de etiologia alcoólica
- Uma unidade de álcool é igual a 10 a 12 g de álcool, correspondendo a 350 mℓ de cerveja, 90 mℓ de vinho tinto e 50 mℓ de destilado. A Organização Mundial da Saúde estabelece que se considera o consumo diário > 1 unidade para mulher e > 2 unidades para o homem como "bebedor moderado". "Bebedor pesado" seria aquele que consome > 5 unidades/dia para homem e > 4 unidades para mulher
- Alteração importante na função de síntese hepática: albumina: 3 g/dℓ (nℓ > 3,5), e INR alterado (nℓ < 1,20). Na excreção, bilirrubina elevada (> 1,2, predomínio de bilirrubina direta) e pouca alteração de necrose, sendo a AST > ALT, gama GT elevada em decorrência do álcool e de sinais de hiperesplenismo (plaquetas baixas, leucopenia e anemia)
- Várias complicações da doença alcoólica no fígado: cirrose descompensada com hipertensão portal (varizes de esôfago, ascite, edema de membros inferiores, circulação colateral, encefalopatia hepática, alteração na função renal (síndrome hepatorrenal), icterícia e alteração na glicemia.

intra-hepática (colangíolos, ductos interlobulares, ductos septais de 1ª e 2ª geração) ou extra-hepática (grandes ductos, colédoco, vesícula, papila, pâncreas).

Nas icterícias colestáticas, a bilirrubina direta reflui dentro do hepatócito, cai na corrente sanguínea e é filtrada pelos rins, causando alteração na tonalidade da urina, tornando-a mais escura, "cor de Coca-Cola", podendo manchar as roupas. As fezes podem estar mais claras (hipocolia) ou, quando há obstrução mecânica total ao fluxo biliar em qualquer nível, pode ocorrer acolia fecal, fezes com aspecto em "massa de vidraceiro", esbranquiçadas, quando a bilirrubina direta não chega ao intestino. A esteatorreia e a deficiência de vitaminas lipossolúveis, especialmente a vitamina K, ocorrem nos casos mais prolongados.

Como a bilirrubina conjugada é excretada na urina, níveis acima de 30 mg/dℓ são raros sob função renal preservada. A bilirrubina conjugada pode formar ligação mais estável com a albumina, a chamada bilirrubina delta, com meia-vida semelhante à da albumina, em torno de 21 dias. Isso justifica a eliminação bimodal da bilirrubina nos quadros colestáticos prolongados, com queda inicial, rápida, dos níveis de bilirrubinas (direta e indireta) após a resolução da doença responsável pela icterícia, e uma redução mais lenta em decorrência da meia-vida do complexo albumina-bilirrubina delta.

A concentração normal de bilirrubina no plasma é constituída quase totalmente por bilirrubina não conjugada ou bilirrubina indireta (0,8 mg/dℓ) e, em menor proporção, por bilirrubina conjugada ou bilirrubina direta (0,2 mg/dℓ).

BIBLIOGRAFIA

Douglas CR. Tratado de fisiologia aplicada às ciências médicas. 6.ed. Rio de Janeiro: Guanabara Koogan; 2006.

Goodman ZD. Drug hepatotoxicity. Clin Liver Dis. 2002(6):381-97.

Jaeschke H. Reactive oxygen and mechanisms of inflammatory liver injury: present concepts. J Gastroenterol Hepatol. 2011;26(Suppl. 1):173-9.

Kuntz E, Kuntz HD. Hepatology – textbook and atlas. 3. ed. New York: Springer; 2008. p. 16-33.

Lima JMC, Pinheiro SR. Doença hepática induzida pelo álcool. In: Lima JMC, organizador. Gastroenterologia e hepatologia: sinais, sintomas, diagnóstico e tratamento. Fortaleza: Edições UFC; 2010. p. 18-42.

Miller AM, Horiguchi N, Jeong W-IL, Radaeva S, Gao B. Molecular mechanisms of alcoholic liver disease: innate immunity and cytokines. Alcohol Clin Exp Res. 2011;35(5):787-93.

Mpabanzia L, Daminka OSWM, van de Polla MCG, Soetersa PB, Jalanc R, Dejonga CHC. To pee or not to pee: ammonia hypothesis of hepatic encephalopathy revisited. Eur J Gastroenter Hepatol. 2011;23(6):449-54.

Santos AA, Graça JRV. Bases celulares da fisiopatologia gastrointestinal. In: Lima JMC, organizador. Gastroenterologia e hepatologia: sinais, sintomas, diagnóstico e tratamento. Lima, JMC, Santos, AA, Costa, JIF. Fortaleza: Edições UFC; 2010. p. 18-42.

Szabo G, Mandrekar P, Petrasek J, Catalano D. The unfolding web of innate immune dysregulation in alcoholic liver injury. Alcohol Clin Exp Res. 2011;35(5):782-6.

Tso P. The physiology of the liver. In: Rhoades RA, Bell DR, editors. Principles for clinical medicine, 3. ed. Alphen aan den Rijn: Wolters Kluwer; 2009. p. 530-42.

46

Fisiologia Pancreática

Pedro Marcos Gomes Soares • Marcos Aurélio de Sousa Lima • Samara Rodrigues Bonfim Damasceno • Patricia da Silva Pantoja • Kaira Emanuella Sales da Silva Leite

Aspectos gerais do pâncreas, 481

Fisiologia do pâncreas exócrino, 481

Fisiologia do pâncreas endócrino, 483

Insulina, 483

Glucagon, 485

Somatostatina, 485

Polipeptídio pancreático, 485

Bibliografia, 486

ASPECTOS GERAIS DO PÂNCREAS

O pâncreas é um órgão de localização retroperitoneal, dividido em cabeça, processo uncinado, corpo e cauda, posicionado obliquamente entre o arco duodenal e o baço, posteriormente ao estômago e ao cólon transverso, e anteriormente à veia cava inferior, aorta, veia esplênica e glândula suprarrenal esquerda. O desenvolvimento embrionário do pâncreas se dá a partir de duas distintas vesículas, uma dorsal e outra ventral, as quais são induzidas por diferentes estruturas mesodermais. No caso do desenvolvimento embrionário das células endócrinas do pâncreas, é necessária a sinalização de *Notch-Delta* via o fator de transcrição *Ngn3*. No caso das células exócrinas, é necessária a sinalização *Wnt*.

O pâncreas é histologicamente classificado como uma glândula mista, tendo secreção endócrina e exócrina (Figura 46.1). Em humanos adultos, mede entre 15 e 25 cm, e pesa cerca de 100 g. A secreção endócrina produz, principalmente, insulina e glucagon, envolvidos no equilíbrio da glicose, e a secreção exócrina é composta por ácinos e ductos, responsáveis por liberar íons sódio, cloreto e potássio.

A circulação pancreática se dá a partir do tronco celíaco, e a sua inervação se processa por meio de ramos simpáticos autônomos dos nervos esplâncnicos e por ramos parassimpáticos através do nervo vago.

FISIOLOGIA DO PÂNCREAS EXÓCRINO

O pâncreas exócrino corresponde à maior parte da massa pancreática, constituída por células agrupadas em lóbulos (ácinos), os quais estão conectados aos ductos pancreáticos, formando uma espécie de rede. A estrutura do ácino consiste em aglomerados de células epiteliais secretoras com um lúmen no centro, denominado canalículo intercelular. Nessa região, inicia-se o sistema ductal, que se estende até o duodeno. As principais funções do pâncreas exócrino são: secreção de bicarbonato (HCO_3^-), cujo papel consiste em neutralizar o pH ácido do conteúdo gástrico que flui para o interior do duodeno, além das funções de síntese, armazenamento e secreção de enzimas digestivas.

A produção diária de suco pancreático é em torno de 2 a 3 ℓ e consiste em um fluido isotônico alcalino, que contém uma variedade de enzimas digestivas e outras proteínas, como a lactoferrina. Essas enzimas são secretadas pelos ácinos pancreáticos, com uma pequena quantidade de fluido rico em Cl^-, enquanto os ductos secretam bicarbonato de sódio. Assim, a secreção pancreática contém diferentes enzimas capazes de digerir proteínas, carboidratos e

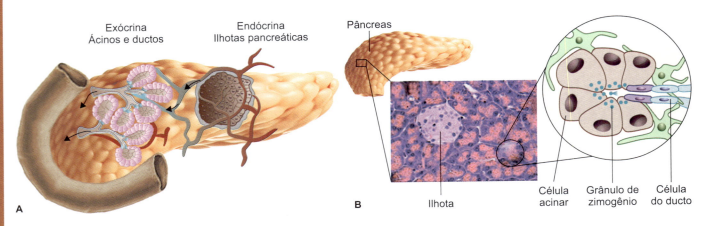

Figura 46.1 Pâncreas exócrino (A) e endócrino (B). Adaptada de Pandol (2010).

lipídios, bem como grandes quantidades de íons bicarbonato, que neutralizam a acidez do quimo transportado do estômago para o intestino. Esse produto combinado de enzimas e bicarbonato de sódio flui por um longo ducto pancreático que normalmente encontra o ducto hepático imediatamente antes de esvaziar-se no duodeno através da papila de Vater, envolta pelo esfíncter de Oddi.

As células acinares, que podem ser esféricas, tubulares ou irregulares, têm duas porções distintas de membrana: a basolateral, mais extensa e localizada na periferia acinar; e a apical, que representa menos de 10% da área total da célula, estando voltada para o lúmen central. As células acinares pancreáticas são muito ricas em RNA, indicando intensa atividade de síntese proteica. Para a síntese das enzimas, ocorre transdução nos ribossomos. Posteriormente, as enzimas são transportadas em vesículas para o aparelho de Golgi e, então, separadas em diferentes grupos, segundo a sua função. As enzimas digestivas são armazenadas em grânulos de zimogênios contidos na região apical. Nas microvilosidades dessa região e no citoplasma subjacente à membrana plasmática apical, residem filamentos de actina envolvidos na exocitose do conteúdo dos grânulos.

Na membrana basolateral, existem receptores para hormônios e neurotransmissores que estimulam a secreção dessas enzimas. Dessa forma, uma vez desencadeados sistemas neuro-humorais – como colecistocinina (CCK) (endócrino), acetilcolina e outros peptídios incluindo secretina, polipeptídio intestinal vasoativo (VIP) e angiotensina II –, além do sistema nervoso autônomo, os grânulos de zimogênio fundem-se com a membrana apical da célula e os ácinos liberam os conteúdos de seus grânulos secretórios nos ductos intralobulares (Figura 46.2).

As principais enzimas digestivas encontradas no suco pancreático são tripsina, quimiotripsina, carboxipolipeptidases, ribonucleases, desoxirribonucleases (enzimas proteolíticas), amilase pancreática, lipase pancreática, esterases e fosfolipases. As enzimas proteolíticas encontram-se sob a forma de proenzimas inativas ou zimogênios (tripsinogênio, quimiotripsinogênio, procarboxipolipeptidases). As mesmas células que secretam as enzimas proteolíticas no interior dos ácinos secretam também outras substâncias, denominadas inibidores da tripsina, armazenados no citoplasma das células glandulares que circundam os grânulos de enzimas e previnem a ativação da tripsina tanto no interior das células secretoras quanto nos ductos pancreáticos. Contudo, na vigência de fatores que culminam em intensa lesão do pâncreas, grandes quantidades de secreção pancreática ativam-se dentro da glândula. Embora o pâncreas disponha de mecanismos capazes de prevenir a ativação intracelular de zimogênios e subsequente autodigestão, em condições de lesão pancreática, os mecanismos protetores são pouco eficientes; assim, as secreções pancreáticas tornam-se rapidamente ativas, podendo levar à autodigestão do pâncreas, predispondo à condição clínica grave de pancreatite aguda. No tocante às funções digestivas, seguem a função das principais enzimas digestivas presentes na secreção pancreática:

- Amilase: secretada pela glândula pancreática, mas também pelas glândulas salivares. Sua ação se dá na hidrólise das ligações glicosídicas 1,4. Os produtos da digestão da amilase são maltose, maltotriose e alfa-dextrina (contendo ligações glicosídicas 1,6)
- Lipase: secretada principalmente pelo pâncreas, sua ação se dá na hidrólise de triglicerídios em ácidos graxos e monoglicerídios
- Proteases: dividem-se em dois grupos: as endopeptidases e as exopeptidases. Todas são secretadas pelo pâncreas nas formas inativas e ativadas no duodeno pela tripsina. Tripsina, quimiotripsina e elastase são endopeptidases, enquanto carboxipeptidases são exopeptidases. A ação das proteases

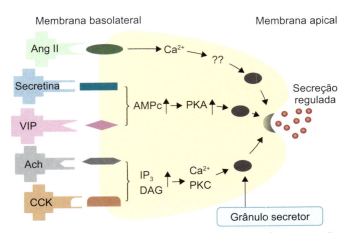

Figura 46.2 Ação dos mediadores químicos que estimulam a secreção do pâncreas exócrino. Ang II: angiotensina II; VIP: peptídio intestinal vasoativo; Ach: acetilcolina; CCK: colecistocinina. Adaptada de Leung e Ip (2006).

pancreáticas, somada à ação da pepsina estomacal, resulta na clivagem de proteínas em oligopeptídios e aminoácidos livres.

Canais de cálcio na célula acinar pancreática

Diferentemente das células nervosas, endócrinas e musculares, as células do pâncreas exócrino não apresentam canais de Ca^{2+} dependentes de voltagem, e os sinais de Ca^{2+} citosólicos – $[Ca^{2+}]c$ – que governam a secreção acinar pancreática são gerados principalmente pela liberação de Ca^{2+} dos estoques intracelulares, sobretudo do retículo endoplasmático. Esses estoques são recompostos pelo mecanismo de captação conhecido como entrada de Ca^{2+} ativada pela liberação de Ca^{2+} (CRAC) ou operado por estoque, e os canais CRAC na membrana plasmática têm sido bem caracterizados. Esses canais de Ca^{2+} operados por estoque podem ser cruciais no desenvolvimento da pancreatite aguda, pois altas concentrações tóxicas de colecistocinina (CCK), metabólitos não oxidativos do etanol e ácidos biliares provocam elevações prolongadas de concentração intracelular de cálcio – $[Ca^{2+}]i$ –, em grande parte dependentes da presença de Ca^{2+} externo.

O influxo de Ca^{2+} pode ser induzido não apenas pela abertura de canais de Ca^{2+} na membrana plasmática, mas também pela inibição da extrusão de Ca^{2+}. Existem duas vias principais que exportam Ca^{2+}: a bomba de Ca^{2+} da membrana plasmática (também conhecida como cálcio ATPase ativada por Ca^{++} da membrana plasmática – PMCA) e o trocador Na^+/Ca^{2+}. A extrusão de cálcio mediada pela PMCA dependente de ATP ocorre em baixos níveis durante o estado de repouso da célula. Durante a estimulação tóxica por ácidos biliares e metabólitos não oxidativos do etanol, há despolarização do potencial de membrana mitocondrial, com subsequente perda da produção de ATP, o que prejudica a extrusão de cálcio, aumentando a sobrecarga de $[Ca^{2+}]c$. Em contraste com a entrada de cálcio que acontece em toda a superfície basolateral, atingindo em torno de 95% de toda a área celular, a extrusão de Ca^{2+} é polarizada, com a PMCA concentrada na pequena área da membrana apical. A Figura 46.3 ilustra os canais de cálcio da célula acinar mencionados neste texto.

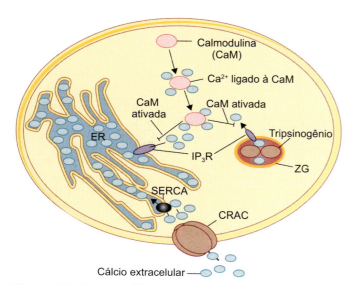

Figura 46.3 Canais de liberação de Ca^{2+} do receptor de inositol 1,4,5-trisfosfato (IP3R) no retículo endoplasmático (ER) e grânulos de zimogênio (ZG) e os canais de Ca^{2+} ativado pela liberação de Ca^{2+} (CRAC) na membrana plasmática, SERCA – bomba de cálcio (ou Ca^{2+} ATPase) da membrana do retículo sarco(endo)plasmático. Adaptada de Gerasimenko et al. (2014).

FISIOLOGIA DO PÂNCREAS ENDÓCRINO

O primeiro relato sobre o tecido endócrino pancreático que se tem registro data de 1869, por Paul Langerhans, ocasião em que foi descrito um agregador celular de formato arredondado e ovoide em torno de capilares sanguíneos. As então ilhotas de Langerhans, como eram chamadas, hoje conhecidas como ilhotas pancreáticas, são compostas por quatro grupos de células com papel secretório:

- Células alfa, que revestem externamente a ilhota pancreática, perfazem 10% das células locais e são responsáveis pela produção e secreção do glucagon
- Células beta, que representam 60% das células das ilhotas pancreáticas e são responsáveis pela produção e secreção de insulina
- Células delta, em torno de 10%, que estão localizadas na periferia da ilhota pancreática e secretam a somatostatina
- Células F, entre 1 e 5% das células das ilhotas pancreáticas, que produzem e secretam o polipeptídio pancreático.

INSULINA

Síntese

A insulina é um hormônio produzido pelas células beta das ilhotas pancreáticas, cuja produção é codificada por um gene localizado no cromossomo 11, na região do braço curto. Após a transcrição, o RNA-m é conduzido ao retículo endoplasmático rugoso (RER), onde se forma inicialmente a pré-proinsulina, constituída de uma sequência de inicialização e três cadeias polipeptídicas (B, C e A), que após sua clivagem perde o peptídio sinal e dá origem à proinsulina, que apresenta três domínios de peptídios: B, C e A. A proinsulina entra no complexo de Golgi e sofre o empacotamento; nesse momento, ela é clivada, o domínio peptídico C é removido e, como resultado, surge a insulina, uma proteína de duas cadeias polipeptídicas unidas por pontes de dissulfeto. A insulina fica armazenada nos grânulos de secreção junto ao polipeptídio C, uma vez que compreende uma proteína hidrofílica e, por ser hidrossolúvel, não se movimenta livremente pelo citosol da célula betapancreática. O polipeptídio C não tem função regulatória, como a insulina, mas é secretado em concentrações equimolares às dela. Diferentemente da insulina, que sofre o efeito de primeira passagem pelo fígado e apresenta redução de 40% na sua biodisponibilidade, o polipetídio C, por não sofrer metabolização hepática, pode ser usado e é aceito e clinicamente validado para a mensuração da função das células betapancreáticas.

Secreção

Os níveis de glicose plasmática são os controladores principais da secreção de insulina, uma vez que oscilações nos níveis séricos de glicose estão diretamente relacionados com a concentração plasmática de insulina. No entanto, sabe-se que, para ocorrer a secreção celular, é necessário haver elevação da $[Ca^{2+}]i$ em praticamente todos os tecidos corporais. Em se tratando das células betapancreáticas, isso só acontece quando a glicose está elevada no meio intracelular. Contudo, vale ressaltar que, por ser uma molécula hidrofílica e, portanto, solúvel em água, a glicose não consegue atravessar livremente a membrana plasmática, necessitando de um transportador transmembrana específico. Nesse caso, os facilitadores de transportadores de glicose bidirecional, chamados de GLUT, que promovem o transporte da glicose por difusão facilitada, estão em quase todo o corpo e especialmente nos músculos esqueléticos, no tecido adiposo, no fígado e no pâncreas.

Nas células betapancreáticas, existem as isoformas GLUT2, não dependentes de insulina, caracterizadas por uma baixa afinidade à glicose, mas alta capacidade de transporte, evitando, portanto, o transporte da glicose em baixas concentrações no interstício. Logo após a entrada da glicose na célula betapancreática ou no fígado, ela é rapidamente fosforilada pela glicoquinase a glicose-6-fosfato (G6 P); com isso, a glicose fica aprisionada na célula, uma vez que a G6 P não atravessa as GLUT. Logo, iniciam-se o metabolismo energético e a produção de ATP. Nesse ponto, o ATP produzido interage com os receptores presentes nos canais de K^+ dependentes de ATP (K_{ATP}), fechando esses canais. Como consequência, a $[K^+]$ se eleva no meio intracelular, ocasionando a despolarização da membrana e a inevitável ativação dos canais de Ca^{2+} voltagem-dependentes (VDCC) do tipo L, presentes na membrana celular das células betapancreáticas. Logo, a condutância de Ca^{2+} por esses canais aumenta a $[Ca^{2+}]$, isto é, ativa a via das quinases e a consequente produção de IP3 (inositol-1,4,5-trifosfato), que culmina na liberação de Ca^{2+} pelo RE e mais aumento da $[Ca^{2+}]i$. Como resultado, ocorrem uma cascata de fosforilação da Ca^{2+}-calmodulina e a ativação das proteínas do citoesqueleto, que promovem o transporte dos grânulos de secreção contendo insulina – uma vez que eles estão ancorados a finas camadas de actina –, do complexo de Golgi para a membrana plasmática, onde ocorre a fusão das membranas e a exocitose culminando na liberação da insulina para a corrente sanguínea (Figura 46.4).

Além dos níveis de glicose, outros fatores podem influenciar a secreção da insulina, como os níveis séricos de aminoácidos, ácidos graxos e o próprio sistema nervoso autônomo (SNA), uma vez que as ilhotas são bastante inervadas pelos ramos simpáticos e parassimpáticos, o que permite associar os níveis de glicose às reações de estresse do organismo.

Controle glicêmico pela insulina

A insulina inicia sua jornada quando os níveis glicêmicos se tornam altos na corrente sanguínea; sucintamente, ela corrobora com a homeostase corporal diminuindo os níveis de glicose a padrões basais, sempre que ocorre um aumento da glicemia. Para manter a glicose no organismo disponível para a produção de ATP sem elevar a concentração plasmática deve haver interação entre a insulina e o receptor insulínico (IR), uma proteína transmembrana de quatro subunidades: duas na face extracelular da membrana plasmática (subunidades alfa) e duas na superfície interna da membrana plasmática (subunidades beta). Dessa maneira, logo que a insulina interage covalentemente com o sítio de ligação na subunidade alfa, a subunidade beta exibe atividade tiroquinase, ocasionando a autofosforilação e a produção de múltiplos resíduos de fosfotirosina. Entre os papéis desses resíduos, está o recrutamento das chamadas proteínas adaptadoras (substratos dos receptores de insulina – IRS –, proteína Shc e proteína APS) e, com isso, a inserção dos transportadores GLUT 4 nos músculos esqueléticos e no tecido adiposo. Assim, o resultado mais contundente da ligação de insulina ao receptor é a promoção da entrada da glicose na célula, reduzindo os níveis plasmáticos da glicemia. Ao passar pelos GLUT 4, a glicose é fosforilada a G6 P e não poderá mais sair da célula muscular esquelética e do adipócito, uma vez que essas células não apresentam a enzima glicose-6-fosfatase. Já no fígado, a glicose entra pelo GLUT 2 e, então, a insulina estimula a glicogênese. Primeiro, a insulina aumenta a atividade da glicoquinase e a produção de G6 P, induzindo a inibição alostérica da glicose-6-fosfatase e impedindo a conversão de G6 P em glicose e a saída do fígado. Na sequência, a insulina diminui a fosforilação do glicogênio sintetase e ativa a glicogênese. Além disso, outro fator controlador é a diminuição da gliconeogênese; assim, a insulina inibe o uso do acetil-CoA para produção de ATP por meio da desfosforilação da acetil-CoA carboxilase pela inibição alostérica

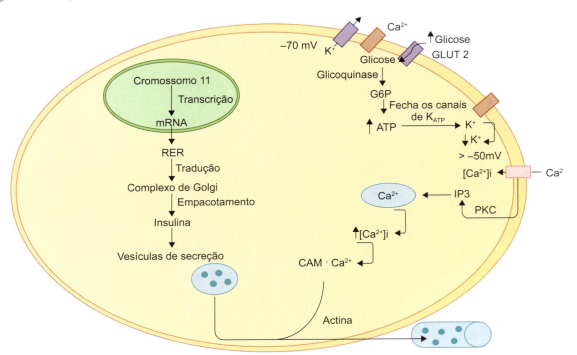

Figura 46.4 Síntese e secreção da insulina pelas células betapancreáticas. RER: retículo endoplasmático rugoso; CAM: calmodulina; G6P: glicose 6-fosfato; IP: trifosfato de inositol; PKC: proteína quinase C.

do citrato. O mesmo é válido para proteínas. Desse modo, a insulina aumenta o transporte de aminoácidos para os músculos e de ácidos graxos para os adipócitos.

GLUCAGON

Síntese

Glucagon é o hormônio produzido pelas células alfa das ilhotas pancreáticas, constituído por uma cadeia polipeptídica. O gene que codifica sua produção está localizado no cromossomo 2, assim como a insulina. Após a transcrição gênica, o RNA-m carregará a informação ao citosol para a síntese do pré-pró-glucagon no RER, sendo posteriormente clivado a pró-glucagon com a retirada do segmento de iniciação. Uma vez no complexo de Golgi, o pró-glucagon é empacotado nos grânulos de secreção e, então, clivado a glucagon.

Secreção

A glicemia também controla a secreção do glucagon, porém de maneira inversamente proporcional, ou seja, baixas concentrações de glicose sérica coincidem com o aumento plasmático do glucagon. Em comparação às células beta, as células alfa das ilhotas pancreáticas também têm canais K_{ATP} que se fecham mediante o metabolismo da glicose, interrompendo a condutância do potássio para fora da célula, e consequentemente ocasionando a despolarização da célula pelo aumento do K^+ intracelular. No entanto, nas células alfa, o tipo de canal de Ca^{2+} é do tipo T, e ainda existem os canais de Na^+ ativados por voltagem e os de K^+ retificadores do tipo A.

Os altos níveis de glicose que não deflagram a secreção de glucagon, como ocorre com a insulina, podem ser justificados pelas características eletrofisiológicas desses canais iônicos, ou seja, em potenciais mais despolarizados que –50 mV, os canais citados se fecham e, com isso, a entrada de Ca^{2+} cessa. Logo, a baixa concentração de glicose no sangue promove baixa quantidade de G6P nas células alfa, fechando apenas uma fração dos canais de K_{ATP}. Com isso, a despolarização é mantida em um nível que permite a entrada de Ca^{2+} suficiente para estimular a secreção de glucagon, assim como promove a secreção da insulina. Além do estímulo direto dos níveis de glicose, assim como ocorre na insulina, as catecolaminas exercem efeito sobre a secreção do glucagon. Isso ocorre pela ativação dos receptores beta-2 adrenérgicos que estimulam a secreção do glucagon, em comparação com a secreção de insulina inibida pela ativação dos receptores alfa-2 adrenérgicos. Essa situação está atrelada à condição fisiológica de luta ou fuga controlada pelo SNA.

Controle glicêmico pelo glucagon

O glucagon tem efeito metabólico em praticamente todos os pontos de ação da insulina, porém na contramão do efeito da insulina. Assim, por retroalimentação negativa, insulina e glucagon garantem, em nível fisiológico, o controle da glicemia plasmática (Figura 46.5). Nessa perspectiva, a redução dos níveis de glicose plasmática ativa a secreção do glucagon, que no fígado promove o aumento do AMPc e ativa a glicogenólise, convertendo glicogênio em G6P. A glicose-6-fosfatase converte a G6P em glicose e, com isso, esta é transferida à corrente sanguínea via GLUT 2, aumentando a glicemia. Além disso, a oposição à insulina atinge outras vias, como o metabolismo das gorduras, que promove a lipólise e a mobilização de ácidos graxos para a corrente sanguínea, além da produção de cetona hepática. Outra via que se inverte é o metabolismo das proteínas hepáticas, que também passam a ser degradadas para a

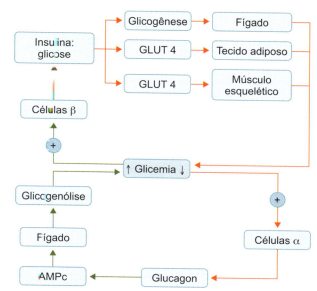

Figura 46.5 Dicotomia insulina *versus* glucagon no controle da glicemia plasmática.

produção de acetil-CoA e gliconeogênese. Vale ressaltar que o glucagon não tem efeito catabólico sobre as proteínas musculares e plasmáticas, além de ocasionar a perda da glicose do músculo, visto que ele não apresenta glicose-6-fosfatase.

SOMATOSTATINA

Síntese

Somatostatina é o hormônio pancreático sintetizado pelas células delta das ilhotas pancreáticas. A transcrição para sua produção ocorre a partir de um gene localizado no cromossomo 3, assim como a insulina e o glucagon. O RNA-m contém a informação da pré-pró-somatostatina, que no RER é clivada a pró-somatostatina, depois enviada ao complexo de Golgi, onde sofre o empacotamento e se transforma em somatostatina. A somatostatina também pode ser sintetizada no sistema nervoso central (SNC), mais especificamente no hipotálamo, e no intestino.

Secreção e ação

A somatostatina é secretada em resposta ao aumento da glicose e dos aminoácidos séricos, assim como ocorre para a insulina e o glucagon, a partir da despolarização de membrana plasmática e elevação da $[Ca^{2+}]i$.

O efeito fisiológico da somatostatina consiste em uma inibição parácrina, uma vez que afeta negativamente a secreção tanto da insulina quanto do glucagon, bem como age inibindo a secreção de GH e TSH pelo hipotálamo, além ter um efeito regulatório sobre o intestino, regulando a velocidade da digestão e a absorção dos nutrientes.

POLIPEPTÍDIO PANCREÁTICO

Produzido por um grupo pouco expressivo de células pancreáticas (as células F das ilhotas pancreáticas), o polipeptídio pancreático pode ser relacionado com o apetite e a digestão de alimentos, e sabe-se que a acetilcolina e o aumento de aminoácidos na corrente sanguínea ocasionam sua secreção. Contudo, sua função específica e mecanismos regulatórios ainda são desconhecidos e, portanto, muitos estudos e testes sobre sua funcionalidade ainda precisam ser realizados.

BIBLIOGRAFIA

Aires MM. Fisiologia. 5. ed. Rio de Janeiro: Guanabara Koogan; 2018. p. 1157-305.

Boron WF, Boulpaep EL. Medical physiology: a cellular and molecular approach. Philadelphia, PA: Saunders/Elsevier; 2017.

Briant L, Salehi A, Vergari E, Zhang Q, Rorsman P. Glucagon secretion from pancreatic α-cells. Ups J Med Sci. 2016;121(2):113-9.

Criddle DN, Raraty MG, Neoptolemos JP, Tepikin AV, Petersen OH, Sutton R. Ethanol toxicity in pancreatic acinar cells: mediation by nonoxidative fatty acid metabolites. Proc Natl Acad Sci. 2004;101(29):10738-43.

Gerasimenko JV, Gerasimenko OV, Petersen OH. The role of Ca^{2+} in the pathophysiology of pancreatitis. J Physiol. 2014;592:2:269-80.

Henry BM, Skinningsrud B, Saganiak K, Pękala PA, Walocha JA, Tomaszewski KA. Development of the human pancreas and its vasculature: an integrated review covering anatomical, embryological, histological, and molecular aspects. Ann Anat. 2018;6(221):115-24.

Jensen MV, Joseph JW, Ronnebaum SM, Burgess SC, Sherry AD, Newgard CB. Metabolic cycling in control of glucose-stimulated insulina secretion. Am J Physiol Endocrinol Metab. 2008;295:E1287-97.

Kubota T, Kubota N, Kadowaki T. Imbalanced insulina actions in obesity and type 2 diabetes: key mouse models of insulina signaling pathway. Cell Metab. 2017;25(4):797-810.

Leung PS, Ip SP. Pancreatic acinar cell: its role in acute pancreatitis. Int J Biochem Cell Biol. 2006;38(7):1024-30.

Miki T, Nagashima K, Tashiro F, kotake K, Yoshitomi H, Tamamoto A, et al. Defective insulina secretion and enhanced insulina action in KATP channel-deficient mice. Proc Natl Acad Sci USA. 1998;95:10402-6.

Pandol SJ. Acute pancreatitis. Curr Opin Gastroenterol. 2006; 22:481-6.

Pandol SJ. The exocrine pancreas. San Rafael (CA): Morgan & Claypool Life Sciences; 2010.

Parekh AB, Putney Jr. JW. Store-operated calcium channels. Physiol Rev. 2005;85(2):757-810.

Petersen OH. Stimulus-secretion coupling: cytoplasmic calcium signals and the control of ion channels in exocrine acinar cells. J Physiol. 1992;448:1-51.

Sherwood MW, Prior IA, Voronina SG, Barrow SL, Woodsmith JD, Gerasimenko OV, et al. Activation of trypsinogen in large endocytic vacuoles of pancreatic acinar cells. Proc Natl Acad Sci EUA 2007;104(13):5674-9.

Strowski MZ, Parmar RM, Blake AD, Schaeffer JM. Somatostatina inhibits insulina and glucagon secretion via two receptor subtypes: an in vitro study of pancreatic islets from somatostatina receptor 2 knockout mice. Endocrinology. 2000;141(1):111-7.

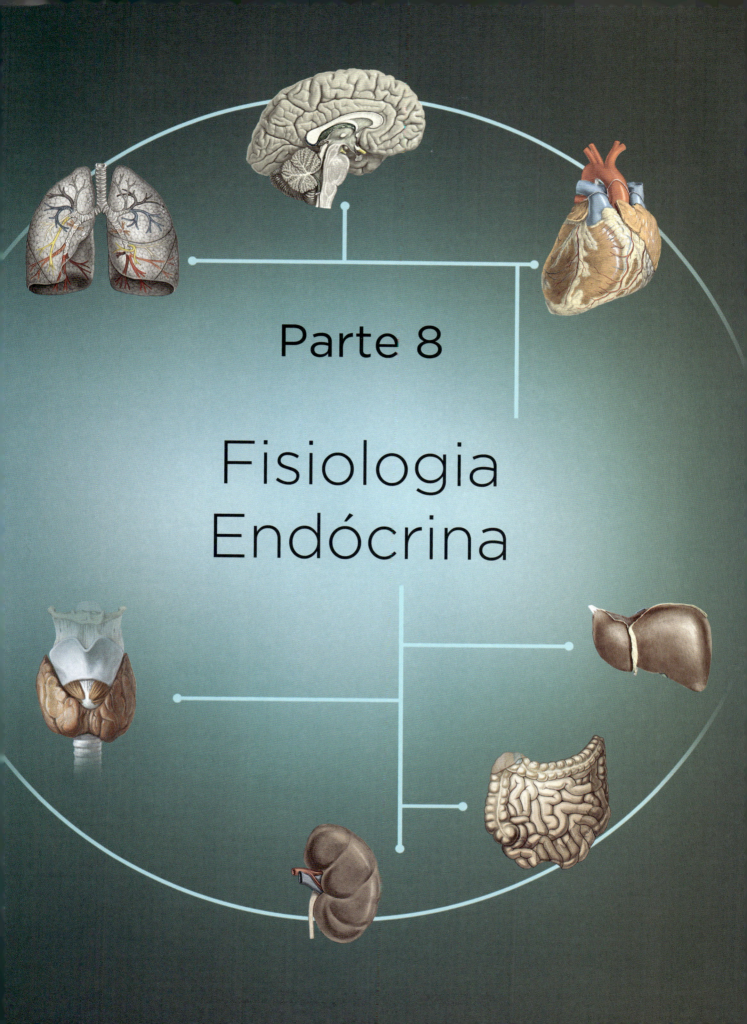

Parte 8

Fisiologia Endócrina

47

Sistema de Controle Hormonal | Eixo Hipotálamo-Hipofisário-Glandular

Rosemari Otton • Anaysa Paola Bolin

Considerações gerais sobre neuroendocrinologia, 489

Neurossecreção, 490

Glândula hipófise anterior ou adeno-hipófise, 492

GHRH e sua estimulação na secreção de GH, 494

CRH e sua estimulação na secreção de ACTH, 495

TRH e sua estimulação na secreção de TSH, 496

GnRH e sua estimulação na secreção de FSH e LH, 498

PRH e sua estimulação na secreção de prolactina, 500

Hipófise posterior ou neuro-hipófise, 501

Síntese e liberação de hormônios neuro-hipofisários, 502

Bibliografia, 504

CONSIDERAÇÕES GERAIS SOBRE NEUROENDOCRINOLOGIA

Embora os conceitos na área de neuroendocrinologia sejam relativamente recentes, a relação íntima entre hipotálamo e hipófise já é conhecida há mais de 100 anos. Entretanto, somente os pioneiros estudos de Geoffrey Harris realizados ao final da década de 1940 levaram ao conceito fundamental de que o hipotálamo secreta "fatores" ou hormônios diretamente na corrente sanguínea a partir de neurônios hipotalâmicos que alcançam primeiro e diretamente a hipófise anterior, com a função de regular a secreção hormonal desta glândula. Tais observações forneceram os princípios que fundamentam hoje a moderna neuroendocrinologia. A princípio, apenas esses fatores produzidos pelo hipotálamo eram o enfoque da neuroendocrinologia. Hoje, entretanto, o termo "neuroendocrinologia" teve seu foco ampliado e abrange o estudo de todas as interações e relações entre o sistema nervoso e o sistema endócrino na regulação, no controle e na manutenção dos processos fisiológicos que mantêm a homeostase, bem como as respostas do organismo a estímulos ambientais. A glândula hipófise é a principal representante do sistema endócrino nessa relação, organizando a integridade desse sistema por meio de sinais periféricos e neurais advindos do hipotálamo – a principal estrutura que representa o sistema nervoso. Portanto, o controle hipotalâmico da glândula hipófise é um sistema elegante que possibilita aos mamíferos coordenarem as funções endócrinas essenciais para a sobrevivência.

Os estudos na área da neuroendocrinologia avançaram muito quando alguns grupos de pesquisa liderados pelos pesquisadores Ernst e Berta Scharrer reconheceram que os neurônios existentes no hipotálamo, conhecidos hoje como neurônios magnocelulares, estendem seus axônios para formar o lobo neural ou posterior da hipófise. A secreção a partir da hipófise posterior é controlada por sinais hormonais que se originam no hipotálamo e terminam na neuro-hipófise. Mais detalhes serão apresentados neste capítulo mais adiante.

Foi demonstrado também que a remoção da hipófise de sua posição original e seu transplante para qualquer outra parte do corpo, longe do hipotálamo, levam a uma queda drástica na secreção hormonal hipofisária. Tal fato demonstra a estreita relação espacial e funcional dessas duas estruturas essenciais para a manutenção da homeostase do organismo. Estudos anatômicos realizados por Wislocki e King sustentam o conceito de que o fluxo sanguíneo nessa região flui do hipotálamo em direção à glândula hipófise anterior por meio da área conhecida como eminência mediana. Estudos importantes sobre o assunto realizados pelos pesquisadores Schally e Guillemin, que resultaram no Prêmio Nobel em Medicina em 1977, estabeleceram que a hipófise anterior é fortemente controlada por fatores liberadores advindos do hipotálamo, a partir de neurônios parvocelulares, conhecidos como neurônios hipofisiotróficos. Tais estudos levaram à hipótese de que neuro-hormônios hipotalâmicos regulam a hipófise.

Hoje é possível estabelecer que esses fatores liberadores são uma ligação fundamental entre o sistema nervoso central (SNC) e o controle da função endócrina da adeno-hipófise. Como mencionado, tais fatores são neuropeptídios ou neuro-hormônios secretados na região da eminência mediana, um estreitamento do hipotálamo, que é ricamente vascularizado. Nessa região, há uma circulação específica, o sistema de vasos porta-hipotálamo-hipofisário, que descarrega uma grande quantidade de neuro-hormônios hipotalâmicos na adeno-hipófise. Por sua vez, este regula a liberação dos hormônios hipofisários.

Um sistema porta é uma região especializada da circulação que consiste em dois conjuntos distintos de capilares diretamente conectados por um conjunto de vasos sanguíneos mais longos. Os fatores liberadores provenientes do hipotálamo são conhecidos como:

- Hormônio liberador de corticotrofina (CRH)
- Hormônio liberador de tireotrofina (TRH)
- Hormônio liberador de hormônio de crescimento (GHRH)
- Hormônio liberador de gonadotrofinas (GnRH)
- Hormônio liberador de prolactina (PRH).

Mediante esses estímulos específicos, seis hormônios peptídicos importantes são secretados pela hipófise anterior e estão, portanto, sob controle hipotalâmico: adrenocorticotrofina (ACTH), hormônio estimulante da tireoide (TSH), hormônio do crescimento (GH) e as gonadotrofinas FSH (hormônio folículo-estimulante) e LH (hormônio luteinizante), além da prolactina (Tabela 47.1).

Nas últimas quatro décadas, o trabalho na área da neuroendocrinologia avançou em várias frentes. A clonagem e a caracterização de receptores associadas à proteína-G (GPCR) utilizada pelos fatores liberados pelo hipotálamo ajudaram a definir os mecanismos de sinalização empregados por esses fatores. A caracterização da distribuição desses receptores tem demonstrado a expressão universal deles nos tecidos periféricos, e não somente no cérebro e na hipófise. Tal fato revela múltiplos papéis fisiológicos para esses fatores de liberação. Finalmente, tem havido grandes avanços na compreensão sobre a regulação neuronal e humoral para a liberação dos fatores hipotalâmicos.

NEUROSSECREÇÃO

Os neurônios são células excitáveis que enviam seus axônios ao longo do sistema nervoso para liberar seus neurotransmissores ou neuromoduladores predominantemente em uma sinapse química especializada. As células neuro-humorais ou neurossecretoras constituem um subtipo único de neurônios cujos terminais axônicos não estão associados a sinapses clássicas. Dois exemplos de células neurossecretoras são as células neuro-hipofisárias da hipófise posterior e as hipofisiotróficas.

Tabela 47.1 Hormônios e efeitos hormonais no hipotálamo e na hipófise.

Estrutura	Hormônio	Efeitos hormonais
Hipotálamo	Hormônio liberador do hormônio do crescimento (GHRH)	Estimula a secreção de GH pelos somatotrofos
	Hormônio liberador de tireotropina (TRH)	Estimula a secreção de TSH pelos tireotrofos
	Hormônio liberador de gonadotropinas (GnRH)	Estimula a secreção de FSH e LH pelos gonadotrofos
	Hormônio liberador de corticotropina (CRH)	Estimula a secreção de ACTH pelos corticotrofos
	Hormônio inibidor do hormônio do crescimento (somatostatina)	Inibe a secreção de GH
	Hormônio inibidor de prolactina (PRI)	Inibe a secreção de prolactina pelos lactotrofos
Hipófise anterior	Hormônio do crescimento (GH ou somatotropina)	Estimula o crescimento tecidual do organismo, a secreção de IGF-1 no fígado e a lipólise; inibe as ações da insulina no metabolismo de carboidratos e lipídios
	Hormônio estimulante da tireoide ou tireotropina (TSH)	Estimula a produção dos hormônios tireoidianos T3 e T4 pelas células foliculares tireoidianas; mantém o tamanho das células foliculares
	Hormônio adrenocorticotrófico (ACTH)	Estimula a produção de glicocorticoides (cortisol), aldosterona e andrógenos pela glândula adrenal; mantém o tamanho das zonas fasciculada e reticular do córtex adrenal
	Hormônio folículo-estimulante (FSH)	Estimula o desenvolvimento dos folículos ovarianos; regula a espermatogênese nos testículos
	Hormônio luteinizante (LH)	Promove a ovulação e a formação do corpo lúteo no ovário; estimula a produção de estrogênio e progesterona e a de testosterona pelos testículos
	Prolactina	Estimula a produção de leite
Hipófise posterior	Vasopressina ou hormônio antidiurético (ADH)	Aumenta a reabsorção de água pelos rins
	Ocitocina	Estimula os músculos lisos do útero e das mamas; é importante no trabalho de parto e na ejeção de leite (amamentação)

O protótipo de células neuro-hipofisárias são os neurônios magnocelulares dos núcleos paraventricular (PVN) e supra-óptico (SON) do hipotálamo. Já as células hipofisiotróficas são representadas pelos neurônios parvicelulares que secretam seus produtos nos vasos portais da eminência mediana. No sentido mais básico, as células neurossecretoras são neurônios que secretam substâncias diretamente na corrente sanguínea para atuarem como hormônios. A neurossecreção representa um conceito fundamental na compreensão dos mecanismos utilizados pelo sistema nervoso para controlar o comportamento e manter a homeostase.

O hipotálamo é evolutivamente uma das mais conservadas estruturas no cérebro dos mamíferos, consistindo, em última instância, na estrutura cerebral que possibilita aos mamíferos a manutenção da homeostasia, cuja destruição não é compatível com a vida (Figura 47.1). A eminência mediana é a ligação funcional entre o hipotálamo e a glândula hipófise, sendo uma região composta por vários vasos sanguíneos e terminações nervosas. Existem três compartimentos distintos na eminência mediana: a camada mais interna ependimária, a zona interna e a zona externa. A zona externa da eminência mediana representa o ponto de troca do eixo hipotálamo-hipófise, liberando fatores no sistema porta-hipofisário.

Existem no hipotálamo medial vários grupos de células que contêm fatores liberadores secretados na circulação porta-hipofisária e, assim, regulam a produção de hormônios pela adeno-hipófise. Tais substâncias hipofisiotróficas foram inicialmente chamadas de fatores de liberação, mas agora são mais conhecidos como hormônios liberadores. Todos os principais hormônios reguladores hipotalâmicos são peptídios, com a notável exceção da dopamina – uma amina inibidora da liberação de prolactina. Além de regularem a liberação de hormônios, alguns fatores hipofisiotrópicos controlam a diferenciação e a proliferação das células da hipófise e a síntese dos hormônios. A partir da hipófise anterior, os hormônios produzidos atuarão nas células glandulares para controlar, por sua vez, sua secreção (Figura 47.1). A estimulação elétrica do hipotálamo excita as terminações nervosas e, portanto, provoca a liberação de essencialmente todos os hormônios do hipotálamo. No entanto, o corpo da célula neuronal que origina essas terminações nervosas localizadas na eminência mediana está localizado em outras áreas discretas do hipotálamo ou em áreas do cérebro basal intimamente relacionadas. Os locais específicos dos corpos celulares dos neurônios que formam o hipotálamo e produzem os diferentes hormônios liberadores ou inibidores são ainda pouco conhecidos.

Resumidamente, esses grupos celulares são o núcleo infundibular (chamado de núcleo arqueado em roedores), o PVN, o núcleo periventricular e um grupo de células na área pré-óptica medial. Conforme já discutido, neurônios magnocelulares na área pré-óptica e no PVN enviam axônios que predominantemente atravessam a eminência mediana para terminar no lóbulo neural da hipófise (pituitária). Além disso, um número menor de axônios magnocelulares passa diretamente para a zona externa da eminência mediana, mas seu significado funcional é ainda desconhecido.

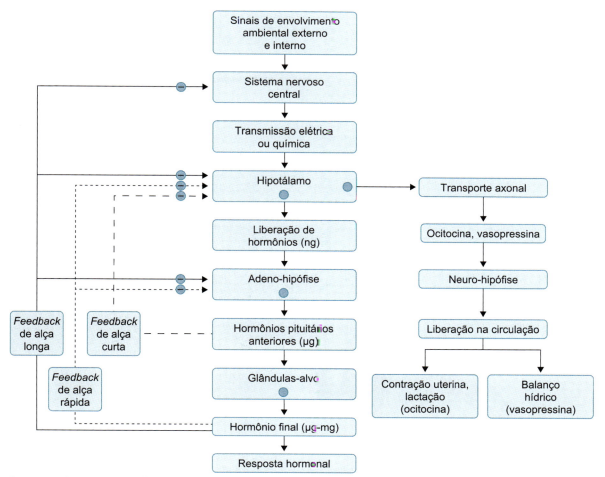

Figura 47.1 Principais estímulos que atuam no hipotálamo regulando sua secreção, bem como as principais alças de *feedback*.

A relação entre hipotálamo e hipófise pode ser observada em diferentes situações. O hipotálamo recebe sinais a partir de várias regiões do sistema nervoso. Assim, quando, por exemplo, uma pessoa é exposta à dor, uma parte do sinal de dor direciona-se ao hipotálamo. Do mesmo modo, quando uma pessoa experimenta algum pensamento depressivo ou excitante, parte desse sinal é transmitido para o hipotálamo. Estímulos olfatórios que denotam odores agradáveis ou desagradáveis transmitem sinais fortes diretamente por meio da amígdala para o hipotálamo. As concentrações de nutrientes, eletrólitos, água e vários hormônios existentes no sangue estimulam ou inibem vários núcleos do hipotálamo. Assim, o hipotálamo é um centro de coleta de informações sobre o bem-estar interno do organismo. Muitas dessas informações são utilizadas para controlar as secreções dos muitos hormônios produzidos pela adeno-hipófise ou pela neuro-hipófise.

GLÂNDULA HIPÓFISE ANTERIOR OU ADENO-HIPÓFISE

A glândula hipófise, conhecida também como pituitária ou glândula mestre, mede cerca de 1 cm de diâmetro, pesa de 0,5 a 1 g, e encontra-se na sela túrcica, uma cavidade óssea na base do cérebro, estando conectada diretamente com o hipotálamo por meio da haste hipofisária. A hipófise apresenta duas porções distintas – a hipófise anterior ou adeno-hipófise e a hipófise posterior ou neuro-hipófise (Figura 47.2). A adeno-hipófise, por sua vez, pode ser subdividida em três lobos distintos: o *pars distalis* (lobo anterior), o *pars intermedia* (lobo intermediário) e o *pars tuberalis*. Apenas vestígios rudimentares do lobo intermédio são detectáveis em seres humanos adultos, com a maior parte das células do lobo intermediário estando dispersas no lobo anterior. Embriologicamente, as duas porções da hipófise originam-se a partir de diferentes tecidos, sendo a adeno-hipófise uma invaginação do epitélio faríngeo, enquanto a hipófise posterior é basicamente um tecido neural de origem hipotalâmica. Essas diferentes origens explicam a existência de células de natureza epitelial na adeno-hipófise. Enquanto isso, há um grande número de células da glia na neuro-hipófise.

A neuro-hipófise é composta pela *pars nervosa* (também conhecida como lobo neural ou posterior), pela haste infundibular e pela eminência mediana. A haste infundibular está rodeada pelo *pars tuberalis* e, juntos, eles constituem a haste hipofisária.

A hipófise anterior apresenta diferentes populações de células e, normalmente, existe um tipo específico de célula para cada hormônio produzido por ela. Com colorações especiais

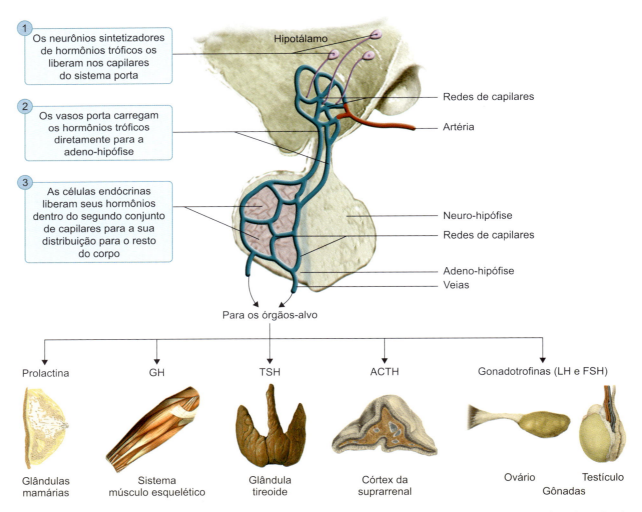

Figura 47.2 Caracterização da adeno-hipófise e da neuro-hipófise e sua relação com o hipotálamo. Principais hormônios liberados pela adeno-hipófise e seus tecidos-alvos.

utilizando anticorpos de alta afinidade que se ligam ao hormônio específico, foram identificados pelo menos cinco tipos de células na adeno-hipófise (ver Figura 47.2):

- Somatotrofos: que produzem o GH
- Corticotrofos: que produzem a ACTH
- Tireotrofos: que produzem o TSH
- Lactotrofos: que produzem o hormônio prolactina (PRL)
- Gonadotrofos: que produzem as gonadotrofinas LH e FSH.

Cerca de 30 a 40% das células da hipófise anterior são somatotrofos que secretam o hormônio do crescimento. Enquanto isso, 20% são corticotrofos que secretam ACTH. Os demais tipos celulares perfazem o restante da adeno-hipófise. No entanto, tais células secretam poderosos hormônios com a função de controlar a secreção da glândula tireoide, as funções sexuais e a secreção de leite (ver Tabela 47.1). Cada tipo de célula na hipófise anterior está sob controle hormonal altamente específico que regula a expressão gênica diferenciada de cada tipo celular. Esse controle ocorre a partir dos neurônios parvicelulares hipotalâmicos que secretam os fatores liberadores dos hormônios adeno-hipofisários (ver Figura 47.3).

A haste hipofisária serve como uma conexão anatômica e funcional da hipófise ao hipotálamo. A preservação dessa unidade é fundamental para a integração dos sinais sistêmicos e centrais, a fim de controlar função sexual, fertilidade, crescimento linear e dos órgãos, lactação, resposta ao estresse, energia, apetite e temperatura corporal, além de secundariamente regular o metabolismo de carboidratos e de minerais. Essa região entre a glândula hipófise anterior e o hipotálamo é altamente vascularizada com uma intensa rede de capilares sinusoides entre as populações de células. Praticamente todo o sangue que entra nos capilares sinusoides da região passa primeiro em um leito capilar que tem origem na área mais basal do hipotálamo conhecida como eminência mediana. O sangue, então, flui por pequenos vasos portais hipotalâmicos-hipofisários para os capilares sinusoides da adeno-hipófise. O fluxo sanguíneo garante que os fatores liberados pelo hipotálamo alcancem primeiro a glândula hipófise. Assim, não sofrem diluição na circulação sistêmica.

Pode-se considerar que há três níveis de regulação da secreção dos hormônios a partir da adeno-hipófise. O primeiro é o controle hipotalâmico, que exerce seus efeitos por meio dos hormônios adeno-hipofisiotróficos secretados pelo hipotálamo no sistema porta-hipofisário. Tal sistema atua diretamente em receptores de membrana associados a proteínas G presentes nas membranas das células da adeno-hipófise, e cada receptor acoplado à proteína G é altamente específico e seletivo para cada hormônio hipotalâmico, disparando sinais positivos ou negativos que mediam a expressão gênica e a secreção dos hormônios da adeno-hipófise.

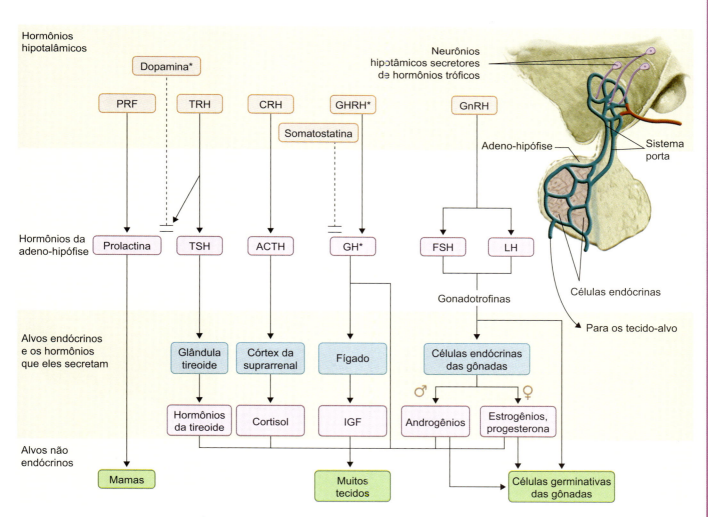

Figura 47.3 Hormônios do eixo hipotálamo-hipófise-glândula-alvo.

O segundo nível de controle ocorre a partir de hormônios periféricos que também regulam a secreção da hipófise anterior, controlando por *feedback* negativo de alça longa a secreção hipofisária dos hormônios tróficos. Nesse sistema, os hormônios produzidos, por exemplo, pela glândula-alvo tireoide (T3 e T4), quando estão aumentados na corrente sanguínea, inibem a secreção na hipófise de TSH e no hipotálamo de TRH. Além disso, fatores intra-hipofisários de ação parácrina e autócrina, fatores de crescimento e citocinas atuam localmente para regular o desenvolvimento e a função das células da adeno-hipófise. O resultado final dessa rede de regulação complexa é a secreção pulsátil e controlada dos seis hormônios hipofisários – ACTH, GH, PRL, TSH, FSH e LH (Figura 47.4).

GHRH E SUA ESTIMULAÇÃO NA SECREÇÃO DE GH

As evidências do controle neural da secreção do hormônio de crescimento (GH, do inglês *growth hormone*) originaram-se de estudos em animais com lesão no hipotálamo que apresentaram um aumento na secreção de GH a partir da adeno-hipófise, após a administração de um extrato hipotalâmico. Quando se demonstrou que o GH é liberado em pulso, que segue um ritmo circadiano, o qual responde rapidamente ao estresse e é bloqueado após uma secção da haste hipofisária, o conceito de controle neural da secreção de GH foi dado como certo.

O GHRH (do inglês *growth hormone-releasing hormone*) é um polipeptídio que apresenta duas formas moleculares no hipotálamo humano: o GHRH (1 a 44)-NH_2 e o GHRH (1 a 40)-OH, que se originam a partir de um processamento específico pós-traducional da molécula de um grande pré-hormônio comum. A parte do hipotálamo responsável pela secreção de GHRH é o núcleo ventromedial, sendo esta a mesma área do hipotálamo sensível à concentração de glicose no sangue, causando saciedade nos estados de hiperglicemia e fome no estado de jejum, caracteristicamente hipoglicêmico. Portanto, é razoável acreditar que alguns dos mesmos sinais que modificam os instintos comportamentais de alimentação também alteram a taxa da secreção de GH. De modo semelhante, os sinais do hipotálamo associados a emoções, estresse e traumatismo podem afetar o controle hipotalâmico da secreção de GH. Os experimentos mostraram que as catecolaminas, dopamina e serotonina, liberadas por sistemas neuronais que não o hipotálamo, aumentam a taxa de secreção de GH. Entretanto, a maior parte do controle da secreção de GH é mediada por meio da liberação de GHRH. Os efeitos na pituitária de apenas uma injeção de GHRH são quase completamente específicos para a secreção de GH, e existem evidências mínimas entre a interação de GHRH e outros hormônios hipofisiotróficos. Múltiplas regiões cerebrais extra-hipotalâmicas fornecem conexões eferentes para o hipotálamo que regulam a secreção de GHRH e somatostatina (um inibidor da liberação de GH; Figura 47.5). Além de seu papel como secretagogo de GH, o GHRH é um importante fator de crescimento para o somatotrofo.

O receptor de GHRH encontra-se nos somatotrofos da hipófise anterior, sendo membro da família de receptores acoplados à proteína G (RAPG). A ligação do GHRH a seu receptor eleva os níveis intracelulares de AMPc pela ativação da

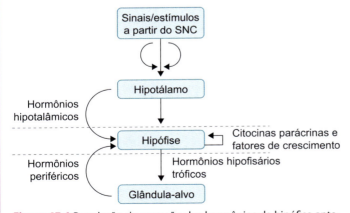

Figura 47.4 Regulação da secreção dos hormônios da hipófise anterior em três níveis. Os hormônios hipotalâmicos atravessam o sistema porta e imprimem diretamente um controle sobre suas respectivas células-alvo. Citocinas e fatores de crescimento intrapituitários regulam a função das células por ação parácrina ou autócrina. Os hormônios periféricos exercem a inibição por *feedback* negativo da respectiva síntese de hormônios da hipófise. SNC: sistema nervoso central.

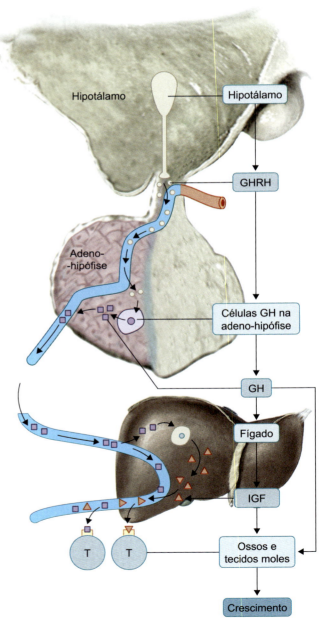

Figura 47.5 Eixo de regulação da secreção de GH.

enzima adenilato ciclase. Ocorre também um aumento intracelular de cálcio que possibilita a liberação de GH pré-formado, além da estimulação da transcrição do RNA-m e da síntese de novo GH.

O GH, em contraste a outros hormônios da adeno-hipófise, não funciona por meio de uma ação em uma glândula-alvo, mas exerce seus efeitos diretamente em quase todos os tecidos do corpo. Uma administração intravenosa de GHRH a indivíduos com pituitária normal causa um aumento rápido, dependente de dose no GH plasmático, que alcança seu pico entre 15 e 45 min, seguido de um retorno ao basal entre 90 e 120 min. Uma secreção pulsátil de GH e IGF-1 (do inglês *insulin growth factor* 1) é observada após uma exposição contínua ao GHRH. Essa resposta sugere o envolvimento de fatores adicionais que medeiam o ritmo diurno de secreção de GH. Quando o GH é administrado diretamente na corrente sanguínea por um período de horas, a taxa endógena de secreção de GH diminui. Isso demonstra que a secreção de GH é tipicamente regulada por *feedback* negativo. Entretanto, a natureza desse *feedback*, e se ele é mediado principalmente pela inibição do GHRH ou pelo aumento de somatostatina, ainda não está completamente esclarecida. A resposta secretória de GH ao GHRH é aumentada pela administração de estrógenos e glicocorticoides e pelo jejum, enquanto os principais fatores que inibem a resposta ao GHRH são a somatostatina, a obesidade e o avanço da idade.

O controle de *feedback* negativo da liberação de GH é mediado pelo próprio GH e pelo IGF-1, o qual é sintetizado no fígado e em outros tecidos sob o controle de GH. Os efeitos diretos do GH sobre o hipotálamo são produzidos por um circuito de *feedback* de alça curta. Enquanto isso, os que envolvem o IGF-1 e outros fatores circulantes influenciadas pelo GH, como ácidos graxos livres e glicose, são sistemas de *feedback* de alça longa similares a outros, como da hipófise-tireoide e da hipófise-suprarrenal, por exemplo (ver Figuras 47.3 e 47.5). O controle da secreção de GH, por conseguinte, inclui dois sistemas de circuito fechado (GH e IGF-1) e um sistema de regulação neural. Embora a maioria das evidências indique um efeito direto do GH em sua própria secreção de maneira negativa, um elegante estudo em homens saudáveis demonstrou que o pré-tratamento com GH bloqueia a subsequente resposta secretora de GH ao GHRH por um mecanismo que depende de somatostatina.

Receptores de GH são expressos seletivamente em neurônios que produzem somatostatina no núcleo periventricular do hipotálamo e nos neurônios NPY do núcleo arqueado. Não existem receptores de GH nos neurônios secretores de GHRH. A expressão do gene *c-fos* é agudamente elevada em ambas as populações de neurônios positivos para o receptor de GH após a administração de GH. Isso indica um circuito de ativação hipotalâmica que inclui tais neurônios. O IGF-1 tem um importante efeito inibitório na secreção de GH pela glândula hipófise. Os receptores de IGF-1 são expressos nos somatotrofos e inibem tanto a liberação espontânea de GH quanto induzida por GHRH.

O GH induz uma sinalização intracelular por meio de um receptor de membrana, iniciando uma cascata de fosforilação envolvendo a via JAK-STAT. O fígado contém muitos receptores de GH (GHR) e vários tecidos periféricos também expressam pequenas quantidades deste receptor, com músculo e tecido adiposo. O GHR é uma proteína com 620 aminoácidos (~70 kDa) da superfamília de receptores classe I de citocina/hematopoetina, que consiste em um domínio de ligação ao hormônio extracelular, apenas um domínio que atravessa a membrana, além de um componente de sinalização citoplasmática. Complexos de GH com dois componentes predimerizados de GHR resultam no acoplamento de domínios da quinase JAK2 que complementam e disparam a sinalização. A ativação da quinase JAK2 leva à fosforilação de moléculas de sinalização intracelulares, incluindo o sinal de transdução de proteínas ativadoras da transcrição (STAT 1,3,5), fundamentais para as ações de GH nos tecidos-alvo. As proteínas STAT fosforiladas são diretamente translocadas para o núcleo da célula, onde elas promovem a expressão de genes alvo-específicos de GH. O STAT1 e o STAT5 podem também interagir diretamente com o gene *GHR*. O GH também induz o gene *c-fos*, a fosforilação do substrato do receptor da insulina (IRS) e a síntese de insulina nas células beta pancreáticas. São vias de sinalização intracelulares adicionais induzidas por GH: proteinoquinase ativada por mitógeno (MAPK), proteinoquinase C, SH2-β, SHP-2, Sirpa, SHC, FAK, CrKll, C-SRC, paxilina e tensina. Como essas vias aparentemente sobrepostas convergem para integrar os efeitos celulares de GH, isso ainda está incerto. A sinalização intracelular de GH é anulada pela proteína supressora de citocina (SOC), a qual interrompe a via JAK-STAT e perturba as ações do GH.

CRH E SUA ESTIMULAÇÃO NA SECREÇÃO DE ACTH

O eixo hipotálamo-hipófise-suprarrenal (HHS) é o componente humoral de um sistema neural e endócrino integrado que funciona para responder aos desafios internos e externos para a manutenção da homeostase frente a agentes estressores. O sistema compreende as vias neuronais ligadas à liberação de catecolaminas a partir da medula suprarrenal, em uma resposta de luta-fuga, além do controle hipotalâmico-hipofisário da liberação de ACTH. Componentes-chave da resposta ao estresse objetivam fornecer quantidades adequadas de glicocorticoides, que exercem efeitos pleiotrópicos no fornecimento de energia, no metabolismo energético, na imunidade e na função cardiovascular.

A secreção de ACTH (do inglês *adrenocorticotropic hormone*) pela hipófise anterior é estimulada, principalmente, pelo CRH (do inglês *corticotropin-releasing hormone*). Os neurônios hipofisiotróficos que liberam CRH estão localizados na divisão parvicelular do PVN do hipotálamo que projetam seus axônios para a eminência mediana. Tal núcleo, por sua vez, recebe muitas conexões nervosas do sistema límbico e do tronco encefálico inferior. O CRH humano é um peptídio de 41 aminoácidos clivado a partir de um pré-hormônio de 196 aminoácidos. A administração de CRH em humanos causa uma imediata liberação de ACTH na corrente sanguínea, seguida por uma secreção de cortisol a partir da glândula suprarrenal. Os efeitos do CRH são específicos para a liberação de ACTH e inibidos por glicocorticoides.

O CRH sinaliza nos corticotrofos da adeno-hipófise por meio da sua ligação aos receptores CRH-R1 e CRH-R2, que estão acoplados à proteína G estimulatória e ativam a enzima adenilato ciclase. Após a ativação da adenilato ciclase, a concentração de AMPc no corticotrofo aumenta, assim como a taxa de transcrição do gene que codifica o mRNA de ACTH. Além da expressão nos corticotrofos, o CRH-R1 é encontrado no neocórtex e no córtex cerebelar, nas estruturas límbicas subcorticais e na amígdala. Há pouca ou nenhuma expressão no hipotálamo.

O hormônio ACTH foi isolado puro a partir da hipófise anterior. Ele é um polipeptídio grande composto por 39 aminoácidos. Um polipeptídio menor, produto digerido do ACTH, com 24 aminoácidos, apresenta todos os efeitos da molécula íntegra de ACTH. Quase não existem estímulos diretos na glândula suprarrenal que controlam a secreção cortisol. Em vez disso, a secreção de cortisol é controlada quase inteiramente pelo ACTH secretado pela hipófise anterior. A glândula hipófise anterior pode secretar pouca quantidade de ACTH sem o estímulo de CRH. A maioria das condições que causam aumento das taxas de secreção de ACTH inicia-a por sinais que começam nas regiões basais do cérebro, como o hipotálamo. Eles são, então, transmitidos para a glândula pituitária anterior pelo CRH, que alcança o corticotrofo pelo sistema porta-hipofisário da eminência mediana.

No córtex da glândula suprarrenal, o ACTH ativa as células adrenocorticais para produzir os hormônios esteroides. Tal efeito ocorre, pelo aumento de AMPc decorrente da ativação da adenilato ciclase, em no máximo 3 minutos. O AMPc, por sua vez, ativa a proteinoquinase A, a qual inicia a conversão inicial de colesterol em pregnenolona. Essa etapa é limitante para a síntese dos hormônios do córtex da suprarrenal, entre eles o cortisol. O efeito explica o motivo pelo qual o ACTH é necessário para a síntese de qualquer hormônio do córtex da suprarrenal. A estimulação a longo prazo do córtex da suprarrenal pelo ACTH não só aumenta a atividade secretora dessa porção da glândula suprarrenal, como também causa hipertrofia e proliferação das células do córtex. Qualquer tipo de estresse físico ou mental pode levar em poucos minutos ao aumento significativo na secreção de ACTH e, consequentemente, cortisol, sendo que o último pode aumentar em 20 vezes.

O cortisol tem efeitos de *feedback* negativo tanto no hipotálamo, diminuindo a formação de CRH, quanto na adeno-hipófise, por redução de ACTH. Ambas as alças de *feedback* regulam a concentração plasmática de cortisol (Figura 47.6). A taxa de secreção de CRH, ACTH e cortisol está elevada no início da manhã, estando mais baixa ao final da noite. A concentração de cortisol no plasma varia na faixa de, no máximo, 20 mg/dℓ 1 h antes de se levantar de manhã para cerca de 5 mg/dℓ em torno da meia-noite. Tal efeito resulta de uma alteração cíclica em 24 h que tem origem no hipotálamo que provoca a secreção de cortisol. Quando uma pessoa muda seus hábitos diários de sono, o ciclo de secreção dos hormônios desse eixo se altera de maneira correspondente. Portanto, as medidas dos níveis de cortisol no sangue são significativas apenas quando se expressam levando em consideração o ciclo no qual as medições são realizadas.

O complexo controle de ACTH reflete o integrado controle neuroendócrino do estresse para a manutenção da homeostase. Similarmente a outros hormônios da hipófise, a regulação de ACTH é realizada por, pelo menos, três níveis de controle. O primeiro é exercido pelo cérebro e pelo hipotálamo por meio de moléculas reguladoras, como o CRH, a vasopressina e a dopamina, que atuam diretamente no sistema porta-hipofisário e regulam a função dos corticotrofos. O segundo atua localmente dentro da hipófise por meio de citocinas e fatores locais que regulam o ACTH tanto dependendo quanto independendo do hipotálamo. Às vezes, esse controle parácrino sobrepõe-se e induz moléculas intracelulares que limitam a resposta do ACTH, evitando a hipersecreção crônica. O terceiro nível de controle ocorre pelos glicocorticoides por meio de um *feedback* negativo destes nos corticotrofos inibindo rapidamente a secreção de ACTH e, no hipotálamo, de CRH. Após uma exposição crônica a glicocorticoides (> 24 h), ocorre supressão do eixo HHS, que pode persistir por dias. Em uma alça de inibição curta, o ACTH hipofisário inibe a secreção de CRH pelo hipotálamo. Mais detalhes sobre as ações do cortisol nos tecidos-alvo serão apresentados em capítulos posteriores.

TRH E SUA ESTIMULAÇÃO NA SECREÇÃO DE TSH

O eixo hipotálamo-hipófise-tireoide (HHT) tem atuação fundamental no desenvolvimento, no crescimento e no metabolismo celular, sendo a disponibilidade e a ação dos hormônios tireoidianos na célula-alvo controladas por um mecanismo complexo que ocorre em nível tecidual. O TRH (do inglês *thyrotropin-releasing hormone*) é um hormônio hipofisiotrófico peptídico, formado por apenas três aminoácidos (tripeptídio piroglutamil-histidil-prolina-amida, Glu-His-Pro-NH$_2$). Após a injeção intravenosa de TRH em humanos, os níveis plasmáticos de TSH sobem dentro de alguns minutos, seguido por um aumento nos níveis de tri-iodotironina (T3) e de tiroxina (T4), embora uma mudança nos níveis sanguíneos de T4 seja difícil de observar, já que a maioria do T4 está ligada a proteínas transportadoras no sangue. A ação do TRH na hipófise é bloqueada pelo tratamento prévio com os hormônios da tireoide, por meio de *feedback* negativo exercido pelo TSH hipofisário. A secreção de TRH pelo hipotálamo também é regulada pelos hormônios da tireoide. A somatostatina antagoniza os efeitos de TRH, mas não interfere em sua ligação a seu receptor.

Os efeitos estimuladores do TRH no tireotrofo são iniciados após sua ligação a seu receptor, na membrana plasmática do tipo RAPG. O mecanismo molecular pelo qual o TRH aumenta a secreção de TSH (*thyroid-stimulating hormone*) envolve a

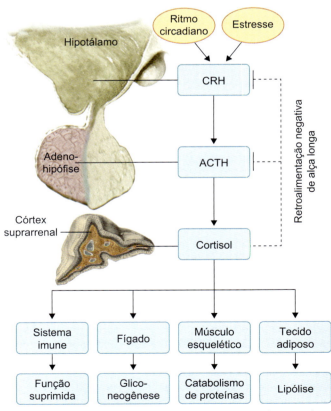

Figura 47.6 Eixo de regulação que controla a secreção de cortisol pelas suprarrenais.

ativação da proteína G, com subsequente ativação de fosfolipase C, hidrólise de fosfatidilinositol, com a imediata fosforilação de proteínas quinases-chave e um aumento no cálcio intracelular (Ca^{2+}). O TRH estimula a formação do RNA mensageiro que codifica o TSH, além de regular sua secreção, estimulando também a mitose dos tireotrofos. O TRH estimula a secreção de TSH em poucos minutos por meio de sua ação em RAPG, enquanto as ações dos hormônios da tireoide, mediada por receptores intranucleares, requerem várias horas para entrar em vigor. A regulação por *feedback* pelos hormônios da tireoide no TRH e TSH é elaborada por meio de um complexo sistema de controle parácrino.

Um dos estímulos mais conhecidos para aumentar a taxa de secreção de TRH pelo hipotálamo e, portanto, a secreção de TSH pela hipófise anterior é a exposição de um animal ao frio. Tal efeito é consequência da estimulação do centro hipotalâmico que controla a temperatura corporal. A exposição de animais durante várias semanas ao frio grave aumenta a produção dos hormônios da tireoide, por vezes, mais do que 100% do normal e pode aumentar a taxa metabólica basal em 50%. Na verdade, em pessoas que se deslocam para regiões árticas a taxa metabólica basal aumenta de 15 a 20% acima do normal. Várias reações emocionais também podem afetar a liberação de TRH e TSH, influindo, indiretamente, portanto, na secreção dos hormônios da tireoide. A excitação e a ansiedade estimulam o sistema nervoso simpático e causam uma diminuição aguda na secreção de TSH, talvez porque essas condições aumentam a taxa metabólica e o calor do corpo e, assim, exercem um efeito inverso sobre o centro de controle de calor. Os efeitos emocionais e o efeito de frio não são mais observados após a haste hipofisária ser removida. Isso demonstra que ambos os efeitos são mediados por meio do hipotálamo.

Os tireotrofos são células que compreendem cerca de 5% das células funcionais da hipófise anterior e estão situados predominantemente na área anteromedial da glândula hipófise. Essas células são pequenas com formato irregular e grânulos secretórios. O TSH é um hormônio glicoproteico de 28 kDa, sendo um heterodímero formado de duas subunidades: alfa e beta. A subunidade beta confere a especificidade do hormônio. Inicialmente, foi difícil explicar os muitos e variados efeitos do TSH na célula da tireoide. Entretanto, hoje se sabe que a maioria, se não todos os efeitos, resulta da ativação do "segundo mensageiro" AMPc na célula. O primeiro evento dessa ativação é a ligação do TSH com receptores de TSH específicos na membrana basal na superfície das células da tireoide. Ele, em seguida, ativa a adenilato ciclase na membrana, que aumenta a formação de AMPc no interior da célula. Finalmente, o AMPc atua como um segundo mensageiro para ativar a proteinoquinase A, a qual promove múltiplas fosforilações na célula da tireoide. O resultado é tanto um aumento imediato na secreção dos hormônios da tireoide quanto no crescimento prolongado do tecido glandular da tireoide.

A secreção de TSH correlaciona-se inversamente com a concentração plasmática dos hormônios da tireoide e é regulada por dois elementos que interagem entre si: o *feedback* negativo exercido pelos hormônios tireoidianos e o estímulo pelo controle neural exercido pelo hormônio liberador hipotalâmico (TRH). No contexto de uma retroalimentação negativa, a concentração dos hormônios da tireoide no sangue ou da fração livre é uma variável controlada. O *set-point* é a própria concentração do hormônio da tireoide no plasma em repouso.

A secreção de TSH é menor pela manhã, entre 9 e 12 h, e máxima entre 20 h e meia-noite. Injeções sistêmicas de T3 no

PVN reduziram o RNA-m de TRH e do pré-hormônio TRH em células secretoras de TRH. Picos circadianos da secreção de TSH ocorrem entre 23 h e 5 h, em virtude principalmente do aumento da amplitude do pulso, a qual não é atrasada pelo sono. A secreção de TSH em 24 h é estável e robusta e não influenciada por sexo, índice de massa corpórea e idade. Os hormônios da tireoide suprimem a secreção tônica de TSH e a amplitude do pulso de secreção. Fisiologicamente, há um controle no nível de glicosilação da molécula de TSH realizado pelo TRH. A glicosilação é um determinante da potência do TSH. Os fatores que determinam a taxa de secreção de TSH necessária para manter determinado nível dos hormônios da tireoide são a taxa na qual o TSH e os hormônios da tireoide desaparecem no sangue, assim como a taxa em que o T4 é convertido na sua forma mais ativa, T3.

O principal efeito do TSH hipofisário consiste em aumentar a secreção da glândula tireoide, elevando a secreção e a produção de tiroxina (T4) e tri-iodotironina (T3). Os efeitos específicos do TSH na tireoide são:

- Aumento da proteólise da tiroglobulina armazenada nos folículos tireoidianos, com liberação resultante dos hormônios da tireoide no sangue circulante
- Aumento da atividade da bomba de iodeto, que aumenta a taxa de "aprisionamento de iodeto" nas células glandulares, elevando a relação intracelular/extracelular de iodeto em até oito vezes
- Aumento da iodação da tirosina para formar os hormônios da tireoide
- Aumento do tamanho e da atividade secretora das células da tireoide
- Aumento do número de células da tireoide e uma mudança da forma cuboide para a forma colunar das células da tireoide, caracteristicamente mais secretora.

Em resumo, o TSH aumenta toda a atividade secretora das células glandulares da tireoide.

Os efeitos dos hormônios da tireoide, por sua vez, são mediados pelos receptores dos hormônios tireoidianos (TR), membros de uma superfamília de receptores de hormônios nucleares, presentes em teoricamente todas as células. Os TR existem como duas isoformas principais: TR-alfa e TR-beta. O TR-alfa é a isoforma-chave responsável pela regulação por *feedback* negativo mediado pelo T3. Esses receptores estão ou ligados ao DNA ou localizados próximos ao material genético nuclear. Os TR geralmente formam um heterodímero com o receptor retinoide X (RXR) em um elemento responsivo específico aos hormônios da tireoide presente no DNA. Na ligação do complexo hormônio-receptor ao elemento responsivo, estes se tornam ativos, iniciando o processo de transcrição. Então, um grande número de diferentes tipos de RNA-m é transcrito e, algum tempo depois, pelo processo de tradução do RNA-m, centenas de novas proteínas intracelulares estão formadas. No entanto, nem todas as proteínas são aumentadas de maneira semelhante. Algumas aumentam apenas ligeiramente, enquanto outras, pelo menos, seis vezes. A disponibilidade local de T3 é determinada pela desiodase 2 e pela deiodinase 3, que fornece e desativa T3, respectivamente, nos hormônios tireoidianos.

Os TR atuam tanto na hipófise quanto no hipotálamo por *feedback* negativo para inibir a produção de TRH e TSH. A administração de pequenas doses de T3 e T4 inibe a resposta do TSH ao TRH, e a diminuição da quantidade dos hormônios da tireoide no plasma é suficiente para sensibilizar a pituitária ao TRH.

GNRH E SUA ESTIMULAÇÃO NA SECREÇÃO DE FSH E LH

O controle hormonal da reprodução em ambos os sexos segue o padrão tradicional de regulação pelo eixo hipotálamo-hipófise-glândula-alvo. O controle hipotalâmico da secreção das gonadotrofinas hipofisárias FSH e LH, os principais reguladores da função e da secreção das gônadas masculinas e femininas, ocorre principalmente, porém não exclusivamente, por meio das ações de neurônios do hipotálamo que secretam GnRH (do inglês *gonadotropin-releasing hormone)*. Assim, esse neuro-hormônio representa o integrador-chave dos sinais periféricos na regulação do eixo hipotálamo-hipófise-gonadal (HHG). Indícios sobre os mecanismos que regulam a secreção de GnRH foram fornecidos a partir de estudos que identificaram anormalidades genéticas em pacientes com distúrbios puberais ou infertilidade, bem como pelo uso de modelos animais.

O eixo HHG tem papel fundamental no desenvolvimento reprodutivo, na puberdade e na fertilidade. A reprodução compreende uma função finamente regulada, sendo influenciada pela genética, pelos estados nutricional e ambiental e por fatores socioeconômicos. Por exemplo, em virtude da elevada quantidade de energia necessária para a reprodução, fatores metabólicos exercem um papel central no controle do eixo HHG. A leptina, um hormônio produzido pelo tecido adiposo, é um regulador positivo deste eixo. Essa adipocina confere uma relação essencial entre a reprodução e os depósitos de gordura, sinalizando centralmente a disponibilidade energética do organismo. O sistema reprodutivo tanto feminino quanto masculino tem uma das vias de controle mais complexas do corpo humano, pois existem vários hormônios que interagem em um padrão que muda constantemente.

O GnRH é um neuropeptídio hipotalâmico de 10 aminoácidos, sintetizado como parte de uma molécula precursora maior que é clivada depois enzimaticamente para remover o peptídio sinal associado a tal fator. Os neurônios secretores de GnRH são células pequenas, difusamente localizadas, que não estão concentradas em apenas um núcleo no hipotálamo. Eles são geralmente bipolares e fusiformes, com axônios delgados projetando-se predominantemente na eminência mediana e na haste infundibular. A localização dos neurônios GnRH do hipotálamo depende da espécie. Nos seres humanos e nos primatas, a maioria dos neurônios GnRH hipotalâmicos está localizada mais dorsalmente no hipotálamo basomedial, no infundíbulo e na região periventricular, embora os neurônios localizados na área pré-optica também secretem quantidades moderadas de GnRH. As terminações desses neurônios convergem, principalmente, para a eminência mediana do hipotálamo, onde eles liberam GnRH no sistema porta-hipotálamo-hipofisário. Em seguida, o GnRH é transportado para a glândula pituitária anterior e estimula a liberação das duas gonadotrofinas, LH e FSH (Figura 47.7).

A principal característica da secreção do GnRH hipotalâmico é sua natureza pulsátil, em vez de uma liberação contínua na circulação porta-hipofisária, que ocorre de 5 a 25 min a cada 1 a 2 h. Isso resulta na estimulação episódica dos gonadotrofos. Por característica, os neurônios dessa região do hipotálamo são considerados geradores de pulso. A intensidade do estímulo de GnRH é determinada de duas maneiras: uma pela frequência de secreção e outra pela quantidade de GnRH liberado em cada pulso de secreção. Em pacientes com deficiência de GnRH, a restauração dos níveis de FSH e LH pode ser obtida após o tratamento exógeno e pulsátil de GnRH. Enquanto

isso, a contínua exposição ao GnRH suprime a secreção dessas gonadotrofinas. Aparentemente, os níveis contínuos de GnRH causam regulação para baixo dos receptores de GnRH nos gonadotrofos da hipófise, fazendo com que a hipófise não seja capaz de responder ao GnRH.

Uma questão ainda não resolvida na área da neuroendocrinologia reprodutiva é o que causa a secreção em pulsos do GnRH de modo coordenado. Entretanto, sabe-se que o padrão de sinalização de GnRH é importante para determinar a quantidade e a qualidade das gonadotrofinas secretadas. Os neurônios GnRH são cercados por processos gliais, e apenas uma pequena porcentagem da sua área de superfície está disponível para receber contatos dendríticos a partir de neurônios aferentes. As alterações na concentração dos hormônios esteroides influenciam o grau de formação da bainha glial e, assim, podem ter papel importante na regulação aferente para os neurônios GnRH. Além disso, algumas células gliais secretam substâncias, como o fator de transformação de crescimento-α (TGF-α) e a prostaglandina E_2, que podem modular a atividade dos neurônios GnRH. Muitos neurotransmissores modulam direta ou indiretamente a secreção de GnRH, como a noradrenalina, a dopamina, a serotonina, o GABA, o glutamato, os opioides, o NPY e a galanina, entre outros. O glutamato e a noradrenalina estimulam a secreção de GnRH, enquanto o GABA e os peptídios opioides a inibem.

Sob condições fisiológicas, o número de receptores de GnRH geralmente varia e é diretamente relacionado com a capacidade de secreção das gonadotrofinas pela pituitária. Por exemplo, em ratos ao longo do ciclo estral, um aumento nos receptores de GnRH é visto pouco antes do pico de gonadotrofinas que ocorre na fase do proestro. Quando há uma diminuição na estimulação de GnRH para a pituitária, como ocorre em várias condições fisiológicas, como os estados de lactação, desnutrição, ou períodos sazonais de quiescência reprodutiva, o número de receptores para o GnRH nos gonadotrofos diminui bastante. A exposição subsequente da hipófise a pulsos de GnRH restaura o número de receptores por um mecanismo dependente de cálcio que requer a síntese de proteínas.

A partir de sua liberação no sistema porta-hipofisário, a sinalização de GnRH nos gonadotrofos inicia-se com o reconhecimento por seu receptor cognato, o GnRHR, que pertence à família do receptor acoplado à proteína G, mas não tem o domínio citoplasmático C-terminal típico. A proteína G está acoplada à fosfolipase C e, assim, aumentos na ativação de GnRHR mobilizam íons cálcio intracelulares e estimulam o influxo de cálcio do extracelular para induzir a secreção de LH e FSH a partir da pituitária. Entretanto, o GnRH também pode estimular a cascata de MAPK.

A amplitude, a frequência e o perfil dos pulsos de GnRH podem variar. Cada uma dessas características pode influenciar as respostas do gonadotrofo, proporcionando um mecanismo para a síntese e a secreção diferencial das duas gonadotrofinas, LH e FSH. Tais alterações no padrão de secreção de GnRH são um mecanismo pelo qual as duas gonadotrofinas funcionalmente distintas podem ser diferencialmente reguladas por um único fator liberador hipotalâmico. A natureza pulsátil de secreção do GnRH em direção à pituitária leva à liberação de pulsos distintos de LH na circulação periférica. Em animais experimentais, verificou-se que os pulsos de GnRH se correlacionam na proporção de 1:1 com os pulsos de secreção de LH. Ao contrário da secreção de LH, a secreção de FSH não é sempre pulsátil, e, mesmo quando o é, existe uma concordância parcial entre os pulsos de LH e FSH.

Os peptídios inibina, ativina e folistatina são considerados relativamente seletivos na regulação da secreção de FSH e servem como mecanismos alternativos para o controle diferencial de FSH e LH. As inibinas atuam como hormônios endócrinos clássicos, com origem nas gônadas e atuação na adeno-hipófise regulando a secreção de FSH. Já as ativinas têm importante papel como reguladores do crescimento e diferenciação de diversos tecidos e são produzidas localmente na pituitária como fatores de atuação autócrina e parácrina. A folistatina, uma proteína de ligação à ativina, inibe sua ação, interferindo na ligação da ativina a seu receptor. As inibinas competem na ligação ao receptor do tipo II de ativina, impedindo o recrutamento desses receptores, bloqueando a sinalização de ativina.

A frequência e o pulso de GnRH também têm atuação importante na modulação da composição estrutural das gonadotrofinas.

O LH e o FSH são hormônios glicoproteicos estruturalmente semelhantes. Cada um desses hormônios é constituído por uma subunidade alfa e uma beta. O LH, o FSH e o TSH compartilham de uma subunidade alfa comum, e cada um tem uma subunidade beta única que dá a especificidade do receptor para o hormônio. Antes da secreção, os hormônios FSH e LH sofrem glicosilação, principalmente de ácido siálico. Assim, tanto a taxa de secreção de GnRH quanto os hormônios esteroides por *feedback* regulam o grau de glicosilação do FSH e do LH. Por exemplo, os retardos na frequência de GnRH, vistos durante o desenvolvimento folicular, estão associados a maiores graus de glicosilação de FSH, o que fornece suporte sustentado de FSH para o crescimento dos folículos. Contudo, a frequência mais rápida de GnRH, vista apenas antes do aumento das gonadotrofinas na metade do ciclo, está associada a menor grau de glicosilação de FSH, proporcionando uma

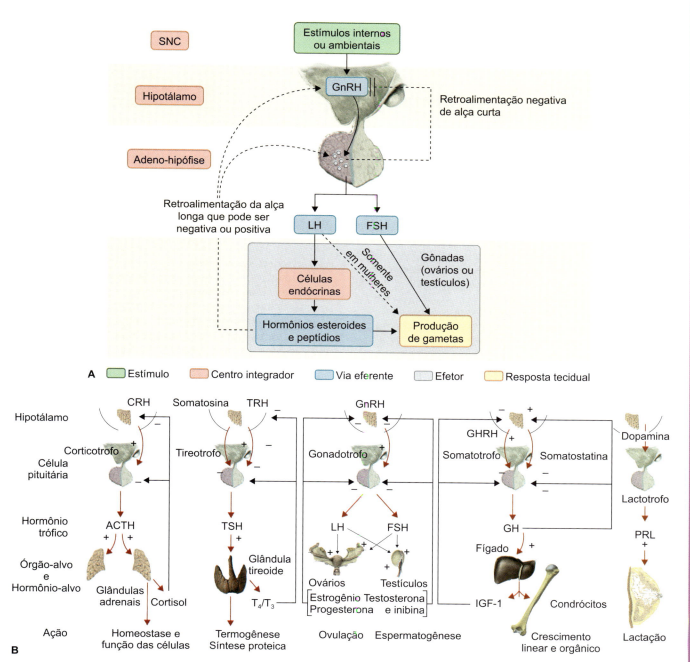

Figura 47.7 A e **B.** Regulação do controle hormonal da reprodução.

forma mais potente, porém mais curta, do FSH no momento da ovulação.

Os gonadotrofos compreendem cerca de 10 a 15% das células da pituitária anterior, sendo uma população de células heterogêneas com grandes corpos celulares redondos e aparelho de Golgi e retículo endoplasmático rugoso proeminentes. São evidentes duas classes de grânulos de secreção eletron densos: os grandes (350 a 450 nm) e os pequenos (150 a 250 nm). Os estudos imuno-histoquímicos demonstraram a existência de grupos de gonadotrofos bi-hormonais e mono-hormonais. Os gonadotrofos caracterizam-se também pela expressão do receptor de GnRH e por receptores nucleares SF1 e DAX1 que contribuem para a expressão gênica gonadotrófica específica. Na ausência da liberação de GnRH pelo hipotálamo, as gonadotrofinas FSH e LH quase não são secretadas.

O LH e FSH, liberados da adeno-hipófise após estímulo por GnRH, exercerão suas ações nos ovários e testículos, promovendo a gametogênese e dirigindo a síntese de hormônios esteroides sexuais. O FSH, junto com os hormônios esteroides sexuais, é necessário para iniciar e manter a gametogênese. Enquanto isso, o LH atua principalmente sobre as células endócrinas estimulando a produção dos esteroides sexuais – androgênios nos homens e estrógenos e progesterona nas mulheres. Condizente com esse papel importante, a síntese e a secreção de LH e FSH estão sob regulação complexa de estímulos advindos do hipotálamo (conforme mostrado com o GnRH), por *feedback* positivo ou negativo dos esteroides sexuais e por peptídios com modulação parácrina produzidos pelas gônadas que atuam localmente ou na glândula hipófise (p. ex., ativinas, inibinas e folistatina).

A ação do LH e do FSH nas células-alvo se dá por meio de sua ligação aos seus receptores acoplados à proteína G e à subsequente ativação do sistema adenilato ciclase e da produção de AMPc, que, por sua vez, aciona enzimas específicas na célula-alvo para desencadear as ações hormonais. Durante cada mês do ciclo sexual feminino, existem um aumento e uma diminuição cíclicos do FSH e do LH. Tais variações cíclicas causam alterações cíclicas no ovário. Por exemplo, nas mulheres, o FSH atua nos receptores de FSH nas células da granulosa para facilitar o crescimento folicular e a síntese de estradiol. Nos homens, o FSH liga-se com receptores específicos às células de Sertoli nos túbulos seminíferos. Isso faz com que tais células cresçam e secretem várias moléculas espermatogênicas. Simultaneamente, a difusão de testosterona (e di-hidrotestosterona) nos túbulos seminíferos a partir das células de Leydig também tem um efeito trófico forte sobre a espermatogênese. Assim, para iniciar a espermatogênese, tanto o FSH quanto a testosterona são necessários no homem.

Os hormônios sexuais gonadais são os estrogênios, a progesterona e os androgênios. Os efeitos sobre as gonadotrofinas ocorrem tanto diretamente no gonadotrofo quanto indiretamente por efeitos no hipotálamo pela modulação na secreção de GnRH. Os receptores para estrogênio, androgênio e progesterona foram identificados nos gonadotrofos, o que é consistente com as ações periféricas diretas desses hormônios esteroides sexuais. Dentro do hipotálamo, tais receptores foram identificados em vários tipos de células neuronais. Isso sugere que alterações na liberação de GnRH, em grande parte, ocorrem indiretamente por meio da modulação dos sistemas neuronais que afetam os neurônios GnRH. Como os órgãos-alvo primários do FSH e do LH são as gônadas, então evidentemente existem efeitos diferentes desses hormônios entre os sexos masculino e feminino (ver Figura 47.7).

O estrogênio, em pequenas quantidades, tem um forte efeito de inibir a produção tanto de LH quanto de FSH. Além disso, quando a progesterona está disponível, o efeito inibitório do estrogênio é multiplicado, apesar de a progesterona ter pouco efeito. Tais efeitos de *feedback* parecem operar diretamente na glândula pituitária anterior, mas também acontecem em menor grau no hipotálamo para diminuir a secreção de GnRH, especialmente por alteração da frequência dos pulsos de GnRH. Além dos efeitos de realimentação dos estrogênios e da progesterona, outros hormônios parecem estar envolvidos, especialmente a inibina, secretada junto com os hormônios esteroides sexuais pelas células da granulosa do corpo lúteo no ovário do mesmo modo que as células de Sertoli secretam inibina nos testículos. Tal hormônio tem o mesmo efeito no sexo feminino e no masculino – inibir a secreção de FSH e, em menor extensão, de LH pela glândula pituitária anterior. Portanto, acredita-se que a inibina pode ser especialmente importante para causar a diminuição da secreção de FSH e LH ao final do ciclo sexual feminino mensal. Por motivos ainda não totalmente compreendidos, a glândula pituitária anterior secreta muito mais LH 1 a 2 dias antes da ovulação. Sem esse pico pré-ovulatório normal de LH, a ovulação não ocorrerá. No entanto, existem algumas explicações possíveis:

- Sugere-se que, nesse ponto do ciclo, o estrogênio tem um efeito peculiar de retroalimentação positiva, estimulando a secreção de LH pela pituitária e, em menor intensidade, de FSH
- As células da granulosa do folículo começam a secretar pequenas, mas crescentes quantidades de progesterona 1 ou 2 dias antes do pico de LH na ovulação.

PRH E SUA ESTIMULAÇÃO NA SECREÇÃO DE PROLACTINA

A prolactina é essencial para a sobrevivência da espécie humana, pois responde pela produção de leite durante a gravidez e a lactação. Além desses efeitos, a prolactina apresenta outros efeitos biológicos, como reprodução, efeitos metabólicos, desenvolvimento mamário, síntese de melanina e comportamento parental. A prolactina é um polipeptídio de 199 aminoácidos que apresenta três pontes dissulfetos intramoleculares. Circula no sangue sob três tipos – a monomérica ("pequena prolactina"; 23 kDa), a dimérica ("grande prolactina"; 48-56 kDa) e a polimérica ("prolactina gigante"; > 100 kDa). A forma monomérica é a mais bioativa da prolactina. Em resposta ao TRH, sua proporção aumenta.

O gene do receptor de prolactina é membro da superfamília de receptores de citocinas, com um domínio extracelular, um domínio transmembranar hidrofóbico e uma região intracitoplasmática homóloga ao receptor de GH. A dimerização do receptor pode ocorrer de modo independente ou dependente do ligante, com apenas uma molécula de prolactina ligando-se em ambos os componentes do dímero do receptor, com fosforilação intracelular de tradutores de sinal Janus-quinase e ativadores da transcrição (JAK-STAT) de moléculas subsequentes à ligação de prolactina. Os receptores são expressos no tecido mamário e em muitos outros tecidos, como pituitária, fígado, córtex suprarrenal, rins, ovários e próstata.

A prolactina apresenta um tempo de meia-vida que varia entre 26 e 47 min, e sua secreção ocorre episodicamente em 4 a 14 pulsos secretores ao longo de 24 h. Cada um dura de 67 a 76 min. Os níveis mais elevados são alcançados durante o sono, e o menor ocorre entre 10 h e meia-noite. Com a idade, os níveis de prolactina diminuem em mulheres e homens. Da mesma maneira, as mulheres na pós-menopausa têm menor nível sérico de prolactina, assim como na frequência de pulsos, em comparação àquelas na pré-menopausa, o que sugere um efeito estimulador de estrogênio nesses parâmetros.

Muitos fatores podem influenciar a expressão de prolactina, como estrógeno, dopamina, TRH e hormônios tireoidianos. A secreção de prolactina está sob o controle inibitório da dopamina, largamente produzida pelas células tuberoinfundibulares (TIDA) e pelo sistema hipotalâmico túbero-hipofisal. A dopamina alcança as células lactotróficas por meio do sistema hipotálamo-hipófise e inibe a secreção da prolactina por ligação com o receptor do tipo 2 de dopamina (D2). A prolactina, por sua vez, participa do *feedback* negativo para controlar sua liberação, aumentando a atividade da tirosina hidroxilase e a síntese de dopamina nos neurônios. Outros fatores, além da dopamina, podem inibir a secreção de prolactina, como a endotelina-1 e o TGF-β1, que atuam como inibidores parácrinos, bem como a calcitonina, a qual pode ser derivada do hipotálamo. Várias substâncias atuam como liberadores de prolactina. Entre essas substâncias, estão o fator de crescimento epidérmico, os polipeptídios intestinais vasoativos (VIP) pelo AMPc, o TRH e o estrogênio. Isso pode explicar o motivo pelo qual as mulheres apresentam maiores níveis de prolactina durante o período menstrual periovulatório.

Embora o estrogênio e a progesterona sejam essenciais para o desenvolvimento físico dos seios durante a gravidez, um efeito específico de ambos é inibir a secreção efetiva de leite. Por outro lado, o hormônio prolactina tem exatamente o efeito oposto sobre a secreção de leite, promovendo-a. Esse hormônio tem sua concentração no sangue aumentada de modo constante a partir da 5ª semana de gestação até o nascimento do bebê. Isso representa um aumento de 10 a 20 vezes superior ao normal em não grávidas.

Em razão dos efeitos supressivos do estrogênio e da progesterona, não mais do que uns poucos mililitros de fluidos são secretados a cada dia até depois que o bebê nasce. Imediatamente depois do nascimento, a perda súbita da secreção de estrogênio e de progesterona, a partir da placenta, possibilita que o efeito lactogênico da prolactina produzida a partir da pituitária da mãe assuma sua função natural de promover a produção de leite. Assim, durante os próximos 1 a 7 dias, os seios começam a secretar grandes quantidades de leite em vez de colostro. Tal secreção de leite exige a secreção adequada de outros hormônios da mãe, como o hormônio de crescimento, o cortisol, o hormônio da paratireoide e a insulina. Esses hormônios são necessários para fornecer os aminoácidos, os ácidos graxos, a glicose e o cálcio necessários para a formação de leite. Após o nascimento do bebê, a secreção basal de prolactina volta ao nível normal nas semanas seguintes. Contudo, cada vez que a mãe amamenta seu bebê, sinais nervosos dos mamilos para o hipotálamo causam um aumento de 10 a 20 vezes na secreção de prolactina, que tem a duração de cerca de 1 h e age sobre os seios da mãe para manter os alvéolos nas glândulas mamárias secretores de leite para os períodos subsequentes de amamentação. Se tal aumento de prolactina estiver ausente ou bloqueado como resultado de danos no hipotálamo ou da hipófise, ou se a amamentação não continuar, os seios perdem a capacidade de produzir leite dentro de 1 semana. No entanto, se a lactação continuar, a produção de leite pode continuar por vários anos se a criança continuar a mamar, embora a taxa de formação de leite normalmente

diminua consideravelmente após 7 a 9 meses. Assim, um dos fatores externos mais relevantes para a secreção de prolactina é o estímulo de sucção durante a amamentação. Os níveis de prolactina aumentam em torno de 1 a 3 min após o estímulo no mamilo e permanecem elevados por 10 a 20 min. O reflexo é distinto do da descida do leite, que envolve a liberação de ocitocina da neuro-hipófise e a contração das células mioepiteliais alveolares mamárias.

HIPÓFISE POSTERIOR OU NEURO-HIPÓFISE

A hipófise-posterior, ou neuro-hipófise, é um tecido neural que consiste somente em axônios distais provenientes dos neurônios magnocelulares (NMC) hipotalâmicos. Existem mais de 100.000 NMC nos humanos, e seus corpos celulares estão localizados no PVN e no SON do hipotálamo (Figura 47.8). Há um número substancial em alguns pequenos grupos de células acessórias, das quais a maior é o núcleo *circuaris* (núcleo magnocelular acessório), localizado aproximadamente no PVN e no SON.

Na hipófise-posterior, os axônios terminais dos NMC contêm grânulos neurossecretores, com hormônios armazenados para posterior liberação. O suprimento de sangue para a hipófise posterior é fornecido diretamente por meio das artérias hipofisárias inferiores, que são ramos das artérias posteriores e da carótida interna. A drenagem é para o seio cavernoso e a veia jugular interna.

Os hormônios da hipófise-posterior, a vasopressina (VP), também conhecida como hormônio antidiurético – ADH (do inglês *antidiuretic hormone*), e a ocitocina (OT), são na maior parte sintetizados pelos NMC, apesar de um pequeno número de neurônios (cerca de 3%) expressar ambos os peptídios. O SON é relativamente simples, com 80 a 90% dos neurônios produzindo VP e quase todos os axônios projetando-se para a

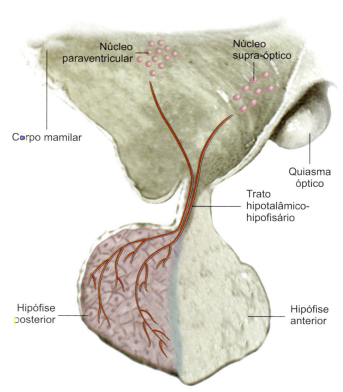

Figura 47.8 Controle dos eixos de regulação hipotálamo-hipófise-glândula-alvo.

hipófise-posterior. Recentemente, demonstrou-se que alguns NMC produtores de OT (sobretudo aqueles com o corpo celular no núcleo *circularis*) projetam seus axônios para as áreas frontais do cérebro, como a amígdala central e o núcleo *accumbens*.

SÍNTESE E LIBERAÇÃO DE HORMÔNIOS NEURO-HIPOFISÁRIOS

A VP e a OT consistem em nove aminoácidos em uma estrutura cíclica. Estas moléculas diferem-se apenas por dois aminoácidos, nas posições 3 e 8. Os aminoácidos fenilalanina e arginina presentes na molécula de VP são substituídos por isoleucina e leucina na molécula de OT, respectivamente (Figura 47.9).

Ambos os hormônios são codificados na forma de um precursor no cromossomo 20 (pré-pró-VP e pré-pró-OT). O pré-pró-VP é clivado nos grânulos de secreção para a produção de um peptídio-sinal de 19 aminoácidos, um nanopeptídio VP, neurofisina e copeptina. O precursor pré-pró-OT é processado para OT e neurofisina 1. As neurofisinas funcionam como proteínas transportadoras de VP e OT. O precursor é empacotado em grânulos neurossecretores e clivado em outros produtos durante o transporte para a hipófise-posterior. Quando um estímulo para a secreção de VP ou OT atua sobre o corpo celular magnocelular, um potencial de ação é gerado e propaga-se pelo axônio até a hipófise-posterior. O potencial de ação provoca um influxo de Ca^{2+}, que induz a fusão dos grânulos neurossecretores com a membrana celular e a expulsão de todo o conteúdo do grânulo para o espaço perivascular e, subsequentemente, para o sistema capilar da hipófise-posterior. Em pH fisiológico, não há a ligação desses hormônios às suas respectivas neurofisinas. Desse modo, cada peptídio circula de modo independente na corrente sanguínea.

O controle da síntese de VP e OT ocorre de maneira transcricional, uma vez que o estímulo para a secreção desses hormônios estimula a transcrição e o aumento do conteúdo de RNA-m nos NMC. Tal fenômeno foi estudado em mais detalhes em ratos, em que a desidratação acelerou a transcrição e aumentou os níveis do RNA-m de VP e a hiposmolaridade ocasionou uma diminuição do conteúdo de RNA-m de VP.

A secreção de VP e OT na hipófise-posterior ocorre por exocitose de vesículas de núcleo denso em resposta a um potencial de ação na membrana neurossecretora. Uma vez liberados no espaço extracelular, tais hormônios entram na circulação geral por difusão por meio dos capilares fenestrados na glândula pituitária-posterior. Os terminais de NMC não sustentam a descarga do potencial de ação repetitivamente e, portanto, a secreção hormonal é determinada sobretudo pela frequência e pelo padrão de descarga do potencial de ação iniciado nos corpos celulares. No entanto, vários fatores podem modular a secreção nos terminais NMC da glândula hipófise-posterior, como as condições iônicas, as purinas e os neuropeptídios.

O transporte de vesículas neurossecretoras a partir do local de síntese para a hipófise-posterior ao longo dos microtúbulos também é regulado. Quando a síntese é finalizada, o transporte cessa. Quando se inicia a síntese, o transporte é reativado. Assim, existe uma coordenação no estímulo de liberação do hormônio, no transporte e na síntese de um novo hormônio. Existe, no entanto, uma assincronia na temporização de tais eventos. A assincronia é demonstrada, por exemplo, pelas mudanças no conteúdo de VP armazenada na hipófise-posterior. O conteúdo absoluto varia consideravelmente entre as espécies, mas é notavelmente estocado e, geralmente, equivale ao total de hormônio necessário para sustentar uma liberação basal por 30 a 50 dias ou uma liberação máxima de 5 a 10 dias. Quando um estímulo forte ou sustentado de VP ocorre, há um imediato estímulo para a transcrição de um novo RNA-m. Contudo, vários dias são necessários para que o pico de RNA-m possa ser alcançado. Por isso, embora a liberação do hormônio seja rápida, sua tradução aumenta lentamente. Assim, quando o estímulo é removido, o RNA-m elevado de VP declina-se lentamente, enquanto continua a sintetizar hormônios para preencher o estoque na hipófise-posterior.

Vasopressina

A VP, ou ADH, por ser um pequeno peptídio, é facilmente filtrada através do glomérulo, não sendo metabolizada pelos rins, mas sendo excretada de modo inalterado pela urina. Tal hormônio atua inicialmente por meio de seus receptores, chamados de V1a, V1b e V2, que apresentam sete domínios transmembranares. Os receptores V1a e V1b ligam-se às proteínas G, que ativam a fosfolipase C. Por sua vez, o receptor V2 liga-se à proteína G e atua por meio do sistema AMPc (Tabela 47.2).

Esse hormônio está principalmente envolvido na regulação hídrica corporal, sendo o sistema renina-angiotensina-aldosterona (SRAA) o principal responsável pela regulação da pressão e do volume sanguíneo. Sua principal função é aumentar a reabsorção de água em nível renal e, consequentemente, reduzir o volume urinário, motivo pelo qual também é chamado de

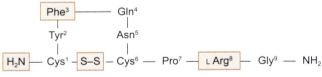

Figura 47.9 Comparação da estrutura química da VP (**A**) e ocitocina (**B**). A ocitocina difere-se da vasopressina na posição 3 (Ile por Phe) e na posição 8 (Leu por Arg). O gene da VP contém três éxons e dois íntrons e está no mesmo cromossomo da ocitocina (cromossomo 2 em camundongos e 20 em humanos), mas se orienta em posições direcionais opostas. Isso implica que estes genes foram duplicados durante o desenvolvimento evolutivo.

Tabela 47.2 Tipos de receptores de vasopressina.

Tipo	Localização	Ação
VP1	Fígado, rim, cérebro, e vasculatura periférica	Vasoconstrição, agregação plaquetária gliconeogênese
VP1b	Hipófise e cérebro	Secreção de hormônios adrenocorticotróficos em resposta ao estresse
VP2	Membrana basolateral de células presentes no ducto coletor dos rins	Inserção de canais de aquaporina 2

ADH. Essa função se dá no ducto coletor para aumentar a permeabilidade de água (e ureia), o que possibilita um equilíbrio osmótico entre a urina e o interstício medular hipertônico. O efeito desse processo é extrair água da urina (removida pela medula por veias sanguíneas do interstício). Tal fato resulta no aumento da concentração de urina e na diminuição do volume urinário (antidiurese), por meio da ligação a receptores V2, os quais ativam a adenilato ciclase, aumentando o AMPc, que ativa proteinoquinase A. Esse processo leva à fosforilação e à ativação da aquaporina 2, uma proteína canal específica para a água e o movimento de canais de água na membrana luminal. A dissociação da VP do seu receptor V2 possibilita uma diminuição nos níveis intracelulares de AMPc, e os canais de Ca^{2+} são reinternalizados, ocasionando o término do aumento da permeabilidade da água.

A secreção de VP é estimulada primeiro por fatores osmóticos e, depois, por fatores não osmóticos. A osmolaridade do fluido extracelular (predominantemente determinada pela concentração de sódio) varia de 280 a 295 mOsm/kg H_2O em pessoas saudáveis. A capacidade para manter essa estreita faixa depende da resposta sensível de VP no plasma às mudanças na osmolaridade plasmática e da resposta sensível da osmolaridade urinária a mudanças na concentração de VP no plasma. Em condições fisiológicas normais, a concentração de VP no plasma é muito baixa, em uma faixa de 0,5 a 2 pg/mℓ, o que dificulta a mensuração. Um aumento de 1% da osmolalidade do plasma consegue causar um aumento rápido na liberação de VP a partir da hipófise-posterior. Além disso, seu rápido metabolismo possibilita rápidas mudanças nos níveis desse hormônio no plasma. Portanto, um pequeno aumento na osmolaridade plasmática produz uma urina concentrada, enquanto uma pequena diminuição provoca diurese. A copeptina constitui um substituto para a secreção desse hormônio, sendo um peptídio secretado em quantidades equimolares e com um tempo de meia-vida mais longo e mais estável com relação à VP (em torno de 15 min).

Outro envolvimento da VP na fisiologia é seu papel na homeostase cardiovascular, pois:

- Promove vasoconstrição, aumento da resistência vascular e consequente aumento da pressão arterial
- Sua liberação é modulada pelos barorreceptores
- Exerce ação cardíaca, interferindo na frequência cardíaca e na força contrátil miocárdica
- Exerce ação renal e contribui para elevação da volemia e consequente aumento da pressão arterial
- Interage com outros hormônios que tem ação cardiovascular.

A VP, adicionalmente, liga-se a receptores VP1 nas células vasculares para induzir a vasoconstrição. A pele, o músculo e os leitos arteriais esplâncnicos são altamente sensíveis à ação vasoconstritora da VP, um efeito que pode ser importante para o desvio do sangue para os órgãos mais vitais. Nos seres humanos, a VP é um dos mais potentes vasoconstritores. Por conseguinte, as concentrações circulantes desse hormônio em indivíduos saudáveis com pressão arterial normal e hidratação são geralmente < 3 pM. Com a desidratação, as concentrações circulantes de VP podem exceder 10 pM e, em situações como no choque hipovolêmico, aumentar até 500 pM. Vale lembrar que, sob condições fisiológicas, as concentrações circulantes de VP raramente excedem 100 pM.

É comumente aceito que os efeitos fisiológicos e fisiopatológicos da VP sobre a vasculatura envolvam a ativação de fosfolipase C (PLC). Estudos demonstraram que a ligação de VP aos receptores V1 leva à produção de inositol 1,4,5-trifosfato (IP3)

mediado por PLC e, consequentemente, induz a liberação de Ca^{2+} do retículo sarcoplasmático. Essa via de sinalização é bastante ativada pela VP em células do músculo liso vascular, inclusive a linhagem de células A7r5, que derivam da aorta torácica de rato embrionário. No entanto, metade da ativação máxima da PLC requer concentrações de VP 100 a 1.000 vezes mais elevadas do que as concentrações picomolares de VP mensuradas na circulação sistêmica. Como as concentrações picomolares de VP demonstraram induzir vasoconstrição *in vivo*, levantou-se a questão sobre se há mecanismos alternativos de sinalização de Ca^{2+} mais sensíveis a VP e que podem ser responsáveis para os efeitos vasoconstritores desse hormônio circulante.

A secreção de VP também estimula a liberação de hormônios adrenocorticotróficos a partir da hipófise-anterior, com consequente impacto negativo no *feedback* de glicocorticoides na hipófise-posterior. Fatores adicionais, como hipoxia e acidose, estimulam os quimiorreceptores carotídeos a aumentar a liberação de VP, além de endotoxinas e de citocinas. Em contrapartida, o óxido nítrico, assim como o peptídio natriurético atrial e os opioides, tem função inibitória na neuromodulação desse hormônio.

Ocitocina

É um nanopeptídio conhecido por seu papel na lactação e no parto. Este hormônio apresenta apenas um receptor, conhecido como Otr, pertencente à família de receptores acoplados à proteína G do tipo rodopsina (classe I) e é acoplado à fosfolipase C. Em células responsivas à OT, o hormônio liga-se a seu receptor e provoca um aumento da concentração de Ca^{2+} intracelular. O aumento de Ca^{2+} induzido pela OT resulta, principalmente, da mobilização de estoques intracelulares sensíveis à tapsgargina e do influxo de Ca^{2+} similar aos receptores de VIa.

Fora do cérebro, tal receptor é altamente detectável no útero. Seu aumento é gradual durante o período gestacional. A OT é influenciada e regulada pelos hormônios esteroides sexuais. O receptor de estrógeno está presente nos NMC dos PVN e SON e, sabidamente, é responsável por estimular a expressão de Otr no útero. Assim, sua expressão é alta em mulheres. Os principais efeitos da OT são:

- Contração uterina durante o parto
- Comportamento maternal
- Interação social
- Aumento das ligações afeto-românticas (hormônio do amor)
- Redução do medo e da ansiedade
- Excitação sexual.

A unidade de produção de leite no peito é o sistema alveolar com vários grupos de células produtoras de leite rodeado por células mioepiteliais especializadas. Os alvéolos estão diretamente ligados a ductos que, em seguida, conduzem à liberação de leite pelo mamilo. Os receptores de OT estão localizados em células glandulares, e a OT na circulação sistêmica atua nesses receptores para causar a contração mioepitelial. Além disso, tal hormônio age sobre células mioepiteliais ao longo do ducto para melhorar o fluxo de leite até o mamilo. Quando uma criança começa a sugar a mama, sinais aferentes são transmitidos pelos mecanorreceptores presentes no mamilo para a medula espinal e, eventualmente, ascendem aos NMC ocitocinérgicos no SON e no PVN. A liberação pulsátil de OT produz um bombeamento pulsátil nos alvéolos, que promove o máximo esvaziamento de leite. A administração exógena de

OT pode promover uma lactação bem-sucedida em mulheres que têm dificuldade com a lactação e com a produção de leite. Se a OT não for secretada, apenas 20 a 30% de leite armazenado é libertado durante a amamentação.

O parto em humanos é bem mais complexo do que simplesmente a função da OT. Em todas as espécies, o útero deve expandir-se durante a gravidez, sendo o estrogênio um promotor de tal crescimento. As células do miométrio uterino têm contração intrínseca; durante a gravidez, o útero é mantido em um estado de repouso pelas ações de progesterona e relaxina (produzida pelo corpo lúteo e pelo tecido decidual). A iniciação do trabalho de parto é realizada por um aumento relativo na ativação de estrogênio e pela diminuição de progesterona. As alterações nos receptores de OT e na produção do hormônio pela placenta podem ser mais importantes do que seus níveis circulantes. No parto, há um aumento da atividade da OT que ajuda na saída do feto do útero, que está relaxado pelos efeitos das prostaglandinas.

Há três situações na gravidez em que o uso farmacológico da OT é interessante. A primeira envolve o papel mais amplamente utilizado de OT para induzir e aumentar o trabalho de parto. A segunda área de interesse refere-se ao trabalho de parto prematuro, em que há um grande esforço para evitar os trabalhos de parto precoces por meio da diminuição da atividade contrátil do útero e da inibição da resposta inflamatória. O terceiro interesse farmacológico é a ação uterotônica para diminuir hemorragias uterinas pós-parto.

BIBLIOGRAFIA

Abel ED, Kaulbach HC, Campos-Barros A, Ahima RS, Boers ME, Hashimoto K, et al. Novel insight from transgenic mice into thyroid hormone resistance and the regulation of thyrotropin. J Clin Invest. 1999;103(2):271-9.

Andersen LJ, Andersen JL, Schutten HJ, Warberg J, Bie P. Antidiuretic effect of subnormal levels of arginine vasopressin in normal humans. Am J Physiol. 1990; 259(1 Pt 2):R53-60.

Aschner B. Uber die Funktion der Hypophyse. Pflugers Arch Physiol. 1912;146:1.

Bicknell RJ, Brown D, Chapman C, Hancock PD, Leng G. Reversible fatigue of stimulus-secretion coupling in the rat neurohypophysis. J Physiol. 1984;348:601-13.

Blaicher W, Gruber D, Bieglmayer C, Blaicher AM, Knogler W, Huber JC. The role of oxytocin in relation to female sexual arousal. Gynecol Obstet Invest. 1999;47(2):125-6.

Brooks AJ, Dai W, O'Mara ML, Abankwa D, Chhabra Y, Pelekanos RA, et al. Mechanism of activation of protein quinase JAK2 by the growth hormone receptor. Science. 2014;344(6185): 1249783.

Burgus R, Dunn TF, Desiderio D, Ward DN, Vale W, Guillemin R. Characterization of ovine hypothalamic hypophysiotropic TSH-releasing factor. Nature. 1970;226(5243):321-5.

Butler AA, Le Roith D: Control of growth by the somatropic axis: growth hormone and the insulina-like growth factors have related and independent roles. Annu Rev Physiol. 2001;63:141.

Cooke NE. Prolactin: normal synthesis, regulation, and actions. In: DeGroot LJ, Besser GM, Cahill GFJ, editors. Endocrinology. Philadelphia, PA: WB Saunders; 1989. p. 384-407.

Gainer H. Cell-type specific expression of oxytocin and vasopressin genes: an experimental odyssey. J Neuroendocrinol. 2012;24(4):528-38.

Gharib SD, Wierman ME, Shupnik MA, Chin WW. Molecular biology of the pituitary gonadotropins. Endocr Rev. 1990;11(1):177-99.

Gimpl G, Fahrenholz F. The oxytocin receptor system: structure, function, and regulation. Physiol Rev. 2001;81(2):629-83.

Gruber CJ, Tschugguel W, Schneeberger C, Huber JC. Production and actions of estrogens. N Engl J Med. 2002;346(5):340-52.

Harris GW. Neural control of the pituitary. Physiol Rev. 1948;28(2):139-79.

Hu ZZ, Zhuang L, Meng J, Leondires M, Dufau ML. The human prolactin receptor gene structure and alternative promoter utilization: the generic promoter hPIII and a novel human promoter hP(N). J Clin Endocrinol Metab.1999;84(3):1153-6.

Kyle K. Henderson and Kenneth L. Byron. Vasopressina-induced vasoconstriction: two concentration-dependent signaling pathways. J Appl Physiol. 2007;102(4):1402-9.

Lederis K, Jayasena K. Storage of neurohypophysial hormones and the mechanism for their release. In: Heller H, Pickering BT, editors. Pharmacology of the endocrine system and related drugs. London: Pergamon; 1970. p. 111-54.

Lemos JR, Wang G. Excitatory versus inhibitory modulation by ATP of neurohypophysial terminal activity in the rat. Exp Physiol. 2000;85(Spec No):67S-74S.

Leng G, Brown CH, Russell JA. Physiological pathways regulating the activity of magnocellular neurosecretory cells. Prog Neurobiol. 1999;57(6):625-55.

Liu JW, Ben Jonathan N. Prolactin-releasing activity of neurohypophysial hormones: structure-function relationship. Endocrinology. 1994;134(1):114-8.

Malcolm J. Low neuroendocrinology in Williams textbook of Endocrinology. 13. ed. Philadelphia: Saunders; 2016.

Marrero HG, Lemos JR. Ionic conditions modulate stimulus-induced capacitance changes in isolated neurohypophysial terminals of the rat. J Physiol. 2010;588(Pt2):287-300.

Moschos S, Chan JL, Mantzoros CS. Leptin and reproduction: a review. Fertil Steril. 2002;77(3):433-44.

Ortiz-Miranda S, Dayanithi G, Custer E, Treistman SN, Lemos JR. μ-Opioid receptor preferentially inhibits oxytocin release from neurohypophysial terminals by blocking R-type Ca^{2+} channels. J Neuroendocrinol. 2005;17(9):583-90.

Roberts MM, Robinson AG, Hoffman GE, Fitzsimmons MD. Vasopressin transport regulation is coupled to the synthesis rate. Neuroendocrinology. 1991;53(4):416-22.

Sairam MR, Bhargavi GN. A role for glycosylation of the alpha subunit in transduction of biological signal in glycoprotein hormones. Science. 1985;229(4708):65-7.

Santen RJ, Bardin CW. Episodic luteinizing hormone secretion in man. Pulse analysis, clinical interpretation, physiologic mechanisms. J Clin Invest. 1973;52(10):2617-28.

Schally AV, Redding TW, Bowers CY, Barrett JF. Isolation and properties of porcine thyrotropin-releasing hormone. J Biol Chem. 1969;244(15):4077-88.

Scharrer B. Neurosecretion: beginnings and new directions in neuropeptide research. Annu Rev Neurosci. 1987;10:1-17.

Starr R, Hilton DJ. SOCS: suppressors of cytokine signalling. Int J Biochem Cell Biol. 1998;30(10):1081-5.

Wislocki GB, King LS. Permeability of the hypophysis and hypothalamus to vital dyes, with study of hypophyseal blood supply. Am J Anat. 1936;58(2):421-72.

48

Glândula Tireoide

Gisele Giannocco • Caroline Serrano do Nascimento • Cicera Pimenta Marcelino • Miriam Oliveira Ribeiro

Introdução, 505

Morfologia, 505

Biossíntese e secreção dos hormônios tireoidianos, 506

Regulação da síntese e da secreção dos hormônios tireoidianos, 508

Transporte plasmático dos hormônios tireoidianos, 511

Transporte dos hormônios tireoidianos para o interior das células-alvo, 512

Metabolização dos hormônios tireoidianos, 514

Mecanismo de ação dos hormônios tireoidianos, 516

Ações fisiológicas dos hormônios tireoidianos, 521

Principais disfunções da tireoide, 530

Bibliografia, 531

INTRODUÇÃO

Os níveis dos hormônios tireoidianos correlacionam-se com o gasto energético e o peso corporal. Os hormônios tireoidianos, principalmente a tiroxina ou tetraiodotironina (T_4) e a tri-iodotironina (T_3), regulam processos essenciais para o controle do crescimento e do metabolismo durante o desenvolvimento e na fase adulta.

A importância desses hormônios para a manutenção da homeostase do organismo é claramente demonstrada em quadros de disfunção da glândula tireoide. De fato, o hipertireoidismo – níveis elevados dos hormônios tireoidianos no plasma – promove um estado hipermetabólico caracterizado pelo aumento do gasto energético durante o repouso, perda de peso, redução dos níveis de colesterol, aumento da lipólise e da gliconeogênese. Por sua vez, o hipotireoidismo, disfunção caracterizada por níveis reduzidos dos hormônios tireoidianos no plasma, está associado a diminuição do metabolismo, redução do gasto energético, déficit cognitivo, ganho de peso, aumento dos níveis séricos de colesterol, redução da lipólise e da gliconeogênese.

Este capítulo visa a descrever os processos de controle, síntese, transporte e ação desses hormônios nos principais sistemas, além de demonstrar alguns aspectos fisiopatológicos nesses processos.

MORFOLOGIA

Vista de frente, a tireoide tem a aparência de uma borboleta, embora seja chamada pelos alemães de glândula escudo, "Schilddrüse". Ela se fixa firmemente por meio de tecido fibroso na parte anterior e lateral da laringe e da traqueia. Em sua porção anterior, sua superfície é convexa, e, na posterior, côncava.

A glândula tireoide está envolvida por uma cápsula de tecido fibroso fino que projeta um septo no interior da glândula resultando na divisão em dois lobos laterais, embora seja uma lobulação incompleta. Os dois lobos estão ligados pelo istmo, projeção localizada sobre a traqueia logo abaixo da cartilagem cricoide. Um terceiro lobo, o lobo piramidal, encontrado em cerca de 80% dos indivíduos, é uma projeção estreita partindo da porção superior do istmo localizada sobre a cartilagem da traqueia e compreende um vestígio embrionário do trato tireoglosso (Figura 48.1 A).

A extremidade superior da tireoide é conhecida como polo superior da glândula, enquanto sua extremidade inferior é o polo inferior. A tireoide normal pesa de 6 a 20 g em um indivíduo adulto, dependendo do aporte de iodo e do peso corporal.

A vascularização da tireoide é abundante, cerca de 5 mℓ/g/min, e garantida pelas artérias superiores da tireoide, provenientes das carótidas externas, e pelas artérias inferiores da tireoide, originárias das subclávias.

Histologicamente, a tireoide é composta de folículos ou ácinos, que perderam o contato luminal com outras estruturas corporais e são considerados, tanto do ponto de vista estrutural quanto funcional, as unidades funcionais secretoras da tireoide. Na luz do folículo tireoidiano, encontra-se o coloide, formado predominantemente pela proteína tireoglobulina (Tg), mas que também apresenta proteínas de baixo peso molecular, como iodoproteínas, albumina e proteínas plasmáticas (Figura 48.1 B).

A glândula tireoide em estado basal apresenta folículos esféricos, com tamanho médio de cerca de 300 μm. As células foliculares tireoidianas organizam-se em um epitélio cuboide simples contínuo que circunda a região luminal. Vale ressaltar que a histologia da glândula pode sofrer alterações diante de algumas situações específicas, normalmente associadas a disfunções da tireoide. Nesse sentido, frente à hipofunção glandular, o epitélio glandular torna-se pavimentoso, formado por células achatadas, e o lúmen folicular apresenta-se aumentado. Contudo, com o estímulo acentuado da glândula, como no caso do aumento dos níveis de hormônios estimuladores da tireoide, como o hormônio estimulante da tireoide ou tirotrofina (TSH, do inglês *thyroid stimulating hormone*), as células foliculares tornam-se colunares e o lúmen do folículo apresenta-se reduzido (Figura 48.2).

Entre os folículos tireoidianos, encontram-se as células C, responsáveis pela produção de calcitonina, cujo papel biológico em humanos ainda precisa ser mais bem esclarecido. Alguns estudos sugerem que este hormônio tenha efeitos sobre o controle do metabolismo osteomineral, mas os dados ainda são muito controversos. Desse modo, os hormônios tireoidianos produzidos pelas células foliculares são os principais hormônios sintetizados e secretados pela glândula tireoide.

BIOSSÍNTESE E SECREÇÃO DOS HORMÔNIOS TIREOIDIANOS

A tireoide produz cerca de 85 μg/dia de T_4 e 35 μg/dia de T_3, o que é suficiente para manter em equilíbrio todas as funções desempenhadas pelos hormônios tireoidianos no organismo. Vale destacar que a taxa de síntese dos hormônios tireoidianos é maior em recém-nascidos e crianças do que em adultos (comparando a massa corporal). Esse dado é coerente com a exigência de níveis maiores de T_4 em recém-nascidos (em torno de 10 μg/kg) em comparação aos adultos (1,6 μg/kg).

A biossíntese e a secreção de hormônios tireoidianos são processos extremamente complexos, que dependem da expressão e da atividade de uma série de proteínas.

O processo de biossíntese hormonal na tireoide tem algumas peculiaridades, como a biossíntese intra e extracelular de seus hormônios. Além disso, a biossíntese hormonal depende do aporte adequado de um micronutriente pela dieta, o iodo. Os hormônios tireoidianos são os únicos que apresentam iodo em sua estrutura molecular, o que reforça a importância desse elemento no processo de biossíntese hormonal. Ainda assim, trata-se de um elemento escasso no ambiente, cujas principais fontes pela dieta são os alimentos de origem marinha e o consumo de sal iodado. Conforme será descrito adiante, o aporte de iodo pela dieta está intimamente relacionado com o processo de síntese hormonal e com a regulação da função tireoidiana.

O iodo consumido pela dieta é convertido em iodeto no trato gastrintestinal e absorvido pelos enterócitos no intestino delgado, que expressam o cotransportador sódio-iodeto, ou NIS (do inglês *sodium/iodide symporter*). Uma vez na circulação sanguínea, o iodeto é captado pela atividade do NIS expresso na membrana basolateral das células foliculares tireoidianas. A captação de iodeto é um transporte ativo secundário, que depende do gradiente de sódio gerado pela sódio-potássio-ATPase. Estudos cinéticos demonstraram que dois íons sódio se ligam à proteína NIS, e, então, o sítio de ligação do iodeto é exposto, garantindo, assim, o transporte dos íons na proporção de $2Na^+:1I^-$.

O transporte ativo de iodeto se justifica pela alta concentração desse ânion no interior da tireoide, que é 20 a 40 vezes maior que aquele presente no soro. Ademais, não há um gradiente elétrico favorável à entrada de iodeto nos tireócitos, dada a sua carga negativa, assim como o potencial elétrico da célula. Vale reforçar que a captação de iodeto é um passo extremamente importante e limitante da biossíntese hormonal. A captação de iodeto pela tireoide fornece uma importante estratégia do seu uso para protocolos que visem a aumentar a captação de iodo radioativo, utilizado no diagnóstico pela cintilografia da tireoide e no tratamento de pacientes com câncer de tireoide já estabelecido.

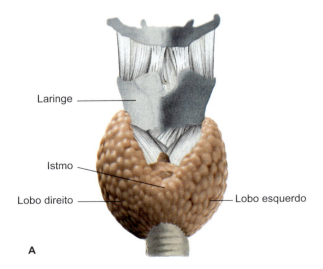 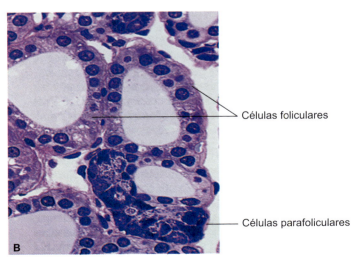

Figura 48.1 A. Vista frontal da glândula tireoide. **B.** Histologia da glândula tireoide. Aumento 100×, coloração HE.

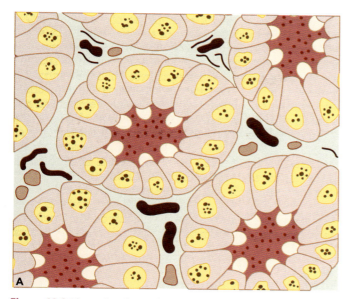 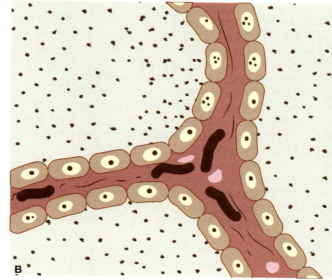

Figura 48.2 Alterações da morfologia da tireoide em disfunções tireoidianas. **A.** Estímulo acentuado do TSH sobre a tireoide. Os folículos tireoidianos apresentam epitélio colunar e redução significativa de coloide na região luminal. **B.** Hipofunção glandular. Os folículos tireoidianos apresentam epitélio pavimentoso e grande quantidade de coloide na região luminal.

A proteína NIS encontra-se expressa em outros órgãos do organismo, como nos ductos das glândulas salivares, nas células do tecido mamário durante a lactação, em células epiteliais pulmonares das vias respiratórias, nas células epitelial e parietal do estômago, na placenta, no ovário e nos testículos. O papel funcional da NIS nesses tecidos permanece especulativo.

Uma vez no interior das células, o iodeto é transportado para a região luminal pela atividade da pendrina (PDS, do inglês *pendred disease syndrome gene*), proteína expressa na membrana apical do tireócito. A importância da pendrina para a fisiologia tireoidiana foi descrita em pacientes com síndrome de Pendred, uma doença autossômica recessiva na qual os pacientes não expressam a pendrina funcionante e, como consequência, apresentam hipotireoidismo e surdez congênita. A pendrina está presente no sistema endolinfático da orelha interna, no ducto coletor do rim e no endométrio. Fisiologicamente, além de sua função de transporte de iodeto, age como um trocador de cloretos com bicarbonato e outros íons em túbulos renais, no transporte de ânions e na manutenção do potencial endococlear da orelha interna. A presença de iodeto no coloide em animais nocaute para a pendrina sugeria a atividade de outras proteínas no transporte de iodeto para a região luminal. Recentemente, descreveu-se a expressão de outra proteína responsável pelo transporte apical de iodeto, a anoctamina (ANO1).

Após ser transportado pela membrana apical, o iodeto alcança a região luminal que, conforme descrito anteriormente, é preenchida sobretudo por uma proteína de alto peso molecular (660 kDa), expressa exclusivamente na tireoide, a Tg. A Tg é sintetizada no retículo endoplasmático das células foliculares, modificada no complexo de Golgi e secretada no lúmen folicular. O gene que codifica a Tg foi encontrado no cromossomo 8, e o RNA mensageiro (mRNA) codifica uma proteína de 2.768 resíduos de aminoácidos que comporão a estrutura de uma glicoproteína constituída por duas cadeias polipeptídicas de 330 kDa. A Tg funcional (660 kDa), formada por duas dessas cadeias polipeptídicas ligadas por pontes dissulfeto, é bastante conservada entre as espécies de mamíferos. Essa proteína é o arcabouço para a síntese dos hormônios tireoidianos, constituindo o reservatório tireoidiano desses hormônios e também de iodo. A Tg desempenha ainda um papel importantíssimo na modulação da expressão de genes envolvidos na síntese de outras proteínas da tireoide, como NIS, tireoperoxidase (TPO, do inglês *thyroid peroxidase*) e fatores de transcrição envolvidos na regulação da expressão de genes tireoidianos (*Nkx2.1*, *Foxe-1* e *Pax-8*). Os indivíduos com anormalidades na síntese de tiroglobulina apresentam bócio congênito, acompanhado ou não de um quadro de hipotireoidismo, níveis séricos de Tg relativamente baixos e proteínas séricas halogenadas, principalmente a iodoalbumina. O bócio que se desenvolve é geralmente difuso e pode comprimir estruturas adjacentes. Quando há hipotireoidismo, este pode ser parcialmente compensado pela secreção preferencial de T_3. Interessantemente, a medição dos níveis de Tg no soro é de grande importância clínica na prática médica, como parte do diagnóstico de várias condições benignas, mas especialmente no seguimento pós-operatório do câncer diferenciado da tireoide (CDT). A Tg também está envolvida na patogênese de várias doenças da tireoide, como a tireoidite autoimune de Hashimoto, sendo utilizada como um marcador de doença residual ou recorrência de tumor após a tireoidectomia total.

Dando sequência à síntese dos hormônios tireoidianos, a enzima TPO é responsável por catalisar a oxidação do iodeto a iodo e por incorporá-lo aos resíduos de tirosina das moléculas de Tg na região luminal. O processo de incorporação de iodo nos resíduos de tirosina é denominado organificação do iodo, outro passo fundamental para a biossíntese hormonal.

A molécula da Tg contém aproximadamente 130 a 140 resíduos de tirosina, dos quais apenas 25 a 40 sofrem iodação pela TPO. A incorporação do iodo às tirosinas leva à formação de iodotirosinas. Quando dois iodos são incorporados ao resíduo de tirosina, forma-se a di-iodotirosina (DIT), enquanto a incorporação de apenas um iodo à molécula de tirosina leva à formação da monoiodotirosina (MIT). Dessa maneira, DIT e MIT são as precursoras dos hormônios tireoidianos (Figura 48.3). A TPO também é responsável por acoplar essas iodotirosinas formando as iodotironinas, os hormônios tireoidianos propriamente ditos. Logo, o acoplamento de uma DIT e uma MIT leva à formação de T_3 ou de T_3 reversa (T_3r); o acoplamento de duas DIT leva à formação de T_4; já o acoplamento de duas MIT resulta na formação da di-iodotironina (T_2). Nesse sentido, fica claro que, além de T_3 e T_4, a tireoide produz outros hormônios tireoidianos, como T_3r e T_2, cujos efeitos biológicos ainda precisam ser mais bem esclarecidos por novos estudos experimentais. Dessa maneira, os principais hormônios tireoidianos responsáveis por desencadear efeitos biológicos no organismo são T_3 e T_4.

Para exercer suas funções na tireoide, a TPO depende do cofator peróxido de hidrogênio (H_2O_2), gerado pelas NADPH-oxidases tireoidianas (DUOX1 ou THOX1 e DUOX2 ou THOX2, do inglês *dual thyroid-oxidases* 1 e 2, respectivamente) expressas na membrana apical de células foliculares da tireoide.

Em casos de estímulos de secreção hormonal, como a partir da ligação do TSH em seu receptor expresso na membrana basolateral dos tirócitos, o TSHR, ocorre a endocitose do coloide, contendo moléculas de Tg ricas em hormônios tireoidianos. Formam-se vesículas intracelulares que se fundem a lisossomos, formando os fagolisossomos que contêm uma série de enzimas, como as catepsinas, responsáveis por liberar as iodotironinas presentes nas moléculas de Tg. Finalmente, os hormônios tireoidianos são, então, secretados na circulação, por meio de seu transporte mediado pelo transportador de monocarboxilato tipo 8 ou MCT8 (do inglês, *monocarboxylate transporter* 8), expresso na membrana basolateral das células foliculares.

Durante o processo de digestão da Tg, também são liberadas moléculas de DIT e MIT, processadas pela enzima iodotirosina desalogenase (DEHAL1, do inglês *iodotyrosine dehalogenase 1*), que catalisa a liberação do iodo das moléculas de iodotirosinas, disponibilizando-o para ser reutilizado na biossíntese hormonal (Figura 48.4).

Além disso, diferentes agentes (hormonais, nutricionais, farmacológicos) regulam esse processo, como será descrito em detalhes a seguir. Nesse sentido, os defeitos na síntese e na secreção dos hormônios tireoidianos (disormonogênese) estão associados a 15% das causas de hipotireoidismo congênito e ocorrem na proporção de 1:300.000 nascimentos. Entre as principais causas do hipotireoidismo congênito, encontram-se disgenesia tireoidiana, disormonogênese tireoidiana, diminuição da síntese e secreção do hormônio liberador de tireotrofina (TRH, do inglês *thyrotropin releasing hormone*) no hipotálamo e/ou do TSH pela hipófise, interferência da síntese hormonal por fármacos antitireoidianos, presença de anticorpos maternos contra a glândula tireoide, irradiação e/ou deficiência de iodo.

REGULAÇÃO DA SÍNTESE E DA SECREÇÃO DOS HORMÔNIOS TIREOIDIANOS

A produção dos hormônios tireoidianos é controlada por diferentes níveis de regulação, que incluem os hormônios produzidos por outras glândulas endócrinas (como hipotálamo e hipófise) e, também, o aporte de iodo pela dieta, micronutriente essencial para a biossíntese desses hormônios.

Eixo hipotálamo-hipófise-tireoide

O eixo hipotálamo-hipófise-tireoide (HHT) é o principal eixo hormonal responsável pela manutenção de níveis normais de hormônios tireoidianos na circulação (Figura 48.5).

Vale salientar que é possível detectar o TSH a partir da 12ª semana de gestação em humanos. Os níveis desse hormônio aumentam progressivamente entre a 18ª e a 24ª semanas de gestação e se correlacionam com o aumento da captação de iodeto pela tireoide até o final da gestação.

O TSH é produzido pelos tireotrofos, células especializadas da hipófise anterior. A síntese e a secreção do TSH são estimuladas pelo TRH, um tripeptídio (piroglutamil-histidil-prolinamida) sintetizado pelos neurônios parvicelulares do núcleo paraventricular do hipotálamo. O TRH é secretado na eminência mediana no sistema porta-hipotálamo-hipofisário, um conjunto de capilares curtos que transporta esse hormônio até o lobo anterior da hipófise. Os tireotrofos apresentam em sua membrana plasmática receptores para o TRH (TRHR), e a interação hormônio-receptor desencadeia uma série de eventos moleculares intracelulares que culmina no aumento da produção e da secreção de TSH na circulação.

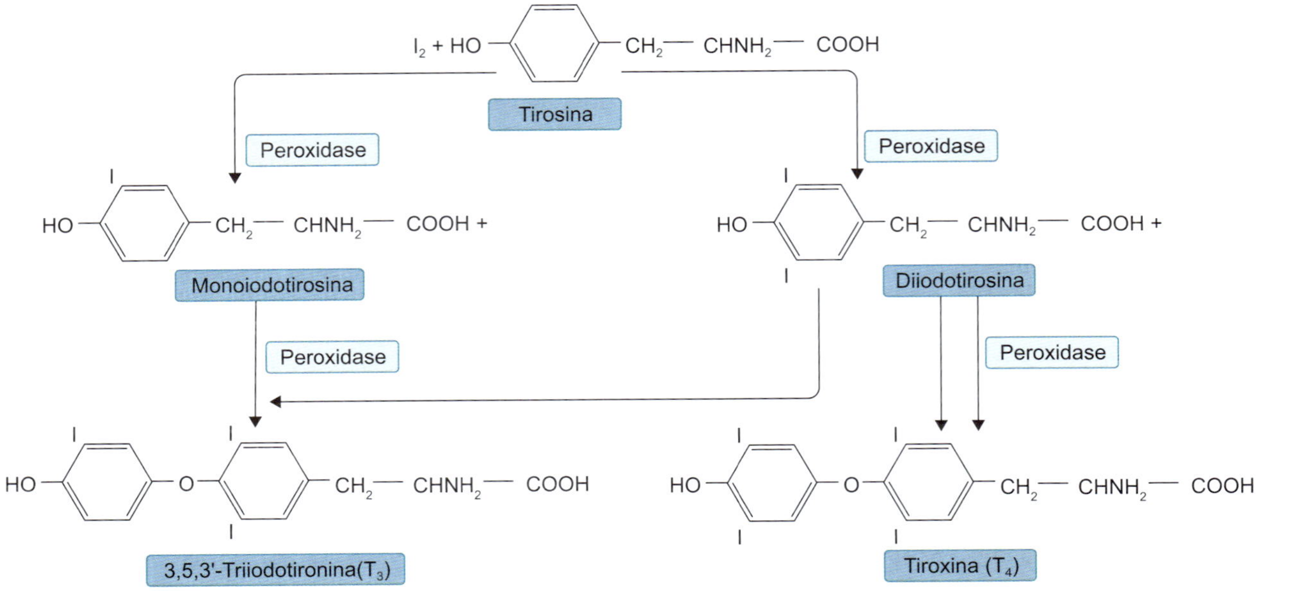

Figura 48.3 Organificação do iodo, formação das iodotirosinas e iodotironinas mediadas pela TPO.

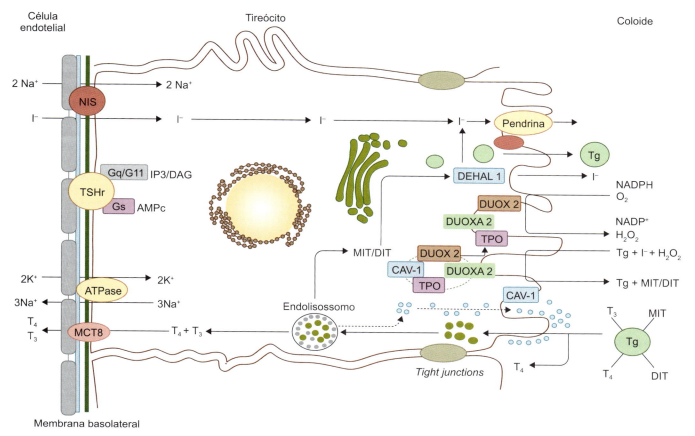

Figura 48.4 Biossíntese e secreção dos hormônios tireoidianos.

A dopamina é um neurotransmissor que, ao ser secretado no sistema porta-hipotálamo-hipofisário e se ligar em seus receptores DA2 presentes na adeno-hipófise, inibe a atividade da adenilciclase e diminui a secreção do TSH. Outro inibidor da síntese e da secreção de TSH é a somatostatina (SS), que exerce sua ação ao inibir a adenilciclase e diminuir a expressão de receptores de TRH nos tireotrofos.

Além dos hormônios anteriormente descritos, a síntese e a secreção de TSH são reguladas por leptina, cortisol, hormônio do crescimento e esteroides sexuais. A secreção de TSH também pode ser afetada por quadros de insuficiência renal, fome, privação de sono ou depressão. O TSH apresenta um ritmo circadiano de secreção, com pico de secreção no meio da noite e diminuição ao meio-dia. Sua concentração na circulação varia de 0,95 a 2 mUI/ℓ em indivíduos eutireóideos.

Ao ser secretado na circulação sanguínea, o TSH alcança a glândula tireoide e, ao interagir com seu receptor, expresso na membrana basolateral das células foliculares tireoidianas, ativa uma série de vias de sinalização intracelulares, estimulando todos os passos envolvidos na biossíntese e na secreção hormonal, conforme descrito na seção anterior.

Os hormônios tireoidianos, por sua vez, retroalimentam o sistema em um processo de *feedback* negativo. Tanto nos tanicitos do hipotálamo quanto nos tireotrofos da hipófise, ocorre a conversão local de T_4 para T_3, pela atividade de uma enzima denominada deiodase do tipo 2 (D2), que será extensivamente descrita posteriormente neste capítulo. O T_3, por sua vez, age em seus receptores nucleares e regula negativamente a síntese e a secreção de TRH e TSH pelo hipotálamo e pela hipófise, respectivamente. De fato, a infusão de hormônio tireoidiano na hipófise provoca a diminuição do mRNA das duas subunidades (α e β) do TSH, sendo a subunidade beta suprimida mais rapidamente que a subunidade alfa.

Os polimorfismos no gene da D2 têm sido associados à variação nesse ajuste da produção de T_3 intracelular e nos efeitos desencadeados por esse hormônio em diferentes indivíduos.

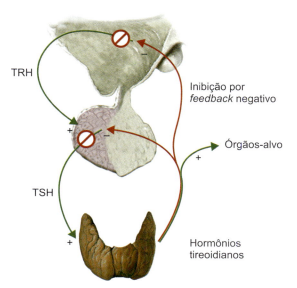

Figura 48.5 Eixo hipotálamo-hipófise-tireoide. Adaptada de Saladin (2003).

O controle fino dos níveis circulantes de hormônios tireoidianos pelo eixo HHT garante a manutenção da homeostase do organismo. Dessa forma, o resultado final da atividade desse eixo hormonal consiste na secreção de TSH e dos hormônios tireoidianos dentro da faixa de normalidade. Nesse sentido, qualquer alteração em alguma das glândulas desse eixo promoverá disfunções tireoidianas, com aumento ou diminuição da produção de hormônios tireoidianos, que, por sua vez, culminarão em efeitos sistêmicos relevantes. Por esse motivo, a mensuração dos níveis séricos de TSH é extremamente importante para o diagnóstico clínico de disfunções da tireoide, seja o hipotireoidismo, seja o hipertireoidismo, visto que pequenas alterações nos níveis séricos de T_4 são amplificadas por alterações relevantes nos níveis séricos de TSH. Como exemplo, no hipotireoidismo, dada a diminuição da presença de hormônios tireoidianos na hipófise e a redução da ocupação dos receptores nucleares por esses hormônios, há um aumento da transcrição dos genes que codificam para as subunidades do TSH, levando ao aumento de suas síntese e secreção.

Iodo

Trata-se de um micronutriente fundamental para a biossíntese de hormônios tireoidianos. Além de ser substrato para a síntese hormonal, o iodo tem um papel extremamente importante para a regulação da função tireoidiana.

O iodo está presente em diversos alimentos, como sal de cozinha, laticínios, grãos, vegetais, ovos e, especialmente, peixes e frutos do mar. Como já descrito, antes de ser absorvido pelo intestino delgado, o iodo é reduzido a iodeto. Ao atingir a circulação sanguínea, o iodeto é captado pela tireoide, que, por meio da atividade da NIS, transporta cerca de 12% do iodo plasmático por hora. Os rins são responsáveis por reabsorver o iodo, mas esse processo é parcial e resulta em uma perda de 90% do iodo ingerido.

O iodo é um micronutriente escasso no ambiente, e a deficiência de iodo constitui uma das principais causas de disfunções tireoidianas que acometem a população mundial. A Organização Mundial da Saúde (OMS) estima que aproximadamente 258 milhões de crianças em idade escolar e 2 bilhões de indivíduos adultos apresentem deficiência na ingestão de iodo em todo o mundo (Figura 48.6).

Sabe-se que, quando a ingestão de iodo não é adequada, a síntese dos hormônios tireoidianos diminui, resultando em hipotireoidismo. Quando essa diminuição da produção hormonal acontece durante a gravidez, no período neonatal e na infância, as consequências podem ser ainda mais graves, pois o hipotireoidismo durante esses momentos críticos do desenvolvimento culminam em prejuízos importantes no desenvolvimento neuromotor e no crescimento dos indivíduos, além de diversas outras anormalidades conhecidas como distúrbios causados pela deficiência de iodo (IDD, do inglês *iodine deficiency disorders*).

A OMS preconiza a ingestão diária de 100 a 150 μg de iodo para indivíduos adultos e adolescentes, 60 a 100 μg para crianças de 1 a 10 anos e 35 a 40 μg para crianças menores de 1 ano. Ainda assim, em áreas carentes e extremamente deficientes em iodo, a ingestão diária pode chegar a menos de 10 μg.

Em maio de 1990, durante a 43ª Assembleia Mundial em Genebra, a OMS estabeleceu como meta a eliminação da deficiência de iodo como um problema de saúde pública até 2000. Nesse encontro, a OMS determinou como principal estratégia o estabelecimento da iodação do sal em todos os países. Essa é uma estratégia relativamente segura e de baixo custo, que assegura a ingestão de iodo por todos os indivíduos, inclusive

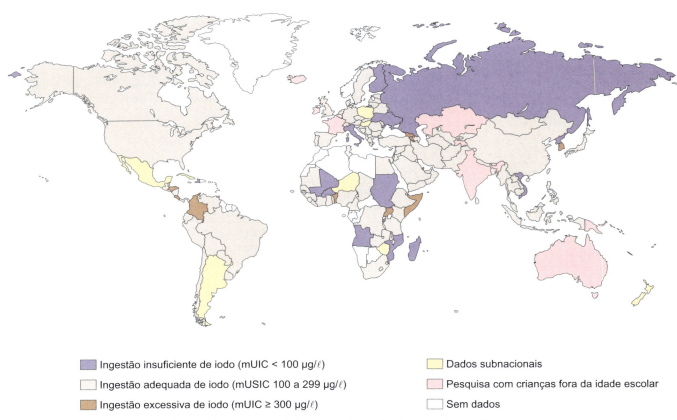

Figura 48.6 Consumo de iodo no mundo, em 2016. Adaptada de IGN (2016).

crianças e gestantes, especialmente para aqueles que não vivem em regiões próximas ao mar. Contudo, inúmeros estudos epidemiológicos demonstram que essa meta ainda não foi alcançada em vários países, nos quais grande parte da população apresenta-se deficiente em iodo.

A iodação do sal no Brasil foi iniciada em 1953. Apesar disso, desde o início do programa nacional de iodação, inúmeras alterações já foram realizadas no padrão e na quantidade de iodo adicionado ao quilo de sal. De fato, a última alteração ocorreu em 2013, quando a Agência Nacional de Vigilância Sanitária (Anvisa) reduziu a quantidade de iodo por quilo de sal de 20 a 60 mg/kg para 15 a 45 mg/kg, dado o alto consumo de sal entre os brasileiros. A iodação de sal no Brasil foi efetiva, pois reduziu a prevalência de IDD de 20,7% para 1,4% em 2000 no país, segundo dados do Sistema Único de Saúde (SUS). Entretanto, dados epidemiológicos demonstram que diversas regiões no Brasil ainda apresentam deficiência na ingestão de iodo, reforçando a necessidade de aumentar a fiscalização sobre o processo de iodação do sal de cozinha produzido em território nacional.

Os efeitos deletérios decorrentes da deficiência de iodo são claramente descritos na literatura. Todavia, os efeitos nocivos relacionados com o excesso de iodo ainda são controversos.

A glândula tireoide apresenta um mecanismo autorregulatório altamente especializado e independente da ação do TSH, denominado efeito Wolff-Chaikoff. Neste, frente ao excesso agudo de iodo, a glândula sofre um bloqueio do processo de organificação do iodo e uma diminuição na captação de iodeto mediada pela NIS, passos limitantes para a biossíntese hormonal. Em conjunto, ambos os efeitos culminam na diminuição da síntese e da secreção dos hormônios tireoidianos. Esse efeito é transitório e, após um período que varia de horas a dias, os indivíduos sofrem um fenômeno de escape denominado escape do efeito Wolff-Chaikoff, caracterizado pela retomada da síntese e da secreção de hormônios pela tireoide. Estudos demonstraram que esse escape decorre da diminuição da expressão e da atividade da NIS e do aumento da expressão e da atividade da PDS, que culminam na diminuição da captação de iodeto e no aumento de seu efluxo para o coloide. A conjunção desses efeitos leva à diminuição dos níveis intracelulares de iodeto, liberando a glândula do efeito inibitório (Figura 48.7).

Sabe-se que o iodo é um elemento extremamente reativo que, quando em excesso, induz a produção de espécies reativas de oxigênio na tireoide, além de interagir com componentes da membrana celular, causando lesões nos folículos tireoidianos. Dessa maneira, esse mecanismo autorregulatório é essencial para diminuir esses efeitos deletérios desencadeados pelo excesso de iodo, protegendo a glândula de efeitos adversos. No entanto, quando a exposição humana ao excesso de iodo é crônica, esse mecanismo autorregulatório pode deixar de funcionar, tornando os indivíduos mais predispostos ao desenvolvimento de disfunções tireoidianas, como tireoidites autoimunes, hipotireoidismo, hipertireoidismo etc.

TRANSPORTE PLASMÁTICO DOS HORMÔNIOS TIREOIDIANOS

A maior parte (> 99%) dos hormônios produzidos pela tireoide encontra-se ligada a proteínas transportadoras – denominada fração ligada de hormônios tireoidianos. Apenas 0,03% de T_4 e 0,3% de T_3 circulam livremente – a chamada fração livre de hormônios. As frações livre e ligada de hormônios tireoidianos são dinâmicas e mantidas constantes na circulação (Figura 48.8).

As principais proteínas transportadoras de hormônios tireoidianos são a globulina de ligação de tiroxina (TBG, do inglês *thyroxine-binding globulin*), a transtirretina (TTR, do inglês *transthyretin*), a albumina do soro humano (HSA, do inglês *human serum albumin*) e as lipoproteínas.

O transporte de hormônios tireoidianos pelas proteínas transportadoras garante:

- O fornecimento desses hormônios para os diferentes tecidos
- A proteção contra a metabolização/degradação no fígado e no rim
- Um grande reservatório circulante de hormônios tireoidianos.

Este último papel ganha ainda mais relevância frente às variações diárias na ingesta de iodo pelos indivíduos. Dessa maneira, quando a ingesta de iodo não for adequada para

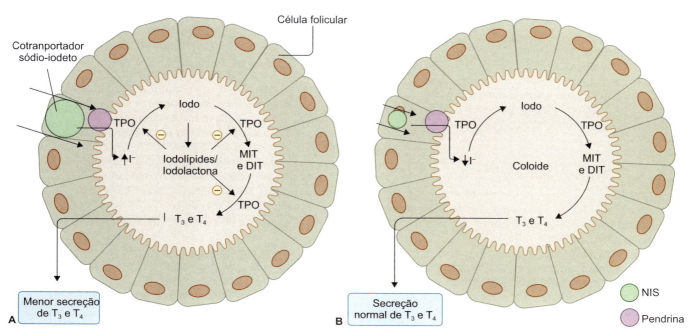

Figura 48.7 A e **B.** Efeito Wolff-Chaikoff e seu escape. Adaptada de Leung e Braverman (2014).

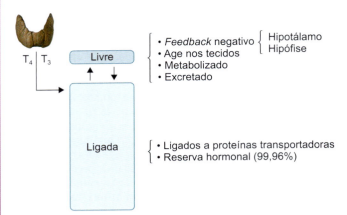

Figura 48.8 Transporte dos hormônios tireoidianos: frações livre e ligada.

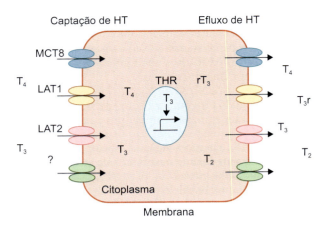

Figura 48.9 Transportadores celulares dos hormônios tireoidianos. Adaptada de Kinne *et al.* (2011).

garantir uma produção satisfatória de hormônios tireoidianos, essa reserva circulante garante provisoriamente a manutenção das funções exercidas por esses hormônios.

A TTR é responsável por grande parte da entrega imediata de T_4 e T_3, enquanto a HSA liga cerca de 5% do T_4 e do T_3 circulante. A TBG, por sua vez, apresenta a maior afinidade pelo T_4 na corrente sanguínea e pode transportar até 200 µg de T_4 livre. A quantidade de TBG na circulação sofre alterações em algumas situações específicas. Enquanto doenças hepáticas e renais estão comumente associadas à redução de TBG plasmática, os estrógenos estimulam a expressão e a produção hepática de TBG. Assim, o efeito estimulatório do estrógeno justifica o aumento dos níveis plasmáticos de TBG durante a gravidez, que leva à diminuição transitória de T_4 livre. Essa redução, por sua vez, induz o aumento da síntese e da secreção de TSH, que age na glândula aumentando a produção de T_4 pela tireoide, até que um novo nível, estável e mais alto, de T_4 ligado seja suficiente para restaurar o nível normal de T_4 livre.

TRANSPORTE DOS HORMÔNIOS TIREOIDIANOS PARA O INTERIOR DAS CÉLULAS-ALVO

As ações dos hormônios tireoidianos são mediadas pela fração livre destes. Para que exerçam seus efeitos, esses hormônios são inicialmente transportados para o meio intracelular. Por muito tempo, acreditou-se que os hormônios tireoidianos entravam nas células por difusão passiva, pela membrana plasmática. Atualmente, sabe-se que tanto o influxo quanto o efluxo dos hormônios tireoidianos nas células dependem de transportadores específicos, fundamentais para garantir o mecanismo de ação e os efeitos biológicos desencadeados por esses hormônios. Os transportadores de iodotironinas conhecidos atualmente são membros de duas famílias: a dos transportadores de aminoácidos, com destaque para os MCT e os transportadores de L-aminoácidos (LAT, do inglês *L-amino acid transporter*); e a de transportadores de ânions inorgânicos, da qual os membros mais conhecidos são o polipeptídio transportador de ânion orgânico (OATP, do inglês *organic-anion-transporting polypeptide*) e o polipeptídio cotransportador de sódio-taurocolato (NTCP, do inglês *Na⁺-taurocholate cotransporting polypeptide*) (Figura 48.9).

Os MCT são responsáveis pelo transporte de aminoácidos aromáticos e monocarboxílicos. Entre os membros conhecidos, o MCT8 e o MCT10 são os que apresentam maior afinidade e especificidade a T_3 e T_4.

O gene que codifica o MCT8, denominado *SLC16A2*, está localizado no cromossomo X e é composto por 6 éxons que codificam uma proteína de cerca de 67 kDa, que apresenta 12 sítios transmembrana. Esse transportador é amplamente expresso no cérebro e no fígado, tendo sido também identificado no coração, na placenta, nos pulmões, nos rins e na própria tireoide.

No cérebro de roedores, foi possível detectar altos níveis de expressão de mRNA que codifica o MCT8 em estruturas do plexo coroide e em regiões neo e alocorticais, como bulbo olfatório, córtex cerebral, hipocampo e amígdala. Níveis intermediários de expressão foram detectados no córtex estriado e no cerebelo, enquanto níveis baixos de expressão foram encontrados em alguns núcleos neuroendócrinos. A expressão de MCT8 ocorre predominantemente nos neurônios, os principais alvos da ação dos hormônios tireoidianos durante o início do desenvolvimento.

É interessante enfatizar que foi um estudo realizado em indivíduos com a síndrome de Allan-Herndon-Dudley, caracterizada por provocar retardo mental grave e diferentes disfunções neurológicas, que ajudou a atribuir significância fisiológica ao MCT8. Pacientes do sexo masculino com essa síndrome, homozigotos para as mutações no gene do MCT8, apresentavam aumento nos níveis séricos de T_3 e diminuição nos níveis de T_4 e T_3r. Somado a isso, os pacientes apresentavam retardo mental grave, comprometimento da comunicação verbal, hipotonia, incluindo incapacidade de controlar a cabeça, tetraplegia espástica, distonia e, em alguns casos, déficits na audição e na visão. As alterações observadas nesses pacientes são mais graves em indivíduos do sexo masculino, dado que o gene do MCT8 está localizado no cromossomo X. Em concordância, nos indivíduos do sexo feminino, os efeitos desencadeados pela síndrome são mais amenos. Ainda assim, algumas alterações observadas parecem variar de acordo com o tipo de mutação apresentada.

Com o intuito de compreender as alterações hormonais e funcionais observadas nesses pacientes, foram desenvolvidos camundongos que não expressavam o MCT8 (MCT8 KO). Curiosamente, esses animais apresentaram alterações biomoleculares semelhantes àquelas observadas nos pacientes do sexo masculino afetados pelas mutações. No entanto, as manifestações neurológicas observadas em humanos não foram detectadas nos camundongos nocaute para MCT8. Essa discrepância poderia ser explicada pela existência de mecanismos regulatórios espécie-específicos, que controlam a necessidade e a disponibilidade de hormônios tireoidianos necessária para o funcionamento adequado do sistema nervoso central (SNC) em cada espécie. Nesse sentido, alguns estudos mostraram que, apesar de a entrada de T_3 nas células permanecer restrita na ausência do MCT8, em roedores o T_3 produzido localmente parece ser suficiente para manter a expressão dos genes regulados por hormônios tireoidianos. A análise da expressão dos genes regulados por esses hormônios no córtex cerebral dos camundongos nocaute não revelou alterações significativas em relação àqueles sem mutações, sugerindo que, no cérebro de camundongos, o MCT8 não tenha um papel tão importante quanto aquele observado no cérebro de humanos. A ausência do MCT8 em camundongos parece ser compensada pelo aumento da expressão de outros transportadores no cérebro, que também promovem a entrada de hormônios tireoidianos, como os membros da família OATP, abordados posteriormente neste capítulo.

Apesar de as alterações neurológicas não terem sido reproduzidas nos roedores, fica claro que há uma expressão tecido-específica do MCT8. No fígado dos camundongos nocaute, os níveis de T_3 encontraram-se elevados, provocando aumento dos níveis de fosfatase alcalina e diminuição do colesterol. Enquanto isso, no cérebro, coerentemente com o que foi descrito anteriormente, não foi possível detectar as alterações anatômicas típicas provocadas pelo hipotireoidismo durante o início do desenvolvimento.

O MCT10, por sua vez, é codificado pelo gene *SLC16A10*, localizado no cromossomo 6 em humanos, consistindo também em 6 éxons que codificam para uma proteína de aproximadamente 55 kDa. O mRNA desse transportador é amplamente expresso nos rins e no intestino em humanos, enquanto em roedores é principalmente expresso no intestino, apesar de sua presença também ser detectada em outros tecidos, como coração, músculo esquelético, fígado, rins, placenta e cérebro – ainda que, neste tecido, a sua expressão seja relativamente baixa.

A princípio, o MCT10 era descrito como um transportador de aminoácidos aromáticos. Sua função no influxo e no efluxo de iodotironinas nas células foi caracterizada em um estudo que buscava compreender as diferenças entre os transportadores MCT8 e MCT10, considerando a alta homologia entre os genes que codificam essas proteínas. Esse estudo revelou que o MCT10 é um eficiente transportador de iodotironinas, com afinidade consideravelmente maior pelo T_3 do que aquela apresentada pelo MCT8.

Além dos MCT, uma família de transportadores de L-aminoácidos composta por 5 membros (LAT1 a 5) atua no transporte das iodotironinas. Os LAT1 e 2 são proteínas heterodiméricas com aproximadamente 40 kDa, codificadas pelos genes *SLC7A5* e *SLC7A6*, respectivamente. Por sua vez, os membros 4, 5 e 6 são proteínas monoméricas de aproximadamente 50 kDa, codificadas por um grupo distinto de genes, os *SLC43A1*, 2 e 3.

Em humanos, os transportadores LAT1 e 2 são expressos no cérebro, no baço, na placenta e no músculo esquelético. Em outros tecidos, como fígado, rim e coração, foi possível detectar a presença de LAT2, 3, 4 e 5. Enquanto isso, nos testículos, foi identificado apenas o LAT1, no intestino apenas o LAT2 e no pâncreas apenas o LAT4. Já em ratos, os LAT1 e 2 são expressos no cérebro, no intestino, na placenta, no músculo esquelético e nos testículos. No baço, há a expressão apenas do LAT1, enquanto, no fígado e no rim, apenas o LAT2 é expresso. Os demais transportadores dessa família não se expressam em ratos, apenas em alguns tecidos de camundongos, como baço, placenta, rim, músculo esquelético e coração.

As diferenças fenotípicas observadas entre os camundongos nocaute para o transportador MCT8 e os indivíduos que apresentavam mutações no gene *SLC16A2* motivaram o estudo de outros possíveis transportadores de iodotironinas. Considerava-se a hipótese da existência de mecanismos compensatórios capazes de explicar a ausência de alterações neurológicas nos camundongos nocaute, apesar do desbalanço na concentração de T_3 no plasma. Nesse contexto, os membros LAT1 e LAT2 da família de transportadores de L-aminoácidos apresentaram-se como potenciais responsáveis pelos mecanismos compensatórios nos animais nocaute, dado que o LAT1 é predominantemente expresso na barreira hematencefálica, e o LAT2, em neurônios.

Estudos recentes realizados com culturas de células mostraram que tanto o LAT1 quanto o LAT2 atuam predominantemente na captação de T_3, enquanto os demais membros, LAT3, 4 e 5, atuam no efluxo celular de T_2 e MIT. Evidencia-se, assim, a importância dessa família de transportadores para a regulação da concentração intracelular dos hormônios tireoidianos.

O transporte das iodotironinas também é realizado pelos transportadores OATP, já citados. Em humanos, esses transportadores foram identificados em vários tecidos, como fígado, pulmão, placenta, intestino e cérebro, atuando no transporte de diferentes compostos orgânicos, como hormônios tireoidianos, prostaglandinas, ácidos biliares e hormônios esteroides, além de facilitar o transporte de algumas medicações xenobióticas. Dessa maneira, o papel dos OATP para o efeito de determinados fármacos e sua presença em alguns tipos de células cancerosas têm atribuído grande relevância para o estudo desses transportadores. O transportador OATP1C1, codificado pelo gene *SLCO1C1*, e o OATP4A1, codificado pelo gene *SLCO4A1*, são os mais amplamente estudados quanto ao transporte de iodotironinas.

A expressão de OATP1C1 foi detectada no plexo coroide e no endotélio de capilares cerebrais, evidenciando sua atuação no transporte de T_4 pela barreira hematenfálica, dada a alta afinidade desse transportador pelo T_4 e pelo T_3r. Adicionalmente, observou-se que o OATP1C1 transporta o T_4 do soro para o parênquima cerebral e/ou para o plexo coroide e o líquido cefalorraquidiano (LCR). Em seguida, transporta o T_4 do parênquima cerebral ou das células ependimárias para os astrócitos. É interessante notar que a expressão de OATP1C1 é maior em cérebros de roedores do que em humanos.

O OATP4A1, por sua vez, é expresso na placenta, em células mamárias e em muitos outros tecidos de humanos e roedores. Um de seus principais papéis envolve o transporte dos hormônios tireoidianos maternos para o feto pela barreira placentária. Esse transporte garante que os hormônios tireoidianos exerçam seus importantes efeitos sobre o desenvolvimento do feto, antes mesmo de sua tireoide estar plenamente diferenciada e funcional.

Finalmente, o NTCP – expresso exclusivamente no fígado e cuja principal função é transportar ácidos biliares de maneira sódio-dependente – também transporta iodotironinas. Esse transportador apresenta cerca de 38 kDa em humanos e 51 kDa em ratos e tem maior afinidade pelo T_4. Ainda assim, ele também promove o transporte de T_3, T_3r e T_2 e das isoformas sulfatadas dos hormônios tireoidianos, como o T_4S e o T_3S.

METABOLIZAÇÃO DOS HORMÔNIOS TIREOIDIANOS

Desiodases

Conforme destacado anteriormente, a glândula tireoide, ao ser estimulada pelo TSH, sintetiza e secreta os hormônios tireoidianos, principalmente o T_4, e, em menor proporção, o T_3. Sabe-se, contudo, que o T_3 é o principal hormônio que atua nas células-alvo, dada a alta afinidade dos receptores nucleares por esse hormônio. Assim, um passo extremamente importante para a ação dos hormônios tireoidianos é a conversão de T_4 em T_3 (considerado o hormônio tireoidiano ativo), por meio de um processo denominado desiodação, catalisado por enzimas denominadas iodotirosinas desiodases. A desiodação também tem um importante papel para a geração do T_3 circulante, pois, enquanto 100% do T_4 circulante deriva da produção tireoidiana, apenas 20% do T_3 circulante é produzido pela tireoide (Figura 48.10).

É importante destacar que o processo de desiodação é regulado por diferentes mecanismos nos tecidos periféricos. Dessa maneira, os efeitos biológicos dos hormônios tireoidianos dependem da sua concentração intracelular, que não é determinada apenas pelo adequado funcionamento do eixo HHT, mas também e, principalmente, pela metabolização intracelular dos hormônios, que ocorre nas células-alvo por meio da atividade das desiodases. Atualmente, estão descritas três isoformas dessas enzimas: a desiodase tipo 1 (D1), a desiodase tipo 2 (D2) e a desiodase tipo 3 (D3). Cada uma dessas enzimas tem suas peculiaridades e está envolvida no processo de ativação ou inativação intracelular dos hormônios tireoidianos (Figura 48.11).

Em mamíferos, a D1 é abundantemente expressa no fígado e nos rins, embora também possa ser encontrada em glândula tireoide, hipófise, intestino, placenta e SNC. Atua principalmente na conversão de T_4 em T_3 (ativação), pela remoção do iodo do anel externo da molécula de T_4; e na conversão de T_4 a T_3r a partir da clivagem do iodo do anel interno da molécula de T_4. Por meio da atividade da D1, pode-se gerar também a 3,3' T_2 a partir do T_3 e do T_3r.

A D1 apresenta baixa afinidade pelo T_4, sendo considerada menos eficiente que a D2 na geração intracelular de T_3. Nesse sentido, sabe-se que a D2 catalisa a desiodação apenas do anel externo de T_4 e aumenta de forma significativa a ação dos hormônios tireoidianos nas células onde está expressa. Apesar disso, a D1 exerce importante papel na geração extratireoidiana de T_3, efeito ainda mais evidente em indivíduos que sofrem de hipertireoidismo, dado que o gene que codifica a enzima D1 é regulado positivamente pelo T_3. A D1, portanto, apresenta um papel significativamente importante para a manutenção de níveis séricos de hormônios tireoidianos.

A D1 também apresenta uma importante função na glândula tireoide, posto que camundongos nocaute para D1 apresentaram menor liberação de iodo em relação a animais-controle (selvagens). Esse dado reforça que, em situações de baixo suprimento de iodo, a D1 catalisa a liberação de iodo das moléculas de T_4, promovendo a manutenção de níveis intracelulares adequados deste micronutriente para a produção hormonal e para o funcionamento da glândula tireoide. Esses dados sugerem um importante papel da D1 na minimização dos efeitos negativos decorrentes do suprimento insuficiente de iodo pela dieta.

A D2, por sua vez, é amplamente distribuída em humanos, sendo expressa em SNC, glândula tireoide, músculo esquelético, placenta e coração. A D2 também é detectável nas glândulas mamárias e cóclea de camundongos, e em hipófise, cérebro, tecido adiposo marrom, gônadas, glândula pineal e timo de ratos. A expressão diferenciada de D2 nos tecidos sugere que ela tenha papéis específicos em diferentes espécies de animais.

No cérebro, a D2 é predominantemente expressa nas células da glia, mais especificamente nos astrócitos. Nessas células, essa enzima é responsável pela geração e disponibilização de T3 para células periféricas, como os neurônios, que dispõem de receptores para os hormônios tireoidianos, mas não a capacidade de gerar T_3 no meio intracelular.

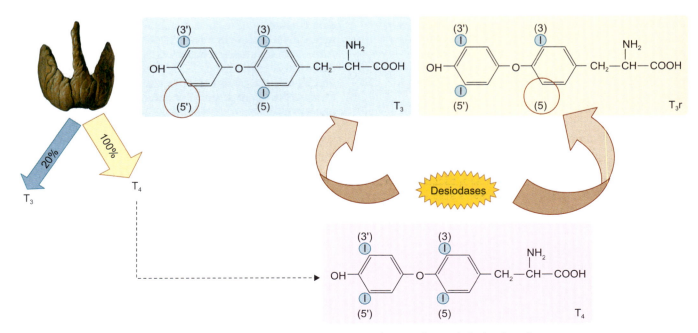

Figura 48.10 Metabolização dos hormônios tireoidianos pela atividade das desiodases.

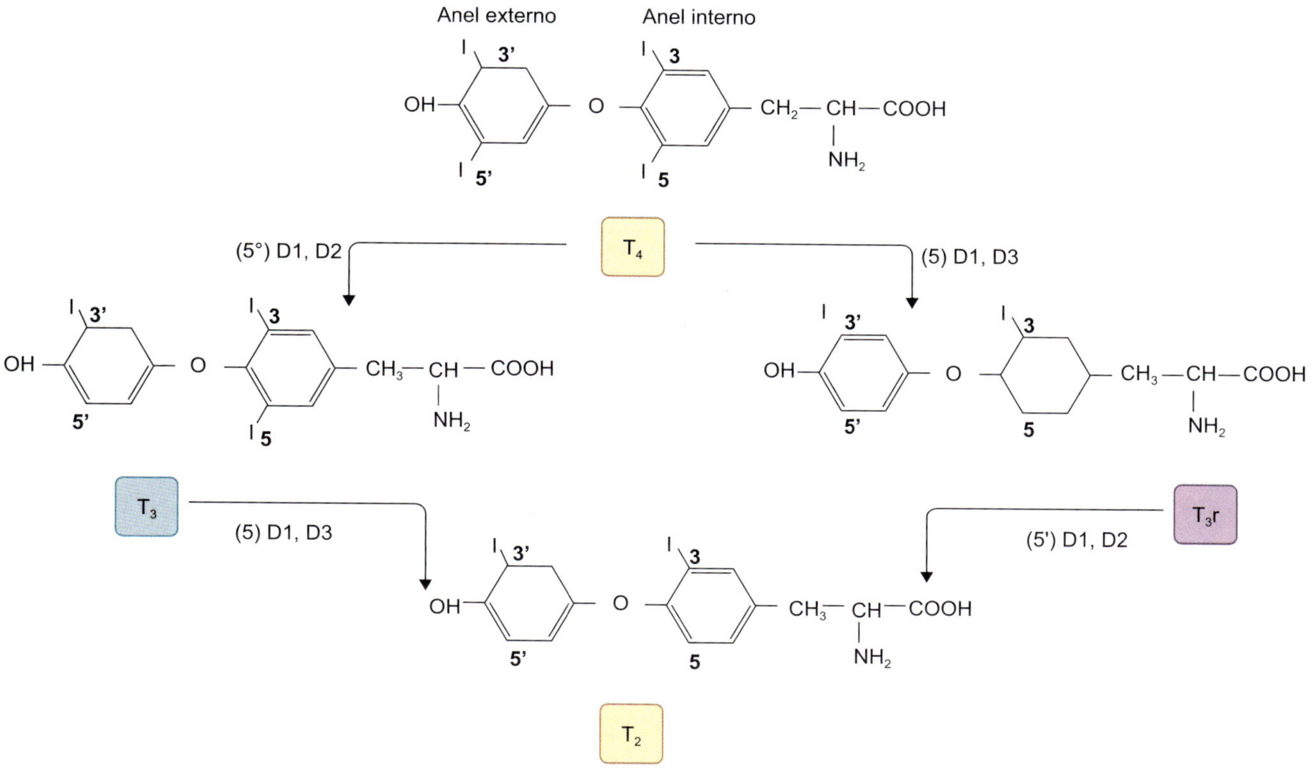

Figura 48.11 Diferentes tipos de desiodases atuam sobre a metabolização intracelular dos hormônios tireoidianos. Adaptada de Meyer *et al.* (2007).

A expressão da D2 em tecidos considerados nobres é crucial, porque sua atividade garante a geração intracelular de T_3 mesmo quando os níveis plasmáticos de T_4 estão diminuídos. Estudos sugerem ainda que ela tenha um importante papel na produção do T_3 plasmático.

A D2 tem um papel central na manutenção da homeostase dos níveis circulantes dos hormônios tireoidianos, uma vez que é altamente expressa nos órgãos componentes do eixo HHT. O importante papel da D2 no funcionamento desse eixo foi principalmente descrito a partir de estudos em camundongos nocaute para essa enzima. Esses animais apresentavam níveis aumentados de T_4 e TSH, enquanto os níveis plasmáticos de T_3 apresentavam-se normais. Ademais, enquanto a administração exógena de T_4 ou T_3 em animais selvagens com hipotireoidismo provocou diminuição nos níveis plasmáticos de TSH, nos animais nocaute para D2 os níveis plasmáticos de TSH só apresentaram redução quando o T_3 foi administrado. Esses resultados sugerem que a D2 tenha um papel fundamental para a conversão intracelular de T_4 em T_3 na hipófise e no hipotálamo, sendo indispensável para a regulação do mecanismo de *feedback* negativo exercido pelo T_4 sobre o eixo HHT. Desse modo, a ausência de D2 na hipófise e no hipotálamo torna esses tecidos resistentes à ação regulatória do T_4.

O papel da D2 no mecanismo de regulação do eixo HHT também foi demonstrado em humanos. Pacientes com mutações no gene *SBP2*, que codifica uma proteína essencial para a estrutura das selenoproteínas, apresentaram alterações nos níveis de hormônios tireoidianos. Observou-se ainda que a hipófise desses pacientes era resistente à ação do T_4, comprometendo o mecanismo de *feedback* negativo exercido por esse hormônio sobre a síntese e a secreção de TSH.

A D3, por sua vez, promove a formação de T_3r por meio da clivagem do iodo presente no anel tirosil interno da molécula de T_4. Adicionalmente, catalisa a formação de T_2 a partir do T_3. Como será discutido adiante, o T_3r e o T_2 são considerados formas biologicamente inativas dos hormônios tireoidianos, no que diz respeito à ação nuclear desses hormônios. Todavia, cada vez mais estudos sugerem que ambos tenham um papel importante nas ações não genômicas desencadeadas pelos hormônios tireoidianos.

A expressão de D3 nos tecidos é acentuadamente reduzida após o nascimento. Entretanto, essa enzima é detectável em SNC, placenta e pele em indivíduos adultos.

De maneira interessante e paradoxal, no SNC, ao menos em ratos, a expressão de D3 foi observada em regiões com alta expressão de receptores para os hormônios tireoidianos, como as camadas II-IV do córtex cerebral, incluindo as células piramidais e granulares do giro dentado do hipocampo, e na camada II do córtex piriforme. Nota-se que a D3 é predominantemente expressa em neurônios, ao contrário da D2, amplamente expressa em células da glia, como apresentado anteriormente. Dessa forma, as enzimas D2 e D3 podem ser consideradas elementos de extrema importância para o adequado desenvolvimento, manutenção e funcionamento do SNC, por meio do controle e da manutenção dos níveis intracelulares de hormônio tireoidiano dentro de limites fisiológicos, independentemente dos seus níveis na circulação. Nesse contexto, a D2 é responsável pela ativação intracelular dos hormônios tireoidianos a partir da geração do T_3, enquanto a D3 atua na inativação desses hormônios ao gerar o T_3r.

Pelo fato de ser altamente expressa nos tecidos antes do nascimento e ter sua expressão reduzida após o nascimento, a D3 foi classificada como uma proteína oncofetal. No entanto, alguns estudos evidenciaram que a expressão da D3 pode ser reativada em determinados tecidos após o nascimento e durante a vida adulta, frente a diferentes condições fisiopatológicas.

Por exemplo, observou-se aumento na expressão de D3 no coração e no SNC de indivíduos comprometidos por enfermidades como infarto do miocárdio, tromboembolismo cerebral, acidente vascular encefálico e epilepsia.

Interessantemente, demonstrou-se que a hipoxia, condição de suprimento ineficiente de oxigênio para os tecidos, aumenta a expressão de D3 em diferentes tecidos, em especial em estruturas do SNC. O aumento da expressão de D3 induz um estado análogo ao do hipotireoidismo, por diminuição da atividade local do T_3, resultando em diferentes alterações neurológicas. Sugere-se que o estímulo da expressão de D3 durante quadros de hipoxia decorra da ação do fator indutor de hipoxia-1α (HIF-1α), cuja expressão encontra-se aumentada em tecidos com baixo suprimento de oxigênio.

O controle da expressão de D3 exercido pelo HIF-1α foi corroborado em diferentes modelos experimentais. De fato, camundongos com hipoxia isquêmica induzida pela interrupção unilateral do fluxo sanguíneo da artéria carótida apresentaram aumento significativo da expressão de HIF-1α e D3 em estruturas do SNC. O aumento da expressão de D3 durante a hipoxia também foi demonstrado em animais com falência cardíaca induzida por hipertrofia do ventrículo direito, no qual se observaram o aumento da expressão do HIF-1α e de D3 e, consequentemente, a redução na produção local de T_3 nesse tecido. Em adição, animais submetidos a um protocolo de infarto do miocárdio apresentaram quadro de hipotireoidismo local no tecido cardíaco, decorrente de mudanças na metabolização dos hormônios tireoidianos, dado o aumento da expressão de D3 induzida pela hipoxia nesse tecido. Finalmente, culturas de neurônios e hepatócitos submetidos à hipoxia apresentaram níveis aumentados de mRNA da D3, levando à diminuição dos níveis intracelulares de T_3 e, consequentemente, ao hipotireoidismo celular.

O aumento da atividade da D3 e da expressão do mRNA que a codifica também foi observado em tumores malignos do sistema cardiovascular (como hemangiomas e hemangioendoteliomas) e do SNC (astrocitomas, oligodendromas, gliossarcomas, glioblastomas e carcinomas). De maneira coerente com o que foi relatado até o momento, em todos esses tumores pode-se observar um quadro de hipotireoidismo local, provavelmente relacionado com o aumento da expressão/atividade da D3.

Assim, todos os estudos supracitados indicam que existe um fino mecanismo intracelular de regulação da disponibilidade e da produção local de T_3 mediado pela atividade da D3. Por conseguinte, as alterações nos níveis intracelulares de T_3 estão diretamente relacionadas com alterações na taxa metabólica basal dos tecidos. Nesse sentido, quanto maiores a expressão e a atividade da D3, menor a produção local de T_3 e, consequentemente, menor a taxa metabólica do tecido. Sugere-se ainda que essa diminuição do metabolismo em tecidos acometidos por hipoxia induzida por diferentes processos patológicos (infarto, isquemia, câncer) tenha um importante papel protetor, diminuindo o gasto energético localmente, de modo a retardar e/ou minimizar os danos provocados pelo aporte insuficiente de oxigênio.

Um claro exemplo do papel protetor da expressão de D3 foi demonstrado em um estudo realizado com camundongos da linhagem C57BL/6 nocaute para o gene *DIO3* (que codifica a D3) especificamente no tecido cardíaco – animais denominados HtzKOD3. Esses animais com ausência de D3 no coração, quando submetidos ao protocolo experimental de insuficiência cardíaca induzida pelo isoproterenol, apresentaram piora

significativa do quadro e o dobro de mortalidade em comparação àqueles com expressão da enzima.

Vale informar que, além de estimular a expressão da D3, a hipoxia é responsável pela redistribuição dessa enzima em organelas celulares. Dito isso, frente ao baixo suprimento de oxigênio nas células, ocorrem o redirecionamento e o acúmulo da D3 no núcleo celular, diminuindo a sinalização genômica desencadeada pelos hormônios tireoidianos. Em contraste, em condições de suprimento adequado de oxigênio, a D3 é predominantemente direcionada do complexo de Golgi para a membrana plasmática.

MECANISMO DE AÇÃO DOS HORMÔNIOS TIREOIDIANOS

Ações genômicas

Receptores dos hormônios tireoidianos

Os receptores de hormônios tireoidianos (THR) apresentam baixa afinidade pelo T_4 e alta afinidade pelo T_3. Dessa maneira, para exercer seus efeitos no controle da expressão gênica, o T_4 é inicialmente ativado a T_3 nas células-alvo, por meio da ação das desiodases, conforme explicado anteriormente. Em seguida, o T_3 gerado liga-se aos THR nucleares e exerce seus efeitos biológicos (Figura 48.12).

Os THR compõem uma superfamília de fatores de transcrição, codificados por dois proto-oncogenes, c-erbAα e c-erbAβ, localizados nos cromossomos 17 e 3, respectivamente. Esses genes são responsáveis pela geração do mRNA que codifica para as principais isoformas dos THR: THRA (α1, α2, α3, Δα1, Δα2) e THRB (β1, β2, β3 e Δβ3).

O THRα1 é amplamente expresso em cerebelo, tecido adiposo marrom, músculos esquelético e cardíaco e tecido ósseo. Já a isoforma THRα2 pode ser detectada em cérebro, coração, rins, músculo esquelético, tecido adiposo marrom e testículos. As isoformas Δα1 e Δα2 foram detectadas apenas nos pulmões e no intestino.

O THRβ1 é altamente expresso em tecido adiposo branco, fígado e rins; já a isoforma THRβ2 é expressa em hipófise, hipotálamo, hipocampo em desenvolvimento, córtex estriado, cones e cóclea. A isoforma THRβ3 é expressa em rins, pulmões e fígado, enquanto a Δβ3 no baço e nos pulmões.

Considerando que a resposta aos hormônios tireoidianos é tecido-específica, a expressão do mRNA e a quantidade relativa das isoformas variam em cada tecido. Dessa maneira, enquanto no coração o THRα1 é a isoforma mais abundante dos THR, no fígado é a THRβ1. A expressão dos THR nos diferentes tecidos também pode variar de acordo com a fase do desenvolvimento na qual os indivíduos se encontram. Como exemplo, sabe-se que o THRα1 é a isoforma de THR predominante no cérebro de fetos em desenvolvimento, entretanto, após o nascimento, ocorre um aumento significativo da expressão do THRβ1, que se mantém como principal isoforma de THR no cérebro ao longo da vida.

De modo geral, os THR apresentam-se estrutural e funcionalmente semelhantes aos outros receptores nucleares. Assim, os THR apresentam:

- Um domínio aminoterminal: que provavelmente não exerce efeito significativo sobre o controle da transcrição gênica mediada pelos hormônios tireoidianos
- Um domínio de ligação ao DNA (DBD): que reconhece e interage com sequências curtas e repetitivas do DNA (AGGTCA) presentes nos promotores dos genes-alvo – nesse caso,

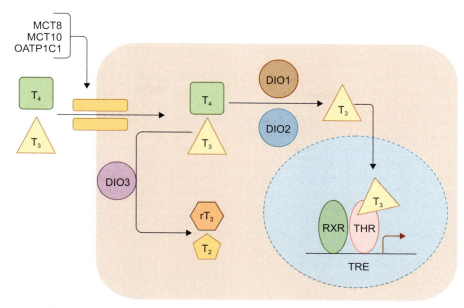

Figura 48.12 Ações nucleares dos hormônios tireoidianos. Adaptada de William e Basset (2011).

conhecidas como elementos responsivos aos hormônios tireoidianos (TRE)
- Um domínio carboxiterminal de ligação (LBD): que se liga aos hormônios tireoidianos e com diferentes complexos proteicos que atuam como correguladores.

O domínio DBD é o mais conservado entre os receptores nucleares, enquanto o LBD apresenta menor grau de conservação, considerando a grande variedade de ligantes reconhecidos por esses receptores. É importante destacar que os THR se ligam ao DNA na forma de monômeros, homodímeros ou heterodímeros. Esses últimos são formados porque o domínio de ligação dos THR também interage com outros receptores, como receptores nucleares de ácido retinoico (RAR), receptores de retinoide X (RXR), receptores nucleares de vitamina D (VDR) e receptores ativados proliferadores de peroxissomos (PPAR; Figura 48.13).

Até o momento, os estudos publicados não revelaram a existência de muitas diferenças estruturais entre os THR, além de aminoácidos-chave no domínio DBD. No entanto, análises em culturas celulares indicaram que a afinidade de ligação dos THR aos hormônios tireoidianos pode variar. Esses estudos demonstraram, por exemplo, que o THRα1 apresenta maior afinidade de ligação ao T_3 quando comparado ao THRβ1, ainda que o primeiro tenha menor tendência de formar homodímeros na ausência do ligante.

Diversos estudos demonstraram que esses receptores exercem funções diferentes *in vivo*, a partir da análise de indivíduos com mutações nos genes *c-erbAα* e *c-erbAβ*. Logo, os indivíduos com mutações no gene *c-erbAα*, que codifica as isoformas do THRA, apresentavam sintomas típicos de hipotireoidismo congênito. Enquanto isso, os pacientes com mutações no gene *c-erbAβ*, que codifica as diferentes isoformas do THRB, apresentavam aumento na concentração plasmática de T_3 e alterações no mecanismo de *feedback* negativo do eixo HHT. O amplo espectro de alterações decorrente das mutações no gene *c-erbAβ* é conhecido como síndrome de resistência aos hormônios tireoidianos. Vale salientar que pacientes com essa síndrome apresentam características típicas tanto de hipo quanto de hipertireoidismo, uma vez que, nesses indivíduos, a manutenção da sensibilidade ao excesso de T_3 é desempenhada apenas pelo THRα1, cuja expressão é tecido-específica, conforme explicitado anteriormente.

Ainda, com o intuito de avaliar se as diferenças funcionais existentes entre THRA e THRB decorriam de propriedades específicas de cada receptor, um estudo comparou a expressão gênica responsiva ao T_3 em duas linhagens celulares diferentes – uma delas com alta expressão de THRα1 e a outra de THRβ1. Os resultados desse estudo demonstraram que uma quantidade considerável dos genes regulados pelos hormônios tireoidianos apresentou preferência para um tipo específico de receptor (ou TRα1, ou TRβ1), sugerindo que características exclusivas de cada isoforma contribuem para determinar suas funções nos tecidos-alvo.

Muitas das informações sobre o papel fisiológico das isoformas de THR na mediação dos efeitos biológicos dos hormônios tireoidianos foram obtidas em modelos de animais transgênicos. Nesse sentido, camundongos com deleção do gene que codifica o THRα1 apresentaram diminuição da frequência cardíaca, do gasto energético e da temperatura corporal, além de hipotireoidismo discreto. Esses estudos também fortaleceram as evidências do papel crucial do THRα para os efeitos dos hormônios tireoidianos sobre o coração. Por sua vez, estudos realizados com camundongos com deleção do

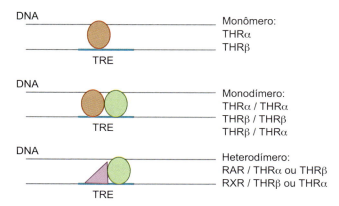

Figura 48.13 Interação dos THR com o TRE.

THRβ evidenciaram que essa é a principal isoforma de THR do fígado, responsável por mediar as ações dos hormônios tireoidianos sobre o metabolismo hepático e pela manutenção dos níveis de colesterol plasmático. Além disso, demonstrou-se o importante papel do THRβ para a regulação da liberação de TSH mediada pelos hormônios tireoidianos na hipófise. Vale a pena destacar que a ocupação desses receptores pelo T_3 difere nos tecidos; o coração apresenta cerca de 50% dos seus receptores ocupados, enquanto o cérebro tem uma porcentagem maior que 90%.

O conhecimento sobre o papel e a distribuição de cada THR nos diferentes tecidos é fundamental para o desenvolvimento de análogos farmacológicos, que atuarão mimetizando funções tecido-específicas dos hormônios tireoidianos, sem comprometer a função de outros tecidos responsivos a esses hormônios. Desse modo, análogos do T_3 que se ligam preferencialmente ao THRβ foram desenvolvidos com o intuito de promover os efeitos benéficos do T_3 sobre o metabolismo, sem gerar efeitos deletérios em outros tecidos, como o coração – que expressa principalmente a isoforma THRα. Nesse contexto, estudos demonstraram que roedores tratados com o GC-1, um análogo seletivo do THRβ, apresentaram redução dos níveis de colesterol e triglicerídeos plasmáticos, sem alterações significativas sobre a função cardíaca. Em concordância, o tratamento de animais com o GC-24, outro análogo do T_3 que se liga seletivamente ao THRβ, foi responsável por normalizar os níveis plasmáticos de triglicerídeos, aumentar o gasto energético e reduzir a deposição de gordura induzida pela obesidade, sem induzir a hipertrofia cardíaca, característica em animais com excesso de hormônios tireoidianos (hipertireóideos).

Dessa maneira, o conhecimento aprofundado e detalhado sobre a estrutura molecular e as vias de sinalização que cada isoforma dos THR desencadeia é extremamente importante para esclarecer as diferenças entre as funções cada receptor e para desenvolver novos agonistas seletivos (como GC-1 e GC-24), que potencialmente auxiliarão em tratamentos farmacológicos de doenças sem que ocorram efeitos deletérios associados aos ligantes sintéticos.

Coativadores e correpressores

Os corregulares transcricionais regulam a expressão gênica por meio da modulação da atividade dos receptores nucleares e dos fatores de transcrição. Nesse sentido, os corregulares são classificados de acordo com a sua função, de modo que aqueles que induzem a expressão gênica são denominados coativadores, enquanto os que reprimem a transcrição dos genes levam o nome de correpressores. De modo geral, os corregulares atuam por diferentes mecanismos para controlar a transcrição gênica, principalmente por meio de processos enzimáticos, como fosforilação, metilação, acetilação, ubiquitinação e/ou promovendo remodelação da cromatina.

Conforme descrito anteriormente, os THR apresentam um domínio de ligação que reconhece sequências específicas do DNA, os TRE, que se encontram presentes nos promotores dos genes-alvo dos hormônios tireoidianos. Descreveu-se ainda que essa ligação dos THR no DNA ocorre sob a forma de monômeros, homodímeros ou heterodímeros. Os corregulares, por sua vez, associam-se a esses complexos de receptores nucleares, ativando ou reprimindo o processo de transcrição gênica. Assim, é imprescindível compreender o importante papel dos correpressores e coativadores e suas interações com os THR para o desencadeamento dos efeitos biológicos dos hormônios tireoidianos (Figura 48.14).

Dessa forma, na ausência de hormônios tireoidianos, nas regiões promotoras dos genes regulados positivamente por esses hormônios, os heterodímeros formados por THR e RXR encontram-se associados a proteínas correpressoras, que, por sua vez, recrutam outros complexos proteicos, incluindo histonas deacetilases, responsáveis pela condensação da cromatina e, consequentemente, pela repressão da transcrição gênica. Contudo, quando o hormônio tireoidiano está presente, os THR passam por mudanças conformacionais, liberando as proteínas correpressoras e recrutando coativadores, que promovem a ativação da transcrição gênica.

Entre os coativadores que interagem com THR, destacam-se aqueles pertencentes à família dos coativadores de receptores de esteroides, conhecidos como SRC, classificados como SRC-1, SRC-2 e SRC-3. Os membros dessa família apresentam domínios que interagem tanto com receptores nucleares quanto com outros correguladores. No domínio que interage com os receptores nucleares, encontram-se três *motifs* de ligação com sequência de aminoácidos LXXLL – em que "L" representa o aminoácido leucina, e a letra "X", qualquer outro aminoácido. Esses *motifs* são denominados NRbox.

O SRC-1, também conhecido como coativador de receptores nucleares 1 (NCoA-1), foi identificado inicialmente como um coativador do receptor nuclear de progesterona. Depois, demonstrou-se que o SRC-1 também estimulava a transcrição gênica ao interagir com outros receptores nucleares, incluindo os THR. De forma interessante, camundongos nocaute para o SRC-1 apresentaram níveis séricos de hormônios tireoidianos e de TSH elevados. Adicionalmente, análises de expressão gênica demonstraram que o SRC-1 influencia a expressão de genes responsivos aos hormônios tireoidianos. Ainda assim, esse efeito parece ser tecido-específico, levando-se em consideração as diferenças de afinidade entre este coativador e as diferentes isoformas dos THR.

Dada a alta homologia estrutural, o SRC-1 é considerado funcionalmente semelhante ao SRC-2, também conhecido como coativador de receptores nucleares 2 (NcoA-2) ou fator transcricional intermediário 2 (TIF-2). Interessantemente,

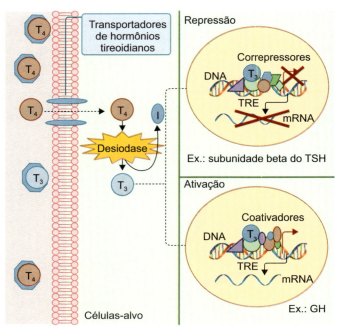

Figura 48.14 Papel dos correpressores e coativadores nas ações genômicas dos hormônios tireoidianos.

camundongos que não expressam o SRC-1 apresentam um aumento significativo da expressão do SRC-2, efeito que provavelmente decorre de um mecanismo compensatório nesses animais. Ainda que sejam estrutural e funcionalmente semelhantes, a expressão de SRC-1 e SRC-2 é específica em cada tecido, e esses coativadores atuam por vias de sinalização diferentes.

Finalmente, o SRC-3 é um coativador altamente expresso no hipocampo, no bulbo olfatório, nos hepatócitos, nas glândulas mamárias e nos oócitos. A importância desse corregulador é corroborada por estudos com camundongos nocaute para SRC-3, que apresentam diversas alterações das funções reprodutivas, além de atraso no desenvolvimento.

Além desses três correguladores amplamente estudados, há outros coativadores com papel importante na ativação da transcrição dos genes responsivos aos hormônios tireoidianos, como o complexo proteico associado ao receptor de hormônio tireoidiano (TRAP), o coativador de receptor ativado por proliferadores de peroxissomos (PGC-1) e a proteína de ligação ao receptor de hormônio tireoidiano (TRBP).

O complexo TRAP é composto por diversas subunidades que atuam como ativadoras de diferentes fatores de transcrição. A subunidade TRAP220 interage com os THR, além de atuar sobre diversos outros receptores nucleares. A geração de camundongos com deleção condicional/parcial ou total dessa subunidade mostrou que ela é essencial para garantir o adequado desenvolvimento embrionário. De fato, sua ausência provocou defeitos no desenvolvimento hepático e cardíaco.

O PGC-1 é um coativador cuja expressão é tecido-específica, atuando principalmente em tecidos que apresentam altas taxas metabólicas, como tecido adiposo branco, fígado, músculo e cérebro. Além de interagir com os THR, o PGC-1 se liga a outros receptores nucleares, como PPAR, RAR, LXR (receptor X do fígado), receptores de glicocorticoides e de estrógeno. Esse coativador, ao se associar aos receptores nucleares, atua na geração das respostas a diferentes estímulos, como alterações de temperatura e na ingestão calórica, levando à ativação de mecanismos metabólicos, como termogênese, gliconeogênese, oxidação de ácidos graxos etc.

Isoformas do PGC-1, como o PGC-1α, apresentam importantes funções no funcionamento de outros tecidos do organismo, como o cérebro. Nesse sentido, camundongos nocaute para PGC-1 apresentam alterações típicas de doenças como Huntington, Parkinson e Alzheimer, incluindo degeneração espongiforme do córtex estriado e lesões no hipocampo e na substância negra. Em concordância, o aumento da atividade do PGC-1 diminui os efeitos deletérios relacionados com o estresse oxidativo e as disfunções mitocondriais, comuns em doenças neurodegenerativas, como a doença de Huntington.

O coativador TRBP, por sua vez, é expresso em diferentes tecidos e consegue ativar diversos fatores de transcrição além dos receptores nucleares. A ausência desse coativador em camundongos é letal, dada a ocorrência de graves alterações na circulação placentária, implicando no desenvolvimento anormal da placenta.

Os correpressores de THR mais estudados são o correpressor de receptores nucleares 1 (NcoR1) e o mediador de silenciamento dos receptores retinoides e receptores de hormônios tireoidianos (SMRT), também conhecido como correpressor de receptores nucleares 2 (NcoR2). Ambos apresentam dois domínios de ligação aos receptores nucleares, denominados CoRNR, que têm sequências específicas com capacidade de interagir com sequências presentes nos receptores nucleares quando o ligante não está presente – no caso dos THR, quando os hormônios tireoidianos estão ausentes. A ligação entre os correpressores e os THR resulta na repressão da transcrição dos genes responsivos aos hormônios tireoidianos.

Estudos realizados com camundongos que apresentavam hiperexpressão hepática de NcoRi, uma isoforma do NcoR, demonstraram que esses correpressores reprimem a transcrição basal de diferentes genes envolvidos no metabolismo hepático. Em adição, o aumento da expressão de NcoRi foi associado ao aumento da expressão do correpressor SMRT. Além disso, o NcoR parece limitar a proliferação celular. Contudo, um estudo com camundongos nocaute para o NcoR demonstrou que sua ausência é letal no período embrionário, interferindo em importantes etapas do desenvolvimento neuronal, além de bloquear o desenvolvimento de eritrócitos e de células ependimárias.

Além dos NcoR, outro correpressor, denominado RIP140 (proteína de interação com receptor), que apresenta 140 kDa e é codificado pelo gene *NRIP1* em humanos, foi identificado, a princípio, em células de tumores de mama e em diferentes linhagens celulares de mamíferos. Assim como outros correpressores, o RIP140 interage com uma região conservada dos receptores nucleares, conhecida como domínio AF-2 de ativação dependente de hormônio. O importante papel desse correpressor foi demonstrado em camundongos que apresentavam mutações no gene *NRIP1*, o que resultou em alterações no desenvolvimento, incluindo crescimento anormal e infertilidade.

A interação entre o RIP140 e os THR foi confirmada em um estudo que avaliou o impacto da superexpressão desse correpressor sobre a expressão da proteína celular de ligação ao ácido retinoico (CRABPI), responsável pela manutenção dos níveis intracelulares de ácido retinoico e cuja transcrição é estimulada pelo T_3. Assim, esse estudo demonstrou que a suprexpressão de RIP140 em linhagem de células derivada de carcinoma embrionário inibiu a expressão do CRABPI, sugerindo fortemente o papel correpressor de RIP140 sobre os THR.

O RIP140 é um corregulador dependente de ligante, diferentemente dos correpressores NcoR e SMRT, motivo pelo qual é considerado um correpressor atípico. Assim, para atuar na repressão da transcrição gênica, o RIP140 interage com os receptores nucleares que se apresentam ligados aos seus respectivos hormônios/ligantes. No caso dos THR, o RIP140 associa-se aos receptores na presença de T_3. Essa ligação se deve à presença de nove *motifs* ricos em leucina, responsáveis pela interação específica desse correpressor no domínio de ligação do receptor nuclear com seu ligante. A partir dessa interação, o potencial de ativação da transcrição gênica mediada pelos receptores nucleares diminui.

O DAX-1 (do inglês *dosage-sensitive sex-reversal, adrenal hypoplasia congenital, X chromosome*), codificado pelo gene *NR0B1* em humanos, e o SHP (do inglês *short heterodimer partner*), codificado pelo gene *NR0B2,* são outros correpressores que se associam aos THR.

Estudos identificaram que receptores nucleares, incluindo os THR, interagem com três dos quatro domínios de interação presentes na molécula de DAX-1. Adicionalmente, utilizando-se como modelo experimental uma linhagem tumoral de células de Leydig, demonstrou-se que os efeitos estimulatórios do T_3 sobre a expressão do fator esteroidogênico 1 (SF-1) e da proteína regulatória aguda da esteroidogênese (StAr) foram suprimidos frente à superexpressão de

DAX-1, confirmando o papel repressor dessa proteína sobre o estímulo da transcrição gênica induzido pelos hormônios tireoidianos.

Alguns estudos confirmaram o papel repressor do SHP sobre a ativação da transcrição gênica mediada por: TR, receptor homólogo do fígado 1 (LHR-1), receptor de estrogênio (ER-1), RAR, RXR e SF-1. Sabe-se ainda que o efeito inibitório exercido pelo SHP é dividido em duas etapas. A primeira caracteriza-se pela interação direta entre o SHP e o domínio AF-2 do receptor-alvo, competindo diretamente com os coativadores. Em seguida, após se ligar ao receptor-alvo, o SHP atua como um repressor autônomo, o que caracteriza a segunda etapa da inibição da transcrição gênica.

Finalmente, todos os dados apresentados nesta seção sugerem que o estudo da atividade dos correguladores torna-se essencial para o melhor entendimento sobre diferentes anormalidades e doenças, considerando o papel modulatório que essas proteínas exercem sobre a atividade transcricional desencadeada pelos receptores nucleares e/ou diferentes fatores de transcrição. Dessa forma, além do importante papel dos receptores nucleares, os correguladores apresentam-se como um segundo nível de regulação, fundamental para a mediação dos efeitos biológicos dos hormônios.

Ações não genômicas

As ações dos hormônios tireoidianos não se limitam àquelas desencadeadas por sua ligação nos receptores nucleares que, conforme explicado anteriormente, leva à ativação ou à inibição da transcrição de genes-alvo. Esses hormônios também agem por meio de ações denominadas não genômicas, ou seja, que não dependem da ligação dos hormônios em seus receptores nucleares. Essas ações são rápidas e acontecem mesmo quando da presença de inibidores da transcrição gênica. Inclusive, já foi demonstrada a presença de receptores para hormônios tireoidianos em outras regiões celulares além do núcleo, como mitocôndrias, retículo endoplasmático, membrana plasmática e citoesqueleto de actina.

As ações não genômicas dos hormônios tireoidianos foram fortemente corroboradas em estudos realizados em células que não apresentam expressão de receptores nucleares para esses hormônios, bem como em células que não apresentam núcleo celular, como os eritrócitos. De fato, em eritrócitos humanos, em frações de membrana isolada do sarcolema do músculo esquelético estriado e em cardiomiócitos, concentrações fisiológicas dos hormônios tireoidianos aumentaram consideravelmente a atividade da Ca_{2+}-ATPase – 45% quando foi utilizado o T_4 e 33% quando foi utilizado o T_3.

Outros estudos demonstraram que a proliferação de osteócitos inicia-se na membrana plasmática, pela ligação do T_3 em uma isoforma truncada do receptor de hormônio tireoidiano (p30 TRα1). Interessantemente, essa isoforma é inativa no núcleo e está presente no citoplasma das células. A ligação hormônio-receptor desencadeia uma série de vias intracelulares que levam à ativação de proteínas, como quinases reguladas por sinal extracelular (ERK) e a óxido nítrico sintase (NOS), que, por sua vez, aumentam a proliferação celular e promovem a organização do citoesqueleto celular.

Os hormônios tireoidianos também podem se ligar em integrinas presentes na membrana plasmática e desencadear seus efeitos biológicos. Nesse sentido, estudos demonstraram que algumas ações não genômicas dos hormônios tireoidianos envolvem a participação da integrina αvβ3, presente na membrana celular e que não é estruturalmente semelhante aos receptores nucleares, mas que, ainda assim, apresenta alta afinidade pelos hormônios tireoidianos, principalmente o T_4 (Figura 48.15).

Vale frisar que as ações não genômicas e genômicas podem se sobrepor. Desse modo, uma ação não genômica pode regular a expressão de genes por meio da ativação/inativação de vias de sinalização intracelulares, que culminarão na regulação da transcrição gênica, regulando a angiogênese, a proliferação celular, entre outros efeitos celulares.

É válido esclarecer que muitas ações não genômicas são desencadeadas por T_4, T_3r e T_2, que, por muitos anos, foram consideradas formas inativas dos hormônios tireoidianos, dada sua ação nuclear discreta ou pouco evidente. Não obstante, o T_3 também induz ações não genômicas importantes. Em concordância, estudos evidenciaram que tanto o T_3 quanto o T_2 induzem ações não genômicas que regulam a respiração celular em mitocôndrias. Demonstrou-se ainda que o T_3 ativa a Na^+/K^+-ATPase da membrana plasmática, por mecanismos não genômicos que envolvem a via de sinalização fosfatidilinositol 3-quinase (PI3 K)/AKT. A expressão de HIF-1α, que, conforme explicitado anteriormente, é um mediador-chave da angiogênese e para a adaptação à hipoxia, também é estimulada pelos hormônios tireoidianos pela via não genômica. Estudos também demonstraram que os hormônios tireoidianos, por meio de mecanismos não genômicos, interferem na organização de filamentos intermediários do citoesqueleto durante o desenvolvimento no córtex cerebral. Finalmente, os hormônios tireoidianos regulam o estado de fosforilação de várias quinases, incluindo a p38, que tem um papel central no estímulo da hipertrofia cardíaca, na biogênese mitocondrial e na ativação dos osteoblastos.

Assim, as ações não genômicas expandem o repertório de eventos celulares controlados pelos hormônios tireoidianos, fortalecendo a complexidade dos mecanismos de atuação desses hormônios em suas células-alvo. Essas ações também quebram o paradigma de que outras formas dos hormônios tireoidianos além do T_3 sejam inativas biologicamente, uma vez que muitos efeitos não genômicos são mediados por T_4, T_3r e T_2 por vias extranucleares.

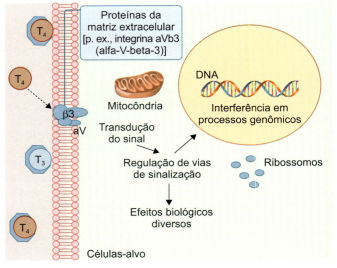

Figura 48.15 Ações não genômicas dos hormônios tireoidianos.

AÇÕES FISIOLÓGICAS DOS HORMÔNIOS TIREOIDIANOS

As ações dos hormônios tireoidianos dependem de alguns fatores específicos, expressos de modo diferente ao longo do desenvolvimento e durante a maturação de cada tecido. Conforme explicado anteriormente, as diferentes células do organismo apresentam características próprias, como isoformas predominantes do receptor de hormônio tireoidiano, fatores transcricionais, desiodases e transportadores específicos. Todos esses fatores associados culminam em uma grande diversidade de efeitos biológicos promovidos por esses hormônios em cada tecido-alvo. Dessa maneira, os hormônios tireoidianos regulam três grandes categorias de processos fisiológicos: metabolismo, crescimento e desenvolvimento (Figura 48.16).

A seguir, serão descritos detalhadamente os principais efeitos biológicos desencadeados pelos hormônios tireoidianos.

Metabolismo energético

A temperatura corporal é um parâmetro fisiológico fundamental para a homeostasia dos organismos, e os animais se utilizam de diferentes estratégias para regular sua temperatura. Os animais endotérmicos (aves e mamíferos) arcam com um alto custo energético a fim de manter sua temperatura corporal dentro de estreitos limites e vários graus acima da temperatura ambiente. Esses animais têm mecanismos internos de termorregulação, que se valem da ineficiência termodinâmica das reações metabólicas e da energia química para gerar calor.

Todas as células extraem energia do ambiente convertendo substratos energéticos em componentes celulares por meio de uma rede de reações químicas altamente integradas chamada metabolismo. A energia química contida nos substratos energéticos é liberada lentamente durante a oxidação de açúcares e gorduras e armazenada sob a forma de ATP. Contudo, a eficiência da síntese de ATP é de cerca de 65%, ou seja, 35% da energia contida nos substratos energéticos é liberada na forma de calor ao longo do processo de oxidação. Vale lembrar que o ATP é um armazém temporário de energia, que poderá ser novamente mobilizado por meio da hidrólise do ATP em ADP+Pi. A energia liberada nesse processo resulta em trabalhos biológicos como transporte de íons, síntese de macromoléculas, contração muscular, entre outros. A eficiência do processo de hidrólise do ATP para a realização de trabalhos biológicos é ainda menor do que aquela observada para a síntese de ATP – cerca de 40%. Portanto, do ponto de vista bioquímico, a produção de calor nos seres vivos deve ser analisada como resultante da síntese e da hidrólise do ATP. Dessa forma, a taxa metabólica basal é a fonte primária de calor dos animais endotérmicos e representa seu principal gasto energético.

A quantidade de calor gerada e liberada por um organismo em repouso é chamada de termogênese obrigatória. Conforme explicado anteriormente, essa geração de calor é o resultado da ineficiência intrínseca mitocondrial e dos processos de síntese e hidrólise do ATP, que estão associados aos processos metabólicos envolvidos na manutenção da viabilidade celular, como transportes iônicos. Vale destacar que os mamíferos também são capazes de aumentar consideravelmente o gasto energético em resposta a mudanças ambientais ou comportamentais, como alterações na temperatura ambiente ou ingestão de alimentos. Essa capacidade é chamada de termogênese facultativa.

Os hormônios tireoidianos aumentam a taxa metabólica basal (termogênese obrigatória) e são imprescindíveis na ativação da termogênese facultativa, o que demonstra claramente a importância desse hormônio na manutenção da temperatura corporal. De fato, o papel dos hormônios tireoidianos no controle do gasto energético foi descrito há mais de 100 anos por Magnus-Levy, que demonstrou que ratos tireoidectomizados apresentavam redução de 20 a 30% no seu gasto metabólico basal, enquanto o tratamento desses animais com T_4 aumentou significativamente o consumo de oxigênio na maioria dos tecidos, o que, portanto, aumentou a taxa metabólica basal desses animais. Outra evidência do papel dos hormônios tireoidianos na manutenção da taxa metabólica basal é o fato de indivíduos hipotireóideos apresentarem intolerância ao frio, enquanto os hipertireóideos apresentam intolerância ao calor.

Vários processos intracelulares têm sido apontados como candidatos para explicar o efeito termogênico do T_3. Nesse sentido, descreve-se que os hormônios tireoidianos estimulam

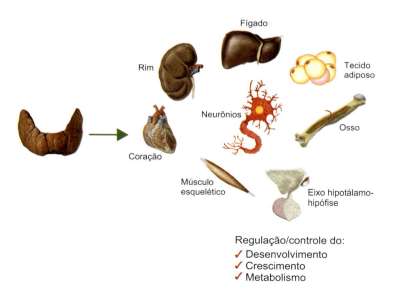

Figura 48.16 Efeitos biológicos dos hormônios tireoidianos. Adaptada de Saladin (2003).

a termogênese obrigatória por meio da ativação do transporte mitocondrial de elétrons provenientes do NADH citosólico, pela via α-glicerofosfato desidrogenase (α-GPD). Na maior parte das células, o NADH alcança a cadeia respiratória pela lançadeira do malato/aspartato, levando à síntese de 3 moléculas de ATP. Entretanto, a α-GPD mitocondrial transfere o poder redutor do NADH para o complexo II da cadeia respiratória, levando à produção de apenas 2 moléculas de ATP. Assim, os hormônios tireoidianos estimulam a perda de energia equivalente à 1 molécula de ATP sob a forma de calor.

Os hormônios tireoidianos também ativam os ciclos iônicos que dependem de gasto energético, por exemplo, a manutenção dos gradientes iônicos de Na^+ e K^+, por meio do estímulo da atividade da Na^+/K^+-ATPase, com consequente perda de energia na forma de calor por estimular a quebra de ATP. Além disso, o gene da Na^+/K^+-ATPase é positivamente regulado pelo T_3.

Outro exemplo do efeito do T_3 sobre o gasto metabólico é o estímulo da atividade da Ca^{2+}ATPase do retículo sarcoplasmático nas células musculares – também conhecida como SERCA1 – aumentando, assim, o *turnover* energético associado ao ciclo do cálcio durante a contração e o relaxamento muscular. Além de estimular a atividade desse transportador, o T_3 estimula diretamente a expressão do gene da SERCA1, a partir de sua ligação em seus receptores, que se encontram ligados em dois TRE na região promotora desse gene.

Adicionalmente, sabe-se que o T_3 estimula os chamados ciclos fúteis, que envolvem a síntese e a degradação de substratos do metabolismo intermediário, levando a um gasto substancial de energia e, consequentemente, à geração de calor. Dessa maneira, sugere-se que 25% do papel dos hormônios tireoidianos sobre a termogênese obrigatória decorra do processo de síntese e degradação de proteínas, glicogênio e triglicerídeos, fortalecendo o importante papel desses ciclos para o efeito biológico dos hormônios no controle da temperatura corporal. De maneira simplificada, os hormônios tireoidianos desencadeiam esses efeitos principalmente por meio da ativação simultânea das enzimas responsáveis pela síntese e pela degradação dos substratos energéticos.

O papel dos hormônios tireoidianos sobre a termogênese facultativa será detalhadamente descrito a seguir. Todavia, é importante enfatizar que esse processo de geração de calor é especialmente ativado quando os indivíduos são expostos ao frio. Inicialmente, observa-se o tremor muscular involuntário, que aumenta o gasto energético do organismo, com consequente liberação de calor. No entanto, posteriormente, inicia-se o processo de termogênese química controlada pelo tecido adiposo marrom, que é responsivo aos hormônios tireoidianos.

Tecido adiposo marrom

O tecido adiposo marrom (TAM) é o mais importante de termogênese química ou termogênese facultativa, é abundante em pequenos roedores, animais hibernantes e em mamíferos recém-nascidos, incluindo os seres humanos. Localiza-se em grandes depósitos no tórax, na região interescapular, músculos do pescoço, na região axilar, na região perirrenal e, ainda, no depósito inguinal do tecido adiposo branco. Recentemente, foi descrita a presença de TAM na região cervical de seres humanos adultos.

Morfologicamente, sabe-se que as células do TAM apresentam numerosas gotículas de gordura e abundante número de mitocôndrias circulares, caracterizadas por muitas cristas. O fato de esse tecido ser considerado o principal sítio da termogênese química baseia-se na expressão da proteína desacopladora tipo 1 (UCP-1), que acelera o retorno de prótons para a matriz mitocondrial, levando à perda, sob a forma de calor, da maior parte da energia proveniente do ciclo de Krebs e da oxidação dos substratos energéticos.

O sinal primário para ativação da termogênese pelo TAM é a norepinefrina liberada pelo sistema nervoso simpático, principal componente efetor dessa resposta. A norepinefrina induz seus efeitos no TAM a partir de sua ligação nos receptores alfa e beta-adrenérgicos. Os receptores beta-adrenérgicos são os principais responsáveis por mediar os efeitos termogênicos da norepinefrina no TAM, levando à geração de AMPc e à ativação da proteinoquinase A (PKA). A PKA, por sua vez, ativa a lipase hormônio sensível, que hidrolisa triglicerídeos dos estoques intracelulares formando os ácidos graxos. Assim, os ácidos graxos gerados servirão de substrato para oxidação em acetil-CoA, que será utilizado no ciclo de Krebs para geração de $FADH_2$ e NADH. Ademais, os ácidos graxos são importantes para o funcionamento da UCP-1, uma vez que estimulam a condutância de prótons por essa proteína. Fortalecendo esse importante papel, descreve-se que, na ausência de ácidos graxos, o desacoplamento da cadeia respiratória não acontece. A condutância de prótons pela UCP-1 também é inibida pela ligação do nucleotídio GDP à região C terminal dessa proteína. Logo, a presença da UCP-1 estimula a respiração mitocondrial e desacopla a fosforilação oxidativa, por funcionar como um poderoso desvio de H^+, anulando o gradiente eletroquímico pela membrana interna da mitocôndria e diminuindo a síntese de ATP (Figura 48.17).

Visto que o TAM é o principal sítio da termogênese facultativa e que o T_3 é reconhecidamente termogênico, estudos passaram a investigar o papel desse hormônio sobre a geração de calor nesse tecido. De fato, a D2 é altamente expressa no TAM e é ativada pela norepinefrina via receptores alfa-1 adrenérgicos. A atividade da D2 é essencial para o efeito biológico do T_3 no TAM, sendo responsável pela produção de aproximadamente 50% do T_3 presente no tecido. Vale reforçar que o TAM apresenta alta densidade de receptores THRB no núcleo, e que grande parte desses receptores (aproximadamente 70%) está ocupada em animais à termoneutralidade. O gene da UCP-1 apresenta um elemento responsivo aos hormônios tireoidianos em sua região promotora, e a ligação do T_3 aos seus receptores desencadeia um efeito estimulatório sobre a transcrição desse gene.

Assim, quando o TAM é estimulado pela norepinefrina durante a exposição ao frio, por exemplo, há um aumento significativo da ativação dos receptores alfa-1-adrenégicos, que aumentam a atividade da D2, com consequente elevação produção local de T_3 no TAM. Esse aumento nas concentrações intracelulares de T_3 leva à saturação dos receptores nucleares e ao aumento da expressão da UCP-1 em cerca de 2 vezes. Dessa forma, a produção local de T_3 ativada pela norepinefrina é um passo crucial para a resposta à exposição ao frio, já que ratos hipotireóideos apresentam redução na expressão da UCP-1 e não resistem ao frio, entrando em estado de hipotermia. Além de controlar a expressão da UCP-1, os hormônios tireoidianos regulam a via de sinalização adrenérgica. Nesse sentido, os adipócitos marrons de ratos hipotireóideos apresentam menor expressão de receptores adrenérgicos, assim como menor geração de AMPc em resposta à norepinefrina.

Todos esses dados indicam fortemente que o T_3 participa de maneira efetiva na regulação da termogênese facultativa que ocorre no TAM.

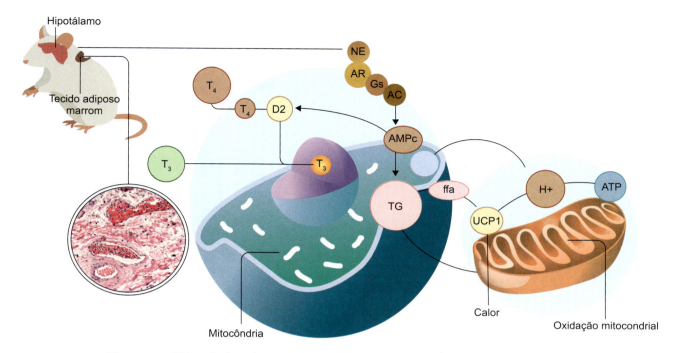

Figura 48.17 Efeitos dos hormônios tireoidianos sobre a termogênese. Adaptada de Bianco (2013).

Tecido adiposo branco

O tecido adiposo branco (TAB) é muito interessante do ponto de vista evolutivo, levando-se em conta que os seres humanos evoluíram com dificuldades para obter alimentos e lutando contra a inanição. Por esse motivo, existem mecanismos altamente regulados que garantem o armazenamento e a disponibilidade de energia frente às suas necessidades. A ingestão calórica deve ser suficiente para garantir que todas as células do corpo sejam mantidas em balanço nutricional, e os mecanismos desenvolvidos evolutivamente para manter o aporte adequado de energia para as células estão integrados a todos os sistemas fisiológicos.

Para fazer frente ao seu alto gasto calórico, animais endotérmicos desenvolveram a capacidade de estocar energia em grandes depósitos de gordura, mantidos como uma resultante do consumo de calorias e do gasto calórico ao longo do tempo. Desse modo, um desbalanço entre a ingestão de calorias e o gasto energético pode culminar em uma série de disfunções metabólicas com repercussões sistêmicas muito relevantes. Exemplos claros dessas graves disfunções são os quadros de resistência insulínica e de doenças cardiovasculares associados ao aumento significativo dos depósitos de TAB em seres humanos.

Morfologicamente, os adipócitos do TAB apresentam uma grande gota lipídica que ocupa praticamente todo o citoplasma e restringe o núcleo e as outras organelas celulares à periferia celular, junto à membrana plasmática. O TAB se distribuiu anatomicamente nas regiões subcutânea e visceral. Ainda que ambos sejam constituídos de TAB, esses depósitos apresentam sensibilidade específica a cada um dos hormônios produzidos no organismo.

Por muito tempo, o TAB foi considerado apenas a fonte de um substrato altamente energético. Contudo, nos últimos anos, demonstrou-se que o TAB é também um tecido endócrino altamente especializado, que sintetiza e secreta diversas moléculas com atividades sistêmicas. Entre as principais adipocinas produzidas por esse tecido, destacam-se a leptina e a adiponectina, dois importantes hormônios que sinalizam para o hipotálamo sensações de saciedade e de fome, respectivamente.

O TAB também participa da resposta imune ao sintetizar e secretar citocinas pró-inflamatórias, como o fator de necrose tumoral alfa (TNF-α) e a interleucina 6 (IL-6). Adicionalmente, o TAB tem a capacidade de recrutar macrófagos que, quando ativados, liberam uma série de outras citocinas pró-inflamatórias, que também interferem na resposta imune.

Fisiologicamente, existe um equilíbrio na produção de adipocinas pelo TAB. Todavia, frente ao aumento expressivo dos depósitos de TAB no organismo, como nos quadros de obesidade, há um desequilíbrio na produção dessas adipocinas, que acabam interferindo na sinalização endócrina desencadeada por outros hormônios. Como resultado, uma série de anormalidades sistêmicas é observada, por exemplo, a síndrome metabólica.

O TAB é um importante tecido-alvo dos hormônios tireoidianos, pois expressa ambas as isoformas de THR: THRA e THRB. Dessa maneira, sabe-se que o T3 regula a adipogênese, a partir do controle dos processos de lipólise e lipogênese.

A lipogênese é um processo de síntese de ácidos graxos em situações de grande ingestão calórica. Inicia-se com a transformação de piruvato em acetil-CoA, que é convertido em malonil-CoA pela atividade da acetil-CoA-carboxilase 1 (ACC1). O malonil-CoA, por sua vez, é convertido em ácido graxo pela atividade da ácido graxo sintetase (AGS), na presença de NADPH. Ainda durante a lipogênese, o oxalacetato é reduzido a malato, substrato para a enzima málica (ME), que o converte em piruvato e NADPH. As enzimas ACC1, AGS e ME são positivamente reguladas pelo T_3. Outras enzimas envolvidas na lipogênese são estimuladas pelo T3, como Spot14 e Pparγ. É importante salientar que as ações dos hormônios tireoidianos na regulação da expressão dessas enzimas decorrem da existência de TRE na região promotora dos genes que as codificam (Figura 48.18).

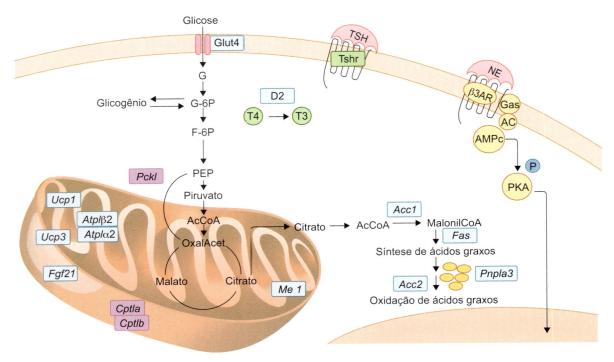

Figura 48.18 Efeitos dos hormônios tireoidianos sobre o tecido adiposo branco.

O T_3 também estimula a lipólise, mas o mecanismo exato pelo qual esse efeito acontece ainda não está inteiramente esclarecido. A lipólise nos adipócitos brancos é mediada pela norepinefrina, que exerce seus efeitos biológicos ao se ligar em seus receptores beta-adrenérgicos acoplados à proteína G. A ativação desses receptores resulta no aumento da síntese de AMPc, ativação de PKA e, consequentemente, da lipase hormônio sensível (LHS). Por meio da atividade dessa enzima, ocorre a quebra dos triglicerídeos, gerando ácidos graxos que serão disponibilizados para a betaoxidação.

Sabe-se que o T_3 aumenta a sensibilidade às catecolaminas tanto em adipócitos isolados quanto no TAB de pacientes hipotireóideos. Esse efeito provavelmente ocorre em diferentes níveis da via de sinalização adrenérgica. O T_3 também estimula diretamente a expressão da enzima lipolítica adiponutrina, uma triacilglicerol-lipase encontrada em roedores e seres humanos.

Além da lipólise, o T_3 estimula diretamente a betaoxidação dos ácidos graxos, pelo aumento da transcrição do gene que codifica a enzima carnitina palmitoiltransferase (CPT-1). Essa enzima é responsável pela conversão de ácidos graxos de cadeia longa em acilcarnitina, possibilitando sua translocação do citosol para a matriz interna da mitocôndria, onde será convertido em acetil-CoA.

Recentemente, um tipo intermediário de TAB foi identificado: o tecido adiposo bege ou *brite* (da junção de *brown* e *white*, em inglês). O tecido adiposo bege é encontrado no TAB inguinal e caracteriza-se por apresentar adipócitos multiloculares, que expressam UCP-1 e outros marcadores de adipócitos marrons, mas com origem embrionária distinta. Nesse sentido, os adipócitos brancos e beges derivam de adipoblastos diferenciados a partir da célula mesenquimal, enquanto os adipócitos marrons derivam das células miogênicas, originadas a partir das células mesenquimais (Figura 48.19). Assim, não existe a possibilidade de transformar adipócitos brancos em adipócitos marrons, mas sim de haver diferenciação dos adipócitos brancos em adipócitos beges.

A exposição ao frio estimula a proliferação de adipócitos beges presentes nos depósitos de TAB e também aumenta a diferenciação de pré-adipócitos em adipócitos marrons. Em concordância, diversos estudos mostram que camundongos com TAB ativado e maior quantidade de adipócitos beges são mais magros. Assim, inúmeros grupos têm se empenhado para desenvolver estratégias de combate à obesidade a partir da diferenciação dos adipócitos marrons e da proliferação de adipócitos beges nos depósitos de TAB.

Finalmente, sugere-se que o T_3 esteja envolvido no processo de transformação de adipócitos brancos em adipócitos beges, mas os estudos sobre os mecanismos envolvidos ainda não são conclusivos.

Sistema nervoso central

Os hormônios tireoidianos são essenciais durante todos os estágios do desenvolvimento cerebral. Crianças que se desenvolvem em condições de grave privação de hormônios tireoidianos apresentam retardo mental profundo, baixa estatura, surdo-mudez, diplegia espástica e rigidez extrapiramidal. A causa mais prevalente da insuficiência desse hormônio durante a gestação é o baixo consumo materno de iodo, que leva à diminuição da síntese de T_4 e T_3, causando todas as alterações neurológicas descritas anteriormente, que, em conjunto, são conhecidas como cretinismo. O hipotireoidismo fetal e em recém-nascidos também pode resultar da disgenesia da tireoide, disfunção que leva ao hipotireoidismo congênito. Uma vez detectada essa doença, é preciso iniciar o tratamento com hormônios tireoidianos logo após o nascimento, para evitar prejuízos graves no desenvolvimento do sistema nervoso e na cognição.

Os hormônios tireoidianos atuam já nos primeiros estágios do desenvolvimento do SNC, antes mesmo de o embrião ser capaz de sintetizá-los. A expressão dos THR e das desiodases, assim como os hormônios T_3 e T_4, é detectada no córtex fetal já na 12ª semana de gestação. Contudo, sabe-se que a tireoide

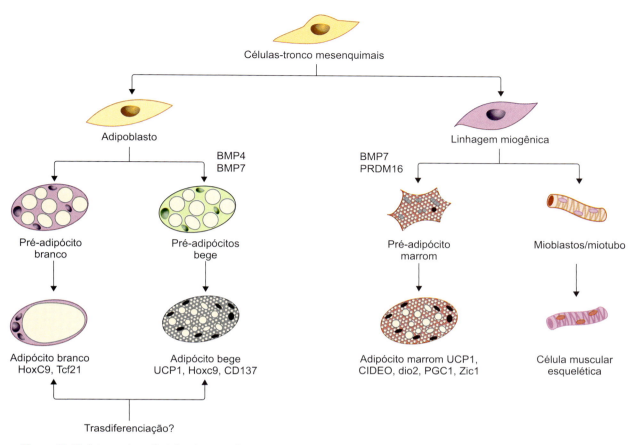

Figura 48.19 Origem dos adipócitos brancos, beges e marrons derivados de células precursoras. Adaptada de Obregon (2014).

fetal está diferenciada e completamente funcional só a partir da 16ª semana de gestação. Portanto, é natural supor que haja transporte dos hormônios tireoidianos maternos para o feto pela placenta. A importância da função tireoidiana materna se fortalece em estudos que demonstraram prejuízos significativos no QI da progênie em mães com pequenas reduções nos níveis plasmáticos de hormônios tireoidianos maternos no início da gestação. Assim, fica claro que é vital a manutenção de níveis adequados de hormônios tireoidianos maternos durante a gestação para garantir o desenvolvimento normal do feto.

Conforme já mencionado, o T_4 é principal hormônio produzido pela tireoide e, pela desiodação de seu anel externo, é ativado a T_3. Desse modo, a D2 expressa na placenta tem um papel fundamental na manutenção de níveis adequados de T_3 durante o desenvolvimento fetal pela desiodação do T_4 materno. Ademais, a D2 já é detectada no cérebro fetal no 1º trimestre da gestação, o que coincide com o aparecimento do T_3 no córtex fetal. Uma vez no tecido cerebral, o T_4 é captado pelos astrócitos, provavelmente pelo transportador OATP1C1. No citoplasma dos astrócitos, por meio da atividade da D2, o T_4 é desiodado a T_3, que age localmente ou sai da célula via transportador MCT8, e é transportado para o interior de oligodendrócitos e neurônios – que também expressam MCT8 (Figura 48.20).

Assim como em outros tecidos, o principal mecanismo de ação do T_3 é a regulação da transcrição gênica, mediada pelos seus receptores nucleares. No SNC, o THRα1 é a isoforma predominante desses receptores, sendo expresso pelo tecido cerebral desde o período inicial do desenvolvimento. Adicionalmente, essa isoforma é responsável por 70 a 80% da ligação total com T_3. Já a expressão do THRβ é mais restrita, sendo observada apenas no período pós-natal e em regiões como hipocampo, hipotálamo e cerebelo.

Os genes-alvo do T_3 durante o desenvolvimento cerebral têm sido amplamente estudados, alguns dos quais descritos como fundamentais para os processos de diferenciação e migração das células nervosas. A relina, por exemplo, é uma glicoproteína associada à matriz extracelular essencial para o desenvolvimento cortical e cerebelar, além de modular a neurogênese hipocampal. O BDNF também tem importante papel na sobrevivência e na plasticidade neuronal. Já a RC3/neurogranina, uma proteína ligadora de calmodulina, tem papel crucial na plasticidade sináptica e na formação de memória espacial. A expressão dos genes que codificam essas proteínas é regulada positivamente pelo T_3.

Além desses efeitos, é possível que o T_3 medeie o desenvolvimento cerebral ao controlar a expressão de fatores de transcrição, como BTEB, Hairless, NeuroD e Egr, que, por sua vez, regulam a expressão de outros genes com importante papel na diferenciação neuronal.

O papel dos hormônios tireoidianos sobre o desenvolvimento cerebral foi confirmado em vários estudos experimentais. Em um deles, roedores submetidos ao hipotireoidismo durante o desenvolvimento apresentaram um comprometimento da maturação do cerebelo, com atraso na migração das células granulares e de Purkinje.

O T_3 também apresenta um conhecido papel sobre a mielinização, importante passo do desenvolvimento do SNC. Os oligodendrócitos, responsáveis por esse processo, são responsivos aos hormônios tireoidianos. A mielinização é um processo altamente organizado, que estabelece a condução saltatória do impulso elétrico, por meio da facilitação da capacitância elétrica da membrana, pelo agrupamento de canais de sódio no nódulo de Ranvier, assim como pela expressão de canais de potássio na região paranodal, sob a bainha de mielina. Nesse sentido, estudos mostraram que ratos hipotireóideos apresentaram importante redução na mielinização pela diminuição da expressão de genes cruciais para o desenvolvimento da mielina. Entre eles, destacam-se o gene *MBP* (do inglês *myelin basic protein*), que codifica a proteína básica da mielina, principal constituinte estrutural da mielina; e o gene *MAG* (do inglês *myelin-associated glicoprotein*), que codifica a glicoproteína associada à mielina. Vale ressaltar que ambos os genes são expressos em oligodendrócitos e células de Schwann. Estudos mais recentes têm demonstrado que diversos outros genes envolvidos na mielinização induzida pelos oligodendrócitos também são regulados pelo T_3, como *PLP*, *CNP*, *KFL9*, *ENPP2*, entre outros.

O cérebro adulto também é responsivo às ações induzidas pelos hormônios tireoidianos, e cada vez mais estudos fortalecem a relação entre disfunções tireoidianas e mudanças no comportamento, como alterações na capacidade cognitiva e alterações do humor, por exemplo, em alguns casos de depressão.

A neurogênese também ocorre no cérebro adulto e se caracteriza por proliferação de células progenitoras, maturação/migração dos neuroblastos para seus sítios de integração e recrutamento para a circuitaria neuronal já existente. Os principais nichos de neurogênese em indivíduos adultos são a zona subgranular e o giro denteado, ambos no hipocampo, e a zona subventricular, que reveste os ventrículos laterais. De fato, ratos hipotireóideos apresentaram redução na sobrevida das células progenitoras e na diferenciação neuronal. O tratamento desses animais com o T_3 restaurou todas essas alterações, fortalecendo o papel dos hormônios tireoidianos sobre o processo de neurogênese do hipocampo. Os mecanismos moleculares pelos quais o T_3 atua no processo de neurogênese ainda não foram totalmente esclarecidos. Ainda assim, alguns estudos sugerem que esse hormônio module a expressão de genes envolvidos na neurogênese. Entre eles, destacam-se o gene que codifica a doublecortina (*DCX*), proteína associada a microtúbulos e que é crítica para a migração neuronal; e o gene que codifica a molécula de adesão neural (*PSA-NCAM*), uma glicoproteína marcadora de migração neuronal expressa na membrana dos neurônios. O T_3 também parece regular a neurogênese no cérebro adulto modulando a expressão de BDNF, mas os estudos ainda não são conclusivos.

Ainda que os hormônios tireoidianos tenham um indiscutível papel para o desenvolvimento e a manutenção do SNC, é importante salientar que, principalmente em fetos, níveis muito altos de T_3 também estão associados a danos neurológicos. Por esse motivo, a expressão de D3 em neurônios e na placenta tem o importante papel de impedir a produção de altos níveis de T_3, por meio da desiodação do anel interno do T_4 gerando o T_3r, que é biologicamente inativo em relação às ações nucleares dos hormônios tireoidianos.

Sistema cardiovascular

É composto pelo coração e pelo leito vascular, caracterizando-se como uma complexa rede de órgãos que fornece substratos e oxigênio para as células, transmite sinais e integra informações. Frente ao efeito estimulatório dos hormônios tireoidianos sobre o metabolismo celular em praticamente todos os tecidos do organismo, o coração apresenta um papel

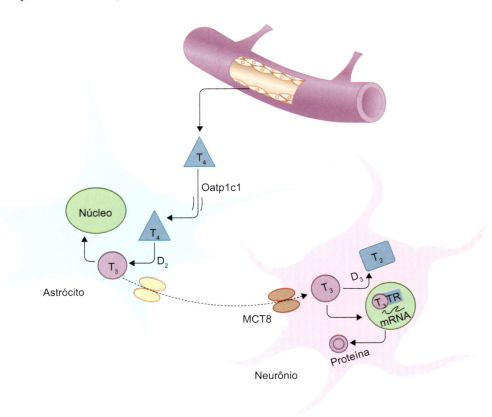

Figura 48.20 Ação dos hormônios tireoidianos em astrócitos e neurônios. Adaptada de Patel *et al.* (2011).

vital para garantir o fornecimento de nutrientes e oxigênio para as células e possibilitar que os produtos do metabolismo celular sejam eliminados rapidamente.

O músculo cardíaco é um importante alvo dos hormônios tireoidianos, uma vez que vários genes expressos nesse tecido apresentam TRE em suas regiões promotoras. Assim, o T_3 afeta a contratilidade cardíaca, a frequência cardíaca, a função diastólica e a resistência vascular sistêmica por meio de efeitos genômicos e não genômicos (Figura 48.21).

No coração humano, tanto no átrio quanto no ventrículo, as seguintes isoformas dos THR já foram descritas: THRα1, THRα2, THRβ1, THRβ2 e THRβ3. Inclusive, estudos com camundongos nocautes para os receptores de hormônios tireoidianos demonstraram que o TRα1 é importante para a função contrátil do coração e para a sua eletrofisiologia, dado que esses animais apresentaram bradicardia e hipotermia.

O T_3 tem um efeito direto sobre a função sistólica e a contratilidade do músculo cardíaco, por aumentar a expressão da subunidade α e diminuir a expressão da subunidade β da cadeia pesada da miosina – α-MHC e β-MHC, respectivamente. Esse efeito promove o aumento da força de contração do miocárdio e está associado à eficiência energética.

Adicionalmente, o T_3 afeta a função diastólica e o relaxamento do ventrículo esquerdo por meio da ativação da Ca^{2+}-ATPase do retículo sarcoplasmático do coração (SERCA 2). Esse efeito reduz os níveis de cálcio citosólico àqueles observados durante a diástole. Além disso, o T_3 potencializa seu efeito sobre a atividade da SERCA 2 ao diminuir a expressão de uma proteína que inibe a sua atividade, a fosfolambam. Essas funções, em conjunto, afetam a função contrátil do músculo cardíaco e o relaxamento diastólico.

Ainda, o T_3 aumenta indiretamente a força de contração e a frequência cardíaca, por elevar a responsividade do tecido cardíaco às catecolaminas ao estimular a expressão de receptores beta-adrenérgicos. Finalmente, o T_3 estimula a síntese de eritropoetina, que leva ao aumento no número de glóbulos vermelhos e, consequentemente, favorece o fornecimento de oxigênio para os tecidos.

Assim, os hormônios tireoidianos atuam de maneira importante na regulação da atividade do sistema cardiovascular, tanto que é comum em pacientes com hipo e hipertireoidismo a ocorrência de insuficiência cardíaca congestiva, um evento clínico final da maioria das doenças cardíacas.

Sistema respiratório

O desenvolvimento pulmonar embrionário é orquestrado por uma cascata de eventos e sinalizações dependentes de fatores

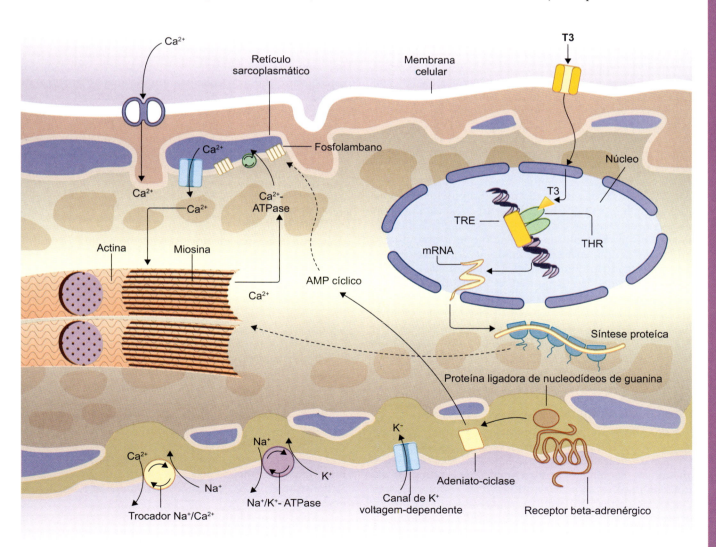

Figura 48.21 Ações dos hormônios tireoidianos em cardiomiócitos. Adaptada de Klein e Ojamaa (2001).

de crescimento e de transcrição, além de hormônios. Ao nascer, o recém-nascido sofre uma transição metabólica profunda e exibe uma maior dependência do metabolismo oxidativo pós-natal.

Vale destacar que, na 36ª semana de gestação, ocorre o desenvolvimento alveolar em humanos, período no qual também se observa um aumento significativo nos níveis de hormônios tireoidianos no plasma fetal, sugerindo uma correlação entre esses eventos. De fato, estudos demonstraram que o hipotireoidismo não afeta o desenvolvimento pré-natal do pulmão em ratos, mas diminui a septação alveolar nos pulmões dos neonatos, fortalecendo o importante papel dos hormônios tireoidianos na maturação dos pulmões.

Os receptores nucleares e seus correguladores desempenham funções importantes em muitas condições fisiológicas e patológicas durante o desenvolvimento do sistema respiratório. No pulmão em desenvolvimento, o papel dos glicocorticoides na produção de surfactantes depende da expressão de seus receptores nucleares no tecido. Apesar de alguns estudos conflitantes, a maioria deles sugere que os hormônios tireoidianos não aumentam a transcrição e a síntese proteica do surfactante. Estudos mais recentes, inclusive, demonstram que os glicocorticoides são mais importantes para o desenvolvimento pulmonar ao atuarem sobre o pneumócito imaturo de tipo II e coordenarem sua maturação e a produção de surfactante. Tanto que é usual a terapia com glicocorticoides no período pré-natal para acelerar o desenvolvimento pulmonar em recém-nascidos prematuros.

Efeitos deletérios no funcionamento do sistema respiratório são comumente observados em indivíduos adultos com disfunções tireoidianas. Assim, em indivíduos com hipertireoidismo, observa-se o aumento da frequência respiratória (taquipneia) e da profundidade da respiração (hiperpneia). Já em pacientes com hipotireoidismo, ocorrem efeitos opostos, como a diminuição da frequência respiratória (bradipneia) e da profundidade da respiração (hipopneia).

Esses efeitos estão relacionados com a regulação da taxa metabólica basal desencadeada pelos hormônios tireoidianos. Assim, frente ao quadro de hipertireoidismo, há aumento da concentração de gás carbônico no sangue decorrente do aumento do metabolismo celular, o que ativa a resposta quimiorreflexa por meio da estimulação do centro respiratório, resultando em uma respiração mais rápida e profunda. Já em pacientes com hipotireoidismo, ocorre diminuição da taxa metabólica basal, levando à diminuição nos níveis circulantes de gás carbônico e à diminuição do estímulo do centro respiratório, resultando em uma respiração lenta e menos profunda. Dessa maneira, os principais efeitos dos hormônios tireoidianos sobre o sistema respiratório são indiretos e mediados por suas ações sobre o metabolismo celular.

Sistema osteomineral

A ossificação se dá por dois processos distintos: ossificação endocondral e intramembranosa. Os ossos longos são formados pela ossificação endocondral, durante a qual células precursoras mesenquimais são diferenciadas em condrócitos, que proliferam e secretam matriz orgânica, que é o arcabouço para a formação da matriz óssea. Por sua vez, os ossos chatos são formados a partir da condensação das células mesenquimais, que se diferenciam em osteoblastos, que secretam e mineralizam o osteoide, formando tecido ósseo sem intermediação de um molde de cartilagem.

A integridade estrutural e a força do tecido ósseo adulto são mantidas por um processo contínuo de formação e reabsorção óssea, que fazem parte do processo de remodelamento ósseo. Esse processo é mediado principalmente pela atividade dos osteoclastos e osteoblastos. Os osteoclastos maduros aderem à superfície do osso e reabsorvem o tecido ósseo por meio da criação de um microambiente no qual secretam ácido e proteases, que degradam a matriz orgânica e inorgânica do osso. Via sinais parácrinos derivados da degradação da matriz óssea e dos osteoclastos, osteoblastos alcançam a lacuna óssea formada no processo de reabsorção e iniciam o processo de formação óssea, pela secreção de matriz orgânica (principalmente colágeno) e dos minerais (cálcio e fosfato) que formarão os cristais de hidroxiapatita.

O tecido ósseo é um alvo importante para as ações dos hormônios tireoidianos, que atuam em várias etapas do desenvolvimento e da manutenção da estrutura óssea. De fato, os hormônios tireoidianos agem nas células envolvidas nos processos de maturação, formação e reabsorção do osso – condrócitos, osteoblastos e osteoclastos.

Nesse sentido, o T_3 induz a hipertrofia de condrócitos e estimula a expressão de genes envolvidos na síntese, na mineralização e na degradação da matriz cartilaginosa. Esses efeitos culminam em um papel estimulatório dos hormônios tireoidianos sobre a ossificação endocondral e o crescimento linear. Já em osteoblastos, é altamente provável que o T_3 tenha uma ação direta sobre a atividade dessas células. Contudo, os mecanismos ainda não estão muito claros. O T_3 também estimula a proliferação, a diferenciação e a atividade dos osteoblastos, com consequente estímulo sobre o processo de síntese e mineralização da matriz óssea. Finalmente, o T_3 estimula a síntese, pelos osteoblastos, de colágeno do tipo I, principal componente da matriz óssea orgânica. O papel do T_3 sobre os osteoclastos ainda é inconclusivo. Não se sabe se esse hormônio atua diretamente sobre os osteoclastos ou se sua ação é mediada pelos osteoblastos. Entretanto, sabe-se que, durante quadros de hipertireoidismo, há um aumento da atividade e no número de osteoclastos, o que aumenta a perda de massa óssea.

Os efeitos dos hormônios tireoidianos sobre o osso variam de acordo com a fase de desenvolvimento na qual os indivíduos se encontram. Em crianças, o hipotireoidismo compromete o crescimento linear, resultando em atraso significativo do amadurecimento ósseo e disgenesia epifisial. Por sua vez, o hipertireoidismo na infância acelera o crescimento ósseo linear, mas adianta o amadurecimento ósseo, com fusão prematura das placas epifisárias, o que resulta em baixa estatura.

Tanto o início quanto a duração do ciclo de remodelação óssea são regulados pelos hormônios tireoidianos. Nesse sentido, o hipotireoidismo está associado ao aumento de 2 a 3 vezes no risco de fraturas, uma vez que a diminuição nos níveis dos hormônios tireoidianos reduz o processo de formação óssea, levando ao desequilíbrio do processo de remodelação óssea. Já o hipertireoidismo aumenta a perda de massa óssea por encurtar o período entre os processos de reabsorção e formação óssea. Desse modo, o hipertireoidismo está comumente associado a quadros de osteoporose e ao aumento do risco de fraturas, por aumentar a fragilidade óssea (Figura 48.22).

Conclui-se, portanto, que os hormônios tireoidianos exercem efeitos anabólicos sobre o tecido ósseo durante o desenvolvimento e o crescimento, influenciando de maneira importante o processo de remodelação óssea.

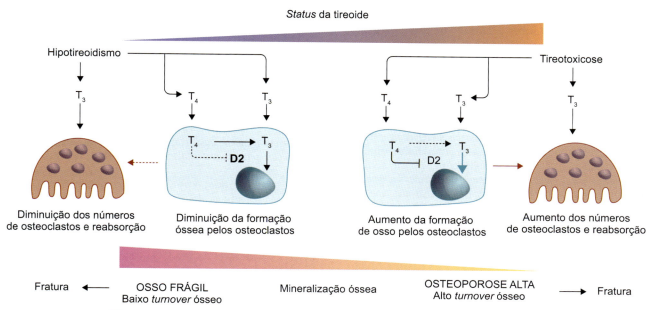

Figura 48.22 Ações dos hormônios tireoidianos nos ossos. Adaptada de Basset et al. (2010).

Sistema digestório

Os hormônios tireoidianos atuam sobre o metabolismo basal em todo o corpo, particularmente no intestino e nas vísceras. Ainda, o T_3 é um importante regulador do desenvolvimento e da diferenciação da mucosa intestinal.

Em ratos e camundongos, logo após o período da amamentação, os hormônios tireoidianos regulam a expressão de enzimas digestivas. As manifestações gastrintestinais frente às disfunções tireoidianas variam de acordo com o órgão. Contudo, tanto o excesso quanto a deficiência de hormônios tireoidianos induzem alterações digestivas similares, como a diarreia. Embora os mecanismos de indução dessas alterações sejam diferentes em cada situação, no hipertireoidismo cerca de 25% dos pacientes apresentam esse sintoma.

O fígado é um importante órgão-alvo dos hormônios tireoidianos, responsável por depurar de 5 a 10% do T_4 plasmático durante uma única passagem (metabolização). Esse órgão é o principal local de metabolismo do colesterol e de triglicerídeos, e os hormônios tireoidianos atuam aumentando a expressão de receptores de LDL e a atividade de enzimas que degradam o colesterol.

O fígado é o órgão mais afetado tanto no hipo quanto no hipertireoidismo. Em concordância, em pacientes hipertireóideos, ocorre um aumento de 27% na atividade da aspartato aminotransferase e de 37% na alanina aminotransferase. Além disso, o hipertireoidismo eleva moderadamente a fosfatase alcalina em 64% dos pacientes. A longo prazo, o hipertireoidismo não tratado está comumente associado a quadros de cirrose. Além disso, os testes de função hepática estão ligeiramente alterados em quase 50% dos pacientes com hipotireoidismo, apesar dos achados histológicos normais. A diminuição do metabolismo hepático no hipotireoidismo reflete-se no baixo consumo de oxigênio e causa uma diminuição significativa da gliconeogênese e na produção de ureia. Adicionalmente, o aparecimento de cálculos no ducto e na vesícula biliar é mais comum em pacientes e em animais experimentais com hipotireoidismo. Esse fato se deve, provavelmente, à tríade hipercolesterolemia, hipotonia da vesícula biliar e excreção reduzida de bilirrubina, característica de indivíduos com hipotireoidismo.

Sistema muscular esquelético

Um dos principais papéis dos hormônios tireoidianos sobre o músculo é a transição do fenótipo das fibras musculares. Basicamente, o sistema muscular esquelético humano apresenta três diferentes subtipos de fibras musculares: fibras de contração lenta (tipo I) e fibras de contração rápida (tipos IIa e IIx). Desse modo, os hormônios tireoidianos favorecem a transição do subtipo de fibra de contração lenta para os subtipos de fibras de contração rápida. Ademais, mesmo em níveis fisiológicos, os hormônios tireoidianos mantêm a expressão da cadeia pesada de miosina mais rápida. Dessa forma, em quadros de hipertireoidismo, a expressão da miosina do tipo II (rápida) aumenta muito mais do que a do tipo I, e o inverso ocorre nos quadros de hipotireoidismo.

A estrutura das fibras também sofre alterações relevantes em casos de disfunções tireoidianas. Há uma ativação pronunciada das vias de catabolismo proteico em indivíduos com hipertireoidismo, enquanto em indivíduos hipotireóideos há uma diminuição da síntese proteica. Portanto, nas duas doenças, ocorre atrofia muscular, ainda que por mecanismos diferentes; no hipertireoidismo a atrofia decorre do aumento da degradação proteica, e, no hipotireoidismo, da redução da taxa de síntese proteica.

A regulação da expressão da D2 é um fator fundamental na modulação dos níveis de T_3 no músculo esquelético, especialmente durante o desenvolvimento e na regeneração do músculo esquelético após uma lesão. Nessas duas situações, há um aumento significativo da expressão de D2 por meio da via de sinalização desencadeada pela proteína FOXO3. De fato, a lesão do músculo esquelético está associada a um aumento de duas vezes nos níveis locais de T_3, efeito não observado em animais nocautes para a D2. Ainda, a expressão de D2 é maior em fibras de contração lenta (tipo I) em relação às fibras de contração rápida. Essa expressão é estimulada em quadros de hipotireoidismo, mas não pela exposição ao frio.

Finalmente, demonstrou-se em animais de experimentação que os hormônios tireoidianos estimulam a termogênese no músculo esquelético pelo desacoplamento mitocondrial, efeito mediado parcialmente pelo aumento da expressão da proteína UCP-3 nas mitocôndrias das fibras musculares.

Dessa forma, fica claro que os hormônios tireoidianos exercem importantes ações sobre a função contrátil, a regeneração, o transporte e o metabolismo do músculo esquelético (Figura 48.23).

PRINCIPAIS DISFUNÇÕES DA TIREOIDE

Conforme descrito anteriormente, a função da tireoide é controlada por um eixo endócrino, no caso o eixo HHT, cuja atividade está sob controle de um clássico sistema de *feedback* negativo. Os hormônios tireoidianos desempenham um papel crítico no crescimento, no desenvolvimento e no metabolismo celular, efeitos extensivamente relatados na seção anterior.

As disfunções da tireoide estão bem definidas, tanto do ponto de vista clínico quanto bioquímico. Dessa maneira, quando há uma diminuição na produção de hormônios tireoidianos, caracteriza-se o quadro de hipotireoidismo. Por sua vez, o hipertireoidismo é estabelecido quando há um aumento na produção desses hormônios.

A deficiência de iodo e a tireoidite de Hashimoto são as principais causas que levam ao hipotireoidismo. Manifestações sistêmicas dessa disfunção incluem fadiga, pele seca, ganho de peso, perda de cabelo, intolerância ao frio, rouquidão e constipação intestinal. Os pacientes afetados por essa condição apresentam uma série de alterações centrais e periféricas no sistema nervoso, levando a manifestações neurológicas e comportamentais importantes. Todos os sinais clínicos descritos são parcial ou totalmente corrigidos a partir do tratamento com T_4.

Em contrapartida, o bócio difuso tóxico, a doença de Graves e a hiperatividade de nódulos autônomos (doença de Plummer) são as principais causas de hipertireoidismo. Manifestações sistêmicas dessa disfunção incluem suor excessivo, intolerância ao calor, taquicardia, irritabilidade, ansiedade e perda considerável de peso. Os tratamentos comumente utilizados incluem o uso de medicações antitireoidianas (como metimazol e PTU), tireoidectomia e tratamento com iodo radioativo.

As demais causas de hipo ou hipertireoidismo são raras. Entre elas, destaca-se o hipotireoidismo congênito, com frequência de 1/3.000 a 4.000 nascimentos, nas formas esporádica ou hereditária. Os casos esporádicos decorrem de agenesia ou disgenesia da tireoide, e suas causas moleculares continuam a ser investigadas.

As Figuras 48.24 e 48.25 descrevem as principais alterações fisiopatológicas encontradas em pacientes com hipo e hipertireoidismo, respectivamente.

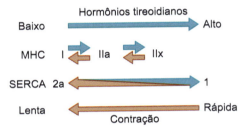

Figura 48.23 Ações dos hormônios tireoidianos no músculo esquelético. Adaptada de Simonides e van Hardeveld (2008).

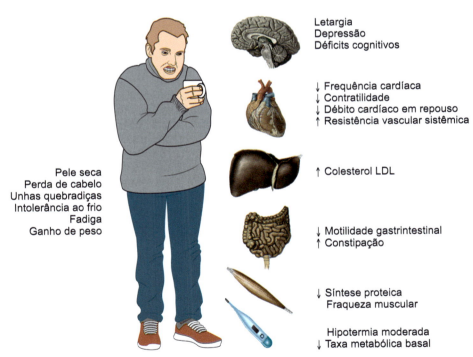

Figura 48.24 Principais alterações decorrentes do hipotireoidismo.

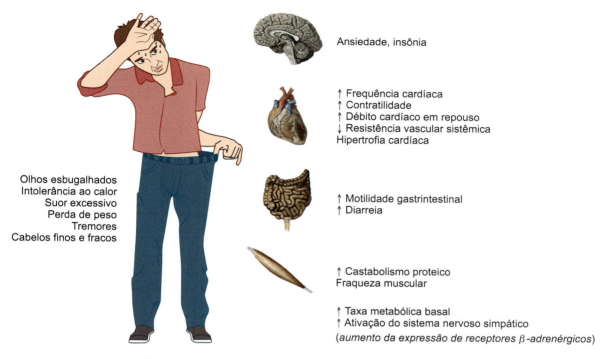

Figura 48.25 Principais alterações decorrentes do hipertireoidismo.

BIBLIOGRAFIA

Abe T, Suzuki T, Unno M, Tokui T, Ito S. Thyroid hormone transporters: recent advances. Trends Endocrinol Metab. 2002;13:215-20.

Agassandian M, Mallampalli RK. Surfactant phospholipid metabolism. Biochim Biophys Acta. 2014;1831(3):612-25.

Arancibia-Carcamo L, Attwell D. The node of Ranvier in CNS pathology. Acta Neuropathol. 2014;128(2):161-75.

Bassett JH, Boyde A, Howell PG, Bassett RH, Galliford TM, Archanco M, et al. Optimal bone strength and mineralization requires the type 2 iodothyronine deiodinase in osteoblasts. Proc Natl Acad Sci U S A. 2010107(16):7604-9.

Bassett JH, Williams AJ, Murphy E, Boyde A, Howell PG, Swinhoe R, et al. A lack of thyroid hormones rather than excess thyrotropin causes abnormal skeletal development in hypothyroidism. Mol Endocrinol. 2008;22(2):501-12.

Bianco A. Local thyroid hormone activation plays critical metabolic role. 2013. [Acesso em 13 jun 2019] Disponível em: http://deiodinase.org/2013/05/23/local-thyroid-hormone-activation-is-critical-for-bat-thermogenesis/.

Brent GA. Tissue-specific actions of thyroid hormone: insights from animal models. Rev Endocr Metab Disord. 2000;1:27-33.

Cheng SY, Leonard JL, Davis PJ. Molecular aspects of thyroid hormone actions. Endocr Rev. 2010;31(2):139-70.

Cini G, Carpi A, Mechanick J, Cini L, Camici M, Galetta F, et al. Thyroid hormones and the cardiovascular system: pathophysiology and interventions. Biomed Pharmacother. 2009;63(10):742-53.

Costa-e-Sousa RH, Hollenberg AN. Minireview: The neural regulation of the hypothalamic-pituitary-thyroid axis. Endocrinology. 2012;153(9):4128-35.

Davis PJ, Goglia F, Leonard JL. Nongenomic actions of thyroid hormone. Nat Rev Endocrinol. 2016;12(2):111-21.

De Groot LD, Henneman G, editors. Thyroid manager [homepage]. 2006. [Acesso em 12 jun 2019] Disponível em: http://www.thyroidmanager.org.

Iervasi G, Nicolini G. Thyroid hormone and cardiovascular system: from basic concepts to clinical application. Intern Emerg Med. 2013;8 (Suppl 1):S71-4.

Iodine Global Network (IGN). Global scorecard of iodine nutrition 2016: based on median urinary iodine concentration (mUIC) in school-age children [homepage]. Ontario: IGN; 2016. [Acesso em 13 jun 2019] Disponível em: http://www.ign.org/cm_data/2016_SAC.pdf.

Kinne A, Schülein R, Krause G. Primary and secondary thyroid hormone transporters. Thyroid Res. 2011;4 Suppl 1:S7.

Klein I, Ojamaa K. Thyroid hormone and the cardiovascular system. New England Journal of Medicine. 2001;344(7):501-9.

Larsen PR, Davies F. Hypothyroidism and thyroiditis. In: Larsen PR, Kronenberg HM, Melmed S, Polonsky KS, editors. William's textbook of endocrinology. Philadelphia: Saunders; 2003.

Leal AL, Albuquerque JP, Matos MS, Fortunato RS, Carvalho DP, Rosenthal D, et al. Thyroid hormones regulate skeletal muscle regeneration after acute injury. Endocrine. 2014;1-8.

Lebon V, Dufour S, Petersen KF, Ren J, Jucker BM, Slezak LA et al. Effect of triiodothyronine on mitochondrial energy coupling in human skeletal muscle. The Journal of Clinical Investigation. 2001;108(5):733-7.

Leung AM, Braverman LE. Consequences of excess iodine. Nat Rev Endocrinol. 2014;10(3):136-42.

Lifshitz F, editor. Pediatric endocrinology. 5. ed. 2. v. New York: Informa Healthcare; 2013.

Mendelson CR, Boggaram V. Hormonal control of the surfactant system in fetal lung. Annu Rev Physiol. 1991;53:415-40.

Meyer EL, Wagner MS, Maia AL. Iodothyronine deiodinases expression in thyroid neoplasias. Arq Bras Endocrinol Metabol. 2007;51(5):690-700.

Mullis PE, Eble A, Marti U, Burgi U, Postel-Vinay MC. Regulation of human growth hormone receptor gene transcription by triiodothyronine (T3). Mol Cell Endocrinol. 1999;147:17-25.

Mullur R, Liu YY, Brent GA. Thyroid hormone regulation of metabolism. Physiol Rev. 2014;94(2):355-82.

Obregon MJ. Changing white into brite adipocytes. Focus on "BMP4 and BMP7 induce the white-to-brown transition of primary human adipose stem cells". Am J Physiol Cell Physiol. 2014;306:C425-C427.

Patel J, Landers K, Li H, Mortimer RH, Richard K. Thyroid hormones and fetal neurological development. J Endocrinol. 2011;209(1):1-8.

Pei L, Leblanc M, Barish G, Atkins A, Nofsinger R, Whyte J, et al. Thyroid hormone receptor repression is linked to type I pneumocyte-associated respiratory distress syndrome. Nat Med. 2011;17(11):1466-72.

Portulano C, Paroder-Belenitsky M, Carrasco N. The Na+/I- symporter (NIS): mechanism and medical impact. Endocr Rev. 2014;35(1):106-49.

Ramsay ID. Muscle dysfunction in hyperthyroidism. The Lancet. 1966;288(7470):931-5.

Saladin K. Anatomy and physiology: the unity of form and function. 3. ed. New York: McGraw-Hill; 2003. p. 647-8.

Sato K, Robbins J. Thyroid hormone metabolism in cultured monkey hepatocarcinoma cells. Monodeiodination activity in relation to cell growth. Journal of Biological Chemistry. 1980;255(15):7347-52.

Silva JE, Bianco SD. Thyroid-adrenergic interactions: physiological and clinical implications. Thyroid. 2008;18:157-65.

Simonides WS, van Hardeveld C. Thyroid hormone as a determinant of metabolic and contractile phenotype of skeletal muscle. Thyroid. 2008;18(2):205-16.

Tsoumalis G. Tsatsoulis A, Krassas GE, Rivkees SA, Kiess W, editors. Ontogenesis and anatomy of the hypothalamic-pituitary-thyroid axis. Diseases of the thyroid in childhood and adolescence. Pediatr Adolesc Med. 2007;11:1-24.

Van Tuyl M, Blommaart PE, de Boer PA, Wert SE, Ruijter JM, Islam S, et al. Prenatal exposure to thyroid hormone is necessary for normal postnatal development of murine heart and lungs. Dev Biol. 2004;272(1):104-17.

Xavier AC, Maciel RM, Vieira JG, Dias-da-Silva MR, Martins JR. Insights into the posttranslational structural heterogeneity of thyroglobulin and its role in the development, diagnosis, and management of benign and malignant thyroid diseases. Arch Endocrinol Metab. 2016;60(1):66-75.

Williams GR, Bassett JH. Deiodinases: the balance of thyroid hormone: local control of thyroid hormone action: role of type 2 deiodinase.J Endocrinol. 2011;209:261-72.

49

Hormônio do Crescimento

Francemilson Goulart da Silva

Introdução, 533

Síntese do hormônio do crescimento, 533

Mecanismo de ação, 533

Efeitos do hormônio do crescimento
no organismo, 534

Regulação da secreção do GH, 537

Bibliografia, 538

INTRODUÇÃO

O hormônio do crescimento (GH, do inglês *growth hormone*), conhecido por promover o crescimento longitudinal, também exerce outras ações sistêmicas, como a regulação do metabolismo de nutrientes orgânicos (carboidratos, lipídios e proteínas). Cogitou-se a sua existência a partir dos resultados obtidos pela administração de extratos de hipófise a animais ou hipofisectomia, os quais provocaram aumento e redução do crescimento, respectivamente.

As ações do GH sobre o crescimento são restritas ao período pósnatal. Durante a vida intrauterina, o GH não estimula o crescimento, já que nesse período seus receptores não são funcionais. Portanto, o crescimento do feto depende de outros hormônios, como a insulina. Vale a pena salientar que a insulina da mãe não atravessa a barreira placentária. Portanto, é a insulina do feto que estimula o crescimento intrauterino.

O controle da secreção do GH é bem rígido, pois seu aumento ou sua diminuição podem induzir não apenas distúrbios no crescimento – gigantismo ou nanismo no período pré-puberal –, mas pólipos intestinais, câncer colorretal, diabetes *mellitus* e cardiopatia, entre outros. Assim, torna-se importante conhecer os efeitos biológicos do GH e a maneira como ele é regulado no organismo, conforme demonstrado a seguir.

SÍNTESE DO HORMÔNIO DO CRESCIMENTO

O GH é produzido na porção glandular da hipófise, por um grupo de células muito abundantes, chamadas de somatotrofos. Por se tratar de uma proteína, os fatores responsáveis por sua produção atuam no gene do GH, estimulando ou reprimindo sua expressão. Por expressão de um gene, entende-se a sua transcrição em RNA-m e, posteriormente, tradução em proteína.

Entretanto, a hipófise não é o único local de produção do GH. Atualmente, sabe-se que o GH é expresso ou produzido em territórios extrapituitários, como pulmões, glândula mamária, cérebro, placenta, pele, ovários e células do sistema imune. Nesses locais, o GH atua, principalmente, como autócrino ou parácrino, ou seja, atua na célula que o produziu ou em uma célula vizinha, respectivamente.

MECANISMO DE AÇÃO

Para exercer seus efeitos biológicos, o GH precisa interagir com seus receptores, localizados na membrana plasmática das suas células-alvo. O GH liga-se a dois receptores, simultaneamente, promovendo sua dimerização. A partir da interação GH-receptores, há ativação de proteínas próximas da membrana plasmática, como a JAK2, que é uma quinase* e atua como parte dos sinalizadores da ação do GH. A JAK2 ativada recruta e ativa mais JAK. Juntas, fosforilam tanto o receptor do GH quanto os fatores de transcrição: os STAT. Com relação ao receptor do GH, quando fosforilado, recruta proteínas adaptadoras e ativadoras dos STAT. Portanto, um dos principais mediadores da ação do GH nos seus tecidos-alvo são os fatores de transcrição, os STAT, que, ao serem ativados, migram para o núcleo, onde regulam a expressão de genes-alvo do GH. Um dos genes regulados por STAT é o da proteína SOCS.**

A SOCS é um regulador negativo da via de sinalização do GH por inibir a fosforilação de JAK2 e a ativação de STAT. Sua atuação finaliza a ação do GH, impedindo a exacerbação de seus efeitos biológicos. Para exemplificar, sabe-se que, na ausência de SOCS, ocorre gigantismo em animais pré-púberes.

O receptor do GH ativado também provê sítios de ligação para outras moléculas de sinalização. Isso significa que ele conduz a ativação de múltiplas vias para exercer seus efeitos no organismo. Assim, convém comentar a ativação de IRS (substrato do receptor de insulina) por JAK2, seguida da ativação de PI3 K e Akt, e da ativação de Src quinase e da via da MAPK. Há evidências de que nem toda ação do GH é mediada por JAK2. Por exemplo, a ativação da via da MAPK ocorre por mecanismos dependentes e independentes de JAK2. Vale ressaltar que, apesar de o receptor de GH sofrer fosforilação, ele não tem atividade da tirosinoquinase, como os receptores para os fatores de crescimento e para a insulina.

EFEITOS DO HORMÔNIO DO CRESCIMENTO NO ORGANISMO

GH e esqueleto

O GH atua nas células do esqueleto, via IGF-1, otimizando a atividade dos osteoblastos, o que favorece a formação óssea e aumenta a densidade do osso. Na ausência ou quando há resistência ao GH, observam-se osteoporose e maior risco de fraturas. Durante a tensão mecânica, ocorre liberação de IGF-1 pelas células do osso, e o IGF-1 atua como mediador da resposta anabólica do osso à tensão mecânica. O mecanismo exato pelo qual o IGF-1 induz formação óssea após tensão ainda é desconhecido, mas há autores que sugerem um possível papel do osteócito nesse processo.

Placa epifisária

Corresponde a um disco de cartilagem existente nos limites da diáfise com a epífise dos ossos longos. O GH atua na placa, promovendo o seu crescimento, o que é fundamental ao crescimento longitudinal dos indivíduos. Entretanto, apesar de os condrócitos expressarem receptor para GH, este último sozinho não é capaz de induzir proliferação dos condrócitos da placa epifisária, o que chama a atenção para algum fator de crescimento regulado pelo GH na placa e, de fato, promove a proliferação celular. Sabe-se que tal fator corresponde ao

IGF-1, cuja produção é regulada fortemente pelo GH, tanto no fígado quanto nos demais tecidos do corpo, como na placa epifisária. O IGF-1 estimula a proliferação e a maturação dos condrócitos. O processo de maturação caracteriza-se por hipertrofia. Vale a pena ressaltar que o GH é um hormônio obrigatório apenas para o crescimento pós-natal, e não para o crescimento intrauterino. Além disso, o fígado de fêmeas é menos responsivo ao GH que o de machos. Talvez, esse seja mais um fator responsável pelo menor crescimento das fêmeas em relação aos machos. Os esteroides sexuais também atuam nos ossos, aumentando sua densidade e estimulando seu crescimento e, considerando a interação recíproca entre GH e esteroides, não se pode descartar um papel conjunto dos esteroides com o GH na regulação do crescimento longitudinal na puberdade.

Distúrbios do crescimento secundário a alterações do GH circulante

Quando há GH em excesso, ocorre o gigantismo, ou seja, crescimento longitudinal exacerbado. No entanto, esse crescimento é acompanhado por dano na arquitetura óssea com repercussões nas propriedades mecânicas do osso, em razão do desgaste ósseo por aumento da reabsorção óssea. O oposto acontece quando há ausência de GH ou resistência dos tecidos à sua ação – essa condição é chamada de nanismo.

GH e fígado

O fígado é uma estrutura-alvo do GH. Pela ação deste, o fígado produz o IGF-1 e o secreta para a circulação. Convém salientar que 75% do IGF-1 circulante é de origem hepática, enquanto os tecidos extra-hepáticos contribuem com 25%. No sangue, o IGF-1 circula ligado a proteínas, principalmente a IGFBP-3 e a 4 (proteína de ligação do IGF-1) e a ASL (subunidade proteica ácido-lábil), as quais conferem estabilidade ao GH na circulação, aumentando sua biodisponibilidade. Por exemplo, o IGF-1 livre na circulação tem meia-vida de 10 min, porém, complexado à IGFBP, passa a ter meia-vida de 90 min. E, com a ASL, passa a ter meia-vida de 16 h. Outro efeito do GH no fígado refere-se à estimulação da produção de glicose via gliconeogênese e glicogenólise, o que pode ser resultado de uma ação direta ou indireta, via indução da resistência à insulina ou aumento de receptores beta-adrenérgicos no fígado.

GH e metabolismo de carboidratos

O GH aumenta a produção hepática de glicose e, consequentemente, o conteúdo de glicose circulante. Portanto, o GH exerce ação hiperglicemiante. Essa ação é reforçada pela resistência à insulina que o GH induz tanto no fígado quanto nos tecidos periféricos, mas principalmente no músculo esquelético. O mecanismo da resistência à insulina induzida pelo GH precisa ser mais bem detalhado, mas pode estar associado ao aumento da subunidade p85 da enzima PI3 K e ao aumento de ácidos graxos (AG) circulantes. Com relação ao aumento de AG circulantes e à resistência à insulina no músculo, sabe-se que o aumento da oferta de AG diminui a utilização de glicose como substrato energético e, consequentemente, sua captação pelo músculo, o que causa acúmulo de glicose na circulação. Dessa maneira, deve-se dar atenção ao fato de que o uso crônico do GH como anabolizante pode, a longo prazo, causar diabetes *mellitus*, uma condição até o momento sem cura. Já o IGF-1 tem efeitos distintos daqueles do GH no metabolismo de carboidratos. Por exemplo, o IGF-1 melhora a sensibilidade dos tecidos à insulina.

---

* Quinases são enzimas que inserem um fosfato em um dos três aminoácidos fosforiláveis: treonina, serina e tirosina.

** As SOCS são proteínas produzidas em resposta aos sinais emitidos por citocinas e fatores de crescimento que atenuam a transdução do sinal da citocina ou do fator de crescimento que a estimulou. Na sinalização GH, elas oferecem benefícios terapêuticos no tratamento de distúrbios de crescimento e outras condições que envolvem a ação do GH.

GH e metabolismo proteico

O GH exerce ação anabólica no músculo, pois estimula a síntese proteica, o que favorece o crescimento do músculo esquelético (hipertrofia muscular). Com relação ao mecanismo de síntese proteica, sabe-se que o GH ativa a via de sinalização da mTOR, uma proteína essencial para o ganho de massa magra. A ação do GH no músculo pode ser direta ou indireta via IGF-1. O IGF-1 estimula a proliferação de células-satélite, fundamentais no processo de hipertrofia muscular, por participarem da recuperação da fibra muscular pós-microlesão. Além disso, o IGF-1 acelera a regeneração muscular por atrofia secundária ao desuso, estimula a síntese proteica e inibe a proteólise, ação semelhante à da insulina no músculo estriado.

Ao considerar os efeitos anabólicos, não se pode descartar uma possível aplicação terapêutica do GH para o tratamento da perda de massa magra secundária a caquexia, AIDS, politraumatismos, cirurgias de grande porte e queimadura. Até o momento, não se sabe se o GH afeta o tipo de fibra muscular, mas está bem estabelecido que, em sua ausência, ocorre grave redução do volume muscular. O GH também aumenta o conteúdo de triacilgliceróis no interior do músculo.

GH e atividade física

O GH exerce efeito anabólico nos tecidos de conexão do músculo, conferindo ao músculo e ao tendão maior resistência à tensão desenvolvida durante a contração muscular. Por tecido de conexão, entendem-se os tecidos que formam os tendões, estruturas que conectam os músculos aos ossos ou mesmo a outros músculos. Acredita-se que o aumento do GH após atividade física estimula os fibroblastos do músculo a produzir colágeno, um componente dos tecidos de conexão. Vale salientar que a atividade física é um estímulo para a liberação do GH.

GH e metabolismo lipídico

O GH induz lipólise, predominantemente no tecido adiposo branco (TAB) visceral e, em menor grau, no TAB subcutâneo, causando aumento de AG circulantes e glicerol. Contudo, observa-se a ação lipolítica do GH apenas cronicamente e ela não é mediada pelo IGF-1. Esse efeito ocorre pelo aumento da atividade da lipase hormônio-sensível (LHS), uma ação que não parece depender da expressão do gene da LHS, mas de sua fosforilação pela proteinoquinase A (PKA).

Cresce o número de evidências no sentido de o GH aumentar a atividade da LHS por potencializar a ação das catecolaminas no tecido adiposo de humanos e roedores. Isso se dá por meio do aumento de receptores beta-adrenérgicos, responsáveis pela ativação da PKA, enzima que, sabidamente, ativa a LHS. O TAB visceral é mais responsivo à lipólise induzida por receptor beta-adrenérgico que o TAB subcutâneo. Além disso, é no TAB visceral que o GH exerce ação lipolítica mais intensa. Sabe-se que o GH é anabólico para o músculo estriado e, ao aumentar a lipólise, por exemplo, durante o jejum, poupa a degradação de proteínas do músculo, preservando a massa magra dos indivíduos.

Outro fato que deve ser comentado reside no fato de que o GH não causa perda de peso, pois, apesar de induzir lipólise, aumentando a mobilização e a oxidação lipídica, estimula o anabolismo proteico.

Por outro lado, o GH também aumenta a adiposidade, por estimular a diferenciação de pré-adipócito em adipócito maduro, aumentando a capacidade do TAB de estocar gordura. Entretanto, o principal efeito do GH no metabolismo lipídico é a indução da lipólise, o que justifica o aumento de gordura corporal na ausência ou na resistência ao GH. Vale a pena salientar que o aumento da adiposidade está associado a risco cardiovascular. Este mesmo risco está presente nos indivíduos com deficiência do GH. Por afetar a quantidade de massa gorda, o GH também impacta nos níveis circulantes da leptina (hormônio produzido pelo tecido adiposo). No entanto, essa ação está atrelada à redução da gordura corporal. Parece que o GH, *per se*, não afeta, diretamente, a expressão ou os níveis circulantes da leptina em humanos.

Com relação à ação do GH na atividade da lipase lipoproteica (LPL), presente nos capilares do TAB e no músculo esquelético, não há nada de substancial no momento, pois os dados da literatura ainda são controversos. Entretanto, vale a pena comentar que os humanos com deficiência do GH apresentaram diminuição da atividade da LPL do TAB após suplementação com GH. Já os ratos hipofisectomizados* apresentaram aumento da atividade da LPL do músculo após reposição do GH. Esses achados são lógicos, principalmente, quando se considera o papel do GH no TAB e no músculo. No TAB, ao diminuir a atividade da LPL, o GH reduz a quantidade de AG armazenada na forma de gordura nesse tecido. Já no músculo, o aumento da atividade da LPL favorece o anabolismo proteico por elevar a quantidade de substrato energético necessária a atender à demanda metabólica do músculo.

Eixo GH–IGF-1 no sistema cardiovascular

O coração e os vasos têm receptores para o GH e para o IGF-1. No coração, o GH estimula a expressão do IGF-1. O GH e o IGF-1 são importantes para a manutenção funcional e estrutural do coração, pois o GH estimula tanto o crescimento quanto a contratilidade cardíaca. O efeito contrátil do GH se dá por meio do aumento do cálcio intracelular e do aumento da sensibilidade das proteínas contráteis ao cálcio. Portanto, o excesso ou a deficiência do GH podem causar disfunção cardíaca. Em adultos com deficiência de GH, há uma redução da massa ventricular esquerda e, consequentemente, do trabalho cardíaco, o que foi revertido após o tratamento com GH. O motivo da reversão está associado ao anabolismo proteico no coração, fato que melhora as funções sistólica e diastólica dos pacientes. Em pacientes acromegálicos, observaram-se cardiomiopatia induzida por hipertrofia ventricular, fibrose intersticial e degeneração celular.

Efeitos vasculares do eixo GH–IGF1

O GH e o IGF-1 diminuem o tônus vascular e, portanto, a resistência periférica. Tal efeito deve-se, em parte, à redução da descarga simpática e à produção de óxido nítrico: um potente vasodilatador. Sabe-se que pacientes com deficiência de GH apresentam aumento de atividade simpática e aterosclerose, além de maior prevalência de hipertensão arterial. Parte dos pacientes acromegálicos desenvolve hipertensão, mas por outros mecanismos, como o aumento de volume circulante, músculo liso vascular e resistência à insulina. Pelo fato de a ação do IGF-1 nos vasos ser mais rápida que a do GH, cogita-se que o efeito do GH seja mediado pelo IGF-1 produzido pelos vasos.

GH e sistema nervoso central

Crescem os relatos na literatura de que o GH e o IGF-1 melhoram a memória, o estado de alerta, a capacidade para o

---

* Hipofisectomia significa remoção cirúrgica da hipófise.

trabalho e a motivação, por atuar nos processos de neuroproteção, neuroregeneração e plasticidade neuronal e no aumento da densidade capilar cerebral via VEGF (fator de crescimento endotelial vascular).

Sabe-se que crianças com deficiência de GH apresentam déficit de memória, e os pacientes com esclerose múltipla têm redução de GH em seu líquido cerebroespinal (LCE) – achados que fortalecem o papel do eixo GH–IGF-1 na neuroproteção. De fato, há relatos de que o GH e o IGF-1 são fundamentais para o desenvolvimento neural, por regularem o tamanho, a forma e a função das células do sistema nervoso central (SNC). Isso é fortalecido pela distribuição quase ubíqua do receptor de GH no SNC. Além disso, o GH reduz o dano celular causado por opioides, estimulantes centrais e álcool no SNC, ao se opor à apoptose e estimular a proliferação de células progenitoras, condição que aumenta o número de células nervosas, como neurônios, astrócitos e oligodendrócitos.

Com relação à memória, sabe-se que o GH aumenta o número de receptores NMDA e AMPA para o glutamato no hipocampo, além de melhorar a qualidade do potencial excitatório pós-sináptico (PEPS) mediado por eles. Todas essas ações corroboram a melhora da memória por ação do GH. No córtex cerebral, o GH aumenta a densidade de receptor GABA, o que está associado à melhora da cognição. Entretanto, as ações do GH no hipocampo, na amígdala e no lobo temporal parecem favorecer a progressão da epilepsia.

Efeito do GH nos olhos

O GH é sintetizado pelas células ganglionares da retina e secretado e estocado no humor vítreo. O GH parece estar envolvido com a sobrevivência da célula ganglionar, o que fortalece seu papel neuroprotetor. Em diabéticos, o GH está reduzido no humor vítreo, e sua diminuição pode ter relação com a progressão da retinopatia, pois o GH exerce ação neuroprotetora.

Placenta

Existem duas formas de GH na circulação: GH-N (normal) e GH-V (variante). Durante a gestação, a placenta produz o GH, mas é sua forma variante (GH-V). Não se deve associar o GH placentário ao crescimento fetal por dois motivos: primeiro, o GH da mãe não atravessa a barreira placentária e, segundo, o GH não promove o crescimento do feto, o que depende de outros hormônios, como a insulina fetal.

Pâncreas

A célula beta pancreática, responsável pela produção da insulina, tem receptor para o GH. O GH estimula tanto a proliferação de células beta quanto a síntese da insulina, o que pode explicar, pelo menos em parte, a redução da secreção da insulina induzida por glicose em pacientes com deficiência de GH. Por outro lado, o GH promove resistência dos tecidos à ação da insulina. Vale a pena salientar que a resistência à insulina pode causar diabetes, uma condição, até o momento, irreversível. O mecanismo pelo qual o GH induz resistência não está totalmente esclarecido, mas pode envolver:

- Aumento de AG circulantes
- Ativação da proteína SOCS, que afeta negativamente a via de sinalização da insulina
- Aumento da subunidade p85 da proteína PI3 K.

O p85 pode sequestrar e bloquear o IRS, uma proteína fundamental da via da insulina.

Pele

O GH é produzido pelos fibroblastos da pele humana, e não por queratinócitos. Além disso, a pele é alvo do GH, pois pacientes com excesso de GH circulante apresentam aumento da atividade de fibroblastos, os quais produzem colágeno e elastina e aumentam a pilosidade, o suor, a oleosidade e o edema por maior deposição de glicosaminoglicanos na pele. Apesar de não produzirem o GH, os queratinócitos da epiderme apresentam receptor para GH e IGF-1. Nessas células, o GH e o IGF-1 induzem proliferação celular, o que pode explicar, pelo menos em parte, a existência de psoríase e carcinoma em alguns pacientes com acromegalia.

GH e hematopoese

O GH estimula a proliferação de células da medula óssea, aumenta a produção de hemácias e induz a diferenciação de neutrófilos, além de influenciar no desenvolvimento do timo.

GH e sistema imune

O GH induz proliferação de linfócitos T e favorece a migração de linfócitos CD4 e CD8 *naïves* do timo para os nodos linfáticos periféricos e, depois, para o sangue. Tal efeito pode ser explicado pela ação do GH em estimular e, em alguns casos, potencializar a produção de citocinas importantes para a ativação do sistema imune. Vale a pena comentar que o GH, o GHRH e o IGF-1 são produzidos e liberados por células do sistema imune, como células T, macrófagos e células *natural killers* (NK), porém em menor quantidade que o liberado pela hipófise, pelo hipotálamo e pelo fígado, respectivamente.

As ações GH no sistema imune podem explicar o aumento de linfócitos CD4 circulantes observados tanto em pacientes acromegálicos quanto nos HIV positivos, ambos tratados com GH como terapia complementar à antirretroviral. Da mesma maneira, existem evidências de que, durante o estresse, o GH pode proteger células do sistema imune do efeito imunossupressor do cortisol. Portanto, o GH é uma possível ferramenta terapêutica em situações em que se deseja aumentar a migração e o número de linfócitos.

Puberdade

A puberdade corresponde ao período de transição entre a infância e a maturidade sexual e depende de uma complexa interação entre o GH e os hormônios sexuais. Para fortalecer o papel do GH nesse período, pode-se mencionar o atraso da puberdade e da menarca das crianças com deficiência de GH.

GH e reprodução

O GH é expresso nas gônadas e nos órgãos de reprodução e exerce ação direta ou indireta, via gonadotrofinas, na reprodução de machos e fêmeas. Por exemplo, na hipófise, o GH aumenta a sensibilidade dos gonadotrofos ao GnRH (hormônio hipotalâmico que estimula a liberação de gonadotrofinas: FSH e LH), o que está associado à maior secreção de gonadotrofinas. Contudo, os gonadotrofos dos roedores são mais sensíveis ao GH que os gonadotrofos dos primatas.

Gônada masculina

O GH exerce ações pró-fertilidade, mas também é tumorigênico, por exemplo, para a próstata. Com relação às ações prófertilidade do GH, sabe-se que os testículos expressam o GH e que este atua nas próprias gônadas, estimulando a espermatogênese e a produção de testosterona.

A testosterona é um dos principais andrógenos encontrados na circulação do homem. Além disso, o GH estimula a liberação de LH, o que aumenta ainda mais a liberação de testosterona. Dessa maneira, ao se saber que o GH estimula a função reprodutora masculina, fica mais fácil entender o motivo de os homens com deficiência de GH apresentarem redução da fertilidade. Por melhorar a qualidade dos espermatozoides, por exemplo, quanto à motilidade, o IGF-1 pode mediar os efeitos do GH na gônada masculina, mas vale salientar que nem todas as ações do GH na gônada dependem do IGF-1.

GH e órgãos acessórios da reprodução masculina

O GH estimula o crescimento da próstata em humanos. Por isso, pode causar hiperplasia ou tumor de próstata. O GH é fundamental para o crescimento do pênis. Isso porque homens com deficiência ou resistência ao GH e ao IGF-1 apresentam micropênis (pênis igual ou menor que 7,5 cm em estado ereto). Aqui, faz-se necessário salientar que a testosterona, cuja produção é regulada também pelo GH, é fundamental para o adequado crescimento do pênis na puberdade. Com relação à ereção peniana, o GH melhora a função erétil por induzir a vasodilatação peniana. Contudo, observam-se em pacientes acromegálicos, cujo GH está elevado na circulação, disfunção erétil e diminuição da libido por mecanismos ainda desconhecidos.

Gônada feminina

Os ovários expressam o GH, que estimula a foliculogênese. Portanto, esse hormônio é fundamental para a fertilidade feminina, o que pode explicar por que mulheres com deficiência de GH têm fertilidade reduzida. O GH estimula a produção de progesterona e estradiol pelo corpo lúteo, uma estrutura de transição, presente na fase lútea do ciclo menstrual e no 1º trimestre de gestação.

GH e órgãos acessórios da reprodução feminina

O GH promove o crescimento uterino, pois o útero de mulheres com deficiência de GH é menor. Ele também é necessário para a hipertrofia do útero induzida pelos estrógenos. Tanto o miométrio quanto a decídua (nome dado ao endométrio durante a gestação) de humanos apresentam receptores para o GH, o que pode explicar a ação do GH de facilitar a implantação do protoembrião no útero. Contudo, o GH pode favorecer tanto o progresso da endometriose quanto o desenvolvimento dos cânceres de útero e do colo uterino.

GH e longevidade

Existe uma relação inversa entre altura e longevidade, pois em indivíduos com baixa estatura há menor índice de mortalidade em razão da ação reduzida do GH e IGF-1. Além disso, a supressão da sinalização do GH e do IGF-1 está associada a envelhecimento lento e proteção contra câncer e diabetes, bem como menor predisposição à aterosclerose e ao risco de doenças cardiovascular, principais causas de morbidade e mortalidade na atualidade.

Tem-se demonstrado que indivíduos geneticamente predispostos à longevidade apresentam menor insulinemia de jejum e maior sensibilidade à insulina. O GH aumenta tanto a produção quanto a resistência periférica à insulina. Portanto, pode haver uma relação entre o efeito do GH na secreção e na ação da insulina com a longevidade observada em indivíduos com deficiência do GH e do IGF-1.

Outras estruturas-alvo do GH

O rim é alvo do GH, que aumenta o tamanho e a função das unidades básicas dos rins: os néfrons. Um dos resultados dessa ação é o aumento da filtração glomerular.

No trato gastrintestinal (TGI), o GH induz o crescimento da mucosa intestinal, mas essa ação se dá via IGF-1. Por exercer ações proliferativas no TGI, o excesso de GH e do IGF-1 pode favorecer o desenvolvimento de tumor colorretal. Nos pulmões, o GH melhora a capacidade pulmonar total por aumentar a força dos músculos da respiração.

REGULAÇÃO DA SECREÇÃO DO GH

A secreção do GH ocorre em pulsos, a cada 2 h, pela ação de dois hormônios: o hormônio liberado do GH (GHRH) e a somatostatina (SS). Nos vasos, o GH circula na forma ligada principalmente. A proteína de ligação do GH é a GHBP (proteína de ligação ao GH), que corresponde a uma forma truncada do receptor do GH. Convém salientar que, em virtude de sua natureza proteica, o GH não necessita de transportadores no sangue. No entanto, ao se ligar a proteínas, o GH é protegido de degradação, o que aumenta sua biodisponibilidade.

Papel do hipotálamo

O hipotálamo endócrino produz dois importantes hormônios para regular a secreção do GH: o GHRH e a SS. O GHRH é um dos principais estimuladores da secreção do GH. Sua ação se dá por meio ativação da adenilciclase, enzima responsável pela elevação do AMPc, um segundo mensageiro fundamental para a ativação da PKA. A ativação dessa via de sinalização leva ao aumento de cálcio intracelular, condição essencial para promover a secreção do GH. Já a SS inibe a secreção do GH por reduzir o conteúdo de AMPc no somatotrofo, via proteína G inibitória. Na hipoglicemia, ocorre redução da liberação de SS, condição que favorece a liberação de GH, cuja ação se contrapõe à hipoglicemia.

Papel do IGF-1

O IGF-1 circulante é o responsável pela retroalimentação negativa na secreção hipofisária do GH. Sua ação se dá tanto no hipotálamo quanto na hipófise. No hipotálamo, o IGF-1 inibe a liberação do GHRH e estimula a liberação da SS, condição que inibe a liberação do GH pela hipófise. Na hipófise, o IGF-1 inibe a liberação de GH pelo somatotrofo.

Papel do sono

O sono caracteriza-se por dois estágios muito bem definidos – o sono REM (*rapid eyes moviment*) e o não REM –, que ocorrem em ciclos alternados e têm características de atividade cerebral e periférica distintas. O sono não REM divide-se em sono leve e profundo, o último chamado de sono de ondas lentas. Quando se pensa em regulação do GH durante o sono, considera-se o sono de ondas lentas, pois é durante essa fase do sono não REM que surgem os picos de secreção do GH. Tal fenômeno parece envolver a atividade de duas populações de neurônios hipotalâmicos, GHRHérgicos e somatostatinérgicos, pois o bloqueio dos neurônios produtores de GHRH inibe a secreção do GH. A ativação dos neurônios somatostatinérgicos inibe a secreção do GH ao final do sono de ondas lentas, pondo fim ao pico de GH observado durante o sono. Vale salientar que o tempo de sono de ondas lentas diminui com a idade, achado que pode favorecer a diminuição fisiológica do

GH e do IGF-1 no envelhecimento. Entretanto, existem outros fatores que contribuem para a queda do GH no idoso, como o aumento do tônus somatostatinérgico.

Papel da grelina

A grelina consiste em um hormônio orexígeno, ou seja, indutor da fome, cujo local de produção é o estômago. Por estimular o apetite, sua produção aumenta durante o jejum. Entretanto, além de acionar os mecanismos neurais da fome, a grelina é um potente estimulador da secreção do GH. Vale a pena salientar que no jejum há redução da glicose circulante e que a liberação de grelina, nesse momento, contribui para a manutenção da glicemia via liberação do GH. Esse efeito do GH se dá por meio do aumento da produção hepática de glicose e pela indução da resistência dos tecidos periféricos à insulina.

Papel dos esteroides sexuais

Os esteroides sexuais controlam a produção e a liberação do GH. A testosterona aumenta a secreção do GH, mas esse efeito é parcialmente mediado via aromatização de andrógenos a estrógenos, pois a administração de andrógenos não aromatizáveis (p. ex., a oxandrolona e a di-hidrotestosterona) não aumenta a secreção do GH.

Insulina como regulador do GH

Sabe-se que o GH aumenta a insulina circulando, a qual, por sua vez, atua na hipófise, reduzindo o RNA-m do GH, o receptor do GHRH e o receptor da grelina.

Outros reguladores da secreção do GH

O aumento de AG circulantes diminui a secreção do GH.

BIBLIOGRAFIA

Arámburo C, Alba-Betancourt C, Luna M, Harvey S. Expression and function of growth hormone in the nervous system: a brief review. Gen Comp Endocrinol. 2014;203:35-42.

Ashpole NM, Sander JE, Hodges EL, Yan H, Sonntag WE. Growth hormone, insulin-like growth factor-1 and the aging brain. Exp Gerontol. 2015;68: 76-81.

Ayuk J, Sheppard MC. Growth hormone and its disorders. Postgrad Med J. 2006;82: 24-30.

Bartke A, List EO, Kopchick JJ. The somatotropic axis and aging: Benefits of endocrine defects. Growth Horm IGF Res. 2016;27:41-45.

Carmean CM, Cohen RN, Brady MJ. Systemic regulation of adipose metabolism. Biochim Biophys Acta. 2014;1842(3):424-30.

Chaves VE, Júnior FM, Bertolini GL. The metabolic effects of growth hormone in adipose tissue. Endocrine. 2013; 44(2):293-302.

Chikani V, Ho KK. Action of GH on skeletal muscle function: molecular and metabolic mechanisms. J Mol Endocrinol. 2013;52(1): R107-R123.

Copinschi G, Caufriez A. Sleep and hormonal changes in aging. Endocrinol Metab Clin North Am. 2013;42(2):371-89.

Csaba G. Hormones in the immune system and their possible role. A critical review. Acta Microbiol Immunol Hung. 2014;61(3): 241-60.

Doessing S, Kjaer M. Growth hormone and connective tissue in exercise. Scand J Med Sci Sports. 2005;15(4):202-10.

Harvey S, Martínez-Moreno CG, Ávila-Mendoza J, Luna, M, Arámburo C. Growth hormone in the eye: A comparative update. Gen Comp Endocrinol. 2016;S0016-6480(16)30013-2.

Harvey S. Growth hormone and growth? Gen Comp Endocrinol. 2013;190:3-9.

Hull KL, Harvey S. Growth hormone and reproduction: a review of endocrine and autocrine/paracrine interactions. Int J Endocrinol. 2014;2014:234014.

Isgaard J, Arcopinto M, Karason K, Cittadini A. GH and the cardiovascular system: an update on a topic at heart. Endocrine. 2015; 48(1):25-35.

Liu Z, Mohan S, Yakar S. Does the GH/IGF-1 axis contribute to skeletal sexual dimorphism? Evidence from mouse studies. Growth Horm IGF Res. 2016;27:7-17.

Martinelli CE Jr, Custódio RJ, Aguiar-Oliveira MH. Physiology of the GH-IGF axis. Arq Bras Endocrinol Metabol. 2008; 52(5): 717-25.

Mauras N, Haymond MW. Are the metabolic effects of GH and IGF-1 separable? Growth Horm IGF Res. 2005;15(1):19-27.

Moller N, Gjedsted J, Gormsen L, Fuglsang J, Djurhuus C. Effects of growth hormone on lipid metabolism in humans. Growth Horm IGF Res. 2003;13(Suppl A):S18-21.

Paredes SD, Forman KA, García C, Vara E, Escames G, Tresguerres JA. Protective actions of melatonina and growth hormone on the aged cardiovascular system. Horm Mol Biol Clin Investig. 2014;18(1):79-88.

Pérez-Ibave DC, Rodríguez-Sánches IP, Garza-Rodríguez ML, Barrera-Saldaña H.A. Extrapituitary growth hormone synthesis in humans. Growth Horm IGF Res. 2014;24(2-3):47-53.

Smaniotto S, Martins-Neto AA, Dardenne M, Savino W. Growth hormone is a modulator of lymphocyte migration. Neuroimmunomodulation. 2011;18:309-13.

Stanley TL, Grinspoon SK. Effects of growth hormone-releasing hormone on visceral fat, metabolic, and cardiovascular indices in human studies. Growth Horm IGF Res. 2015;25(2):59-65.

Vijayakumar A, Novosyadlyy R, Wu Y, Yakar S, Leroith, D. Biological effects of growth hormone on carbohydrate and lipid metabolism. Growth Horm IGF Res. 2010;20(1):1-7.

Vijayakumar A, Yakar S, Leroith D. The intricate role of growth hormone in metabolism. Front Endocrinol (Lausanne). 2011;27:2-32.

Weigent DA. Lymphocyte GH-axis hormones in immunity. Cell Immunol. 2013;285(1-2):118-32.

Yakar S, Isaksson O. Regulation of skeletal growth and mineral acquisition by the GH/IGF-1 axis: Lessons from mouse models. Growth Horm IGF Res. 2016;28:26-42.

50

Metabolismo do Cálcio e Hormônios Calciotróficos

Fernanda Guimarães Weiler • Lívia Marcela dos Santos

Íons minerais, 539

Regulação da homeostase do cálcio e do fósforo, 540

Osso, 543

Considerações finais, 547

Bibliografia, 547

ÍONS MINERAIS

Os íons cálcio têm papel fundamental no organismo, atuando nos compartimentos extra e intracelular. Seus níveis são regulados finamente para que os vários órgãos e tecidos funcionem de maneira adequada. Por exemplo, o cálcio é essencial para a excitação muscular, tanto no coração quanto em músculos estriados. Enquanto isso, no tecido cerebral esse íon é cofator do processo de transmissão sináptica. Ele atua também na agregação plaquetária e participa do controle da divisão celular, da secreção de hormônios e do metabolismo da glicose.

O cálcio presente no sangue e nas células representa apenas 1% do cálcio corporal total, pois a maioria (ou seja, 99%) encontra-se depositada no osso. Ao se analisar o meio intracelular, verifica-se que a concentração do íon é 10.000 vezes menor, em comparação à extracelular. Para que esse gradiente seja mantido, são essenciais diversos canais (voltagem ou receptor-dependentes), as bombas de cálcio ATP-dependentes e outros sistemas de transporte. Além disso, para eventual necessidade, a célula mantém reservas de cálcio nas mitocôndrias e no complexo de Golgi, recrutados por sinais celulares.

Na circulação, a concentração de cálcio é mantida dentro de um limite bastante estreito, entre 8,5 e 10,5 mg/dℓ, e a distribuição ocorre da seguinte maneira: 50% encontram-se na forma livre ou ionizada, 40% estão ligados a proteínas (sobretudo à albumina) e os outros 10% apresentam-se na forma de sais. Entretanto, tais proporções podem variar de acordo com o pH. Quando o meio encontra-se mais ácido, a ligação entre cálcio e proteínas é diminuída e a fração livre aumenta. A premissa inversa também é verdadeira: com o aumento do pH, o percentual de cálcio livre diminui. Além disso, variações nas concentrações de albumina afetam a quantidade de cálcio total. Contudo, a fração ionizável permanece estável. É importante ressaltar que o cálcio ligado à proteína não é metabolicamente ativo e não responde aos hormônios calciotróficos, como o PTH e a vitamina D. É possível calcular o valor de cálcio corrigido pela seguinte fórmula:

Cálcio total corrigido = (4-albumina) × 0,8 + cálcio total dosado

Os sais de citrato e fosfato também são capazes de interferir na dinâmica do cálcio – por exemplo, as transfusões de sangue (que contêm citrato como anticoagulante) podem causar a redução do cálcio iônico.

O balanço de cálcio no organismo é controlado, essencialmente, pelo trato gastrintestinal (TGI), pelos rins e pelo esqueleto. A absorção intestinal do cálcio depende da quantidade ingerida, do nível de vitamina D e da idade do indivíduo. Em torno de 90% da absorção ocorre no duodeno e no jejuno, por meio de processo passivo paracelular ou de forma ativa. Em geral, esta última representa somente 10 a 15% da carga absorvida, porém, quando as necessidades de cálcio estão aumentadas, ocorre elevação da expressão de transportadores na mucosa intestinal, que intensifica a absorção via ativa. Após absorvidos, os íons ganham a circulação e chegam às células-alvo. O excesso é depositado no esqueleto, como estoque, ou eliminado pelos rins. Habitualmente, somente 1% do cálcio filtrado nos rins é excretado na urina. Do montante que volta à circulação, 65% são reabsorvidos no túbulo proximal, 20% na alça de Henle e 15% no túbulo distal e na parte inicial do túbulo coletor. O transporte de cálcio nos néfrons ocorre, principalmente, por processo passivo paracelular e depende da proteína paracelina-1 (ou claudina-16) e de um potencial transepitelial positivo gerado pelo cotransportador Na^+-K^+-$2Cl^-$. Em situações de hipocalcemia, a quantidade de cálcio eliminada pela urina é reduzida; e os estoques do esqueleto são utilizados. Contudo, se houver o aumento das concentrações de cálcio sérico, a homeostase é reestabelecida por meio da elevação da excreção renal de cálcio e da diminuição da reabsorção óssea.

Assim como o cálcio, o fósforo é um componente essencial para o equilíbrio osteometabólico. Íons de fósforo estão presentes em fosfolipídios de membranas celulares, nas mitocôndrias, na estrutura de material genético (DNA e RNA) e em moléculas associadas à geração e ao transporte de energia. Entre suas funções, estão a manutenção do equilíbrio do pH no organismo e a redução da afinidade da hemoglobina pelo oxigênio, o que facilita a liberação deste aos tecidos. De modo semelhante ao cálcio, menos de 1% do fósforo corporal está localizado no plasma, no qual 20% encontram-se ligados a proteínas e 80% estão na forma de íons livres de fosfato (HPO_4^{-2} e $H_2PO_4^-$). O fósforo tem alta afinidade pelos íons cálcio, e a interação entre eles leva à formação dos cristais de hidroxiapatita, essenciais para a mineralização do tecido ósseo. Algumas doenças, como a insuficiência renal crônica, determinam o desequilíbrio dessa interação, causando o aumento da formação e o depósito de cristais em tecidos não esqueléticos, como o cérebro e o tecido subcutâneo.

As concentrações séricas normais de fósforo em adultos situam-se entre 2,5 e 5 mg/dℓ, variando de acordo com a idade, a função renal e a dieta.

O fósforo é absorvido ao longo de todo o intestino, porém mais intensamente no jejuno. O transporte pelas microvilosidades intestinais envolve um componente difusional (que depende da quantidade presente na dieta) e um componente ativo, dependente de um cotransportador sódio-fósforo estimulado pelo calcitriol (vitamina D ativa). O rim tem papel essencial também na homeostase de fosfato, ajustando sua excreção de acordo com a concentração plasmática. Esse controle tubular é exercido principalmente pelo PTH e pelo fator de crescimento de fibroblastos 23 (FGF-23), uma molécula fosfatúrica mais bem descrita adiante.

O magnésio é o quarto cátion mais abundante do organismo e o segundo no meio intracelular. Estima-se que 99% do seu total encontra-se no compartimento intracelular, sendo 60% nas células do esqueleto, 20% no tecido muscular e 20% em outros tecidos. Apenas 1% do total de magnésio existente no corpo humano é encontrado fora das células. A distribuição extracelular se dá do seguinte modo: 60% na forma livre; 10% ligados a sais de citrato, oxalato e fosfato; e o restante, 30%, circula ligado a proteínas.

No TGI, mais de 50% desse íon são absorvidos no jejuno e no íleo. A absorção ocorre predominantemente por via passiva, ou seja, sem gasto energético, e uma pequena parcela é absorvida ativamente, com gasto energético. A eliminação é renal, porém se reabsorve 95% do magnésio filtrado nos néfrons.

O magnésio exerce importante função regulatória na liberação de PTH pelas glândulas da paratireoide. Tanto o aumento sérico de magnésio quanto sua redução impedem a adequada secreção do hormônio, causando uma forma reversível de hipoparatireoidismo. Entretanto, quando comparado ao cálcio, o magnésio tem menor potência de controle da secreção do PTH.

REGULAÇÃO DA HOMEOSTASE DO CÁLCIO E DO FÓSFORO

Paratormônio

As paratireoides são responsáveis pela produção do paratormônio (PTH), hormônio essencial para a manutenção do metabolismo do cálcio e do fósforo. Costumam ser em número de quatro (duas abaixo e as outras duas acima e posteriormente à tireoide) e medem aproximadamente 2 a 7 mm de comprimento, 2 a 4 mm de largura e 0,5 a 2 mm de espessura, com peso médio de 40 mg. Contudo, existe um grande número de variações anatômicas quanto à localização e à quantidade de paratireoides, e até 15% dos indivíduos apresentam uma quinta glândula. Tal fato pode promover grandes desafios para a identificação e a ressecção cirúrgica de paratireoides alteradas.

Essas glândulas têm origem no terceiro e no quarto arcos branquiais e são formadas, além da gordura estromal, por dois tipos de célula epitelial: a célula principal, predominante, e a oxifílica. Os dois tipos celulares secretam PTH.

O gene responsável pela codificação do PTH está localizado no cromossomo 11 e a síntese hormonal tem início nas células da paratireoide pela produção do precursor pré-pró-PTH. Este sofre uma primeira clivagem no retículo endoplasmático, perdendo 23 aminoácidos e tornando-se pró-PTH. Em seguida, o pró-PTH desloca-se para o complexo de Golgi, onde é novamente clivado por uma enzima denominada furina, com remoção de outros 6 aminoácidos e formação da molécula final de PTH, que contém 84 aminoácidos. O hormônio deixa, então, o complexo de Golgi e é armazenado em grânulos à espera de sua secreção.

A ação do PTH nos tecidos é resultado da interação entre os aminoácidos da sua região aminoterminal e seu receptor PTH1R, que pertence à família dos receptores acoplados à proteína G. O hormônio tem uma meia-vida curta, de 2 a 4 min. Isso assegura que os níveis séricos do hormônio possam variar rapidamente em caso de alterações súbitas de cálcio, garantindo uma resposta rápida e eficiente.

A principal função do PTH é a manutenção dos níveis de cálcio sérico em concentrações adequadas, atuando nos túbulos renais e no tecido ósseo (Figura 50.1). No rim, o PTH intensifica a reabsorção de cálcio e a excreção de fósforo, além de controlar a enzima 1-alfa-hidroxilase, responsável pela produção de vitamina D ativa. Além disso, o PTH aumenta a reabsorção do cloro e a excreção de bicarbonato,

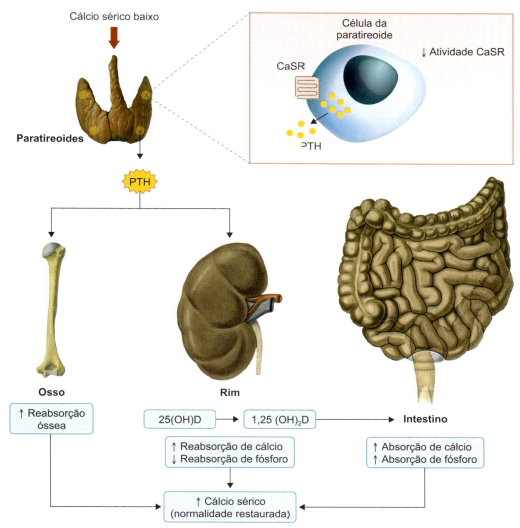

Figura 50.1 Efeitos do PTH no metabolismo do cálcio. O cálcio é o principal estimulador da liberação do PTH pela glândula paratireoide. Em situações de hipocalcemia, a liberação do PTH aumenta. Esse hormônio age nos ossos, promovendo a liberação dos estoques de cálcio, e, nos rins, reduzindo a perda urinária de cálcio. Além disso, eleva a absorção de cálcio intestinal de forma indireta, por meio da ativação da vitamina D. Todos esses mecanismos têm como consequência o aumento do cálcio sérico. CaSR: receptor/sensor de cálcio.

levando a uma tendência à acidose metabólica, o que propicia maior fração de cálcio ionizado. No esqueleto, o PTH promove a reabsorção óssea e o afluxo de cálcio para a circulação. Pacientes com hiperparatireoidismo primário (produção autônoma e excessiva de PTH) apresentam baixa massa óssea, hipercalcemia, hipofosfatemia e acidose metabólica hiperclorêmica.

A secreção de PTH é controlada pelo receptor/sensor de cálcio (CaSR), presente na membrana celular das paratireoides. Quando os íons cálcio interagem com o CaSR, são deflagradas diversas reações que culminam na inibição da liberação de PTH. No entanto, em situações de baixas concentrações séricas de cálcio, o CaSR não é ativado, o que possibilita a secreção do hormônio. Mesmo pequenas variações nas concentrações de cálcio induzem grandes variações na secreção de PTH (Figura 50.2).

Ao contrário do cálcio, o fósforo estimula a produção de PTH. A vitamina D inibe a secreção de PTH por meio de ação inibitória direta na paratireoide e, indiretamente, por aumentar a concentração de cálcio sérico. Como dito anteriormente, tanto o excesso quanto a falta de magnésio prejudicam a

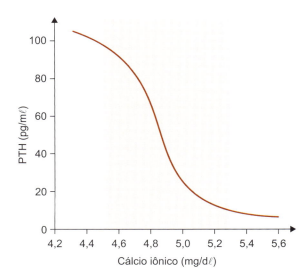

Figura 50.2 Correlação entre PTH e cálcio sérico. Curva sigmoide representando a correlação inversa entre cálcio sérico e PTH. A área sombreada corresponde à faixa de normalidade de cálcio sérico.

liberação de PTH, pois esse íon age como cofator de extrusão do hormônio de dentro dos grânulos da paratireoide. A depleção de magnésio pode comprometer também a ação do PTH no tecido-alvo.

Proteína relacionada com o hormônio da paratireoide

A PTHrp (do inglês *parathyroid hormone-related protein*) é uma molécula com funções ainda pouco compreendidas. Sua estrutura apresenta grande homologia com a molécula de PTH, principalmente a região aminoterminal. Esses dois hormônios ligam-se ao mesmo receptor, mas tal interação acontece de maneira diferente, e os sinais deflagrados não são os mesmos. Além disso, as duas moléculas são codificadas por genes distintos.

Assim como o PTH, o PTHrp eleva os níveis de cálcio sérico. É produzido pela placenta, onde controla a calcemia fetal por meio do transporte de cálcio da mãe para o feto. Esse fator é também expresso pelas glândulas mamárias durante a lactação, estimulando o efluxo de cálcio dos ossos da mãe para a produção de leite. O PTHrp regula ainda a proliferação e a diferenciação de condrócitos, tornando-se essencial para manter o crescimento ordenado de ossos longos durante o desenvolvimento. Outras importantes ações dessa molécula são o controle do relaxamento do músculo liso após uma contração e a regulação da vasodilatação.

Algumas neoplasias secretam PTHrp, levando a quadros semelhantes aos do hiperparatireoidismo primário, porém na ausência de elevação de PTH. Conhecida como hipercalcemia associada à malignidade, esta é a segunda causa mais comum de hipercalcemia, atrás somente do hiperparatireoidismo primário.

Vitamina D

Apesar da nomenclatura *vitamina*, esta substância é, na realidade, um hormônio da família dos esteroides. Nos últimos anos, a vitamina D vem ganhando cada vez mais destaque, em virtude das descobertas de suas inúmeras ações sobre alvos não clássicos, ou seja, não relacionados com a homeostase mineral, como controle da proliferação celular, manutenção do equilíbrio e da força muscular e associação a risco de doenças cardiovasculares e psiquiátricas.

A vitamina D provém de duas fontes: alimentar e produção endógena (Figura 50.3). Quantidades muito pequenas de vitamina D estão presentes na dieta, na forma de colecalciferol (vitamina D$_3$), de origem animal, ou ergocalciferol (vitamina D$_2$), de origem vegetal (Figura 50.4). Ambas participam dos mesmos processos fisiológicos e têm atividade biológica semelhante. A única diferença comprovada é a meia-vida discretamente menor do ergocalciferol com relação ao colecalciferol. O principal local de absorção da vitamina D é o intestino delgado e, para que sua absorção ocorra de modo adequado, é necessária a existência de sais biliares.

Como as quantidades de vitamina D na dieta são praticamente desprezíveis, a maior parte da vitamina D do organismo é produzida na pele a partir de 7-desidrocolesterol, sob a ação dos raios ultravioleta, o que resulta no colecalciferol. No entanto, para que se torne biologicamente ativa, a vitamina D deve sofrer ainda duas hidroxilações. A primeira ocorre no fígado, pela ação da enzima 25-hidroxilase (CYP2R1), que promove a adição de um radical hidroxila à posição 25 da molécula, dando origem à 25(OH) vitamina D ou ao calcidiol. A segunda hidroxilação ocorre na posição 1 da molécula, enquanto é catalisada pela enzima 1-alfa-hidroxilase (CYP27B1), uma proteína mitocondrial da superfamília do citocromo P450 (CYP450), presente predominantemente nos rins. O metabólito formado – 1,25(OH)$_2$ vitamina D ou calcitriol – é a molécula com ação biológica. Assim como outros hormônios esteroides, o calcitriol ativa receptores nucleares e modula a transcrição de diversos genes-alvo. A 25(OH)D pode também ser convertida em 24,25(OH)$_2$D, um metabólito inativo, por ação da 24-hidroxilase.

O calcitriol age nas células intestinais, promovendo a transcrição da proteína calbindina, necessária para a absorção de cálcio pela via ativa. Outro papel atribuído ao calcitriol é o aumento de fósforo sérico, ao estimular a absorção intestinal e a reabsorção renal desse eletrólito. A vitamina D ativa é também fundamental para a mineralização do tecido ósseo. Além disso, regula a secreção de PTH, inibindo, diretamente, a produção hormonal nas paratireoides e, indiretamente, por meio do aumento de cálcio sérico.

A concentração de vitamina D ativa é rigorosamente controlada pela modulação da atividade da enzima 1-alfa-hidroxilase. O PTH estimula esta enzima, aumentando a produção de calcitriol. Por outro lado, concentrações elevadas de fosfato e de FGF23 (*fibroblast growth factor 23*) (ver adiante) inibem sua atividade, reduzindo a ativação da vitamina D.

Fator de crescimento fibroblástico 23

O FGF-23 (do inglês *fibroblast growth factor 23*) é um hormônio produzido pelo tecido ósseo, especificamente pelas células da linhagem osteoblástica (sobretudo osteócitos). Seu principal papel fisiológico é impedir o aumento excessivo do fósforo circulante e, para agir, depende do cofator Klotho, presente nas membranas das células-alvo ou na forma solúvel. Nos rins, o FGF-23 limita a expressão dos cotransportadores de sódio que dependem de fosfato (NaPT) 2a e 2 c, levando ao aumento da excreção renal de fósforo, de modo independente da ação

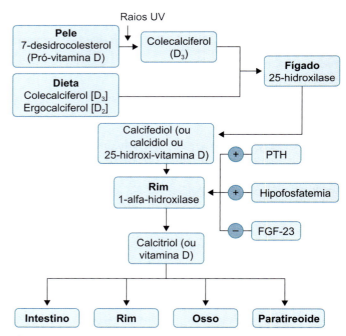

Figura 50.3 Síntese e metabolismo da vitamina D. A primeira conversão sofrida pela vitamina D ocorre no fígado. A vitamina D transforma-se em 25(OH)D. A segunda conversão acontece nos rins, onde a 25(OH)D é metabolizada em principalmente 1,25(OH)2D, por meio da 1-alfa-hidroxilase. Então, a vitamina D transforma-se em metabolicamente ativa exercendo seu papel no intestino, no rim, nos ossos e na paratireoide.

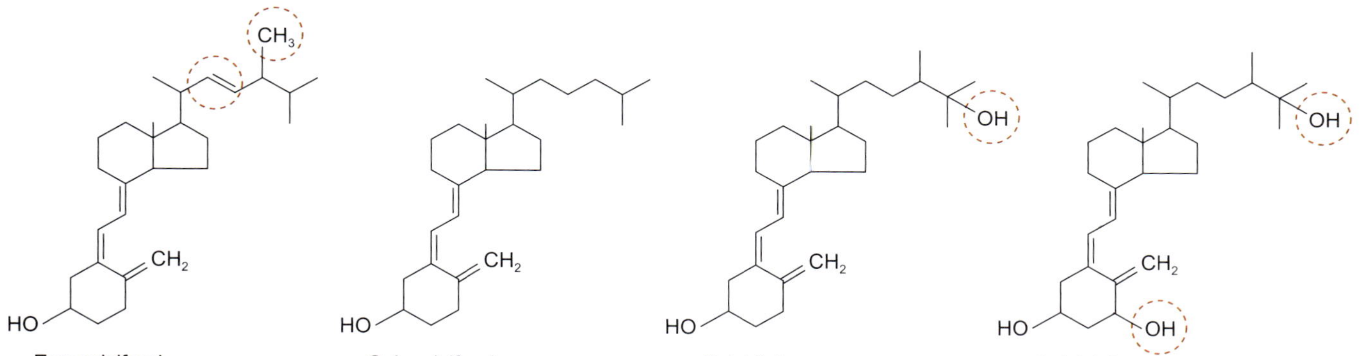

Figura 50.4 Estrutura química dos metabólitos da vitamina D.

Ergocalciferol ou vitamina D_2

Colecalciferol ou vitamina D_3

Calcidiol ou 25(OH) vitamina D_3

Calcitriol ou 1,25(OH)$_2$ vitamina D_3

do PTH. Essa fosfatonina também diminui os níveis de calcitriol, tanto por inibir a 1-alfa-hidroxilase quanto por estimular a expressão de 24-hidroxilase, enzima responsável pela inativação da vitamina D. Assim, indiretamente o FGF-23 também reduz os níveis de fósforo ao impedir a ativação de vitamina D.

Os principais estímulos para a produção e secreção de FGF-23 são fósforo (sobretudo proveniente da dieta) e calcitriol, cujas concentrações serão reduzidas por ação do próprio FGF-23, no sentido de manter o equilíbrio fisiológico. O excesso de FGF-23 gera hipofosfatemia, déficit de vitamina D ativa e prejuízo da mineralização, podendo levar a quadros dramáticos de fraqueza muscular e deformidades ósseas, observados em indivíduos com osteomalacia oncogênica e raquitismo hipofosfatêmico. A primeira é uma doença causada por tumores, geralmente benignos, que secretam fosfatoninas, em especial a FGF-23. Enquanto isso, a maioria das formas hereditárias de raquitismo hipofosfatêmico é causada por mutações que reduzem a degradação do hormônio.

Em pacientes com insuficiência renal crônica, os níveis elevados de FGF-23 são preditores de progressão da doença renal, lesões cardíacas e mortalidade geral. Contudo, ainda não está claro se o aumento de risco resulta do efeito do FGF-23 ou se este seria apenas um marcador da evolução desfavorável.

Calcitonina

Outro hormônio envolvido no metabolismo do cálcio é a calcitonina, um peptídio composto por 32 aminoácidos produzidos pelas células C da tireoide (ou parafoliculares), originárias da crista neural. Seu papel no controle da calcemia em outros animais, principalmente peixes, mostra-se bastante relevante. Entretanto, a importância desse hormônio em humanos é ainda incerta.

Ao contrário dos efeitos do PTH, a calcitonina causa a redução da calcemia. No rim, inibe a reabsorção tubular de cálcio, que passa a ser excretado em maiores quantidades. Além disso, a calcitonina restringe a atividade dos osteoclastos, células responsáveis pela reabsorção óssea. Curiosamente, em pacientes submetidos à remoção da tireoide e, portanto, com concentrações muito baixas de calcitonina ou indivíduos com carcinoma medular de tireoide e excesso de produção desse hormônio, não são observadas alterações na homeostase do cálcio ou no metabolismo ósseo. Estudos sugerem que isso acontece porque a magnitude do efeito da calcitonina depende da taxa de remodelação óssea. A potência é maior em indivíduos em que o metabolismo ósseo encontra-se acelerado, como crianças durante o crescimento, grávidas e lactantes e pacientes com neoplasias que afetam os ossos. De maneira geral, em adultos a renovação óssea ocorre de maneira mais lenta, e os efeitos da calcitonina são apenas discretos.

O principal estímulo para a secreção de calcitonina consiste no aumento da concentração de cálcio plasmático. Assim como nas paratireoides, o CaSR é expresso nas células C da tireoide, que regula a liberação hormonal de acordo com a calcemia. Outros fatores que promovem a secreção de calcitonina são glucagon, gastrina e cortisol, enquanto o calcitriol e a somatostatina inibem sua produção.

Na prática clínica, a dosagem de calcitonina é útil para o diagnóstico e o seguimento de pacientes com carcinoma medular de tireoide. Por muitos anos, foi também utilizada no tratamento de osteoporose e doença de Paget, por causa do seu efeito antirreabsortivo. Atualmente, porém, essa medicação é pouco empregada, pois fármacos mais potentes e com menos efeitos colaterais estão disponíveis.

OSSO

O tecido ósseo é uma estrutura altamente especializada com múltiplas funções. Além de promover suporte mecânico e proteção de órgãos vitais (como coração, pulmão, encéfalo, medula espinal), o esqueleto abriga a medula óssea, local onde ocorre a hematopoese. O osso é também responsável pelo armazenamento e pela liberação de íons, garantindo a manutenção da homeostase mineral, como visto anteriormente neste capítulo. Além das ações clássicas descritas, recentemente constatou-se que as células ósseas apresentam função endócrina, por liberarem moléculas que regulam o balanço de fósforo, a função muscular e a sensibilidade à insulina. Portanto, apesar da falsa aparência estática, este é um tecido plástico e extremamente dinâmico.

O esqueleto é formado por dois tipos de osso: o cortical (também denominado compacto) e o trabecular (ou esponjoso). O primeiro, que está presente na diáfise dos ossos longos e na parte externa de todos os ossos, representa 80% do peso, mas apenas 20% do volume total do esqueleto. Enquanto isso, o osso trabecular constitui apenas 20% da massa óssea. É formado por finas trabéculas e cavidades, o que determina maior volume. A grande área de superfície formada pelas inúmeras trabéculas possibilita que este seja um osso mais ativo metabolicamente, com capacidade de rápido fornecimento de íons para a circulação.

Composição

O osso é um tecido conjuntivo composto por células, matriz orgânica (proteínas e lipídios), matriz inorgânica (minerais e água), vasos, nervos e a medula óssea.

A fração orgânica é composta, essencialmente, por fibras de colágeno do tipo I organizadas em camadas, sobretudo ao longo das linhas de força, conferindo alta resistência à tração e certa elasticidade. Defeitos na estrutura do colágeno levam a baixa massa óssea, aumento da fragilidade e deformidades progressivas, na doença conhecida como osteogênese imperfeita ou "ossos de vidro". Diversas outras proteínas também estão no tecido ósseo, como outros tipos de colágeno, proteínas de adesão celular (p. ex., fibronectina), colagenases e glicoproteínas que participam da regulação da mineralização (p. ex., osteonectina, osteopontina), entre outras. Uma proteína que merece destaque é a osteocalcina, produzida pelos osteoblastos (células ósseas de formação, ver adiante). Na forma carboxilada, a osteocalcina liga-se ao cálcio livre e a superfícies minerais que contêm cálcio. Entretanto, a osteocalcina não carboxilada apresenta reduzida afinidade ao cálcio e tem propriedades de hormônio, aumentando a secreção de insulina pelo pâncreas e modulando a sensibilidade à insulina e o consumo de energia do organismo.

Os principais componentes da matriz inorgânica são o cálcio e o fósforo, especialmente na forma de cristais de hidroxiapatita ($Ca_{10}[PO_4]_6[OH]_2$). Mais de 95% do cálcio corporal e mais de 80% do fósforo total encontram-se armazenados no esqueleto, que contém ainda potássio, sódio, magnésio, flúor, citrato e bicarbonato. Moléculas de água também são encontradas e correspondem a 10 a 20% da massa óssea. Enquanto a elasticidade do osso se deve ao colágeno, a deposição mineral promove rigidez e resistência às forças de compressão. A matriz orgânica ainda não mineralizada é denominada osteoide.

As células representam somente 1 a 2% do tecido ósseo; e os principais tipos celulares encontrados são osteoclastos, osteoblastos, osteócitos e células de revestimento.

Os osteoclastos (OCL) são as células responsáveis pela reabsorção do osso. Esse tipo celular tem alta capacidade fagocitária e deriva de precursores da linhagem mieloide hematopoética, que também dá origem aos macrófagos. Os OCL maduros são células grandes e multinucleadas, que se formam a partir da fusão de 10 a 20 pré-osteoclastos. Para reabsorver o osso, os OCL aderem à matriz mineralizada por meio de uma estrutura chamada podossomo. A proteína integrina αvβ3 presente no podossomo interage com proteínas da matriz, como a osteopontina, criando um espaço restrito e isolado. Nessa região, ocorrem invaginações na membrana do OCL, criando uma borda em escova, por onde são secretadas enzimas. A principal delas, catepsina K, é uma protease capaz de degradar o colágeno em meio ácido. O baixo pH também é importante para a dissolução da fração mineral do osso. Para que ocorra a acidificação, a enzima anidrase carbônica II presente no citoplasma dos OCL gera H^+ e HCO_3^- a partir de CO_2 e H_2O. Os íons H^+ são transportados para a lacuna de reabsorção por uma bomba de prótons que depende de adenosina trifosfato (ATP), enquanto o HCO_3^- deixa a célula pela membrana basolateral por meio de trocadores cloro/bicarbonato. Os íons cloreto que entraram pela membrana basolateral são liberados na lacuna de reabsorção, através de canais de cloro localizados na borda em escova (Figura 50.5).

Os produtos gerados pela reabsorção são transportados para dentro dos OCL pela borda em escova e excretados pela membrana basolateral. No osso trabecular, a reabsorção ocorre até uma profundidade limitada, de cerca de 50 a 60 μm. Então, o OCL destaca-se da matriz e move-se lateralmente ou sofre apoptose; a cavidade formada é denominada lacuna de Howship. No osso cortical, a reabsorção se dá até níveis mais profundos, com a formação de túneis.

Algumas doenças são causadas por alterações dos OCL. Por exemplo, a diminuição da função dessas células, seja por mutação da anidrase carbônica, seja por defeito em um dos canais, leva à osteopetrose, uma doença que cursa com alta massa óssea, embora com aumento do risco de fraturas pela baixa qualidade do osso. Por outro lado, a ação aumentada dos OCL determina a doença de Paget, na qual ocorre uma desorganização importante da arquitetura óssea.

Os osteoblastos (OBL) são células de formato cúbico, encontradas ao longo da superfície óssea e responsáveis pela

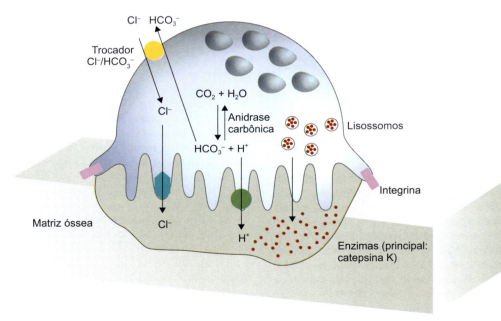

Figura 50.5 Os osteoclastos aderem à superfície óssea por meio de proteínas denominadas integrinas, desenvolvem uma borda em escova e secretam enzimas e íons H^+ e Cl^- para promover a degradação do osso. Os íons H^+ são gerados a partir de CO_2 e H_2O pela ação da anidrase carbônica. O HCO_3^- produzido por essa mesma reação deixa a célula pela membrana basolateral através do trocador cloro/bicarbonato e os íons Cl^- que entram na célula são transportados para a lacuna de reabsorção.

formação do osso (Figura 50.6). São formadas a partir da diferenciação de células-tronco mesenquimais, que também dão origem a células adiposas e de cartilagens. Os OBL apresentam retículo endoplasmático rugoso e complexo de Golgi bastante desenvolvidos, pelos quais sintetizam diversos componentes da matriz orgânica, predominantemente colágeno do tipo I. Tais células são também responsáveis pelo controle da mineralização do osteoide, por meio da secreção de fosfatase alcalina, enzima que promove o aumento de pH, contribuindo para a deposição de minerais. Além disso, produzem outras proteínas que favorecem a mineralização, como a osteocalcina, a osteonectina e a osteopontina.

Além de formadores de osso, os OBL têm a função de promover a sinalização. Dispõem de receptores para hormônios e citocinas, como PTH, calcitriol, hormônio de crescimento (GH), cortisol, interleucina (IL)-1 e fator de necrose tumoral alfa (TNF)-alfa, e secretam diversas citocinas e fatores de crescimento com múltiplas ações, entre elas, controlar a proliferação e a atividade dos OCL.

Os osteócitos (OCT) são as células mais numerosas do tecido ósseo e correspondem a 90 a 95% do total. Representam a fase final de diferenciação de OBL que ficaram aprisionados em lacunas na matriz mineralizada durante a formação óssea (Figura 50.6). Ao longo do processo de diferenciação, as células reduzem de tamanho, perdem parte das organelas responsáveis pela produção proteica e desenvolvem longos prolongamentos dendríticos, formando uma extensa rede de canalículos que possibilita não só a comunicação com outros OCT, mas também com células da superfície óssea, de vasos sanguíneos e da cavidade medular. Da mesma maneira que os OBL, essas células têm diversos receptores para hormônios e citocinas. Além disso, conseguem converter tensões mecânicas em sinais bioquímicos; as cargas aplicadas sobre o osso são detectadas pelos OCT, por meio de deformações do fluido extracelular ou por alteração do fluxo de fluido no sistema canalicular, e convertidas em mensagens moleculares, transmitidas a outras células. Quando há impacto mecânico, os OCT enviam sinais para aumentar a formação e inibir a reabsorção. Enquanto isso, na ausência de carga sobre o osso, estimulam a reabsorção e limitam a formação. Portanto, os OCT têm papel central na coordenação do metabolismo ósseo. Além dessa função, atuam como agentes endócrinos, por meio da secreção do hormônio FGF-23, que regula as concentrações de fósforo, conforme visto anteriormente.

As células lineares ou de revestimento são células de formato achatado e poucas organelas. Estas formam uma camada contínua recobrindo a superfície óssea que não está sendo remodelada (ver Figura 50.6). São OBL quiescentes, que podem, porém, proliferar e diferenciar novamente em células osteoblásticas ativas sob estímulos adequados.

Remodelação óssea

Durante toda a vida, o esqueleto sofre um processo contínuo de destruição e reconstrução, denominado remodelação óssea. Essa renovação constante é essencial para o reparo de microfraturas, para que ocorram adaptações necessárias às diferentes cargas mecânicas e, ainda, para modular o efluxo de minerais, a fim de manter suas concentrações séricas em níveis adequados. O processo é realizado pelas unidades básicas multicelulares de remodelação (BMU, do inglês *basic multicellular units*), compostas por grupos de OBL, OCL, OCT e células de revestimento. Didaticamente, a remodelação óssea pode ser dividida em quatro fases: ativação, reabsorção, reversão e formação, além da quiescência, na qual não há remodelação – assim, a matriz permanece recoberta pelas células de revestimento (Figura 50.7). Entretanto, em um mesmo momento, as diversas BMU espalhadas pelo esqueleto encontram-se em diferentes estágios de remodelação

- Ativação: as células de revestimento deslocam-se, expondo a matriz óssea. Citocinas e fatores de crescimento estimulam a proliferação e a diferenciação de pré-OCL em OCL maduros
- Reabsorção: os OCL maduros aderem à superfície da matriz e, durante cerca de 2 a 4 semanas, secretam proteases e ácido clorídrico para degradar a matriz orgânica e dissolver os cristais de hidroxiapatita
- Reversão: os OCL sofrem apoptose. Os pré-OBL são recrutados para o sítio de remodelação e sofrem proliferação e diferenciação
- Formação: os OBL produzem e secretam os componentes da matriz orgânica. Alguns dias depois, é iniciada a mineralização do osteoide, que continua por meses ou anos.

A remodelação óssea ocorre de maneira acoplada, de modo que a taxa de osso reabsorvido é semelhante à de formação. É essencial manter o equilíbrio para que a densidade e a qualidade ósseas não sejam comprometidas. A osteoporose, por exemplo, surge quando esse balanço encontra-se desregulado por intensificação da reabsorção e/ou redução da formação, com consequente aumento do risco de fraturas. O controle da remodelação óssea envolve um sistema complexo, que depende da interação de forças mecânicas e hormônios sistêmicos, além de citocinas e fatores de crescimento produzidos localmente.

A principal via de regulação da reabsorção óssea é conhecida como via RANK/ligante do RANK/osteoprotegerina (Figura 50.8). O RANK (receptor do fator nuclear kB) é um receptor encontrado, principalmente, na membrana celular dos OCL e de seus precursores. Os OBL e, sobretudo, os OCT são capazes de controlar a atividade das células de reabsorção, por meio da produção do ligante do RANK (RANK-L). A interação entre RANK-L e RANK deflagra diversos eventos que levam à proliferação e à ativação dos OCL. As células da linhagem osteoblástica sintetizam também a osteoprotegerina, uma proteína que inibe a reabsorção óssea ao se ligar ao RANK-L, impedindo a ativação do RANK. Enquanto o estrógeno, a IL-1, o fator de crescimento transformador (TGF)-beta, o TNF-alfa e o TNF-beta estimulam a expressão de osteoprotegerina, o PTH e os corticosteroides reduzem sua produção. Com base

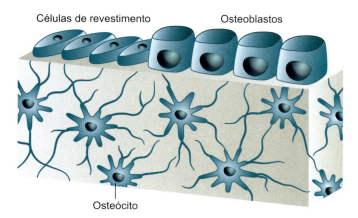

Figura 50.6 Células da linhagem osteoblástica: osteoblastos, osteócitos e células de revestimento.

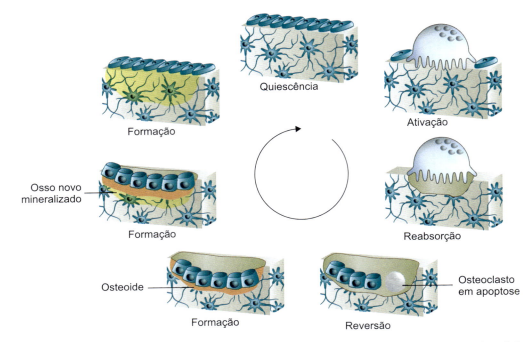

Figura 50.7 Ciclo de remodelação óssea. Durante a quiescência, a superfície do tecido ósseo permanece recoberta pelas células de revestimento. Na fase de ativação, as células de revestimento deslocam-se, expondo a matriz, enquanto os pré-osteoclastos sofrem diferenciação e proliferação. Durante a reabsorção, os osteoclastos maduros secretam ácidos e proteases para desmineralizar o tecido e degradar o colágeno. Em seguida, na fase de reversão, ocorre apoptose dos osteoclastos e pré-osteoblastos são recrutados. Na fase de formação, os osteoblastos já maduros produzem os componentes da matriz orgânica. Em seguida, há a mineralização do tecido osteoide.

no conhecimento dessa via, foi desenvolvido um medicamento para o tratamento da osteoporose chamado denosumabe, um anticorpo que se liga ao RANK-L, impedindo a interação com RANK, de modo similar à osteoprotegerina.

A via canônica Wnt/betacatenina é um dos principais estímulos para a formação óssea. As Wnt (*Wingless*) são proteínas conhecidas por desencadear vias de sinalização envolvidas com o desenvolvimento embrionário e a regeneração de tecidos. No osso, a Wnt liga-se a receptores (*frizzled* e *low-density lipoprotein receptor-related protein* [LRP] 5 e 6) presentes na membrana de células da linhagem osteoblástica, promovendo a transcrição de genes essenciais para a proliferação, ativação e sobrevivência dessas células. A esclerosteína é uma proteína produzida por OCT e que inibe a via Wnt/betacatenina, impedindo o ganho excessivo de massa óssea. Fármacos que bloqueiam a esclerosteína têm sido desenvolvidos, com o objetivo de aumentar a formação óssea em indivíduos com osteoporose. Outro fator que inibe essa via de formação é o dickkopf-1 (Dkk1), responsável pela baixa densidade óssea observada em pacientes com mieloma múltiplo.

Conforme abordado no início do capítulo, entre outras ações, o PTH estimula a reabsorção do osso. No entanto, esse hormônio não atua diretamente nos OCL, e sim em receptores em OBL e OCT, promovendo o aumento de RANK-L e a redução da produção de OPG. Entretanto, em determinadas situações, o PTH apresenta efeito anabolizante sobre o esqueleto. O mecanismo de ação ainda não foi totalmente esclarecido, mas sabe-se que o PTH é capaz de ativar a via de formação via Wnt/betacatenina, além de limitar a síntese dos inibidores esclerosteína e Dkk1. Parece também estimular os OBL por meio do aumento de IGF-1. O resultado final da ação do PTH no osso (formação ou reabsorção) depende, sobretudo, da duração da exposição celular ao hormônio. Elevações sustentadas, como no hiperparatireoidismo, induzem preferencialmente a reabsorção óssea, enquanto estímulos hormonais curtos e intermitentes levam à formação óssea. A teriparatida (PTH produzido pela técnica de DNA recombinante) é um medicamento desenvolvido para o tratamento da osteoporose. Por causa da meia-vida curta do fármaco, a aplicação subcutânea diária ocasiona amplas variações séricas, estimulando a formação de osso.

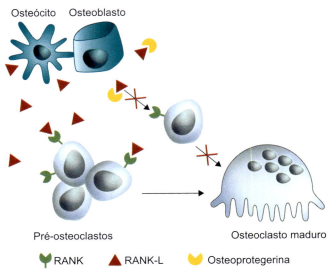

Figura 50.8 Via RANK/ligante do RANK/osteoprotegerina. Os osteoblastos e os osteócitos controlam a atividade dos osteoclastos pela secreção de RANK-L e osteoprotegerina. A ligação do RANK-L a seu receptor RANK nos osteoclastos culmina na diferenciação e na ativação dessas células, levando à reabsorção óssea. Já a osteoprotegerina inibe o desenvolvimento de osteoclastos, pois tal molécula liga-se ao RANK-L, impedindo a ativação do receptor RANK.

CONSIDERAÇÕES FINAIS

O intenso desenvolvimento de pesquisas sobre a homeostase mineral e o metabolismo ósseo nos últimos anos tem possibilitado ampliar o conhecimento sobre esse intrigante tema. Evidências vêm demonstrando como é complexo e delicado o controle do equilíbrio mineral, o qual depende da intensa comunicação entre diversos órgãos e glândulas. Além disso, a ideia do osso como um tecido estático tem sido substituída pelo reconhecimento de sua natureza dinâmica e do papel fundamental de suas células para a manutenção da homeostase óssea.

BIBLIOGRAFIA

Baron R, Hesse E. Update on bone anabolics in osteoporosis treatment: rationale, current status, and perspectives. J Clin Endocrinol Metab. 2012;97(2):311-25.

Blau JE, Collins MT. The PTH-vitamin D-FGF23 axis. Rev Endocr Metab Disord. 2015;16(2):165-74.

Bonewald LF, Johnson ML. Osteocytes, mechanosensing and Wnt signaling. Bone. 2008;42(4):606-15.

Boyce BF, Xing L. Functions of RANKL/RANK/OPG in bone modeling and remodeling. Arch Biochem Biophys. 2008;473(2):139-46.

Christakos S, Dhawan P, Benn B, Porta A, Hediger M, Oh GT. Vitamin D: molecular mechanism of action. Ann NY Acad Sci. 2007;1116:340.

Davey RA, Findlay DM. Calcitonin: physiology or fantasy? J Bone Miner Res. 2013;28(5):973-9.

Fine KD, Santa Ana CA, Porter JL, Fordtran JS. Intestinal absorption of magnesium from food and supplements. J Clin Invest 1991;88:396-402.

Florencio-Silva R, Sasso GR, Sasso-Cerri E, Simões MJ, Cerri PS. Biology of bone tissue: structure, function, and factors that influence bone cells. Biomed Res Int. 2015;2015:421746.

Gensure RC, Gardella TJ, Juppner H. Parathyroid hormone and parathyroid hormone-related peptide, and their receptors. Biochem Biophys Res Commun. 2005;328:666.

Keller H, Kneissel M. SOST is a target gene for PTH in bone. Bone. 2005;37(2):148-58.

Lederer E. Regulation of serum phosphate. J Physiol. 2014; 592(18):3985-95.

Lips P. Vitamin D physiology. Prog Biophys Mol Biol. 2006;92(1):4-8.

Maeda SS. Fortes EM, Oliveira UM, Borba VCZ, Lazaretti-Castro M. Hypoparathyroidism and pseudohypoparathyroidism. Arq Bras Endocrinol Metab. 2006;50(4):664-73

Martin A, David V, Quarles LD. Regulation and function of the FGF23/klotho endocrine pathways. Physiol Rev. 2012;92(1):131-55.

Monroe DG, McGee-Lawrence ME, Oursler MJ, Westendorf JJ. Update on Wnt signaling in bone cell biology and bone disease. Gene. 2012;492(1):1-18.

Muszkat P, Camargo MB, Griz LH, Lazaretti-Castro M. Evidence-based non-skeletal actions of vitamin D. Arq Bras Endocrinol Metabol. 2010;54(2):110-7

Nakahama K. Cellular communications in bone homeostasis and repair. Cell Mol Life Sci. 2010;67(23):4001-9.

Sapir-Koren R, Livshits G. Bone Mineralization and rof phosphate homeostasis. IBMS BoneKEy. 2011;8(6):286-300.

Schwetz V, Pieber T, Obermayer-Pietsch B. The endocrine role of the skeleton: background and clinical evidence. Eur J Endocrinol. 2012;166(6):959-67.

Wysolmerski JJ. Parathyroid hormone-related protein: an update. J Clin Endocrinol Metab. 2012;97(9):2947-56.

51

Fisiologia das Glândulas Suprarrenais

Adriana Ferreira Grosso • Cássia Regina da Silva Neves Custódio

Dados anatomofuncionais, 548

Biossíntese dos hormônios esteroides, 549

Patologias associadas a anormalidades na biossíntese dos hormônios esteroides, 549

Transporte do cortisol na circulação, 549

Metabolismo dos glicocorticoides, 550

Mecanismo de ação dos glicocorticoides, 550

Efeitos do cortisol no organismo, 551

Regulação da secreção do cortisol, 552

Androgênios sexuais de origem suprarrenal, 553

Distúrbios da secreção dos glicocorticoides, 553

Hormônios mineralocorticoides, 554

Hormônios catecolaminérgicos, 557

Bibliografia, 558

DADOS ANATOMOFUNCIONAIS

As glândulas suprarrenais ou adrenais localizam-se na região retroperitoneal nos polos superiores de cada um dos rins. São maiores durante a fase fetal do que a glândula adulta e já exibem o controle de sua atividade por meio do hormônio adrenocorticotrófico (ACTH) produzido pela hipófise fetal, estabelecendo um eixo-hipotalâmico-hipofisário suprarrenal. Nessa fase, essas glândulas são importantes para a síntese de desidroepiandrosterona (DHEA) e de sulfato de DHEA (DHEA-S, precursor da síntese de estrogênios pela placenta) e estão envolvidas na unidade fetoplacentária. As glândulas suprarrenais também podem, com os glicocorticoides maternos, estimular a síntese de surfactante pelos pneumócitos II e a involução do timo.

A glândula adulta pesa aproximadamente 4 g e recebe um suprimento sanguíneo das artérias frênicas inferiores, das artérias renais e da aorta. São constituídas por duas regiões distintas:

- O córtex, que corresponde à camada mais externa e, pela embriologia, é derivado do mesoderma embrionário. Perfaz 80% do volume total da glândula
- A medula, camada mais interna da glândula originada da crista neural, considerada um gânglio simpático modificado e que tem forte relação com o sistema nervoso simpático.

O córtex suprarrenal está envolvido na síntese de hormônios derivados do colesterol (hormônios esteroides), divididos em três classes de acordo com seus efeitos no organismo: os glicocorticoides, os mineralocorticoides e os androgênios. Já a medula suprarrenal está relacionada com o sistema nervoso simpático e com a liberação das catecolaminas e da adrenomedulina.

Do ponto de vista histológico, o córtex suprarrenal é constituído por três zonas distintas, conforme ilustrado na Figura 51.1 e descrito a seguir:

- Zona glomerular é a mais próxima da cápsula e mais externa. Corresponde a 10 a 15% do córtex e é constituída por células que não apresentam a enzima 17-alfa-hidroxilase e, deste modo, produzem os mineralocorticoides, como a aldosterona. Essas células não são capazes de produzir glicocorticoides e os androgênios sexuais

- Zona fasciculada é a zona intermediária e compreende 75% do córtex suprarrenal. Está envolvida na produção de glicocorticoides, como o cortisol e os androgênios. As células dessa zona são mais volumosas, têm aspecto cuboide e apresentam depósitos maiores de lipídios, com numerosas gotículas deles. Também dispõem de retículo endoplasmático liso bem desenvolvido e de enzimas como a 17-alfa-hidroxilase e a 17,20-liase, também chamada de citocromo P450 17A1 ou CYP17, para a síntese de androgênios sexuais.
- Zona reticular é a mais interna, surgindo no homem após o nascimento, por volta dos 5 anos de idade. Perfaz aproximadamente 5 a 10% do córtex e é o principal local de produção dos androgênios sexuais de origem suprarrenal. As células são menores do que as das demais zonas, ricas em lisossomos e em depósitos de lipofuscina. Produzem a DHEA, a androstenediona e o DHEA-S.

Já as células da medula suprarrenal são chamadas de células cromafins pela coloração castanha que assumem ao reagirem com o dicromato de potássio. Essas células sintetizam hormônios da classe das catecolaminas a partir da tirosina, como será descrito a seguir. Têm a mesma origem embriológica da crista neural que os neurônios pós-ganglionares do sistema nervoso simpático e são considerados gânglios simpáticos modificados.

BIOSSÍNTESE DOS HORMÔNIOS ESTEROIDES

Os hormônios do córtex suprarrenal têm em comum sua origem química a partir do colesterol. Os hormônios podem ser considerados o resultado de alterações químicas do núcleo básico do ciclopentaperidrofenantreno, constituído por 21 carbonos em sua estrutura molecular. O colesterol originado desses hormônios pode ser obtido a partir das lipoproteínas de baixa densidade (LDL) e de alta densidade (HDL) ou mesmo a partir do colesterol sintetizado no interior das células da zona fasciculada. Essas células apresentam características histológicas importantes que promovem a síntese de colesterol, posteriormente esterificado e armazenado no interior da célula em gotículas de lipídio.

O colesterol é transportado internamente para a mitocôndria pela proteína regulatória aguda da esteroidogênese (StAR) e convertido em pregnenolona pela CYP11A1 (P450scc ou 20,22 desmolase), que cliva a cadeia lateral do colesterol. Esta é uma etapa limitante na síntese dos esteroides suprarrenais.

Para a síntese do cortisol, a pregnenolona sofre ação da enzima 3-beta-hidroxiesteroidedesidrogenase (3β-HSD ou HSD3B2), resultando na síntese de progesterona. Esses produtos são novamente hidroxilados na posição 17 pela CYP17, uma enzima microssomal, resultando na produção de 17-OH-pregnenolona e 17-OH-progesterona. Este último metabólito também pode ser formado a partir da ação da 3β-HSD sobre a 17-OH-pregnenolona. Para a síntese de cortisol pelas células da zona fasciculada, a 17-OH-pregnenolona é posteriormente hidroxilada no retículo endoplasmático pela 21-hidroxilase (CYP21A2) resultando na formação de 11-desoxicortisol, que retorna para a membrana interna da mitocôndria, onde é novamente hidroxilado pela 11-hidroxilase (CYP11B1), originando o cortisol.

As células da zona glomerulosa não desempenham atividade de CYP17, o que leva à conversão de pregnenolona em progesterona. Não há expressão da CYP17 em tais células, não ocorrendo, portanto, produção de cortisol ou qualquer forma de androgênios suprarrenais. A pregnenolona é convertida em progesterona e 11-desoxicorticosterona (DOC), respectivamente pelas enzimas 3β-HSD e 21-hidroxilase (CYP21). Além disso, as células glomerulosas são únicas na expressão de aldosterona sintase (CYP11B2), que apresenta, por sua vez, funções CYP11, convertendo DOC em corticosterona e 18-hidroxilase, para formar 18-hidroxicorticosterona e 18-oxidase, a fim de obter aldosterona.

Na zona reticular, os androgênios são secretados, e a pregnenolona produzida pelo colesterol é convertida em progesterona pela 3β-HSD no citoplasma das células. A progesterona sofre ação da CYP17, formando a 17-OH-progesterona. A etapa seguinte consiste na clivagem da cadeia lateral C20-21 pela ação da CYP17, resultando na formação de DHEA e, posteriormente, de androstenediona pela ação 3β-HSD. A DHEA pode sofrer ação da DHEA-sulfotransferase, resultando na formação de DHEA-S (Figura 51.2).

PATOLOGIAS ASSOCIADAS A ANORMALIDADES NA BIOSSÍNTESE DOS HORMÔNIOS ESTEROIDES

A deficiência de uma das enzimas envolvidas na biossíntese pode resultar em diversas alterações sistêmicas. Entre os déficits enzimáticos, o mais frequente é observado na hiperplasia suprarrenal congênita, quando há deficiência da CYP21A2, envolvida na conversão da progesterona em DOC e da 17-alfa-hidroxiprogesterona em 11-desoxicortisol. Como consequência, há diminuição tanto de cortisol quanto de aldosterona, o que leva ao acúmulo dos precursores de glicocorticoides e mineralocorticoides e desvio da síntese hormonal em favor da formação excessiva de androgênios sexuais, resultando em virilização.

Também pode ocorrer deficiência da CYP11B1, que converte a DOC em corticosterona e o 11-desoxicortisol em cortisol, resultando em aumento da retenção de sódio e água pelo efeito mineralocorticoide da DOC e do 11-desoxicortisol, além de hipoglicemia como consequência da falta de cortisol.

TRANSPORTE DO CORTISOL NA CIRCULAÇÃO

Os glicocorticoides são transportados ligados às proteínas como a globulina ligadora do cortisol globulina ligadora de corticosteroide (CBG, do inglês *corticosteroid binding globulin*), também denominada transcortina, bem como pela albumina, sintetizada no fígado. A CBG é uma 2-alfa-globulina de 383 aminoácidos e peso molecular de 50.000 dáltons, com maior afinidade pelo cortisol. Dessa maneira, 95% da fração do

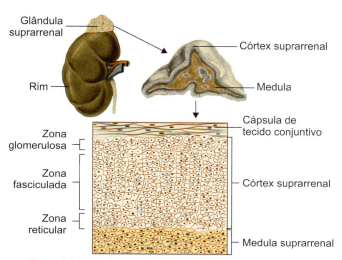

Figura 51.1 Localização e histologia da glândula suprarrenal.

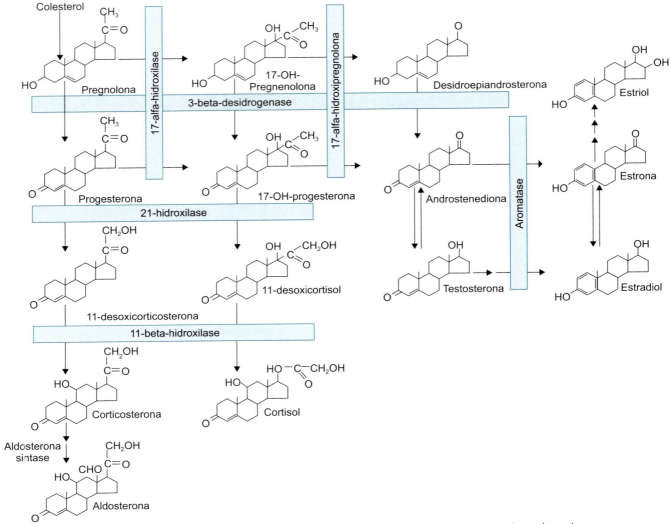

Figura 51.2 Esquema representativo da síntese dos hormônios suprarrenais. Destaque para as enzimas-chave do processo.

hormônio está ligada à CBG enquanto apenas 2% estão ligados à albumina. Apenas 3 a 5% do hormônio total está na forma livre, biologicamente ativa. Situações que estimulam ou inibem a secreção de hormônios glicocorticoides são:

- Estímulo:
  - Estrogênios
  - Anticoncepcionais orais
  - Hipertireoidismo
  - Gravidez
- Inibição:
  - Síndrome nefrótica
  - Hipotireoidismo
  - Mieloma múltiplo.

METABOLISMO DOS GLICOCORTICOIDES

Os glicocorticoides são metabolizados e inativados no fígado, onde o cortisol é convertido em cortisona em uma reação reversível catalisada pela enzima 11-beta-hidroesteroidedesidrogenase do tipo 2, reação que pode ser revertida pela enzima do tipo 1. Os corticoides são metabolizados no fígado, onde são conjugados a glucoronatos e sulfatos. Posteriormente, os metabólitos são excretados na bile, nas fezes e, em menor grau, na urina. A conjugação é realizada na posição 3-alfa-hidroxil e com o sulfato no grupo 21-hidroxila, sendo o tetra-hidrocortisol e a tetra-hidrocortisona (17-hidrocorticosteroides) os principais metabólitos que podem ser determinados na urina e indicam a síntese de esteroides pela glândula suprarrenal. A vida média plasmática do cortisol é de 70 min.

O metabolismo pode estar alterado em lactentes, pacientes com hepatopatia crônica e idosos, embora a excreção renal possa manter-se na normalidade. Já indivíduos com hipotireoidismo podem apresentar redução do metabolismo. Barbitúricos, fenitoína e rifampicina podem aumentar o metabolismo do cortisol, ativando enzimas microssomais do fígado envolvidas nesses processos sem alterar significativamente o tempo de meia-vida do cortisol.

MECANISMO DE AÇÃO DOS GLICOCORTICOIDES

Por sua lipossolubilidade, o cortisol livre atravessa com facilidade a membrana plasmática e liga-se ao seu receptor citoplasmático, constituído por um complexo de proteínas designadas chaperonas moleculares que apresentam as proteínas de choque térmico (hsp 90, hsp 70 e hsp 56) ligadas a uma proteína de baixo peso molecular (p23) e às imunofilinas. Com a ligação ao hormônio receptor, há dissociação das proteínas, ativando o complexo hormônio + receptor. Cada dupla de complexos forma um homodímero que atravessa a carioteca para ligar-se aos elementos reguladores dos glicocorticoides, modulando a síntese de várias proteínas envolvidas em diferentes processos orgânicos. Em algumas situações, a expressão gênica é ativada indiretamente pela modulação de fatores de transcrição expressos em uma ampla população de células. Essas ações são chamadas de transativação. Contudo, também se pode observar um efeito inibitório das funções pela transrepressão, resultante da interação de receptores, monômeros de glicocorticoides e fatores de transcrição que produz citocinas como interleucinas 1 e 6 (IL-1 e IL-6) e fator de necrose tumoral alfa (TNF-alfa). O complexo hormônio receptor inibe o fator nuclear KB (NF-KB), envolvido na transcrição de genes para síntese de várias citocinas anti-inflamatórias, como TNF-alfa, IL-1 e IL-2. Também reduz a síntese da ciclo-oxigenase-2 e fatores de aderência dos leucócitos. O cortisol neutraliza os efeitos da proteína ativadora 1 (AP-1), que é um fator de transcrição, o que acaba também resultando na redução da síntese de citocinas (Figura 51.3).

Ainda em função de sua solubilidade, o cortisol (assim como outros hormônios esteroides) pode ligar-se a outras proteínas intracelulares e desencadear os efeitos por ação não genômica, ou seja, efeitos desencadeados sem interferir inicialmente na expressão gênica, que ocorrem mais rapidamente do que os efeitos genômicos descritos anteriormente. Alguns estudos indicam que esses efeitos podem estar relacionados com o aumento do cálcio intracelular.

EFEITOS DO CORTISOL NO ORGANISMO

O cortisol é um glicocorticoide e tem seus efeitos subdivididos em metabólicos e sistêmicos. No metabolismo dos carboidratos, o cortisol é eminentemente hiperglicemiante e importante para a manutenção da glicemia em estado de jejum. O cortisol reduz a entrada de glicose na célula e promove resistência periférica à ação da insulina, diminuindo a captação de glicose mediada pelo transportador de glicose tipo 4 (GLUT-4) tanto no músculo esquelético quanto no tecido adiposo. O cortisol estimula a gliconeogênese hepática e está envolvido no aumento de enzimas como fosfoenolpiruvatoquinase, glicose-6-fosfatase e frutose-1,6-bifosfatase. Também tem um papel permissivo na glicogenólise, pois amplia os efeitos dessa via metabólica quando estimulado pelo glucagon.

Os glicocorticoides atuam no metabolismo proteico com importante efeito catabólico nos tecidos extra-hepáticos, como o tecido musculoesquelético. As ações proteolíticas resultam no aumento do fornecimento de aminoácidos a serem usados na gliconeogênese hepática. Além disso, o cortisol exerce efeito antianabólico no tecido musculoesquelético, pois reduz drasticamente a síntese proteica, o que explica a importante redução de massa muscular e óssea em indivíduos com excesso de cortisol. Em contraposição, o cortisol aumenta a síntese proteica hepática principalmente direcionada às enzimas envolvidas nas vias metabólicas reguladas pelo cortisol além de outras proteínas secretadas na fase aguda dos processos inflamatórios, como a proteína C reativa

O cortisol ainda tem efeito no metabolismo dos lipídios, estimulando a lipólise e inibindo a lipogênese. Em resposta, o cortisol aumenta os níveis de ácido graxos livres. Os níveis de colesterol total também estão aumentados em resposta ao cortisol e acompanhados de redução do HDL-colesterol. O cortisol potencializa os efeitos lipolíticos do hormônio do crescimento, do glucagon e das catecolaminas, exercendo um papel permissivo. Quando em excesso, pode-se observar uma lipogênese seletiva pela diferenciação de adipócitos, o que é capaz de resultar em aumento de deposição de gordura em locais como a face e o dorso, além de obesidade central.

O cortisol também exerce uma série de efeitos sistêmicos potencialmente associados ao intenso catabolismo proteico e lipídico. O cortisol reduz as massas muscular e óssea. Também atua na pele, reduzindo a síntese de ácido hialurônico e de colágeno no tecido conjuntivo por inibição da proliferação de fibroblastos, o que torna a pele adelgaçada e frágil. Essa mudança na pele pode resultar no aparecimento de estrias e dificuldade no processo de cicatrização. Os vasos sanguíneos tornam-se frágeis e podem se romper com facilidade, resultando em hemorragias subcutâneas.

O cortisol reduz a massa óssea por aumentar a ressorção óssea. Também interfere nos níveis de cálcio no sangue, pois reduz a síntese do metabólito ativo da vitamina D (1,25 di-hidroxivitamina D), o que diminui a absorção intestinal de cálcio e a reabsorção desse íon pelos rins. Como consequência, pode haver diminuição na calcemia, o que estimula a secreção de paratormônio, a atividade osteocítica e osteoclástica, e a ressorção óssea.

O excesso de cortisol pode resultar em osteopenia e osteoporose. Esses efeitos são combinados a menor atividade osteoblástica, uma vez que o cortisol reduz o número de osteoblastos. Há, ainda, a redução da síntese de somatomedinas (também conhecida como fator de crescimento semelhante ao da insulina, ou IGF-1) pelos osteoblastos e da proteína transportadora do fator de crescimento semelhante à insulina, o que pode comprometer o crescimento linear de crianças em fase de crescimento.

O cortisol também está envolvido na maturação pulmonar fetal, pois estimula o pneumócito II a sintetizar o surfactante produzido no fim da gestação. Outros tecidos, como sistema nervoso e pele, e o trato gastrintestinal também necessitam de cortisol para seu desenvolvimento normal.

No sistema cardiovascular, o cortisol pode aumentar a sensibilidade às catecolaminas (papel permissivo) e regular a expressão de receptores adrenérgicos. Em resposta ao cortisol, há maior eficiência na resposta contrátil do miocárdio e do músculo liso vascular. Os glicocorticoides podem exibir efeitos mineralocorticoides, como aumento da retenção de sódio e água, hipertensão e hipopotassemia. Também atuam no rim

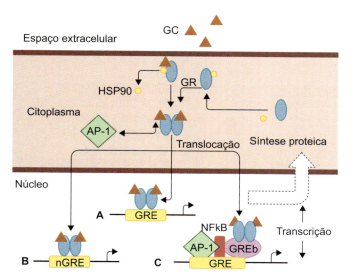

Figura 51.3 Mecanismos moleculares de ação dos hormônios glicocorticoides nas células-alvo. GC: glicocorticoide; GR: receptor para glicocorticoide; AP-1: protepina ativadora 1 (fator de transcrição); GRE: elemento responsivo ao glicocorticoide; nGRE: elemento de resposta negativa ao glicocorticoide; GREb: subunidade do gene da COX.

aumentando a taxa de filtração glomerular, a excreção de urina e a depuração de água livre. O cortisol também reduz a secreção de vasopressina ou do hormônio antidiurético (ADH).

Um dos papéis mais importantes do cortisol refere-se àquele desempenhado na modulação da resposta imune. Ele tem efeitos anti-inflamatórios, diminui os sinais flogísticos da inflamação, como edema, eritema, calor e dor, e inibe a febre. Os glicocorticoides atuam tanto nos eventos vasculares quanto celulares da inflamação, o que aumenta a síntese de lipocortina que inibe a fosfolipase A2, e diminui a síntese de prostaglandinas, tromboxamos, leucotrienos e fator ativador das plaquetas, além de reduzir a síntese de ciclo-oxigenase e óxido nítrico-sintase, diminuindo as respostas vasodilatadoras promovidas pelas prostaglandinas e pelo óxido nítrico, respectivamente. Os glicocorticoides diminuem a síntese de citocinas proinflamatórias como TNF, interleucinas e fator ativador do plasminogênio (t-Pa). Também promovem a redução do número de linfócitos T, monócitos e neutrófilos.

Os glicocorticoides podem estar envolvidos no processo de involução do timo por apoptose, embora o mecanismo ainda seja desconhecido. Por suas ações no sistema imune, exercem importante efeito imunossupressor, reduzindo a resposta de rejeição a transplantes e os sintomas de várias doenças autoimunes, como o lúpus eritematoso. O cortisol estabiliza a membrana dos lisossomos e também exerce efeitos antialérgicos. Reduz o número de eosinófilos e a liberação de histamina pelos mastócitos. Os glicocorticoides sintéticos são amplamente empregados no tratamento de síndromes alérgicas, como a asma.

Efeitos do cortisol no sistema nervoso também têm sido descritos e os receptores do hormônio têm sido identificados em várias estruturas desse sistema. O hormônio parece ser importante no aumento da percepção sensorial e na melhora do humor, no padrão de sono e na disposição matinal, o que justificaria sua liberação nas primeiras horas do dia associada aos períodos de maior atividade. O excesso de cortisol pode resultar em distúrbios psíquicos, alterações de humor e insônia.

REGULAÇÃO DA SECREÇÃO DO CORTISOL

A regulação da secreção do cortisol depende do eixo hipotálamo-hipófise-suprarrenal e de outros mecanismos neuroendócrinos, com destaque para o ritmo circadiano e a resposta ao estresse.

Eixo hipotálamo-hipófise-suprarrenal

CRH | Hormônio liberador de corticotropina

Trata-se de um hormônio de natureza peptídica (41 aminoácidos) produzido pelos neurônios parvicelulares dos núcleos paraventriculares (PVN) do hipotálamo. Os neurônios dos PVN também expressam o ADH, que, ainda, exerce efeitos excitatórios na liberação do ACTH. Os neurônios do PVN estão conectados a outras estruturas do sistema nervoso central (amígdala, *locus coeruleus* e medula espinhal) e autônomo simpático, bem como às células cromafins da medula suprarrenal. As conexões com essas estruturas estão relacionadas com o estresse e a produção de CRH. As conexões dos PVN com os núcleos supraquiasmáticos geradores de padrões endógenos de ritmicidade estão envolvidas no perfil circadiano de secreção de CRH e cortisol. Outros tecidos não neurais também expressam RNA-m para o CRH, como células do sistema imune, pele e trato gastrintestinal.

O CRH liga-se a receptores de membrana dos corticotrofos da adeno-hipófise (CRH-RI) e induz seus efeitos pela produção de monofosfato de adenosina cíclico (AMPc) intracelular, além de vias que envolvem o aumento do cálcio intracelular. Seus efeitos agudos consistem em aumentar a liberação do ACTH por elevação da expressão do gene da pró-opiomelanocortina (POMC). O ADH também estimula a secreção de ACTH a partir da sua interação com receptores do subtipo V3, que são acoplados à proteína G. Como resultado, a fosfolipase C é ativada e ocorre aumento do cálcio intracelular, induzindo a liberação de ACTH. Alguns neurotransmissores (como norepinefrina e glutamato) também estimulam a liberação do hormônio em resposta ao aumento dos níveis de cálcio intracelular (Figura 51.4).

ACTH | Hormônio adrenocorticotrófico ou corticotrofina

O ACTH é produzido a partir da POMC, substância precursora de natureza peptídica composta por 241 aminoácidos e sintetizada nos corticotrofos da adeno-hipófise a partir de uma pré-POMC de 285 aminoácidos. A POMC é clivada e gera diversos peptídios bioativos (como endorfinas), além de ACTH, hormônio melanócito-estimulante (MSH) alfa e beta, endorfinas e lipocortina. Em pacientes com insuficiência suprarrenal, os níveis de ACTH elevam-se, o que pode resultar em

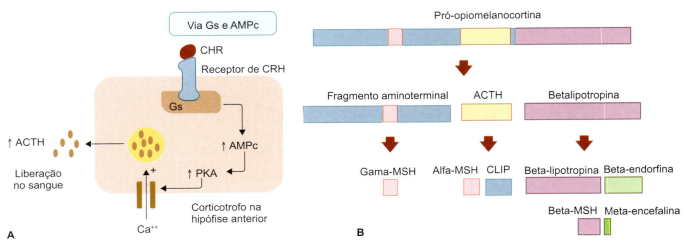

Figura 51.4 A. Modo de ação do CRH sobre as células adeno-hipofisárias para secreção do hormônio adrenocorticotrófico (ACTH). **B.** Fragmentos hormonais da pró-opiomelanocortina (POMC). CRH: hormônio liberador de corticotropina; ACTH: hormônio adrenocorticotrófico; Gs: proteína G estimulante; PKA: proteinoquinase A; AMPc: monofosfato de adenosina cíclico; MSH: hormônio melanócito-estimulante.

hiperpigmentação da pele por aumento expressivo de MSH, como observado em indivíduos com doença de Addison. O ACTH apresenta 39 aminoácidos e, quando liberado, liga-se aos receptores de melanocortina-2, um membro da família dos receptores acoplados à proteína G localizados na membrana das células da zona fasciculada e reticular. Os efeitos são mediados pelo aumento de AMPc e resultam na ativação de todas as etapas envolvidas na esteroidogênese.

O ACTH exerce efeitos rápidos nessas células relacionados com o aumento da disponibilidade de colesterol. O ACTH estimula o transporte de colesterol intracelular, além de aumentar a síntese de colesterol-esterase e o tráfego de colesterol para o interior da mitocôndria. Os efeitos intermediários consistem em aumentar a expressão das enzimas da família do citocromo P450 envolvidas nas etapas de biossíntese dos hormônios corticosuprarrenais.

O ACTH também aumenta a expressão e o número de receptores LDL e HDL com o intuito de aumentar a captação de colesterol para a síntese hormonal. Os seus efeitos a longo prazo consistem em mobilizar respostas que envolvem o trofismo da glândula, como o aumento do número e do tamanho das células, por estimular a síntese de proteínas para a manutenção das funções celulares e da integridade da glândula. Como ocorre em resposta à administração exógena de glicocorticosteroides, a supressão do ACTH pode resultar em atrofia da glândula acompanhada de redução da produção e da secreção exógena de cortisol (Figura 51.5).

Ritmo circadiano

A secreção de cortisol é maior nas primeiras horas da manhã, com concentrações mais elevadas às 8 h e declínio ao longo do dia. São observados aproximadamente 10 picos de secreção diária de cortisol, que obedecem a esse padrão pulsátil. Esse perfil circadiano é gerado pelos núcleos supraquiasmáticos que se conectam com os PVN, controlando a secreção do CRH que ativa a liberação pulsátil do ACTH. Esse ritmo circadiano é influenciado por vários fatores, como ciclo sono/vigília, presença de luz, mudanças de fuso horário, hormônios e padrões alimentares, entre outros reguladores periféricos (Figura 51.6).

Estresse

Estímulos estressores podem resultar em aumento da liberação de cortisol pela forte influência do sistema límbico sobre os núcleos hipotalâmicos envolvidos na produção de CRH e ADH. Sinais como variações extremas de temperatura, hipoglicemia, cirurgias e alterações no padrão de sono podem influenciar drasticamente a secreção do cortisol. A febre, resposta inflamatória associada à produção de citocinas proinflamatórias (como TNF-alfa, IL-1 e IL-6), pode estimular a produção de cortisol. Existe uma forte relação entre o cortisol, o sistema nervoso simpático e a liberação de catecolaminas pela medula suprarrenal, o que será mais bem discutido em outra seção deste capítulo (Figura 51.7).

ANDROGÊNIOS SEXUAIS DE ORIGEM SUPRARRENAL

Os androgênios suprarrenais são transportados pela circulação ligados à albumina e à globulina de ligação de hormônios sexuais (SHBG). Esses hormônios exibem atividade androgênica extremamente baixa, pois não existem receptores para DHEA, DHEA-S e androstenediona em células-alvo. Desse modo, esses hormônios apenas exercem seus efeitos após sua conversão periférica em testosterona e 5-alfa di-hidrotestosterona. A testosterona e a di-hidrotestosterona interagem com seus receptores nucleares e controlam a transcrição gênica e a síntese de várias proteínas. Os efeitos dos androgênios de origem suprarrenal são de pequena importância em homens, em função da significativa produção testicular de androgênios. Em mulheres, os androgênios suprarrenais estão relacionados com a pubarca, a adrenarca e a libido. Em excesso, podem aumentar os pelos e provocar virilização, com aumento da massa muscular, hipertrofia do clitóris, espessamento da laringe e voz grave, alopecia e hirsutismo (distribuição de pelos na face, no torax, no dorso, entre as coxas).

A regulação da secreção dos androgênios sexuais depende da estimulação das células da zona reticular pelo ACTH a exemplo do que foi descrito para o cortisol. A zona fasciculada também produz androgênios em resposta ao ACTH. Desse modo, a secreção de androgênios sexuais (com exceção do DHEA-S) pode obedecer a um perfil circadiano como o do cortisol.

DISTÚRBIOS DA SECREÇÃO DOS GLICOCORTICOIDES

O excesso de glicocorticoides pode resultar em uma série de consequências metabólicas e orgânicas. Hiperglicemia, resistência à insulina, obesidade central, face de lua cheia, dorso de búfalo, perda de massa óssea e muscular, pele frágil, equimoses e estrias avermelhadas podem ser observados em indivíduos com níveis elevados de cortisol. O aumento dos hormônios pode ter origem endógena (hipersecreção de cortisol como na síndrome de Cushing ou aumento da secreção de ACTH na doença de Cushing), decorrer da produção ectópica de ACTH por um tumor (geralmente de células pequenas do pulmão, timo ou trato gastrintestinal) ou da administração exógena de glicocorticoides (Figura 51.8).

A falta de glicocorticoides pode ser observada na doença de Addison em resposta à deficiência relativa ou absoluta da secreção de todos os hormônios corticosuprarrenais. Observam-se hiponatremia, hipocloremia, hiperpotassemia por deficiência dos mineralocorticoides e hipoglicemia pela falta de glicocorticoides. Os pacientes exibem fraqueza muscular, hipotensão, cefaleia, choque, letargia, confusão mental e coma. Os efeitos também podem resultar em hiperpotassemia, irritabilidade, náuseas, vômito, diarreia, fraqueza muscular, espasmos

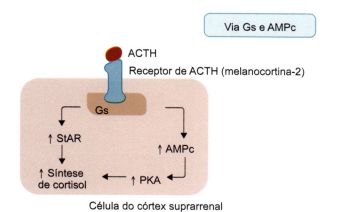

Figura 51.5 Mecanismos moleculares de ação do ACTH nas células-alvo do córtex suprarrenal. ACTH: hormônio adrenocorticotrófico; AMPc: monofosfato de adenosina cíclico; Gs: proteína G estimulante; PKA: proteinoquinase A.

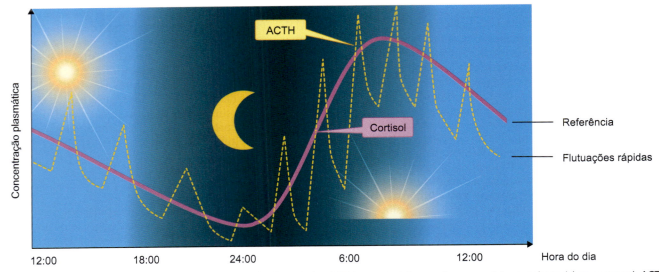

Figura 51.6 Representação esquemática das variações dos hormônios ACTH e cortisol de acordo com o ciclo circadiano (claro e escuro). ACTH: hormônio adrenocorticotrófico.

musculares e anorexia. A insuficiência suprarrenal pode ser primária, quando se observa menor produção de hormônios esteroides acompanhada de aumento dos níveis de ACTH por *feedback* negativo, ou secundária, em virtude do comprometimento na produção hipofisária de ACTH ou hipotalâmica de CRH. Os pacientes com insuficiência primária podem apresentar hiperpigmentação de algumas áreas do corpo em função dos elevados níveis de MSH (Figuras 51.9 e 51.10).

HORMÔNIOS MINERALOCORTICOIDES

A zona glomerulosa, camada mais externa do córtex suprarrenal, produz os hormônios mineralocorticoides, preferencialmente a aldosterona.

Síntese da aldosterona

As células da zona glomerulosa não desempenham atividade CYP17, o que leva à conversão de pregnenolona em progesterona. Não há expressão da CYP17 em tais células, não havendo, portanto, produção de cortisol ou qualquer forma de androgênios suprarrenais. A pregnenolona é convertida em progesterona e DOC pelas enzimas 3β-HSD e CYP21, respectivamente. Além disso, as células glomerulosas são únicas na expressão de aldosterona-sintase (CYP11B2), que apresenta, por sua vez, funções 11-hidroxilase, convertendo DOC em corticosterona e 18-hidroxilase, para formar 18-hidroxicorticosterona e 18-oxidase, a fim de obter aldosterona.

Secreção e metabolismo da aldosterona

As células glomerulosas são minimamente influenciadas pelo ACTH, respondendo de maneira mais intensa ao sistema renina-angiotensina, à concentração de K+ plasmático e ao peptídio natriurético atrial. Outros fatores, como íons Na+, hormônio antidiurético, dopamina, prostaglandinas, substâncias com ação beta-adrenérgica e somatostatina, também foram apontados como reguladores fracos da aldosterona.

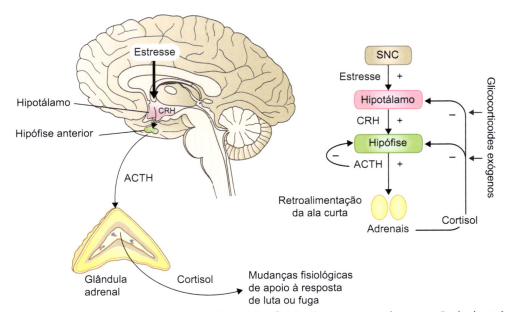

Figura 51.7 Influência da situação de estresse sobre o eixo hipotálamo-hipofisário-córtex suprarrenal e a secreção dos hormônios catecolaminas e cortisol. ACTH: hormônio adrenocorticotrófico; CRH: hormônio liberador de corticotropina.

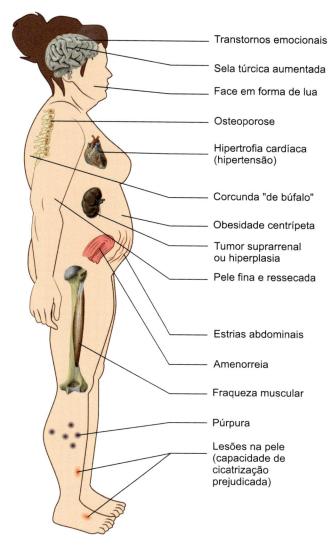

Figura 51.8 Representação dos sinais e sintomas da doença de Cushing.

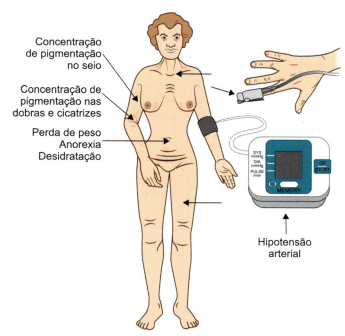

Figura 51.9 Representação de alguns sinais e sintomas da doença de Addison.

A aldosterona é o hormônio responsável pela correção das variações no volume intravascular e na perfusão renal. O sistema renina-angiotensina-aldosterona (SRAA) é o principal estímulo fisiológico acionado durante uma redução efetiva de volume intravascular que contribui para a secreção do mineralocorticoide.

Segundo o SRAA, o declínio de volume intravascular é compreendido pelos rins como redução da perfusão renal. Essa ação é realizada pelo aparelho justaglomerular de cada néfron, que deflagra a secreção da enzima renina. Além disso, há outros modos de influenciar a secreção dessa enzima, a partir da concentração de NaCl circulante pelas células da mácula densa, das concentrações plasmáticas de eletrólitos, dos níveis de angiotensina II e do tônus simpático. Fatores que levam à redução do fluxo sanguíneo renal, como situações de importante perda sanguínea (hemorragia) ou de líquidos corporais (desidratação ou restrição salina) e estenose da artéria renal, tendem a elevar a secreção de renina. A concentração de renina circulante em leito renal inicia a transformação do tetradecapeptídio angiotensinogênio em decapeptídio angiotensina I, a qual sofre conversão em angiotensina II pela ação da enzima conversora de angiotensina (ECA), secretada por pulmões, células endoteliais, epiteliais e neuronais dos rins e neurônios no sistema nervoso central.

Entre os componentes do SRAA, a angiotensina II é o principal estimulador da produção de aldosterona quando o volume intravascular diminui. Tanto a angiotensina II quanto os íons K^+ estimulam a secreção de aldosterona por meio da elevação dos índices de Ca^{+2} intracelulares. A angiotensina II

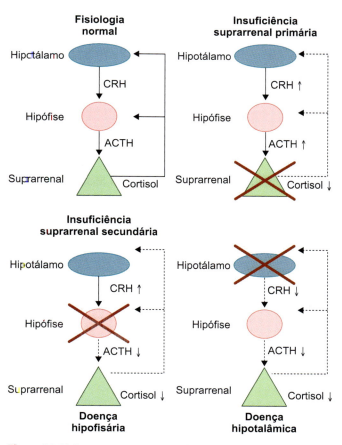

Figura 51.10 Esquema comparativo do eixo hipotálamo-hipófise-suprarrenal nas situações de doença hipofisária, hipotalâmica e suprarrenal com o eixo normal.

atua pela ativação de receptores de membrana específicos ligados à proteína G, a qual, por sua vez, aumenta a produção de inositol 1,4,5-trifosfato de inositol (IP_3) e 1,2-diacilglicerol (DAG), ativando a proteinoquinase C (PKC). A sinalização gerada pelo receptor de angiotensina II resulta no aumento das concentrações intracelulares de Ca^{+2}, enquanto as concentrações de K^+ provocam despolarização da membrana celular e influxo de mais cálcio pelo uso dos canais dependentes de voltagem dos tipos L e T, os mesmos encontrados na membrana dos cardiomiócitos. O objetivo desse mecanismo é ativar fatores de transcrição que levariam à síntese de aldosterona, basicamente a transcrição do gene *CYP11B2*, determinante na já citada síntese de aldosterona sintase, responsável pelas etapas finais da conversão em aldosterona.

Como já mencionado, os íons K^+ também são importantes estimuladores da secreção de aldosterona e um dos alvos do efeito fisiológico do próprio hormônio. Seus mecanismos de ação são menos conhecidos que os da angiotensina II, mas provavelmente também elevam as concentrações de Ca^{+2} intracelular. A aldosterona controla a homeostasia do K^+ circulante e aumenta a excreção do íon via rins, sistema digestório, suor e saliva, mantendo as concentrações adequadas de K^+ no organismo, o que impede situações de hiperpotassemia. Contudo, as elevações plasmáticas de K^+ estimulam a secreção corticosuprarrenal de aldosterona.

Ao se compararem as quantidades de aldosterona com as de cortisol secretadas no plasma, a diferença é grande. Enquanto os níveis plasmáticos de cortisol chegam a 13,5 μg/dℓ, os níveis de aldosterona podem chegar a somente 0,010 μg/dℓ, dependendo do grau de depleção de sódio ou da redução da volemia. A meia-vida plasmática da aldosterona é curta, não ultrapassando o período de 20 min.

A maior fração de aldosterona é metabolizada em tetra-hidroglicuronídio pelos hepatócitos e excretada pelos rins.

Transporte da aldosterona

Durante o transporte pelo sangue, a aldosterona encontra-se ligada à albumina e às proteínas ligadoras de corticosteroides até chegar às células-alvo do hormônio, momento em que se dissocia da proteína transportadora e atua em seus receptores específicos intracelularmente.

Mecanismos moleculares e ações da aldosterona

Após a produção e secreção de aldosterona, as células epiteliais dos túbulos renais ou células musculares lisas de revestimento vascular respondem à sua presença por meio da expressão de genes e proteínas relacionados com a absorção de água. Algumas das proteínas são os canais de sódio sensíveis à amilorida (ENaC), que potencializam a reabsorção de sódio pela membrana apical das células epiteliais. Além desses canais, a aldosterona aumenta a expressão de bombas de sódio e potássio ATPase (Na^+/K^+-ATPase), responsáveis pelo transporte ativo de sódio, e a da quinase sérica induzida por glicocorticoides (SGK1). A aldosterona não só aumenta a expressão das proteínas ENaC e SGK1, como atua também na redução de sua degradação, promovendo maior estabilidade estrutural e ampliação do tempo de resposta. O principal objetivo dessas ações é manter a pressão sanguínea dentro de parâmetros normais, por meio de influências na homeostase hídrica e eletrolítica.

Essas ações justificam a designação hormônio mineralocorticoide e são desencadeadas pela interação da aldosterona com o seu receptor específico, o receptor de mineralocorticoide (MR). Vários tecidos foram identificados quanto à expressão de MR: epitélio renal, tecido miocárdico, epitélio vascular, olhos, tecido adiposo, hipocampo e células do sistema imunológico.

Os MR são uma classe de receptores nucleares com afinidade comparável tanto para a aldosterona quanto para o cortisol. Glicocorticoides podem se ligar aos MR com afinidade equivalente à encontrada para a aldosterona.

Os MR pertencem a uma superfamília de receptores de esteroides, de hormônios tireoidianos e de retinoides, operando como fatores de transcrição nuclear após a ligação com seus mediadores. Os MR são estruturas proteicas já sequenciadas, compostas por 984 aminoácidos, podendo ser divididos em três domínios funcionais, como descrito a seguir.

- Domínio aminoterminal: composto por 602 aminoácidos e comprometido com o controle da atividade transcricional do receptor e com a função ativadora dos genes-alvo
- Domínio central acoplador à molécula de DNA: composto por 66 aminoácidos e responsável pela ligação aos elementos responsivos hormonais (sequências específicas no DNA) encontrados no segmento promotor dos genes-alvo do MR. Representam, basicamente, o domínio de ligação ao DNA
- Domínio carboxiterminal: composto por 251 aminoácidos e responsável pela seletividade da ligação do hormônio. Promove a ligação entre o hormônio específico e seu respectivo receptor.

Além desses domínios, a estrutura proteica contém importantes sequências responsáveis pela ligação do receptor às proteínas de choque térmico (HSP), necessárias para a estabilização do receptor na ausência do hormônio, além da translocação nuclear, dimerização e transativação. Os MR inativos (não ligados ao hormônio) são encontrados no citoplasma associados a HSP, imunofilinas e p23, formando um complexo multiproteico.

Apesar de a aldosterona e o cortisol diferirem em seus efeitos fisiológicos, pesquisas moleculares têm investigado como esses hormônios interagem entre si e resultam em uma ampla variedade de efeitos mediados por um receptor comum que se acopla a uma sequência homóloga de DNA. Esse tipo de ativação do MR induz resposta semelhante à ativação do glicocorticoide, denominada resposta de ação genômica, com o MR ligado à aldosterona representando um fator de transcrição.

A etapa de transdução do sinal tem início com os hormônios corticoides difundindo-se pela membrana celular.

Enquanto os mineralocorticoides associam-se exclusivamente aos MR, os glicocorticoides têm a opção de ligar-se a um dos receptores, glicocorticoides ou MR. Dada a competição entre a aldosterona e o cortisol pelo mesmo receptor, a ocupação dos MR depende principalmente da enzima 11-beta-hidroxiesteroidedesidrogenase (11β-HSD) tipo 2, presente nas células epiteliais e responsável pela conversão do cortisol e da corticosterona em cortisona e desidrocorticosterona, respectivamente, sem atividade sobre os MR. Essa enzima também contribui para maior ligação da aldosterona com os MR e menor biodisponibilidade dos glicorticoides, pois estes, em sua maioria, circulam ligados à albumina e a outras proteínas transportadoras.

A ligação da aldosterona ao MR promove dissociação de proteínas chaperonas, o que ativa o receptor e habilita os sinais de localização nuclear. No núcleo, o MR liga-se às sequências específicas de DNA e, desse modo, exerce regulação sobre a expressão gênica.

Já foi demonstrada a ativação da bomba de troca sódio-próton em eritrócitos de cachorros, evidenciando uma ação não genômica da aldosterona. Ocorre ativação de sistemas de sinalização intracelulares com produção de IP_3 e DAG, os quais liberam Ca^{2+} dos estoques intracelulares. Tanto inibidores da tirosinoquinase quanto da fosfolipase C são capazes de bloquear os efeitos rápidos da aldosterona sobre a concentração de Ca^{2+} intracelular. A ligação a receptores de membrana (a serem identificados) seguida de sinalização intracelular é denominada ação não genômica. Tais ações foram acompanhadas por experimentos *in vitro* em tecidos não epiteliais, como células mononucleares, cardiomiócitos e células da musculatura lisa de vasos sanguíneos.

O efeito principal da aldosterona é promover o aumento da reabsorção de sódio em contraposição à secreção de potássio e hidrogênio em células epiteliais. Vale lembrar que os íons sódio são transportados pela membrana apical do túbulo distal renal, pelo cólon distal e pelas glândulas sudoríparas e salivares via ENaC.

A aldosterona eleva a secreção renal de potássio pela atuação sobre a Na^+/K^+-ATPase na membrana basolateral e pelo favorecimento da reabsorção de sódio. Sobre o sistema cardiovascular, a aldosterona induz elevação da pressão arterial via modulação direta do tônus vascular, aumento da ação local das catecolaminas ou expressão aumentada dos receptores específicos para a angiotensina II.

Verificou-se que a aldosterona é capaz de estimular fibrose perivascular e cardíaca, além de hipertrofia miocárdica, independentemente das suas ações sobre a pressão arterial e provavelmente dependente de sódio e da síntese de colágeno.

No sistema nervoso central, de modo geral, o MR pode ser visto associado tanto a hormônios glicocorticoides quanto a mineralocorticoides, embora a ação seletiva dos mineralocorticoides possa ser observada em hipotálamo anterior, hipófise anterior, hipocampo e tronco encefálico. Desse modo, a aldosterona contribui para adaptações ao estresse, pode induzir a elevação da pressão arterial em regiões circunventriculares (acompanhada por aumento do tônus simpático em rins, coração e musculatura vascular) e promove aumento do apetite para sódio ao ativar os MR na amígdala.

A síntese excessiva de aldosterona geralmente é causada por tumor suprarrenal e resulta em hiperaldosteronismo primário. Um marcador sérico importante dessa condição são os altos níveis de renina circulante. O indivíduo portador da doença apresenta hipertensão arterial, com secreção elevada de potássio e hipopotassemia, causando cãibras frequentes, fraqueza muscular e parestesia em músculos esqueléticos. O coração pode vir a apresentar arritmia em decorrência da hipopotassemia. Outras ocorrências são intolerância à glicose e queda da osmolalidade urinária com poliúria.

A deficiência da aldosterona pode ser provocada por doença de Addison (falta de produção do hormônio como resultado de doença autoimune, infecção ou lesão grave) ou por distúrbios genéticos. A atividade deficiente da glândula, nesses casos, pode ser dos tipos primária, secundária ou pseudo-hipoaldosteronismo, conforme a origem e a extensão do problema.

Entre os distúrbios genéticos que reduzem a produção de aldosterona, encontram-se duas formas perdedoras de sal em virtude da deficiência das enzimas 21 hidroxilase e 3β-HSD, que prejudica também a síntese do cortisol e leva à hiperpotassemia e à acidose metabólica.

No hipoaldosteronismo primário, a elevação da enzima renina é característica da doença, enquanto no hipoaldosteronismo secundário há hipoestimulação da aldosterona pela angiotensina II com função fisiológica das suprarrenais preservada.

HORMÔNIOS CATECOLAMINÉRGICOS

As catecolaminas representam os hormônios epinefrina e norepinefrina secretados pelas células cromafins localizadas na medula suprarrenal. Tais células, durante a formação embrionária, provêm da crista neural e dirigem-se para a porção central da glândula suprarrenal, onde adquirem características estruturais e funcionais equivalentes a de neurônios pós-ganglionares do sistema neurovegetativo. Os nervos esplâncnicos representam a ramificação pré-ganglionar simpática secretora de acetilcolina na sinapse com as células cromafins, representando o principal estímulo para a secreção dos hormônios epinefrina e norepinefrina na corrente sanguínea.

A produção e a secreção de epinefrina sobrepõem a de norepinefrina. A ativação e o processamento enzimático de ambos ocorrem mediante a presença de glicocorticoides trazidos via fluxo sanguíneo dos vasos do plexo subcapsular.

Síntese de catecolaminas

Os hormônios catecolaminérgicos são classificados quimicamente como aminas e, portanto, apresentam em sua estrutura aminoácidos tirosina, obtidos a partir da alimentação ou da hidroxilação da fenilalanina nos hepatócitos.

Os aminoácidos tirosina reagem com a enzima tirosina hidroxilase, obtendo-se diidroxifenilalanina (DOPA), compreendendo uma etapa limitante na biossíntese das catecolaminas.

Em seguida, a DOPA é convertida em dopamina pela enzima DOPA-descarboxilase e, posteriormente, em norepinefrina (ou noradrenalina) pela ação da dopamina beta-hidroxilase. Nas células cromafins da medula suprarrenal, a norepinefrina é metabolizada pela enzima feniletanolamina-N-metiltransferase (PNMT) para formar o hormônio epinefrina (ou adrenalina). A PNMT é justamente a enzima dependente da presença de glicocorticoides provenientes da circulação de vasos subcapsulares.

Uma vez sintetizadas, cada uma das catecolaminas ficam armazenadas em vesículas do sistema de Golgi para serem liberadas na circulação por estímulos específicos.

Secreção e metabolismo das catecolaminas

As vesículas mantêm o hormônio em seu interior até que estímulos específicos movam-nas em direção à membrana celular. Segue-se o processo de adesão da vesícula à estrutura da membrana e de exocitose dos hormônios. O processo de exocitose é mediado pela despolarização de membrana e pelos íons cálcio.

Peptídios, fatores humorais e neurotransmissores diversos também podem ser considerados estímulos para a secreção de catecolaminas da medula suprarrenal. A norepinefrina realiza uma espécie de *feedback* negativo em relação à sua própria secreção a partir da ocupação dos seus receptores alfa-2-pré-sinápticos.

As catecolaminas apresentam meia-vida média de 2 min, sendo degradadas no fígado pelas enzimas monoaminoxidase (MAO) e catecolamina-O-metiltransferase (COMT).

Sob ação da COMT, a norepinefrina é convertida em normetanefrina e a epinefrina em metanefrina, enquanto ambas, sob ação da MAO, formam ácido didroximandélico. Todos esses compostos tornam-se VMA, ainda sob ação da MAO e da COMT.

É importante destacar que as concentrações de catecolaminas e metanefrinas presentes no plasma sanguíneo ou na urina e a concentração de VMA urinário refletem a qualidade e a quantidade da produção das células cromafins e do sistema simpático.

Transporte de catecolaminas

Epinefrina e norepinefrina circulam pelo fluxo sanguíneo independente de proteínas transportadoras a fim de chegarem a seus tecidos-alvo.

Mecanismos moleculares e ações das catecolaminas

A secreção das catecolaminas ocorre por meio de uma resposta direta à estimulação do gânglio colinérgico simpático às células cromafins. O neurotransmissor acetilcolina liga-se a receptores colinérgicos nicotínicos posicionados nas membranas das células cromafins. Essa ligação gera intenso influxo de íons Na^+, despolarização da membrana, influxo de Ca^{++} e exocitose das catecolaminas para o espaço intersticial, as quais se dirigem para a circulação sanguínea, seguindo para os órgãos-alvo.

Os efeitos fisiológicos da epinefrina e da norepinefrina ocorrem mediante a ligação dos hormônios com seus receptores adrenérgicos acoplados à proteína G. Os receptores alfa-adrenérgicos exibem maior afinidade pela epinefrina e menor pela norepinefrina, ativando determinada via de sinalização conforme o efeito desejado.

A secreção das catecolaminas e seus efeitos duram curto tempo, considerando as condições fisiológicas normais. No entanto, em situações de estimulação crônica ou em uso de fármacos agonistas, a responsividade do tecido-alvo do hormônio sofre alterações do padrão fisiológico, como dessensibilização por redução da resposta por diminuição do número de receptores ou fosforilação do receptor do tecido à estimulação prolongada do hormônio. A resposta endócrina também pode se tornar acentuada com o aumento da expressão gênica do receptor.

As catecolaminas atuam em situações relacionadas com luta ou fuga, representadas por aquelas em que o organismo precisa entrar em alerta e rapidamente responder às necessidades do momento de estresse. Dessa maneira, a ação adrenérgica sobre os órgãos-alvo provoca dilatação das pupilas, sudorese, piloereção, dilatação brônquica, taquicardia, relaxamento da musculatura lisa, constrição da musculatura dos esfíncteres do sistema gastrintestinal, maior produção de substrato energético com aumento da produção de glicose pela estimulação à glicogenólise e à gliconeogênese, inibição da secreção de insulina, aumento da lipidemia, consumo de oxigênio e termogênese.

BIBLIOGRAFIA

Aires MM. Fisiologia. 4. ed. Rio de Janeiro: Guanabara Koogan; 2012.

Bae YJ, Kratzsch J. Corticosteroid-binding globulin: modulating mechanisms of bioavailability of cortisol and its clinical implications. Best Pract Res Clin Endocrinol Metab. 2015;29:761-72.

El Ghorayeb N, Bourdeau I, Lacroix A. Role of ACTH and other hormones in the regulation of aldosterone production in primary aldosteronism. Front Endocrinol (Lausanne). 2016;7:72.

Hall JE. Guyton & Hall: Tratado de Fisiologia Médica. 12. ed. Rio de Janeiro: Elsevier; 2011.

Kadmiel M, Cidlowski JA Glucocorticoid receptor signaling in health and disease. Trends Pharmacol Sci. 2013;34:518-30.

Koeppen BM, Stanton BA. Berne & Levy: Fisiologia. 6. ed. Rio de Janeiro: Elsevier; 2009.

Molina PE. Fisiologia endócrina. 4. ed. São Paulo: AMGH; 2014.

Muñoz-Durango N, Vecchiola A, Gonzalez-Gomez LM, Simon F, Riedel CA, Fardella CE, et al. Modulation of immunity and inflammation by the mineralocorticoid receptor and aldosterone. Biomed Res Int. 2015;2015:652738.

Oakley RH, Cidlowski JA. The biology of the glucocorticoid receptor: new signaling mechanisms in health and disease. J Allergy Clin Immunol. 2013;132:1033-44.

Pascual-Le Tallec L, Lombes M. The mineralocorticoid receptor: a journey exploring its diversity and specificity of action. Mol Endocrinol. 2005;19:2211-21.

Quinn SJ, Williams GH, Tillotson DL. Calcium oscillations in single adrenal glomerulosa cells stimulated by angiotensin II. Proc Natl Acad Sci USA. 1988;85:5754-8.

Ribeiro EB. Fisiologia endócrina. Barueri: Manole; 2012.

Thomas W, Mc Eneaney V, Harvey B. Aldosterone-induced signalling and cation transport in the distal nephron. Steroids. 2008;73:979-84.

Viengchareun S, Le Menuet D, Martinerie L, Munier M, Pascual-Le Tallec L, Lombès M. The mineralocorticoid receptor: insights into its molecular and (patho)physiological biology. Nucl Recept Signal. 2007;5:e012.

Yang Y, Young MJ. The mineralocorticoid receptor and its coregulators. J Mol Endocrinol. 2009;43:53-64.

52

Funções Endócrinas do Pâncreas

Daniel Paulino Venancio

Introdução, 559
Controle hormonal do metabolismo, 559
Bibliografia, 564

INTRODUÇÃO

A principal fonte de energia em todas as células é o trifosfato de adenosina (ATP), produzido pelo organismo a partir da metabolização dos nutrientes obtidos pela dieta, como os carboidratos, os aminoácidos e os ácidos graxos. O balanço metabólico no organismo está relacionado com os estados alimentado e jejum. Essa adaptação metabólica se deu em função dos períodos extensos em que os seres humanos eram submetidos ao jejum. Assim, em períodos ricos em alimentação, os seres humanos passaram a armazenar uma grande parcela das calorias consumidas, principalmente no tecido adiposo, na forma de triacilglicerol (TAG). Em períodos de jejum, os TAG são mobilizados, metabolizados e transformados em ATP ou em corpos cetônicos, garantindo, sobretudo, a nutrição do cérebro em períodos de escassez de nutrientes. As vias metabólicas que coordenam a utilização ou o armazenamento dos substratos energéticos, durante ou entre uma refeição, são reguladas pelo estado nutricional, pela inervação autonômica e pelo sistema hormonal.

CONTROLE HORMONAL DO METABOLISMO

Compreende a chave para o entendimento da utilização e do armazenamento dos substratos energéticos, processo no qual o pâncreas endócrino assume papel central. As ilhotas de Langerhans (Figura 52.1) são a porção de tecido pancreático responsável pela produção dos hormônios peptídicos que participam do controle do metabolismo. Há quatro grupos de células nas ilhotas (Figura 52.1), que produzem quatro hormônios distintos:

- Célula alfa, produtora de glucagon
- Célula beta, grupo que produz insulina
- Célula delta, produtora de somatostatina
- Célula f, produtora de polipeptídio pancreático.

Insulina

Hormônio-chave no controle do metabolismo de carboidratos, proteínas e gorduras, é o principal hormônio anabólico do organismo. Participa de maneira essencial no mecanismo de captação da glicose pelos tecidos muscular e adiposo, além de ser determinante para a lipogênese e o bloqueio da lipólise no tecido adiposo. No fígado, bloqueia a gliconeogênese e induz síntese de glicogênio e proteínas.

Sua síntese e secreção dependem de inúmeros fatores metabólicos e celulares. A expressão do gene da insulina depende do aumento da concentração de glicose na célula beta, que estimula a

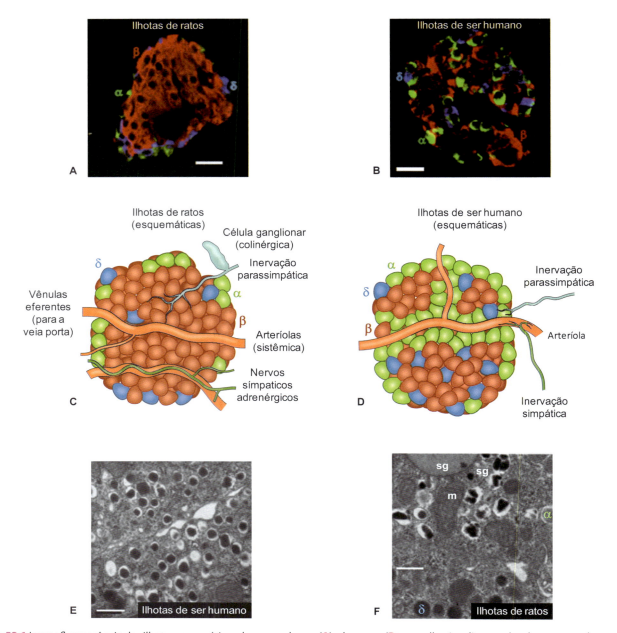

Figura 52.1 Imunofluorescência das ilhotas pancreáticas de camundongo (**A**) e humano (**B**; vermelho: insulina; verde: glucagon; azul: somatostatina). Esquema das ilhotas de camundongo (**C**) e humano (**D**) destacando as diferenças no suprimento sanguíneo, na inervação e na distribuição de células das ilhotas. As células alfa (verde), beta (vermelha) e delta (azul) são indicadas, assim como uma célula ganglionar do pâncreas. Micrografias eletrônicas de células beta de camundongo (**E**) e humanas (**F**). Barras de escala: 500 nm. Em **F**, a célula beta é cercada por uma célula delta e uma alfa (grânulos indicados por alfa e delta). Adaptada de Rorsman e Aschcroft (2018).

transcrição do gene da insulina, mobilizando diferentes fatores de transcrição. Destacam-se três: PDX-1 (*pancreato-duodenal-homeobox 1*), NeuroD1 (fator de diferenciação neurogênico-1) e MafA (*V-maf musculoaponeurotic fibrosarcoma oncogene homologue*). Em resumo, em função da elevação da concentração de glicose, esses fatores de transcrição são translocados ao núcleo, em regiões específicas do gene da insulina, e induzem a transcrição deste (Andrali *et al.*, 2008). O gene da insulina expressa um RNAm que é traduzido em uma proteína imatura, sem ação biológica, a pré-pró-insulina. Ela é clivada em pró-insulina, uma proteína com as cadeias A, B e C. As cadeias A e B são ligadas por pontes dissulfeto, e o restante da molécula de pró-insulina é chamada de peptídeo C. Nas vesículas, ocorre a hidrólise enzimática dessa cadeia e, como resultado, no processo de liberação, se observa a molécula de insulina e de peptídio C. A ação hormonal se dá pela insulina ao nível do seu receptor.

Mecanismo celular de liberação da insulina

Fisiologicamente, a insulina é liberada após a ingestão de uma refeição. Entretanto, apenas alguns nutrientes são capazes de promover a secreção de insulina, classificados como iniciadores da secreção de insulina e que incluem a glicose, os aminoácidos (como a leucina) e substâncias que estimulem o metabolismo endógeno dos nutrientes e fármacos como as sulfonilureias. Além desses, pode-se mencionar outros nutrientes capazes de induzir a liberação de insulina, porém, como eles necessitam de uma molécula iniciadora para que ocorra a liberação plena de insulina, são chamados de potencializadores e amplificadores da secreção de insulina. Essa classe de substâncias é composta pelos aminoácidos, ácidos graxos, neurotransmissores e hormônios (Figura 52.2).

Os potencializadores ou amplificadores estão relacionados com o efeito antecipatório da liberação de insulina. Ao ver e/ou sentir o cheiro de uma refeição (fase cefálica da digestão), o sistema nervoso autônomo, via ação da acetilcolina (ACh), induz a liberação de insulina. Ainda, ao passarem pelo intestino, os nutrientes estimulam a liberação de incretinas, que são peptídios hormonais produzidos pelas células enteroendócrinas, que também induzem a liberação de insulina de maneira antecipatória. Isso explica porque a ingestão oral de glicose induz um maior aumento na concentração de insulina se comparado à infusão intravenosa (IV) de glicose.

A glicose é o principal estímulo para a secreção de insulina, a qual se dá por meio de um mecanismo de excitação-secreção. Ao entrar na célula beta, através do transportador de glicose do tipo 2 (GLUT2), a glicose é fosforilada pela enzima glicoquinase, sendo transformada em glicose-6 fosfato, que entra na via glicolítica para a produção anaeróbia e aeróbia de ATP. A célula beta tem um canal de potássio sensível ao ATP (K_{ATP}), o qual fica permanentemente aberto, vazando K^+. Porém, à medida que ocorre a produção de ATP pelas células betapancreáticas, o canal K_{ATP} é fechado, elevando o potencial de membrana, o que, por sua vez, leva à abertura de canais de Ca^{2+} dependentes de voltagem (L/Cava) em sequência, de acordo com a voltagem da célula beta. O influxo de Ca^{2+} induz liberação de mais Ca^{2+} intracelular, ativando e alterando a mobilidade das vesículas contendo insulina, as quais, por exocitose, são liberadas no interstício e, posteriormente, chegam aos vasos e, com isso, aos tecidos.

Sinalização da insulina nos tecidos

A ação da insulina nos tecidos se dá pela sinalização do receptor de insulina (RINS), uma proteína de membrana heterotetramérica que tem duas isoformas: A e B (Figura 52.3). A isoforma B apresenta maior afinidade com a insulina e também maior densidade nos tecidos que regulam a disponibilidade energética, como fígado, músculo esquelético e tecido adiposo branco. A isoforma A, por sua vez, tem maior afinidade com o IGF-2, com maior expressão no tecido embrionário e fetal, no sistema nervoso central, bem como nas células hematopoéticas e cancerosas.

O RINS é da superfamília das tirosinoquinases. Estruturalmente, apresenta uma porção extracelular (alfa) com duas subunidades à qual a insulina se liga. A subunidade beta contém domínios funcionais distintos (Figura 52.4). O RINS está ancorado à membrana plasmática pelo domínio transmembrana. Na porção justamembrana, há dois resíduos tirosina que são autofosforilados em resposta à ligação da insulina ao receptor. Destes, a tirosina 972 se liga ao domínio PTB (fosfotirosina) do substrato do receptor de insulina 1 (IRS-1) e SH2 catalíticos. Assim, o IRS-1 fosforilado pode servir como um sítio de ancoragem e ativação da PI3K. O domínio tirosinoquinase contém tanto um sítio enzimático ativo quanto uma região de ligação do ATP e três tirosinas-chave – 1158, 1162 e 1163 –, que, quando fosforiladas, produzem uma atividade total do RINS. A fosforilação das tirosinas na região C terminal do receptor não é necessária para a ativação do receptor, entretanto, após fosforiladas, servem de sítio de interação com o IRS2 o qual participa dos eventos mitogênicos da sinalização do RINS (Figura 52.4).

O fígado tem um papel central na redução da concentração pós-prandial de glicose, alterando rapidamente a produção para o armazenamento na forma de glicogênio. Essa transição é regulada por nutrientes, hormônios pancreáticos e enteroendócrinos e pelo sistema nervoso autônomo. No período pós-prandial, a hiperglicemia inibe a glicogênio fosforilase reduzindo a produção hepática de glicose. Somado a isso, a hiperinsulinemia pós-prandial induz a sinalização ao nível do receptor de insulina, ativando a glicogênio

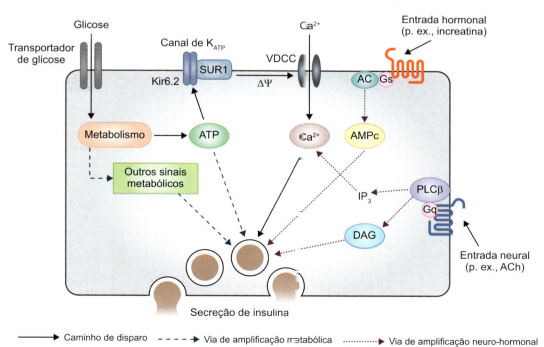

Figura 52.2 Mecanismo celular de secreção de insulina. O metabolismo da glicose na via glicolítica induz aumento de ATP – que bloqueia o canal de K^+, despolarizando as células betapancreáticas –, abertura dos canais de Ca^{2+} dependentes de voltagem (VDCC) e liberação das vesículas com insulina para o interstício. Observam-se também sinais neurais (ACh) e hormonais (incretinas) no mecanismo de liberação de insulina. SUR1: receptor de sulfonilureia 1; PLC: fosfolipase C; IP3: trifosfato de inositol; AC: adenilato ciclase; AMPc: monofosfato de adenosina cíclico.

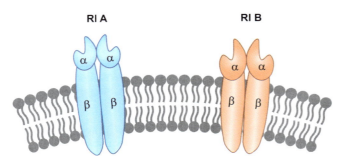

Figura 52.3 Diferentes isoformas do receptor de insulina (RI): **A** e **B**.

sintase. Assim, a combinação desses dois fatores potencializa a síntese de glicogênio hepático. Na Figura 52.5, é possível observar que a sinalização RINS induz fosforilação da PDK-1, que leva à fosforilação da mTORC2 e fosforila a AKT2, inativando a FOXO1, diminuindo a transcrição de enzimas gliconeogênicas. Além disso, a piruvato carboxilase bloqueia alostericamente a síntese de acetilcoenzima A (Acetil-CoA), reduzindo a oxidação de lipídios. Desse modo, a partir da redução da lipólise no tecido adiposo induzida pela insulina, menor concentração de glicerol é captada e convertida em glicose pelo fígado. Esses eventos operam uma redução na disponibilidade de glicose hepática no período pós-prandial. O fígado capta ácidos graxos livres provenientes da lipólise periférica e os quilomícrons remanescentes reesterificando-os em função da sinalização da insulina e da redução da glicogenólise.

O músculo esquelético e o tecido adiposo branco dependem da ação da insulina para que a glicose seja captada e armazenada nesses tecidos. O mecanismo de ação para a captação de glicose é homólogo entre os dois tecidos, embora a magnitude da captação da glicose pós-prandial seja substancialmente diferente, e 5 a 10% da glicose total seja captada pelo tecido adiposo.

Assim como no fígado, a fosforilação da AKT representa um passo essencial da sinalização da insulina, promovendo aumento da síntese de glicogênio e proteína, além de redução da proteólise e apoptose no músculo esquelético. A fosforilação da AKT leva à fosforilação de proteínas vesiculares, ocasionando a translocação do GLUT4 do citoplasma para a membrana. Além disso, há um mecanismo independente da sinalização da insulina para a translocação do GLUT4. Camundongos com deleção do gene do receptor de insulina no músculo esquelético apresentam captação de glicose mediada pelo exercício físico. A contração da musculatura esquelética induz aumento da atividade da AMPK, que fosforila as vesículas citoplasmáticas de armazenamento do GLUT4, induzindo a translocação para a membrana e promovendo a captação da glicose.

Assim como no fígado e no musculo esquelético, a fosforilação da AKT é essencial para os efeitos celulares da insulina do tecido adiposo. A lipólise é inibida por dois mecanismos: o primeiro diretamente pela inibição das proteínas lipolíticas pela IRS1/2, e o segundo pelo bloqueio da fosfodiesterase 3, que reduz a sinalização do receptor beta-adrenérgico, bloqueando a PKA. Somado a isso, a insulina promove a esterificação dos ácidos graxos, reduzindo substancialmente a concentração circulante de triacilglicerol (Figura 52.5).

Glucagon

Em geral, o glucagon tem ação oposta à da insulina. O principal tecido que concentra as ações do glucagon é o fígado, exercendo diversos efeitos sobre o metabolismo de carboidratos, gorduras e proteínas. As ações do glucagon acontecem via sinalização do receptor acoplado à proteína G, aumentando a atividade da adenilato ciclase (AC).

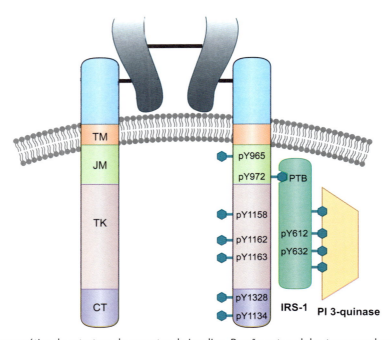

Figura 52.4 Representação esquemática da estrutura do receptor de insulina. Porção extracelular, transmembrana (TM) e justamembrana (JM) com 2 resíduos tirosina que são autofosforilados em resposta à ligação da insulina, que leva à fosforilação de IRS1 e PI3K, crítico para a captação de glicose no músculo esquelético e no tecido adiposo. A porção C terminal (CT) participa da atividade mitótica do receptor. TK: tirosina quinase.

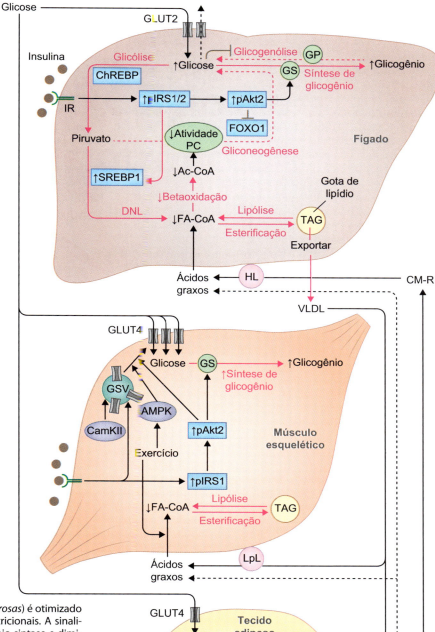

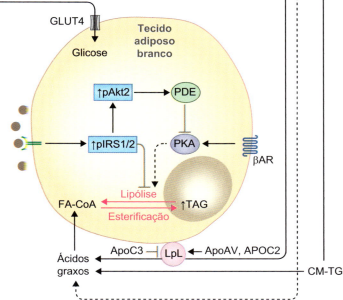

Figura 52.5 No fígado, o fluxo de nutrientes (*setas rosas*) é otimizado pela ação coordenada dos sinais hormonais e nutricionais. A sinalização da insulina através do AKT2 ativa a glicogênio sintase e diminui a transcrição de enzimas gliconeogênicas por meio da inativação do FOXO1. A sinalização da insulina também promove a ativação e a expressão de SREBP1. A glicose inibe a glicogenólise e, quando metabolizada, pode ativar o ChREBP. SREBP1 e ChREBP promovem lipogênese de novo (DNL). A captação hepática de ácidos graxos (AG) de remanescentes de quilomícrons ou AG que transbordam da lipólise periférica também contribuem para a síntese lipídica hepática via re-esterificação. No músculo esquelético, a insulina ativa o movimento das vesículas de armazenamento de GLUT4 (GSV) para a membrana plasmática, aumentando a captação de glicose e a síntese de glicogênio. A translocação GSV também pode ser ativada por exercício, e o músculo esquelético absorve AG para oxidação. No tecido adiposo, a insulina atua para inibir a lipólise e promover a captação de glicose. O tecido adiposo é o principal local de armazenamento de lipídios, com absorção coordenada de gorduras de quilomícrons e lipoproteína de densidade muito baixa (VLDL). βAR: receptor beta-adrenérgico; CM-TG: quilomícron-triglicerídios; IR: receptor de insulina; HL: lipase hepática; CM-R: restos de quilomícron; CAM-KII: calmodulina-quinase II; GS: glicogênio sintase; GP: glicogênio fosforilase; Ac-Coa: acetil-coenzima A. PC: piruvato carboxilase; GP: glicogênio fosforilase; GS: glicogênio sintase; FA-CoA: sintase de acil-CoA graxo (*fatty acyl-CoA synthase*); PDE: fosfodiesterase; TAG: triacilgliceróis.

Ao atuar antagonicamente à insulina, os efeitos do glucagon sobre o metabolismo de carboidratos resultam na produção e na liberação da glicose hepática, elevando a glicemia plasmática. Isso ocorre pelo mecanismo de glicogenólise e gliconeogênese.

Além disso, com relação ao metabolismo de gordura, promove a lipólise, inibe a síntese de triacilglicerol, via sinalização do seu receptor, e induz cetogênese hepática.

Do mesmo modo, com relação ao metabolismo das proteínas, o glucagon atua induzindo o catabolismo e promovendo gliconeogênese a partir das proteínas hepáticas. Como o músculo esquelético não expressa receptor de glucagon, esses efeitos, relacionados com o catabolismo de proteína e mediados pelo glucagon, ocorrem apenas no fígado.

O balanço entre o glucagon e a insulina define a glicemia. Os ajustes relacionados com a liberação dos dois hormônios são determinados pelo jejum e pelo estado alimentado. Ainda, há relação com os níveis plasmáticos dos diferentes substratos energéticos e a liberação dos dois hormônios. De modo interessante, em um cenário no qual há uma dieta rica em proteínas e, portanto, maiores níveis circulantes de aminoácidos, ocorre liberação simultânea de insulina e de glucagon. Esse aparente paradoxo acontece para que não haja uma excessiva captação de glicose circulante e, desse modo, induza uma redução na glicemia de forma abrupta. Assim, a liberação de glucagon atua no fígado promovendo gliconeogênese, elevando os níveis plasmáticos de glicose e prevenindo a hipoglicemia. Com relação à glicose e aos ácidos graxos, a redução plasmática de ambos induz diminuição da concentração de insulina e elevação da concentração de glucagon.

Por sua vez, no diabetes *mellitus* esse mecanismo de controle é perdido, e a hiperglicemia tem relação direta com a incapacidade da insulina, seja por completa ausência de produção, como no diabetes *mellitus* do tipo 1, seja pela incapacidade de ação da insulina, como no diabetes *mellitus* do tipo 2, de controlar a secreção de glucagon, bloqueando-o em períodos seguidos à ingestão de alimentos.

BIBLIOGRAFIA

Andrali SS, Sampley ML, Vanderford NL, Ozcan S. Glucose regulation of insulin gene expression in pancreatic beta-cells. Biochem J. 2008;415(1):1-10.

Rorsman P, Ashcroft FM. Pancreatic β-cell electrical activity and insulin secretion: of mice and men. Physiol Rev. 2018;98(1):117-214.

53

Hormônios Femininos

Kátia C. Carvalho • Gustavo Arantes Rosa Maciel

Introdução, 565

Hormônio liberador de gonadotrofinas, 566

Hormônio foliculestimulante e hormônio luteinizante, 567

Androgênios, estrogênios e progesterona, 568

Bibliografia, 569

INTRODUÇÃO

Do ponto de vista químico, os hormônios responsáveis pelas funções reprodutivas são classificados em três categorias básicas:

- Peptídios: por exemplo, o hormônio liberador de gonadotrofinas (GnRH)
- Proteínas: por exemplo, os hormônios foliculestimulante (FSH) e luteinizante (LH)
- Esteroides: por exemplo, estrogênios e androgênios.

Todos são formados por aminoácidos, porém os esteroides têm um núcleo comum de ciclopentanoperidrofenantreno (gonana), constituído por três anéis de seis carbonos acoplados a um ciclo de cinco carbonos. As proteínas são estruturas químicas relativamente grandes e solúveis em água. Os esteroides, por sua vez, são moléculas pequenas, majoritariamente solúveis em solventes orgânicos, enquanto os peptídios encontram-se nesse espectro, no tocante ao tamanho e à solubilidade. Essas características conferem especificidade e influenciam na ação biológica de cada um deles.

A função reprodutiva humana é primordialmente regulada pelo eixo hipotálamo-hipófise-gonadal (HHG). No hipotálamo, são gerados os pulsos de secreção do GnRH, que atua diretamente na hipófise, promovendo a secreção das gonadotrofinas (FSH e LH). Esses dois hormônios, por sua vez, atuam nas gônadas estimulando a síntese dos esteroides sexuais (androgênios, estrogênio, progesterona). Se, por um lado, o GnRH e as gonadotrofinas são produzidas quase exclusivamente nos neurônios GnRH e na hipófise, os esteroides provêm também da suprarrenal, da placenta, de localizações extraglandulares, de tecidos periféricos e da conversão de precursores biológicos. A análise fisiológica, bem como clínica, deve considerar as diferentes origens dos vários hormônios que participam da função reprodutiva.

A síntese de hormônios no organismo funciona por meio de um mecanismo de retroalimentação no eixo HHG, em que os esteroides sexuais produzidos por ação do hipotálamo atuam sobre o hipotálamo, induzindo nova secreção hormonal. Além disso, mecanismos autócrinos, parácrinos e intrácrinos participam da regulação da produção dos hormônios. O balanço nesse sistema autorregulado garante a síntese contínua de todos os hormônios, bem como a sua disponibilidade biológica.

Cada uma das etapas envolvidas na produção dos hormônios no eixo HHG e seus mecanismos regulatórios serão descritos a seguir

HORMÔNIO LIBERADOR DE GONADOTROFINAS

Também denominado hormônio liberador de LH, o GnRH é composto por 10 aminoácidos e produzido no cérebro. Como uma molécula essencial para o processo reprodutivo, sua desregulação acarreta uma série de complicações biológicas. O GnRH é produzido nas células neurossecretórias do hipotálamo, conhecidas como neurônios GnRH, e liberado de modo pulsátil na circulação portal hipotálamo-hipófise, pela qual é transportado até a adeno-hipófise. Após sua ligação ao receptor específico (GnRH-1), uma cascata de eventos bioquímicos leva à síntese e à secreção dos hormônios LH e FSH, que regulam a esteroidogênese gonadal e a gametogênese.

Além de sua relevante função endócrina, o GnRH-1 é um importante regulador autócrino e/ou parácrino em compartimentos extra-hipofisários, como ovário, placenta, útero e sistema imune. Desde a sua descoberta, há mais de 40 anos, muitos análogos sintéticos de GnRH-l têm sido desenvolvidos e amplamente estudados. Na prática clínica, alguns desses análogos têm sido aplicados como tratamento para uma variedade de endocrinopatias reprodutivas, enquanto outros amplamente adotados em regimes de hiperestimulação ovariana controlada nas técnicas de reprodução assistida.

Alguns trabalhos demonstraram a presença do RNA mensageiro (RNA-m) pré-GnRH na banda diagonal de Broca e na área pré-óptica (POA) do cérebro de ratos. Já a expressão gênica e proteica do GnRH foi observada no cérebro de várias espécies animais, de tunicados a humanos. Até o momento, já foram isoladas dezenas de isoformas de GnRH. A similaridade na sequência das formas isoladas é de 10 a 50% dos aminoácidos, em vertebrados. Acredita-se que, em geral, a maioria das espécies de vertebrados apresente pelo menos duas ou três formas de GnRH que diferem na sequência de aminoácidos, na localização e origem embrionária. Além do GnRH-1, um segundo subtipo de GnRH (GnRH-2), originalmente identificado a partir do hipotálamo de frangos, foi encontrado em humanos. A diferença entre o GnRH-1 e o GnRH-2 está em três resíduos de aminoácidos nas posições 5, 7 e 8 (His^{5}Trp-^{7}Tyr^8 GnRH l), conservada desde os peixes primitivos até os seres humanos.

Conforme mencionado anteriormente, o GnRH é sintetizado no núcleo arqueado do hipotálamo, sendo liberado em pulsos discretos a partir de neuroterminais na eminência mediana. Em mulheres, a frequência dos pulsos varia durante o ciclo menstrual, com grande aumento na produção de GnRH pouco antes da ovulação. O sangue transporta, então, esse hormônio até a hipófise, que contém as células gonadotróficas, nas quais o GnRH se liga ao seu receptor, que estimula a isoforma beta da fosfolipase C, levando à mobilização de cálcio e da proteinoquinase C (PKC). Essa cadeia de acontecimentos culmina na ativação de proteínas envolvidas na síntese e secreção das gonadotrofinas LH e FSH. Esses hormônios, por sua vez, são glicoproteínas heterodiméricas que compartilham as subunidades alfa que se ligam covalentemente às subunidades específicas (FSH-beta e LH-beta). Após cair na circulação sistêmica, cada uma das subunidades beta liga-se a uma cadeia alfa para constituir o hormônio gonadotrófico específico (LH ou FSH; Figura 53.1).

Quanto à expressão de GnRH, em geral, não são encontrados níveis elevados de RNA-m fora do cérebro. Os corpos celulares dos neurônios GnRH-1, em humanos, estão concentrados na POA e no hipotálamo basal. No entanto, eles também podem ser encontrados na região anterior do septo e na área olfatória, além da cortical e do núcleo amigdaloide

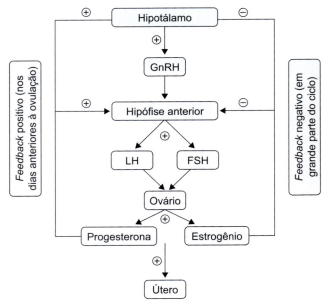

Figura 53.1 Eixo hipotálamo-hipofisário-ovariano e mecanismos de feedback negativo e positivo.

medial. Na placenta, foi demonstrado in vitro que, do ponto de vista imunológico, a expressão de GnRH-1 é idêntica à de seu homólogo no hipotálamo. Contudo, nesse órgão, a isoforma GnRH-2 é mais resistente à degradação por enzimas placentárias. No útero, a expressão do GnRH-1 pode ser observada em praticamente todos os seus compartimentos. Já no ovário, foi demonstrada a expressão do transcrito na camada granulosa-lútea, nas células epiteliais da superfície ovariana e em células de carcinoma ovariano. Além disso, a expressão de GnRH-1 foi observada no epitélio tubário da tuba uterina durante a fase lútea do ciclo reprodutivo. Outros tecidos também expressam GnRH, como tecido mamário humano, linfócitos T, células mononucleares do sangue periférico, células T leucêmicas (Jurkat), células do tubo seminífero humano, entre outros.

A taxa de produção do GnRH pode ser influenciada por diversos fatores, como a taxa de transcrição, a instabilidade do RNA-m, processamentos pós-traducionais, entre outros. Embora os esteroides gonadais sejam reguladores cíclicos da secreção desse hormônio, aparentemente, agem diretamente sobre os neurônios GnRH. Nesse sentido, uma função agonista na secreção do GnRH é atribuída ao neuropeptídio Y, também sintetizado no hipotálamo e de expressão elevada no cérebro de jovens pré-púberes. Outro potencial inibidor desse hormônio é o GABA, para o qual análises experimentais mostraram que ratas tratadas com seu agonista apresentaram menor expressão de transcritos GnRH. No entanto, o efeito de GABA sobre os níveis transcricionais de GnRH ainda não está completamente esclarecido.

A dopamina e a serotonina parecem ser importantes reguladores da expressão de GnRH em roedores, por reduzirem sua síntese de RNA-m. Envelhecimento, déficit nutricional, estresse e fatores sazonais também podem interferir na secreção de GnRH de formas diferentes, dependendo da espécie animal analisada. Estudos realizados em modelos animais mostram que, em geral, esses fatores implicam na diminuição da síntese e secreção do GnRH por diversas vias de inibição.

Ademais, outras moléculas podem atuar estimulando (p. ex., norepinefrina, kisspetina) ou inibindo (p. ex., beta-endorfina, progesterona, interleucina-1) a secreção do GnRH. E algumas moléculas como o estradiol podem tanto inibir quanto estimular essa liberação hormonal.

Funções e fatores associados à disfunção na síntese de GnRH

Na infância, a atividade de GnRH é muito pequena e somente na puberdade esse hormônio é produzido e exerce sua função fundamental na reprodução. Na fase reprodutiva, o GnRH fica suprimido no caso de uma gravidez estabelecida, pois sua atividade na coordenação no processo ovulatório está desativada.

Muitos sinais estimulatórios e inibitórios podem influenciar os pulsos de GnRH, agindo sobre os neurônios secundários. Contudo, a secreção de GnRH é desencadeada tanto pelo aumento nos níveis de estradiol circulante durante o período pré-ovulatório quanto pelo coito em espécies que exibem ovulação induzida por ele. A produção pulsátil de GnRH e LH desempenha um papel importante no desenvolvimento da função sexual e na regulação normal do ciclo menstrual. Um dos motivos para a secreção pulsátil de GnRH é evitar a perda de expressão do receptor de GnRH na hipófise. No entanto, apesar de essa pulsatilidade ser o principal determinante para a expressão diferencial das subunidades dos genes das gonadotrofinas e de sua secreção, pouco se sabe sobre as vias de sinalização que dirigem a ação do GnRH na hipófise.

É crescente o número de atividades extra-hipofisárias do GnRH demonstradas em humanos, como regulação da proliferação celular, apoptose, implantação embrionária, esteroidogênese, entre outras. Evidências mostram que, em diversos tumores de tecidos reprodutivos, o receptor de GnRH acopla-se a uma proteína G-alfa sensível à toxina *pertussis*, mediando seus efeitos biológicos por vias diferentes das usadas pelas gonadotróficas. Além disso, o GnRH II tem sido descrito como potencial supressor da proliferação tumoral, embora o transcrito completo para seu receptor não tenha sido identificado em nenhum tecido ou tipo celular.

Uma vez que o GnRH é produzido no núcleo arqueado do hipotálamo, lesões nessa região ou no trato túbero-infundibular ocasionam atrofia genital e amenorreia. Os pulsos de produção do GnRH também podem ser interrompidos por doença hipotálamo-hipofisária, disfunção, lesões na região (por trauma ou tumor) ou níveis elevados de prolactina. Outros fatores, como a hiperinsulinemia, aumentam os pulsos do hormônio, desordenando a atividade hormonal.

O envelhecimento também pode induzir alterações decrescentes na função do hipotálamo, da hipófise e das gônadas. Dessa maneira, a produção de GnRH e LH diminui, causando queda de amplitude no pulso de testosterona e, portanto, aumento na frequência do pulso de GnRH pela perda do mecanismo negativo de retroalimentação do hipotálamo. Em mulheres, a interrupção da secreção pulsátil normal de GnRH está associada a uma série de distúrbios reprodutivos, incluindo hipogonadismo hipogonadotrófico, amenorreia hipotalâmica, hiperprolactinemia e síndrome dos ovários policísticos.

Outro estado patológico decorrente da disfunção na síntese de GnRH é a puberdade precoce, mais comum em meninas. Esse fenômeno ocorre principalmente em razão do aparecimento de tumores hipotalâmicos ou em regiões próximas a ele, como hamartomas hipotalâmicos, ependimomas, teratomas suprasselares, craniofaringiomas, astrocitomas, gliomas e neurofibromas.

Além disso, o GnRH está congenitamente ausente na síndrome de Kallmann. O gene *KAL* codifica para a anosmina-1, envolvida na migração de neurônios GnRH. As mutações nesse gene resultam em aberrações na segmentação das células GnRH

HORMÔNIO FOLICULESTIMULANTE E HORMÔNIO LUTEINIZANTE

O FSH e o LH são as duas principais gonadotrofinas humanas. O FSH promove o crescimento e o amadurecimento dos folículos ovarianos, bem como a secreção de estrogênios. Já o LH regula a secreção de progesterona, controla o amadurecimento dos folículos de Graaf, a ovulação e a iniciação do corpo lúteo (Figura 53.2).

Outra gonadotrofina humana importante no aspecto reprodutivo é a gonadotrofina coriônica humana (hCG), produzida pela placenta na gravidez, cuja função é manter o corpo lúteo no ovário durante o 1º trimestre da gestação.

As gonadotrofinas são produzidas pelas células gonadotróficas, na adeno-hipófise. Quando o GnRH cai na corrente sanguínea que irriga essa região, estimula a produção de FSH e LH. As concentrações desses hormônios variam durante o ciclo menstrual, que dura, em média, 28 dias. Como o ciclo pode ser dividido em quatro fases, observa-se durante os dias da menstruação (fase menstrual, de 3 a 7 dias) que a adeno-hipófise secreta maiores quantidades de FSH e pequenas quantidades de LH. Em conjunto, eles promovem o crescimento de folículos ovarianos, aumentando consideravelmente a secreção de estrogênio (Figura 53.2).

Na fase proliferativa, caracterizada pelo período de secreção de estrogênio pelo folículo ovariano em estágio de maturação,

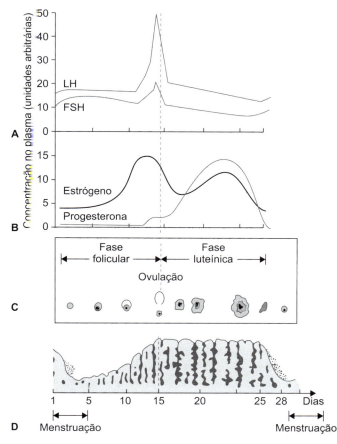

Figura 53.2 Flutuações das concentrações plasmáticas de LH, FSH (**A**), estrógeno e progesterona (**B**), mudanças nos folículos ovarianos (**C**) e do endométrio (**D**) em um ciclo menstrual de 28 dias.

o estrogênio inibe a secreção de FSH e LH, diminuindo drasticamente suas taxas até o 10º dia do ciclo. Depois, o estrogênio estimula a adeno-hipófise, que passa a secretar altas quantidades de ambos os hormônios (principalmente o LH), induzindo a ovulação. Segue-se a fase secretora ou lútea, em que ocorre intensa ação do corpo lúteo. O processo de ovulação, que ocorre por volta do 14º dia de um ciclo normal de 28 dias, leva ao desenvolvimento do corpo lúteo, que secreta elevadas quantidades de progesterona e de estrogênio. Posteriormente, na fase pré-menstrual (ou isquêmica), o estrogênio e a progesterona secretados pelo corpo lúteo diminuem as taxas de secreção de LH e FSH por ação inibitória na hipófise. Isso faz com que o corpo lúteo regrida, reduzindo a secreção de estrogênio e progesterona, e iniciando o período da menstruação (ver Figura 53.2). Nos 2 dias que precedem a menstruação, a camada superficial do endométrio perde o suprimento de sangue normal, e a mulher pode sentir dores de cabeça e nas mamas, alterações psíquicas e insônia.

A produção de FSH é sincronizada com a de LH. Na ausência do LH, a produção de FSH cessa imediatamente, e, quanto mais LH é produzido, mais FSH é secretado. Nas células da granulosa nos ovários, há receptores específicos para o FSH. A ligação do FSH aos receptores estimula a produção de inibina, estradiol e outras proteínas essenciais à gametogênese.

O FSH é responsável pelo crescimento e pela maturação dos folículos ovarianos durante a ovogênese. Uma resposta positiva é exercida sobre o hipotálamo e sobre a hipófise durante a fase folicular do ciclo ovariano, resultando em um pico de LH e liberação de FSH, o que faz com que o folículo de Graaf se rompa e libere o óvulo, tendo início a ovulação. A secreção de LH e FSH diminui durante a fase lútea (ver Figura 53.2).

Níveis diminuídos e até mesmo a ausência de FSH levam à infertilidade e o seu excesso pode indicar deficiências nos ovários associadas a diversas síndromes e até mesmo à puberdade precoce.

ANDROGÊNIOS, ESTROGÊNIOS E PROGESTERONA

O primeiro precursor para a biossíntese dos hormônios esteroides nos ovários, na suprarrenal e nos testículos é o colesterol, processo conhecido como esteroidogênese. Nas glândulas endócrinas, o colesterol pode ser sintetizado *de novo* a partir do acetato, por meio de uma complexa série de reações químicas. Ele pode também ser obtido diretamente das lipoproteínas de baixa densidade de colesterol. A partir de então, o colesterol sofre uma série de modificações bioquímicas mediadas por enzimas codificadas por diferentes genes, que geram os pré-hormônios e precursores com e sem atividade biológica, que dão origem aos esteroides.

Neste capítulo, será abordada, primordialmente, a esteroidogênese ovariana. O processo de esteroidogênese é extremamente complexo e foge do escopo deste capítulo apresentar todo o fenômeno em detalhes. Serão comentadas as etapas mais fundamentais para a síntese dos esteroides sexuais.

O primeiro passo refere-se à transformação do colesterol em pregnenolona, reação química que ocorre dentro da mitocôndria, cuja primeira etapa importante consiste na internalização do colesterol proveniente do citosol para a matriz mitocondrial. Essa ação é mediada pela proteína esteroidogênica regulatória aguda (*steroidogenic acute regulatory protein* – StAR). Posteriormente, a enzima de clivagem da cadeia lateral contendo citocromo P450 (P450 scc), sob ação do LH, converte o colesterol em pregnenolona, a qual deixa a mitocôndria para originar os seus diferentes produtos finais. Então, a pregnenolona pode ser convertida em progesterona, androgênios, estrogênios e corticosteroides.

No ovário, a produção dos esteroides ocorre na unidade funcional desse órgão, o folículo ovariano. Nas células da teca interna, acontece boa parte dos passos da esteroidogênese: a pregnenolona é sequencialmente convertida em 17-alfa-hidroxipregnenolona e desidroepiandrosterona (DHEA), por ação das enzimas 17-alfa-hidroxilase (CYP17) e C_{17-20}-liase, respectivamente (Figura 53.3). Vale frisar que a expressão da CYP17 está encerrada nas células da teca interna e responde ao estímulo do LH. Após essa etapa, a DHEA e a 17-alfa-hidroxiprogesterona são convertidas em androstenediona por meio da 3-beta-esteroidedesidrogenase e C_{17-20}-liase, respectivamente. Esse androgênio pode ser convertido em testosterona por mediação da 17-beta-hidroxidesidrogenase, mas essa conversão é reversível. Por difusão, os androgênios passam do compartimento da teca para o das células da granulosa. Nesse local, sofrem ação da aromatase (CYP19), que, induzida pelo FSH, converte androstenediona e testosterona em estrona e estradiol, respectivamente. O mecanismo que envolve a relação entre células da teca e da granulosa com seus diferentes estímulos (LH e FSH) e a compartimentalização dos arsenais enzimáticos é chamada teoria das duas células, duas

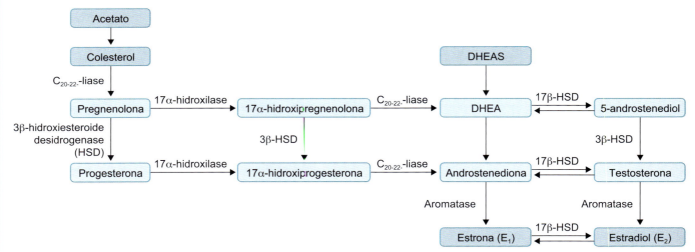

Figura 53.3 Esquema representativo das etapas da esteroidogênese ovariana.

gonadotrofinas. Nos tecidos periféricos, ocorrem dois fenômenos dignos de nota:

- Conversão de androgênios em estrogênios pela aromatase (CYP19) no tecido gorduroso, de importância clínica durante os primeiros anos da puberdade e na menopausa
- Conversão na pele de testosterona em um androgênio mais potente, a di-hidrotestosterona, mediada pela enzima 5-alfa-redutase.

A produção e as quantidades circulantes de esteroides sexuais na mulher sofrem variações importantes durante o ciclo menstrual.

Os androgênios produzidos pelo ovário são a DHEA, a testosterona e a androstenediona. A suprarrenal produz, praticamente, quase todo o sulfato de DHEA. Em nível periférico, a testosterona é convertida em di-hidrotestosterona (DHT), o androgênio mais potente e que induz a formação dos receptores nucleares, promovendo a ação biológica. Os estrogênios são produzidos em quase sua totalidade pela conversão a partir dos androgênios. Os estrogênios com maior ação biológica são o estradiol e a estrona.

Uma vez que os hormônios esteroides sexuais são produzidos e secretados na corrente sanguínea, eles ligam-se a proteínas carreadoras e parte permanece em sua fração livre. A principal proteína carreadora é a globulina ligadora de hormônios sexuais (SHBG), de alta afinidade com a testosterona, o estradiol e a DHT, embora apresente menor capacidade de transporte. A segunda proteína mais abundante é a albumina, de alta capacidade de transporte, porém com afinidade menor que a SHBG. Condições clínicas como insuficiência hepática, caquexia, cirrose, resistência à insulina, entre outras, podem reduzir a produção dessas proteínas e propiciar a existência de uma fração maior de hormônio livre na circulação. Por outro lado, compostos estrogênicos, bem como medicamentos como o estinilestradiol, podem elevar a produção de SHBG. Esse efeito pode ser desejável em algumas situações clínicas, como hiperandrogenismo, ou quando há excesso de androgênio na mulher.

Os esteroides sexuais exercem uma ampla gama de funções relacionadas com o crescimento, a diferenciação e a regulação de importantes processos biológicos, reprodutivos e hormonais. Sua ação se dá por meio da ligação a receptores nucleares específicos, que funcionam tanto como transmissores de sinal quanto como fatores de transcrição. Os receptores nucleares pertencem a uma superfamília de moléculas, muito conservada entre espécies. No ser humano, existem cerca de 48 tipos desses receptores que atuam em uma grande quantidade de tecidos. Os receptores esteroides são os receptores de estrogênio formas alfa e beta, o receptor de androgênio e o receptor de progesterona. A identificação da quantidade desses receptores é usada para classificar os subtipos moleculares de vários cânceres e orientar o prognóstico de várias doenças, como o câncer de mama.

Após o uso ou ao fim da vida média, os esteroides são metabolizados. Os principais locais de inativação dos esteroides são o fígado e, em menor extensão, o rim. Os mecanismos de inativação incluem a adição de dois hidrogênios a um grupo cetona, remoção de hidrogênios de grupos hidroxi ou adição de um grupo hidroxi a um carbono na molécula de esteroide. Os esteroides são, então, conjugados, transformados em compostos lipofílicos e eliminados pela urina. Os processos de sulfatação e glicuronização também são usados na inativação desses hormônios.

Por fim, o conhecimento da produção, do transporte, do modo de ação e da metabolização dos hormônios têm implicações na pesquisa e na prática da área de saúde. A complexidade e a velocidade das novas descobertas na atualidade reforçam as perspectivas de manipulação desses processos para a promoção da saúde feminina.

BIBLIOGRAFIA

Baracat EC, Melo NR, editores. Ginecologia baseada em casos clínicos. Barueri: Manole; 2013.

Berne RM. Fisiologia. Rio de Janeiro: Elsevier; 2004.

Cheng CK, Leung PCK. Molecular biology of gonadotropin-releasing hormone GnRH-I, GhRH II, and their receptors in humans. Endocr Rev. 2005;26:283-306.

Clarke IJ, Pompolo S. Synthesis and secretion of GnRH. Anim Reprod Scie. 2005;88:29-55.

Gore AC. GnRH: the master molecule of reproduction. Norwell, Massachusetts: Kluwer Academic Publishers; 2002.

Jennes L, Conn PM. Mechanism of gonadotropin releasing hormone action. In: Cooker BA, King RJB, van der Molen HJ, editors. Hormone and their actions. Part II. Amsterdam: Elsevier; 1988. p. 135-54.

Klinge C, Rao C. The Steroid Hormone Receptors. In: The Global Library of Women's Medicine. Londres; 2008. [Acesso em 7 jun. 2019] Disponível em: http://editorial.glowm.com/index.html?p=glowm.cml/section_view&articleid=280

McArdle CA, Franklin J, Green L, Hislop JN. Signaling, cycling and desensitization of gonadotrophin-releasing hormone receptor. J Endocrinol. 2002;173:1-11.

Mendenhall TJ, Li Y, Schulz CL. A decade review of publications in families, systems, & health: 2005-2015. Fam Syst Health. 2016; 34(3):191-203.

Metallinou C, Asimakopoulos B, Schoer A, Nikolettos N. Gonadotrophin-releasing hormone in the ovary. Reprod Scien. 2007; 14(8):737-49.

Nederpelt I, Bunnik J, IJzerman AP, Heitman LH. Kinetic profile of neuropeptide-receptor interactions. Trends Neurosci. 2016;39:830-9.

Smitz J, Wolfenson C, Chappel S, Ruman J. Follicle-stimulating hormone: a review of form and function in the treatment of infertility. Reprod Sci. 2016;23(6):706-16.

Speroff L FM. Clinical gynecologic endocrinology and infertility. 7. ed. Philadelphia: Lippincott Williams & Wilkins; 2005.

Stanczyk F. Production, Clearance, and Measurement of Steroid Hormones. In: The Global Library of Women's Medicine. Londres; 2009. [Acesso em 7 jun. 2019] Disponível em: http://editorial.glowm.com/ch075/framesets/index.html?p=glowm.cml/section_view&articleid=277

Strauss III JF. The synthesis and metabolism of steroid hormones. In: Strauss III JF, Barbieri RL. Yen and Jaffe's reproductive endocrinology: physiology, pathophysiology, and clinical management. 7. ed. Philadelphia: Saunders Elsevier; 2013. p. 66-92.

Tusutsumi R, Webster NJG. GnRH pulsatility, the pituitary response and reproductive dysfunction. Endocr J. 2009;56:729-37.

54

Hormônios Androgênicos

Lucas Garcia Alves Ferreira • Camilla Moreira Ribeiro • Magnus R. Dias da Silva •
Maria Christina W. Avellar

Histórico da ação androgênica
na fisiologia masculina, 570

Síntese, secreção e mecanismo de ação dos
androgênios e de seus derivados, 573

Fisiologia dos androgênios e
de seus derivados ativos, 579

Relevância terapêutica dos androgênios | Visão
atual e perspectivas, 584

Bibliografia, 585

HISTÓRICO DA AÇÃO ANDROGÊNICA NA FISIOLOGIA MASCULINA

Os androgênios são os principais hormônios responsáveis pelas diferenças fenotípicas entre indivíduos do sexo masculino e feminino e pelo desenvolvimento de características sexuais secundárias do sexo masculino. Neste capítulo, será apresentada uma visão geral do papel dos androgênios e de seus principais metabólitos na fisiologia masculina, com enfoque no conhecimento dos aspectos moleculares e fisiopatológicos da ação desse hormônio. De início, apresenta-se uma revisão histórica das principais evidências experimentais e clínicas que fundamentaram esse conhecimento (Figura 54.1).

Desde a Antiguidade, já era conhecido que a remoção dos testículos (orquiectomia) resulta em um quadro de deficiência androgênica e consequente redução da virilidade e fertilidade masculina. Esse procedimento foi realizado durante séculos, por exemplo, com o intuito de produzir escravos obedientes, cantores sopranos e eunucos. Na metade do século 19, o alemão Arnold Berthold realizou uma série de experimentos com a técnica de transplante testicular (desenvolvida anos antes pelo cirurgião escocês John Hunter), demonstrando que o transplante testicular de galos orquiectomizados revertia os efeitos fisiológicos e comportamentais induzidos pela remoção das gônadas, entre eles a atrofia da crista e a perda do comportamento agressivo e do interesse por fêmeas. Com base nesses dados, Berthold propôs que o testículo transplantado teria secretado uma substância que agiu no organismo como um todo. Pelo impacto de suas descobertas para o conceito de efeito humoral do testículo, Berthold é conhecido como "o pai da Endocrinologia".

A partir dessas evidências experimentais, pareceu razoável que o transplante testicular e o uso de extratos testiculares fossem úteis para a prática terapêutica. Um dos experimentos mais elegantes desse período para testar essa hipótese foi realizado em 1889 pelo cientista francês Brown-Séquard, que relatou aumento de vigor e bem-estar físico após injetar extrato testicular em si mesmo. Embora nessa época o uso de preparações testiculares tenha movimentado o mercado para reposição hormonal e alívio dos sintomas relacionados com hipogonadismo primário (produção insuficiente de androgênios pelo testículo), mais tarde se demonstrou que esses extratos não continham androgênios em quantidade suficiente para produzir um efeito biológico e que, portanto, os efeitos descritos por Brown-Séquard eram autossugestionados.

A identificação da testosterona como substância ativa e associada aos efeitos atribuídos ao testículo só foi possível no início do

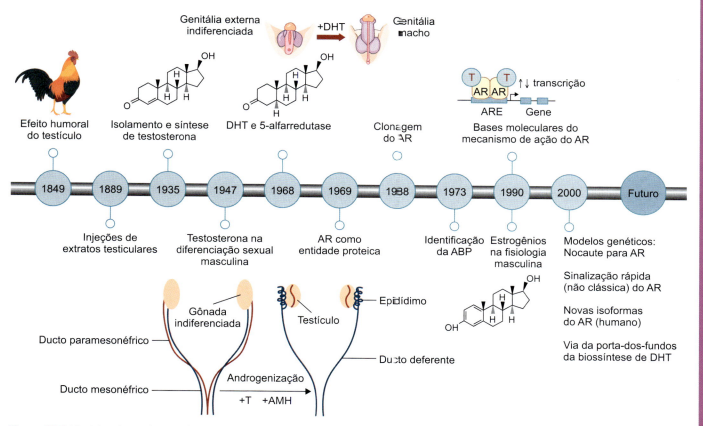

Figura 54.1 Histórico da sinalização do eixo androgênios/receptor de androgênios (AR) com as principais descobertas científicas da área. ABP: proteína ligadora de androgênios; AMH: hormônio antimülleriano; ARE: elemento de resposta a androgênios; DHT: 5-alfa-di-hidrotestosterona; T: testosterona.

século 20, graças a esforços combinados da pesquisa acadêmica e da indústria farmacêutica que promoveram a purificação, a caracterização e a síntese química de diversos hormônios esteroides. Em 1931, o bioquímico alemão Adolf Butenandt purificou e identificou o primeiro androgênio conhecido, a androsterona, a partir de 15 mil litros de urina coletados de jovens policiais de Berlim.

O ano de 1935 foi também um marco histórico, uma vez que, de modo independente, vários cientistas realizaram a purificação e a síntese da testosterona. Nesse ano, Ernst Laqueur, na Holanda, purificou 10 mg de testosterona a partir de 100 kg de testículos de boi e observou que a testosterona era mais potente que a androsterona em ensaios fisiológicos. Também em 1935, os grupos de Adolf Butenandt na Alemanha e de Leopold Ruzicka na Suíça realizaram a síntese química da testosterona a partir do colesterol, feito histórico pelo qual foram reconhecidos com o Prêmio Nobel em Medicina e Fisiologia de 1939.

Como a testosterona é inativa por via oral, nas últimas décadas investiu-se bastante no desenvolvimento de fármacos androgênicos sintéticos de administração por via parenteral ou em formulações farmacêuticas alternativas mais recentes, como géis e adesivos transdérmicos.

Desde a década de 1940, houve grande interesse no uso da testosterona com finalidade anabólica, o que resultou no abuso de androgênios anabolizantes, mais tarde banidos por comitês olímpicos. Atualmente, há muito interesse no desenvolvimento de fármacos não esteroides, com atividade mais anabolizante do que androgênica, isto é, com ação mais seletiva para musculatura esquelética e tecido ósseo, sem interferência significativa em órgãos do trato reprodutor masculino, como a próstata. Esses fármacos, denominados moduladores seletivos dos receptores de androgênio (SARM), já apresentam aplicação terapêutica como anabolizante em pacientes com debilidade física e limitações musculares funcionais associadas ao envelhecimento, síndrome de anorexia-caquexia e outras doenças crônicas.

A disponibilidade de derivados sintéticos da testosterona catalisou avanços experimentais que marcaram a história da fisiologia reprodutiva masculina. Um dos estudos mais importantes foi realizado por Alfred Jost, na França, entre as décadas de 1940 e 1950. Jost identificou os mecanismos de diferenciação sexual a partir de observações de perda do desenvolvimento do fenótipo masculino em fetos de coelhos XY submetidos à castração intrauterina ou ao desenvolvimento desse fenótipo em fetos de coelhos XX tratados com cristais de testosterona. Em paralelo, foram descobertas variações de insuficiência androgênica (anteriormente conhecidas como síndrome de feminização testicular), na qual os indivíduos apresentam fenótipo feminino apesar da presença de testículos. A descrição dessa condição clínica, hoje denominada síndrome de insensibilidade aos androgênios, forneceu subsídios para a compreensão do papel dos androgênios na diferenciação sexual masculina e da própria ação androgênica, embora o mecanismo de ação desses hormônios não fosse conhecido naquela época. Esta última condição faz parte dos estados variantes de pessoas intersexo.

Coube também a Jost a descoberta do hormônio anti-Mülleriano (AMH) que é secretado pelo testículo de fetos machos e promove a regressão da estrutura primordial de onde se origina a genitália interna feminina, o ducto de Müller. Esses experimentos clássicos de Jost sustentaram o paradigma da diferenciação sexual, em que o desenvolvimento do trato reprodutor feminino ocorre por uma via *default* na ausência de hormônios, enquanto o desenvolvimento do trato reprodutor masculino requer a presença de testículo e síntese fetal de androgênios acompanhada da secreção de AMH, o que, por sua vez, leva à regressão do ducto de Müller e à estabilização e diferenciação do ducto de Wolff. Esse paradigma foi recentemente derrubado por um trabalho publicado pelo grupo de Humphrey Yao (EUA) que mostrou que, diferentemente do que se acreditava, a regressão do ducto de Wolff em fêmeas não ocorre de forma passiva simplesmente por ausência de hormônios androgênicos no período fetal, mas é ativamente promovida pelo receptor nuclear órfão COUP-TFII, que envolve a sinalização de determinados fatores de crescimento e a interação epitélio-mesênquima. De fato, evidências recentes a partir do estudo de variantes genéticas do COUP-TFII têm contribuído para sustentar a participação desse fator na determinação e na diferenciação sexual.

Jost ainda demonstrou que a manipulação androgênica em um momento específico da gestação impactava o desenvolvimento sexual masculino. Seu trabalho pioneiro gerou dados que formam hoje a base da chamada disgenesia testicular, proposta recentemente por Richard Sharpe (Escócia), segundo a qual alterações como criptorquidia, hipospadia (abertura anormal do meato uretral na base do pênis), tumores de células germinativas do testículo e redução na qualidade espermática têm origem comum no período fetal. Postula-se hoje que, nessa condição, desregulações na ação androgênica durante a janela temporal fetal crítica de diferenciação sexual impactam o desenvolvimento e a função reprodutiva do indivíduo na vida adulta. Essas desregulações podem, por exemplo, ter origem congênita e/ou decorrer da exposição ambiental a determinados compostos químicos.

Ao longo dessas décadas, outros androgênios endógenos, além da testosterona, foram isolados e sintetizados, com destaque para a 5-alfa-di-hidrotestosterona (DHT), descoberta nos EUA por Jean D. Wilson e Brochovsky a partir da próstata de ratos no fim da década de 1960. Esses pesquisadores identificaram que a alfarredução da testosterona em DHT em tecidos-alvo era essencial para o desenvolvimento fetal do trato reprodutor e da próstata.

Hoje, sabe-se que a DHT, um androgênio ainda mais potente que a própria testosterona, é formada em tecidos que apresentam a enzima 5-alfarredutase (tipos 1 e 2), cujo substrato é a testosterona. Apesar de essa etapa enzimática no metabolismo de esteroides ter sido relatada pela primeira vez em 1951, o significado clínico da alfarredução de esteroides na fisiopatologia só foi apreciado em 1974, com a descoberta de indivíduos do sexo masculino com deficiência da 5-alfarredutase do tipo 2 apresentando genitália externa fenotipicamente feminina ao nascimento, apesar da genitália interna masculina. A DHT é conhecida por mediar a ação intracelular da testosterona em tecidos reprodutivos, especialmente no desenvolvimento e na fisiologia da próstata e da genitália externa masculina e, também, em condições patológicas como a hiperplasia prostática benigna. Em 2004, Auchus descreveu a via da porta-dos-fundos da biossíntese de DHT (do inglês *back-door pathway*) no canguru Tammar Wallaby, pela qual a DHT é sintetizada de forma independente da alfarredução da testosterona.

Outro marco histórico importante é o ano de 1934, quando Bernhard Zondek relatou que a testosterona poderia ser também molécula precursora do estradiol, contribuindo para a inclusão de estrogênios nos estudos da fisiologia dos hormônios masculinos. Em 1937, Steinach e Kun registraram pela primeira vez a presença de estrogênios na urina de indivíduos do sexo masculino previamente tratados com um derivado sintético de testosterona. Já na década de 1970, a técnica de radioimunoensaio promoveu a confirmação da presença e da concentração desses hormônios no plasma de adultos do sexo masculino (30 a 200 pM) e de outras espécies de mamíferos. No início dessa mesma década, foram realizados os estudos que demonstram ser a enzima aromatase a responsável pela conversão tecidual da testosterona em estradiol. Posteriormente, houve a observação pioneira de Paul MacDonald e Pentti Siiteri da atividade da aromatase extraglandular em adultos, seguida da disponibilidade de inibidores dessa enzima. O melhor entendimento sobre a purificação e a ação molecular dessa enzima se deu entre as décadas de 1970 e 1990.

Também nos anos 1970 foram identificados receptores de estrogênios (ER) em tecidos reprodutivos e não reprodutivos de animais machos. Demonstrou-se, na sequência, que a exposição perinatal a estrogênios sintéticos resultava em anormalidades no desenvolvimento do trato reprodutor masculino e infertilidade. O quadro de infertilidade em animais machos nocaute (interrupção gênica funcional) para ER comprovou a relevância fisiológica da sinalização dos estrogênios e dos ER na função reprodutiva masculina. Atualmente, desregulações no balanço entre a sinalização de androgênios e estrogênios têm sido associadas, por exemplo, à progressão de tumores prostáticos.

A partir da caracterização química e do melhor entendimento de muitos dos efeitos dos androgênios na fisiologia masculina, buscou-se entender como esses hormônios atuam nas células-alvo. Em 1965, Elwood Jensen (EUA) propôs o mecanismo de ação dos receptores de hormônios esteroides como fatores de transcrição ativados por ligante. Esses estudos foram possíveis pelos avanços das técnicas de marcação de hormônios esteroides com radioisótopos e ensaios de ligação. Alguns anos mais tarde, diferentes grupos de pesquisa liderados por Ian Mainwaring (Inglaterra), Shutsung Liao (EUA) e Étienne-Émile Baulieu (França) isolaram e identificaram a proteína com alta afinidade e especificidade para a ligação e ação da testosterona e da DHT, denominada receptor de androgênio (AR). O gene e a estrutura primária do AR de humanos e outras espécies de mamíferos foram identificados pelos laboratórios de Frank French (EUA), Shutsung Liao (EUA) e Albert Brinkmann (Holanda) ao fim da década de 1980.

Entre os anos 1990 e 2010, o avanço das técnicas de biologia molecular e os estudos de genômica contribuíram para novas descobertas sobre a relação estrutura-atividade do AR e seu ligante, mecanismo de ação e sinalização intracelular associada à ativação desse receptor. A descoberta das proteínas comoduladoras (coativadoras ou correpressoras), hoje consideradas funcionalmente importantes para as ações dos androgênios no AR, possibilitou a identificação de novos alvos terapêuticos para uso, por exemplo, na terapia em tumores prostáticos. O avanço desses conhecimentos recebeu contribuições fundamentais dos laboratórios de Elizabeth Wilson (EUA), Diane Robins (EUA) e Frank Claessens (Bélgica) para o esclarecimento do mecanismo molecular de ação do AR, especialmente para o detalhamento da transcrição gênica induzida por androgênios, as vias de sinalização intracelular envolvidas e a sua inter-relação com a sinalização de outros receptores esteroides nucleares e de fatores de crescimento.

O advento de novas tecnologias e o uso de modelos genéticos de ablação do AR (nocautes gênicos globais ou de células específicas) alavancou ainda mais o avanço do conhecimento sobre o mecanismo de ação do AR e da ação androgênica em condições fisiológicas e patológicas em tecidos reprodutivos e, também, extragenitais. Disfunções da sinalização androgênios e dos AR são hoje associadas ao tumor prostático e a diferenças do desenvolvimento do sexo e infertilidade. Mais recentemente, novidades nos eventos da sinalização dos androgênios em relação a mecanismos clássicos e não clássicos (efeitos rápidos) do AR, fosforilação de segundos mensageiros, ou até mesmo em relação a novas isoformas do AR em indivíduos do sexo masculino vêm sendo propostas e continuam em estudo.

SÍNTESE, SECREÇÃO E MECANISMO DE AÇÃO DOS ANDROGÊNIOS E DE SEUS DERIVADOS

O principal local de biossíntese de androgênios no indivíduo do sexo masculino são as células de Leydig, encontradas no compartimento intersticial dos túbulos seminíferos nos testículos. Os androgênios são derivados do colesterol, que é transportado pela circulação sanguínea em lipoproteínas de baixa densidade (LDL). No ambiente testicular, o LDL transfere seu conteúdo por endocitose mediada por receptor presente na superfície das células de Leydig (Figura 54.2 A).

O colesterol é, então, liberado no citoplasma e armazenado em grânulos lipídicos. O hormônio liberador de gonadotrofinas (GnRH), liberado de modo pulsátil pelo hipotálamo, induz a liberação do hormônio luteinizante (LH) pela adeno-hipófise. Nos testículos, o LH ativa receptor próprio (receptor de LH) expresso nas células de Leydig, induzindo a ativação da adenilato-ciclase que, via 3'-5'adenosina monofosfato cíclico (AMPc), ativa uma cascata de fosforilação intracelular por meio da proteinoquinase dependente de AMPc (PKA) ativada. Componentes intracelulares fosforilados induzem o transporte do colesterol para o interior da matriz mitocondrial e sua conversão em pregnenolona, etapa considerada limitante da esteroidogênese.

A pregnenolona, encaminhada para o retículo endoplasmático liso, pode seguir na via delta-4 ou delta-5 para a síntese de testosterona (T). A via delta-5, predominante nas células de Leydig, e seus intermediários estão aqui representados. Sob regulação do hormônio liberador de corticotrofina (CRH), o hormônio adrenocorticotrófico (ACTH) induz a síntese de esteroides, como androgênios, pela glândula suprarrenal (eixo hipotálamo-hipófise-glândula suprarrenal) (Figura 54.2 A).

Uma vez sintetizados, a T e outros androgênios atingem a circulação sanguínea, onde são encontrados na forma livre ou ligados a proteínas transportadoras, como a globulina ligadora de hormônios sexuais (SHBG) ou a albumina. A T circulante atinge, ainda, o hipotálamo e a hipófise para compor alças de retroalimentação negativa de regulação da sua síntese pelo controle da liberação do GnRH e de gonadotrofinas (linha tracejada na Figura 54.2 A).

Além do seu efeito próprio, a T pode ser convertida nas células-alvo aos metabólitos ativos 5-alfa-di-hidrotestosterona (DHT; pela ação das enzimas 5-alfa-redutase do tipo 1 ou 2) e estradiol (E2; pela ação da aromatase). A testosterona e a DHT exercem seus efeitos ao interagirem com o receptor de androgênios (AR), enquanto o E2 atua pela interação com o receptor de estrogênios (ER).

No mecanismo clássico de ação do AR, na ausência do ligante, o receptor está inativo no citoplasma ancorado por proteínas chaperonas (Figura 54.2 B). Após a ligação do hormônio, o complexo hormônio-receptor sofre alteração conformacional, desliga-se dessas proteínas de ancoramento e transloca-se para o núcleo. Eventos pós-traducionais, como fosforilação (P), modulam sua atividade durante esse processo. No núcleo, o AR interage na forma de homodímero com sequências do DNA conhecidas como elementos de resposta aos androgênios (ARE), localizadas em regiões regulatórias de genes responsivos a androgênios. Durante esse processo, há recrutamento de proteínas correguladoras e componentes da maquinaria transcricional basal para auxiliar na regulação da transcrição de genes-alvo. O mecanismo de ação não clássico (ou rápido) do AR envolve a ativação de cascatas com diferentes quinases, MAPK/ERK 1/2 (Figura 54.2 B).

Estrutura química e biossíntese

Por serem derivados do colesterol, os androgênios fazem parte do grupo de hormônios esteroides que apresentam em comum uma estrutura básica de quatro anéis ligados entre si. O colesterol é um lipídio de caráter hidrofóbico e que doa, para a síntese de esteroides (esteroidogênese), um esqueleto químico denominado ciclopentano-peridro-fenantreno, constituído de um núcleo cíclico semelhante ao núcleo do fenantreno (anéis A, B e C) ligado a um anel ciclopentano (anel D). A posição dos carbonos nos anéis da estrutura química do colesterol é numerada, o que facilita a identificação das modificações de intermediários das vias endógenas de biossíntese dos androgênios (Figura 54.3) ou em moléculas sintéticas usadas para fins terapêuticos.

Durante a esteroidogênese, o colesterol perde os oito carbonos da cadeia alifática ramificada no C17 e sofre reações de oxidação e redução para originar a testosterona e outros esteroides sexuais. A estrutura dos esteroides intermediários e dos produtos finais e as enzimas envolvidas na catálise de cada etapa são mostradas na Figura 54.3. As reações que ocorrem preferencialmente na mitocôndria ou no retículo endoplasmático liso também estão indicadas na figura.

Os derivados da via delta-5 (painel laranja na Figura 54.3) caracterizam-se pela presença de uma dupla ligação entre C5 e C6, enquanto os da via delta-4 (painel azul na Figura 54.3) apresentam dupla ligação entre C4 e C5. Essas duas vias de síntese de testosterona ocorrem de modo paralelo e com o mesmo número de reações enzimáticas.

Moléculas com um ou mais grupos hidroxila e nenhum grupo carbonila recebem o sufixo -ol (androstenediol). As enzimas iniciadas com CYP fazem parte da classe de enzimas do citocromo P450 (CYP450). A enzima CYP17A1 desempenha atividade 17-alfa-hidroxilase (17-alfa-OH-lase) e 17,20-liase.

A testosterona é o principal esteroide sexual produzido pelas gônadas masculinas. Em indivíduos do sexo feminino, os folículos ovarianos também sintetizam e secretam pequenas quantidades de androgênios na circulação. Tanto em homens quanto em mulheres, a região cortical das glândulas suprarrenais é também fonte de hormônios androgênicos, além de outros esteroides. Pequenas quantidades de androgênios também podem ser produzidas a partir do tecido adiposo e ósseo. As vias biossintéticas de hormônios esteroides nos órgãos endócrinos que os sintetizam são semelhantes, diferindo apenas nas rotas enzimáticas, uma vez que algumas enzimas encontradas nas células do córtex da suprarrenal estão, por exemplo, ausentes nas células de Leydig.

O passo inicial da esteroidogênese consiste na mobilização de colesterol no interior da célula. O colesterol proveniente da dieta ou da síntese endógena no fígado e no intestino pode ser incorporado pelas células esteroidogênicas a partir de lipoproteínas de baixa densidade (LDL). A interação dessas proteínas com seu receptor na superfície celular induz

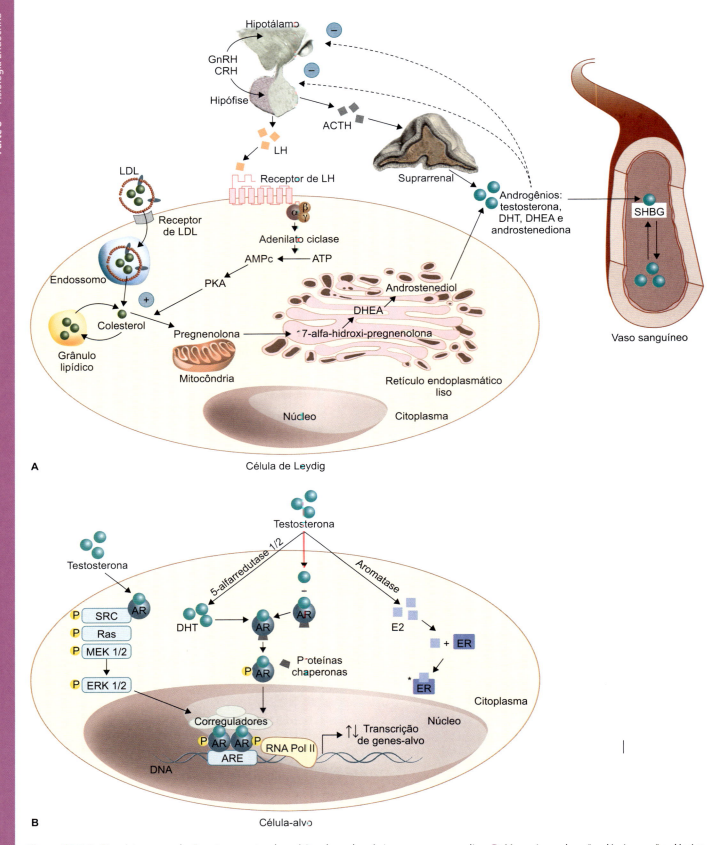

Figura 54.2 A. Biossíntese, regulação e transporte plasmático de androgênios no sexo masculino. **B.** Mecanismo de ação clássico e não clássico de atuação dos androgênios. DHEA: desidroepiandrosterona.

endocitose mediada por receptor, promovendo a liberação do conteúdo da LDL para os endossomos e, consequentemente, de colesterol que é, então, liberado no meio intracelular (ver Figura 54.2 A).

Nas células em que há síntese de hormônios esteroides, o colesterol também pode ser sintetizado *de novo* a partir de acetil-coenzima A. Nessas células, esse esteroide encontra-se armazenado em grânulos lipídicos na forma livre ou como éster de colesterol para rápida mobilização e síntese de androgênios, como ocorre nas células de Leydig. Além disso, o colesterol pode ser mobilizado a partir da própria membrana plasmática na célula esteroidogênica. A entrada de colesterol na mitocôndria é a etapa limitante da esteroidogênese. Por ser insolúvel no espaço aquoso, o transporte do colesterol para o interior dessa organela ocorre com o auxílio de complexos multiproteicos entre as membranas mitocondriais externa e interna.

A síntese de testosterona é iniciada com clivagem da cadeia lateral alifática do colesterol (27 carbonos) para gerar pregnenolona (21 carbonos), um processo catalisado pelo complexo enzimático de clivagem de cadeia lateral do colesterol (CYP11A1) que está ancorado na membrana interna da matriz mitocondrial. As demais etapas de conversão enzimática ocorrem no retículo endoplasmático, onde a pregnenolona, um substrato comum para a biogênese de diferentes hormônios esteroides, pode servir de substrato para as vias de síntese delta-4 e delta-5 de testosterona (19 carbonos).

Apesar de as enzimas envolvidas serem as mesmas, estas apresentam maior afinidade pelos derivados intermediários da via delta-5, predominante na suprarrenal de homens e mulheres, nas células de Leydig testiculares e na teca folicular nos ovários. Já no corpo lúteo, glândula transitória formada no ovário após a ovulação, a principal rota de esteroidogênese é a delta-4 em virtude da necessidade de produção e secreção de altas taxas de progesterona por esse tecido. As enzimas envolvidas e os derivados esteroides das vias delta-4 e delta-5 são apresentados na Figura 54.3.

Metabolismo

Uma vez sintetizada, a testosterona circulante difunde-se pelo organismo podendo atuar diretamente ou ser convertida, nas células-alvo, em metabólitos ativos DHT ou estradiol.

No adulto do sexo masculino saudável, a testosterona tem taxa média de síntese e secreção pelas células de Leydig em torno de 7 mg/dia. Além disso, as gônadas masculinas liberam cerca de 69 μg/dia de DHT e cerca de 10 μg/dia de estradiol. Os locais primários de síntese desses dois esteroides, no entanto, são extraglandulares. Dessa maneira, a testosterona é considerada um hormônio e também um pró-hormônio, pois

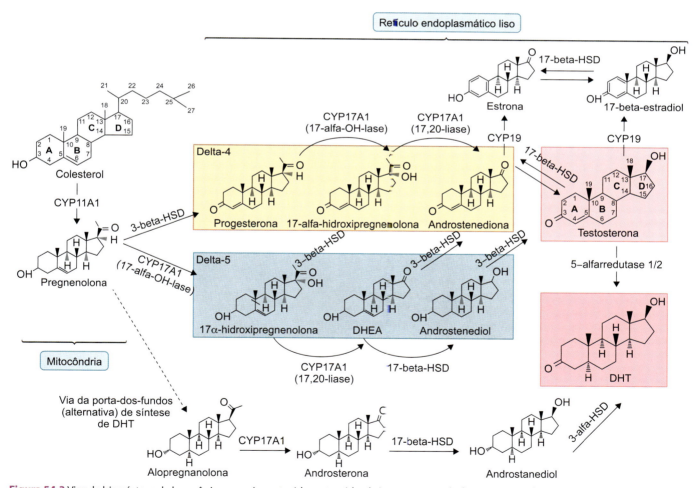

Figura 54.3 Vias de biossíntese de hormônios sexuais em tecidos esteroidogênicos, como testículo e suprarrenal. Os anéis A, B, C e D das moléculas de colesterol e de testosterona (destacadas em retângulos vermelhos) estão indicados e seus carbonos, numerados. CYP11A1: complexo enzimático de clivagem de cadeia lateral do colesterol; 3-beta e 17-beta-HSD: 3-beta e 17-beta-hidroxiesteroide desidrogenase; CYP19: aromatase; DHEA: desidroepiandrosterona; DHT: 5-alfa-di-hidrotestosterona.

pode ser convertida em metabólitos ativos dentro da célula-alvo ou na própria glândula endócrina.

A DHT, por sua vez, é um androgênio mais potente do que a própria testosterona, sendo formada nas células-alvo que expressam a enzima 5-alfarredutase que catalisa a redução irreversível da dupla ligação entre os carbonos 4 e 5 da molécula de testosterona (ver Figura 54.3). Em humanos, há duas isoformas da 5-alfarredutase:

- 5-alfarredutase, do tipo 1 (codificada pelo gene *SRD5A1*), encontrada em tecidos extragenitais, como tecido cutâneo, fígado e algumas regiões encefálicas, e, de modo menos abundante, na próstata, no tecido cutâneo genital, no epidídimo, na vesícula seminal, no testículo, na suprarrenal e nos rins
- 5-alfarredutase, do tipo 2 (codificada pelo gene *SRD5A2*), expressa de modo mais abundante em tecidos genitais masculinos classicamente dependentes de androgênios, como epidídimo, vesícula seminal, próstata e testículo e, também, em folículos pilossebáceos e no fígado.

Portanto, a ação androgênica nesses tecidos depende, em parte, da conversão local de testosterona em DHT, como será mais bem abordado a seguir. Além disso, a dupla ligação da testosterona pode ser reduzida pela 5-betarredutase presente no fígado, gerando o isômero inativo 5-beta-di-hidrotestosterona, que difere do isômero 5-alfa em sua configuração espacial.

A testosterona e alguns derivados insaturados entre os carbonos 4 e 5 são alvos, ainda, para a aromatização do anel A catalisada em células-alvo pela enzima aromatase (CYP19), que gera estradiol com ação estrogênica (ver Figura 54.3). Nos indivíduos do sexo masculino, a aromatase é encontrada em tecidos glandulares, como testículo e suprarrenal, tecido adiposo, mamário e ósseo, próstata e em algumas regiões do sistema nervoso central. Dependendo do tecido e do tipo celular no qual ocorre a síntese local de estradiol, o efeito estrogênico pode ser sinérgico ou antagônico ao efeito androgênico. Essa ação da aromatase também é importante na geração de estrogênios (estradiol e estrona) a partir de testosterona e androstenediona na mulher menopausada.

O sistema enzimático de biossíntese de androgênios nos testículos e na suprarrenal não converte todas as moléculas de pregnenolona em testosterona, produzindo alguns intermediários das vias de esteroidogênese. Desse modo, além de secretarem testosterona, DHT e estradiol, os testículos secretam outros esteroides androgênicos, como androsterona e androstenediona. As glândulas suprarrenais, além de serem responsáveis pela produção de cerca de 5% da testosterona plasmática total em um indivíduo do sexo masculino, secretam na circulação desidroepiandrosterona (DHEA), sua forma sulfatada (DHEA-S) e androstenediona. A DHEA e a DHEA-S são os esteroides mais abundantes na circulação plasmática de indivíduos do sexo masculino.

A maior parte da testosterona e das demais moléculas derivadas das vias de biossíntese de esteroides sexuais é metabolizada para formar 17-cetoesteroides (androsterona e etiocolanolona), dióis, trióis e conjugados com ácidos sulfúrico e glicurônico. Esses derivados polares são dotados de pouca ou nenhuma ação androgênica e excretados pelos rins na urina e pelo intestino por meio da bile. A dosagem desses metabólitos na urina representa uma ferramenta para avaliar a quantidade de esteroides circulantes em um indivíduo e é usada para detectar *doping* com derivados de testosterona em atletas de alto desempenho.

Outro esteroide encontrado na circulação plasmática em indivíduos do sexo masculino é a progesterona, com papel fisiológico ainda a ser identificado. Há evidências, no entanto, da ação desse hormônio em ativar os espermatozoides no trato reprodutor masculino e em modular a resposta sexual e o comportamento masculino.

Desidroepiandrosterona e a regulação intrácrina de androgênios e estrogênios

A DHEA pode ser convertida em androstenediona e, posteriormente, em outros androgênios e estrogênios pela ação de enzimas esteroidogênicas específicas das células-alvo de ação desse esteroide, evento intitulado intracrinologia (papel de androgênios extratesticulares). Esse fenômeno foi identificado desde o início da década de 1980 com a descoberta de que a castração química por análogos sintéticos do GnRH em indivíduos do sexo masculino acometidos por câncer prostático ainda mantinha um residual de cerca de 40 a 50% de androgênios ativos na próstata, indicando a importância de uma fonte extratesticular de androgênios. Esse conhecimento norteia alguns tratamentos terapêuticos atuais de pacientes com câncer prostático com fármacos visando ao bloqueio de síntese de androgênios tanto no nível testicular quanto na suprarrenal. Os androgênios testosterona e DHT e o estradiol produzidos nos tecidos periféricos a partir da DHEA de origem suprarrenal exercem efeito nas mesmas células em que foram sintetizados e, posteriormente, são inativados. Muitos tecidos apresentam várias enzimas esteroidogênicas capazes de transformar a DHEA.

Esse tipo de conversão de esteroides a partir da DHEA tem impacto fisiológico relevante em mulheres, uma vez que a formação intrácrina de estrogênios em tecidos periféricos é estimada em 50% para todos os estrogênios antes da menopausa e em 100% após a menopausa. Apesar de a castração em homens mais idosos reduzir em cerca de 97% os níveis plasmáticos de testosterona, a soma de todos os metabólitos androgênicos na circulação reduz somente cerca de 60%, indicando a contribuição importante dos androgênios que restam após a eliminação da síntese testicular.

Sabe-se também que há secreção aumentada de DHEA e DHEA-S imediatamente anterior à puberdade, evento fisiológico chamado adrenarca. No entanto, com o avanço da idade em homens e mulheres, há um declínio na concentração plasmática de DHEA causado por fatores ainda desconhecidos, mas que tem sido associado a doenças cardiovasculares e neurais e a aumento de risco de carcinogênese. Ademais, a androstenediona é um importante precursor da síntese extraglandular de estrogênios, pois é aromatizada em estrona, que, por sua vez, é reduzida em estradiol nos tecidos periféricos (ver Figura 54.3).

Via da porta-dos-fundos (alternativa) de biossíntese de DHT

A denominação de via da porta-dos-fundos da biossíntese de DHT (do inglês *back-door pathway*) corresponde a uma via em que esse androgênio é sintetizado de forma independente da testosterona. Por essa via, o colesterol é transformado pelo CYP11A1 em pregnenolona, como na via clássica. A pregnenolona, no entanto, é posteriormente convertida, de forma dependente de 5-alfa-redutase 1, em alopregnanolona, e esta em androsterona pela CYP17A1, que depois sofre modificação para gerar androstanediol, que, por fim, é oxidado pela 3-alfa-hidroxiesteroide desidrogenase (3-alfa-HSD) no androgênio mais potente DHT (ver Figura 54.3). Essa é uma via considerada alternativa, pois a maior parte de DHT ainda é produzida a partir da androstenediona/testosterona. Ainda há muito a ser verificado sobre essa via no ser humano. Sabe-se que o CYP17A1 humano catalisa quase exclusivamente a pregnanolona em DHEA, enquanto que no canguru Tammar Wallaby a CYP17A1 tem maior afinidade pelo substrato alopregnenolona, sugerindo que essa via da porta-dos-fundos depende da espécie. Acredita-se que na deficiência de 5-alfarredutase humana, os indivíduos 46,XY que nasceram com genitália atípica (ambígua) masculinizam intensamente durante a puberdade por conta da produção de DHT pela via da porta-dos-fundos graças à expressão puberal aumentada de 3-alfa-HSD.

Regulação da síntese e da secreção

Em testículos de indivíduos adultos, a síntese de testosterona está sob regulação do hormônio luteinizante (LH) produzido e secretado pela adeno-hipófise. Após secreção para a circulação plasmática, o LH atinge as gônadas masculinas e interage com seu receptor presente na superfície das células de Leydig. A ativação do receptor de LH, pertencente à família de receptores acoplados à proteína G, estimula a atividade da enzima adenilatociclase aderida à membrana plasmática, catalisando a formação de 3'-5'adenosina monofosfato cíclico (AMPc) a partir do trifosfato de adenosina (ATP) e gerando ativação da proteinoquinase dependente de AMPc (PKA) com consequente fosforilação de componentes celulares específicos. Os efeitos imediatos dessa sinalização são a translocação do colesterol para o interior da mitocôndria, o que inicia a esteroidogênese nas células de Leydig, onde ocorre sua conversão em pregnenolona (etapa limitante da esteroidogênese). Mais tarde, a fosforilação e a ativação de fatores de transcrição mantêm taxas mais altas de expressão das enzimas esteroidogênicas relacionadas com a síntese de androgênios. Na suprarrenal de homens e mulheres, a esteroidogênese é regulada pelo hormônio adrenocorticotrófico (ACTH), liberado pela adeno-hipófise sob estimulação do hormônio liberador de corticotrofina (CRH) hipotalâmico (ver Figura 54.2 A).

A secreção de testosterona pelas células de Leydig de um indivíduo adulto ocorre em consonância com a liberação intermitente (pulsátil) de gonadotrofinas, que, por sua vez, induz a secreção de androgênios testiculares em pulsos de alta frequência e baixa amplitude. Há, portanto, uma ritmicidade circadiana na secreção de testosterona. Em adultos jovens, a concentração de testosterona plasmática é maior pela manhã, apresentando os níveis mais baixos no período entre 16 e 20 h. Com o envelhecimento, há uma perda progressiva da ritmicidade circadiana de produção e secreção de testosterona. Curiosamente, alguns homens com mais de 65 anos de idade têm concentração plasmática desse hormônio excepcionalmente baixa no período da tarde e mais alta durante as primeiras horas da manhã. Por esse motivo, recomenda-se que a concentração de testosterona plasmática seja coletada para exames clínicos no período matutino, antes das 10 h da manhã, independentemente da idade do paciente.

Secreção e transporte no plasma sanguíneo e seminal

Quando se trata de hormônios peptídicos, as células que os sintetizam acumulam grandes quantidades de hormônio pré-formado em vesículas de secreção, promovendo uma rápida liberação hormonal frente a estímulos apropriados. Contudo, no caso dos hormônios esteroides, as células esteroidogênicas armazenam pequenas quantidades. Na vigência de sinalização para secreção hormonal, essas células devem ativar rapidamente mecanismos para a síntese de esteroides a fim de assegurar uma pronta resposta ao estímulo recebido. No indivíduo do sexo masculino, a testosterona e outros esteroides sexuais produzidos e secretados pelas células testiculares e da suprarrenal são capazes de difundir-se pelo tecido para atingir a circulação sanguínea. Nos testículos, a via preferencial de saída desses esteroides para a circulação é a difusão para a veia espermática, mas também podem difundir-se para o fluido dos túbulos seminíferos. Por difusão passiva, os androgênios circulantes ainda podem distribuir-se em diferentes órgãos e penetrar nas células-alvo para exercerem suas ações.

A testosterona e outros esteroides sexuais circulam no plasma majoritariamente ligados a proteínas carreadoras (ver Figura 54.2 A). Em um adulto do sexo masculino saudável, a testosterona circulante costuma estar ligada à albumina e a outras proteínas (50%), à SHBG (44%) e cerca de 2% está na forma livre. A albumina liga-se de modo não específico e com baixa afinidade a androgênios e outros hormônios esteroides, servindo como um reservatório que aumenta a solubilidade dessas moléculas lipofílicas, prolongando a meia-vida biológica desses hormônios. A SHBG, por sua vez, liga-se mais especificamente a androgênios e estrogênios, com afinidade maior (4 a 5 vezes) que a albumina. A avaliação clínico-laboratorial da testosterona total plasmática (soma das frações ligada a proteínas e livre) é importante, por exemplo, na identificação e avaliação de pacientes com hipogonadismo.

A SHBG é uma glicoproteína sintetizada no fígado cuja síntese é modulada por vários fatores fisiológicos e patológicos. Flutuações na sua concentração influenciam a distribuição plasmática e o acesso dos androgênios às células-alvo. Hipertireoidismo, aumento das concentrações plasmáticas de estrogênios, envelhecimento, gravidez e pacientes com HIV são quadros que aumentam a expressão e circulação plasmática de SHBG, diminuindo a concentração plasmática livre dos androgênios. A ação de androgênios e glicocorticoides, condições de resistência à insulina, hipotireoidismo e síndrome nefrótica reduzem a concentração de SHBG circulante, aumentando consequentemente a concentração livre dos androgênios no plasma sanguíneo.

Em alguns casos, indivíduos do sexo masculino podem apresentar uma deficiência androgênica mesmo com a quantificação normal de testosterona total em virtude do aumento da SHBG que limita a testosterona livre plasmática. Do mesmo modo, a diminuição da SHBG leva a um aumento da concentração de testosterona livre em mulheres cuja testosterona total é normal, originando síndromes hiperandrogênicas. Dessa maneira, é importante que a dosagem de testosterona total esteja acompanhada da dosagem plasmática de SHBG na avaliação clínica desses pacientes. A análise da fração de testosterona biodisponível, contudo, é um indicador mais confiável da quantidade de hormônio biologicamente ativo em pacientes que apresentam concentrações de SHBG fora do padrão esperado.

Além da origem hepática, na espécie humana há SHBG testicular, também identificada como proteína ligadora de androgênios (ABP). Inicialmente identificada em roedores por Frank French et al. (EUA) na década de 1970, a ABP desempenha a função de proteger os androgênios testiculares da inativação, corrigir oscilações na secreção de androgênios pelas células de Leydig e garantir concentrações locais de androgênios aumentadas no testículo e no epidídimo, órgãos vitais para espermatogênese e maturação da função dos espermatozoides. De maneira geral, a síntese e a secreção de SHBG são estimuladas pela baixa concentração de androgênios no plasma. Ao longo do envelhecimento, a concentração plasmática de testosterona vai reduzindo em paralelo a um aumento da concentração de SHBG. Além de transportar os androgênios, a SHBG pode ser importante para iniciar a ação desses hormônios nas células-alvo. Evidências indicam que a SHBG ligada ao androgênio reconhece receptores de superfície nas células-alvo e ativa vias de sinalização que culminam na endocitose e na liberação do esteroide no interior celular. Acredita-se que esse mecanismo seja predominante em relação à difusão passiva do androgênio para o tecido-alvo.

Uma vez na circulação sanguínea, a testosterona e outros androgênios liberados pela gônada masculina e pela suprarrenal podem atingir a adeno-hipófise para inibir a síntese e a secreção de gonadotrofinas, em especial de LH, e o hipotálamo para inibir o GnRH, constituindo alças de retroalimentação negativa (ver Figura 54.2 A). Células do eixo hipotálamo-hipófise expressam a enzima aromatase, AR e ER; portanto, parte dos androgênios que chegam a esses tecidos é convertida em estradiol e exerce seus efeitos inibitórios por meio do ER. O hormônio folículo-estimulante (FSH) também está sob regulação negativa de esteroides sexuais circulantes, mas fatores peptídicos (como a inibina produzida pelas células de Sertoli) exercem papel importante no controle da síntese e da secreção de FSH. Estudos clínicos mostram que, além do LH, o FSH contribui, em menor escala, para a estimulação da síntese testicular de testosterona, porém os receptores para FSH são encontrados apenas nas células de Sertoli. Portanto, acredita-se que ocorram interações locais entre as células de Sertoli e de Leydig sob vigência do FSH para regulação da esteroidogênese.

Mecanismo de ação

Na célula-alvo, dependendo da presença da 5-alfarredutase, a testosterona ou a DHT liga-se ao mesmo tipo de receptor, o AR, com alta afinidade. Essa interação é específica e garantida porque a concentração plasmática normal de testosterona circulante no adulto do sexo masculino costuma ser cerca de 10 vezes acima do equilíbrio de afinidade de ligação desse hormônio pelo AR. A DHT apresenta cerca de 5 a 10 vezes mais afinidade ao AR e maior ajuste estrutural para interagir com o local de ligação de androgênios no AR, garantindo um efeito potente em tecidos androgênicos nos quais a presença de 5-alfarredutase é significativa, como na próstata.

O AR é membro da família de receptores nucleares de esteroides pertencente à classe NR3C4 (membro 4 da subfamília 3 de receptores nucleares) que apresentam ligantes endógenos do tipo 3'-cetoesteroides (testosterona, DHT, aldosterona, cortisol, corticosterona e progesterona) e 3-hidroxiesteroides (estrona e estradiol). Estruturalmente, o gene do AR está localizado no cromossomo X e codifica uma proteína que apresenta quatro domínios funcionais (Figura 54.4):

- Um domínio N-terminal, o menos conservado, contendo a função de ativação 1 (AF-1) necessária para formar uma estrutura ativa de modo transcricional
- Um domínio de ligação ao DNA, a região mais conservada, contendo os dois módulos de zinco responsáveis pela ligação do complexo AR-hormônio no elemento de resposta no DNA, além de contribuir para o arranjo tridimensional importante para o reconhecimento e a estabilização da ligação do AR no DNA e eventos de dimerização do receptor
- Uma região de dobradiça que regula a translocação nuclear
- Um domínio de ligação ao esteroide contendo o domínio de função de ativação 2 (AF-2).

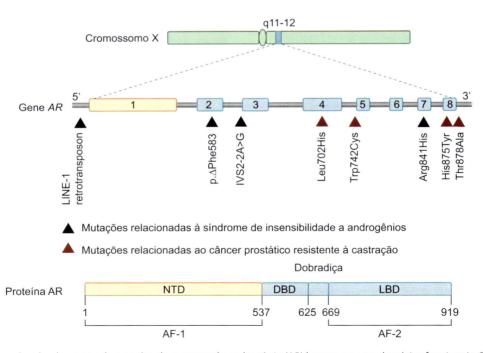

Figura 54.4 Estrutura molecular do gene e da proteína do receptor de androgênio (AR) humano e seus domínios funcionais. O gene *AR* está localizado no braço longo do cromossomo X (q11-12), apresenta 90 kb e é composto por 8 éxons. São apontados exemplos de alterações na sequência gênica do AR com relevância clínica, como um elemento móvel de DNA, mutações de ponto e deleção (Δ) em regiões codantes e regulatórias. A proteína apresenta 919 aminoácidos. O domínio N-terminal (*N-terminal domain*; NTD) contém a função de ativação 1 (AF-1), que é seguida pelo domínio de ligação ao DNA (*DNA-binding domain*; DBD), a região dobradiça e o domínio de ligação ao esteroide (*ligand-binding domain*; LBD), que abriga a função de ativação 2 (AF-2).

Um AR funcionante é essencial para a virilização completa durante o desenvolvimento embrionário e a puberdade, bem como para manter o fenótipo adulto masculino com o avanço da idade. De modo geral, o AR e os demais receptores de sua subfamília atuam primariamente como fatores de transcrição ativados por ligantes (denominado mecanismo clássico). Na ausência do ligante, o AR está em estado inativo no citoplasma, ancorado por proteínas chaperonas, como as proteínas de choque térmico (HSP). Após a ligação do hormônio, o complexo hormônio-receptor sofre uma alteração conformacional que possibilita o desligamento de proteínas chaperonas e a translocação do receptor do citoplasma para o núcleo celular. Após homodimerização, o dímero AR-AR interage com sequências do DNA conhecidas como elementos de resposta ao hormônio (ou a androgênios) localizadas em regiões regulatórias de genes modulados por androgênios ou em regiões que podem também estar em pontos à montante ou à jusante do local de transcrição inicial. Após ligação ao DNA, o AR recruta direta ou indiretamente proteínas comoduladoras (basicamente reguladores da reorganização de cromatina) e componentes da maquinaria transcricional basal para induzir ou inibir a expressão de redes de genes específicos. Modificações pós-traducionais, como fosforilação, acetilação, SUMOilação, metilação e ubiquitinação, ocorrem na estrutura do AR durante esses eventos. Pelo menos os eventos de fosforilação por enzimas quinases, que ocorrem em resíduos de serina existentes ao longo do AR, são resultado da comunicação deste receptor com vias de sinalização ativadas por fatores de crescimento, como o fator de crescimento epidermal e aqueles que regulam a atividade transcricional do AR de modo positivo ou negativo. Esses eventos do mecanismo de ação do AR estão resumidos em diagrama na Figura 54.2 B.

Além do mecanismo genômico clássico, o AR pode alterar a transcrição de genes-alvo diretamente por interações proteína-proteína com outros fatores de transcrição, como a proteína 1 ativadora e o fator nuclear kapa B. Também são descritas ações do AR mediadas por efeitos rápidos cujos mecanismos podem envolver influxo de íons cálcio, mudanças na concentração de AMPc e/ou ativação de cascatas com diferentes quinases (p. ex., MAPK, PKA) que, eventualmente, acarretam a fosforilação de várias proteínas intracelulares (ver Figura 54.2 B). Esses eventos, que ocorrem em segundos até vários minutos, potencialmente envolvem AR ancorados em locais extranucleares, como na superfície da célula ou em membranas de outras organelas intracelulares. Os eventos podem culminar também em ativação do AR nuclear. Apesar de ações do AR por mecanismos rápidos já terem sido implicadas em eventos como a regulação da espermatogênese e na função de células de Sertoli, a relevância para condições fisiopatológicas ainda é controversa.

Em outra descoberta recente, variantes de *splicing* do AR cujas isoformas são ativadas na presença de baixas concentrações de androgênios ou até mesmo na ausência do ligante foram identificadas inicialmente em amostras de câncer prostático humano. Essa alteração na sinalização do AR tem sido descrita com relevância para a progressão do câncer de próstata não responsivo à terapia de deprivação hormonal. Essas isoformas de AR podem formar monômeros funcionais ou não funcionais em resposta à testosterona. Das 20 isoformas identificadas até o momento, a chamada AR-V7 já é alvo de agentes terapêuticos para tratamento de câncer prostático resistente a androgênios. Além disso, a isoforma AR-V45 foi identificada na placenta humana e acredita-se que ela tenha potencial ação de regulador negativo da sinalização androgênica nesse tecido. Permanece ainda o desafio do melhor entendimento da relevância funcional dessas isoformas em condições de homeostasia e fisiopatologia.

FISIOLOGIA DOS ANDROGÊNIOS E DE SEUS DERIVADOS ATIVOS

Os aspectos fisiológicos da tríade hormonal testosterona, DHT e estradiol serão aqui abordados em maiores detalhes no indivíduo do sexo masculino. Os aspectos da ação androgênica em indivíduos do sexo feminino também serão explorados ao fim deste tópico.

Desde a vida intrauterina de um indivíduo do sexo masculino até o período senil, a concentração plasmática de testosterona e de outros esteroides sexuais varia e promove uma ampla gama de efeitos fisiológicos em tecidos genitais e não genitais em janelas específicas do desenvolvimento pré e pós-natal. Os androgênios são cruciais para a diferenciação do trato urogenital durante os períodos fetal e neonatal e, a partir da puberdade, estimulam a maturação sexual e o surgimento das características sexuais masculinas secundárias (virilização). Na Figura 54.5, estão representadas as flutuações nas concentrações plasmáticas de testosterona ao longo da vida do indivíduo do sexo masculino e sua relação com a produção de espermatozoides a partir da puberdade. As ações da testosterona e de seus metabólitos ativos de acordo com a linha de tempo de vida são discutidas em mais detalhes a seguir.

Períodos fetal e neonatal

A primeira célula formada a partir da fecundação apresenta um sexo cromossômico, sendo o padrão XY de cromossomos sexuais humanos responsável por determinar geneticamente um macho. O cromossomo Y carrega o gene *SRY* (região determinante do sexo no Y), responsável por expressar uma proteína de mesmo nome. O SRY é um fator de transcrição que, com outras proteínas reguladoras de transcrição gênica, inicia a expressão de uma cascata de genes necessários para a diferenciação da gônada bipotencial em testículo fetal. Esse processo depende do equilíbrio entre duas vias de sinalização que ocorrem em paralelo e de modo antagônico: a indução da via de sinalização SOX-9/FGF-9 e a inibição da via ovariana beta-catenina/WNT4. Em humanos, esses eventos ocorrem durante a 7ª e a 8ª semanas do desenvolvimento embrionário, de maneira independente de hormônios sexuais, sendo denominados determinação sexual masculina. Por volta da 8ª semana de gestação, a gonadotrofina coriônica humana (hCG) sintetizada e secretada pela placenta atua em receptores de LH presentes em células de Leydig fetais que iniciam, então, a síntese e a secreção de androgênios. A partir da 10ª semana de vida, o feto produz LH hipofisário que passa a atuar com a hCG placentária na estimulação da esteroidogênese testicular. Nesse período, a suprarrenal fetal também contribui para a síntese de androgênios, como o DHEA-S, usado pela placenta como substrato para a conversão em estrogênio.

De modo distinto ao da diferenciação gonadal, a formação das genitálias interna e externa masculinas (características sexuais masculinas primárias) não é geneticamente determinada e depende de sinalização hormonal. Evidências recentes indicam que a ação crítica da testosterona sobre a masculinização do trato reprodutor ocorre em uma janela temporal específica, no intervalo entre a 8ª e a 12ª semanas de gestação. Neste momento, os androgênios programam o desenvolvimento sexual masculino, antecedendo a diferenciação

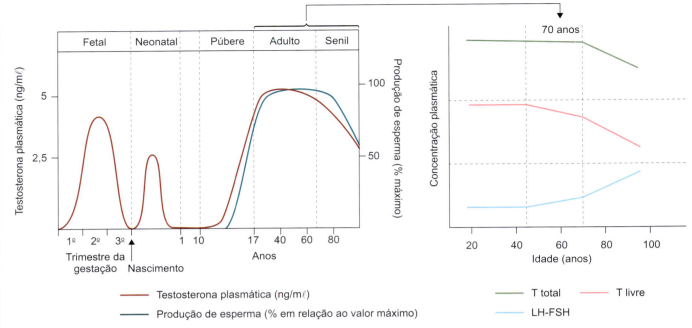

Figura 54.5 Representação esquemática das concentrações médias de testosterona (T) plasmática e produção de espermatozoides ao longo dos estágios da vida de um indivíduo do sexo masculino. À direita, as concentrações plasmáticas de T total e T livre a partir da idade adulta estão discriminadas. O início da redução da concentração de T livre antecede a queda da T total, pois ao longo do envelhecimento observa-se aumento da concentração plasmática da globulina ligadora de hormônios sexuais (SHBG), que, por consequência, influencia no declínio progressivo da T livre disponível para a ação androgênica. Simultaneamente, nesse quadro, a concentração plasmática de hormônio luteinizante (LH) e hormônio folículo-estimulante (FSH) aumenta como reflexo da diminuição da influência da retroalimentação negativa no eixo hipotálamo-hipófise pelos androgênios.

morfológica das estruturas que ocorre em seguida. Esse conceito de janela crítica de masculinização na vida fetal é universal e aplicável ao desenvolvimento de todos os órgãos do trato reprodutor masculino e também define o tamanho máximo que cada um deles é capaz de atingir no indivíduo adulto. Nesse intervalo da gestação, a concentração plasmática de testosterona no feto macho aumenta progressivamente e atinge um pico pré-natal, impactando a formação das genitálias interna e externa masculinas e sendo responsável direta pela maturação das estruturas derivadas do ducto de Wolff (ou ducto mesonéfrico), que são o epidídimo, o ducto deferente e a vesícula seminal. A DHT, produzida nas células-alvo que contém a 5-alfarredutase do tipo 2, é necessária para o desenvolvimento da próstata (seio urogenital), do pênis (tubérculo genital) e do saco escrotal (pregas urogenitais). Os androgênios também induzem a masculinização fetal ao estimularem as células de Sertoli fetais, via SRY, a expressarem e secretarem o AMH, cuja função é promover a regressão dos ductos de Müller (paramesonéfricos), responsáveis por originar estruturas genitais internas femininas (tubas uterinas, útero e terço superior da vagina).

Após cerca de 14 semanas de gestação, a produção testicular de androgênios é reduzida. Ao fim do último trimestre de gestação, os testículos secretam quantidade de testosterona suficiente para induzir a descida das gônadas do abdome para o saco escrotal. A falha na descida testicular, geralmente provocada pela secreção insuficiente de androgênios pelos testículos fetais, leva ao quadro de criptorquidia, uma alteração congênita que afeta cerca de 1% dos recém-nascidos a termo, normalmente associada a disfunção testicular, infertilidade e riscos de neoplasias testiculares ao longo da vida pós-natal e adulta. Atualmente, muitos casos clínicos inter-relacionados de criptorquidia, hipospadias, tumores de células germinativas do testículo e também de redução na qualidade espermática na vida adulta têm sido relacionados com a exposição fetal a compostos químicos de ação antiandrogênica durante a janela crítica de masculinização na vida fetal.

Logo após o nascimento, os neonatos masculinos apresentam um segundo pico na concentração plasmática de testosterona que, com o pico fetal de androgênios, tem papel importante na masculinização de regiões específicas do sistema nervoso central, principalmente por ações indiretas da testosterona pela sua conversão em estradiol pela aromatase. A ação estrogênica no sistema nervoso central nesse período faz com que o hipotálamo masculino, por exemplo, não induza a secreção de gonadotrofinas dentro do ritmo infradiano conhecido como ciclo menstrual em humanos, diferenciando os padrões de secreção de FSH e LH nos sexos masculino e feminino.

Período pré-púbere, puberdade e vida adulta

O pico neonatal de testosterona é seguido, após 6 meses do nascimento, de um período em que os testículos tornam-se quiescentes e as concentrações plasmáticas de testosterona do lactente do sexo masculino assemelham-se às do sexo feminino. As células de Leydig, numerosas no testículo nos primeiros meses de vida, são praticamente inexistentes durante toda a infância, período no qual o hipotálamo não secreta quantidades significativas de GnRH. Em humanos, a concentração de androgênios circulantes no sexo masculino começa a aumentar pouco antes da puberdade, quando as suprarrenais de indivíduos com 7 a 10 anos de idade passam a secretar quantidades baixas de androstenediona e DHEA, o que leva ao aparecimento dos primeiros pelos axilares e pubianos (adrenarca). Entre os 10 e 13 anos de idade, as gonadotrofinas da adeno-hipófise, sob estimulação do GnRH, ativam a síntese e a secreção de andrógenios testiculares, em especial de testosterona, marcando o início da puberdade.

A puberdade é um conjunto de transformações que resultam no amadurecimento sexual, constituindo um período em que as funções endócrina e gametogênica desenvolvem-se a ponto de a reprodução ser possível. No indivíduo do sexo masculino, observa-se um aumento progressivo da concentração plasmática de testosterona acompanhada da expansão do número de células de Leydig testiculares desde o início da puberdade até 16 a 18 anos de idade, quando se alcança a maturidade sexual e a concentração de testosterona circulante chega a seus valores máximos (3 a 10 ng/mℓ). A partir do início do período púbere, há o desenvolvimento e a manutenção das características sexuais masculinas secundárias que, além dos próprios órgãos genitais, são responsáveis por diferir o corpo do sexo masculino do feminino.

A maioria das características do sexo masculino desenvolvidas a partir do aumento da concentração de androgênios circulantes na puberdade resulta do aumento da síntese proteica nas células-alvo. A testosterona e seus metabólitos ativos exercem efeitos positivos sobre o anabolismo proteico, ao aumentarem a quantidade de proteínas (inclusive enzimas) nas células e ao acelerarem o metabolismo basal. Todos os androgênios desempenham, portanto, algum grau de ação anabolizante, observada principalmente sobre a musculatura esquelética e o tecido ósseo, como apresentado a seguir. Alguns dos efeitos androgênicos são exercidos diretamente pela ligação da testosterona ao seu AR, enquanto outros envolvem a conversão de testosterona em DHT ou estradiol, que atuam sobre AR e ER, respectivamente. Esses receptores estão amplamente distribuídos pelo corpo, promovendo um leque de ações dos hormônios sexuais ao longo da vida do indivíduo. Os principais efeitos fisiológicos desses esteroides no organismo do sexo masculino durante a adolescência até a idade adulta, ou mesmo entre homens trans sob reposição com testosterona (exceto pelos efeitos gonadais), estão apresentados e resumidos na Figura 54.6. Na Tabela 54.1, há, para referência, os principais esteroides ativos envolvidos nos efeitos fisiológicos aqui evidenciados.

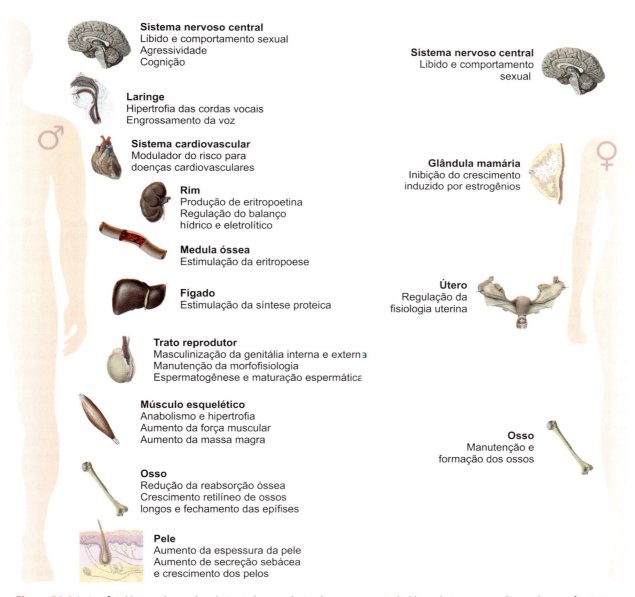

Figura 54.6 Ações fisiológicas dos androgênios e de seus derivados ativos em indivíduos do sexo masculino e do sexo feminino.

Tabela 54.1 Efeitos fisiológicos de testosterona e de seus metabólitos ativos 5-alfa-di-hidrotestosterona (DHT) e estradiol ao longo da vida de um indivíduo do sexo masculino.

Esteroides ativos	Efeitos
Testosterona	Diferenciação sexual: desenvolvimento das estruturas derivadas dos ductos de Wolff
DHT	Diferenciação sexual: masculinização da genitália externa
Estradiol	Diferenciação sexual: masculinização cerebral
DHT e estradiol	Desenvolvimento embrionário da próstata, crescimento e atividade no adulto
Testosterona	Descida dos testículos para o saco escrotal
Testosterona e DHT	Desenvolvimento dos pelos corporais e atividade das glândulas sebáceas
DHT	Reentrâncias na região anterolateral do couro cabeludo e calvície
Testosterona	Hipertrofia da laringe, alongamento das cordas vocais e engrossamento da voz
Testosterona	Produção de eritropoetina e efeito anabólico sobre as células hematopoéticas
Testosterona	Aumento da massa e da força muscular
Testosterona	Efeito positivo no balanço de nitrogênio e retenção de água, sódio e outros íons
Testosterona e estradiol	Redução da reabsorção óssea, retenção de cálcio nos ossos e fechamento das epífises
Testosterona e DHT	Crescimento do pênis, testículo e escroto e atividade da vesícula seminal e da glândula bulbouretral
Testosterona e estradiol	Promoção da espermatogênese e maturação espermática
Testosterona	Agressividade e facilidade na tomada de iniciativa
Testosterona, DHT e estradiol	Funções cognitivas, neuroproteção, comportamento sexual e libido

Masculinização dos tecidos subcutâneo e cutâneo

São induzidos o crescimento e a maior distribuição de pelos corporais. Há aumento de pelos púbicos ao longo da linha alba do abdome, na face, nas axilas, em volta do ânus, geralmente no tórax e, com menor frequência, nas costas. Os androgênios também aumentam a rigidez dos tecidos subcutâneos, a espessura da pele pela deposição de proteínas e a secreção de glândulas sebáceas, predispondo à acne, característica comum na adolescência.

Alteração do padrão capilar no couro cabeludo

O contorno do couro cabeludo retrocede para formar reentrâncias na região anterolateral, padrão comum no indivíduo do sexo masculino adulto. Os androgênios, em alta concentração, reduzem o crescimento de cabelos no topo da cabeça, o que, somado à herança genética, pode manifestar-se como calvície.

Alteração da voz

A mucosa laríngea hipertrofia-se, há alargamento da laringe e aumento do comprimento e da largura das cordas vocais, o que produz inicialmente voz dissonante, mas que se transforma gradualmente na voz mais grossa típica do adulto do sexo masculino. As alterações da voz resultam parcialmente da ação anabólica da testosterona sobre a laringe.

Eritropoese

Há uma associação entre aumento da concentração plasmática de testosterona com maior contagem de hematócritos e capacidade aeróbica. A média de hemácias/mm³ é maior em indivíduos do sexo masculino do que feminino. A testosterona pode exercer efeitos positivos na síntese e na secreção de eritropoetina pelos rins e pelo fígado. A eritropoetina, por

sua vez, atua na medula óssea aumentando a produção de hemácias. No entanto, há relatos de que os androgênios tenham pouco efeito direto sobre a eritropoetina e que, pelo menos em parte, os efeitos no hematócrito ocorram pelo aumento do metabolismo das células hematopoéticas e das taxas de síntese de hemoglobina provocado pela testosterona.

Anabolismo no tecido muscular

Há aumento e manutenção da massa e da força muscular em razão do incremento da síntese proteica e do antagonismo dos efeitos catabólicos exercidos pelos glicocorticoides na musculatura esquelética. Dessa maneira, ocorrem hipertrofia das fibras musculares e alteração da estrutura corporal, com alargamento dos ombros, por exemplo. Em virtude dos efeitos anabólicos na musculatura esquelética e na capacidade aeróbica, os androgênios sintéticos têm sido usados por atletas para melhorar seu desempenho em práticas esportivas, uso não recomendado pelos efeitos colaterais da exposição prolongada do indivíduo e um excesso de androgênios.

Balanço hídrico e eletrolítico

A excreção urinária de nitrogênio é diminuída, provocando efeito positivo no balanço de nitrogênio, o que contribui para o incremento da síntese proteica na musculatura esquelética. Há maior reabsorção de sódio nos túbulos distais renais, o que provoca retenção moderada de água, sódio e outros íons. Desse modo, o volume sanguíneo e extracelular expandem após a puberdade, contribuindo para a elevação da pressão arterial.

Anabolismo no tecido ósseo

A reabsorção óssea é reduzida e ocorre aumento da massa óssea. Após a puberdade, os ossos crescem mais espessos e com quantidades incrementais de deposição de sais de cálcio, o que aumenta a matriz óssea e a retenção de cálcio. Durante a puberdade, os androgênios atuam no crescimento retilíneo dos ossos longos e promovem o fechamento das epífises para cessar o crescimento. Por isso, a exposição de crianças em desenvolvimento a concentrações suprafisiológicas de androgênios provoca aumento abrupto na altura corporal e fechamento precoce das epífises, o que pode comprometer a estatura final se o quadro não for devidamente controlado com tratamento clínico. Parte dos efeitos da testosterona no tecido ósseo é mediada, indiretamente, por sua conversão em estrogênios pela aromatase.

Efeitos tróficos sobre os órgãos sexuais

Há crescimento do pênis, do testículo e do saco escrotal, o qual torna-se mais pigmentado e rugoso. Próstata, vesículas seminais e glândulas bulbouretrais crescem e começam a produzir produtos de secreção que, em conjunto com os espermatozoides e componentes do fluido epididimário e testicular, compõem o sêmen a ser ejaculado.

Espermatogênese e maturação espermática

O amadurecimento testicular e o início da espermatogênese ocorrem durante a puberdade, atingindo-se níveis ótimos de produção de espermatozoides na idade adulta (ver Figura 54.5). A ação combinada de testosterona e FSH sobre as células de Sertoli é essencial para o desenvolvimento e a manutenção da função gametogênica das gônadas masculinas, sendo a testosterona primordial para o crescimento e a divisão das células germinativas testiculares. As células germinativas, de Sertoli e de Leydig convertem androgênios em estrogênios. A concentração dos estrogênios nos túbulos seminíferos tem papel na espermiogênese via ER. Além disso, a rede testicular apresenta expressão abundante de ER, que, sob regulação dos estrogênios, regula a reabsorção de líquido e a concentração dos espermatozoides no fluido tubular, processo essencial para a dinâmica de maturação dos espermatozoides que posteriormente ocorre no epidídimo, tecido essencial para a função espermática. Os hormônios sexuais estão, portanto, diretamente relacionados com a fertilidade masculina.

Efeitos no sistema nervoso central

Os androgênios promovem alterações no comportamento, como aumento da agressividade e maior facilidade na tomada de iniciativa. Além disso, androgênios e estrogênios atuam na manutenção das funções cognitivas e têm sido sugeridos como neuroprotetores. Quanto ao comportamento sexual, após a puberdade há desenvolvimento do impulso sexual e aumento da libido masculina.

Senescência

A concentração plasmática de testosterona declina gradual e progressivamente com o avanço da idade, em parte por uma redução significativa da capacidade das células de Leydig em produzir hormônios sexuais frente ao estímulo de LH. A queda da produção de testosterona testicular costuma ser acompanhada de um quadro hipergonadotrófico compensatório, ou seja, um aumento na concentração plasmática dos hormônios LH e FSH (ver Figura 54.5). As manifestações decorrentes dessa redução da função gonadal com a idade, podendo iniciar a partir dos 35 a 40 anos de idade, são referidas como andropausa, mas outros termos são também conhecidos, como climatério masculino, hipofunção testicular,

insuficiência androgênica parcial do idoso do sexo masculino ou, ainda, hipogonadismo masculino tardio. Em comparação à menopausa, que tende a ocorrer em mulheres entre 45 e 55 anos de idade e cujo marco diagnóstico é a interrupção da menstruação, a transição dos homens para a andropausa pode ser bem mais gradual e estender-se por décadas. Não há como prever a idade na qual os sintomas ocorrerão em um indivíduo e se apresentarão intensidade suficiente para procurar ajuda médica. Os sintomas também variam muito entre indivíduos, dependendo também do estilo de vida, do uso de medicamentos e de outros fatores. Dados epidemiológicos indicam que cerca de 15% dos homens entre 50 e 60 anos de idade apresentam deficiência androgênica, passando para 50% aos 80 anos.

Durante a andropausa, a média de redução da síntese testicular de testosterona é de 1 ng/mℓ por década, o que gera um quadro similar a hipogonadismo, ou seja, fadiga, estado depressivo (mau humor, desânimo), diminuição da massa e força muscular e do desejo e da função sexual, aumento da gordura corporal, problemas de memória, sudorese e ondas de calor intenso, além de aumento do risco de doenças cardiovasculares, dislipidemia, obesidade e resistência à insulina, e condições relacionadas com a síndrome metabólica. Há alterações do metabolismo de substratos energéticos e que favorecem a diferenciação de células-tronco mesenquimais em adipócitos em detrimento da formação de fibras musculares. Contudo, a expressão de aromatase no tecido adiposo visceral contribui para o aumento de estrogênios circulantes em indivíduos obesos, o que promove retroalimentação negativa sobre o hipotálamo e a hipófise, reduzindo a secreção de LH e, consequentemente, o estímulo para síntese de testosterona testicular. Ainda é incerto se as baixas concentrações plasmáticas de testosterona são causa ou consequência da síndrome metabólica associada ao envelhecimento do indivíduo do sexo masculino. Vale ressaltar que no início da andropausa a produção de gametas viáveis ainda é sustentada por alguns anos, diminuindo lentamente com a progressão do tempo com a redução de volume testicular. No entanto, algum nível de espermatogênese persiste a despeito do avanço da idade.

A redução da concentração plasmática de testosterona em indivíduos do sexo masculino tem sido diretamente associada ao maior comprometimento da saúde e maior risco de vida nessa população com o avanço da idade em relação à população do sexo feminino, o que tem alavancado a discussão acerca dos benefícios da reposição de androgênios como terapêutica quando não houver contraindicações ao seu uso, para melhora desse quadro. A reposição hormonal (análogos sintéticos de testosterona) para homens durante a senescência também promove aumento da libido, melhora no desempenho sexual, melhora do humor e da qualidade de vida, melhora das funções cognitivas, melhor metabolização de carboidratos e lipídios, aumento da densidade óssea e ganho de massa muscular em estados de caquexia, entre outros efeitos. Este é um mercado que atualmente movimenta bilhões de dólares em todo o mundo.

Androgênios em indivíduos do sexo feminino

O córtex da glândula suprarrenal e as células da teca folicular presentes no ovário de indivíduos do sexo feminino sintetizam e secretam androgênios na circulação a partir da puberdade. A produção de androgênios pela gônada feminina, assim como ocorre no sexo masculino, é estimulada pelo LH e segue um ritmo circadiano com maiores concentrações plasmáticas de testosterona no período da manhã. A testosterona tem ações fisiológicas diretas no organismo do sexo feminino ou pode ser convertida em estradiol ou DHT para exercer seus efeitos. A DHEA e androstenediona de origem suprarrenal são também importantes androgênios presentes na circulação de fêmeas, podendo ser convertidas de modo intrácrino em testosterona e seus derivados ativos em locais não esteroidogênicos. Após a menopausa, a produção de testosterona e estradiol ocorre predominantemente a partir da conversão periférica intrácrina de DHEA e androstenediona.

O AR está presente em diversos tecidos do organismo feminino, como musculatura esquelética, pele, trato geniturinário, mamas, ossos, sistema nervoso central, sistema cardiovascular, placenta e tecido adiposo. O papel fisiológico da sinalização androgênica nesses tecidos tem sido estudado e o AR pode complementar ou antagonizar as ações dos estrogênios no organismo do sexo feminino. Os androgênios também têm atuação importante na libido e na função sexual feminina por ações em regiões específicas do sistema nervoso central. A insuficiência ovariana primária (hipogonadismo feminino) e o envelhecimento estão relacionados com a redução da concentração plasmática de androgênios, acompanhada por redução da libido. Nos ossos, além dos estrogênios, os androgênios participam da manutenção e da formação do tecido ósseo, contribuindo para a proteção contra osteoporose após a menopausa. No tecido mamário, o AR inibe o crescimento dessa glândula ao antagonizar os efeitos do ER-alfa (receptor de estrogênio, subtipo alfa) e a falha da sinalização androgênica está envolvida em alguns casos de câncer de mama e sua progressão. O AR também é encontrado no estroma do endométrio uterino e sua expressão aumenta durante a fase proliferativa do ciclo menstrual, estando os androgênios implicados na regulação da fisiologia uterina e na fertilidade feminina (ver Figura 54.6).

Algumas condições patológicas estão envolvidas no hiperandrogenismo (excesso de androgênios circulantes) em mulheres. Na síndrome dos ovários policísticos (SOP), há aumento de testosterona e DHEA plasmáticas e as manifestações clínicas incluem distúrbios ovulatórios e menstruais, hirsutismo, acne, alopecia androgenética de instalação lenta e progressiva e, com menor frequência, efeitos virilizantes (como engrossamento da voz e clitoromegalia). Na hiperplasia congênita da suprarrenal em indivíduos do sexo feminino, também ocorre hiperandrogenismo com manifestações clínicas semelhantes às da SOP, além do aumento de 17-hidroxiprogesterona (17OHP) e DHEA-S. Estes últimos ajudam a identificar quando os sinais hiperandrogênicos têm causa ovariana ou suprarrenal. Já nos casos de tumores secretores de androgênios, a apresentação de hirsutismo é mais rápida. Essas patologias podem ser tratadas com fármacos antiandrogênicos ou cirurgia, no caso de tumores.

RELEVÂNCIA TERAPÊUTICA DOS ANDROGÊNIOS | VISÃO ATUAL E PERSPECTIVAS

Ainda são necessários mais estudos sobre a fisiologia masculina, mas o conhecimento acumulado até hoje possibilitou o desenvolvimento e a aplicação clínica de estratégias de manipulação das ações dos hormônios sexuais para benefício de uma considerável parcela da população. Fármacos sintéticos derivados da testosterona com diferentes graus de atividade androgênica e anabolizante têm sido amplamente usados no tratamento do hipogonadismo masculino, enquanto fármacos antiandrogênicos são administrados em quadros de hipogonadismo (produção excessiva de hormônios androgênicos), como puberdade precoce, hiperplasia e câncer prostático. Esses fármacos podem ser aplicados também em condições clínicas reconhecidas mais recentemente, como *diferenças/diversidades do desenvolvimento do sexo* (DDS) e na hormonoterapia para indivíduos transgênero. Essas condições, no entanto, precisam ser entendidas a partir de aspectos biopsicossociais, como será brevemente abordado a seguir.

Em seres humanos e nos demais mamíferos, o desenvolvimento sexual biológico é regido pela expressão de cascatas de genes e fatores parácrinos e endócrinos, como os androgênios. Mutações genéticas, alterações hormonais e exposição a desreguladores endócrinos durante a janela embrionária que compreende o desenvolvimento sexual do feto podem comprometer a regulação fina que conduz esse processo, resultando nas DDS, ou seja, em condições congênitas de desenvolvimento atípico do sexo cromossômico, gonadal ou anatômico. As DDS são inúmeras e abrangem condições decorrentes de falhas da síntese de androgênios (como deficiência da enzima 5-alfarredutase do tipo 2) ou da sinalização androgênica durante o período fetal (p. ex., variações gênicas que levam a alterações da sequência de aminoácidos e estrutura do AR) que resultam na síndrome de insensibilidade a androgênios e, por consequência, em graus variados de hipospadia e genitália ambígua ou discordante do fenótipo gonadal. O entendimento da contribuição e da interação de fatores genéticos, hormonais e ambientais durante o desenvolvimento sexual ainda é limitado, e novos estudos na área são necessários para guiar uma conduta clínica e farmacológica apropriada para cada paciente.

A abordagem clínica das DDS requer equipes multiprofissionais especializadas, podendo envolver terapia hormonal e/ou procedimentos cirúrgicos devidamente assistidos por psicólogos para maior congruência entre o gênero do indivíduo e o tratamento indicado.

Indivíduos XY com insensibilidade a androgênios e gênero masculino podem receber altas doses de ésteres de testosterona para aumentar o tamanho do pênis e desenvolver características sexuais masculinas secundárias e, alternativamente, associar a terapia adjuvante a inibidores da aromatase. Nesses casos, o uso de DHT pode ser vantajoso pela sua elevada atividade androgênica, sem efeitos estrogênicos, como a ginecomastia, por não ser substrato para aromatase.

Contudo, apesar de serem indivíduos XY, estes podem se apresentar e se identificar como de gênero feminino. Nesses casos, há genitália externa feminina (mantida sem terapia hormonal) e vagina em fundo cego, o que viabiliza a atividade sexual. No entanto, em alguns casos pode haver necessidade de cirurgia para dilatação do canal vaginal.

Há correntes que rejeitam a noção do corpo humano unicamente como dicotômico (feminino e masculino) e consideram o termo "intersexo" uma variante biológica legitimada pelas vivências singulares de cada pessoa. Os indivíduos que se identificam como intersexo consideram sua condição um resultado de variações do desenvolvimento sexual em um espectro amplo de formas anatômicas sexuais e rejeitam o termo "DDS", por sua associação à anormalidade. Novos aspectos éticos e psicossociais em relação a indivíduos com variações fenotípicas das gônadas e genitálias têm sido levantados e o treinamento e a atualização dos profissionais da área médica que lidam com essa população são essenciais para assegurar o respeito à identidade autoafirmada desses indivíduos.

Outra questão cada vez mais debatida na área da endocrinologia dos hormônios sexuais é a transgeneridade. O indivíduo transgênero é aquele que se identifica com um gênero discordante do que se esperaria com base no sexo biológico (cisnormatividade biológica). Considera-se, portanto, o transgênero masculino (homem trans) aquele que nasceu biologicamente com sexo feminino (XX), mas se identifica como homem e/ou com a expressão de gênero masculina. Há muitas controvérsias sobre a contribuição da exposição pré-natal a androgênios para a determinação da identidade de gênero do indivíduo. Acredita-se, mais consensualmente, que o gênero seja o resultado de interações complexas entre fatores biológicos (p. ex., exposição pré-natal a desreguladores endócrinos), sociais e culturais.

É importante destacar que pessoas transgênero vivenciam experiências internas de não conformidade de gênero e não apresentam variações anatômicas relacionadas com o desenvolvimento sexual dimórfico, portanto, trata-se de uma natureza distinta da pessoa intersexo. A dificuldade de compreensão da identidade trans reflete-se na classificação equivocada das transmasculinidades e transfeminilidades. Nesse sentido, estudos recentes embasaram a decisão de remoção da condição de "incongruência de gênero" da classificação de distúrbios mentais. Essa condição é encarada, cada vez menos, de modo patológico e caminha-se para o entendimento da variação de gênero como uma dimensão da experiência humana.

Homens e mulheres transexuais e, ainda, travestis podem procurar serviços de saúde especializados em busca de terapia hormonal (incluindo fármacos androgênicos ou estrogênicos, dependendo do caso) e procedimentos cirúrgicos de afirmação sexual, que podem ser fundamentais para a melhora da qualidade de vida de alguns desses indivíduos. Apesar de o número de indivíduos à procura da terapia hormonal supervisionada ter crescido ao longo dos anos, nem todas as pessoas transgênero buscam alguma intervenção hormonal ou cirúrgica. De todo modo, a assistência multiprofissional de saúde é indispensável.

Além disso, os procedimentos médicos não são um critério para a afirmação de gênero. A terapia com derivados sintéticos de testosterona semelhante à aplicada no hipogonadismo masculino tem sido usada por homens trans para masculinização, enquanto análogos de estradiol e fármacos antiandrogênicos são empregados para feminização de mulheres transexuais e travestis. Análogos de GnRH, administrados de maneira crônica, também podem ser úteis para suprimir os hormônios sexuais endógenos, principalmente na adolescência, retardando a puberdade (efeito reversível) e possibilitando a terapia com o hormônio sexual, normalmente iniciada por volta dos 16 anos de idade. O tratamento hormonal deve ser rigorosamente acompanhado por clínico especializado, com atenção especial ao monitoramento cardiovascular e ao risco tromboembólico e de desenvolvimento de neoplasias hormônio-dependentes. Estudos da evolução temporal da terapêutica desses indivíduos devem ser o foco de pesquisas que busquem entender o efeito a longo prazo das terapias hormonais.

BIBLIOGRAFIA

Aghazadeh Y, Zirkin BR, Papadopoulos V. Pharmacological regulation of the cholesterol transport machinery in steroidogenic cells of the testis. Vitam Horm. 2015;98:189-227.

Arboleda VA, Sandberg DE, Vilain E. DSDs: genetics, underlying pathologies and psychosexual differentiation. Nat Rev Endocrinol. 2014;10:603-15.

Auchus RJ. The backdoor pathway to dihydrotestosterone. Trends Endocrinology and Metabolism. 2004;15(2004):432-8.

Ayaz O, Howlett SE. Testosterone modulates cardiac contraction and calcium homeostasis: cellular and molecular mechanisms. Biol Sex Differ. 2015;6:9.

Batista RL, Yamaguchi K, di Santi Rodrigues A, Nishi MY, Goodier JL et al. Mobile DNA in endocrinology: LINE-1 retrotransposon causing partial androgen insensitivity syndrome. J Clin Endocrinol Metab. 2019;jc.2019-00144.

Brinkmann AO. Molecular mechanisms of androgen action – A historical perspective. Methods Mol Biol. 2011;776:3-24.

Caldwell JD, Suleman F, Chou SH, Shapiro RA, Herbert Z, Jirikowski GF. Emerging roles of steroid-binding globulins. Horm Metab Res. 2006;38(4):206-18.

Carvalheira G, Malinverni AM, Moysés-Oliveira M, Ueta R, Cardili L, Monteagudo P et al. The natural history of a man with ovotesticular 46,XX DSD due to a novel 3-Mb 15q26.2 deletion containing NR2F2 gene. J Endocr Soc. 2019;3:1-7.

Chauhan P, Rani A, Singh SK, Rai AK. Complete androgen insensitivitysyndrome due to mutations in the DNA-binding domain of the human androgen re-ceptor gene. Sex Dev. 2018;12:269-74.

Cooke PS, Nanjappa MK, Ko C, Prins GS, Hess RA. Estrogens in male physiology. Physiol Rev. 2017;97:995-1043.

Ettner R, Monstrey S, Coleman E. Principles of transgender medicine and surgery. 2. ed. New York: Haworth Press; 2016.

Fevold HR, Lorence MC, McCarthy JL, Trant JM, Kagimoto M, Waterman MR et al. RatP450(17 alpha) from testis: characterization of a full-lengthcDNA encoding a unique steroid hydroxylase capable of catalyzing both delta4- and delta 5-steroid-17,20-lyase reactions, Molecular Endocrinology. 1989;3(1989):968-75.

Flück CE, Miller WL, Auchus RJ. The 17, 20-lyase activity of cytochrome p450 c17 from human fetal testis favors the delta5 steroidogenic pathway. J Clin Endocrinol Metab. 2003;88:3762-6.

Gottlieb B, Beitel LK, Nadarajah A, Paliouras M, Trifiro M. The androgen receptor gene mutations database: 2012 update. Hum Mutat. 2012;33:887-94.

Hammond GL, Bocchinfuso WP. Sex hormone-binding globulin: gene organization and structure/function analyses. Horm Res. 1996;45:197-201.

Hammond GL. Diverse roles for sex hormone-binding globulin in reproduction. Biol Reprod. 2011;85:431-41.

Hohl A. Testosterone: From Basic to Clinical Aspects. Switzerland: Springer; 2017.

Joseph A, Cliffe C, Hillyard M, Majeed A. Gender identity and the management of the transgender patient: a guide for non-specialists. J R Soc Med. 2017;110:144-52.

Midzak AS, Chen H, Papadopoulos V, Zirkin BR. Leydig cell aging and the mechanisms of reduced testosterone synthesis. Mol Cell Endocrinol. 2009;299:23-31.

Nieschlag E, Behre HM, Nieschlag S. Andrology: male reproductive health and dysfunction. 3. ed. New York: Springer-Verlag Berlin Heidelberg; 2010.

Nieschlag E, Nieschlag S. Testosterone deficiency: a historical perspective. Asian J Androl. 2014;16:161-8.

Nuclear Receptor Signaling Atlas (NURSA). [Acesso em 26 jun 2017]. Disponível em: https://www.nursa.org/nursa/index.jsf.

Quigley CA, De Bellis A, Marschke KB, el-Awady MK, Wilson EM, French FS. Androgen receptor defects: historical, clinical, and molecular perspectives. Endocr Rev. 1995;16:271-321.

Schulster M, Bernie AM, Ramasamy R. The role of estradiol in male reproductive function. Asian J Androl. 2016;18:435-40.

Sex Development Genetics and Biology – Australia. [Acesso em 26 jun 2017]. Disponível em: http://dsdgenetics.org/index.php

Shahidi NT. A review of the chemistry, biological action, and clinical applications of anabolic-androgenic steroids. Clin Ther. 2001;23:1355-90.

Skakkebaek NE, Rajpert-De Meyts E, Buck Louis GM, Toppari J, Andersson AM, Eisenberg ML. Male reproductive disorders and fertility trends: influences of environment and genetic susceptibility. Physiol Rev. 2016;96:55-97.

Smith LB, Mitchell RT, McEwan IJ. Testosterone: from basic research to clinical applications. New York: Springer-Verlag Berlin Heidelberg; 2013.

Smith LB, O'Shaughnessy PJ, Rebourcet D. Cell-specific ablation in the testis: what have we learned? Andrology. 2015; 3:1035-49.

Sumiyoshi T, Mizuno K, Yamasaki T, Miyazaki Y, Makino Y, Okasho et al. Clinical utility of androgen receptor gene aberrations in circulating cell-free DNA as a biomarker for treatment of castration-resistant prostate cancer. Sci Rep. 2019;9:4030.

Unger CA. Hormone therapy for transgender patients. Transl Androl Urol. 2016;5:877-84.

Wilson JD, Auchus RJ, Leihy MW, Guryev OL, Estabrook RW, Osborn SM et al. Renfree, 5alpha-androstane-3alpha, 17beta-diol is formed intammar wallaby pouch young testes by a pathway involving 5alpha-pregnane-3alpha,17alpha-diol-20-one as a key intermediate, Endocrinol. 2003; 144:575-80.

Zhao F, Franco HL, Rodriguez KF, Brown PR, Tsai MJ, Tsai SY et al. Elimination of the male reproductive tract in the female embryo is promoted by COUP-TFII in mice. Science. 2017;357(6352):717-720.

55

Gravidez, Parto e Lactação

Lila Missae Oyama • Eliane Beraldi Ribeiro • Claudia Oller do Nascimento

Gravidez, 587
Lactação, 593
Bibliografia, 595

GRAVIDEZ

A gravidez compreende o período de cerca de 9 meses de gestação nos seres humanos, caracterizada por adaptações fisiológicas, endócrinas e metabólicas que garantem o desenvolvimento e o crescimento fetal. As adaptações metabólicas na gestação são comandadas por hormônios produzidos pela placenta e pela adeno-hipófise.

O período de gestação em humanos dura, aproximadamente, 40 semanas. Entre 37 e 40 semanas, considera-se o neonato a termo. Menos de 37 semanas, pré-termo.

O processo de gestação inicia-se com a fecundação do oócito e a subsequente implantação do embrião no endométrio uterino. Durante todo o processo gestacional, ocorrem modificações fisiológicas coordenadas, principalmente por alterações hormonais, as quais possibilitam que a gravidez ocorra de maneira adequada.

Fecundação

A fecundação ocorre pela junção de duas células haploides: o oócito, feminino; e o espermatozoide, masculino. Em humanos, o oócito costuma ser fertilizado de 12 a 24 horas após a ovulação, normalmente na região da ampola da tuba uterina.

O sêmen é ejaculado próximo à vagina anterior e à abertura cervical. Os espermatozoides encontram um pH vaginal hostil, que funciona como uma barreira imune; desse modo, parte dos espermatozoides ejaculados é eliminada.

Próximo à ovulação, o muco cervical fica em estado ótimo para a passagem do esperma, com ação antibacteriana e baixo pH vaginal. O esperma pode passar rapidamente, dependendo da viscosidade do muco cervical. No meio do ciclo menstrual, o muco cervical torna-se extremamente hidratado, o que possibilita uma grande penetrabilidade do esperma. A motilidade do espermatozoide é essencial para que ele passe pelo muco cervical. Com isso, espermatozoides com baixa motilidade e geralmente com morfologia anormal são filtrados durante essa passagem, sendo esta uma maneira de selecionar os espermatozoides.

Ao passarem pelo colo do útero, os espermatozoides entram no útero e avançam rapidamente, ajudados pelas contrações peristálticas do miométrio, podendo atravessá-lo em menos de 10 min e alcançar a junção uterotubal.

Após a passagem pela junção uterotubal, facilitada pela contração da camada muscular e pelo batimento dos cílios das células secretórias e ciliadas, os espermatozoides alcançam a ampola da tuba uterina, na qual pode ocorrer a fusão do oócito com o espermatozoide.

Normalmente, apenas um espermatozoide se funde com o oócito formando a célula-ovo.

O contato dos espermatozoides com o oócito ocorre por meio de quimiotaxia, tendo a participação do peptídio natriurético atrial produzido pelo oócito. Após a aproximação de milhares de espermatozoides no oócito, estes começam a liberar enzimas, como hiarulonidases e neuraminidases, contidas na porção acrossômica dos espermatozoides, de modo a romper a zona pelúcida do oócito. Assim, um espermatozoide consegue alcançar a membrana do oócito e fundir-se a esta por ação da fertilina, proteína da superfície da cabeça do espermatozoide. A partir de então, ocorrem redução do potencial de membrana do oócito e secreção de glicodelina, proteína glicosilada secretada pelo endométrio por ação da progesterona, que impedirá a entrada de outros espermatozoides, evitando a poliploidia ou a poliespermia.

Após a formação da célula-ovo, inicia-se o processo de divisão celular, formando a mórula, e, a seguir, a blástula, composta por dois tipos de células: o trofoblasto e o embrioblasto. Os trofoblastos originarão a placenta e os embrioblastos formarão o embrião, que, no processo de desenvolvimento, se transformará no feto (Figura 55.1).

Implantação

Quando ocorre a fecundação, o processo de implantação em humanos inicia-se 1 semana após a ovulação. A implantação se inicia pela ligação do blastocisto com o epitélio endometrial. O blastocisto é constituído por células embrioblásticas e trofoblásticas. A aproximação do blastocisto do endométrio é mediada, inicialmente, por hormônios ovarianos estrógenos e progesterona que coordenam a modificação do epitélio uterino, aumentando a exposição de microvilosidades e a proliferação, a diferenciação e a invasão do trofoblasto. A partir de tal ligação, inicia-se uma cascata de eventos que leva ao desenvolvimento da placenta.

O processo de implantação pelos blastócitos depende da expressão de várias integrinas que serão reconhecidas por receptores presentes no epitélio uterino. Tanto o processo de implantação quanto o da decidualização dependem de integrinas e receptores de integrinas existentes na trofoderma e no epitélio uterino.

O epitélio glandular uterino também tem importância em humanos para o desencadeamento desses processos, secretando histiotrofos, uma mistura de substâncias endometriais que oferece suporte inicial ao embrião. Vários outros fatores, como a ativina A, a calcitonina, o hormônio gonadotrofina coriônica (hCG), o hormônio liberador de gonadotrofina (GnRH) e os fatores de crescimento etc., são importantes para o processo de implantação.

Utilizando métodos *in vivo* e *in vitro*, foi possível identificar vários fatores que promovem e/ou facilitam a implantação do embrião. Como sinais do endométrio materno, foram descritos o fator inibidor de leucemia (LIF), o fator de crescimento do endótelio vascular (VEGF), a interleucina (IL)-11 e as quimiocinas do tipo CX3CL1, CCL14 e CCL4, que aumentam a adesão, a migração e/ou a invasão das células trofoblásticas. Empregando o modelo *knockout*, demonstrou-se que o LIF é um fator determinante no processo de implantação. O blastocisto também participa na sinalização materno-fetal, secretando fatores facilitadores da implantação, como hCG e IL-1b.

A decídua produz citocinas, quimiocinas e fatores de crescimentos que criam um meio pró-inflamatório, facilitando o processo de implantação. Contudo, na decídua são estimuladas células leucocitárias que promoverão a imunotolerância uterina.

Formação da placenta

A placenta é um órgão transiente e complexo que se desenvolve a partir da implantação do blastocisto na parede do endométrio uterino e tem papel essencial na implantação do embrião e na manutenção da gestação. Durante a gestação, é por meio dela que ocorrem o transporte de nutrientes, as trocas gasosas e a remoção de metabólitos. Trata-se de uma fonte de células-tronco hematopoéticas e hormônios e suporte imune para o desenvolvimento fetal, bem como um ponto de troca molecular entre os sistemas fetal e materno.

Funcionalmente, a placenta é formada por uma rede de vilosidades constituída, principalmente, por células trofoblásticas, que podem ser classificadas em trofoblasto extraviloso e trofoblasto viloso. O primeiro está envolvido na ancoragem da placenta ao útero e participa da imunotolerância e do remodelamento da vascularização uteroplacentária. O viloso funde-se

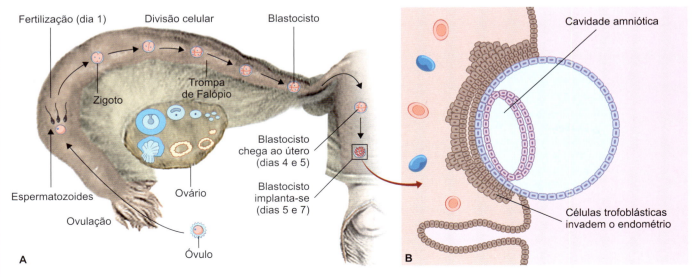

Figura 55.1 Fertilização do oócito na tuba uterina e implantação do blastocisto no endométrio uterino.

formando o sinciciotrofoblasto, que tem a função endócrina e de trocas materno-fetais (Figura 55.2).

A placenta é um órgão que se apresenta em constante estado de crescimento e diferenciação durante a gestação. Por volta da 6ª semana de gestação, exibe um aumento de 40 vezes na razão do peso feto/placenta, o que representa uma medida da eficiência placentária. A maior eficiência resulta do aumento da ocupação dos vilos pela vascularização e da superfície dos trofoblastos de 0,08 para 12,5 m² e da diminuição da espessura dos trofoblastos de 18,9 para 4,1 μm. Tais alterações são decorrentes do desenvolvimento da angiogênese, da diferenciação trofoblástica e da formação do sincício. O transporte placentário depende do desenvolvimento vascular. A angiogênese e a vasculogênese, tanto na circulação uteroplacentária quanto na fetoplacentária, são importantes para a circulação materno-fetal. Recentes evidências comprovaram que o trofoblasto tem papel importante tanto na atividade de transporte de substratos quanto na produção de hormônios e no metabolismo de substratos.

Transporte placentário

Transporte de glicose

A glicose é o principal substrato energético para o feto e para a placenta. Quase toda glicose fetal provém da mãe. A transferência de glicose materno-fetal é determinada pela densidade de transportadores de glicose, sendo o GLUT1 o mais importante; pelo gradiente de concentração materno-fetal; e pelo metabolismo de glicose na placenta.

No sinciciotrofoblasto, o GLUT1 é expresso tanto nos microvilos quanto na membrana basal. Isso garante uma grande capacidade de transporte de glicose para o feto. A densidade de GLUT1 na membrana basal aumenta durante a primeira metade da gestação, alcançando um platô. Tal fato sugere que o início da gestação determina a demanda de transferência de glicose para o feto. O GLUT1 está, primariamente, localizado no sinciciotrofoblasto, mas também no citotrofoblasto e nas células endoteliais fetais.

Outros tipos de transportadores de glicose são encontrados no sistema materno-placenta-fetal, como os GLUT3, 9 e 4. O GLUT4 está localizado, basicamente, nas células estromais, mas não contribui consideravelmente para o transporte de glicose. Por essa razão, a insulina não afeta diretamente o processo de transporte de tal substrato energético.

Estudos *in vitro* mostram que aproximadamente 25% da glicose na placenta é transformada em lactato, pela via da glicólise, e 75% disponibilizada para o feto. A placenta também sintetiza glicogênio e incorpora glicose em lipídios. Por expressar glicose-6-fosfatase, tem sido sugerido realizar a gliconeogênese.

Transporte de lipídios

O aporte de lipídios também contribui para o crescimento e o desenvolvimento fetal. Tanto os ácidos graxos livres quanto o colesterol são transportados pelas lipoproteínas. A transferência de lipoproteínas é facilitada por lipases: lipase de lipoproteína (LPL), lipase endotelial, lipase hormônio sensível (HSL), lipase de triacilglicerol do adipócito (ATGL) e proteína ligadora de ácidos graxos (FABP). Os ácidos graxos livres e os provenientes das lipoproteínas ricas em triacilglicerol são transportados para a placenta por proteínas ligadoras de ácidos graxos da membrana plasmática (FABPpm), FABP1-5 e 6 e ácido graxo translocase (FAT/CD36). A captação de colesterol das lipoproteínas, pela placenta, dá-se por meio do receptor *Scavanger* classe b tipo I (SRBI), do receptor de lipoproteína de baixa densidade (LDLR) e do receptor de lipoproteínas de muito baixa densidade (VLDR). Seu fluxo é mediado pelo transportador cassete ligador de ATP A1 e G1 (ABCA1 e ABCG1).

Transporte de aminoácidos

Os aminoácidos também são importantes fontes de substrato para a formação de proteínas e ácidos nucleicos no feto. O transporte placentário dos aminoácidos maternos é regulado de maneira precisa e realizado contra um gradiente de concentração, sendo a concentração intervilosa placental geralmente 2 vezes maior que a concentração materna. A concentração na veia umbilical espelha a do espaço intervilosa placental para a maioria dos aminoácidos. A concentração elevada de aminoácidos no sangue intervilo placentário, possivelmente, reflete um transporte ativo de aminoácidos na circulação materna para o espaço intervilo e para o sinciciotrofoblasto.

O transporte de aminoácidos pela placenta é facilitado por proteínas carregadoras expressas nos microvilos do sinciciotrofoblasto e nas membranas basais. Há 15 sistemas de transporte de aminoácidos descritos na placenta, sete dos quais atuando no transporte de aminoácidos neutros. Estes variam conforme a especificidade de substratos e a dependência de sódio. Alguns aminoácidos são seletivamente transportados por sistemas simples ou por sistemas múltiplos.

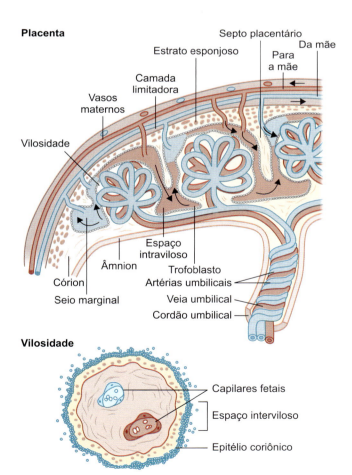

Figura 55.2 Organização da placenta materna e relação do sangue fetal nos capilares das vilosidades com o sangue materno nos espaços intervilosos.

A maioria dos aminoácidos é transportada em ambas as direções pela circulação materno-fetal. Por exemplo, o glutamato é transportado do fígado fetal para a placenta, na qual se converte em glutamina, a qual retorna ao feto e serve como fonte de energia e substrato para a síntese de proteínas e ácidos nucleicos.

Difusão de oxigênio e dióxido de carbono

Pela membrana placentária, ocorre a difusão de oxigênio materno para o feto e de dióxido de carbono do feto para a mãe. O oxigênio do sangue materno passa por difusão simples para o sangue fetal, em virtude do gradiente de pressão. A pressão de oxigênio no sangue materno nos capilares sinusoides da placenta é de aproximadamente 50 mmHg de PO_2. Enquanto isso, no feto é de 30 mmHg de PO_2. Mesmo com baixa pressão de oxigênio, o feto consegue transportar de modo eficiente oxigênio para suas necessidades, pois: a hemoglobina fetal carrega 20 a 50% mais oxigênio que a materna; a concentração de hemoglobina no feto é aproximadamente 50% maior que a materna; e o sangue fetal que passa pela placenta carrega grande quantidade de dióxido de carbono. Este último difunde-se rapidamente pela membrana placentária para o sangue materno, tornando-o mais ácido, enquanto o sangue fetal fica mais alcalino, o que facilita a combinação do oxigênio com o sangue fetal.

Alterações hormonais na gestação

Durante a gestação, vários hormônios são produzidos, tanto pelas células do sinciciotrofoblasto da placenta, um órgão endócrino transitório, quanto por modificações na secreção hormonal materna. A adaptação do sistema endócrino materno durante a gestação envolve, além da produção placentária, outros órgãos endócrinos, como a adeno-hipófise, a tireoide e as glândulas suprarrenais (Figura 55.3).

Hormônio gonadotrofina coriônica

O hCG humano é o primeiro hormônio a ser produzido pelas células do sinciciotrofoblasto, podendo ser detectado no sangue materno, aproximadamente, após 2 dias da implantação. A concentração de hCG eleva-se até por volta da 10ª semana de gestação, quando alcança a concentração máxima. Após esse período, diminui gradativamente.

O hCG é uma glicoproteína formada por duas subunidades glicosiladas, alfa e beta. A subunidade alfa é similar aos hormônios luteinizante (LH), folículo-estimulante (FSH) e hormônio estimulante da tireoide (TSH). A subunidade beta difere dos hormônios adeno-hipofisários, conferindo a especificidade biológica de tal hormônio.

A manutenção da gestação, durante as 10 primeiras semanas, depende da síntese de hCG, que evita a regressão do corpo lúteo mantendo a secreção ovariana de progesterona e estrógeno. Além disso, a hCG estimula a angiogênese no endotélio uterino, mantém a quiescência do miométrio uterino e contribui para a imunotolerância materna e para a formação do sinciciotrofoblasto, agindo de maneira autócrina e ligando-se ao LH/CG-R.

O sistema imune apresenta característica típica durante a gestação. Necessita estar ativado para combater possíveis patógenos e, também, tornar possível a permanência do embrião, que contém antígenos paternos, evitando a rejeição. No entanto, os mecanismos envolvidos ainda não estão esclarecidos. Como papel endócrino, o hCG desempenha tanto atividade tireotrófica intrínseca quanto moduladora das funções suprarrenal, ovariana e testicular fetal.

Progesterona

No ciclo menstrual, sem fecundação, a luteólise ocorre por falta de GnRH, o que leva a regressão do corpo lúteo e diminuição na produção de progesterona. Havendo fecundação do oócito e produção adequada do hormônio hCG, o corpo lúteo continua funcionante, produzindo progesterona e estrógenos até que se desenvolvam as células do sinciciotrofoblasto placentário e estas iniciem a produção de tais hormônios.

Os efeitos fisiológicos da progesterona são mediados pela interação dos receptores. Existem duas isoformas do receptor clássico: receptor de progesterona A e de progesterona B. O tipo A é necessário para as funções ovariana e uterina normais. A progesterona produzida durante a fase lútea do ciclo menstrual tem atuação importante para preparar o endométrio para o processo de implantação do embrião. Produzida

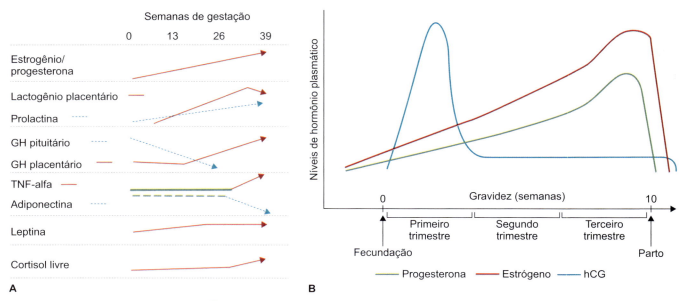

Figura 55.3 Principais alterações hormonais na gestação.

pelo corpo lúteo no início da gestação e, posteriormente, pelo sinciciotrofoblasto da placenta pela conversão de colesterol em progesterona, é um dos principais hormônios da gestação.

A progesterona mantém a quiescência uterina diminuindo a contratilidade do miométrio e inibindo a formação de junções do tipo *gap junctions*; estimulando a atividade da óxido nítrico (NO) sintetase uterina, que é o fator mais importante para a quiescência uterina; e reduzindo a produção de prostaglandinas, receptores de ocitocina e de canais de cálcio. Além disso, promove o desenvolvimento do sistema lobuloalveolar, preparando para a lactação e inibindo a ação da prolactina na síntese do leite durante a gestação.

Estrógenos

Essenciais para o desenvolvimento e a função uterina, têm papel importante na contração uterina no parto. A gestação humana caracteriza-se pela hiperestrogenia. Embora a placenta seja a fonte primária de produção de estrógenos e a concentração circulante de estrógenos materna aumente com o estágio gestacional, a placenta humana tem baixa atividade da enzima 17-hidroxilase/17-20-liase, necessária para sintetizar estrógenos a partir da progesterona.

A estrona e o 17-beta-estradiol produzidos na placenta são derivados, sobretudo, de andrógenos maternos (testosterona e androstenediona), enquanto o estriol é sintetizado quase exclusivamente por precursores de C19 provenientes do feto.

As células do sinciciotrofoblasto recebem di-hidroepiandrosterona sulfato (DHEAS) das glândulas suprarrenais, materna e fetal. No feto, a DHEAS é hidroxilada a 16-OH-DHEAS no fígado e, então, aromatizada na placenta para a produção de estriol, o estrógeno em maior concentração na gestação. Os glicocorticoides podem influenciar esta via por induzirem a expressão de aromatase na placenta. Ao final da gestação, a relação estrógeno/progesterona aumenta, favorecendo os efeitos dos estrógenos.

Os estrógenos promovem uma série de modificações no miométrio: provocam hiperplasia e hipertrofia; aumentam o número de receptores para prostaglandinas e ocitocina; e estimulam enzimas responsáveis para contração muscular (calmodulina e miosina quinase de cadeia leve). Aumentam, ainda, o fluxo sanguíneo uterino, parcialmente, por ativarem o sistema renina-angiotensina e aumentarem a secreção de aldosterona, induzindo um balanço positivo na concentração de sódio. Além disso, estimulam o desenvolvimento do sistema de ductos da glândula mamaria e preparam o corpo da gestante para o parto, promovendo o amadurecimento do colo uterino, induzindo a formação de colágeno e elastase e facilitando a dilatação cervical.

Hormônio lactogênio placentário

Também chamado de somatomamotrofina coriônica, tem estrutura semelhante à do hormônio de crescimento e prolactina. Sua produção pelas células do sinciciotrofoblasto inicia-se a partir da 6ª semana de gestação, e sua concentração eleva-se até o fim dela. Tal hormônio participa do desenvolvimento da glândula mamária durante a gestação, preparando-a para a lactação com outros hormônios, entre eles estrógenos e progesterona. Tem uma função importante em promover resistência à insulina materna, facilitando o aporte de nutrientes para o feto, em especial por volta da 25ª semana de gestação, período este em que se inicia o grande crescimento fetal. No feto, estimula a produção de insulina e hormônios adrenocorticais e a síntese do surfactante pulmonar.

Prolactina

Durante o 1º trimestre da gestação, a concentração sérica de prolactina começa a aumentar, de maneira linear, alcançando até 10 vezes mais que em mulheres não gestantes, provavelmente, pelo reflexo da hipertrofia e da hiperplasia dos lactóforos, estimulados principalmente pelos estrógenos.

Existem duas isoformas de prolactina: não glicosilada, bioativa; e glicosilada, que apresenta menor atividade biológica. Observa-se uma predominância da bioativa durante a gestação.

Um dos papéis biológicos da prolactina, durante a gestação, é sua ação metabólica, especificamente seu efeito anti-insulinêmico, combinado com o papel catabólico do cortisol, integrando o controle endócrino do metabolismo. Além disso, reduz a atividade imune, impedindo a rejeição do feto pela mãe.

Durante a gestação, apesar do aumento nas concentrações de prolactina, hormônio lactogênio placentário, estrógeno e progesterona favorecendo o desenvolvimento do sistema alveolar secretor de leite, a lactação é inibida, principalmente pela ação da progesterona.

Relaxina

É produzida pelo corpo lúteo, pela placenta e pelas células da decídua. Sua concentração alcança o pico ao final do 1º trimestre, declina e volta a subir próximo ao parto. Age no colo do útero, do miométrio, do endométrio e da decídua e reduz os efeitos da ocitocina, suprimindo a motilidade uterina. Entretanto, remodela o tecido conjuntivo do colo uterino, preparando-o para o parto.

No endométrio, especificamente agindo sobre células estromais, a relaxina promove a resposta epitelial e o remodelamento uterino, essenciais para a formação da placenta. Além disso, estudos em primatas mostraram que a suplementação com relaxina espessa o endométrio, melhora a vascularização e reduz o aborto. Em humanos, também foi relatada a associação entre concentração de relaxina no meio da gestação, redução de aborto espontâneo e aumento no fluxo sanguíneo.

Também existem evidências de que a relaxina participa da regulação das mudanças hemodinâmicas no início da gestação.

CRH

O hormônio liberador de corticotrofina (CRH), produzido pelo sinciciotrofoblasto, tem efeito parácrino na placenta, na decídua e no endométrio; e endócrino, na mãe e no feto. No parto normal, ocorre um aumento importante na concentração de CRH no plasma materno e fetal, no líquido amniótico e nos tecidos locais, sendo a placenta humana a maior produtora desse hormônio nessa fase. Foi demonstrado aumento na quantidade de gene para o CRH durante a gestação, chegando a um maior valor ao final da gestação. O CRH potencializa o efeito da ocitocina em estimular a contração do miométrio.

Vários fatores regulam a produção de CRH pela placenta. A progesterona e o óxido nítrico inibem o RNA-m para o CRH, enquanto a IL-1, a NPY acetilcolina, a norepinefrina, a vasopressina, a angiotensina 1, a ocitocina e o ACTH o estimulam.

A secreção de CRH placentário para o compartimento fetal contribui para estimular a secreção de hormônio adrenocorticotrófico (ACTH) pela adeno-hipófise fetal. Atua, ainda, de modo direto na glândula suprarrenal fetal, estimulando a produção de DHEA-S.

Hormônios tireoidianos

Tiroxina

O hormônio gonadotrofina coriônica tem efeito tireotrófico, estimulando a glândula tireoide materna a produzir e secretar tiroxina, cuja concentração durante a gestação eleva-se até 50% a mais do que a concentração de mulheres não gestantes.

Adipocinas

As adipocinas têm papel importante, ao criarem um ambiente favorável para a implantação e o desenvolvimento placentário. Durante a gestação, a placenta secreta citocinas, aumentando tanto a concentração local quanto a sistêmica, que são importantes para o controle de possível rejeição do feto. Entre essas citocinas, destacam-se o fator de necrose tumoral alfa (TNF-alfa), a interleucina 6 (IL-6), a leptina e a interleucina 1 (IL-1).

TNF-alfa. Durante a gestação, há aumento na secreção placentária de TNF-alfa e do fator de crescimento do endotélio vascular (VEGF), que promovem o crescimento e a angiogênese normal da placenta. Recentemente, demonstrou-se que o TNF-alfa promove a secreção de um fator da família do VEGF – fator de crescimento placentário (PIGF) – no trofoblasto. O TNF-alfa é um fator-chave no processo de implantação e funcionalidade dos trofoblastos, no 1º trimestre de gestação, tendo um importante papel em induzir a reciclagem de trofoblasto, a diferenciação e o desenvolvimento placentários.

IL-6. As concentrações de IL-6 durante a gestação estão relacionadas com a adiposidade. Estudos mostram a atuação relevante da IL-6 no sistema de transporte de nutrientes, principalmente aminoácidos, da placenta para o feto. Um estudo in vitro, com células humanas do sinciciotrofoblasto, demonstrou que concentrações fisiológicas de IL-6 e TNF-α aumentam a atividade dos sistemas transportadores de aminoácidos tipo A, via ativação de STAT3. A IL-6 também estimula a captação de ácidos graxos pelo trofoblasto humano.

Leptina

A expressão de leptina placentária é observada desde o início da gestação, fortemente modulada por fatores relacionados com a gestação, como hormônios esteroides, hCG, citocinas e hipoxia, que ocorre nos primeiros passos na formação da placenta. A maior fonte de leptina circulante durante a gestação é proveniente da produção placentária. A leptina tem relevância no crescimento placentário, promovendo a invasão de trofoblastos; estimulando o crescimento das vilosidades e a angiogênese; e, por retroalimentação positiva, regulando estrógenos e hCG. Estudos mostraram que os estrógenos, por sua vez, também estimulam a produção de leptina. Esta regula o balanço energético placentário, controlando o transporte placentário de macronutrientes, em especial, de aminoácidos.

Adiponectina

Tem efeito imunomodulador, inibindo a resposta imune materna contra os antígenos fetais e promovendo a tolerância imune materna ao feto.

Gestação e fase anabólica e catabólica materna

Durante a gestação, ocorrem várias adaptações fisiológicas e metabólicas maternas para suprir as necessidades do feto em desenvolvimento e preparar para a lactação.

A partir do início até o meio da gestação, ocorre aumento na ingestão alimentar, o que promove o desenvolvimento uteroplacentário. Um aumento de 60% na primeira fase de secreção de insulina, com relação à sensibilidade normal, estimulará a lipogênese e reduzirá a oxidação de lipídios, promovendo o armazenamento de gordura. Isso é acompanhado de um aumento na secreção de leptina.

Do meio para o fim da gestação, ocorre aumento maior na ingestão alimentar e na deposição de gordura, porém o metabolismo materno caminha para um estado de resistência à insulina. É observada redução de 45 a 70% na sensibilidade à insulina, além de diminuição na concentração de adiponectina. Isso facilita a disponibilidade de nutrientes para o feto, que ganha massa corporal de forma acelerada, a partir da 25ª semana até o fim da gestação.

O acúmulo de gordura durante a gestação é essencial para o desenvolvimento adequado do feto e a produção de leite durante a lactação, sendo este acúmulo derivado do aumento da ingestão alimentar e da lipogênese dependente de insulina. Estudos em roedores mostraram que o aumento na ingestão alimentar durante a gestação é estimulado pela progesterona e pela prolactina. Também é mediado por mecanismo direto e indireto: a maior ingestão alimentar observada no início da gestação, que antecede o aumento na concentração de leptina, pode ser reflexo do efeito direto da progesterona e da prolactina sobre a produção hipotalâmica do neuropeptídio Y (NPY) e da proteína relacionada com o agouti (AgRP).

A partir do meio da gestação, a concentração de leptina aumenta, em decorrência de maior depósito de gordura originada da placenta. No entanto, o efeito da leptina sobre o controle metabólico hipotalâmico é inibido pelo hormônio lactogênio placentário, que dificulta o transporte de leptina pela barreira hematoencefálica e induz o ativador de transcrição e o tradutor de sinal 3 (STAT3), a proteinoquinase B (PKB/Akt) e o supressor da sinalização de citocinas 3 (SOCS3), NPY e AgRP, além de reduzir a pró-opiomelanocortina (POMC).

Parto

Trata-se de um processo coordenado de transição entre um miométrio quiescente para um estado de contração rítmico, que requer uma complexa interação dos compartimentos placentário, materno e fetal. O processo do parto envolve, inicialmente, a redução da funcionalidade da progesterona, o aumento da biodisponibilidade de estrógenos, do hormônio liberador de corticotrofina (CRH) e dos mediadores neuroendócrinos e a elevação da responsividade do miométrio às prostaglandinas e à ocitocina.

O parto está associado a maior resposta inflamatória, caracterizada pelo aumento das citocinas pró-inflamatórias, como a IL-1b e a IL-6, no líquido amniótico e pela infiltração de neutrófilos e macrófagos no miométrio, no colo do útero e nas membranas fetais. Essas células imunes secretam citocinas pró-inflamatórias e quimiocinas, o que resulta na ativação da via do fator nuclear kappa B (NF-κB) e de outros fatores de transcrição pró-inflamatórias no miométrio.

A ativação do NF-κB estimula genes que promovem a contração do miométrio, como o receptor da prostaglandina F2α, a proteína de junção tipo gap, como a conexina 43 (CX43/Gja1), o receptor de ocitocina (OXTR) e a ciclo-oxigenase 2 (COX-2), e diminui a função do receptor de progesterona. A distensão mecânica causada pelo crescimento fetal estimula mecanoceptores localizados, principalmente, no colo do útero, que por meio de impulsos neuroendócrinos alcançam o hipotálamo e a neuro-hipófise, estimulando a produção e a secreção de ocitocina. A ocitocina, ao se ligar a seus receptores localizados no miométrio uterino, promove intensas contrações que se iniciam no fundo do útero e se propagam até o colo. Todas essas alterações relatadas provocam a expulsão do feto de dentro do útero, seguida da eliminação da placenta.

LACTAÇÃO

Pode ser definida basicamente como a condição fisiológica durante a qual o leite é produzido com o propósito de prover nutrientes para o bebê. Trata-se de um estado fisiológico único caracterizado por adaptações anatômicas, moleculares, bioquímicas fisiológicas e comportamentais, envolvendo a glândula mamária e o sistema nervoso central.

O estudo da fisiologia da lactação inclui o desenvolvimento da glândula mamária e a produção e secreção do leite.

A mamogênese começa na vida fetal e vai até a idade adulta. Há amplo desenvolvimento durante a gestação, com o intuito de preparar a glândula mamária para o processo de lactação.

As alterações hormonais e metabólicas são essenciais para que tais processos ocorram de modo adequado. Três categorias de hormônios participam desses processos:

- Hormônios da reprodução: estrógenos, progesterona, lactogênio placentário, prolactina e ocitocina, que agem diretamente na glândula mamária
- Hormônios metabólicos: hormônio do crescimento (GH), corticosteroides, hormônios tireoidianos e insulina, que regulam o metabolismo materno e agem, também, diretamente na glândula mamária
- Hormônios produzidos localmente, como GH, peptídio relacionado com o paratormônio (PTHrp) e leptina. O PTHrp é sintetizado pelas células epiteliais da glândula mamária (secretoras) e estudos recentes, utilizando camundongos, sugerem que a secreção desse hormônio está relacionada com a concentração extracelular de cálcio e seu transporte do sangue para o leite.

Desenvolvimento da glândula mamária

Mamogênese

A glândula mamária é formada por ductos e pelo sistema lobuloalveolar. Os ductos, que têm a função de transportar e excretar o leite, iniciam-se nos alvéolos e afluem para o mamilo, formando os seios galactóforos.

O sistema lobuloalveolar é constituído por alvéolos formados por células secretoras, que delimitam o lúmen alveolar. Vários alvéolos constituem o sistema lobuloalveolar. Os ductos e alvéolos são envolvidos por células mioepiteliais, responsáveis pela contração destes e a ejeção do leite. Cada glândula mamária é formada por 15 a 25 lóbulos de glândulas tubuloalveolares (Figura 55.4).

A glândula mamária começa a ser desenvolvida por volta da 6ª semana de vida embrionária, a partir da crista ectodérmica, formando dois botões mamários e 15 a 20 botões secundários que darão origem ao sistema de ductos. A glândula mamária permanecerá assim até a puberdade.

Após a menarca, os hormônios ovarianos, estrógeno e progesterona atuam sinergicamente e são fundamentais para que a glândula mamária se desenvolva. Os estrógenos são essenciais para o desenvolvimento dos ductos mamários, enquanto a progesterona é fundamental para o desenvolvimento do sistema lobuloalveolar.

A diferenciação final da glândula mamária se dá durante a gestação com a participação de estrógeno e progesterona associados a outros hormônios, como prolactina, insulina, hormônios tireoidianos e múltiplos fatores de crescimento. Eles estimulam o crescimento da glândula mamária e a preparam para sua função secretora. No início da gestação, ocorre intensa hiperplasia das células da glândula mamária e, por volta da 12ª semana de gestação, tais células começam o processo de hipertrofia.

Lactogênese

A lactação pode ser dividida em duas fases: a lactogênese, definida como o início do processo de síntese do leite; e a galactogênese, a manutenção da produção do leite. A composição do leite é espécie-específica, sendo adequado para as necessidades nutricionais e imunológicas de cada espécie de mamífero.

No meio da gestação, o tecido alveolar diferencia-se em epitélio secretor, aumentando a quantidade intracelular do aparelho de Golgi e do retículo endoplasmático rugoso. Tal diferenciação celular é denominada estágio I da lactogênese. Nesse momento, a glândula encontra-se quiescente pelas altas concentrações circulantes de progesterona.

Próximo ao parto, a glândula mamária inicia o processo de produção do colostro, que é rico em imunoglobulinas, vitamina A, proteínas e lipídios, e não contém lactose, pois sua síntese só se inicia após o parto.

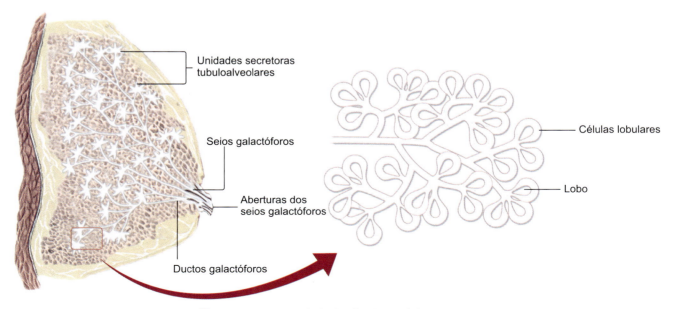

Figura 55.4 Sistema lobuloalveolar da glândula mamária.

Ao final da gestação, os alvéolos são preenchidos com material amorfo, contendo proteínas, restos de descamação celular e leucócitos.

O estágio II da lactogênese, caracterizada pela produção do leite, inicia-se mais frequentemente após o parto, com a queda da concentração sérica de progesterona e a sucção do mamilo pelo neonato. Tal processo depende inteiramente de regulação hormonal, em especial prolactina e ocitocina. A liberação desses hormônios depende do reflexo neuroendócrino e de outros exteroceptivos, como os olfatórios e os auditivos provenientes do bebê, ativando os centros hipotalâmicos que regularão a secreção tanto de prolactina quanto de ocitocina.

Prolactina

O modo predominante de o hipotálamo controlar a secreção de prolactina (PRL) dos lactótrofos da adeno-hipófise é inibitório, diferentemente do que ocorre com outros hormônios adeno-hipotalâmicos, nos quais essa regulação se dá pelo balanço estimulatório/inibitório.

Várias evidências indicam que a dopamina, liberada pelo hipotálamo, promove o controle inibitório na secreção de prolactina. Durante o processo de lactação, com o início da sucção do mamilo pelo neonato, impulsos neuroendócrinos aferentes são enviados para o hipotálamo, em especial para o núcleo arqueado e as células parvocelulares do núcleo paraventricular (PVN). Isso reduz a secreção de dopamina, e, como consequência, eleva a secreção de prolactina.

Recentemente, sugeriu-se que outros hormônios hipotalâmicos como o hormônio liberador de tireotrofina (TRH), a ocitocina e as monoaminas, como a norepinefrina, a epinefrina e a serotonina, têm efeito estimulador na secreção de prolactina.

A prolactina tem papel essencial na lactogênese, tanto por ativar os processos de síntese dos componentes do leite, inclusive da expressão das proteínas, quanto por promover mudanças estruturais na glândula mamária.

Ocitocina

É sintetizada pelos neurônios magnocelulares, localizados nos núcleos paraventriculares e supraópticos do hipotálamo e por fluxo axoplasmático, além de transportada para a neuro-hipófise, onde fica armazenada. Na lactação, a sucção pelo neonato estimula mecanoceptores, que enviam impulsos aferentes para o hipotálamo e a neuro-hipófise e induzem sua síntese e sua secreção, respectivamente.

A secreção de ocitocina em resposta à sucção é pulsátil. Uma vez secretada, ela se liga a receptores existentes nas células mioepiteliais, localizadas na superfície dos alvéolos e ao longo dos ductos da glândula mamária. Quando as células mioepiteliais dos alvéolos se contraem, aumenta a pressão intra-alveolar impulsionando o leite para os ductos. A contração das células mioepiteliais nos ductos resulta na diminuição da resistência para a passagem do leite e sua ejeção, sendo a ocitocina responsável pela ejeção do leite.

Componentes do leite

Um dia após o parto, o volume de leite transferido para o neonato é de até 100 mℓ, aumentando a partir de 36 h. A partir do quarto dia, passa a ser de 500 mℓ, em média. Sua composição também se modifica durante esse período, com queda nas concentrações de sódio e cloreto e aumento na concentração de lactose, proteína e lipídios (Figura 55.5).

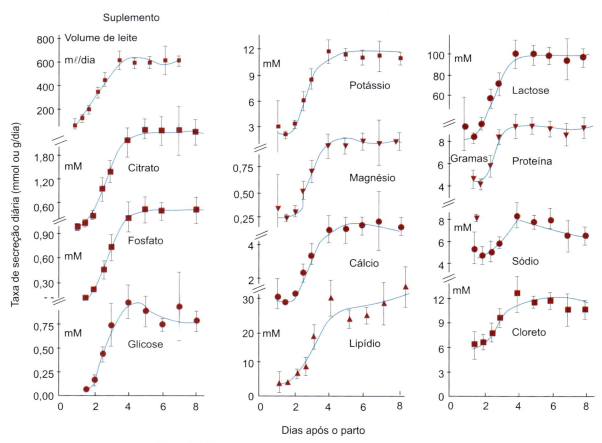

Figura 55.5 Taxa de secreção diária dos componentes do leite.

A composição do leite é espécie-específica, sendo adequada para as necessidades do neonato humano. O leite é composto por vários elementos químicos e celulares, como lipídios (triacilgliceróis, colesterol, fosfolipídios e hormônios esteroides), proteínas (caseína, alfalactoalbumina, lactoferrina, imunoglobulinas e lisoenzima), carboidratos (lactose e oligossacarídeos), minerais (sódio, potássio, cloro, cálcio, magnésio e fosfato), células (macrófagos, linfócitos, neutrófilos e células epiteliais) e fatores bioativos e de crescimento.

Os lipídios do leite podem ser sintetizados pelas células secretoras dos alvéolos mamários, via lipogênese de novo. Também podem provir da captação a partir dos quilomícrons e das lipoproteínas, pela ação da lipase lipoproteica, e originar-se da lipólise dos diferentes depósitos de gordura corporal. O controle hormonal das enzimas da lipogênese e da atividade da lipase lipoproteica (LPL) é realizado pela prolactina e pela insulina.

A caseína, principal proteína do leite, e a lactose, principal carboidrato do leite, são sintetizadas pelas células secretoras da glândula mamária, por estímulos provenientes da prolactina, da insulina e dos glicocorticoides.

Metabolismo materno durante a lactação

A lactação é um período de intensa demanda energética materna. Várias alterações fisiológicas e metabólicas ocorrem de modo a garantir o aporte de substratos para a síntese do leite pela glândula mamária (Figura 55.6)

O metabolismo materno durante a lactação é complexo. Para prover substratos necessários à produção do leite, nesse período verifica-se hiperfagia materna, acompanhada de balanço energético negativo. A hiperfagia é desencadeada pelo efeito da prolactina em estimular a secreção de neuropeptídios orexígenos (NPY e AgRP) pelo núcleo arqueado hipotalâmico. Além disso, verifica-se maior secreção de grelina (hormônio gastrintestinal orexígeno), desencadeada por estímulos decorrentes do balanço energético negativo.

O metabolismo materno encontra-se nessa fase em duas situações antagônicas: anabolismo na glândula mamária com elevação na concentração de insulina em tal tecido; e catabolismo nos tecidos periféricos, em parte regulado pela redução de insulina circulante, uma vez que o hormônio é captado pelas células da glândula mamária. Assim, observam-se elevação da lipólise, redução na captação de glicose e aminoácidos pelos tecidos periféricos maternos e maior disponibilidade desses substratos para a síntese do leite na glândula mamária.

BIBLIOGRAFIA

Anand-Ivell R, Ivell R. Regulation of the reproductive cycle and early pregnancy by relaxin family peptides. Mol Cell Endocrinol. 2014;382(1):472-9.
Aplin JD, Ruane PT. Embryo-epithelium interactions during implantation at a glance. J Cell Sci. 2017;130(1):15-22.
Buhimschi CS. Endocrinology of lactation. Obstet Gynecol Clin North Am. 2004;31(4):963-79.
Crowley WR. Neuroendocrine regulation of lactation and milk production. Compr Physiol. 2015;5(1):255-91.
Dos Santos E, Duval F, Vialard F, Dieudonné MN. The roles of leptin and adiponectin at the fetal-maternal interface in humans. Horm Mol Biol Clin Investig. 2015;24(1):47-63.
Evans J. Hyperglycosylated hCG: a unique human implantation and invasion factor. Am J Reprod Immunol. 2016;75(3):333-40.
Fadalti M, Pezzani I, Cobellis L, Springolo F, Petrovec MM, Ambrosini G, et al. Placental corticotropin-releasing factor. An update. Ann N Y Acad Sci. 2000;900:89-94.
Fournier T. Human chorionic gonadotropin: different glycoforms and biological activity depending on its source of production. Ann Endocrinol. 2016;77(2):75-81.
Gallo LA, Barrett HL, Dekker Nitert M. Review: placental transport and metabolism of energy substrates in maternal obesity and diabetes. Placenta. 2016;S0143-4004(16)30654-3.
Howell KR, Powell TL. Effects of maternal obesity on placental function and fetal development. Reproduction. 2017;153(3):R97-R108.
Irani RA, Foster S. Overview of the mechanisms of induction of labor. Semin Perinatol. 2015;39(6):426-9.
Jones HN, Jansson T, Powell TL. IL-6 stimulates system A amino acid transporter activity in trophoblast cells through STAT3 and increased expression of SNAT2. Am J Physiol Cell Physiol. 2009;297(5):C1228-35.
Myatt L. Placental adaptive responses and fetal programming. J Physiol. 2006;572(Pt 1):25-30.
Neville MC, Morton J. Physiology and endocrine changes underlying human lactogenesis II. J Nutr. 2001;131(11):3005S-8S.
Newbern D, Freemark M. Placental hormones and the control of maternal metabolism and fetal growth. Curr Opin Endocrinol Diabetes Obes. 2011;18(6):409-16.
Orsi NM, Tribe RM. Cytokine networks and the regulation of uterine function in pregnancy and parturition. J Neuroendocrinol. 2008;20(4):462-9.
Renthal NE, Williams KC, Montalbano AP, Chen CC, Gao L, Mendelson CR. Molecular regulation of parturition: a myometrial perspective. Cold Spring Harb Perspect Med. 2015;5(11):a023069.
Ribeiro EB, organizadora. Fisiologia endócrina. Barueri: Manole; 2012.
Sakkas D, Ramalingam M, Garrido N, Barratt CL. Sperm selection in natural conception: what can we learn from Mother Nature to improve assisted reproduction outcomes? Hum Reprod Update. 2015;21(6):711-26.
Sherwood OD. Relaxin's physiological roles and other diverse actions. Endocr Rev. 2004;25(2):205-34.
Svennersten-Sjaunja K, Olsson K. Endocrinology of milk production. Domest Anim Endocrinol. 2005;29(2):241-58.

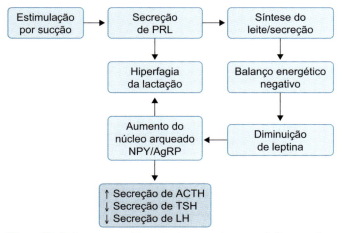

Figura 55.6 Algumas modificações hormonais e metabólicas na lactação.

Índice Alfabético

A

Abertura de boca, 416
Absorção
- de água pelas rotas transcelular e paracelular, 466
- de carboidratos, 448
- de frutose, 450
- de galactose, 450
- de glicose, 450
- de lipídios, 462, 464
- de proteínas, 452
- intestinal, 445
- transcelular, 465
Ação(ões)
- androgênica na fisiologia masculina, 570
- de substâncias com efeito inotrópico positivo, 255
- genômicas, 516
- não genômicas, 520
Acetilcolina, 37
- síntese e degradação de, 164
Acidez gástrica, 438
Ácido(s), 385
- araquidônico, 13
- biliares, 477
- graxos, 473
Acidose, 388
ACTH, 496, 552
Actina, 247
Adeno-hipófise, 492
ADH, 14, 501
Adipocinas, 409, 592
Adiponectina, 592
Aferências cerebelares, 150
Agentes inotrópicos, 255
Agregação plaquetária, 305
Alça de Henle, 355, 358, 370
Alcalose, 388
Álcool, 475
Aldosterona
- mecanismos moleculares e ações da, 556
- secreção e metabolismo da, 554
- síntese da, 554
- transporte da, 556
Alodinia, 100

Alteração(ões)
- da voz, 582
- do padrão capilar no couro cabeludo, 582
- do ritmo e desenvolvimento de força, 253
- dos mecanismos
- - de termogênese, 197
- - de troca de calor, 197
- hormonais na gestação, 590
- na sensibilidade olfatória, 131
- no controle termorregulador, 197
Alvéolos, 310
Amígdala, 203
Amilase, 482
Aminas biogênicas, 37
Aminoácidos, 376, 589
Amônia, 474
Anabolismo no tecido
- muscular, 582
- ósseo, 582
Analgesia endógena, 102
Análise
- de distúrbios do equilíbrio ácido-básico, 388
- do eletrocardiograma normal, 264
Androgênios, 500, 568, 569, 573, 576, 583
- em indivíduos do sexo feminino, 583
- fisiologia dos, 579
- relevância terapêutica dos, 584
- sexuais de origem suprarrenal, 553
Anemia, 330
Aneurismas, 279
Anfetamina, 412
Angiogênese, 304
Angiotensina II, 303
Ânion superóxido, 14
Aparelho justaglomerular, 358
Apetite, 381
Aprendizagem, 199
- associativa, 199, 200
- não associativa, 199, 200
Área(s)
- bulbares, 393
- centrais de controle respiratório, 342
- hipotalâmica lateral, 411

- pré-óptica, 179
- septal, 180
- tuberal, 179
Arritmia
- respiratória, 267
- sinusal, 267
Artéria(s)
- de médio e pequeno calibre, 123
- musculares, 213
- renal, 354
Arteríolas, 273
Astigmatismo, 112
Astrócitos, 98
Atividade
- elétrica
- - cardíaca, 238, 243
- - da célula excitável, 29
- - pela membrana, 28
- física, hormônio do crescimento e, 535
- muscular, classificação funcional da, 59
Ato mastigatório, 416
ATP, 395
Ausência de dentes, 421
Autofosforilação, 18
Autorregulação renal, 363

B

Balanço hídrico e eletrolítico, 582
Barorreflexo, 282, 284
- circuito do, 285
- e exercício físico, 287
Bastonetes, 110
Batmotropismo, 238
Bexiga, 172, 390
- inervação da, 391
Bile, 462
Bilirrubina, 478
- conjugada, 472, 479, 480
- não conjugada, 472
Bipirididas, 256
Bócio difuso tóxico, 530
Bradicardia, 224
Bulbo olfatório, 127
Bulhas cardíacas, 221

C

Cálcio, 375, 539, 540
Calcitonina, 543
Campo receptor, 91
Canabinoides, 104
Canal(is)
- de cálcio na célula acinar pancreática, 483
- iônicos
- - ativos, 16
- - passivos, 16
- ROMK, 370
- termo-TRP, 193
Capacidade
- inspiratória, 318
- pulmonar total, 318
- residual funcional, 318
- vital, 318
Capacitância da célula, 31
Capilares, 214
Cápsula de Bowman, 355
Carboidratos, 448
Carboxipolipeptidases, 482
Cascata de sinais, 15
Catarata, 112
Catecolaminas, 296
- mecanismos moleculares e ações das, 558
- secreção e metabolismo das, 557
- síntese de, 557
- transporte de, 558
Cavéolas, 28
Cavidade oral, 399
Ceco, 435
Célula(s)
- acinar pancreática, 483
- alveolares, 310
- caliciformes, 401
- da glia, 84
- de Ito, 472
- de Kupffe, 472
- de Purkinje, 150
- de Schwann, 31
- do endotélio hepático, 472
- estelares, 472
- granulosas, 364
- hiperpolarizada, 31
- muscular cardíaca, 247
- não parenquimatosas hepáticas, 471
- NK (natural killer), 472
- parenquimatosas hepáticas, 471
- Pit, 472
- polarizadas, 471
- receptoras
- - de amargo, 117
- - de azedo, 115
- - de doce, 116
- - de salgado, 115
- - de umami, 117

Cerebelo, 81, 147, 204
- conexões
- - aferentes do, 151
- - eferentes do, 152
- divisões funcionais do, 148
- núcleos profundos do, 151
- organização anatômica do, 147
Cérebro, 82
Cerebrocerebelo, 150
Ciclo
- autorregenerativo, 30
- cardíaco, 219, 220
- - fases do, 221
- de sono-vigília, 182
Circulação
- brônquica, 313
- pulmonar, 211
- sanguínea, 269
- - aspectos hemodinâmicos da, 269
- - pulmonar, 313
- sistêmica, 211
Citoesqueleto, 67, 68
Classes de neurotransmissores, 39
Claudinas, 464
Clearance
- para determinar o fluxo plasmático renal, 365
- renal, 364
Cloreto de sódio, 366
Coagulação, 304
Coativadores, 518
Cobre, 476
Cocaína, 412
Codificação dos receptores olfatórios, 126
Colangiócitos, 472
Colecistocinina, 408
Colesterol, 473, 573
Cólon, 447
- ascendente, 435
- descendente, 436
Coluna dorsal-lemnisco medial, 93
Complacência do sistema respiratório, 319
Complexo
- de Bötzinger, 343
- parabraquial/Kölliker-Fuse, 344
- pós-inspiratório, 343
- QRS, 265
Comportamento
- de agressão e defesa, 175
- doloroso, 96
- gênico dos transportadores SGLT e GLUT, 449
- reprodutivo, 184
Comportas
- de ativação, 30
- de inativação, 30
Composição do osso, 543

Condução
- atrial, 242
- de potenciais de ação, 29, 31, 242
- saltatória, 32
- ventricular, 243
Condutibilidade, 238
- miocárdica, 241
Condutividade térmica, 188
Cones, 110
Conexões
- aferentes do cerebelo, 151
- com a área pré-frontal, 180
- com a hipófise, 180
- com o sistema límbico, 180
- e circuito dos núcleos da base, 145
- eferentes do cerebelo, 152
- hipotalâmicas, 179
- sensoriais, 180
- viscerais aferentes e eferentes, 180
Conjuntiva, 107
Contração
- de segmentação, 435
- do cólon descendente e sigmoide, 436
- do músculo liso, 68, 71, 430
- física do músculo liso, 69
- muscular, 49, 50, 57
- - de força diferente, 56
- - durante a inspiração e a expiração, 317
- peristálticas, 435
- tipos de, 430
- tônica do músculo liso, 69
- ventricular, 213, 222
- - controle hormonal da, 232
- - controle simpático da, 232
- - e volume sistólico, 232
- - isovolumétrica, 222
- vesical, 393
Contratilidade, 238
- miocárdica, 246
- - regulação da, 252
Controle
- barorreflexo na hipertensão arterial, 285
- central da função autonômica, 169
- da adesão plaquetária e ativação, 304
- da coagulação, 304
- da ingestão alimentar, 407
- da temperatura corporal, 184
- da troca de calor pelo fluxo sanguíneo cutâneo, 191
- do metabolismo energético, 182
- eferente simpático e parassimpático, 229
- extrínseco, 364
- glicêmico
- - pela insulina, 484
- - pelo glucagon, 485
- hidreletrolítico, 377
- hipotalâmico, 173
- homeostático da ingestão alimentar, 410

- hormonal
- - da contração ventricular, 232
- - da frequência cardíaca, 229
- - do metabolismo, 559
- inibitório nocivo difuso, 104
- intrínseco, 363
- miccional, 391
- motor, 145
- - cerebelo no, 147
- nervoso da mastigação, 417
- neural
- - da frequência cardíaca, 229
- - das principais ações do trato gastrintestinal, 405
- respiratório, 339
- - áreas centrais de, 342
- - centros superiores de, 350
- simpático da contração ventricular, 232
- termorregulador, 197
Cooperativismo celular, 12
Coração, 211
Córnea, 107
Coroide, 108
Corpo amigdaloide, 180
Corpúsculos
- de Meissner, 90
- de Pacini, 90
- de Ruffini, 90
- gustativos, 114
Correpressores, 518
Córtex
- cerebelar, 150
- cerebral, 83
- suprarrenal, 548
Corticotrofina, 552
Corticotrofos, 493
Cortisol, 19, 496, 549, 551
Cotransporte, 28
CRH, 494, 552, 591
Cristalino, 111
Cronotropismo, 238
Curva(s)
- de dissociação O_2-Hb, 335
- de pressão-volume ventriculares, 225
- de Starling, 233

D

Dados anatomofuncionais, 548
Daltonismo, 112
Débito cardíaco, 223, 228
- e controle, 228
- fatores extrínsecos de ajustes no, 229
- integração de fatores determinantes do, 235
Defecação, 436
Defesa, 175, 184
Deficiência de iodo, 530
Deglutição, 405, 416, 421, 431
- fases da, 422

- mecanismo neural de regulação da, 424
Degradação
- de acetilcolina, 164
- de noradrenalina, 164
Densidade do gás, 323
Desaferentação, 101
Desidratação intracelular, 383
Desidroepiandrosterona, 576
Desmossomos, 465
Desoxirribonucleases, 482
Despolarização, 30, 239, 241
- máxima, 30
Diabetes melito, 451
Diafragma, 314
Diástase, 221
Diencéfalo, 82, 177
Difusão, 25, 276
- de dióxido de carbono, 328, 590
- de gases nos pulmões, 327
- de oxigênio, 328, 590
- facilitada, 276
- limitação da, 330, 334
- processo de, 330
Digestão, 445
- de carboidratos, 448
- de lipídios, 462
- de proteínas, 452, 453
Diminuição
- da área dentária de oclusão, 421
- no estiramento das células granulosas, 364
Dióxido de carbono, 326, 328, 590
Disco
- de Merkel, 90
- óptico, 108
- Z, 44
Disdiadococinesia, 153
Disfunção(ões)
- da tireoide, 530
- na síntese de GnRH, 567
Distensibilidade, 239
Distrofia muscular de Duchenne, 65
Distúrbios
- da secreção dos glicocorticoides, 553
- do crescimento secundário, 534
- do desenvolvimento sexual, 584
Divisão
- autônoma do sistema nervoso, 403
- embriológica do sistema nervoso, 79
Doença(s)
- colestáticas, 473
- de Graves, 530
- de Huntington, 147
- de Plummer, 530
- que alteram a temperatura, 196
Domínio
- aminoterminal, 556
- carboxiterminal, 556
- central acoplador à molécula de DNA, 556

Dopamina, 103, 412, 509, 566
Dor
- classificação neurofisiológica da, 100
- fantasma, 101
- fisiologia da, 95
- modulação da, 101
- nocicepção e, 96
- orofacial, 100
- percepção da, 101
- tipos de, 99
- visceral, 100
DPG 2,3-DPG, 336
Dromotropismo, 238
Ducto coletor, 355, 360

E

Ecocardiograma, 226
Edema, 278
Efeito(s)
- do cortisol no organismo, 551
- funil, 310
- hormonais no hipotálamo e na hipófise, 490
- no sistema nervoso central, 583
- parassimpático, 224
- simpático, 224
- Wolff-Chaikoff, 511
Eferências cerebelares, 150
Efetores
- anorexígenos hipotalâmicos, 411
- orexígenos hipotalâmicos, 411
Eixo GH–IGF-1
- efeitos vasculares do, 535
- no sistema cardiovascular, 535
Eixo
- hipotálamo-hipofisário-glandular, 489
- hipotálamo-hipófise-suprarrenal, 552
- hipotálamo-hipófise-tireoide, 508
Eletrocardiograma, 243, 259
- doze derivações convencionais do, 262
- normal, 264
Emulsificação dos lipídios, 462
Encéfalo, 80
Enchimento ventricular, 232
Endocitose, 28
Endomísio, 48
Endotelina, 300, 303
Endotélio vascular, 302
Envelhecimento, 196
Enzima(s), 24
- ciclo-oxigenase (COX-1 e COX-2), 13
- proteolíticas, 482
Epimísio, 48
Epinefrina, 296
Equação
- da lei de Fick, 25
- de Hagen-Poiseuille, 322
- de Nernst, 29

Índice Alfabético

Equilíbrio
- ácido-básico pelos rins, 385
- iônico, 28
Eritropoese, 582
Erros de refração, 111
Esclera, 107
Esôfago, 399
Espermatogênese, 583
Espinocerebelo, 148
Esqueleto, 534
Estabilidade
- da concentração de H+, 386
- - e alterações, 386
- da temperatura corporal interna, 196
Estado prandial, 434
Esteroides sexuais, 538, 569
Estimativa do volume sistólico, 226
Estimulação
- das células granulosas por ativação da
    mácula densa, 364
- direta das células granulosas, 364
Estímulo(s)
- luminoso, 110
- sublimiares, 30
Estômago, 400, 438, 439
Estresse, 553
- de cisalhamento, 275
- emocional, 184
Estriado, 145
Estrogênios, 500, 568, 576
Estruturas
- límbicas, 101
- pontinas, 391
- suprapontinas, 392
Estruturas-alvo do hormônio do
    crescimento, 537
Esvaziamento gástrico, 433
Excitação
- das células receptoras
- - de amargo, 117
- - de azedo, 115
- - de doce, 116
- - de salgado, 115
- - de umami, 117
- do receptor olfatório, 123
- dos proprioceptores musculares, 419
Exocitose, 28
Expansão pulmonar, 318
Expiração, 317
Extravasamento de leucócitos, 305

F

Fadiga, 60
Fagocitose, 28
Fala escandida, 154
Faringe, 399
Fáscia, 48

Fase(s)
- 0, 239
- da deglutição, 422
- de ejeção, 222
- do ciclo cardíaco, 221
- esofágica, 432
- faríngea, 431
- interdigestiva, 441
- mecânicas do ciclo da mastigação, 417
- oral, 431
Fator(es)
- ativador plaquetário, 303
- de crescimento
- - ativado por fibroblasto, 18
- - da célula nervosa, 18
- - derivado de plaquetas, 18
- - fibroblástico 23, 542
- de transferência para o CO, 330
- determinantes da expansão pulmonar, 318
- genéticos, 105
- hiperpolarizante derivado do endotélio, 303
- luminais, 441
- *trefoil*, 438
Febre, 196
Fecundação, 587
Feixe de His, 243
Fenda sináptica, 48
Fenômeno
- da convergência, 105
- de escada, 236
Feromônios, 129
- de agregação, 130
- de alarme, 131
- de conduta social, 131
- demarcadores, 130
- maternais, 131
- mecanismo de ação dos, 131
Fibra(s)
- Ab, 96
- Ad, 96
- C, 96
- de Purkinje, 239, 243
- musculares
- - esqueléticas, 52
- - subtipos de, 56
- musgosas, 150
- parassimpáticas, 404
- sensitivas, 96
- simpáticas, 403
- trepadeiras, 150
Fibrinólise, 304, 305
Fígado, 470
- capacidade de armazenamento, 475
- heterogeneidade funcional e anatômica, 471
- hormônio do crescimento e, 534
- imunócitos do, 472
- no metabolismo intermediário, 473
- regulação da volemia e, 475

- suprimento vascular do, 470
Filamentos grossos, 45
Filtração, 276
- glomerular, 353, 361
Filtro de seletividade, 30
Final da diástole, 221
Fisiologia
- cardiovascular, 10, 207
- da acomodação, 110
- da digestão e absorção intestinal, 445
- da dor, 95, 96
- da mastigação e da deglutição, 416
- das glândulas suprarrenais, 548
- de membranas, 23
- do ato mastigatório, 416
- do músculo
- - esquelético, 41
- - liso, 66
- do pâncreas
- - endócrino, 483
- - exócrino, 481
- do sistema digestório, 397
- dos androgênios, 579
- endócrina, 10, 487
- fundamentos da, 21
- hepática, 470
- história da, 3
- masculina, 570
- no século das luzes, 8
- origens da, 3
- pancreática, 481
- renal, 10, 351
- respiratória, 307
Fluxo(s)
- de sangue no sistema cardiovascular, 271
- plasmático renal, 365
- sanguíneo, 216, 270
- - gastrintestinal, 405
- - laminar e turbulento, 271
- - mecanismos locais de ajuste de, 281
Força(s)
- motriz para
- - condução do transporte ativo no
    enterócito, 454
- - transporte de peptídios, 458
- muscular, 59
Formação, 545
- da bile pelo fígado, 462
- da imagem, 109
- da placenta, 588
- hipocampal, 180
Fosfato, 376
Fosfolipase a2, 463
Fósforo, 540
Fototransdução, 110
Frequência cardíaca
- cálculo da, 266
- controle
- - hormonal da, 229

Índice Alfabético

- - neural da, 229
- integração do controle da, 230
- mudanças na, 229
Frutose, 450
Funções
- endócrinas do pâncreas, 559
- hipotalâmicas, 177
Fundamentos da fisiologia, 21

G

GABA, 39, 103
Galactose, 450
Galeno, 5
Galvanômetro de corda, 260
Gânglio, 83
Gap junctions, 12, 34
Gasometria, 328
Gastrinoma, 444
Geração
- de força muscular, 59
- de potenciais de ação, 29
- do fluxo de ar, 320
- do padrão respiratório, 340
- do ritmo respiratório, 340
- espontânea do potencial de ação, 241
Geusoceptores, 114
Geusorreceptores, 114
GHRH, 494
Glândula(s)
- hipófise anterior, 492
- mamária, 593
- suprarrenais, 548
- tireoide, 505, 506
Glicocorticoides, 549, 550
Glicoproteínas, 473
Glicose, 376, 450, 589
Glomérulo, 355
Glucagon, 485, 562
Glutamato, 38, 135
GnRH, 498
Gônada
- feminina, 537
- masculina, 536
Gonadotrofos, 493, 500
Gradiente osmótico corticomedular, 372
Gravidez, 587
Grelina, 409, 538
Grupamento respiratório
- parafacial, 343
- ventrolateral rostral e caudal, 343
Gustação, 113

H

Hematopoese, 536
Hemisférios cerebrais, 82
Hepatócitos, 471
5-hidroxitriptamina (5-HT), 412

Hiperacidez com úlcera duodenal, 444
Hiperalgesia, 100, 101
Hiperatividade de nódulos autônomos, 530
Hipercalcemia, 31
Hipercalemia, 31
Hipermetropia, 111
Hiperpolarização, 30
Hiperpotassemia, 31
Hipertensão arterial
- controle barorreflexo na, 285
- quimiorreflexo e, 290
Hipertermia, 196
- com fins terapêuticos, 197
Hipertrigliceridemia, 473
Hipocalcemia, 31
Hipocalemia, 31
Hipocretinas, 182
Hipófise, 490
- posterior, 501
Hipopotassemia, 31
Hipotálamo, 82, 97, 177, 178, 490, 537
- dorsomedial, 411
- emoções e, 184
Hipotermia com fins terapêuticos, 197
Hipoventilação, 334
Hipovolemia, 378
Hipoxemia, 334
História da fisiologia, 3
Homeostase, 9
- do cálcio e do fósforo, 540
Homeotérmico, 187
Hormônio(s), 490
- adrenocorticotrófico, 552
- androgênicos, 570
- antidiurético, 14, 501
- calciotróficos, 539
- catecolaminérgicos, 557
- concentrador de melanina, 411
- da hipófise-posterior, 501
- da paratireoide, 375, 542
- da tireoide, 497
- do crescimento, 533
- - atividade física e, 535
- - efeitos no organismo, 534
- - fígado e, 534
- - hematopoese e, 536
- - longevidade e, 537
- - mecanismo de ação, 533
- - metabolismo
- - - de carboidratos e, 534
- - - lipídico e, 535
- - - proteico e, 535
- - olhos e, 536
- - órgãos acessórios da reprodução
- - - feminina e, 537
- - - masculina e, 537
- - reprodução e, 536
- - síntese do, 533

- - sistema imune e, 536
- - sistema nervoso central e, 535
- esteroides, 549
- femininos, 565
- foliculestimulante, 567
- gastrintestinais, 407
- gonadotrofina coriônica, 590
- lactogênio placentário, 591
- liberador
- - de corticotrofina, 412, 552, 591
- - de gonadotrofinas, 566
- - de tireotrofina, 412
- luteinizante, 567
- mineralocorticoides, 554
- neuro-hipofisários, 502
- sexuais gonadais, 500
- tireoidianos, 506, 508, 509, 521, 592

I

Icterícia(s)
- colestáticas, 480
- com predomínio de bilirrubina
- - conjugada, 472
- - não conjugada, 472
IGF-1, 537
IL-6, 592
Implantação, 588
Inervação
- aferente, 391
- da bexiga, 391
- do músculo liso, 68
- do sistema digestório, 402
- dos músculos esqueléticos, 48
- dos receptores gustativos, 118
- eferente, 391
- extrínseca, 403
- gástrica, 440
- intrínseca, 402
- recíproca, 420
Inflamação, 305
Influxo transsarcolemal do íon cálcio, 250
Ingestão alimentar, 407, 431
- controle homeostático da, 410
- integração dos sinais periféricos
no controle da, 413
- sistemas monoaminérgicos no
controle da, 412
Inibidores seletivos da fosfodiesterase, 256
Início da diástole, 222
Inotropismo, 238
Insuficiência mastigatória, 421
Insulina, 410, 559
- como reguladora do hormônio do
crescimento, 538
- controle glicêmico pela, 484
- secreção, 483
- síntese, 483
Interneurônios, 403

Intervalo
- PR, 265
- QT, 266
Intestino
- delgado, 400, 434, 447
- - mucosa do, 401
- grosso, 402, 435
Iodação do sal, 511
Iodo, 506, 510
Íons minerais, 539
Íris, 108
Irrigação dos músculos esqueléticos, 48

J

Junção(ões)
- aderentes, 465
- apertadas, 28
- comunicantes, 12
- firmes, 13, 464
- neuromuscular, 48

L

Lactação, 587, 593
- metabolismo materno durante a, 595
Lactogênese, 593
Lactotrofos, 493
Laringe, 424
Lei
- de Dalton, 326
- de Laplace, 278
- - e aneurismas, 279
- de Starling, 223, 232, 234
- do coração, 223
Leptina, 182, 409, 592
Lesões
- cerebelares, 152
- das vias motoras descendentes, 144
- que acometem os núcleos da base, 147
Leucotrienos, 13
Liberação de cálcio induzida por cálcio, 250
Ligante extracelular, 15
Limiar de excitabilidade, 30
- olfatória, 125
Limitações da troca gasosa pulmonar, 334
Limpeza das vias respiratórias, 312
Linfa, 278
Língua, 399
Linha Z, 44
Lipase, 482
Lipídios, 462, 473, 589
Locus coeruleus, 344
Lusitropismo, 239

M

Mácula, 108
- densa, 364
Magnésio, 376

Mamogênese, 593
Manifestações neurovegetativas, 173
Manutenção do equilíbrio hidreletrolítico, 183
Marca-passo cardíaco, 241
Marcha com base alargada, 154
Masculinização dos tecidos subcutâneo e cutâneo, 582
Mastigação, 405, 416, 431
- controle nervoso da, 417
- fases mecânicas do ciclo da, 417
Matriz extracelular, 43
Maturação espermática, 583
Mecânica respiratória, 314
Mecanismo(s)
- adrenérgicos, 393
- anticoagulantes, 304
- básicos de sinalização, 15
- celular de liberação da insulina, 560
- colinérgicos, 393
- de ação dos
- - glicocorticoides, 550
- - hormônios tireoidianos, 516
- de adaptação do periodonto, 417
- de analgesia endógena, 102
- de autorregulação antecipatória, 421
- de controle da produção de bicarbonato, 388
- de feedback tubuloglomerular, 363
- de filtração do ar, 312
- de Frank-Starling, 223, 253, 255
- de transporte
- - através da membrana, 25
- - de ácido e bicarbonato pelo néfron, 387
- humoral, 364
- locais de ajuste de fluxo sanguíneo, 281
- miogênico, 363
- não adrenérgicos, 394
- não colinérgicos, 394
- neural, 364
- - de regulação da
- - - deglutição, 424
- - - pressão arterial, 281
- neuromuscular de proteção, 417
- pró-coagulantes, 304
- proprioceptivos periodontais, 419
- regulatórios, 9
Mecanoceptores, 90
Medula espinal, 80
Meio extracelular, 13, 70
Melanocortinas, 411
Membrana(s)
- alveolocapilar, 310
- atividade elétrica pela, 28
- basal dos capilares glomerulares, 361
- basolateral, 367
- - do enterócito, 462
- fisiologia de, 23
- mecanismos de transporte através da, 25
- movimento de solutos pela, 27

- plasmática, 67
- - estrutura e função da, 23
- - organização estrutural da, 23
Memória, 199, 201
- aspectos moleculares da, 204
- de pré-ativação, 201
- de procedimento, 201
- declarativa, 201, 202
- não declarativa, 201, 202
Mesencéfalo, 81
Metabolismo
- da aldosterona, 554
- da testosterona, 575
- das catecolaminas, 557
- do cálcio, 539
- dos glicocorticoides, 550
- energético, 521
- materno durante a lactação, 595
Metabolização
- da amônia, 474
- da bilirrubina, 478
- de xenobióticos, 474
- do álcool, 475
- do cobre, 476
- dos hormônios tireoidianos desiodases, 514
- dos lipídios e glicoproteínas, 473
Método(s)
- de 6 segundos, 266
- do 300, 266
- do 1.500, 266
- para avaliação do esvaziamento gástrico, 433
Miastenia gravis, 51
Micção, 390
Micróglia, 98
Miocárdio, 250
Miofibrilas, 247
Miopatias, 63
Miopia, 112
Miosina, 247
Mistura e digestão, 433
Modulação da dor, 101
Moléculas
- apolares, 25
- polares
- - de grandes dimensões, 25
- - de pequenas dimensões e sem carga, 25
- - ionizadas, 25
Monóxido de carbono, 330
Motilidade
- do intestino
- - delgado, 434
- - grosso, 435
- do reto e defecação, 436
- gástrica, 432
- gastrintestinal, 428
Movimento(s)
- browniano, 25

- de solutos pela membrana, 27
- lentos de rastreio, 158
- oculares, 157, 158
- sacádicos, 158
Mudanças no volume sistólico, 231
Musculatura lisa dos brônquios, 323
Músculo(s)
- abdominais, 316
- acessórios da respiração, 316
- arquitetura do, 60
- cardíaco, 41
- das vias respiratórias superiores, 316
- escalenos, 315
- esquelético, 41, 47
- - aspectos mecânicos e funcionais do, 57
- - características morfológicas do, 42
- - estrutura do, 47
- - inervação dos, 48
- - irrigação dos, 48
- intercostais, 315
- liso, 66
- - consumo de energia pelo, 70
- - contração
- - - e relaxamento do, 68
- - - fásica e contração tônica do, 69
- - esofágico, 424
- - inervação do, 68
- - origem do cálcio para contração do, 70
- - remodelamento do, 73
- respiratórios, 314

N

Natriurese, 383
Nebulina, 45
Néfrons, 355
Neoestriado, 202
Nervo coclear, 135
Neuro-hipófise, 492, 501
Neuroendocrinologia, 489
Neurofisiologia, 77
Neurogênese, 526
Neuromoduladores, 14
Neurônio(s), 145
- de transmissão, 97
- do sistema nervoso central, 31
- do sistema nervoso periférico, 31
- entéricos, 402
- motor inibitório, 403
- motores, 403
- osmorreceptores, 378
- pré-motores, 343
- respiratórios, 342
- secretomotores, 403
Neuropeptídio Y, 411
Neuroplasticidade, 104
Neurossecreção, 490
Neurotransmissores, 14, 36, 40, 426
- classes de, 39

- excitatório, 135
Nistagmo, 158
Nó
- atrioventricular, 241
- sinoatrial, 241
Nocicepção, 96
Nodos de Ranvier, 31, 32
Noradrenalina, 103, 412
- síntese e degradação de, 164
Norepinefrina, 296, 412
Núcleo(s), 83
- arqueado, 410
- da base, 144
- - no controle motor, 145
- do trato solitário, 343
- hipotalâmicos, 181, 410
- paraventricular, 410
- profundos
- - do cerebelo, 151
- - dos hemisférios cerebrais, 83
- retrotrapezoide, 343
Nucleotídios, 40
Número de Reynolds, 323

O

Ocitocina, 183, 501, 503, 594
Ocludina, 464
Oclusão, 416
Olfação, 123
Olho, 107, 172
Oligodendrócitos, 31
Onda
- P, 264
- T, 266
- U, 266
Opioides, 103
Orelha
- externa, 132
- interna, 134
- média, 132
Orexinas, 411
Organelas citoplasmáticas, 68
Órgão(s)
- acessórios da reprodução
- - feminina, 537
- - masculina, 537
- de Corti, 134
- vomeronasal, 127
Osmolalidade, 26
Osmolaridade, 26
Osmorreceptores, 378
Osmose, 25, 26
Osso, 543
Óxido nítrico, 14, 299, 395
Oxigênio, 328, 334, 590
- transportado pela hemoglobina, 335
Oxintomodulina, 408

P

Padrão
- eupneico, 342
- respiratório, 340
- rítmico mastigatório, 420
Pâncreas, 481, 536
- endócrino, 483
- exócrino, 481
Papilas
- filiformes, 114
- foliadas, 114
- fungiformes, 114
- gustativas, 114
Para-amino-hipurato de sódio, 365
Paratormônio, 540
Parte compacta da substância negra, 145
Parto, 587, 592
Patologias
- associadas a anormalidades na biossíntese
  dos hormônios esteroides, 549
- que afetam o padrão respiratório, 349
Pele, 536
Pendrina, 507
Pepsinogênio, 438
Peptídio(s), 458
- natriurético atrial, 299
- relacionado com a agouti, 411
- semelhante ao glucagon 1, 408
- YY, 408
Percepção da dor, 101
Perimísio, 48
Período
- fetal e neonatal, 579
- pré-púbere, 580
- refratário absoluto, 31
- refratário relativo, 31
Periodonto, 417
Peristalse, 431
Peristaltismo, 431
Permeabilidade da membrana, 30
Peroxidonitrito, 14
pH, 345
Pimenta, 195
Pinocitose, 28
Placa epifisária, 534
Placenta, 536
Pleura, 310
Plexo(s)
- de Auerbach, 402
- entéricos, 403
- mioentérico, 402
- submucoso, 402
Pneumócitos, 310
- do tipo I, 310
Polipeptídio pancreático, 408, 485
Porção traqueobrônquica, 323
Poros de Kohn, 312
Potássio, 373

Índice Alfabético

Potencial
- de ação, 30
- - condução de, 29, 31, 242
- - dos átrios, 239
- - geração de, 29
- - - espontânea do, 241
- - nos nós sinoatrial e atrioventricular, 241
- de difusão, 28
- de equilíbrio, 29
- de membrana de repouso, 29
- de repouso, 239, 241
- - cardíaco, 239
- elétrico de membrana, 12
Pregnenolona, 573
Presbiopia, 111
Pressão
- arterial, 273, 280
- - diastólica, 280
- - mecanismos neurais de regulação da, 281
- - média, 274, 296
- - medidas da, 275
- - regulação, 281
- - - humoral da, 296
- efetiva de filtração, 362
- hidrostática
- - glomerular, 362
- - na cápsula de Bowman, 362
- intrapleural, 321
- intrapulmonar, 320
- mastigatória, 417
- mínima, 280
- nos vasos sanguíneos, 270
- osmótica, 26
- - coloidal, 362
- parcial
- - de oxigênio, 326
- - de um gás, 325
- venosa central, 235
PRH, 500
Produção de energia térmica pelo corpo, 189
Produtos da digestão de proteínas, 455
Progesterona, 500, 568, 590
Prolactina, 500, 591, 594
Propriedades elásticas
- da caixa torácica, 320
- dos pulmões, 319
Propriocepção, 91
Proprioceptores musculares, 419
Prostaciclina, 303
Prostaglandinas, 13
Proteases, 482
- gástricas e pancreáticas, 453
Proteína(s), 376, 452
- contráteis das células musculares lisas, 68
- de junção, 24
- de reconhecimento, 23
- G heterotrimétrica, 16
- NIS, 507

- receptoras, 23
- relacionada com o hormônio da paratireoide, 542
- tirosina quinase, 18
- transportadoras, 24
- ZO, 465
Puberdade, 536, 580
Pulmão, 310, 386
Pulverização, 417

Q

Quiasma óptico, 177
Quilomícrons, 464
Quimiorreceptores centrais, 344, 346, 348
- em caso de variações, 347
- na manutenção da pressão arterial basal, 289
- periféricos, 288, 344
- - em caso de variações, 346
Quimiorreflexo, 288
- condições fisiopatológica e, 290
- hipertensão arterial e, 290
Quimiotripsina, 482
Quimo aquoso, 462
Quinases, 534

R

Reabilitação protética, 421
Reabsorção, 545
- do bicarbonato filtrado, 387
- tubular, 366
Recaptação dos íons cálcio, 251
Receptores
- acoplados
- - à proteína G, 18
- - à tirosina quinase, 18
- adrenérgicos, 167
- alfa-adrenérgicos, 393
- beta-adrenérgicos, 394
- citoplasmático, 19
- colinérgicos, 166
- da mucosa olfatória, 123
- das células-alvo, 16
- de baixa pressão, 380
- de distensão pulmonar, 348
- de insulina acoplado à tirosina quinase, 19
- de irritação, 349
- de membrana acoplados
- - a canais iônicos, 16
- - à proteína G, 16
- de Merkel, 90
- de volume, 380
- dos hormônios tireoidianos, 516
- géusicos, 114
- gustativos, 114
- - inervação dos, 118
- intracelulares, 19
- J, 349

- moleculares, 115
- olfatatório
- - adaptação do, 124
- PTK, 18
- sensoriais, 80
- SGLT1 e GLUT2, 451
- táteis da pele, 90
Rede neural respiratória, 339
Reflexo(s), 431
- atrial, 292
- cardiopulmonar, 290
- cranianos, 154
- da defecação parassimpática, 406
- de abertura bucal, 418
- de Bainbridge, 292
- de Bezold-Jarisch, 290
- de Cushing, 292
- de fechamento bucal, 419
- de flexão, 155
- de retirada, 155
- dos músculos esqueléticos, 154
- em canivete, 155
- gastrileal, 435
- gastrocólico, 436
- medulares, 154
- miotático inverso, 155
- monossináptico, 155
- optocinético, 158
- polissinápticos, 155
- pressorreceptor, 282
- vestíbulo ocular, 158
Região
- pós-sináptica, 48
- pré-sináptica, 48
Registro da atividade elétrica cardíaca, 243
Regulação
- cardíaca intrínseca, 223
- da contratilidade
- - miocárdica, 252
- - por mecanismos extrínsecos, 253
- da homeostase do cálcio e do fósforo, 540
- da pressão arterial, 281
- da respiração, 339
- da secreção
- - basal, 441
- - do cortisol, 552
- - do hormônio do crescimento, 537
- - pós-prandial, 441
- da temperatura corporal, 186
- - interna, 189
- do equilíbrio ácido-básico pelos rins, 385
- humoral, 440
- - da pressão arterial, 296
Relação(ões)
- carga-velocidade, 59
- comprimento-tensão, 59
- estiramento-tensão, 252
- força-tempo, 60

- oclusais anormais, 421
- ventilação–perfusão, 330

Relaxamento
- do músculo liso, 68, 72
- muscular, 49, 52
- ventricular, 213

Relaxina, 591
Remodelação óssea, 545

Remodelamento
- cardíaco, 256
- do músculo liso, 73

Renina, 380
Repolarização, 30, 240
- inicial, 240

Reprodução, 536

Resistência
- à passagem do ar, 322
- ao fluxo de sangue, 272
- da célula, 31
- da membrana periodontal, 417
- em paralelo, 273
- em série, 273
- periférica total ao fluxo de sangue, 273

Respiração, 314
- regulação da, 339

Resposta
- endotelial para citocinas, 305
- lenta, 241
- mediadas por processos de sinalização celular, 13
- rápida, 239
- renal, 388
- ventilatória ao exercício, 349

Restabelecimento do gradiente iônico, 240
Retículo sarcoplasmático, 70, 248
Reto, músculo, 436
Ribonucleases, 482
Rigidez cadavérica, 52
Rigor mortis, 52
Rins, 353, 354, 386

Ritmo
- circadiano do sono, 183, 553
- inspiratório, 342
- respiratório, 340

Rota
- paracelular, 466
- transcelular, 466

S

Saciedade, 407
Sarcolema, 44
Sarcômero, 247
Sarcoplasma, 44

Secreção
- ácida, 442
- da aldosterona, 554
- das catecolaminas, 557
- de ACTH, 495
- de FSH, 498
- de GH, 494
- de LH, 498
- de prolactina, 500
- de TSH, 496
- gástrica, 437
- glandular, 405
- tubular, 366

Sede, 381
Segmento ST, 265
Seletividade dos receptores SGLT1 e GLUT2, 451
Senescência, 583

Sensações
- gustativas, 119
- - primárias, 119, 121
- - secundárias, 120, 122
- térmicas promovidas por substâncias, 195

Sensibilidade
- a variações na PCO_2, 345
- a variações na PO, 345
- olfatória, 131

Sensibilização central, 104
Sensores, 193
- moduladores da atividade respiratória, 344

Sentidos especiais
- audição, 132
- gustação, 113
- olfação, 123
- visão, 107

Serotonina, 102, 412, 566
Sexo, 62
SGLT, 369
Shunt, 334
- anatômico, 313

Sigmoide, 436
Simporte, 28

Sinal
- de Romberg, 152
- elétrico, 15
- químico, 17

Sinalização
- autócrina, 13
- celular, 12
- da insulina nos tecidos, 561
- endócrina, 14

Sinalizadores periféricos de fome, 407
Sinapse, 34
Sincício, 13

Síndrome
- da hipoventilação congênita central, 349
- da morte súbita do recém-nascido, 349
- de Pendred, 507

Síntese
- da aldosterona, 554
- de acetilcolina, 164
- de catecolaminas, 557
- de noradrenalina, 164

- de sais biliares, 476
- de testosterona, 575

Sistema
- A, 460
- arterial, 212
- ASC, 458, 461
- B, 457, 458
- $b^{0,+}$, 456, 457
- cardiovascular, 174, 209, 217, 526
- de controle hormonal, 489
- de memória, 201
- de transporte
- - de peptídio intestinal, 459
- - neutro B^0, 456
- digestório, 397, 399, 529
- - inervação do, 402
- encefálicos envolvidos com a memória
- - declarativa, 202
- - não declarativa, 202
- exteroceptivo, 88
- gastrintestinal, 175
- hedônico, 414
- hexaxial das derivações do plano frontal, 264
- IMINO, 457
- imune, 536
- L, 461
- límbico, 180
- linfático, 217, 277
- motor, 137
- muscular esquelético, 529
- nervoso, 79
- - autônomo, 83, 160, 161, 169
- - - simpático, 224
- - central, 31, 80, 391, 524
- - divisão embriológica do, 79
- - entérico, 86, 402
- - organização do, 80
- - periférico, 31, 83
- - somático, 83
- neurovegetativo, 160, 169
- osteomineral, 528
- parassimpático, 162, 163
- PAT, 458
- proprioceptivo, 88
- renal, 353
- renina-angiotensina-aldosterona, 297, 380
- respiratório, 175, 309, 527
- - estrutura do, 309
- simpático, 161, 163
- somatossensorial, 88
- urinário, 353
- urogenital, 175
- venoso, 215
- x, 458
- y^+, 461
- y^+L, 461

Sódio, 366, 381

Solução
- hiperosmótica, 26
- hipertônica, 26
- hiposmótica, 26
- hipotônica, 26
- isosmótica, 26
- isotônica, 26
Somação
- da força, 56
- de frequência, 56
- de múltiplas unidades motoras, 56
Somatomamotrofina coriônica, 591
Somatostatina, 485
Somatotrofos, 493
Sono, 537
Sons cardíacos, 221
Substância(s)
- geusigênicas, 113
- luminais, 441
- negra, 145
- odorantes, 125
Subunidade alfa, 17
Suco
- gástrico, 438
- pancreático, 462
Sudorese termorreguladora, 192
Supraóptico, 179
Suprimento vascular do fígado, 470

T

Tampões, 385, 386
Taquimetabólico, 187
Taxa de filtração glomerular, 363, 364
Tecido
- adiposo
- - branco, 523
- - marrom, 522
- cardíaco, ultraestrutura do, 247
- conjuntivo, 47
Temperatura, 60
- corporal, 184
- - interna, 189
- - - estabilidade da, 196
- - normal e variações, 187
- - regulação da, 186
- - variações da, 188
- - de diferentes regiões do corpo, 187
Terminações nervosas livres, 90
Termocepção, 91
Termogênese, 197
- independente de tremor, 191
- por tremor, 191
Termorregulação, 186, 193
Termossensação, 193
Testosterona
- metabolismo da, 575
- síntese de, 575
Tetanização, 56

Tight junctions, 28
Tireoide, 505
- de Hashimoto, 530
Tireotrofos, 493, 497
Tiroxina, 592
Titina, 45
TNF-alfa, 592
Tônus vascular, 302
Trabalho muscular, 57
Traçado eletrocardiográfico, 262
Transdução, 124
- biológica de sinais, 16
- de sinal, 15
- sensorial, 90
Trânsito gastrintestinal, 431
Transmissão
- da dor, 96
- sináptica química, 35
Transportador(es), 27
- ativo primário, 28
- SGLt e GLUT, 449
Transporte
- ativo, 27
- - no enterócito, 454
- - primário, 27
- - secundário, 28
- da aldosterona, 556
- de aminoácidos, 376, 455, 460, 589
- de cálcio ao longo do néfron, 375
- de catecolaminas, 558
- de CO, 336
- de fosfato ao longo do néfron, 376
- de gases, 325
- - no sangue, 334
- de glicina 1, 461
- de glicose, 376, 589
- de lipídios, 589
- de magnésio ao longo do néfron, 376
- de oxigênio, 334
- de peptídios, 458
- - na membrana basolateral do
enterócito, 462
- de potássio ao longo do néfron, 373
- de proteínas, 376
- de sódio ao longo do néfron, 366
- de ureia ao longo do néfron, 376
- do cortisol na circulação, 549
- epitelial, 28
- mediado por proteínas, 25
- - integrais, 27
- paracelular, 465
- passivo, 27
- placentário, 589
- plasmático dos hormônios
tireoidianos, 511
- transesofágico, 424
Traqueia, 310

Trato
- espinoparabraquial, 97
- espinotalâmico
- - lateral, 97
- - medial, 97
- gastrintestinal, 399, 445
- reticuloespinal, 142
- rubroespinal, 141
- tectoespinal, 143
- uveal, 108
- vestibuloespinal, 142
Tremor de intenção, 154
TRH, 496
Triaciltriceróis, 473
Tripsina, 482
Trituração, 417
Troca(s)
- capilares, 275
- de calor, 197
- evaporativa de calor, 192
- gasosa, 325, 332
Tromboxanos, 13
Tronco encefálico, 80
Tropomiosina, 45, 47, 247
Tropomodulina, 45
Troponina, 45, 47, 247
TRPM8, 193
TRPV1, 194
TRPV3, 194
TRPV4, 194
Túbulo, 355
- contorcido
- - distal, 355, 360
- - proximal, 355, 358, 367
- T, 249
Túnica
- externa, 107
- interna, 108
- vascular, 108

U

Ultraestrutura, 355
- do tecido cardíaco, 247
Ultrafiltrado, 357
Unidade funcional, 471
Ureia, 376
- na hipertonicidade medular, 373
Uretra, 390
Urobilinogênio, 479

V

Válvulas cardíacas, 219
Valvulopatias, 220
Vasopressina, 14, 15, 298, 373, 501, 502
Vasos sanguíneos, 212, 269
Velocidade de condução, 31
Ventilação, 332